中国糖尿病医方精选

高彦彬 主编

中国中医药出版社
·北 京·

图书在版编目（CIP）数据
中国糖尿病医方精选 / 高彦彬主编 . —北京：中国中医药出版社，2018.9（2025.5 重印）
ISBN 978-7-5132-4963-8

Ⅰ . ①中… Ⅱ . ①高… Ⅲ . ①糖尿病 – 验方 – 汇编 Ⅳ . ① R289.5

中国版本图书馆 CIP 数据核字（2018）第 090376 号

中国中医药出版社出版
北京经济技术开发区科创十三街 31 号院二区 8 号楼
邮政编码 100176
传真 010-64405721
北京盛通印刷股份有限公司印刷
各地新华书店经销

开本 880 × 1230 1/16 印张 35.5 字数 1001 千字
2018 年 9 月第 1 版 2025 年 5 月第 2 次印刷
书号 ISBN 978 – 7 – 5132 – 4963 – 8

定价 138.00 元
网址 www.cptcm.com

服务热线 010-64405510
购书热线 010-89535836
维权打假 010-64405753

微信服务号 zgzyycbs
微商城网址 https://kdt.im/LIdUGr
官方微博 http://e.weibo.com/cptcm
天猫旗舰店网址 https://zgzyycbs.tmall.com

如有印装质量问题请与本社出版部联系（010-64405510）

中国糖尿病医方精选

主　编：高彦彬

副主编：赵慧玲　周　晖　关　崧　赵翠芳　李步满

编　委：（以姓氏笔画为序）

于秀辰　马鸣飞　王玉霞　王金羊　王春红
王晓磊　王　涛　卢　伟　田年秀　田颖欣
仝　宇　师一民　朱智耀　任　昶　任海霞
刘香娣　刘桂芳　刘　萍　刘　静　刘　震
闫　红　关　崧　安莉萍　许传华　孙　红
杨昆木　杨　明　杨晓晖　杨　曼　李大奇
李步满　李娇阳　李雪民　李敏州　李　勤
吴冰杰　吴晓明　邹大威　汪歆宁　张合群
张　娜　张涛静　张　婷　张　颖　陈　刚
陈　玥　陈　莹　陈路燕　林长青　易文明
罗文益　周云南　周芸丽　周　晖　周盛楠
庞　磊　郑亚琳　宗文静　孟　元　赵文景
赵　轩　赵　迪　赵翠芳　赵慧玲　钟柳娜
钟　湘　饶伟英　姚静娟　夏　晶　倪　婧
徐嘉一　高光远　高彦彬　郭士娟　崔方强
崔民英　商学征　梁文俊　彭继升　韩哲吉
温　鹏　谢培凤　戴　云

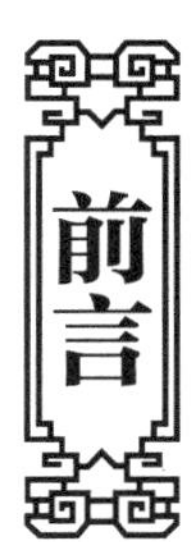

糖尿病的高发病率与严重并发症造成的致死致残率，以及由此带来的巨额医疗费，已成为21世纪全球性的主要公共卫生问题之一。据国际糖尿病联盟（IDF）统计，2015年全球糖尿病患者约有4.15亿人，中国糖尿病人约有1.1亿人。预测到2040年，全球将有6.42亿糖尿病患者，其中中国将有1.51亿左右。更为严重的是，糖尿病的多种慢性并发症已成为糖尿病患者致死致残的主要原因，由于糖尿病的病因及慢性并发症发病机制尚未完全阐明，至今糖尿病尚不能根治，慢性并发症的防治尚无理想的措施。

中华民族是世界上最早认识糖尿病的国家之一。早在2000多年前，中医学就有关于糖尿病（消渴）的记载，在长期医疗实践中，积累了非常丰富的防治糖尿病及慢性并发症的宝贵经验。其中药物疗法内容最为丰富，自《黄帝内经》首载用兰草治疗消渴之后，历代医家治疗糖尿病的医方日渐增多，唐代《千金要方》《千金翼方》载方78首，《外台秘要》载方86首，宋《太平圣惠方》载方177首，《圣济总录》载方196首，明《普济方》载方679首，清《医部全录》载方283首。近70年有关防治糖尿病及并发症的复方、单方、验方、食疗方、针灸方等更是丰富多彩，有的复方经临床与实验研究证实，对糖尿病及并发症疗效确切，系统整理这些丰富宝贵的医方，对当今糖尿病的防治及新药研发，无疑具有很大的临床实用价值和重要意义，为此我们组织编写了这本《中国糖尿病医方精选》。

本书共分为古代糖尿病医方、现代糖尿病医方、糖尿病并发症方三部分，共选录中药复方、单方、验方、食疗方、针灸方等3800余首。每方按组成、主治、功效、用法、出处等项分条著录。古方药物剂量单位仍按旧制单位计量，现代方剂药物剂量均换算为法定计量单位。所选方剂若无方名者，均冠以经验方或自拟方，以便于检索。个别古方组成中副作用大的药物，如铅丹、关木通、朱砂等，均在用法中予以注明，以引起读者重视。个别古方中疗效有言过其辞之处，为保持原貌，未予删除，请读者正确理解，取其精华。

本书编写者均为长期从事糖尿病医疗、教学、科研的人员及本专业的博士、硕士研究生，为全面挖掘、搜集、整理中医学防治糖尿病及其并发症的宝贵经验，我们先后查阅古今医籍600余种，近代期刊8000余卷，虽不能搜集全部中医学有关糖尿病及并发症的医方文献，但也可略见其一斑。中国中医药出版社范吉平社长、王秋华主任、张双强编辑在本书的出版过程中付出了大量心血，在此，我们表示衷心的感谢！

本书试图博采众方，荟于一秩，向从事医疗、教学、科研人员及糖尿病患者展示了中国古今治疗糖尿病的医方概貌，但由于作者水平及掌握资料所限，很可能对一些名家的治疗经验方有所遗漏，望专家学者予以谅解，对错误之处，敬请广大读者批评指正。

高彦彬

2018年4月

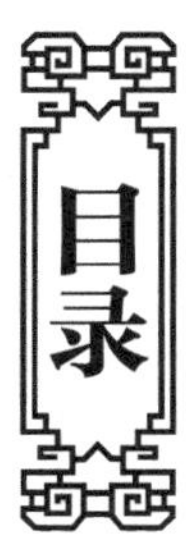

第一章　古代糖尿病医方

（一）滋阴清热方

1. 麦冬丸

【组成】麦冬、茯苓、黄连、石膏、玉竹各8分，人参、龙胆草、黄芩各6分，升麻4分，枳实5分，枸杞子、栝楼根、生姜各10分。

【主治】消渴胃肠实热。

【用法】上13味末之，蜜丸如梧子大，以茆根粟米汁服10丸，日2次。

【出处】《千金要方》。

2. 栝楼根汤

【组成】栝楼根、生姜各5两，麦冬、芦根各1升，白茅根3升。

【主治】消渴。

【用法】上5味为散，以水1斗煮取3升，分3次服。

【出处】《千金要方》。

3. 茯神汤

【组成】茯神2两，栝楼根、麦冬各5两，生地黄6两，玉竹4两，小麦2升，淡竹叶3升，大枣20枚，知母4两。

【主治】胃腑实热，引饮常渴。

【用法】上9味捣碎，以水3斗煮小麦、竹叶，取9升去渣下药，煮取4升，分4服，不问早晚，但渴即进。

【出处】《千金要方》。

4. 猪肚丸

【组成】猪肚1枚，黄连、粟米各5两，栝楼根、茯神各4两，知母3两，麦冬2两。

【主治】消渴。

【用法】上药为末，入猪肚内缝之蒸熟，乘热于石臼内杵烂，如干，加炼蜜为丸如梧子大，每服100丸，食后米饮下，可清心止渴。

【出处】《千金要方》。

5. 酸枣仁丸

【组成】酸枣仁1升5合，酢安石榴子5合，葛根、覆盆子各3两，乌梅50枚，麦冬4两，茯苓、栝楼根各3两半，肉桂1两6铢，石蜜4两半。

【主治】消渴，口干燥。

【用法】上10味为末，炼蜜和丸，如酸枣仁大，不限昼夜，以口中生津液为度。

【出处】《千金要方》。

6. 地骨皮饮

【组成】地骨皮、小麦各1升，竹叶3升，麦冬、茯苓各4两，甘草3两，生姜、栝楼根各5两，大枣30枚。

【主治】下焦虚热渴利。

【用法】上9味以水3斗，煮小麦取1斗去滓，煮药取3升，分3服。

【出处】《千金要方》。

7. 止消方

【组成】竹叶2升，地骨皮、生地黄各1升，石膏8两，茯神、玉竹、知母、生姜各4两，麦冬1升半，栝楼根8两。

【主治】渴利虚热，引饮不止。

【用法】上药以水1斗2升，下大枣30枚并药煮，取4升，分4服。

【出处】《千金要方》。

8. 补养地黄丸

【组成】生地黄汁、生栝楼根汁各2升，牛羊脂3升，白蜜4升，黄连1斤。

【主治】面黄手足黄，咽中干燥，短气脉如连珠，除热止渴利。

【用法】上药合煎为丸，如梧子大，每服5丸，日2次服。

【出处】《千金要方》。

9. 黄连丸

【组成】黄连1片，生地黄10斤。

【主治】消渴。

【用法】上2味捣，绞地黄取汁，渍黄连，令汁尽，干捣之下筛，炼蜜和丸如梧子，服20丸，日3服。

【出处】《千金要方》。

10. 枸杞子汤

【组成】枸杞子枝叶1斤，栝楼根、石膏、黄连、甘草各3两。

【主治】消渴。

【用法】上5味，以水1斗煮取3升，分5服，日三夜二服；渴即饮之。

【出处】《千金要方》。

11. 枸杞子汤

【组成】枸杞子根5升，麦冬2升，小麦2升。

【主治】虚劳，口中苦渴，骨节烦热或寒。

【用法】上药以水2斗，煮麦熟，去滓，每服1升，日2服。

【出处】《千金要方》。

12. 三黄丸

【组成】春3月黄芩4两，大黄3两，黄连4两；夏3月黄芩6两，大黄1两，黄连7两；秋3月黄芩6两，大黄2两，黄连3两；冬3月黄芩3两，大黄5两，黄连2两。

【主治】男子五劳七伤，消渴不生肌肉，妇人带下，手足寒热。

【用法】上3味随时和捣，以蜜为丸如大豆，饮服5丸，日3服。不效稍加至7丸，取效而已。

【出处】《千金要方》。

13. 麦冬丸

【组成】麦冬5两，干地黄3两，蜀升麻5两，黄芩5两，瓜蒌7两，苦参8两，人参3两，黄连5两，黄柏5两。

【主治】消渴。

【用法】上9味末之，以牛乳和丸，曝干，以饮服20丸，日2服。

【出处】《外台秘要》。

14. 地骨皮饮

【组成】地骨皮1升，麦冬3两，黄连2两，小麦8合，人参1两。

【主治】热中多食，小便多，渐消瘦。

【用法】上5味以水9升，煮取3升去滓，分为3服，间食服之。

【出处】《外台秘要》。

15. 崔氏疗消渴方

【组成】苦参1斤，黄连6分，瓜蒌5两，知母5两，牡蛎粉5两，麦冬5两。

【主治】消渴瘦，中焦热渴。

【用法】上6味各捣筛为散，以牛乳和丸如梧子大，每服20丸，以浆水下之。

【出处】《外台秘要》。

16. 广济疗消渴方

【组成】麦冬12分，苦参8分，瓜蒌8分，知母8分，茯神8分，土瓜根8分，炙甘草6分。

【主治】脾胃中虚热消渴，小便数，骨肉日渐消瘦。

【用法】上7味捣筛蜜和丸，如梧子大，煮芦根大麦饮送服。

【出处】《外台秘要》。

17. 肘后疗消渴方

【组成】瓜蒌6分，黄连6分，汉防己6分，铅丹6分（研）。

【主治】消渴，肌肤羸瘦，或虚热转筋，不能自止，小便数。

【用法】上3味（注：铅丹有毒临床已不内服）捣筛为散，每服方寸匕，日3服。

【出处】《外台秘要》。

18. 瓜蒌汤

【组成】瓜蒌8分，茯苓8分，玄参4分，枳实6分，苦参3分，炙甘草3分，橘皮3分。

【主治】消渴。

【用法】上7味捣筛，每服方寸匕，空腹以浆水送服，日再服。

【出处】《外台秘要》。

19. 崔氏消渴方

【组成】黄连 5 两，瓜蒌 5 两。

【主治】消渴饮水不知休，小便如脂，舌干渴。

【用法】上 2 味捣末，以生地黄汁和丸，每食后牛乳下 50 丸，日再服之。

【出处】《外台秘要》。

20. 栝楼根散

【组成】栝楼根、麦冬各 8 分，茯苓、甘草各 6 分。

【主治】消渴。

【用法】上为细末，浆水服方寸匕，日 3 服。

【出处】《千金要方》。

21. 冬瓜饮

【组成】冬瓜 1 枚，黄连 10 两。

【主治】消渴能饮水，小便甜，有如脂片，日夜六七次。

【用法】冬瓜去穰，入黄连末，火中煨之，候黄连熟，布绞取汁，每服 1 大盏，日再服，但服两三枚瓜，以差为度。

【出处】《外台秘要》。

22. 黄连瓜蒌丸

【组成】黄连（多少不限）、生瓜蒌汁、生地黄汁、羊乳（也可用牛乳、人乳代）。

【主治】岭南山瘴气，兼风热毒气入肾中，变成寒热脚弱，虚满而渴。

【用法】上 4 味取 3 种汁乳和黄连末，为丸，如梧子大，麦饮服 30 丸，日 3 服。

【出处】《外台秘要》。

23. 浮萍丸

【组成】浮萍、栝楼根等分。

【主治】消渴。

【用法】上 2 味捣筛，以人乳汁和为丸，如梧子大，麦饮服 20 丸，日 3 服。

【出处】《外台秘要》。

24. 麦冬汤

【组成】芦根 2 升，苎根 2 升，石膏 6 分，生姜 5 两，瓜蒌 5 两，小麦 2 升，麦冬 2 升。

【主治】消渴。

【用法】上 7 味切，以水 2 斗煮取 6 升，去滓，1 服 1 升，渴即任意饮。

【出处】《外台秘要》。

25. 崔氏疗渴方

【组成】豉心 3 两，黄连 3 两。

【主治】消渴。

【用法】上 2 味捣筛，以炼蜜为丸，空腹服 25 丸，食后再服 20 丸。

【出处】《外台秘要》。

26. 黄连丸

【组成】黄连 1 斤，麦冬 5 两。

【主治】消渴。

【用法】上 2 味捣筛，以生地黄汁、瓜蒌汁、牛乳各 3 合，为丸如梧子，1 服 25 丸，日 2 服。

【出处】《外台秘要》。

27. 消渴口干方

【组成】麦冬 5 两，白茅根 1 升，瓜蒌 3 两，乌梅 10 枚，小麦 3 合，竹茹 1 升。

【主治】消渴，口苦舌干。

【用法】上 6 味以水 9 升，煮取 3 升，去滓，细细含咽，分 4～5 服。

【出处】《外台秘要》。

28. 桑白皮饮

【组成】枸杞子 8 分，干地黄 9 分，覆盆子 8 分，黄芪 2 分，菝葜 12 分，茯苓 12 分，桑根白皮 6 分，薏苡仁 6 分，通草 4 分，紫苏茎叶 4 分。

【主治】消渴。

【用法】上 10 味捣筛之，用水 1 升 8 合煎，去滓温服。

【出处】《外台秘要》。

29. 麦冬散

【组成】麦冬 2 两，白茅根 2 两，瓜蒌 2 两，芦荟 2 两，石膏 2 两，甘草 1 两。

【主治】消渴体热，烦闷头痛不能食。

【用法】上为散，每服 4 钱，以水 1 中盏，入小麦 100 粒，煎至 6 分，去滓，不计早晚温服。

【出处】《太平圣惠方》。

30. 猪肚儿丸

【组成】猪肚1具，黄连、粱米各5两，栝楼根、茯苓各4两，知母2两，麦冬2两。

【主治】消渴。

【用法】上药为末纳猪肚中，缝塞安甑中，蒸极烂，乘热入药木臼中，捣可丸，若硬加蜜和丸，如梧桐子大，饮服30丸，日2服，加至50丸，渴即服。一方加人参、熟地黄、干葛。

【出处】《普济方》。

31. 天花散

【组成】天花粉、生干地黄各1两，干葛、麦冬、北五味子各半两，甘草2分。

【主治】消渴。

【用法】上药为粗末，每服3钱，粳米百粒，同煎服。

【出处】《普济方》。

32. 乌梅木瓜汤

【组成】木瓜、乌梅、麦叶、甘草、草果各1两2钱。

【主治】中焦蕴热，烦渴枯燥，小便多，遂成消中。兼治瘴渴者，北人往南方，受瘴气，多有此病。

【用法】上锉散，每服4钱，水盏半，姜5片，煎7分，去滓，不拘时服。

【出处】《三因极一病证方论》。

33. 乌梅五味汤

【组成】五味子、巴戟天、百药煎、乌梅、甘草各等分。

【主治】消渴。

【用法】上㕮咀，每服4钱，水1盏，空心煎服。

【出处】《太平圣惠方》。

34. 茯苓丸

【组成】五倍子4两，莲子肉1两，龙脑1两半，牡蛎2两，茯苓2两。

【主治】三消渴疾，屡有效。

【用法】上为末，煮糊丸，如梧桐子大，每服50丸，空心盐汤下。

【出处】《太平圣惠方》。

35. 黄连牛乳丸

【组成】黄连1斤，麦冬2两，牛乳、地黄汁、葛根汁各1合。

【主治】消渴。

【用法】上药合研为丸，如梧桐子大，每服20丸，空心粥饮下，日再服，渐加至40丸。

【出处】《圣济总录》。

36. 麦冬散

【组成】黄连1两，栝楼根1两，麦冬1两，炙甘草1两，赤茯苓1两。

【主治】消渴不止。

【用法】上锉散，每服4钱，水盏半，煎去滓，不拘时服。

【出处】《太平圣惠方》。

37. 猪脊汤

【组成】大枣40枚，莲子肉40粒，西木香1钱半，炙甘草2两。

【主治】三消渴疾。

【用法】上用雄猪脊骨1尺2寸，同煎药，用水5碗于银器煮去肉、骨，滤滓取汁1碗。空心任意呷服，忌生冷盐等物，以滓减去甘草一半，焙干为末，米汤调服，不拘时服。

【出处】《三因极一病证方论》。

38. 黄连膏

【组成】黄连末1斤，生地黄汁、白莲花藕汁各1斤，牛乳汁1斤。

【主治】消渴，口舌干，小便数，舌上赤。

【用法】上将汁熬成膏子，捣黄连末为丸，梧桐子大，每服20丸，少呷温水送下。

【出处】《医门法律》。

39. 滑石散

【组成】黄连半两，滑石半两，栝楼根半两。

【主治】消渴饮水渐多，小便涩少，皮肤干燥，心神烦热。

【用法】上药研细末，不计时候，用清粥饮调下1钱。

【出处】《太平圣惠方》。

40. 黄连散

【组成】黄连 3 两，生地黄汁 3 合，生瓜蒌汁 3 合，牛乳 3 合。

【主治】消渴。

【用法】黄连为细末，3 味汁相和，每服 3 合，不计时候，调下黄连末 1 钱。

【出处】《太平圣惠方》。

41. 大黄甘草饮子

【组成】大豆 5 升，大黄 1.5 两，甘草 4 两。

【主治】男子妇人一切消渴，不能止者。

【用法】水煎，令病人食豆，渴食汤汁。

【出处】《普济方》。

42. 黄连丸

【组成】川黄连 5 两，天花粉、麦冬各 3.5 钱。

【主治】诸渴。

【用法】上末以生地黄汁，并牛乳汁，夹和捣，丸如梧桐子大，每服 30 丸，粳米汤饮下。一方无生地黄汁、牛乳，用麦冬捣匀为丸，食后煎麦冬汤下。

【出处】《普济方》。

43. 三神汤

【组成】乌梅肉、远志各 1 两，枳实 1 两，夏加黄连 5 钱（春、秋、冬不用）。

【主治】消渴。

【用法】右锉散，每服 4 钱，水 2 盏，糯稻根 1 握，煎至 7 分，去滓，不拘时候温服。若无糯禾，白茅根亦可。

【出处】《普济方》。

44. 澄水饮

【组成】水萍、葛根各等分。

【主治】消渴。

【用法】上 2 味粗捣筛。每服 5 钱，水 1 盏半，煎至一半，去滓温服。

【出处】《圣济总录》。

45. 枳椇子丸

【组成】枳椇子 2 两，麝香 1 钱。

【主治】饮酒多发，积为酷热，熏蒸五脏，津液枯燥，血泣，小便并多，肌肉消烁，专嗜冷物寒浆。

【用法】上为末，麦糊丸。如梧桐子大，每服 30 丸，空心盐汤吞下。

【出处】《普济方》。

46. 牡蛎散

【组成】白羊肝 1 具切熬干，牡蛎 3 两，胡燕窝中草 1 两。

【主治】消渴。

【用法】右为散，每服于食后，以新汲水调下 3 钱。

【出处】《太平圣惠方》。

47. 百日还丹

【组成】佛茄子、橦柳根各等分。

【主治】消渴。

【用法】上为末，枸杞子汁和为丸，如鸡头大，每服丸数加减，新水送下。

【出处】《儒门事亲》。

48. 止渴丸

【组成】黄连 2 两，无名异 1 两。

【主治】消渴。

【用法】上为细末，用蒸饼打糊为丸，绿豆大。每服百丸，用茄根壳煎汤送下。

【出处】《普济方》。

49. 竹龙散

【组成】五灵脂、黑豆各半两。

【主治】消渴。

【用法】上为散，每服 2 钱，煎冬瓜汤调下。无冬瓜，即用冬瓜苗、叶、子煎汤俱可。每日 2 服。小渴只 1 服瘥。渴定后，不可服热药，唯宜服 8 味丸。用五味子代附子。

【出处】《三因极一病证方论》。

50. 栝楼饮

【组成】瓜蒌 1 枚煮熟者去皮子，冬瓜 1 枚。

【主治】因好食热面炙肉，及服补热药，并乳石，三焦气隔，心肺干热，口干舌焦，饮水无度，小便日夜不知数，心欲狂乱，服此救急止渴。

【用法】将瓜蒌放在冬瓜内，用黄土泥裹冬瓜，半指厚，候干，簇实火烧，令泥通赤即止。去泥，取瓜。就热切碎烂研，布绞取汁，约 78

合。更入白蜜两匙，搅令调匀，稍冷，即分3度，脏腑热歇，即不思水，自无小便。

【出处】《圣济总录》。

51. 朱砂黄连丸

【组成】朱砂1两，黄连2两，生地黄3两。

【主治】心虚蕴热，或因饮酒过多，发为消渴。

【用法】上3味为末，炼蜜丸，如梧桐子大，每服50丸，灯心、枣汤下（注：朱砂主要含硫化汞，有毒，不可过量或持续服用，以防汞中毒）。

【出处】《医方集成》。

52. 神白散

【组成】滑石6两，甘草1两。

【主治】真阴素被损虚，多服金石燥热之药，或嗜煿咸物，遂成消渴之疾。

【用法】上为末，每服3钱，新汲水调之。

【出处】《儒门事亲》。

53. 冬瓜子饮

【组成】干冬瓜子、麦冬、黄连各2两。

【主治】消渴。

【用法】水煎服。冬瓜苗叶，俱治消渴，不拘新干。

【出处】《古今图书集成医部全录》。

54. 鸡内金散

【组成】鸡内金、菠蔆根各等分。

【主治】消渴日饮水1石，小便不禁。

【用法】上为末，每服2钱，米饮调服。

【出处】《普济方》。

55. 黄连丸

【组成】豉心2两，川黄连3两。

【主治】患热消渴。

【用法】上为细末，蜜和为丸。每日空腹服25丸，食后服20丸，取乌梅10颗，水2小升煎之数沸，取汤下前件丸药，如无乌梅，以小麦子2升煮取汁替亦可。常服有验。

【出处】《普济方》。

56. 水火既济丸

【组成】黄连1斤，白茯苓1斤。

【主治】上盛下虚，心火炎燥，肾水枯竭，不能交济而成渴证。

【用法】上为细末，熬天花粉水，做面糊为丸，如梧桐子大，每服50丸，温汤送下，不拘时候。

【出处】《德生堂方》。

57. 黄瓜根丸

【组成】黄瓜根3两，黄连3两。

【主治】消渴，心神烦乱。

【用法】上为末，炼蜜和丸，如梧桐子大，每服于食后以温水送下20丸。

【出处】《普济方》。

58. 兔骨饮

【组成】兔骨1具微炙黄，捣碎，大麦苗2斤。

【主治】消渴羸瘦，小便不禁。

【用法】上以水1斗，煮汁5升，每服1小盏，日3服，又宜食兔肉。

【出处】《普济方》。

59. 棘枸子散

【组成】麝香当门子、棘枸子。

【主治】消渴。

【用法】取麝香当门子，以酒濡之，做10许丸，用棘枸子作汤，吞服。

【出处】《普济方》。

60. 治消渴丸

【组成】麦冬2两，黄连1两。

【主治】消渴。

【用法】上为捣末，以肥苦瓜汁，浸麦冬经宿，后去心，即于臼中捣烂，纳黄连末臼中，和捣为丸，每次50丸，日2次。

【出处】《十便良方》。

61. 经验方

【组成】熟地黄、牛膝、熟石膏、知母、麦冬、甘草、牡丹皮、白芍、生地黄、木瓜、金银花、淡竹叶、大麦。

【主治】消渴，三焦有热，口渴引饮，脘嘈求食，小便频数。

【用法】水煎服，每日1剂，分2次服。

【出处】《金子久医案》。

62. 经验方

【组成】生地黄、甘草、川贝母、肥知母、牡丹皮、川石斛、天花粉、白芍、麦冬、炙乌梅、芦根、青皮甘蔗。

【主治】三消，肺肾阴伤，胃火内炽。

【用法】水煎服，每日1剂，分2次服。

【出处】《孟河马培之医案》。

63. 经验方

【组成】生地黄、麦冬、生石膏、甘草、怀牛膝、料豆。

【主治】消渴，少阴不足，阴阳有余者。

【用法】水煎服，每日1剂，分2次服。

【出处】《孟河马培之医案》。

64. 白龙散

【组成】寒水石、甘草、葛粉各等分。

【主治】消渴。

【用法】上为末，每服2钱，浓煎麦冬苗汤调下，服之立止。

【出处】《普济方》。

65. 经验方

【组成】生地黄、牡丹皮、泽泻、当归身、白芍、郁金、制半夏、橘皮、佩兰、柿蒂、淡竹茹。

【主治】中消，火结阳明胃腑者。

【用法】每日1剂，水煎服。

【出处】《问斋医案》。

66. 经验方

【组成】生地黄、石膏、麦冬、甘草、滑石、牛膝、知母。

【主治】中消，善消水谷。

【用法】水煎服，每日1剂，日2次。

【出处】《王九峰医案》。

67. 地骨皮散

【组成】地骨皮2两，栝楼根1两，石膏2两，黄连1两，甘草2两。

【主治】消中虚羸，烦热口苦，眠卧不安。

【用法】上为散，每服4钱，水煎温服之。

【出处】《太平圣惠方》。

68. 经验方

【组成】生石膏、知母、川黄连、川黄柏、黄芩、滑石、麦冬、秋梨汁。

【主治】二阳结热，中上消。

【用法】水煎服，每日1剂，分2次服。

【出处】《问斋医案》。

69. 经验方

【组成】生石膏、白知母、天花粉、麦冬、佩兰叶。

【主治】肺热上消。

【用法】水煎服，每日1剂，分2次服。

【出处】《问斋医案》。

70. 黄连丸

【组成】麦冬、茯苓、黄连、石膏、玉竹各8分，人参、龙胆草、黄芩各6分，升麻4分，枳实5分，生姜、枸杞子、栝楼根各10分。

【主治】消渴，除肠胃热实。

【用法】上为末，蜜丸如梧桐子大，以白茅根粟米汁下10丸，日2服。

【出处】《普济生》。

71. 治渴方

【组成】黄连半两，天花粉半两，茯神半两，干葛半两。

【主治】身热心烦而渴者。

【用法】上为末，麦冬煎服。

【出处】《普济方》。

72. 冬瓜麦冬饮

【组成】大冬瓜1个，黄连1两半，麦冬、天花粉各1两半。

【主治】消渴。

【用法】上3味药入瓜中浸7日后，焙干为末，炼蜜丸，每服30粒，空心热汤下。

【出处】《普济方》。

73. 玉真丹

【组成】黄柏3两，滑石6两，知母1两。

【主治】消渴。

【用法】上为末，滴水空腹送下。

【出处】《普济方》。

74. 知母丸

【组成】知母、麦冬各1两，犀角（代）、鸡肶胵、土瓜根各半两，白茯苓、黄连各 2 分。

【主治】消渴消中，久不瘥。

【用法】上为末，炼蜜为丸，如梧桐子大，每服 10 丸，煎人参汤下。

【出处】《圣济总录》。

75. 茯神丸

【组成】茯神 1 两，地骨皮、知母各半两，牡蛎 1 两，栝楼根 3 分，黄连 3 分，麦冬 3 分，熟干地黄 1 两。

【主治】消中烦热，小便数。

【用法】上为末，炼蜜和捣为丸，丸如梧桐子大。不计时候，清粥饮下，20 丸。

【出处】《普济方》。

76. 知母饮

【组成】知母（焙）、生姜根各 3 两，土瓜根 2 两，黄芩（去里心）、炙甘草各 1 两半，龙骨 3 两，大黄 2 两半。

【主治】消渴，心脾实，燥热多渴，化为小便。

【用法】上㕮咀，每服 5 钱，水 3 盏，煎取 2 盏，去渣入生麦冬汁各 2 合，食后分为 3 服，温酒下。

【出处】《普济方》。

77. 麦冬汤

【组成】麦冬、黄连、冬瓜干各 2 两。

【主治】消渴日夜饮水不止，饮下小便即利。

【用法】上为粗末，每服 5 钱，水 1 盏，煎至 7 分，去渣温服。

【出处】《卫生宝鉴》。

78. 栝楼根丸

【组成】栝楼根、黄连、知母、麦冬各 5 两。

【主治】消渴，饮水不止。

【用法】上为末，炼蜜丸，如梧桐子大，每服 30 丸，米饮下。

【出处】《普济方》。

79. 泽泻丸

【组成】泽泻 1 两，麦冬 2 两，车前子半两，黄连 3 分，牡蛎 1 两，桑螵蛸半两，鸡肶胵 1 两。

【主治】消中热渴不止，小便数，四肢无力。

【用法】上为末，炼蜜为丸，丸如梧桐子大，以蚕蛹汤送下，每服 30 丸。

【出处】《太平圣惠方》。

80. 黄芩汤

【组成】黄芩、麦冬、栝楼根、栀子仁、石膏、淡竹叶各 1 两。

【主治】消中脾胃热极，消谷引食，化为小便。

【用法】上㕮咀，每服 4 钱，水半盏，煎至 8 分，去滓温服。

【出处】《圣济总录》。

81. 麦冬汤

【组成】麦冬 2 两，知母 3 两，寒水石 1 两半，青竹茹（如鸡子）2 块。

【主治】暴渴，烦躁饮水。

【用法】上㕮咀，每服 3 钱，去滓温服。

【出处】《圣济总录》。

82. 乌梅散

【组成】乌梅肉 1 两半，麦冬 1 两半，生干地黄 3 两，甘草 1 两。

【主治】虚躁暴渴。

【用法】上为散，每服 2 钱，温水调下。

【出处】《圣济总录》。

83. 顺气散

【组成】厚朴 1 两，大黄 4 钱，枳实 2 钱。

【主治】消中者。热在胃而能饮食，小便黄赤，以此下之，不可多利，微利至不欲食而愈。

【用法】上锉水煎 5 钱，食远温服。

【出处】《普济方》。

84. 黄柏丸

【组成】黄柏 2 两，黄连半斤。

【主治】消中。

【用法】上为末，用酥拌和，捣 300 杵，丸梧桐子大，每服 30 丸，温浆水下。

【出处】《圣济总录》。

85. 天花粉丸

【组成】天花粉、黄连各 1 两，茯苓、当归各半两。

【主治】消渴饮水多，身体瘦。

【用法】上为末，炼蜜丸，如梧桐子大，每服 30 丸，白茅根煎汤下。

【出处】《普济方》。

86. 麦冬丸

【组成】麦冬、栝楼根、火麻仁、大黄、苦参粉、黄芩、泽泻各 1 两半，龙齿、土瓜根、知母、石膏各 2 两，鸡肶胵黄皮 1 两半。

【主治】消渴，饮水过多。

【用法】上为末，炼蜜丸如梧桐子大，每服 25 丸，地黄汤送下，日 2 服。

【出处】《圣济总录》。

87. 土瓜根丸

【组成】土瓜根 3 分，栝楼根、麦冬、石膏、川大黄、大麻子各 1 两，知母 3 分，苦参 1 分，黄芩 3 分，鸡肶胵 7 枚，龙齿、泽泻各 3 分。

【主治】消渴，饮水过度，烦热不解，心神恍惚，眠卧不安。

【用法】上为末，炼蜜为丸，如梧桐子大，每服 30 丸，煎竹叶汤送下。

【出处】《太平圣惠方》。

88. 前胡汤

【组成】前胡、生干地黄、大黄各 1 两，黄芩、栀子仁、升麻、芍药、栝楼根、石膏各 3 分，麦冬 1 两，肉桂 1 分，枳实、甘草各半两。

【主治】消渴渴利有热，小便涩。

【用法】上㕮咀，每服 4 钱，入地黄 1 分水煎温服。

【出处】《圣济总录》。

89. 竹叶汤

【组成】竹叶 3 升，地骨皮、生地黄各 1 升，栝楼根、石膏各 8 两，茯神、玉竹、知母、生姜、麦冬 1 升半，大枣 30 枚。

【主治】渴利虚热，引饮不止，消热止渴。

【用法】上㕮咀，水煎取 4 升，分 4 服。

【出处】《千金要方》。

90. 竹叶汤

【组成】竹叶 3 升，甘草 3 两，栝楼根、生姜各 5 两，麦冬、茯苓各 4 两，大枣 30 枚，小麦、地骨皮各 1 两。

【主治】下焦虚热上炎，肺胃渴饮而利。

【用法】上㕮咀，水煎服取 3 升，分 3 服。

【出处】《千金要方》。

91. 麦冬汤

【组成】生麦冬 1 两半，栝楼根 2 两，白茅根、竹茹各 5 两，小麦 3 合，乌梅 7 枚。

【主治】消渴，口干引饮。

【用法】上㕮咀，每服 5 钱，水煎去滓温服，不拘时。

【出处】《圣济总录》。

92. 白茅根汤

【组成】白茅根、芦根、菝葜各 3 两，石膏 1 两半，乌梅半两，淡竹叶 1 两。

【主治】消渴，口干，小便数。

【用法】上㕮咀，每服 4 钱，水煎去滓温服，不拘时候。

【出处】《圣济总录》。

93. 赤茯苓煎

【组成】赤茯苓 9 两，白蜜半斤，淡竹沥 1 小盏，生地黄汁 1 小盏。

【主治】消渴，心神烦乱，唇口焦干，咽喉不利。

【用法】上药调搅令匀，慢火煎成膏，每服不计时候，以清粥饮下 1 茶匙。

【出处】《太平圣惠方》。

94. 麦冬丸

【组成】麦冬 3 两，栝楼根 3 分，知母 3 分，黄芩 3 分，甘草半两，黄连 1 两。

【主治】消渴，口舌干燥，狂乱。

【用法】上为细末，炼蜜和丸，丸梧桐子大，食后以清粥饮下 20 丸。

【出处】《太平圣惠方》。

95. 犀角丸

【组成】犀角屑（代）3 分，麦冬 2 两，甘草半两，郁金半两，地骨皮半两，栝楼根3分，黄芩半两，茯神半两，玄参半两，胡黄连3分。

【主治】消渴，口舌干燥烦热，心神如狂。

【用法】上为细末，炼蜜为丸，丸梧桐子大，煎竹叶汤送下20丸。

【出处】《太平圣惠方》。

96. 猪肚黄连丸

【组成】猪肚1枚，黄连3两，栝楼根1两，白粱米1合，柴胡1两，茯神1两，知母1两，麦冬2两。

【主治】脾胃热渴不止，羸瘦困乏。

【用法】将黄连末及米入肚内，缝合蒸烂熟，砂盆内研如膏，入药末和令匀，丸如梧桐子大，不计时以清粥饮下30丸。

【出处】《太平圣惠方》。

97. 知母散

【组成】知母1两，芦根1两半，栝楼根1两，麦冬1两，黄芩3分，川大黄1两，甘草半两。

【主治】心脾实热，烦渴不止。

【用法】上为散，每服4钱，水煎去滓温服。

【出处】《太平圣惠方》。

98. 黄连汤

【组成】黄连1两，川升麻1两，麦冬1两，黄芩1两，栝楼根1两，知母1两，茯神半两，栀子仁1两，甘草1两，石膏2两。

【主治】脾胃中热烦渴，身渐消瘦。

【用法】上为散，每服4钱，水煎去滓，不计时候温服。

【出处】《太平圣惠方》。

99. 栝楼根散

【组成】熟干地黄、生干地黄、葛根、栝楼根各等分。

【主治】消渴，饮不止。

【用法】上各等分，焙干为细末。每服2钱，温米汤饮下，不拘时服。

【出处】《普济方》。

100. 麦冬汤

【组成】黄连半两，麦冬1两。

【主治】消渴。

【用法】上为散，每服半两，水煎服。

【出处】《太平圣惠方》。

101. 麦冬汤

【组成】麦冬1两，土瓜根2两，小麦2两，竹叶1把。

【主治】消渴小便多，烦躁不得眠。

【用法】水煎服，一方有黄芩半两，生姜半分。

【出处】《太平圣惠方》。

102. 知母散

【组成】知母、麦冬各1两，黄芩、川升麻、犀角屑（代）、葛根、甘草各3分，马牙硝1两半。

【主治】消渴，心热烦躁，口干颊赤。

【用法】上为散，每服4钱，水1盏，入生姜半分，淡竹叶27片，煎去滓温服。

【出处】《普济方》。

103. 知母饮

【组成】知母、生姜根各3两，土瓜根2两，黄芩、甘草各1两半，龙骨3两，大黄2两半。

【主治】消渴心脾实，燥热多渴。化为小便。

【用法】上㕮咀，每服5钱，水2盏，煎至1盏，去滓入生麦冬汁2合，食后分为3服。

【出处】《普济方》。

104. 麦冬散

【组成】麦冬1两，栝楼根1两，黄芩2两，牡蛎1两，黄连1两。

【主治】消渴烦躁，羸瘦乏力，不思饮食。

【用法】上为细末，每服1钱，煎淡竹叶汤送下。

【出处】《普济方》。

105. 麦冬饮

【组成】生麦冬3两，甘竹沥3合，小麦2合，生地黄3两，知母1两半，芦根2两。

【主治】消渴热盛，烦躁恍惚。

【用法】上㕮咀，每用半两，水3盏，煎至2盏，去滓，入竹沥少许，分2服，食后。

【出处】《普济方》。

106. 竹叶汤

【组成】竹叶一握，麦冬、白茯苓、栝楼根、地骨皮、生姜各2两，甘草3两，大枣5两，小麦6合。

【主治】膈消烦渴，津液燥少。

【用法】上为细末，每服5钱，水煎去滓服。

【出处】《普济方》。

107. 知母汤

【组成】知母、泽泻、白茯苓、黄芩、生姜各2两，小麦8合，大枣15枚，淡竹叶1升，甘草2两。

【主治】膈消胸中烦渴。

【用法】上为粗末，每服5钱，水煎去滓温服。

【出处】《普济方》。

108. 栝楼汤

【组成】栝楼根5两，麦冬、白茅根各1两，小麦半升，石膏9两。

【主治】膈消多渴。

【用法】上为粗末，每服5钱，水煎去滓温服。

【出处】《普济方》。

109. 栝楼根丸

【组成】栝楼根1两，麦冬2两，甘草3分，黄连3分，赤石脂半两，泽泻半两，石膏1两。

【主治】消渴，心烦躁闷。

【用法】上为细末，炼蜜为丸，丸梧桐子大，不计时候，以清粥饮下30丸。

【出处】《普济方》。

110. 升麻丸

【组成】升麻、黄连、龙胆草、黄芩、犀角（代）、玉竹、知母各1分，前胡、鳖甲各半两，芒硝1分。

【主治】消渴口舌干燥，四肢酸疼，日晡颊赤烦闷。

【用法】上为末，炼蜜为丸，如梧桐子大，每服20丸，温浆水下之。

【出处】《圣济总录》。

111. 止消散

【组成】枇杷叶、干葛根、生姜各1两，大乌梅7个，大草果2个，淡竹叶、甘草各半两。

【主治】消渴口干。

【用法】上为散，每服4钱，水煎服。

【出处】《普济方》。

112. 地黄煎丸

【组成】生地黄取汁2升半，生栝楼根取汁3升半，羊脂半斤，白蜜1斤，黄连1斤

【主治】消渴，口干燥。

【用法】先取地黄汁等4味，入银石器内，慢火煎令脂消，趁热倾出，将黄连末共捣为丸，如梧桐子大，每服20丸，粟米饮下，日3服。

【出处】《圣济总录》。

113. 地黄饮子

【组成】杏仁6个，生甘草3分，石膏6分，黄连8分，生地黄7分，黄柏1钱，柴胡3分，当归梢4分，甘草3分，升麻1钱，红花少许，知母半钱，麻黄3分，防己5分，羌活半钱，桃仁9个。

【主治】消渴，口干舌干，小便数，舌上赤脉，此药生津液，除干燥，生肌肉。

【用法】水煎服。

【出处】《普济方》。

114. 地黄煎

【组成】生地黄3斤，生姜半斤，麦冬2斤。

【主治】消渴，唇干舌燥。

【用法】上药用生布绞取自然汁，用银石器盛，慢火熬稀稠得所。每服1匙，不拘时服。

【出处】《圣济总录》。

115. 枸杞子汤

【组成】枸杞子2两，石膏1两，小麦1两5钱。

【主治】消渴，唇干舌燥。

【用法】上为粗末，每服3钱，水煎服。

【出处】《圣济总录》。

116. 生麦冬汤

【组成】枸杞子根白皮、生麦冬、小麦各1升。

【主治】消渴，口干体瘦。

【用法】水煎服。

【出处】《普济方》。

117. 黄连散

【组成】黄连2两，葛根2两，麦冬1两，枇杷叶2两。

【主治】消渴，口舌干燥，烦热不能饮食。

【用法】上为细末，每服4钱，淡竹叶煎服，不计时候温服。

【出处】《太平圣惠方》。

118. 茯苓汤

【组成】白茯苓、麦冬各4两，石膏5两，白茅根1升。

【主治】消渴口干唇焦，心脾脏热，唯欲饮水。

【用法】上㕮咀，每服4钱，水1盏半，入冬瓜1片，煎去滓温服，不拘时候。

【出处】《圣济总录》。

119. 麦冬汤

【组成】麦冬、黄连、干冬瓜各2两。

【主治】消渴日夜饮水不止，饮下小便即利。

【用法】上为末，每服3钱，水煎去滓温服。

【出处】《普济方》。

120. 石膏汤

【组成】石膏4两，地骨皮2两，栝楼根3两半，茯神、知母、玉竹各2两。

【主治】渴利虚热，引饮不止，消热止渴。

【用法】上㕮咀，每服4钱，水2盏，竹叶20片，生地黄半分，生姜3片，大枣2枚，同煎至1盏，去滓温服，日3服。

【出处】《圣济总录》。

121. 麦冬汤

【组成】麦冬、白茯苓各4两，栝楼根5两，甘草3两，地骨皮5两。

【主治】渴利。

【用法】上㕮咀，每服4钱，入小麦1匙，竹叶27片，生姜半分，大枣2枚，同煎去滓温服。

【出处】《太平圣惠方》。

122. 经验方

【组成】生地黄、黄连、麦冬、知母、五味子、茯苓、生甘草、生石膏、牡蛎、天花粉。

【主治】消渴，多饮，多食，形体消瘦，五心烦热。

【用法】上药各3~5钱，水煎服，日2服。

【出处】《王旭高医案》。

123. 经验方

【组成】生地黄、知母、石膏、麦冬、白芍、甘草。

【主治】消渴，能食多饮，日加消瘦，心境忧郁。

【用法】水煎服，每日1剂，分2服。

【出处】《临证指南医案》。

124. 经验方

【组成】犀角（代）、鲜生地黄、玄参心、鲜白沙参、麦冬、柿霜、甘草、鲜地骨皮。

【主治】中上消，肌肉瘦削，善饥渴饮，阴虚内热。

【用法】水煎服，每日1剂，分2次服。

【出处】《临证指南医案》。

125. 经验方

【组成】生地黄、炙甘草、知母、麦冬、酸枣仁、生白芍。

【主治】消渴。阴虚津伤者。

【用法】水煎服，每日1剂，分2次服。

【出处】《临证指南医案》。

126. 经验方

【组成】生白芍、生石膏、知母、牡丹皮、甘草、地骨皮、北沙参、麦冬、川石斛、芦根。

【主治】上中消渴，阴亏阳亢者。

【用法】水煎服，每日1剂，分2次服。

【出处】《清代名医何元长医案》。

127. 经验方

【组成】生地黄、龟甲、黄柏、山药、牡蛎、麦冬、知母、泽泻、牡丹皮、茯苓。

【主治】消渴，阴虚内热，口渴，能食易饥，多饮便频。

【用法】水煎服，每日1剂，分2次服。

【出处】《清代名医何元长医案》。

128. 经验方

【组成】生地黄、麦冬、阿胶、山药、茯苓、龟甲、知母、牡丹皮、牡蛎、芡实。

【主治】阴虚消渴，多饮多溲。

【用法】水煎服，每日1剂，分2次服。

【出处】《清代名医何元长医案》。

129. 经验方

【组成】生地黄、麦冬、肥知母、天花粉、牡丹皮、西洋参、煅牡蛎、茯苓、山药、芦根。

【主治】阴虚消渴，多饮多溲。

【用法】水煎服，每日1剂，分2次服。

【出处】《清代名医何元长医案》。

130. 经验方

【组成】生地黄、麦冬、生牡蛎、怀山药、白芦根、生石膏、肥知母、怀牛膝、天花粉、墨旱莲。

【主治】消渴，奇渴思饮，贪纳易饮，溲多而浑。

【用法】水煎服。日1剂，分2次服。

【出处】《簳山草堂医案》。

131. 经验方

【组成】熟地黄、牛膝、石膏、知母、麦冬、甘草、牡丹皮、白芍、生地黄、木瓜、金银花。

【主治】消渴。

【用法】水煎服，每日1剂，分2次服。

【出处】《清代名医何元长医案》。

132. 冬瓜饮子

【组成】大冬瓜汁5大碗，五苓散1两。

【主治】消渴。

【用法】上药调服之。

【出处】《普济方》。

133. 止渴润燥汤

【组成】升麻1钱半，柴胡7分，甘草2分，黄柏1钱，知母1钱，石膏7分，杏仁6枚，桃仁泥1钱，麻仁泥1钱，当归身8钱，红花少许，防风根3钱，荆芥穗1枚，熟地黄3分，小椒2分，细辛1分。

【主治】消中大便秘涩燥硬，兼喜温饮，阴头退缩，唇口干燥，眼涩，黑处如见浮云。

【用法】上㕮咀，水2盏煎服，忌辛热物。

【出处】《普济方》。

134. 清凉饮子

【组成】羌活1钱，柴胡1钱，升麻4钱，防风5分，当归身6分，生甘草5钱，炙甘草1钱，石膏1钱半，知母1钱，汉防己5分，龙胆草1钱5分，黄柏1钱5分，红花少许，桃仁5枚，杏仁10枚，生地黄5分，黄芪1钱，黄芩1钱。

【主治】消中能食而瘦，口干舌干，大便燥结，小便频数。

【用法】水煎去滓食后服。

【出处】《普济方》。

135. 甘草石膏汤

【组成】升麻1钱半，柴胡7分，桃仁1钱，当归1钱，知母1钱，甘草5分，石膏6分，杏仁6枚，熟地黄3分，小椒2枚，细辛1分，黄连3分，红花少许，防己1钱，荆芥穗1钱，生地黄1分。

【主治】消病痊愈，再添舌白滑微肿，咽喉咽唾觉痛，嗌肿时有浊白沫如胶，饮冷则稍缓。

【用法】水煎去滓食后服。

【出处】《普济方》。

136. 竹叶汤

【组成】甘竹叶、火麻仁、赤秫米各1升，白茯苓1两，薤白2两，鹿角4只。

【主治】消渴饮水不辍，多至数斗。

【用法】上为8服，每服先以水3盏，煎火麻仁、竹叶取2盏，去滓澄清，入诸药鹿角，又煎去滓，取1盏，微微饮之。渴止为度。

【出处】《普济方》。

137. 养血清火汤

【组成】当归1钱，川芎8分，白芍（酒炒）、生地黄（酒炒）、麦冬、知母各1钱，莲子肉、薄荷、乌梅肉、黄柏火炒、甘草各5分，天花粉7分，黄连8分。

【主治】阴虚火旺，烦渴引饮无度。

【用法】水煎温服。

【出处】《寿世保元》。

138. 赤茯苓煎

【组成】赤茯苓9两为末，白蜜半斤，淡竹沥1小盏，生地黄汁1小盏。

【主治】消渴。心神烦乱，唇口焦干，咽喉不利。

【用法】共调搅令匀，以慢火煎成膏，每服不计时候，以清粥饮下1茶匙。

【出处】《太平圣惠方》。

139. 地骨皮饮

【组成】地骨皮、土瓜根、栝楼根、芦根各1两半，麦冬2两，大枣7枚。

【主治】消渴，日夜饮水不止，小便利。

【用法】上6味，制如麻豆，每服30粒，水1盆，煎取8分，去滓温服，不拘时。

【出处】《圣济总录》。

140. 猪肚丸

【组成】猪肚1枚，黄连5两，栝楼根4两，麦冬4两，知母4两，茯神4两，粱米5两。

【主治】消渴。

【用法】将药物捣为散，纳肚中线缝，安置甑中，蒸之极烂熟，接热及药木臼中捣。可堪丸。若硬加少蜜和丸如梧子。饮汁下30丸，日再服。

【出处】《外台秘要》。

141. 柴胡散

【组成】柴胡、葛根（锉）、芦根（锉）、地骨皮、百合，知母（焙）、犀角（代）、炙甘草（锉）各半两。

【主治】消渴，上焦虚热，心中烦躁。

【用法】上㕮咀，每服4钱，水1盏，入生地黄半分，煎至7分，去渣，食后温服。

【出处】《圣济总录》。

142. 麦冬饮

【组成】生麦冬3两（去心），甘竹沥3合，小麦2合，生地黄3两，知母1两半，芦根2两。

【主治】消渴热盛，烦躁恍惚。

【用法】上㕮咀，每用半两，水3盏，煎至2盏，去渣，入竹沥少许，分2服食后。

【出处】《普济方》。

143. 天花散

【组成】天花粉、生地黄各1两，麦冬、葛根、甘草各5钱，五味子3钱。

【主治】消渴。

【用法】上药锉，糯米1撮，水煎服。

【出处】《寿世保元》。

144. 朱砂黄连丸

【组成】朱砂1两另冲，宣连2两，生地黄3两。

【主治】心虚蕴热，或因饮酒过多，发为消渴。

【用法】上为末，炼蜜丸，如梧桐子大，每服50丸，空心枣汤送下（注：朱砂有毒，不宜过量或长期服用，以防汞中毒）。

【出处】《医方集成》。

145. 麦冬散

【组成】麦冬2两去心，白茅根2两，瓜蒌2两，芦荟2两，石膏2两，炙甘草1两。

【主治】消渴体热，烦热头痛不能食。

【用法】上为散，每服4钱，以水1盏半，入小麦100粒，煎至6分，去渣，不计早晚时候温服。

【出处】《太平圣惠方》。

146. 白茅根汤

【组成】白茅根、芦根、菝葜各2两，石膏（碎）1两半，炒乌梅半两，淡竹根1两。

【主治】消渴，口干小便数。

【用法】上6味，粗捣筛，每服4钱匕。水1盏半，煎取1盏，去渣温服。

【出处】《圣济总录》《世医得效方》。

147. 知母丸

【组成】知母（焙）、麦冬（焙）各1两，犀角（代）、炙鸡内金、土瓜根各半两，白茯苓去黑皮、黄连各2分，金箔20片。

【主治】消渴消中，久不瘥。

【用法】上为末，炼蜜为丸，如梧桐子大，每服10丸，煎人参汤下。

【出处】《圣济总录》。

148. 黄连丸

【组成】苦参1斤，黄连7分，瓜蒌、知母、牡蛎、麦冬各5两。

【主治】消渴，中焦热渴。

【用法】上捣筛，搅拌匀，以牛乳和饼，捻丸如梧子大，晒干，日再服。饮食后，以浆水下之，服20丸。

【出处】《普济方》。

149. 玉泉散

【组成】天花粉、干地黄、干葛根、麦冬、五味子、甘草。

【主治】消渴阴津亏耗，烦渴引饮，小便多者。

【用法】上药加粳米一百粒，水煎服。

【出处】《直指方》。

150. 瓜蒌汤

【组成】栝楼根5两，麦冬（焙）、白茅根各1两，小麦半升，石膏9两（研）。

【主治】膈消多渴。

【用法】上㕮咀如麻豆，每服5钱，水2盏，煎至1盏，去渣，食后温服。

【出处】《普济方》。

151. 黄连牛乳丸

【组成】黄连1斤为末，麦冬2两（去心研烂），牛乳、地黄汁、葛根汁各1合。

【主治】消渴。

【用法】研丸如梧子大，每服20丸，空心粥饮下，再日，渐加至40丸。

【出处】《圣济总录》。

152. 经验方

【组成】菝葜半两，乌梅1个。

【主治】消渴。

【用法】水煎服。

【出处】《圣济总录》。

153. 人参散

【组成】人参半两，石膏1两，寒水石1两，滑石4两，甘草1两。

【主治】身热头痛，或积热黄瘦，或发热恶寒，蓄热寒战，或膈热呕吐，燥热烦渴泻痢，或目赤口干，或咽喉肿痛，或风热昏眩，或蒸热虚汗，肺痿劳嗽，一切邪热，脾胃肺肾不调及真阴损虚，并宜服之。

【用法】上为细末，每服2钱，温水调下，早晚食后，兼服栀子金花丸。

【出处】《普济方》。

154. 玉液膏

【组成】紫苏4两，桂半两，炙甘草2两，白梅肉4两。

【主治】消渴。

【用法】上为末，捣白梅为丸，如芡实大，每服含化3丸。

【出处】《普济方》。

155. 玉女煎

【组成】生石膏3～5钱，熟地黄3～5钱或1两，知母、牛膝各半钱，麦冬2钱。

【主治】治水亏火盛，六脉浮洪滑大，少阴不足，阳明有余，烦热干渴，头痛牙疼，失血等症，若大便溏泄者，乃非所宜。

【用法】水一盅半，煎7分，温服或冷服。

【出处】《古今图书集成医部全录》。

156. 生津养血汤

【组成】当归、白芍、生地黄、麦冬各1钱，川芎、黄连各8分，天花粉7分，知母、黄柏并蜜炒、莲子肉、乌梅、薄荷、甘草各5分。

【主治】治上消。

【用法】上锉作1贴，水煎服。

【出处】《古今图书集成医部全录》。

157. 天冬丸

【组成】天冬去心、土瓜根（干者）、栝楼根、熟地黄、知母（焙）、肉苁蓉（酒浸一宿，切焙）、酒鹿茸、五味子、赤石脂、泽泻各1两半，牡蛎煅2两，鸡内金3具（微炙），炙桑螵蛸10枚，苦参1两。

【主治】治初得消中，食已如饥，手足烦热，背膊疼闷，小便白浊。

【用法】上方为细末，炼蜜丸如梧子大，每服20丸，用粟米饮送下食前。

【出处】《古今图书集成医部全录》。

158. 乌梅五味子汤

【组成】乌梅、五味子、百药煎、巴戟天（去心酒洗）、炙甘草各2钱。

【主治】消渴。

【用法】上作1服，水2盅，煎至1盅，空腹服。

【出处】《古今图书集成医部全录》。

159. 苦葵散

【组成】天花粉、黄连、白扁豆、白茯苓去皮、石膏、寒水石、甘草节、人参、白术、猪苓各等分。

【主治】治壮盛之体，不自谨惜，恣情纵欲，年长肾气虚弱，不能房事，多服丹石，真气既尽，石气孤立，唇口干焦，精液自泄，小便赤黄，大便干实，小便日夜百十行，须当除热补虚。

【用法】上为细末，每服2钱，不拘时，用白汤调服。

【出处】《古今图书集成医部全录》。

160. 止渴锉散

【组成】炙枇杷叶（去毛）、生姜（切片焙）、干葛各2钱，大乌梅2个，淡竹叶、生甘草、草果各1钱。

【主治】消渴。

【用法】上作1服，水2盅，煎至1盅，不拘时服。

【出处】《古今图书集成医部全录》。

161. 天花粉丸

【组成】天花粉、人参等分。

【主治】治消渴饮水多，身体瘦弱。

【用法】上为细末，炼蜜为丸，如梧桐子大，每服50丸，食前，用麦冬煎汤送下。

【出处】《古今图书集成医部全录》。

162. 五汁玉泉丸

【组成】黄连、干葛、天花粉、知母、麦冬、五味子、人参、生地黄、乌梅肉、莲子（去心）、当归、甘草各1两。

【主治】消渴。

【用法】上为末，另取人乳汁、牛乳汁、甘蔗汁、梨汁、藕汁，先将各汁入蜜1斤半，煎成稀膏，后将各药末和前膏熬五七沸，每取5茶匙，米饮调下，日2~3服，忌辛热之物。

【出处】《万病回春》。

163. 生津甘露汤

【组成】石膏、龙胆草、黄柏各1钱，柴胡、羌活、黄芪、酒知母、酒黄芩、炙甘草各8分，当归身6分，升麻4分，防风、防己、生地黄、甘草各3分，杏仁10个，桃仁5个，红花少许。

【主治】治消中能食而瘦，大便燥，小便数。

【用法】上锉作1贴，水2盏，煎至1盏，加酒1匙，稍热服，不拘时。

【出处】《古今图书集成医部全录》。

164. 藕汁膏

【组成】白藕汁、生地黄汁、牛乳汁、黄连末，姜汁、天花粉末。

【主治】治胃热消中。

【用法】上以各汁调末，入白蜜为膏，以匙抄取，徐徐留舌上，以白汤送下，日3~4服。

【出处】《丹溪心法》。

165. 黄连地黄膏

【组成】黄连、生地黄、天花粉、五味子、当归、人参、干葛、白茯苓、麦冬、甘草各1钱。

【主治】治三消。

【用法】上锉作1贴，姜2片，枣1枚，竹叶10片，同煎服。

【出处】《万病回春》。

166. 黄芩汤

【组成】黄芩、栀子、桔梗、麦冬、当归、生地黄、天花粉、干葛、人参、白芍各1钱。

【主治】治上消。

【用法】上锉作1贴，入乌梅1个，水煎服。

【出处】《万病回春》。

167. 水蛇丸

【组成】活水蛇1条剥皮炙黄为末，天花粉末煎稠，麝香1分，蜗牛50个水浸5日取涎。

【主治】治消渴，四肢烦热，口干口燥。

【用法】上用粟饭和丸绿豆大，每服10丸，姜汤下。

【出处】《太平圣惠方》。

168. 神仙减水法

【组成】人参、天花粉、知母、黄连、苦参、麦冬、浮萍、白扁豆、黄芪各1两，黄丹少许。

【主治】治三焦虚热消渴，饮水无度。

【用法】上为细末，每服1钱，新汲水调下。

【出处】《普济方》。

169. 清水莲子饮

【组成】莲子2钱，赤茯苓、人参、黄芪（蜜炙）各1钱，黄芩、炒车前子、麦冬、地骨皮、甘草各7分。一本有柴胡。

【主治】治心火上炎，口干烦渴，小便赤涩。

【用法】上锉作1贴，水煎服。

【出处】《古今图书集成医部全录》。

170. 竹叶石膏汤

【组成】石膏1斤，麦冬1升（去心），半夏半升（汤洗），粳米半升，炙甘草2两，人参3两，竹叶2把。

【主治】治消渴。

【用法】上7味以水1斗，煮取6升，去滓，纳粳米煮，米熟汤成，去米温服1升，日3服。

【出处】《伤寒论》。

171. 黄连膏

【组成】黄连1斤研细为末，牛乳汁、白莲藕汁、生地黄汁各1斤。

【主治】消渴。

【用法】将汁熬膏，搓黄连末，为丸如小豆大，每服20丸，少呷汤下，日进10服。

【出处】《古今图书集成医部全录》。

172. 加减一阴煎

【组成】生地黄、芍药、麦冬各2钱，熟地黄3～5钱，炙甘草5～7分，知母、地骨皮各1钱。

【主治】凡肾水真阴虚损而成消渴等证者，宜此主之。

【用法】水煎服。

【出处】《古今图书集成医部全录》。

173. 经验方

【组成】栝楼根、生姜、生麦冬汁、芦根切各2升，茆根切3升。

【主治】消渴。

【用法】右5味吹咀，以水1升，煮取3升，分3服。

【出处】《千金要方》。

174. 经验方

【组成】附子2两，葛根、栝楼根各3两。

【主治】消渴，日饮水1石者。

【用法】右3味为末，蜜丸如梧子大，饮服10丸，日3服。渴则服之，春夏减附子。

【出处】《千金要方》。

175. 经验方

【组成】栝楼根、麦冬各8分，茯神、甘草各6分。

【主治】消渴。

【用法】上5味，治下筛，以浆水服方寸匕，日3服。

【出处】《千金要方》。

176. 枸杞子根饮

【组成】枸杞子根白皮切5升，麦冬3升，小麦2升。

【主治】虚劳苦渴，骨节烦热，或寒。

【用法】右药加水2斗，煮至麦熟去滓，每服1升。

【出处】《千金要方》。

177. 膈消丸

【组成】鸡内金、栝楼根各等分。

【主治】膈消利水。

【用法】右药为末，糊丸梧桐子大，每服30丸，温水下，日3服。

【出处】《圣济总录》。

178. 神白散

【组成】滑石6两，甘草1两。

【主治】真阴素亏，多服金石燥热之药，或嗜焞炙咸物，遂成消渴之疾。

【用法】上为末，每服3钱，温水调下，或大渴欲饮冷者，以新汲水调之。

【出处】《儒门事亲》。

179. 经验方

【组成】熟地黄、山药、牡蛎、麦冬、茯神、牡丹皮、龟甲、芡实、五味子、蒺藜。

【主治】下消，阴虚液竭者。

【用法】每日1剂，水煎服。

【出处】《清代名医何元长医案》。

180. 大黄甘草饮子

【组成】大豆5升（先煮二三沸，小火去苦，水再煎），大黄1两5钱。

【主治】男子妇人一切消渴不能止者。

【用法】上用井水1桶，将药同煮三五时，如稠黏更添水煮，至软为度。盛于盆中放冷，令病人食之，渴饮汤汁，不拘时候。食尽，如燥渴止，罢药；未止，依前再煮食之，不过3剂，其病痊愈。

【出处】《宣明论方》。

181. 猪肚黄连丸

【组成】猪肚1枚，黄连5两。

【主治】久消渴，变为消中者，小便多而色白，所食多而不觉饱者。

【用法】上以大麻子仁2合烂研，水4升调如杏酸汁，煮猪肚，候烂取出，入黄连末在内，密缝肚口，蒸令极烂，乘热细切，和黄连末，捣和为丸，丸如梧桐子大，曝干，每服30丸，温水下，不拘时服。

【出处】《普济方》。

182. 莎草茯苓散

【组成】莎草根1两，白茯苓半两。

【主治】消渴累年不愈。

【用法】右为末，每服3钱，陈粟米饮送下。

【出处】《古今图书集成医部全录》。

183. 牛膝地黄丸

【组成】牛膝5两，生地黄汁5升。

【主治】消渴不止，下元虚损。

【用法】牛膝5两，生地黄汁5升浸之，日曝夜浸，汁尽为度，蜜丸梧子大，每服30丸，空心温酒下，久服壮筋骨，驻颜色，黑须发，津液自生。

【出处】《古今图书集成医部全录》。

184. 浮萍栝楼丸

【组成】浮萍、栝楼根各等分，人乳汁适量。

【主治】消渴。

【用法】右为细末，人乳汁为丸，梧桐子大，空腹饮服20丸。

【出处】《千金要方》。

185. 黄连丸

【组成】黄连、瓜蒌各等分。

【主治】热渴不止，心神烦躁。

【用法】上为末，以麦冬去心煮热，烂研和丸，梧桐子大，每服30丸，小麦汤下。

【出处】《太平圣惠方》。

186. 茯苓汤

【组成】赤茯苓1两，芦根1两，黄芩1两，知母1两，栝楼根1两，瞿麦穗1两，麦冬1两，甘草1两。

【主治】心脾热渴不止，小便难。

【用法】上为散，每服4钱，入生姜半分，水煎去滓，不计时温服。

【出处】《太平圣惠方》。

187. 天竺黄散

【组成】天竺黄1两，黄连1两，茯神1两，甘草1两，川芒硝1两，犀角屑（代）、栝楼根各1两，川升麻1两。

【主治】热渴。

【用法】上为散，每服1钱，淡竹叶汤送下。

【出处】《太平圣惠方》。

188. 栝楼黄连散

【组成】栝楼根1两，黄连2两，甘草1两。

【主治】消渴饮水过多，不知厌足。

【用法】上为散，每服3钱，水煎温服。

【出处】《普济方》。

189. 地骨皮散

【组成】地骨皮1两，甘草3分，桑根白皮3两。

【主治】消渴。

【用法】上为散，每服4钱，水煎去滓温服。

【出处】《普济方》。

190. 地骨皮散

【组成】地骨皮1两，小麦半两，生麦冬1两。

【主治】消渴口干燥，骨节烦热。

【用法】上为细末，每服半两，水煎去滓温服。

【出处】《千金要方》。

191. 栝楼根丸

【组成】栝楼根5两，黄连1两，浮萍草2两。

【主治】消渴饮水不止，小便中如刺，舌干燥渴喜饮。

【用法】上为末，用生地黄汁捣和，入面糊为丸，如梧桐子大，每服30丸，牛乳送下，日3服。

【出处】《圣济总录》。

192. 冬瓜饮

【组成】冬瓜1枚，麦冬2两，黄连1两5钱。

【主治】消渴口干，日夜饮水无度，浑身壮热。

【用法】水煎服，日三夜三服。

【出处】《圣济总录》。

193. 赤茯苓散

【组成】赤茯苓、栝楼根、黄芩、麦冬、生干地黄、知母各1两。

【主治】脾胃中热，引饮水浆，烦渴不止。

【用法】上为散，每服5钱，水一大盏，入生姜半分，小麦半合，淡竹叶27片，煎至5分，去滓，不计时候温服。

【出处】《太平圣惠方》。

194. 茯神丸

【组成】知母、栝楼根各1两，麦冬2两，黄连、茯神各1两。

【主治】心脾壅热，烦渴口干。

【用法】上为细末，炼蜜和丸，丸如梧桐子大，不计时候，以清粥饮下30丸。

【出处】《太平圣惠方》。

195. 石膏汤

【组成】麦冬1两，石膏2两，芦根1两。

【主治】热极渴不止。

【用法】上为散，每服半两，水煎去滓，不计时，温服。

【出处】《太平圣惠方》。

196. 黄连膏

【组成】黄连5两，地黄汁1两。

【主治】热渴不止，心神躁烦。

【用法】上药于银器中，以慢火熬成膏，收于瓷器中，每于食后，煎竹叶麦冬汤，取弹子大服之。

【出处】《太平圣惠方》。

197. 黄连散

【组成】豉1合，黄连1两。

【主治】心肺壅热，烦渴口干。

【用法】上为散，每服半两，水煎去滓温服。

【出处】《太平圣惠方》。

198. 开胃解热渴饮子

【组成】大黄、甘草各半两，半夏10个，生姜3两，好枣5枚。

【主治】热渴。

【用法】水煎服。

【出处】《普济方》。

199. 栝楼汤

【组成】栝楼根、生姜各5两，生麦冬汁、芦根各2升，白茅根3升。

【主治】消渴，胃热。

【用法】上㕮咀，水1斗，煮取3升，分3服。

【出处】《千金要方》。

200. 甘草汤

【组成】甘草、栝楼根各2两，麦冬2分，半夏2两半。

【主治】胃热干渴。

【用法】上为散，每服5钱，入生地黄半钱同煎，去滓温服。

【出处】《圣济总录》。

201. 洗心饮子

【组成】甘草、芍药、山栀子、杏仁。

【主治】胃热干渴。

【用法】上为散，每服3钱，水煎温服。

【出处】《普济方》。

202. 枳实汤

【组成】枳实、茯神、葛根、石膏各2两半。

【主治】内热，暴渴不止。

【用法】上㕮咀，每服3钱，水煎去滓温服，不拘时。

【出处】《圣济总录》。

203. 葛根甘草汤

【组成】干葛1两，甘草1两，陈粟米2匙。

【主治】渴而饮水多，干呕复渴，不思饮食。

【用法】上为散，每服2钱，水煎去滓温服。

【出处】《普济方》。

204. 天竺黄散

【组成】天竺黄1两，黄连半两，栀子半两，川大黄半两，马牙硝半两，甘草1分。

【主治】消渴心神烦躁，口干舌涩。

【用法】上为细末，每服2钱，煎竹叶水。

【出处】《普济方》。

205. 地骨皮汤

【组成】地骨皮、栝楼根、黄连、麦冬、黄芩各1两，茯神、远志各3分，甘草半两，石膏2两。

【主治】脾虚热，暴渴不已。

【用法】上为散，每服3钱，水煎温服，不拘时。

【出处】《太平圣惠方》。

206. 桑根白皮汤

【组成】桑根皮、麦冬、石膏各2两，赤茯苓、黄芩、栝楼根各1两半，栀子仁半两，土瓜根1两。

【主治】暴渴饮水不止，头面浮虚。

【用法】上㕮咀，每服3钱，水煎去滓，温服，不拘时。

【出处】《圣济总录》。

207. 黄连散

【组成】黄连、葛根各2两，大黄半两，枇杷叶1两，麦冬1两半。

【主治】心脾壅热，暴渴饮水。

【用法】上为散，每服2钱，米饮调下。

【出处】《太平圣惠方》。

208. 神应散

【组成】滑石、寒水石各半两。

【主治】消渴饮水不休。

【用法】上为散，用生鸡子1枚，去黄留清调和药末，令如稠膏却纳在鸡子壳内，以纸封口，用盐泥固济，日曝干，灰火内烧令通赤。放冷，取药研令绝细为度，每服大人2钱，小儿半钱，米饮调下。

【出处】《普济方》。

209. 渴浊方

【组成】白茯苓1两，赤藤1两，苎麻根半两，车前子、冬瓜汁各半两。

【主治】下焦渴及淋。

【用法】上为细末，面糊丸，梧桐子大，每服20丸，空腹温水送下。

【出处】《普济方》。

210. 三神散

【组成】荆芥穗、桔梗各1两半，甘草半两，乌梅肉、远志、枳壳各1两。

【主治】消渴。

【用法】上为末，加白茅根煎汤服。

【出处】《普济方》。

211. 绛雪散

【组成】黄连、黄芩、汉防己、瓜蒌实各等分。

【主治】消渴饮水无度，小便数者，大有神验。

【用法】上为末，每服2钱，温水调下。

【出处】《普济方》。

212. 甘露膏

【组成】石膏、防风、生甘草各1两，知母1钱半，半夏2分，炙甘草、人参、兰香、白豆蔻、黄芩、桔梗、升麻各半钱。

【主治】消渴，饮水极甚，善食而瘦，自汗大便结燥，小便频数。

【用法】上为细末，汤浸蒸饼，和匀成剂，捻作薄片，日中曝半干，碎如米，每服2钱，食后淡生姜汤送下。

【出处】《普济方》。

213. 石菖蒲散

【组成】石菖蒲1两，栝楼根2两，黄连半两。

【主治】渴日夜饮水，随饮即利。

【用法】上为散，每服3钱，新汲水调下。

【出处】《圣济总录》。

214. 地骨皮饮

【组成】地骨皮、土瓜根、栝楼根、芦根各1两半，麦冬2两，大枣7枚。

【主治】消渴，日夜饮水不止，小便利。

【用法】上㕮咀，每服4钱，水煎去滓温服。

【出处】《普济方》。

215. 生津丸

【组成】青蛤粉、白滑石。

【主治】消渴饮水，日夜不止。

【用法】上为细末，黄颡鱼涎和为丸，如梧桐子大，每服30丸，煎陈粟米饮下，不拘时。

【出处】《普济方》。

216. 鸡内金丸

【组成】鸡内金、栝楼根。

【主治】膈消。

【用法】上为末，炼蜜为丸，丸梧桐子大每服20丸，食后温水下。

【出处】《普济方》。

217. 柴胡散

【组成】柴胡、葛根、芦根、地骨皮、百合，知母、玉竹、桑根白皮各3分，贝母、犀角、甘草、木通。

【主治】消渴，上焦虚热，心中烦躁。

【用法】上㕮咀，每服4钱，水1盏，入生地黄半分，煎至7分，去滓食后温服。

【出处】《圣济总录》。

218. 兼气散

【组成】瓜蒌、石膏、甘草各半两，橘子皮2两。

【主治】消渴心烦躁。

【用法】上为散，食后煮大麦饮，日二夜一服。

【出处】《太平圣惠方》。

219. 冬瓜饮

【组成】大冬瓜1枚，黄连1斤，甘草2两，童子小便1升，地黄汁5合，蜜5合。

【主治】消渴烦热，饮水不止。

【用法】上甘草、黄连为末，入冬瓜内，以黄土泥封裹，炉火烧之1日，取瓜烂研，生布绞取汁，每于食后服。

【出处】《太平圣惠方》。

220. 黄连丸

【组成】黄连、栝楼根、甘草、栀子仁各1两半，香豉（炒黄）2两半。

【主治】消渴，心胸烦躁。

【用法】上为细末，炼蜜为丸，丸梧桐子大，食后水下30丸。

【出处】《圣济总录》。

221. 莎草根散

【组成】莎草根1两，白茯苓半两。

【主治】消渴，累年不愈者。

【用法】上为散，每服3钱，陈粟米饮调下，不计时。

【出处】《普济方》。

222. 竹叶汤

【组成】青竹叶、白茯苓、地骨皮、栝楼根各1两，桂去粗皮、甘草各半两，麦冬2两。

【主治】积年消渴，好食冷物。

【用法】上为散，每服5钱，水煎服。

【出处】《普济方》。

223. 楮叶散

【组成】蜗半两，蛤粉、龙胆草、桑根白皮各1分。

【主治】消渴，疾久不愈。

【用法】上为散，每服1钱，煎楮叶汤调下，不拘时服。

【出处】《普济方》。

224. 柴胡散

【组成】柴胡、乌梅肉各2两，甘草1两，麦冬1两半。

【主治】暴渴心烦，口舌干燥。

【用法】上㕮咀，每服4钱，水煎去滓温服。

【出处】《太平圣惠方》。

225. 黄连散

【组成】枇杷叶1两，芦根3两，甘草3分，黄连1两。

【主治】暴渴，心神烦闷，口舌干燥。

【用法】上为散，每服4钱，水煎去滓温服。

【出处】《太平圣惠方》。

226. 秦艽汤

【组成】秦艽2两，甘草半两。

【主治】暴渴，咽燥口干引饮。

【用法】上㕮咀，每服2钱，水煎去滓温服。

【出处】《太平圣惠方》。

227. 桑根白皮汤

【组成】桑根白皮入地3尺，取桑根白皮，炙令黄黑，锉。

【主治】卒小便多，消渴。又治消渴后或痈疽。

【用法】水煮之令浓，随意饮之，亦可纳少米，勿入盐。

【出处】《时仁方》。

228. 白龙散

【组成】寒水石、甘草、葛根各等分。

【主治】消渴。

【用法】上为末，每服2钱，浓煎麦冬，苗汤调下，服之立止。

【出处】《中藏经》。

229. 地骨皮散

【组成】地骨皮2两，栝楼根1两，石膏2两，黄连1两，炙甘草2两。

【主治】消中虚羸，燥热口苦，眠卧不安。

【用法】上为散，每服4钱，以水1中盏，煎至6分去渣，不计时候温服之。

【出处】《太平圣惠方》。

230. 顺气散

【组成】厚朴1两，大黄4钱，枳实2钱。

【主治】消中，热在胃而能食，小便黄赤，不可多利，微利至不饮食而愈。

【用法】上锉，水煎5钱，食远温服。

【出处】《济生拔萃》。

231. 经验方

【组成】熟地黄、山茱萸、山药、茯神、牛膝、车前。

【主治】肾消。渴饮频饥，溲溺浑浊，舌碎绛赤。

【用法】每日1剂，水煎服。

【出处】《清代名医医案精华》。

232. 黄连丸

【组成】黄连、栝楼根各等分。

【主治】热渴不止，心神烦躁。

【用法】上为末，以麦冬去心煮热，烂研和丸，梧桐子大，每服煎小麦汤下30丸，食后服。

【出处】《太平圣惠方》。

233. 神效散

【组成】白浮石、蛤粉、蝉壳。

【主治】渴疾饮水不止。

【用法】上为末，用鲫鱼胆7个，调7钱服，不拘时候，神效。

【出处】《世医得效方》。

234. 经验方

【组成】生地黄、熟地黄、人参、麦冬、石斛、天花粉、阿胶、甘草。

【主治】下消，渴饮无度，饮一溲一。

【用法】每日1剂，水煎服。

【出处】《类证治裁》。

235. 黄连汤

【组成】黄连5两，栝楼根、龙骨、苦参、牡蛎（研）、山茱萸、土瓜根、玉竹各3两。

【主治】消中，小便数。

【用法】上为末，炼蜜丸如梧桐子大，每服20至30丸，大麦饮下，日三夜一服。

【出处】《圣济总录》。

236. 经验方

【组成】熟地黄1两，鹿角胶、山茱萸各4两，桑螵蛸、鹿角霜、人参、茯苓、枸杞子、远志、菟丝子、山药各3两，益智仁1两，附子、肉桂7钱。

【主治】消渴。小便频数无度，清白而长，少顷凝结如脂，色有油光，腰膝酸软，神色大瘁，脉按之六部无力。

【用法】炼蜜为丸，梧桐子大，每日早晚淡盐汤送下七八十丸。

【出处】《续名医类案》。

237. 止渴方

【组成】黄连 2 两，无名异 1 两。

【主治】消渴。

【用法】上为末，用蒸饼打糊为丸，绿豆大，每服百丸。

【出处】《普济方》。

238. 生津丸

【组成】青蛤粉、白滑石各 1 两。

【主治】消渴，日夜饮水不止。

【用法】共研细末，用黄颡鱼涎，和为丸，如梧子大，每服 30 丸，煎陈粟米饮下，不拘时候。

【出处】《圣济总录》。

239. 鸡内金丸

【组成】鸡内金、栝楼根（炒）各 5 两。

【主治】膈消。

【用法】上为末，炼蜜丸如梧桐子大，每服 20 丸，食后温服下。每日 3 服。

【出处】《普济方》。

240. 和血益气汤

【组成】柴胡、炙甘草、生甘草、麻黄根各 3 分，酒当归梢 4 分，酒知母、酒汉防己、羌活各 5 分，石膏 6 分，酒生地黄 7 分，酒黄连 8 分，酒黄柏、升麻各 1 钱，杏仁、桃仁各 6 个，红花少许。

【主治】口干舌干，小便数，舌赤脉数。

【用法】小㕮咀，都作 1 服，水 2 大盏，煎至 1 盏，去渣，温服，忌热温面、酒醋等物。

【出处】《兰室秘藏》。

241. 当归润燥汤

【组成】细辛 1 分，生甘草、炙甘草、熟地黄各 3 分，柴胡 7 分，黄柏、知母、石膏、桃仁泥子、当归身、麻子仁、防风、荆芥穗各 1 钱，升麻 1 钱 5 分，红花少许，杏仁 6 个，小椒 3 个。

【主治】消渴，大便闭涩，干燥坚硬，兼喜温饮，阴头退缩，舌燥口干，眼涩难开及于黑处见浮云。

【用法】上㕮咀，都作 1 服，水 2 大盏，煎至 1 盏，去渣热服，食远，忌辛热物。

【出处】《兰室秘藏》。

242. 缩水丸

【组成】甘遂半两（麸炒，透出黄褐色），黄连 1 两。

【主治】消渴。

【用法】上为细末，水浸蒸饼为丸，如绿豆大，每服 20 丸。薄荷汤送下，不拘时服。

【出处】《杨氏家藏方》。

243. 生津甘露汤

【组成】升麻 4 分，防风、生甘草、汉防己、生地黄各 5 分，当归身 6 分，柴胡、羌活、炙甘草、黄芪、酒知母、酒黄芩各 1 钱，酒龙胆草、石膏、黄柏各 1 钱 1 分，红花少许，桃仁 5 个，杏仁 10 个。

【主治】消中能食而瘦，口舌干，自汗，大便干燥，小便频数。

【用法】上㕮咀，都作 1 服，水 2 盏，酒 1 匙，煎至 1 盏，稍热服，食远。

【出处】《兰室秘藏》。

244. 辛润缓肌汤

【组成】生地黄、细辛各 1 分，熟地黄 3 分，石膏 4 分，酒黄柏、酒黄连、生甘草、知母各 5 分，柴胡 7 分，当归身、荆芥穗、桃仁、防风各 1 钱，升麻 1 钱 5 分，红花少许，杏仁 6 个，小椒 2 个。

【主治】前消渴证才愈，又有口干，腹不能努，此药主之。

【用法】上㕮咀，都作 1 服，水 2 大盏，食远，稍远服之。

【出处】《兰室秘藏》。

245. 甘草石膏汤

【组成】生地黄、细辛各 1 分，熟地黄、黄连各 3 分，甘草 5 分，石膏 6 分，柴胡 7 分，黄柏、知母、当归身、桃仁（炒去皮尖）、荆芥穗、防风各 1 钱，升麻 1 钱 5 分，红花少许，杏仁 6 个，小椒 2 个。

【主治】渴病久愈，又添舌白滑微肿，咽喉咽津觉痛，嗌肿时时有，渴喜冷饮，口中白沫如胶。

【用法】上如麻豆大，都作 1 服，水 2 盏，煎至1盏，食后温服。

【出处】《兰室秘藏》。

246. 甘露膏

【组成】半夏2分（汤洗），熟甘草、白豆蔻、人参、兰香、升麻、连翘、桔梗各5分，生甘草、防风各1钱，酒知母1钱5分，石膏3钱。

【主治】消渴，饮水极甚，善食而瘦，自汗，大便干燥，小便频数。

【用法】上为极细末，汤浸饼，和匀成剂，捻作薄片子，日中晒半干，擦碎如米大，每服2钱，淡生姜汤送下，食后。

【出处】《兰室秘藏》。

247. 生津甘露饮子

【组成】藿香2分，柴胡、黄连、木香各3分，白葵花、麦冬、当归身、兰香各5分，荜澄茄、生甘草、栀子、白豆蔻、白芷、连翘、姜黄各1钱，石膏1钱2分，杏仁（去皮）、酒黄柏各1钱5分，炙甘草、酒知母、升麻、人参各2钱，桔梗3钱，全蝎2个（去毒）。

【主治】消渴，上下齿皆麻，舌根强硬肿痛，食不能下，时有腹胀，或泻黄如糜，名曰飧泄。浑身色黄，目睛黄甚，四肢痿软，前阴如冰，尻臀腰痛寒，面生黧色，胁下急痛，善嚏，喜怒，健忘。

【用法】上为细末，汤浸饼，和匀成剂，捻作片子，日中晒半干，擦碎如黄米大，每服1钱，津咽下，食后服。

【出处】《兰室秘藏》。

248. 止渴润燥汤

【组成】升麻1钱半，柴胡7分，甘草梢5分，杏仁6个，桃仁研1钱，麻仁研1钱，当归身1钱，红花少许，防风根1钱，荆芥穗1钱，熟地黄2钱，小椒1分，黄柏1钱，知母、石膏各1钱。

【主治】消渴，大便干燥，喜温饮，舌上白燥，唇裂口干，眼涩难开，及于黑处，如见浮云。

【用法】水煎去渣，食后热服。

【出处】《医学纲目》。

249. 神效散

【组成】白芍、甘草各等分。

【主治】消渴。

【用法】上为末，水调，日3服。

【出处】《普济方》。

250. 神效散

【组成】浮萍草3两，土瓜根1两半。

【主治】消中渴不止，心神烦热，皮肤干燥。

【用法】上为散，每服2钱，以牛乳汁调下，不计时候。

【出处】《太平圣惠方》。

251. 附子猪肚丸

【组成】炮附子、槟榔各1两，鳖甲、当归、知母、木香、川楝子、秦艽、大黄、龙胆草、白芍、补骨脂各半两，枳壳半两。

【主治】消中多因外伤瘅热，内积忧思，喜啖咸食及面，致脾胃干燥，饮食倍常，不生肌肤，大便反坚，小便无度。

【用法】上为末，分作3分，将2分入猪肚内，缝定。以蒸酒3升，童子小便5升。同入砂钵内，熬干研烂细，捣和为丸，如梧桐子大，每服50丸，温酒米汤下。

【出处】《普济方》。

252. 解渴百杯丸

【组成】木瓜10枚，乌梅1斤，甘草7两半，干葛2两，川芎、紫苏叶各半两，百药煎1两。

【主治】消渴。

【用法】上为细末，将木瓜搜和为丸，如鸡头大，每服1丸，含化。

【出处】《普济方》。

253. 梅苏丸

【组成】乌梅肉、干木瓜、紫苏叶各1两半，甘草半两，白檀香3钱，麝香1钱。

【主治】消渴。

【用法】上为细末，炼蜜为丸，每两作20丸，每服1丸。

【出处】《普济方》。

254. 乌梅汤

【组成】乌梅肉、甘草各4两，草豆蔻、肉桂、木香、干生姜各半两。

【功效】止渴生津，和气暖胃，爽口悦神。

【用法】上为细末，每服一二钱，沸汤服。

【出处】《普济方》。

255. 玉泉散

【组成】石膏（晒，生用）6两、粉甘草1两。

【主治】阳明内热烦渴头痛，二便闭结，瘟疫斑黄等证，此益元散之变施，其功倍之。

【用法】上为极细末，每服一二三钱，新汲水或热汤，或人参汤调下，此方加朱砂3钱亦妙。

【出处】《古今图书集成医部全录》。

256. 抽薪饮

【组成】黄芩、石斛、炒栀子、黄檗各1～2钱，枳壳、泽泻各钱半，细甘草3分。

【主治】治渴病火炽盛而不宜补者。

【用法】水1盅半，煎7分，食远温服。内热甚者，冷服更佳。

【出处】《古今图书集成医部全录》。

258. 加减三黄丸

【组成】黄芩春4两，夏秋6两，冬3两；大黄春3两，夏1两，秋2两，冬4两；黄连春4两，夏7两，冬2两。

【主治】治丹石毒及热渴，以臆测度，须大实者方用。

【用法】上为末，炼蜜丸如梧子大，每服10丸，服1月，病愈。

【出处】《古今图书集成医部全录》。

257. 浮萍丸

【组成】栝楼根、干浮萍等分。

【主治】消渴。

【用法】上为末，以人乳汁和丸，每服20丸，空腹米饮下，日3服。3年病者3日可。

【出处】《千金要方》。

258. 石菖蒲散

【组成】石菖蒲1两，栝楼根3两，黄连半两。

【主治】渴日夜饮水，随饮即利。

【用法】上为散，每服3钱，新汲水调下，食后临卧服。

【出处】《圣济总录》。

259. 黄芩汤

【组成】黄芩（去黑心）、麦冬（去心焙）、栝楼根、栀子仁、石膏（碎）、淡竹叶各1两。

【主治】消渴。

【用法】上㕮咀，每服4钱，水1盏半，煎至8分，去渣温服，不拘时。

【出处】《圣济总录》。

260. 猪肚黄连丸

【组成】猪肚1枚，洗去脂膜，不切破；黄连去须，捣罗为末，用4两。

【主治】凡消渴变为中消者。饮食到胃，即时消化。小便多而色白，所食多而不觉饱。

【用法】煮猪肚候烂，取出入黄连末在内，密缝肚口，蒸及极烂，乘热细切，和黄连末，以木臼捣之。候可丸，即丸如梧桐子大，曝干，每服30丸，温水下，不拘时。

【出处】《圣济总录》。

261. 神效散

【组成】白浮石、蛤粉、蝉壳去头足各等分。

【主治】消渴，饮水不止。

【用法】共细末，用鲫鱼胆7个，调3钱服，不拘时服。神效。

【出处】《类证普济本事方》。

262. 苦楝皮汤

【组成】苦楝皮根皮，取新白皮1握，切焙；麝香少许。

【主治】消渴有虫。

【用法】水2碗，煎至1碗，空心饮之，虽困顿不妨。自后下虫34条，类蚘虫而色红，其渴顿止。乃知消渴1证，有虫耗其津液。

【出处】《古今图书集成医部全录》。

263. 茴香汤

【组成】茴香（炒）、炒苦楝皮各等分。

【主治】肾消病在下焦，初证小便如膏油之状。

【用法】上为细末，每服3钱，温酒1盏，食前调服。

【出处】《普济方》。

264. 麝香散

【组成】麝香1分研，水蛇1条，蜗牛50只。

【主治】消渴四肢烦热，口干心躁。

【用法】水蛇1条炙黄为末，蜗牛水浸5日取涎，麝香1分研，上用粟米饭和丸，如绿豆大，每服10丸，姜汤下。

【出处】《太平圣惠方》。

265. 甘遂黄连丸

【组成】麸炒甘遂半两，黄连1两。

【主治】消渴引饮。

【用法】上共为细末，蒸饼为绿豆大，每服2丸，薄荷汤送下，甘遂忌甘草。

【出处】《古今图书集成医部全录》。

266. 经验方

【组成】生地黄、炙甘草、知母、麦冬、酸枣仁、生白芍。

【主治】消渴，阴虚津伤者。

【用法】每日1剂，水煎服。

【出处】《临证指南医案》。

267. 经验方

【组成】生地黄、黄连、麦冬、知母、五味子、茯苓、生地黄、甘草、生石膏、牡蛎、天花粉。

【主治】消渴。多饮，多食，多尿，形体消瘦，五心烦热。

【用法】每日1剂，水煎服。

【出处】《王旭高医案》。

268. 经验方

【组成】生白芍、生石膏、知母、牡丹皮、甘草、地骨皮、北沙参、麦冬、川石斛、芦根。

【主治】上中消渴，阴亏阳亢者。

【用法】每日1剂，水煎服。

【出处】《清代名医何元长医案》。

269. 经验方

【组成】生地黄4钱，茯苓3钱，潼蒺藜3钱，川贝母2钱，浮小麦4钱，白芍2钱，牡蛎4钱，女贞子3钱，天花粉3钱，玉竹3钱，龙骨3钱，冬虫夏草2钱，五味子3分。

【主治】消渴，阴亏阳亢者。症见饮食不为肌肤，乏力，自汗盗汗，头眩眼花。

【用法】每日1剂，水煎服。

【出处】《丁甘仁医案》。

270. 经验方

【组成】生地黄、熟地黄、枸杞子、麦冬、沙参、地骨皮、知母、黄柏、黄连、石膏。

【主治】消渴，阴虚火旺者。小便白浊，齿疼龈露，夜卧阳事暴举，梦遗频作。

【用法】每日1剂，水煎服。

【出处】《续名医类案》。

271. 经验方

【组成】合欢皮、橘白、莲子、北沙参、怀山药、茯苓、薏苡仁、牡蛎、芡实、黑料豆石斛、女贞子。

【主治】中消，脾胃素亏，脾有积湿。渴而多饮，尿频数，色如米泔，肚腹不畅，烦劳病甚。

【用法】每日1剂，水煎服。

【出处】《孟河四家医案》。

272. 经验方

【组成】鲜石斛、淡黄芩、郁李仁、火麻仁、枳壳、酸枣仁、瓜蒌皮、龙胆草、茯神、猪胆汁。

【主治】中消，胃热移胆，善食而瘦，大便秘结，心悸，头昏。

【用法】每日1剂，水煎服。

【出处】《王旭高医案》。

273. 经验方

【组成】生地黄2两，黄芩各1两。

【主治】消渴，心中有伏热。日饮水3斗，不食，心中烦闷。

【用法】炼蜜为丸，梧桐子大，每服50丸，温水下，每日1剂，水煎服。

【出处】《医学纲目》。

274. 经验方

【组成】麦冬3钱，川石斛3钱，瓜蒌皮2钱，黄芪3钱，生地黄4钱，天花粉3钱，山药3钱，川贝母2钱，肾气丸2钱，南沙参、北沙参各3钱，甘草6分。

【主治】三消，阴分不足，厥阴之火消灼胃阴者。

【用法】每日 1 剂，水煎服。
【出处】《丁甘仁医案》。

（二）益气养阴方

1. 黄芪汤

【组成】黄芪、茯神、栝楼根、炙甘草、麦冬各 3 两，干地黄 5 两。
【主治】消渴。
【用法】上 6 味切，以水 8 升，煮取 2 升半，分 3 次服。
【出处】《外台秘要》。

2. 茯神丸

【组成】黄芪、人参、茯神、栝楼根、麦冬、甘草、黄连、知母各 3 两，干地黄、石膏各 6 两，菟丝子 3 合，肉苁蓉 4 两。
【主治】消渴，小便数。
【用法】上 12 味为末，以牛乳 3 合，和蜜为丸，如梧子大，以白茅根汤服 30 丸，日 2 服。
【出处】《千金要方》。

3. 猪肾荠苨

【组成】猪肾 1 具，大豆 1 升，荠苨、石膏各 3 两，人参、茯神、磁石、知母、葛根、黄芩、栝楼根、甘草各 2 两。
【主治】消渴。
【用法】上 12 味，以水 1 斗 5 升，先煮猪肾大豆取 1 斗，去滓，下诸药煮取 3 升，分 3 分，渴乃饮之。
【出处】《千金要方》。

4. 黄芪汤

【组成】黄芪、芍药、生姜、肉桂、当归、甘草各 2 两，麦冬、干地黄、黄芩各 1 两，大枣 30 枚。
【主治】消中虚劳少气小便数。
【用法】上 10 味，以水 1 斗，煮取 3 升，分 3 服。
【出处】《千金要方》。

5. 茯神煮散方

【组成】茯神、肉苁蓉、玉竹各 4 两，生石斛、黄连各 8 两，栝楼根、丹参各 5 两，五味子、甘草、知母、人参、当归各 3 两，麦叶 3 升。
【主治】虚热四肢羸乏，渴热不止，消渴。
【用法】上 13 味，以 3 方寸匕，水 3 升煮取 1 升，日 2 服。
【出处】《千金要方》。

6. 黄连苦参丸

【组成】人参 5 两，黄芪 5 两，干地黄 5 两，麦冬 5 两，牡蛎粉 5 两，瓜蒌 2 两，知母 5 两，苦参 1 斤，黄连 5 两。
【主治】消渴。
【用法】上 9 味末之，以牛乳和丸，清浆送服 20 丸，日 2 服。
【出处】《外台秘要》。

7. 消渴方

【组成】麦冬 12 分，牛膝 6 分，龙骨 8 分，土瓜根 8 分，狗脊 6 分，茯神 6 分，人参 6 分，黄连 10 分，牡蛎 6 分，山茱萸 8 分，菟丝子（酒渍）12 分，炙鹿茸 8 分。
【主治】口干数饮水，腰脚弱，膝冷，小便数，用心力即烦闷健忘。
【用法】上 12 味捣筛为末，蜜和丸。每服食后煮麦饮，服如梧子 20 丸，日 2 服，渐加至 30 丸。
【出处】《外台秘要》。

8. 宣补丸

【组成】黄芪 3 两，人参 3 两，麦冬 3 两，瓜蒌 3 两，茯神 3 两，炙甘草 3 两，黄连 3 两，知母 3 两，干地黄 6 两，石膏 6 两，菟丝子 3 两，肉苁蓉 4 两。
【主治】肾消渴，小便数。
【用法】上 12 味研末，以牛胆汁 3 合，共蜜和丸梧子大，以白茅根汁服 30 丸，日渐加至 50 丸。
【出处】《外台秘要》。

9. 磁石汤

【组成】黄芪、干地黄、五味子、地骨皮、桂去粗皮、枳壳各半两，磁石 1 两半，槟榔半两。
【主治】消渴，肾脏虚损，腰脚无力，口干舌燥。
【用法】上 8 味，7 味粗捣筛，分为 5 贴，每贴先用水 3 盏，磁石 1 贴，同煎至 1 盏半，去滓，分 2 服。

【出处】《圣济总录》。

10. 黄芪饮

【组成】黄芪、人参、杜仲、山茱萸、知母各2两，龙骨3两。

【主治】肾消干渴，小便多，羸瘦少力。

【用法】上6味，粗捣筛，每服4钱匕，水1.5盏，枣1枚劈，煎至1盏，去滓温服，日三夜二服。

【出处】《圣济总录》。

11. 人参丸

【组成】人参3分，鹿茸（去毛酒炙）1两，黄芪3分，栝楼根1两，炙桑螵蛸1两，杜仲3分，鸡内金4枚，山茱萸3分，菟丝子1两半。

【主治】消肾，身体羸瘦，小便频数。

【用法】捣为细末，炼蜜和丸，梧桐子大，每服30丸，煎枣汤下，日3服。

【出处】《圣济总录》。

12. 子童桑白皮汤

【组成】童根桑白皮、白茯苓、人参、麦冬、干葛、干山药、肉桂各1两，甘草生用半两。

【主治】三消，或饮多利少，或不饮自利，肌肤瘦削，四肢倦怠，常服补虚止渴利。

【用法】锉散，水1盏半，煎至7分，去滓温服。

【出处】《世医得效方》。

13. 玉泉丸

【组成】天花粉、干葛根各1两半，人参、麦冬、乌梅肉各1两，生黄芪半两，炙黄芪半两，茯苓1两，甘草1两。

【主治】消渴，消瘦，乏力，口干舌燥。

【用法】水煎，分次服下。

【出处】《沈氏尊生书》。

14. 人参汤

【组成】人参、五味子、大腹皮各3分，赤茯苓、桑根白皮、黄芪各1两半，芍药、黄芩、葛根各1两，炒枳壳3分。

【主治】消渴，饮水无节。

【用法】㕮咀，每服3钱，水1盏，煎至7分，去渣温服，不拘时。

【出处】《普济方》。

15. 竹叶黄芪汤

【组成】淡竹叶、生地黄各2钱，黄芪、麦冬、当归、川芎、炒黄芩、甘草、芍药、人参、半夏、煅石膏各1钱。

【主治】消渴证，气血虚，胃火盛而作渴。

【用法】水煎温服。

【出处】《医门法律》。

16. 生地黄饮子

【组成】人参、生干地黄、熟干地黄、黄芪（蜜炙）、天冬、麦冬、枳壳、石斛、枇杷叶、泽泻、炙甘草各等分。

【主治】消渴，咽干，面赤烦躁。

【用法】上锉散，每服3钱，水1盏，煎至6分，去滓，食远，临卧顿服。

【出处】《世医得效方》。

17. 宣明黄芪汤

【组成】人参、麦冬、桑白皮各2两，黄连、五味子各2两，枸杞子、熟地黄各1两半

【主治】治心热移于肺，为肺消，饮少溲多。

【用法】上为末，每服5钱，水2盏，煎至1盏，去滓，温服无时。

【出处】《宣明论方》。

18. 宣明麦冬饮子

【组成】人参、茯苓、麦冬、五味子、生地黄、炙甘草、知母、葛根、栝楼根各等分。

【主治】心热移于肺，传为膈消，胸闷心烦，精神短少。

【用法】上㕮咀，每服5钱，再加竹叶14片，煎7分，温服无时。

【出处】《医门法律》。

19. 易老门冬饮子

【组成】人参、枸杞子、白茯苓、甘草等分，五味子、麦冬各半两。

【主治】老弱虚人大渴。

【用法】姜水煎服。

【出处】《医门法律》。

20. 生地黄膏

【组成】生地黄1两，蜂蜜1两，人参半两，白茯苓1两。

【主治】口舌干燥，小便数。

【用法】先将地黄洗捣烂，以新汲水调开，同蜜煎至一半，入参、苓末拌和，以瓷器密收，匙挑服。

【出处】《医门法律》。

21. 参苓饮子

【组成】人参、麦冬、五味子、白芍、熟地黄、黄芪各3两，白茯苓2钱半，天冬、甘草各5钱。

【主治】口干燥。

【用法】上为末，每服3钱，水1盏半，生姜3片，大枣2枚，乌梅1个，煎至1盏，去滓，食后，温服。

【出处】《卫生宝鉴》。

22. 天池膏

【组成】天花粉、黄连各半斤，人参、知母、炒白术各4两，五味子3两，麦冬6两，藕汁2碗，生地黄汁2碗，人乳、牛乳各1碗，生姜汁2酒杯。

【主治】三消如神。

【用法】先将天花粉等药物切片，用米泔水16碗，入砂锅内浸半日，用柴火慢熬至五六碗，滤出。又将渣捣烂，以水5碗煎至2碗，同前汁又煎至2碗，入生地黄等汁，慢熬如汤，加白蜜1斤，煎去沫，又熬如膏，乃收入磁罐内，用水浸3日，去火毒，每日二三匙。

【出处】《寿世保元》。

23. 参芪救元汤

【组成】黄芪（蜜炒）、人参、炙甘草、麦冬、五味子。

【主治】肾水枯竭，不能血运，作消渴，恐生痈疽。

【用法】上锉，水煎，入朱砂少许，不拘时服。

【出处】《寿世保元》。

24. 清心莲子饮

【组成】黄芪（蜜炙）、莲子肉、白茯苓、人参各7钱，麦冬（去心）、甘草、地骨皮、车前子各半两，黄芩半两。

【主治】心中蓄热，时常烦躁，小便白浊或有沙膜，夜梦走泄，遗沥涩痛，便赤如血。或因酒色过度，上盛下虚，心火炎上，肺金受克，口舌干燥，渐成消渴。

【用法】上药锉散，每服3钱，麦冬煎汤送服。发热加柴胡、薄荷。

【出处】《世医得效方》。

25. 降心汤

【组成】人参、远志、当归、川芎、熟地黄、白茯苓、黄芪（蜜炙）、五味子、炙甘草各半两，天花粉1两。

【主治】心火上炎，肾水不济，烦渴引饮，气血日消。

【用法】上药锉散，每服3钱，水1盏半，枣1枚，同煎，食前服。

【出处】《仁斋直指方》。

26. 参芪汤

【组成】人参、桔梗、天花粉、甘草各1两，黄芪（炙）、白芍各2两，白茯苓、北五味子各1两半。

【主治】消渴。

【用法】上药锉散，每服3钱，水盏半，煎服，日进4服，一方有木瓜、干葛、乌梅3味。

【出处】《千金要方》。

27. 梅花取香汤

【组成】天花粉、乌梅肉、人参、干葛、枇杷叶、黄芪、瓜蒌仁、麦冬、五味子各1两，檀香5钱。

【主治】消渴饮水至石斗。

【用法】上药为细末，每服3钱，温水调服。

【出处】《普济方》。

28. 猪肚丸

【组成】川黄连5两，净白干葛、知母、茯神、麦冬（去心）、熟地黄（洗焙）各2两，栝楼根、粟米各1两，人参半两。

【主治】诸渴疾。

【用法】上药同捣为散，入净猪肚内，密封，蒸极烂，乘热再杵细。若硬，加少许蜜为丸，如梧子大，蒸汁下50丸，或粥饮下。

【出处】《普济方》。

29. 麦冬煎

【组成】人参、黄芪、麦冬各2两，白茯苓、山药、肉桂各1两半，黑豆3分，山茱萸1两。

【主治】诸消渴。

【用法】上为末，地黄自然汁2碗，牛乳2盏，熬为膏，丸如梧桐子大，每服50丸，大麦煮汤送下。

【出处】《三因极一病证方论》。

30. 六物丸

【组成】栝楼根8分，麦冬6分，知母5分，人参、苦参粉、土瓜根各4分。

【主治】消渴。

【用法】上为细末，牛肚和为丸，如梧桐子大，每服20丸，日3服，麦粥汁下，咽干者加麦冬，舌干加知母，胁下满者加入人参，小便数加土瓜根。

【出处】《太平圣惠方》。

31. 瓜蒌散

【组成】人参、白茯苓、天花粉、黄连、白扁豆、石膏、甘草、寒水石、白术、猪苓各等分。

【主治】盛壮之时，不自谨惜，恣情纵欲，年长肾气虚弱，唯不能房，为服丹石，真气既尽，石气孤立。唇干口焦，精液自泄，小便赤黄，大便干实，小便昼夜百十行。当除热补虚。

【用法】上为细末，每服2钱，热汤调服。

【出处】《世医得效方》。

32. 栝楼丸

【组成】栝楼根3两，麦冬2两，苦参3两，人参3分，知母3分。

【主治】消渴，四肢烦热，口干舌燥。

【用法】上为细末，用牛胆汁和丸，如小豆大，不计时候，清粥饮下20丸，一方有土瓜根、赤茯苓。

【出处】《普济方》。

33. 玉泉丸

【组成】人参、黄芪（半生半蜜炙）、白茯苓、干葛、麦冬、乌梅肉、甘草各1两，天花粉1两5钱。

【主治】消渴。

【用法】上药共为细末，炼蜜为丸，如弹子大，每服1丸，温汤嚼下。

【出处】《寿世保元》。

34. 断渴汤

【组成】乌梅肉2两，麦冬、人参、甘草、茯苓、干姜各1两。

【主治】消渴不止。

【用法】上为粗末，每服3钱，水1盏半，煎至6分，去滓温服。

【出处】《普济方》。

35. 黄芪丸

【组成】黄芪1两，牡蛎3两，栝楼根半两，甘草半两，麦冬1两，地骨皮半两，白石脂半两，泽泻半两，知母半两，黄连半两，薯蓣半两，熟干地黄半两。

【主治】消中渴不止，小便赤黄，脚膝少力，纵食不生肌肤。

【用法】上为细末，炼蜜为丸，如梧桐子大，每服30丸，以清粥饮送下，不拘时候。

【出处】《太平圣惠方》。

36. 古瓦汤

【组成】干葛、天花粉、鸡内金（洗净，焙干）、人参各等分。

【主治】消肾消中，饮水无度，小便频数。

【用法】上为细末，每服2钱，用多年古瓦碓碎，煎汤调下，不拘时服。

【出处】《普济方》。

37. 翠碧丸

【组成】青黛（研）、麦冬、葛根各1两半，半夏3两，人参、知母各半两，栝楼根3分，天南星（牛胆制）半两，寒水石3两。

【主治】烦渴不止，咽干燥热昏闷。

【用法】上为末，火煅为丸，梧桐子大，金箔为衣，每服15丸，人参竹叶汤送下，食后服。

【出处】《圣济总录》。

38. 桑白皮汤

【组成】桑白皮、人参、知母、麦冬、地骨皮、炙枇杷叶、黄连、葛根、淡竹叶各半两。

【主治】消渴，心脏燥热，饮水无度。

【用法】水煎服，每日1剂，分2次服。

【出处】《普济方》。

39. 黄连散

【组成】黄连1两，栝楼根1两半，麦冬1两，知母2分，人参半两，地骨皮3分，黄芩3分，川升麻3分。

【主治】消渴烦躁，饮水不止。

【用法】共为散，每服4钱，水1盏半，入生姜半分，淡竹叶27片，煎至6分，去滓，不计时候服。

【出处】《普济方》。

40. 芦根汤

【组成】芦根、麦冬、栝楼根、地骨皮各1两，黄芩3分，白茅根、石膏各2两，人参3分，甘草半两。

【主治】暴渴烦热。

【用法】上㕮咀，每服5钱，水1盏半，生姜、大枣、小麦、淡竹叶煎至8分，去滓，食后温服。

【出处】《太平圣惠方》。

41. 玉壶丸

【组成】人参、栝楼根各等分。

【主治】消渴，饮水无度。

【用法】上为细末，炼蜜为丸，如梧桐子大，每服30丸，麦冬汤送下。

【出处】《普济方》。

42. 六物丸

【组成】栝楼根8分，麦冬6分，知母5分，人参、苦参粉、土瓜根各4分。

【主治】消渴证。

【用法】为细末，牛肚和为丸，如梧桐子大，每服20丸，日3服，麦粥汁下。咽干者加麦冬；舌干加知母；胁下满者加入人参；小便数加土瓜根。

【出处】《太平圣惠方》。

43. 麦冬散

【组成】麦冬、栝楼根、知母、黄芪各1两，甘草半两，牡蛎1两半。

【主治】消渴日夜饮水过度，口干燥，小便数。

【用法】上为散，每服4钱，水煎去滓温服。

【出处】《普济方》。

44. 六神汤

【组成】黄芪、栝楼根、莲房、干葛、枇杷叶、炙甘草各等分。

【主治】三消渴疾。

【用法】上锉为散，每服4钱，水1盏，煎至7分，去滓温服。小便不利加茯苓。

【出处】《普济方》。

45. 人参煎

【组成】人参1两，葛根2两。

【主治】消渴。

【用法】上药为细末，与蜜慢火熬膏，每次1匙，含化咽津。

【出处】《圣济总录》。

46. 人参汤

【组成】人参、甘草（半生半炙）各1两。

【主治】消渴，初因酒得。

【用法】上为粗散，水煎服，渴即饮之。

【出处】《普济方》。

47. 人参白术汤

【组成】人参、白术、当归、芍药、大黄、栀子、泽泻各半两，连翘、栝楼根、干葛、茯苓各1两，肉桂、木香、藿香、寒水石各1两，甘草3两，石膏4两，滑石半斤，芒硝半斤。

【主治】胃膈瘅热，烦满不欲食；或瘅或为消中，善食而瘦；或燥郁甚而消渴，多饮而小便数；或热病或恣酒色，误服热药，致脾胃真阴血液损虚，肝心相搏，风热燥甚，三焦伤胃燥，怫郁而水液不能宣行，则周身不得润泽，故瘦瘁黄黑而燥热消渴。此药兼疗一切阳实阴虚，风热燥郁，头目昏眩，风中偏枯，酒过积毒，一切肠胃涩滞壅塞，疮疥痿痹，并伤寒杂病烦渴，气液不能宣通，并宜服之。

【用法】上为粗末，每服5钱，水1盏，生姜3片，同煎至半盏，绞汁入蜜少许，温服，日3服。

【出处】《普济方》。

48. 无比散

【组成】土瓜根6两，苦参散、鹿茸（炙）、瓜蒌、白石脂、炙甘草、黄芪各3两，黄连、牡蛎、龙骨各5钱，雄鸡肠3具，桑螵蛸3大枚（炙），鸡内金30具。

【主治】消渴。

【用法】上药为散，每服方寸匕，以竹根10两，麦冬、石膏各4两，甘李根白皮3两煎汤送服，日2服。忌猪肉、海藻、菘菜。

【出处】《普济方》。

49. 土瓜丸

【组成】人参、甘草、苦参、瓜蒌、知母、茯神、土瓜根各6分，黄连、麦冬各10分。

【主治】脾胃中热，消渴小便数，骨肉日渐消瘦。

【用法】上为细末炼蜜为丸，如梧桐子大，每服20丸，芦根大麦饮送服，食后服，日2服，忌海藻、菘菜、狗肉等，一方无黄连。

【出处】《普济方》。

50. 止渴方Ⅰ

【组成】人参1两，缩砂1两半，栝楼根1两半，藿芦7钱，甘草（蜜炙）半斤，石膏2两，栀子6两。

【主治】消渴。

【用法】上为细末，每服2钱，蜜水调下。

【出处】《普济方》。

51. 止渴方Ⅱ

【组成】人参、黄芪、熟地黄、鸡内金、白茯苓、茯神、川牛膝、枸杞子、麦冬各1两。

【主治】消渴。

【用法】上㕮咀，入灯心草7根，麦冬7粒，同煎至7分，去滓温服。

【出处】《普济方》。

52. 止渴方Ⅲ

【组成】人参、白茯苓、黄芪各1两，甘草、生干地黄、熟地黄、天冬、枳壳、麦冬、石斛、枇杷叶各半两。

【主治】消渴。

【用法】上㕮咀，每服2钱，入灯心草7根，煎7分，空腹温服。

【出处】《普济方》。

53. 止渴方Ⅳ

【组成】人参、黄芪、远志、鸡内金、泽泻、肉桂、桑螵蛸、当归、熟地黄、龙骨各1两半，麦冬5两，磁石3两，茯苓、川芎、五味子各1两，玄参5钱。

【主治】消渴。

【用法】上为细末，每服2钱，空心酒下。

【出处】《普济方》。

54. 止渴方Ⅴ

【组成】人参、黄芪、五味子、白茯苓、鹿茸（酒炙）、肉苁蓉（酒炙）、茴香各1两，菟丝子半斤。

【主治】消渴。

【用法】上为细末，炼蜜为丸，如梧桐子大，每服30丸，空心米饮下。

【出处】《普济方》。

55. 止渴方Ⅵ

【组成】人参、茯苓、黄芪、大黄、瞿麦、滑石、车前子、栀子、甘草各1两。

【主治】消渴。

【用法】上为散，每服2钱，入灯心草煎7分，食前服。

【出处】《普济方》。

56. 加味四君子汤

【组成】人参、白茯苓、白术、甘草、桔梗各等分。

【主治】消渴。

【用法】上为细末，每服2钱，白汤调下。

【出处】《普济方》。

57. 六合汤

【组成】人参、甘草、杏仁、半夏、砂仁各2两，赤茯苓、藿香、白扁豆、木瓜各2两，香薷、厚朴各4两。

【主治】酒后频渴，或伤生冷，或吐或泻。

【用法】上药㕮咀，生姜、大枣、干葛煎服。

【出处】《普济方》。

58. 铅参散

【组成】人参3分，天花粉3分，蚌粉1两（炒）。

【主治】消渴。

【用法】上3味为细末，每服1钱，麦冬煎汤调下，空腹服。

【出处】《普济方》。

59. 治渴方Ⅰ

【组成】人参、五味子、远志、山药、木香、牡丹皮、鹿茸、龙骨、黄芪、茯神、白茯苓各1两，沉香、麦冬、菟丝子各4两。

【主治】消渴不问远年近日。

【用法】上为末，炼蜜为丸，如梧子大，每服30丸，空心盐汤下。

【出处】《普济方》。

60. 治渴方Ⅱ

【组成】人参、白茯苓、陈皮、半夏各5钱，苍术、厚朴、藿香各1两，甘草2钱半，草果5钱，豆蔻2钱。

【主治】消渴。

【用法】上㕮咀，每服乌梅1枚煎，食后服。

【出处】《普济方》。

61. 沉香散

【组成】人参、沉香、木香、白术、干葛、白茯苓、藿香各1两，蛤粉5钱。

【主治】消渴。调心气，止渴生津。

【用法】上㕮咀，每服3钱，水1盏半，煎至7分，去滓，空腹服，每日3次。可生津液，醒酒止渴。

【出处】《普济方》。

62. 水葫芦丸

【组成】人参、干葛、紫苏叶各3钱，木瓜、甘草、乌梅肉各1两。

【功效】生津液，止烦渴，利咽嗌。

【用法】上为细末，炼蜜为丸，每两作30丸，每服1丸，绵裹含化咽津，不拘时候，或新汲水化服亦得。

【出处】《普济方》。

63. 治渴三神汤

【组成】羚羊角、葛粉、犀角屑（代）、栝楼根、白茯苓、白茅根各等分。

【主治】消渴。

【用法】上药为细末，煎人参汤调服，更合八味丸、山药丸服。

【出处】《普济方》。

64. 治消中方

【组成】人参2两，肉桂1两，甘草2两。

【主治】消中。

【用法】上为末，每服2钱，枇杷叶煎汤调下，空腹服。

【出处】《普济方》。

65. 珍珠龙脑丸

【组成】人参、神砂、珍珠各半两，银箔50g，脑子1钱，天花粉1两，黄连半两。

【主治】消渴，镇心安神。

【用法】上为末，炼蜜为丸如鸡头米大，每服1丸，麦冬汤送下，日3服。

【出处】《普济方》。

66. 龙胆草丸

【组成】人参1两，粉草2两（用猪胆1枚，取汁浸炙）。

【主治】消渴。

【用法】上药为末，入脑子半钱，炼蜜为丸，如梧桐子大，每服2丸，白水送下，噙之亦可。

【出处】《普济方》。

67. 荠苨丸

【组成】荠苨、大豆、茯神、磁石、玄参、栝楼根、地骨皮、石斛、熟地黄、鹿角各1两，沉香、人参各半两。

【主治】消渴，强中为病，茎长兴盛，不交精液自出。

【用法】上为末，用猪肾1具，煮如食法，杵烂和为丸，如梧桐子大，每服70丸，空心用盐汤送下。

【出处】《严氏济生方》。

68. 荠苨汤

【组成】荠苨、大豆、人参、白茯苓、磁石、葛根、石膏、黄芩、栝楼根、甘草、知母各2两。

【主治】消渴，兼治强中。

【用法】上药㕮咀，每服5钱，水2盏，煎至1盏，去滓温服，日三夜一服。

【出处】《圣济总录》。

69. 茯神丸

【组成】人参、茯神、生干地黄、黄连、麦冬、枳壳、牡蛎粉各1两，莲子肉、黄芪、知母各半两，栝楼根7钱半。

【主治】消中烦热消谷，小便数。

【用法】上为末，炼蜜和捣300杵，丸如梧桐子大，每服50丸，清粥饮下。

【出处】《普济方》。

70. 荠苨散

【组成】荠苨1两，人参1两，葛根1两，石膏2两，黄芩、栝楼根、知母、甘草各1两（微炙）。

【主治】消中烦热，吃食旋消，四肢瘦弱。

【用法】上为散，每服4钱，水1中盏，入大豆100粒，煎至6分，去滓，不计时候温服。

【出处】《太平圣惠方》。

71. 黄芪散

【组成】黄芪1两，麦冬1两，芦根1两，栝楼根1两，紫苏茎叶1两，生干地黄、桑根白皮、泽泻各半两，甘草1两。

【主治】消中烦闷，热渴不止。

【用法】上为散，每服4钱，以水1中盏，入生姜半分，竹叶27片，煎至6分，去滓，不计时候服。

【出处】《太平圣惠方》。

72. 白茯苓丸

【组成】白茯苓、覆盆子、黄连、人参、栝楼根、熟干地黄、萆薢、玄参各1两，鸡肶胵30枚，蛇床子、石斛各3分。

【主治】消肾，因消中之后，胃热入肾，消烁肾脂，令肾枯燥，遂致此疾，即两脚渐细，腰脚无力。

【用法】上为末，炼蜜和丸，如梧桐子大，食前服，磁石汤送下30丸。

【出处】《普济方》。

73. 麦冬汤

【组成】麦冬、黄连、桑根白皮各1两，石膏2两，知母、栝楼根各3分，人参、甘草、干葛、地骨皮、赤茯苓、升麻各半两。

【主治】消渴发热，心神烦躁。

【用法】上㕮咀，每服4钱，水1盏，入生姜半分切，淡竹叶20片，煎至6分，去滓，不拘时温服。

【出处】《普济方》。

74. 麦冬散

【组成】麦冬2两，川升麻1两，黄连1两，柴胡1两，茯苓1两，黄芩1两，生干地黄1两，人参5钱，栝楼根1两，甘草半两。

【主治】消渴，心躁烦热，不得眠卧。

【用法】上为散，每服4钱，水1盏，入生姜半分，淡竹叶27片，煎至6分，去滓，不拘时温服。

【出处】《太平圣惠方》。

75. 地骨皮散

【组成】地骨皮1两，栝楼根1两，芦根1两，人参半两，麦冬1两，赤茯苓3分，生干地黄1两，黄芩3分。

【主治】消渴，体热烦躁。

【用法】上为散，每服4钱，水1盏，入生姜半分，小麦100粒，淡竹叶27片，煎至6分，去滓，不计时候温服。

【出处】《普济方》。

76. 梅苏丸

【组成】白梅肉、紫苏叶、乌梅肉各半两，人参1钱，麦冬3两，百药煎3两，炙甘草1两半，诃黎勒1分。

【主治】消渴，膈热烦躁，生津液。

【用法】上药为细末，炼黄蜡汁和丸，如芡实大，每服1丸，含化咽津，不拘时候，解渴。

【出处】《普济方》。

77. 黄芪汤

【组成】黄芪3两，白茅根、麦冬各3两，石膏8两，白茯苓3两，车前子5两，甘草2两半。

【主治】消渴，心中烦躁。

【用法】上㕮咀，每服5钱，水2盏，煎至1盏，去滓，空腹温服。

【出处】《普济方》。

78. 芦根散

【组成】芦根、赤茯苓、麦冬各1两，人参半两，黄芩2两，桑根白皮3分，甘草半两。

【主治】消渴烦躁体热，不能食。

【用法】上为散，每服4钱，水1中盏，入生姜半分，淡竹叶27片，煎至6分，去滓，不计时候温服。一方加黄芪、百合。

【出处】《普济方》。

79. 黄芪汤

【组成】黄芪、土瓜根各2两半，菝葜、地骨皮、五味子各3两，人参、石膏、牡蛎各1两半。

【主治】肺消，饮水少溲多。

【用法】上㕮咀，每服5钱，水2盏，煎至1盏，去滓温服，日2次。

【出处】《普济方》。

80. 麦冬饮

【组成】麦冬、栝楼根、知母、炙甘草、五味子、生干地黄、人参、葛根、茯神各1两。

【主治】膈消胸中烦渴，津液燥少，短气多渴。

【用法】上㕮咀，每服5钱，水2盏，入竹叶数片，煎至1盏，去滓温服，日3服。

【出处】《普济方》。

81. 人参石膏汤

【组成】人参半两，石膏1两2钱，知母7钱，甘草4钱。

【主治】膈消上焦燥渴，不欲多食。

【用法】上为粗末，每服5钱，水煎食后温服。

【出处】《普济方》。

82. 生津甘露饮

【组成】人参2钱，石膏1两1钱，生甘草1钱，炙甘草2钱，栀子2钱，毕澄茄1钱，白豆蔻1钱，白葵1钱，黄柏（酒炒）2钱5分，白芷1钱，连翘1钱，杏仁（去皮）1钱5分，麦冬半钱，黄连3钱，木香3钱，桔梗3钱，升麻2钱，姜黄2钱，知母2分，当归半钱，全蝎1个，藿香2分，柴胡3分，兰香半钱。

【主治】膈消大渴，饮水无度，舌上赤涩，上下齿皆麻，舌根强硬肿痛，食不下，腹时胀痛，浑身色黄，目白睛黄，甚则四肢痿弱无力，面尘脱色，胁下急痛，善怒健忘，臀肉臂腰背寒，尻冷甚。顺德安抚张芸夫，年45病消渴。舌上赤裂，饮水无度，小便数多，先师以此药治之，旬日良愈。古人云，消渴多传疮疡，以成不救之疾，既效，亦不传疮疡，享年75岁终，其药名之曰生津甘露饮。

【用法】上为细末，食后每服2钱，以白汤送下，此治之缓也。

【出处】《卫生宝鉴》。

83. 麦冬丸

【组成】麦冬、土瓜皮、山茱萸、鹿茸、牛膝、狗脊、茯神、人参各1两，黄连1两5钱，牡蛎3分，龙胆草、菟丝子各1两半。

【主治】消渴，口干喜饮水，小便数，心烦闷，健忘怔忡。

【用法】上为末炼蜜为丸如梧桐子大，每服20丸，不拘时候，煮小麦饮下。

【出处】《普济方》。

84. 麦冬散

【组成】麦冬1两，地骨皮3分，栝楼根3分，人参半两，芦根1两，黄芪3分，甘草半两，黄芩2分，白茅根1两，石膏3两。

【主治】消渴，口舌干燥，心神烦热。

【用法】上为散，每服5钱，水1大盏，入生姜、竹茹、小麦同煎，去滓，不拘时候温服。

【出处】《普济方》。

85. 人参散

【组成】人参2分，地骨皮1两，赤茯苓3分，麦冬3两，甘草2分，芦根2两，葛根2分，黄芪3分，川升麻1两，黄芩半两。

【主治】消渴，口舌干燥烦热。

【用法】上为散，每服4钱，水1盏，入生姜半分，淡竹叶20片，煎6分去滓，不计时候温服。

【出处】《太平圣惠方》。

86. 乌梅汤

【组成】乌梅肉2两，茜根1两，黄芩1两，葛根、人参、白茯苓、炙甘草各半两。

【主治】消渴，膈热咽干，止烦渴，生津液。

【用法】上为散，每服3钱，水1盏，煎至8分去滓，不拘时候温服。

【出处】《普济方》。

87. 人参散

【组成】人参半两，麦冬1两，黄芪3分，赤茯苓3分，甘草半两，葛根半两，枇杷叶3分。

【主治】消渴，止虚烦，除口舌干燥。

【用法】上为散，每服4钱，水1中盏，生姜半分，淡竹叶27片，煎至6分去滓，不计时候温服。

【出处】《普济方》。

88. 参苓饮子

【组成】黄芪、熟地黄、白芍、五味子、麦冬各3两，白茯苓1分，甘草半两，人参半两，天冬半两。

【主治】口干燥，生津液，思饮食。

【用法】上为细末，每服3钱，水1盏，生姜3片，枣2枚，乌梅1个，水煎去滓，食后温服。

【出处】《卫生宝鉴》。

89. 黄芪汤

【组成】黄芪、栝楼根、麦冬、赤茯苓、人参、甘草、黄连、知母、生地黄、菟丝子、肉苁蓉、石膏各1两。

【主治】气虚燥渴引饮。

【用法】上㕮咀，每服3钱，水1盏，煎7分，去滓温服，不拘时。

【出处】《圣济总录》。

90. 木香汤

【组成】木香、枳壳、芍药、槟榔各半两，桑根白皮、黄芪、草豆蔻、枇杷叶、黄连各2两，肉桂1两，人参1两半。

【主治】虚热渴饮水不已，心腹胀满。

【用法】上为散，每服3钱，水煎去滓温服，不拘时。

【出处】《太平圣惠方》。

91. 鹿茸丸

【组成】鹿茸、黄芪、人参、土瓜根、山茱萸、杜仲、桑螵蛸各1两，栝楼根、菟丝子、鸡肶胵10枚，肉苁蓉1两。

【主治】虚渴烦躁不眠。

【用法】上为细末，炼蜜为丸如梧桐子大，每服30丸，酒下，不拘时，温服。

【出处】《普济方》。

92. 黄芪丸

【组成】黄芪、五味子各2两，乌梅、茯神各1两半，附子2枚，泽泻、酸石榴皮、生干地黄各半两。

【主治】虚燥渴不已。

【用法】上为细末，炼蜜和丸，如梧桐子大，每服30丸，浆水下，不拘时服之。

【出处】《普济方》。

93. 人参汤

【组成】人参2两，五味子、大腹皮各3分，赤茯苓、桑根白皮、黄芪各1两半，芍药、黄芩、葛根各1两，枳壳3分。

【主治】消渴，饮水无节。

【用法】上㕮咀，每服3钱，水煎去滓温服，不拘时。

【出处】《圣济总录》。

94. 黄芪散

【组成】黄芪1两，茯神1两，生干地黄1两，地骨皮1两，瓜蒌1两，麦冬1两，黄芩1两，甘草半两。

【主治】脾胃中热，烦渴不止。

【用法】上为散，每服4钱，入生姜半分，淡竹叶27片，水煎去滓，不计时温服。

【出处】《太平圣惠方》。

95. 人参竹叶汤

【组成】葛根1斤，人参、甘草各1两，竹叶1把。

【主治】热病后虚热渴，四肢烦痛。

【用法】上㕮咀，水1斗5升，煮取5升，渴饮之，日三夜一服。

【出处】《千金要方》。

96. 栝楼根汤

【组成】栝楼根3两，知母2两，甘草、人参各1两。

【主治】胃中干渴。

【用法】上㕮咀，每服 3 钱，水煎去滓温服，不拘时候，日可数服。

【出处】《圣济总录》。

97. 栝楼根散

【组成】栝楼根 1 两，芦根 1 两，麦冬 1 两，知母 1 两，人参 1 两，地骨皮 1 两，黄芩 1 两，甘草 1 两。

【主治】治暴渴心神烦闷，体热食少。

【用法】上为散，每服 5 钱，水 1 大盏，入生姜半分，小麦半合，淡竹叶 27 片，水煎去滓，不拘时温服。

【出处】《太平圣惠方》。

98. 黄芪汤

【组成】黄芪、栝楼根各 1 两，赤茯苓、炙甘草各半两，麦冬 1 两半

【主治】暴渴饮水过多，烦渴不止。

【用法】上㕮咀，每服 3 钱，水煎去滓温服。

【出处】《太平圣惠方》。

99. 升麻丸

【组成】升麻、黄芩、麦冬各 5 两，栝楼根 7 两，生地黄 3 两，苦参 8 两，黄连、黄柏各 5 两，人参 3 两。

【主治】消渴，久不止。

【用法】上为末，生牛乳汁和丸，如梧桐子大，每服 30 丸，粟米饮下，不拘时服。

【出处】《圣济总录》。

100. 黄连丸

【组成】黄连半两，黄芪半两，栀子仁 1 分，苦参半两，人参 2 分，玉竹 1 分，知母 2 分，麦冬 1 两，栝楼根半两，甘草 1 两，地骨皮 1 分，赤茯苓 1 分，生干地黄 1 分，铁粉 1 分。

【主治】消渴久不瘥，体瘦心烦。

【用法】上为细末，炼蜜为丸，如梧桐子大，不计时候，以粥饮调下。

【出处】《太平圣惠方》。

101. 楮叶丸

【组成】干楮叶、桑根白皮、白茯苓、人参各 1 两。

【主治】消渴减食，饮水不休。

【用法】上为细末，取楮汁和丸，如梧桐子大，每服 20 丸，煎人参汤下，不计时服。

【出处】《普济方》。

102. 人参汤

【组成】人参、桑根白皮各 2 两，麦冬、知母、枇杷叶、黄连、葛根、白茯苓、地骨皮、淡竹叶各 1 两。

【主治】消渴发作有时，心脾有热，饮水无度。

【用法】上㕮咀，每服 5 钱，水煎去滓温服。

【出处】《普济方》。

103. 厚朴汤

【组成】人参 1 两，牡蛎、厚朴各 3 两。

【主治】三消渴饮水无度，小便随之，肌肉消瘦。

【用法】上㕮咀，每服 5 钱，水煎去滓，不计时候温服。

【出处】《圣济总录》。

104. 黄芪散

【组成】黄芪、桑根白皮各 1 两，葛根 2 两。

【主治】三消渴疾，肌肤瘦弱，饮水不休，小便不止。

【用法】上为散，每服 3 钱，水煎去滓温服，不拘时服。

【出处】《圣济总录》。

105. 黄芪丸

【组成】黄芪、鹿茸各 2 两，牡蛎、土瓜根、黄连、白茯苓各 1 两，人参 1 两半。

【主治】消渴小便数而少，虚极羸瘦。

【用法】上为细末，研细，炼蜜为丸，如梧桐子大，每服 30 丸，用何首乌汤下。

【出处】《圣济总录》。

106. 乌梅汤

【组成】乌梅肉 2 两（炒），茜草根、黄芩各 1 两，葛根、人参、白茯苓、甘草各 0.5 两。

【主治】消渴，膈热咽干，止烦渴，生津液。

【用法】上为散，每服 3 钱，水 1 盏，煎至 8 分去滓，不拘时候温服。

【出处】《普济方》。

107. 苦参丸

【组成】人参、黄芪、生干地黄、牡蛎各1两，苦参2两，黄连、栝楼根、知母、麦冬各1两。

【主治】消渴，饮水不绝。

【用法】上为末，以牛乳汁和丸，如梧桐子大，每服30丸，浆水下，不拘时。

【出处】《圣济总录》。

108. 黄芪散

【组成】五味子、黄芪各0.5两，鸡肶胵1两。

【主治】消肾，小便滑数白浊，令人羸瘦。

【用法】上为散，以水3盏煎至1盏半去滓，食前分温3服。

【出处】《普济方》。

109. 黄芪丸

【组成】黄芪1两，牡蛎3两，栝楼根半两，甘草半两，麦冬1两，地骨皮半两，白石脂半两，泽泻半两，知母半两，黄连半两，薯蓣半两，熟干地黄半两。

【主治】消中渴不止，小便赤黄，脚膝少力，纵食不生肌肤。

【用法】上为细末，炼蜜为丸，丸如梧桐子大，每服30丸，清粥饮下，日2服。

【出处】《太平圣惠方》。

110. 石子荠苨汤

【组成】荠苨、石膏各3两，人参、茯神、栝楼根、磁石、知母、干葛、黄芩、甘草各2两。

【主治】强中，欲渴饮水，饮食倍常，中焦虚热，注于下焦。

【用法】上锉为散，用水3盏，腰子1个，去脂膜，黑豆1合，煮至盏半，去腰子大豆，入药4钱，煎至7分。去滓食后服，下焦热则夜间服，渴止勿服，次投补药。

【出处】《三因极一病证方论》。

111. 黄芪当归煎

【组成】黄芪1两，当归2两。

【主治】发热恶心，大渴不止，口燥肌热，不欲近衣，其脉洪大，按之无力者，或无目痛鼻干者，非白虎汤证也，此是血虚发躁。

【用法】水煎服。

【出处】《济生拔萃方》。

112. 薏苡仁汤

【组成】薏苡仁、五味子各1两半，覆盆子、生干地黄、枸杞子各1两，紫苏茎叶、黄芪各1两，白茯苓3两。

【主治】虚渴不止。

【用法】上㕮咀，每服3钱，水煎服，不拘时。

【出处】《圣济总录》。

113. 磁石散

【组成】磁石2两，熟干地黄2两，麦冬1两，桑螵蛸3分，黄芪3分，人参3分，肉桂3分，白茯苓3分，五味子3分，甘草1分，龙骨3分，萆薢半两。

【主治】大渴后虚乏羸瘦，小便白浊，口舌干燥，不思饮食。

【用法】上为散，每服5钱，水煎去滓温服。

【出处】《太平圣惠方》。

114. 玉液汤

【组成】生山药1两，生黄芪5钱，知母6钱，生鸡内金2钱，葛根1钱半，五味子3钱，天花粉3钱。

【主治】消渴日久，燥热减轻，气化不升，而见口干口渴，旋饮水即小便，脉微细者。

【用法】水煎服。

【出处】《医学衷中参西录》。

115. 滋膵饮

【组成】生黄芪5钱，生地黄1两，怀山药1两，山茱萸5钱，生猪胰子（切碎）3钱。

【主治】消渴，中焦膵病累及于脾，而见渴而多饮，多溲者。

【用法】前4物煎汤，送服猪胰子1半，至煎渣时，再送服1半，若中上二焦实热，脉洪大，用人参白虎汤后，再服此汤，亦能奏效。

【出处】《医学衷中参西录》。

116. 经验方

【组成】黄芪、五味子、生地黄各5分，人参、麦冬、当归各1钱。

【主治】肾消，精神困倦嗜卧。

【用法】水煎服，每日1剂，日2服。

【出处】《慎斋医书》。

117. 经验方

【组成】人参、麦冬、粳米、佩兰叶、川石斛、陈皮。

【主治】液涸消渴。

【用法】水煎服，每日 1 剂，日 2 服。

【出处】《临证指南医案》。

118. 经验方

【组成】人参、五味子、麦冬、黄芪、玉竹、金石斛、生地黄、天冬、莲子。

【主治】三消，口内干燥，小便如膏，足痿乏力。

【用法】水煎服，每日 1 剂，分 2 次服。

【出处】《沈氏医案》。

119. 经验方

【组成】生地黄、天冬、酸枣仁、人参、柏子仁、知母、金石斛、生甘草、玄参。

【主治】上消。

【用法】水煎服，每日 1 剂，分 2 次服。

【出处】《宋元明清名医类案续编·叶天士案》。

120. 经验方

【组成】黄芪、熟地黄、西洋参、天花粉、白芍、竹叶、天冬、石斛、茵陈、甘草。

【主治】三消重症，烦渴引饮。

【用法】水煎服，每日 1 剂，分 2 次服。

【出处】《柴来堂方案》。

121. 经验方

【组成】炒党参、炙甘草、石膏、焦白芍、麦冬、茯苓、芦根、炒薏苡仁、川石斛、焦山栀子。

【主治】中消，阳明胃火上炎，多食易饥。

【用法】水煎服，每日 1 剂，分 2 次服。

【出处】《清代名医何元长医案》。

122. 经验方

【组成】黄芪、生地黄、黄连、牡蛎、苍术、麦冬、赤茯苓、黄柏、蛤粉、升麻、猪肚丸。

【主治】下消，小溲频数而浑浊。

【用法】水煎服，每日 1 剂，分 2 次服。

【出处】《王旭高医案》。

123. 治渴方

【组成】羚羊角屑、知母、黄芪、栝楼根、麦冬、茯神、地骨皮、人参、防风、酸枣仁各 3 分（炒），炙甘草、石膏 1 两半，黄芩半两。

【主治】消渴。

【用法】上为散，每服 5 钱，水煎温服。

【出处】《普济方》。

124. 黄芪汤

【组成】黄芪 2 两，五味子、人参、麦冬（去心焙）、桑根白皮各 2 两，枸杞子、熟干地黄（焙）各 1 两 1 分。

【主治】肺消，饮水少溲多。

【用法】上㕮咀，每服 5 钱，水 2 盏，煎至 1 盏，去渣温服，日 3 服。

【出处】《宣明论方》。

125. 黄芪汤

【组成】黄芪 3 两，五味子、人参、桑白皮、麦冬各 2 两，枸杞子、熟地黄各 1 两半。

【主治】心移塞于肺，为肺消，饮少溲多，当补肺平心。

【用法】上锉每服 5 钱，水 2 盏，煎至 1 盏，去滓温服无时。

【出处】《古今图书集成医部全录》。

126. 黄芪汤

【组成】蜜炙黄芪、茯苓、栝楼根、麦冬、生地黄、五味子、炙甘草各 1 钱半。

【主治】治诸渴疾。

【用法】水 2 盅，煎至 1 盅，食远温服。

【出处】《古今图书集成医部全录》。

127. 竹叶黄芪汤

【组成】淡竹叶、生地黄各 2 钱，黄芪、麦冬、当归、川芎、炒黄芩、甘草、芍药、人参、半夏、煅石膏各 1 钱。

【主治】治气血虚，胃火盛而作渴。

【用法】水煎服。

【出处】《古今图书集成医部全录》。

128. 加减地骨皮散

【组成】知母、炙柴胡、半夏、地骨皮、黄

芪、赤茯苓、白芍、石膏、桔梗各等分。

【主治】治上消。

【用法】上为细末，每服3钱，姜5片水煎，食远温服。

【出处】《古今图书集成医部全录》。

129. 人参散

【组成】滑石2两，寒水石、甘草各1两，石膏5钱，人参2钱半。

【主治】治消中。

【用法】上为末，每服2钱，温水调下。

【出处】《古今图书集成医部全录》。

130. 滋阴养荣汤

【组成】人参、生地黄各1钱半，当归、麦冬、白芍、知母（蜜水炒）、黄柏（蜜水炒）各1钱，甘草5分，五味子15粒。

【主治】治消渴亡津液，口燥咽干。

【用法】上锉作1贴，水煎服。

【出处】《古今图书集成医部全录》。

131. 活血润燥生津饮

【组成】天冬、麦冬、五味子、瓜蒌仁、麻子仁、当归、熟地黄、生地黄、天花粉、甘草各1钱。

【主治】通治消渴。

【用法】上锉作1贴，水煎服。

【出处】《古今图书集成医部全录》。

132. 人参瓜蒌散

【组成】人参、瓜蒌各等分。

【主治】消渴。

【用法】上为细末，炼蜜为丸，梧桐子大，每服百丸，麦冬汤下。

【出处】《古今图书集成医部全录》。

133. 经验方

【组成】人参1两，粉甘草2两。

【主治】消渴。

【用法】上为细末，以雄猪胆汁浸炙为末，蜜丸芡子大，每服1丸。

【出处】《古今图书集成医部全录》。

134. 经验方

【组成】人参1两，葛粉2两。

【主治】消渴。

【用法】人参1两，葛粉2两，为末炼蜜为丸，服之效。

【出处】《古今图书集成医部全录》。

135. 经验方

【组成】黄芪、茯神、栝楼根、甘草、麦冬各3两，干地黄5两。

【主治】消渴。

【用法】右6味㕮咀，以水8升，煮取2升半，去滓，分3服，日进1剂，服10剂佳。

【出处】《千金要方》。

136. 梅苏丸

【组成】白梅肉、紫苏叶、乌梅肉各半两，百药煎3两，麦冬7钱半（去心），诃黎勒、人参各2钱半，炙甘草1两半。

【主治】治消渴膈热，烦躁，生津液。

【用法】上为细末，炼黄蜡汁和丸，如鸡头实大，每服1丸，不拘时含化咽津。行路解渴。

【出处】《古今图书集成医部全录》。

137. 消渴方

【组成】麦冬、茯苓、黄连、石膏、玉竹各8分，人参、龙胆草、黄芩各6分，升麻4分，枳实5分，生姜屑、枸杞子、栝楼根各10分。

【主治】治消渴，除肠胃实热。

【用法】上13味为末，蜜丸如梧子大，以茆根粟米汁服10丸日2服，《外台秘要》无枸杞子，有地骨皮，若渴则当后方饮之，至足大麻亦得。饮方如下：茆根切1升，粟米3合，2味以水6升，煮取米熟，用下前药。

【出处】《千金要方》。

138. 梅花取香汤

【组成】天花粉、乌梅肉、人参、干葛、枇杷叶、黄芪、瓜蒌仁、麦冬、五味子各1两，檀香5钱。

【主治】消渴饮水至石斗，可服4丸，即瘥。

【用法】上为细末，随意不时水调之。

【出处】《德生堂方》。

139. 甘露膏

【组成】石膏2钱，知母1钱半，甘草生1钱

5分炙，人参5分，防风根1钱，半夏制5分，兰香5分，白豆蔻、连翘、桔梗、升麻各5分。

【主治】消渴，饮水极多，善食而瘦，自汗，大便结燥，小便频数。

【用法】共为末，水浸蒸饼丸。或捏剂作薄饼子，晒干，碎如米大。每用淡姜汤下2钱。

【出处】《医学纲目》。

140. 苦参丸

【组成】苦参2两，黄连、栝楼根、知母、麦冬、人参、牡蛎、黄芪、生干地黄各1两。

【主治】久病消渴，饮水不绝。

【用法】共为末，以牛乳汁和成丸，如梧子大。每服30丸，温水下，不拘时。

【出处】《普济方》。

141. 神仙减水汤

【组成】人参、枸杞子根、知母、天花粉、苦参、宣连、扁豆、浮萍、麦冬。

【主治】三焦虚热。凡三焦渴疾，不问日夜，饮水无度。此药主之，不可轻用，其效如神。

【用法】上10味各1两，加黄芪1两为细末，每服1钱，新汲水调下，妙不可言。

【出处】《普济方》。

142. 乌梅汤

【组成】乌梅肉炒2两，茜根锉1两，黄芩1两，葛根、人参、白茯苓、炙甘草各半两。

【主治】消渴，膈热咽干。

【用法】上为散，每服3钱，水1盏，煎至8分去渣，不拘时候温服。

【出处】《普济方》。

143. 玉壶丸

【组成】人参、栝楼根各等分。

【主治】消渴，饮水无度。

【用法】上末炼蜜为丸，如梧桐子大，每服30丸，麦冬汤下。

【出处】《普济方》。

144. 瓜蒌散

【组成】白茯苓去皮、天花粉、宣连、白扁豆、人参、石膏、甘草节、寒水石、白术、猪苓各等分。

【主治】盛壮之时，不自谨惜，恣情，纵欲，年长肾气虚弱，唯不能房，为服丹石，真气既尽，石气孤立。唇干口焦，精液自泄，小便赤黄，大便干实，小便昼夜百十行。须当除热补虚。

【用法】为末，每服2钱，热汤调服立效。

【出处】《世医得效方》。

145. 人参石膏汤

【组成】人参半两，石膏1两2钱，知母7钱，甘草4钱。

【主治】膈消，燥渴，不欲饮食。

【用法】为粗末，每服5~7钱，水煎食后温服。

【出处】《济生拔萃》。

146. 清心莲子饮

【组成】黄芩半两，蜜炙黄芪、莲子肉、白茯苓、人参各7钱，麦冬（去心）、甘草、地骨皮、车前子各半两。

【主治】心中蓄热，时常烦躁，小便白浊或有沙膜，夜梦走泄，遗沥涩痛，便赤如血。或因酒色过度，上盛下虚，心火炎上，肺金受克，口舌干燥，渐成消渴。

【用法】上锉散，每服3钱，麦冬10粒去心，水1盏半，煎取8分，去渣，水中沾冷，空腹服。发热加柴胡、薄荷。

【出处】《世医得效方》。

147. 经验方

【组成】麦冬、川石斛、瓜蒌皮、黄芪、生地黄、天花粉、山药、川贝母、肾气丸、南沙参、北沙参、甘草。

【主治】三消，阴分不足，厥阴之火消灼胃阴者。

【用法】水煎服，每日1剂，分2次服。

【出处】《丁甘仁医案》。

148. 经验方

【组成】西洋参、生地黄、天冬、麦冬、沙参、当归、牛膝、羚羊角。

【主治】三消，小便如膏如淋。

【用法】水煎服，每日1剂，分2次服。

【出处】《王九峰医案》。

149. 黄连散

【组成】黄连1两，栝楼根1两半，麦冬1两，知母2分，人参半两，地骨皮3分，黄芩3分，川升麻3分。

【主治】消渴烦躁，饮水不止。

【用法】共为散，每服4钱，水1盏半，入生姜半分，淡竹叶27片，煎至6分，去渣，不计时候服。

【出处】《普济方》。

150. 麦冬丸

【组成】麦冬、升麻、黄连、黄柏、黄芩、生干地黄、人参、栝楼根、苦参。

【主治】消渴，饮水不止。

【用法】上为末，以牛乳和丸，如梧桐子大，每服30丸，食前米饮下。

【出处】《普济方》。

151. 芦根汤

【组成】芦根1斤，黄芪、栝楼根、煅牡蛎各1两，知母2两，生麦冬6两（去心）。

【主治】消渴，心脾中热，烦躁不止，下焦虚冷，小便多，羸瘦。

【用法】水煎服。

【出处】《普济方》。

152. 瓜蒌丸

【组成】栝楼根3两，麦冬2两（去心焙），苦参3两（分焙，锉），人参3分，知母3分。

【主治】消渴，四肢烦热，口干舌燥。

【用法】为末，用牛胆汁和丸，如小豆大，不计时候，清粥饮下20丸。

【出处】《普济方》。

153. 竹叶黄芪汤

【组成】淡竹叶、生地黄各2钱，黄芪、麦冬、当归、川芎、炒黄芩、甘草、芍药、人参、半夏、煅石膏各1钱。

【主治】消渴证，气血虚，胃火盛而作渴。

【用法】水煎温服。

【出处】《医门法律》。

154. 桑白皮汤

【组成】桑白皮（锉）、人参、知母（切焙）、麦冬（去心焙）、地骨皮、炙枇杷叶、黄连（炒）、葛根、淡竹叶各半两。

【主治】消渴，心脏燥热，饮水无度。

【用法】水煎去渣温服。

【出处】《普济方》。

155. 翠碧丸

【组成】青黛研5分，麦冬1两（去心焙），葛根（锉）1两半，半夏（焙）3两，人参、知母（焙）各半两，栝楼根3分，天南星牛胆制者半两，寒水石（火煅）3两。

【主治】烦渴不止，咽干燥热昏闷。

【用法】上为末，火煅为丸，梧桐子大，金箔为衣，每服15丸，人参竹叶汤下，食后服。

【出处】《圣济总录》。

156. 猪肚丸

【组成】川黄连、洋白干葛、知母、茯神、麦冬（去心）、熟地黄各2两，栝楼根、粟米各1两，人参半两。

【主治】消渴诸疾。

【用法】上木臼中共捣为散，入猪肚内，缝密，置瓶内，蒸极烂，乘热再擀细，若硬加少蜜为丸，梧子大。蒸汁下5丸，或粥饮下。

【出处】《千金要方》。

157. 三和甘露饮

【组成】滑石6钱，石膏4钱，知母、人参、白术、茯苓、猪苓、泽泻各1钱半，甘草1钱。

【主治】消渴。

【用法】右㕮咀作2贴，每贴用水2盏，煎1盏，食远温服。

【出处】《古今图书集成医部全录》。

158. 黄芪六一汤

【组成】黄芪（去芦蜜炙）9钱，炙甘草1钱5分。

【主治】治诸虚不足，胸中烦悸，时常消渴，或先渴而欲发疮，或病痈疽而后渴者，宜服之。

【用法】上作1服，水2盅，枣2枚，煎至1盅，不拘时服。

【出处】《古今图书集成医部全录》。

159. 人参茯苓散（一名人参散）

【组成】滑石、寒水石各1钱半，甘草7分，赤茯苓、干葛、黄芩、薄荷、大黄各5分，连翘3分，人参、白术、泽泻、桔梗、栀子、天花粉、缩砂各2分。

【主治】治肾消，尿浊如膏。

【用法】上锉作1贴，水煎服。

【出处】《古今图书集成医部全录》。

160. 经验方

【组成】当归1钱，炙黄芪4钱，升麻3分，玉竹3钱，龙眼肉3钱，桑螵蛸1钱，龙骨1钱菟丝子3钱，龟甲1钱，木瓜4分，炙甘草3分。

【主治】消渴。症见小便甚多，肌肉消瘦，烦渴不止，六脉微缓而沉，肺脉尤甚，肝脉差起。

【临床应用】每日1剂，水煎服。

【出处】《续名医类案》。

161. 经验方

【组成】白茯苓、覆盆子、黄连、栝楼根、萆薢、人参、熟地黄、玄参各30g，石斛、蛇床子各23g，鸡肶胵30具。

【主治】消渴。养渴多饮，躁急，足膝痿弱。

【临床应用】微炒为末，蜜丸梧桐子大，食前磁石汤下30丸，内加犀角（代）。

【出处】《续名医类案》。

162. 经验方

【组成】人参、石膏各8g，生甘草、炙甘草各3g，黄连1g，酒黄柏、酒知母、山栀子各6g，当归、麦冬、白葵、兰香各1.5g，连翘、杏仁、白芷各3g，全蝎1个，升麻6g，柴胡1g，藿香0.6g，桔梗9g。

【主治】消渴。症见舌上赤裂，饮水无度，小便数多。

【临床应用】为末，汤浸蒸饼和成剂，捻作饼子，晒半干，杵筛如米大。食后每服6g，抄在掌内，以舌舐之，随津咽下。

【出处】《名医类案》。

163. 经验方

【组成】人参、麦冬、粳米、佩兰叶、川石斛、陈皮。

【主治】消渴。胃口不醒，液涸阳竭。

【临床应用】每日1剂，水煎服。

【出处】《临床证指南医案》。

164. 经验方

【组成】黄芪、五味、生地黄各1.5g，人参、麦冬、当归身各3g。

【主治】肾消。渴饮无度，困倦嗜卧。

【临床应用】每日1剂，水煎服。

【出处】《慎斋医书》。

（三）补肾方

1. 肾气丸

【组成】干地黄8两，山药、山茱萸各4两，泽泻、牡丹皮、茯苓各3两，桂枝、附子（炮）各1两。

【主治】男子消渴，小便反多，以饮1斗，小便1斗，虚劳腰痛，少腹拘急，小便不利。

【用法】上8味末之，炼蜜和丸梧子大，酒下15丸，加至25丸，日再服。

【出处】《金匮要略》。

2. 增损肾沥汤

【组成】羊肾1具，远志、人参、泽泻、干地黄、肉桂、当归、茯苓、龙骨、黄芩、甘草、川芎各3两，生姜6两，五味子5合，大枣20枚，麦冬1升。

【主治】肾气不足，消渴，小便多，腰痛。

【用法】上16味捣烂，以水1斗5升，煮羊肾，取1斗2升，下药取3升，分3次服。

【出处】《千金要方》。

3. 骨填煎

【组成】山茱萸、菟丝子、茯苓、当归、牛膝、附子、五味子、巴戟天、麦冬、石膏各3两，石韦、人参、肉桂、肉苁蓉各4两，大豆卷1升，天冬5两。

【主治】虚劳渴无不效。

【用法】上16味为末，取生地黄、栝楼根各10斤，捣绞取汁，于微火上煎之减半，便作数分，入药并下白蜜2斤，牛髓半斤，微火煎之，令如糜，食如鸡子黄大，日3服。

【出处】《千金要方》。

4. 花肉苁蓉丸

【组成】花肉苁蓉8分，泽泻4分，五味子4分，巴戟天4分，地骨皮4分，磁石6分，人参6分，赤石脂6分，韭菜子5分，龙骨5分，甘草5分，牡丹皮5分，干地黄10分，禹余粮3分，炙桑螵蛸30枚，瓜蒌4分。

【主治】肾消。

【用法】上16味捣筛，炼蜜和丸如梧子，以牛乳空腹下20丸，日2服。

【出处】《外台秘要》。

5. 广济疗消渴方

【组成】麦冬12分，牛膝6分，龙骨8分，土瓜根8分，狗脊6分，茯神6分，人参6分，黄连10分，牡蛎6分，山茱萸8分，菟丝子12分，鹿茸8分。

【主治】消渴口干数饮水，腰脚弱，膝冷，小便数，用心力即烦闷健忘。

【用法】上12味捣筛为末，蜜和丸如梧子大，每服20丸，日2服。

【出处】《外台秘要》。

6. 干地黄丸

【组成】熟干地黄2两，五味子、泽泻、远志、牛膝、玄参、车前子、桑螵蛸、山茱萸、肉桂、人参、附子各半两，黄芪、枸杞子、肉苁蓉、薯蓣各3分，麦冬1.5两，菟丝子1两，白石英1两，牡丹皮3两，甘草、白茯苓各3分。

【主治】消肾烦渴，小便数多，味如饴糖，脚弱阴痿，唇干眼涩，身体乏力。

【用法】上为末，入石英，研令匀，炼蜜和捣五七百杵，丸如梧桐子大，每于食前温酒下30丸，粥饮下亦得。

【出处】《太平圣惠方》。

7. 肉苁蓉丸

【组成】肉苁蓉、磁石、黄芪、人参、鸡肶胵各1两，熟干地黄1两半，麦冬2两，泽泻、五味子、肉桂、巴戟天、当归、赤石脂、韭菜子、龙骨、甘草、牡丹皮各半两，地骨皮、禹余粮各3分，桑螵蛸1两半。

【主治】消肾小便滑数，四肢羸瘦，脚膝乏力。

【用法】上为细末，炼蜜和捣三五百杵，丸如梧桐子大，每于食前以清粥饮下30丸。

【出处】《太平圣惠方》。

8. 肾沥散

【组成】熟干地黄、肉桂、当归、龙骨、鸡肶胵、远志、人参、黄芪、桑螵蛸、泽泻、白茯苓各1两，甘草、五味子、玄参各半两，麦冬2两，磁石3两，川芎2两。

【主治】消肾肾气虚损，发渴，小便数，腰膝疼。

【用法】上为散，每服用羊肾1个，切去脂膜，先以水1大盏半，煮肾至1盏，去水上浮脂及肾，次入药5钱，生姜半分，煎至5分，去滓，空心温服，晚饭前再服。

【出处】《太平圣惠方》。

9. 鹿茸丸

【组成】鹿茸、人参、熟干地黄各2两，泽泻、赤石脂、石斛、白茯苓、萆薢、白芍、龙骨各3分，麦冬、牡蛎各1两，黄芪2分，甘草1分，肉桂、黄芩、桑螵蛸各半两。

【主治】消肾气虚羸瘦，四肢无力，小便色白，滑数不禁，不思饮食，心神虚烦。

【用法】上为末，炼蜜和捣五七百杵，丸如梧桐子大，每日空腹及晚食前，以清粥饮下30丸。

【出处】《太平圣惠方》。

10. 熟干地黄散

【组成】熟干地黄、鸡肶胵、黄芪、白茯苓各1两，麦冬、桑螵蛸、枸杞子各3分，龙骨1两半，牡蛎、人参、牛膝各1两。

【主治】消肾小便滑数，口干心烦，皮肤干燥，腿膝消细，渐至无力。

【用法】上为散，每服3钱，以水1中盏，煎至6分，去滓，不计时候温服。

【出处】《太平圣惠方》。

11. 黄芪丸

【组成】熟干地黄、鸡肶胵、肉苁蓉、牛膝、补骨脂、鹿茸各1两，黄芪、山茱萸、人参、五味子各3分，麦冬2两，地骨皮、白茯苓、玄参各半两。

【主治】消肾，心神虚烦，小便无度，四肢羸瘦，不思饮食，唇口干燥，脚膝乏力。

【用法】上为细末，炼蜜和捣三五百杵，丸如梧桐子大，每于食前以粥饮下30丸。

【出处】《太平圣惠方》。

12. 治消肾方

【组成】黄芪、泽泻、龙骨、肉苁蓉各3分，五味子、牡丹皮、桑螵蛸、枳壳各半两，干生地黄、菟丝子各1两。

【主治】消肾，肾虚小便滑数，腿膝消细，无力渐瘦。

【用法】上为细末，炼蜜和捣二三百杵，丸如梧桐子大，每于食前以温酒下30丸。

【出处】《太平圣惠方》。

13. 栝楼根丸

【组成】栝楼根、黄连、泽泻、熟干地黄、黄芩、牡蛎、菟丝子各1两，甘草、赤石脂、石膏各半两，黄芪、龙骨各3分，桑螵蛸14枚。

【主治】消肾，小便数。

【用法】上为细末，炼蜜和捣五七百杵，丸如梧桐子大，每服不计时候，以清粥饮下30丸。

【出处】《太平圣惠方》。

14. 牡蛎丸

【组成】牡蛎、土瓜根、人参、熟干地黄、龙骨各1两，鹿茸2两，黄芪1.5两，肉桂0.5两，白茯苓1.5两，甘草0.5两。

【主治】消肾，小便滑数，虚极羸瘦。

【用法】上为细末，炼蜜和捣二三百杵，丸如梧桐子大，每日空心及晚食前，以清粥饮下30丸。

【出处】《太平圣惠方》。

15. 枸杞子丸

【组成】枸杞子、白茯苓、黄芪、牡蛎各1两，鸡肶胵、麦冬各1.5两，栝楼根、桑螵蛸、车前子各3分，泽泻、牡丹皮、山茱萸各0.5两。

【主治】消肾，久渴不差，困乏，小便滑数，心神虚烦。

【用法】上为细末，炼蜜和捣二三百杵，丸如梧桐子大，每于食前以粥饮下30丸。

【出处】《太平圣惠方》。

16. 薯蓣丸

【组成】薯蓣、鸡肶胵、麦冬、熟干地黄各1两，牡丹皮、黄芪、栝楼根、龙骨、白茯苓、山茱萸、肉桂、泽泻、附子、枸杞子各0.5两。

【主治】消肾，小便滑数，四肢少力，羸瘦困乏，不思饮食。

【用法】上为细末，炼蜜和捣三五百杵。丸如梧桐子大，每于食前，以清粥饮下30丸。

【出处】《太平圣惠方》。

17. 牛膝地黄丸

【组成】牛膝1斤，生地黄汁5升。

【主治】消肾，下元虚损，发渴不止。

【用法】将牛膝夜间入地黄汁中，浸至晓即将出，曝干，逐日如此，候汁尽为度，如天阴，即焙干，为细末，炼蜜和捣三五百杵，丸如梧桐子大，每日空心，以粥饮下30丸，晚食前再服。

【出处】《太平圣惠方》。

18. 鹿茸丸

【组成】鹿茸、肉苁蓉各1.5两，黄芩、人参、土瓜根各3分，鸡肶胵10枚，菟丝子3两。

【主治】消肾，小便滑数白浊，将欲沉困。

【用法】上为细末，炼蜜和捣三五百杵，丸如梧桐子大，每于食前以清粥饮下30丸。

【出处】《太平圣惠方》。

19. 桑螵蛸丸

【组成】熟干地黄2两，桑螵蛸1两，菟丝子0.5两，山茱萸3分，黄连1两。

【主治】消肾，小便白浊，久不差。

【用法】上为细末，炼蜜和捣二三百杵，丸如梧桐子大，每于食前以大麦饮下30丸。

【出处】《太平圣惠方》。

20. 黄芪丸

【组成】黄芪、黄连、熟干地黄、牡蛎、鹿茸各1两，白茯苓、土瓜根、地骨皮、龙骨、人参、桑螵蛸、五味子各3分，麦冬2两。

【主治】消肾，小便白浊，四肢羸瘦，渐至困乏。

【用法】上为细末，炼蜜和捣五七百杵，丸

如梧桐子大，每于食前以清粥饮下 30 丸。

【出处】《太平圣惠方》。

21. 肉苁蓉散

【组成】肉苁蓉、熟干地黄、麦冬、白石英、黄芪、牡蛎、磁石各 1 两，白茯苓、牛膝、附子、五味子、人参、续断各 3 分，白芍、肉桂、萆薢、地骨皮各 0.5 两。

【主治】大渴后下元虚乏，日渐羸瘦，四肢无力，不思饮食。

【用法】上药为粗散；每服用猪肾 1 对，切去脂膜，先以水 1 大盏半，煎至 1 盏，去滓。入药 5 钱，生姜 1 分，薤白 3 茎，煎至 5 分，去滓，每于食前温服。

【出处】《太平圣惠方》。

22. 黄芪丸

【组成】黄芪、肉苁蓉、鹿茸各 1 两，熟干地黄 3 两，人参、枸杞子、白茯苓、泽泻、附子、巴戟天、禹余粮、肉桂、牡丹皮、五味子、龙骨、赤石脂各 3 分，甘草、地骨皮各 0.5 两，磁石 1.5 两，麦冬 2 两，牡蛎 3 分。

【主治】大渴后上焦烦热不退，下元虚乏，羸瘦无力，小便白浊，饮食渐少。

【用法】上为细末，炼蜜和捣五七百杵，丸如梧桐子大，每天食前以清粥饮下 30 丸。

【出处】《太平圣惠方》。

23. 鹿茸丸

【组成】鹿茸 2 两，肉苁蓉、附子、五味子、龙骨、桑螵蛸、白蒺藜各 1 两，黄芪、石斛、菟丝子 1.5 两。

【主治】大渴后虚乏，小便滑数，腿胫无力，日渐羸瘦。

【用法】上为细末，炼蜜和捣二三百杵，丸如梧桐子大，每日空腹及晚食前，以清粥饮下 30 丸。

【出处】《太平圣惠方》。

24. 枸杞子丸

【组成】枸杞子、菟丝子、白茯苓、黄芪、牡蛎粉、牛膝、干地黄、麦冬各 1 两，山茱萸、牡丹皮各 1.5 两，桑螵蛸、栝楼根各 3 两，鸡内金 1 两。

【主治】消肾大渴困乏，小便滑数。

【用法】上为末，炼蜜和捣三五百杵，丸如梧桐子大，每服 50 丸，食前粥饮下。

【出处】《普济方》。

25. 平补丸

【组成】菟丝子、山茱萸、当归、益智仁各 0.5 两，川楝子、牛膝、胡芦巴、杜仲、巴戟天、肉苁蓉各 3 钱，乳香 2 钱。

【主治】消肾不渴，肌肉瘦削，小便涩数而沥，如欲渗之状。

【用法】上为细末，糯米糊丸如梧桐子大，每服 50 丸，枣汤或盐汤食前服。

【出处】《普济方》。

26. 黄芪丸

【组成】黄芪、龙骨、肉苁蓉、泽泻各 3 分，五味子、牡丹皮、桑螵蛸、枳壳各 0.5 两，生干地黄 1 两，菟丝子 1 两。

【主治】消肾肾虚，小便滑数，腿膝消细无力，渐瘦。

【用法】上为末，炼蜜和捣二三百杵，丸如梧桐子大，每于食前以温酒下 30 丸。

【出处】《普济方》。

27. 黄芪丸

【组成】人参、黄芪、杜仲、山茱萸各 3 分，鹿茸、栝楼根、桑螵蛸各 1 两，鸡肶胵 4 枚，菟丝子 1.5 两。

【主治】消肾肾虚，小便滑数。

【用法】上为末，炼蜜和丸，如梧桐子大，每服 30 丸，煎枣汤下，每日 3 服。

【出处】《普济方》。

28. 地黄汤

【组成】熟干地黄、麦冬各 3 两，甘草、蒺藜子、肉桂、续断各 0.5 两，干姜 1 两。

【主治】消肾脚胫瘦细，小便数或赤，脏腑虚冷者。

【用法】上为粗散，每服 3 钱，水 1 盏，煎至 7 分，去滓温服，日三夜二服。

【出处】《普济方》。

29. 山茱萸丸

【组成】山茱萸、牛膝、韭菜子各 1 两，黄芪、杜仲、桂去粗皮、肉苁蓉各 1.5 两。

【主治】消肾，自腰以下，瘦弱无力，小便

数或不禁。

【用法】右为细末蜜丸，如梧桐子大，每服3丸，日2服。

【出处】《普济方》。

30. 胡桃丸

【组成】白茯苓、胡桃肉、附子各等分。

【主治】消肾唇口干燥，精溢自出，或小便赤黄，五色浮浊，大便燥实，小便大利而不甚渴。

【用法】右为细末蜜丸，如梧桐子大，米饮下30丸，或为散，米饮调下，食前服。

【出处】《普济方》。

31. 参附汤

【组成】人参、附子、青黛各0.5两。

【主治】消肾饮水无度，腿膝瘦细，小便白浊。

【用法】上为粗散，每服2钱，水1盏，楮叶1片切，煎至7分，去滓温服。

【出处】《普济方》。

32. 五味饮

【组成】五味子、白茯苓各0.5两，沉香2钱。

【主治】肾水足，心火自用，口舌焦干，多渴面赤，羸瘦劳伤肾经。

【用法】上为粗散，用糯稻根煎服。

【出处】《普济方》。

33. 消渴口干燥方

【组成】麦冬12分，牛膝6分，龙骨8分，土瓜根8分，狗脊6分，茯神6分，人参6分，黄连10分，牡蛎6分，山茱萸8分，菟丝子12分。

【主治】口干数饮水，腰脚弱，膝冷，小便数，烦闷健忘。

【用法】上为细末，炼蜜和丸，如梧子大，每服30丸，日2服。

【出处】《外台秘要》。

34. 黄芪饮

【组成】黄芪、杜仲、山茱萸、人参、知母各2两，龙骨3两。

【主治】肾消干渴，小便多，羸瘦少力。

【用法】上药为粗散，每服4钱匕，水煎去滓温服，日三夜二服。

【出处】《圣济总录》。

35. 鹿茸丸

【组成】鹿茸7钱，麦冬2两，熟地黄、黄芪、鸡内金、肉苁蓉、山茱萸、补骨脂、川牛膝、五味子各3分，白茯苓、地骨皮各0.5两，人参3分。

【主治】肾虚消渴，小便无度。

【用法】上药共研细末，水煎分次服下。

【出处】《世医得效方》。

36. 肉苁蓉丸

【组成】肉苁蓉、磁石、熟地黄、山茱萸、肉桂、山药、牛膝、茯苓、黄芪、泽泻、鹿茸、远志、石斛、覆盆子、五味子、萆薢、补骨脂、巴戟天、菟丝子、龙骨、杜仲各0.5两，附子6钱。

【主治】心虚烦闷，或外感暑热，内积愁烦，酣饮过度，皆致烦渴，口干舌燥，引饮无度，小便或利或不利。

【用法】上为末，蜜为丸，如梧桐子大，每服50丸，空心米汤饮下。

【出处】《三因极一病证方论》。

37. 龙凤丸

【组成】鹿茸1两，山药、菟丝子各2两。

【主治】消渴。

【用法】上为末，炼蜜丸，如梧桐子大，每服30丸，食前米饮下，浓煎人参汤亦可，一方面糊丸，盐酒汤下，名龙肝凤髓丸。

【出处】《普济方》。

38. 双补丸

【组成】五味子、菟丝子。

【主治】消渴，补养气血。

【用法】上等分为末，炼蜜丸如梧桐子大，每服30丸，空心米汤饮吞下。

【出处】《普济方》。

39. 鹿茸丸

【组成】鹿茸2两，菟丝子1两，天花粉0.5两。

【主治】消渴。

【用法】上为末，炼蜜为丸，每服50丸，空心北五味子汤服。

【出处】《普济方》。

40. 菟丝子丸

【组成】菟丝子、五味子、白茯苓、肉苁蓉、舶茴香、鹿茸各1两。

【主治】消渴。

【用法】上为细末，炼蜜为丸如梧桐子大，空心饭汤饮下30丸。

【出处】《普济方》。

41. 补骨脂丸

【组成】补骨脂、舶茴香、丁公藤各1两，鹿茸5钱，茯苓、香附各1两。

【主治】消渴。

【用法】上为末，用浸丁公藤的酒打糊，丸如梧桐子大，盐汤下30粒。

【出处】《普济方》。

42. 肉苁蓉丸

【组成】肉苁蓉、五味子、山茱萸各等分。

【主治】消渴。

【用法】上为细末，炼蜜为丸如梧桐子大，每服30丸，用盐酒饮下。

【出处】《普济方》。

43. 茱萸丸

【组成】肉苁蓉、五味子、山茱萸、干山药各等分。

【主治】消中，素渴引饮，小便日夜数十行，气乏肉消。

【用法】上为细末，以酒煮面糊为丸，如梧桐子大，每服30丸，空心米饭下。

【出处】《普济方》。

44. 救活丸

【组成】天花粉、大黑豆（炒）各等分。

【主治】肾虚消渴难治者。

【用法】上为末，面糊丸，如梧桐子大，黑豆百粒汤下。

【出处】《普济方》。

45. 加减肾气丸

【组成】山茱萸、白茯苓、牡丹皮、熟地黄、五味子、泽泻、鹿角、山药各1两，沉香、肉桂各0.5两。

【主治】消渴，肾水不足，心火上炎，口舌干燥，多渴引饮，肢体消瘦。

【用法】上为细末，炼蜜为丸，如梧桐子大，每服70丸，盐汤米饮任下，弱甚者，加附子1两，兼进黄芪汤。

【出处】《严氏济生方》。

46. 肾沥汤

【组成】生干地黄、泽泻、远志、肉桂、当归、龙骨、甘草、五味子、赤茯苓、川芎、人参、黄芩、麦冬。

【主治】脏气不足，内燥发渴。

【用法】上为散，每用羊肾1具，去筋膜切开，先用水1盏半，煮羊肾至1盏，去肾入药末3钱，再煎10分，去滓温服，不拘时服。

【出处】《圣济总录》。

47. 泽泻丸

【组成】泽泻、肉苁蓉、五味子、禹余粮、巴戟天、当归、地骨皮各1两，磁石、人参、赤石脂、韭菜子、龙骨、炙甘草、牡丹皮各1两1分，生干地黄2.5两。

【主治】肾虚燥久，消渴不止。

【用法】上为末，炼蜜为丸如梧桐子大，每服30丸，以牛乳汁下，不拘时候服之。

【出处】《普济方》。

48. 鹿菟煎

【组成】菟丝子、北五味子各5两，白茯苓3.5两，鹿茸1.5两。

【主治】三消渴利神效，常服禁遗精，止白浊，延年。

【用法】上为细末，生地黄汁和丸，如梧桐子大，每服50丸，空心盐汤下。

【出处】《普济方》。

49. 肉苁蓉丸

【组成】肉苁蓉、地骨皮、泽泻、五味子、巴戟天、当归各1两，磁石、人参、赤石脂各1.5两，韭菜子、龙骨、甘草、牡丹皮各1两，熟干地黄1两，禹余粮3分，炙桑螵蛸40枚。

【主治】消渴，尿脂如泔。

【用法】上为细末，炼蜜为丸如梧桐子大，每服20丸，以牛乳下，日3服。

【出处】《圣济总录》。

50. 黄芪散

【组成】黄芪、麦冬、茯苓、龙骨、栝楼根、熟干地黄、泽泻、白石脂、桑螵蛸各1两，甘草3分。

【主治】消渴肾虚，心神烦闷，小便白浊。

【用法】上为散，每服4钱，水1中盏，入生姜0.5分，枣3枚，煎至6分去滓，每于食前温服。

【出处】《普济方》。

51. 加减八味丸

【组成】熟地黄2两，山药、山茱萸各1两，肉桂0.5两，泽泻、牡丹皮、白茯苓各8钱，北五味子1两。

【主治】肾水枯竭，不能上润，心火上炎，不能下济，由煎熬而生，心烦躁渴，小便频数，白浊阴痿弱，饮食不多，肌肤渐渐如削，或腿肿脚先瘦小，宜降心火生肾火，其烦渴顿止。

【用法】上为末，炼蜜丸如梧桐子大，温酒盐汤下30丸，日3服，此方用北五味子，最为得力。

【出处】《普济方》。

52. 水陆二仙丹

【组成】芡实、金樱子各等分。

【主治】消肾，男子梦遗白浊，腰膝酸疼。

【用法】芡实为末，用金樱膏为丸，如梧桐子大，空心盐汤下30丸。又方金樱子，芡实共为末，用酒糊丸，又云男子用乳汁丸尤妙。

【出处】《普济方》。

53. 金锁丹

【组成】白茯苓、茯神各2两，远志1两，牡蛎4两，五花龙骨1.5两。

【主治】消渴，白浊。

【用法】上为末糯米丸，空心盐汤下。

【出处】《普济方》。

54. 治消渴白浊方

【组成】菟丝子、巴戟天、补骨脂、鹿茸、山药、赤石脂、五味子各1两。

【主治】消渴，白浊。

【用法】上为末，酒糊丸，空心盐汤下。

【出处】《普济方》。

55. 补骨脂丸

【组成】益智仁2两，川巴戟天1两，补骨脂1两，龙骨1两。

【主治】消渴，梦遗。

【用法】上为末，羯羊肾去膜，并硬心子细切，入瓦盆内，煮烂如泥，入药，盆内杵百下，丸如梧桐子大，每服百丸，盐米汤下。

【出处】《普济方》。

56. 五味子丸

【组成】五味子4两，熟地黄6两，肉苁蓉8两，菟丝子2两。

【主治】消渴，禀赋弱，小便数亦不禁。

【用法】上为末，酒煮山药末为糊，丸如梧桐子大，每服30丸，米饮送下。

【出处】《普济方》。

57. 烂金丸

【组成】人参2两，黄芪4两，五味子、山药、山茱萸、杜仲、石斛、车前子、鳖甲、熟地黄、莲子肉、当归各5两，槐角子、白茯苓、磁石各1两，川芎1两，沉香0.5两，菟丝子5两，麝香1钱。

【主治】热中消渴止后，将补精血，益诸虚，解劳倦，去骨节间热，宁心强志，安神定魄，固脏腑，进饮食，免生疮疡。

【用法】用大猪肚1个，黄连3两，生姜，蜜各2两。先将猪肚净洗，复以葱、醋、椒等洗，烘干，用药同水酒入银石器内，煮半日，漉出黄连，洗去密酒令尽，锉研为细末，再酒调成膏。入先洗猪肚内，缝定，入银石器内，水熬烂，研为膏，入上诸药细末，杵数千下，丸如梧桐子大，食前温酒糯米汤任下50丸，1法有白术2两，阳起石1两。

【出处】《三因极一病证方论》。

58. 斑龙脑珠丹

【组成】鹿角霜10两，鹿角10两，菟丝子10两，柏子仁10两，熟地黄10两。

【主治】消渴。

【用法】上为细末，以鹿角酒三四升，煮糊搜药，丸如梧桐子大，早晚空心食前服下。

【出处】《普济方》。

59. 补骨脂丸

【组成】补骨脂、茴香、丁公藤各1两，鹿茸5钱，茯苓、香附各1两。

【主治】消渴。

【用法】上为末，丸如梧桐子大，盐汤送下30粒。

【出处】《普济方》。

60. 肉苁蓉丸

【组成】肉苁蓉2两，泽泻、熟地黄、五味子、巴戟天、地骨皮、人参、栝楼根、韭菜子、甘草、牡丹皮各1两，桑螵蛸30枚，赤石脂、龙骨、磁石、禹余粮各1两半。

【主治】消中极虚，小便无度。

【用法】上为末，炼蜜丸如梧桐子大，每服30丸，牛乳汁送下。

【出处】《圣济总录》。

61. 阿胶汤

【组成】阿胶、干姜（炮）各1两，远志4两，附子、人参各1两，炙甘草3两，大麻子2两。

【主治】消肾小便数。

【用法】上㕮咀，每服3钱，水1盏，煎至7分去滓，不拘时温服。

【出处】《普济方》。

62. 经验方

【组成】生地黄、熟地黄、人参、麦冬、石斛、天花粉、阿胶、甘草各3～5钱。

【主治】下消，渴饮无度，饮1溲1。

【用法】上药水煎服，日2服。

【出处】《类证治裁》。

63. 加减六味地黄丸

【组成】熟地黄、山茱萸、山药、茯神、牛膝、车前子各3～5钱。

【主治】肾消渴饮频饥，溲溺浑浊。

【用法】上药水煎服，日2服。

【出处】《清代名医医案精华》。

64. 肉苁蓉丸

【组成】肉苁蓉、黄芪、牛膝、车前子、萆薢、白茯苓、地骨皮、黄连、槟榔各1.5两，山茱萸、菟丝子、蒺藜子、人参、白芍各1两1分，泽泻、桑螵蛸各1两，枳壳3分，生干地黄2两。

【主治】消渴后，气乏体羸，腿胫细瘦。

【用法】上为末，炼蜜丸如梧桐子大，每服30丸，空心粟米饮下。

【出处】《普济方》。

65. 补肾地黄丸

【组成】熟地黄、天冬、人参、甘菊各2两，条芩（酒炒）、当归、枳壳、麦冬、黄芩各1两，黄柏1斤，生地黄0.5斤，白茯苓4两。

【主治】肾消，能降心火，益肾水，止消渴，明耳目。

【用法】上为末，水丸梧子大，空心盐酒下七八十丸。

【出处】《古今图书集成医部全录》。

66. 大补元煎

【组成】人参1～2两，山药、杜仲各2钱，熟地黄2～3两，枸杞子、当归各3钱，山茱萸1钱，炙甘草2钱。

【主治】男妇气血大坏，精神失守，消渴等证。

【用法】水2盅，煎7分，食远温服。

【出处】《景岳全书》。

67. 左归饮

【组成】熟地黄1～2两，山药、枸杞子、山茱萸各2钱，炙甘草1钱，茯苓1钱。

【主治】命门之阴衰阳盛消渴者，此壮水之剂也。

【用法】水2盅，煎7分，食远温服。

【出处】《景岳全书》。

68. 右归饮

【组成】山茱萸1钱，炙甘草、肉桂各1钱，熟地黄、山药、杜仲、枸杞子各2钱，制附子1～3钱。

【主治】凡命门之阳衰阴盛而渴者，此益火之剂也。

【用法】水2盅，煎7分，食远温服。

【出处】《景岳全书》。

69. 右归丸

【组成】熟地黄8两，山茱萸、当归各3两，枸杞子、山药、鹿角胶、菟丝子、杜仲各4两，肉桂2两，制附子2两。

【主治】元阳不足，或先天禀衰，或劳神过度，以致命门火衰，不能生土，而为脾胃虚寒三消干渴等证。

【用法】上为末，炼蜜为丸，丸如弹子大，每嚼取二三丸，以滚白汤送下，其效尤速。

【出处】《景岳全书》。

70. 加减一阴煎

【组成】生地黄、芍药、麦冬各2钱，熟地黄3～5钱，炙甘草5分，知母、地骨皮各1钱。

【主治】凡肾水真阴虚损而成消渴等证者，宜此主之。

【用法】水2盅，煎服。

【出处】《景岳全书》。

71. 秘元煎

【组成】炒远志8分，山药、芡实、金樱子、酸枣仁各2钱，白术、茯苓各1.5钱，炙甘草1钱，人参2钱，五味子14粒。

【主治】三消干渴等证，此方专主心脾。

【用法】水2盅，煎7分，食远温服。

【出处】《景岳全书》。

72. 固阴煎

【组成】人参、熟地黄3～5钱，菟丝子2～3钱，山药2钱，山茱萸1.5钱，远志7分，炙甘草1～2钱，五味子14粒。

【主治】阴虚滑泄，消渴淋遗等证，此方专主肝肾。

【用法】水2盅，煎7分，食远温服。

【出处】《古今图书集成医部全录》。

73. 加减八味丸

【组成】熟地黄、牡丹皮、车前子、怀山药、山茱萸、泽泻、制附子、肉桂、赤茯苓、怀牛膝、人参、鹿茸各2～3钱。

【主治】消渴，命门真火虚衰，速宜益火之本，以消阴翳。

【用法】上药水煎服，日2服。

【出处】《问斋医案》。

74. 加减附桂八味丸

【组成】熟地黄、山药、泽泻、山茱萸、牡丹皮、茯苓、巴戟天、肉苁蓉、远志、五味子、麦冬、石菖蒲各2～3钱。

【主治】肾消。

【用法】上药水煎服。日2服。

【出处】《王九峰医案》。

75. 孙氏补肾方

【组成】熟地黄6两，鹿角胶、山茱萸各4两，桑螵蛸、鹿角霜、人参、白茯苓、枸杞子、远志、菟丝子、山药各3两，益智仁1两，附子、肉桂各7钱。

【主治】下消，夜尿频多，清白而长味且甜，少顷凝结如脂，腰膝以下软弱，脉六部无力。

【用法】上为细末，炼蜜为丸，如梧桐子大，每早晚淡盐汤送下七八十丸。

【出处】《续名医类案》。

76. 六味地黄丸

【组成】熟地黄8钱，山茱萸、干山药各4钱，泽泻、牡丹皮、白茯苓各3钱。

【主治】肾阴不足。症见腰膝酸软，头晕目眩、消渴，耳鸣耳聋，盗汗，遗精，骨蒸潮热，手足心热，牙齿动摇，小便淋沥，舌红少苔，脉沉细数。

【用法】上药共研为末，炼蜜为丸如梧子大，空心，温水化下3丸。

【出处】《小儿药证直诀》。

77. 加减六味丸

【组成】熟地黄、山药、牡丹皮、山茱萸、猪脊髓、龟甲胶、女贞子、枸杞子、五味子各3～5钱

【主治】下消。

【用法】上药水煎服，日2服。

【出处】《类证治裁》。

78. 何氏补肾方

【组成】熟地黄、山药、牡蛎、麦冬、茯神、牡丹皮、龟甲、芡实、五味子、蒺藜各3～5钱。

【主治】阴虚下消，溺白而混。

【用法】上药水煎服，日2服。

【出处】《清代名医何元长医案》。

79. 加减六味地黄汤

【组成】牡丹皮、熟地黄、泽泻、茯苓、山药、知母、黄柏、山栀子、龟甲各等分。

【主治】消渴，真阴亏虚。

【用法】上药为细末，水泛为丸，如梧桐子

大，每服30～50丸，日2服。

【出处】《王九峰医案》。

80. 栝楼根丸

【组成】栝楼根1两，甘草半两炙、黄连1两，泽泻1两，赤石脂半两，熟干地黄1两，牡蛎1两，菟丝子1两。

【主治】肾消小便数。

【用法】上为末，炼蜜和捣700杵，丸如梧子大，每服不拘时候，以清粥饮下30丸。

【出处】《普济方》。

81. 枸杞子根汤

【组成】枸杞子根、栝楼根、麦冬、黄连各1两，土瓜根、知母、车前子各1两。

【主治】胃干渴，饮水不止。

【用法】上为散，每服5钱，入生地黄半分，同煎去滓温服，日3服。

【出处】《圣济总录》。

82. 羊乳丸

【组成】黄连、生栝楼根汁、羊乳汁。

【主治】消肾，脚弱，虚满而渴。

【用法】黄连为细末，与栝楼根汁、羊乳汁和为丸，如梧桐子大，空心饮服30丸，日3服。

【出处】《普济方》。

83. 茯苓汤

【组成】赤茯苓、泽泻、麦冬、杜仲各2两，桑白皮3两，肉桂1两，磁石4两。

【主治】肾消。

【用法】上㕮咀，每服6钱，水2盏，枣3枚擘破，薤白5茎切细，煎至1盏，去滓分2服，空腹温服。

【出处】《普济方》。

84. 竹龙散

【组成】五灵脂、黑豆生去皮各半两。

【主治】肾虚消渴。

【用法】上为末，每服3钱，煎冬瓜汤调下，无冬瓜即用冬瓜苗叶子煎汤俱可。日2服。小渴只服1服瘥，渴定后，不可服热药，唯宜服八味丸，仍更宜用五味子代附子。

【出处】《三因方》。

85. 双补丸

【组成】五味子、菟丝子酒浸炒。

【主治】消渴。

【用法】上等分为末，炼蜜为丸如梧桐子大，每服三四十丸，空腹米汤饮吞下。

【出处】《仁存方》。

86. 参苓饮子

【组成】麦冬、五味子、白芍、熟地黄、黄芪各3两，白茯苓2钱半，天冬、人参、甘草各5钱。

【主治】口干燥。

【用法】上为末，每服3钱，水1盏半，生姜3片，大枣2枚，乌梅1个，煎至1盏，去渣，温服，食后。

【出处】《卫生宝鉴》。

87. 双补圆

【组成】鹿角胶2两，沉香半两，泽泻半两，覆盆子、白茯苓、人参、木瓜、薏苡仁炒、炙黄芪、熟地黄、肉苁蓉酒浸、菟丝子酒浸、五味子、石斛、当归酒浸各1两，生麝1钱（另研）。

【主治】肾虚水涸，烦渴劳倦。

【用法】为末，炼蜜丸，梧桐子大，朱砂为衣，每服50丸，空心枣汤送下。

【出处】《世医得效方》。

88. 人参散

【组成】人参1分，白术、泽泻、栝楼根、桔梗、栀子、连翘各2分，葛根、黄芩、大黄（酒浸、纸里煨）薄荷、白茯苓各5分，甘草7分，石膏1钱，滑石、寒水石各1钱5分，缩砂少许。

【主治】肾消善饮，小便频数，白浊如膏。

【用法】上细切，作1服，为末，水1盏半，煎至1盏，蜜少许，再煎三两沸，肾消食前服，上消食后服。

【出处】《医学正传》。

89. 枸杞子汤

【组成】枸杞子根5升，麦冬3升，小麦2升。

【主治】虚劳口中苦渴，骨节烦热或寒。

【用法】上3味，以水2斗，煮麦熟，药成去渣，每服1升，日再服。

【出处】《千金要方》。

90. 茱萸丸

【组成】肉苁蓉、五味子、山茱萸、干山药各等分。

【主治】其人素渴引饮，一旦不渴，小便日夜数十行，气失肉消。

【用法】上细末，以酒煮面糊为丸，如梧桐子大，每服 30 丸，空腹米饮下。

【出处】《十候良方》。

91. 黄芪丸

【组成】黄芪 1 两，牡蛎 3 两（烧为粉）、栝楼根半两，炙甘草半两、麦冬 1 两，地骨皮半两，白石脂半两，泽泻半两，知母半两，黄连半两，薯蓣半两，熟干地黄半两。

【主治】消中渴不止，小便赤黄，脚膝少力，纵食不生肌肤。

【用法】上为末蜜和，捣至 200 杵，丸如梧桐子大，每服不计时候，以清粥饮下 30 丸。

【出处】《太平圣惠方》。

92. 参芪救元汤

【组成】黄芪（蜜炒）、人参、炙甘草、麦冬（去心）、五味子。

【主治】肾水枯竭，不能血运，作消渴，恐生痈疽。

【用法】上锉，水煎，入朱砂少许，不拘时服。

【出处】《寿世保元》。

93. 降心汤

【组成】人参、远志、当归、川芎、熟地黄、白茯苓、蜜炙黄芪、五味子、炙甘草各半两，天花粉 1 两。

【主治】心火上炎，肾水不济，烦渴引饮，气血日消。

【用法】锉散，每服 3 钱，水 1 盏半，枣 1 枚煎，食前服。

【出处】《仁斋直指方》。

94. 鹿菟煎

【组成】菟丝子、北五味子各 5 两，白茯苓 3 两半，鹿茸 1 两（盐酒浸，炙）。

【主治】治三消渴利神效，常服禁遗精止白浊，延年。

【用法】上为末，生地黄汁和为丸，如梧桐子大，每服 50 丸，空心盐汤下。

【出处】《普济方》。

95. 肶胵散

【组成】鸡肶胵黄皮、鸡肠各 5 具、龙骨、鹿角胶、白石脂、漏芦各 1 两，土瓜根 3 两，黄连、苦参、牡蛎粉 2 两半，桑螵蛸 14 枚。

【主治】久渴，旬日见效。

【用法】上为散，每服 1 钱，米饮调下。

【出处】《圣济总录》。

96. 菟丝子散

【组成】菟丝子 1 两，蒲黄、黄连各 2 两半，硝石半两，肉苁蓉 1 两，五味子、鸡内金 1 两。

【主治】肺消，饮少溲多。

【用法】上为细末，每服 3 钱，日 2 服。

【出处】《普济方》。

97. 干姜甘草汤

【组成】干姜 4 两，生干地黄、麦冬、蒺藜子、肉桂、续断各 2 两，甘草 1 两。

【主治】肺消。

【用法】上㕮咀如麻豆大，每服 5 钱，水煎服，日 3 服。

【出处】《普济方》。

98. 治消渴强中方

【组成】茯神、栝楼根、远志、葛根各半两。

【主治】消渴，强中，不交精自出，渴而面赤黑羸，脚酸疼。

【用法】水煎服。

【出处】《普济方》。

99. 枸杞子根饮

【组成】枸杞子根皮、菰根、甘李根白皮、葛根各 2 两，甘草 1 两，牡蛎 2 两，石膏 5 两。

【主治】消渴，饮水无度，小便旋利，心中热闷烦躁。

【用法】上㕮咀，每服 5 钱，水煎去滓温服。

【出处】《圣济总录》。

100. 瓜蒌散

【组成】瓜蒌、茯苓各 1 分，玄参 4 分，枳实

6分，苦参粉、炙甘草、橘皮各3分。

【主治】肾虚热渴小便利。

【用法】上为细末，空腹以浆水服方寸匕，日再服，忌海藻。

【出处】《普济方》。

101. 猪肾荠苨汤

【组成】猪肾1具，大豆1斤，荠苨、石膏各2两，人参、茯苓、知母、葛根、黄芩、磁石、栝楼根、甘草各2两。

【主治】消中，日夜尿七八升者。

【用法】㕮咀，用水1斗5升，先煮猪肾、大豆，取1斗，去渣，下药煮3升，分作3服，渴即饮之，下焦热者，夜辄服1剂，渴止勿服。

【出处】《千金要方》。

102. 子童桑白皮汤

【组成】童根桑白皮、白茯苓、人参、麦冬、干葛、干山药、肉桂各1两，甘草（生用）半两。

【主治】三消，或饮多利少，或不饮自利。肌肤瘦削，四肢倦怠，常服补虚止渴利。

【用法】锉散，水1盏半，煎至7分，去渣温服。

【出处】《世医得效方》。

103. 玄兔丹

【组成】菟丝子10两，白茯苓、莲子肉各3两，五味子7两。

【主治】三消渴利。神药，常服禁精，止白浊，延年。

【用法】上为末，另研山药6两，将上药为丸，如梧子大，每服50丸。用天花粉、北五味子煎汤送下。

【出处】《世医得效方》。

104. 生地黄饮子

【组成】人参、生干地黄、熟干地黄、蜜炙黄芪、天冬、麦冬、枳壳、石斛、枇杷叶、泽泻、炙甘草各等分。

【主治】消渴，咽干，面赤烦躁。

【用法】上锉散，每服3钱，水1盏，煎至6分，去渣，食远，临卧顿服。

【出处】《世医得效方》。

105. 胡粉散

【组成】铅丹、胡粉各半两，瓜蒌1两半，炙甘草2两半，泽泻、石膏、赤石脂、白石脂各半两。

【主治】消渴，大渴不止，百方疗不瘥者。亦治消肾。

【用法】共为细末，水服方寸匕，日2服，壮者1匕半。腹痛者减之。

【出处】《刘完素·三消论》。

106. 牡蛎丸

【组成】牡蛎、赤石脂、栝楼根各1两，黄连3两，肉苁蓉（酒浸一宿，切焙干）1两，土瓜根（锉）、黄芩、知母（焙）、泽泻、天冬（焙）、鹿茸（酒浸，炙）、五味子、桑螵蛸各3两，熟干地黄1两半。

【主治】消中。食已即饥，手足烦热，背膊疼闷，小便稠浊。

【用法】上药为末，炼蜜为丸，如梧子大，每服10丸。

【出处】《圣济总录》。

107. 玉液汤

【组成】生山药1两，生黄芪5钱，知母6钱，生鸡内金2钱（捣细），葛根钱半，五味子3钱，天花粉3钱。

【主治】消渴日久，燥热减轻，气化不升，而见口干口渴，旋饮水即小便，脉微细者。

【用法】水煎服。

【出处】《医学衷中参西录》。

108. 天冬丸

【组成】天冬、土瓜根各1斤，栝楼根、熟地黄、知母(焙)1两半，肉苁蓉(酒浸一宿，切焙)、鹿茸、五味子、赤石脂、泽泻各1两半，炙鸡内金1具，炙桑螵蛸10枚，牡蛎煅2两，苦参1两。

【主治】补得消中，食已如饥，手足烦热，背膊疼闷，小便白浊。

【用法】上为细末，炼蜜丸，如梧子大，每服20丸，用粟米饮送下，食前服。

【出处】《圣济总录》。

109. 枸杞子汤

【组成】枸杞子2两，石膏1两，小麦1两5钱。

【主治】消渴，唇干舌燥。

【用法】上㕮咀，每服3钱，水1盏，煎至7分，去渣温服，不拘时。

【出处】《圣济总录》。

110. 肾沥汤

【组成】生干地黄、泽泻、远志、肉桂、当归、龙骨、炙甘草、五味子、赤茯苓、川芎、人参、黄芩、麦冬各2两。

【主治】脏气不足，内燥发渴。

【用法】上粗捣筛，每用羊肾1只，去筋膜切开，先用水1盏半，煮羊肾至1盏，去肾，入药末3钱，再煎7分，去渣温服，不拘时。

【出处】《圣济总录》。

111. 枸杞子根汤

【组成】枸杞子根、栝楼根、麦冬、黄连各1两半，土瓜根、知母、车前子各1两。

【主治】胃干渴，饮水不止。

【用法】上锉如麻豆，每服5钱，水1盏半，入生地黄半分，同煎至8分，去渣温服，日3服。

【出处】《圣济总录》。

112. 福寿二味散

【组成】干姜生用、生决明各等分。

【主治】消渴。

【用法】为细末，每服1钱，用男儿津，唾于左手心内，调和稀稠得所。

【出处】《普济方》。

113. 山茱萸丸

【组成】土瓜根、苦参、龙骨各1两半，黄连3两半，山茱萸、栝蒌根各1两半。

【主治】消渴，饮水极多，肢体羸瘦，小便如米泔，腰膝冷痛，诸方不能治者。

【用法】先捣5味，后入龙骨，再研匀。用生瓜蒌汁和剂。成丸如梧子大，每服30丸，食后煎白茅根饮下，日3服。

【出处】《圣济总录》。

114. 牡蛎丸

【组成】牡蛎、土瓜根、人参各1两，甘草、肉桂各半两，白茯苓1两半，鹿茸2两，黄芪1两，熟地黄2两。

【主治】消渴，肾虚，小便滑数，虚极羸瘦。

【用法】㕮咀，每服3钱，水煎服。

【出处】《普济方》。

115. 沉香散

【组成】白扁豆（姜汁浸炒，去皮）、茯苓、山药、人参、炙甘草、莲子肉、砂仁（捣碎）、炒薏苡仁各2两，干葛根、沉香各8两。

【主治】三消，上盛下虚，诸药不效。

【用法】上为末，以姜汤调服1方匕，每日2服。

【出处】《普济方》。

116. 山茱萸丸

【组成】山茱萸1两，黄芪1两半，杜仲1两半，肉桂1两半，牛膝、韭菜子（炒）各1两，肉苁蓉1两半。

【主治】消肾，自腰以下软弱无力，小便数或不禁。

【用法】共为细末，炼蜜为丸，如梧子大，每服20丸，煎黄芪汤下，日3服。

【出处】《普济方》。

117. 龙凤圆

【组成】鹿茸（火燎去毛，酒浸，炙）1两、山药、菟丝子（酒浸，炒）各2两。

【主治】消渴。

【用法】上为末，炼蜜圆，如梧桐子大，每服30丸，食前米汤下，浓煎人参汤亦可。

【出处】《世医得效方》。

118. 黄连猪肚丸

【组成】雄猪肚1个，黄连5两，麦冬、知母、栝楼根各4两。

【主治】治消渴消中，亦治强中证。

【用法】上4味末，入猪肚内，以线封口，置瓶中蒸烂，于石臼捣令烂，入蜜少许，作丸梧子大，米饮下百丸，按千金有粱米5两，瓜蒌茯神各4两，知母3两，麦冬2两，猪肚黄连同。

【出处】《古今图书集成医部全录》。

119. 枸杞子汤

【组成】枸杞子枝叶1斤，黄连、栝楼根、生甘草、石膏各3两。

【主治】治渴而利者。

【用法】上5味㕮咀，以水1斗，煮取3升，分5服，日三夜二服，剧者多渴即饮之。

【出处】《古今图书集成医部全录》。

120. 卫生天花丸

【组成】黄连童便浸3日晒3两，炒白扁豆2两，芦荟7钱半，辰砂、白茯苓、牡蛎粉、知母、苦参、铁粉、天花粉各5钱。

【主治】歌曰：消渴消中消肾病，三焦五脏生虚热。唯有膀胱冷如水，意中饮水无休歇。小便昼夜不流通，骨冷皮焦心肺裂，本因饮酒炙煿多，酒余色欲劳无节，饮水吃食日加增，肌肉精髓转枯竭，游甜如蜜滑如油。口苦咽干舌如白。三消病状最为危，有此仙方真妙诀。

【用法】上为末，生栝楼根汁，和生蜜为丸梧子大，麦冬汤下三五十丸。

【出处】《古今图书集成医部全录》。

121. 枸杞子丸

【组成】白茯苓、枸杞子、牛膝（酒浸，焙干）、麦冬、菟丝子（酒浸，研焙）、熟地黄（酒洗）、蜜炙黄芪、牡蛎粉各1两，炙鸡内金1两半，桑螵蛸、天花粉各7钱半，山茱萸、牡丹皮各半两。

【主治】治消肾久渴困乏，小便滑数。

【用法】上为细末，炼蜜和捣三五百杵，为丸如梧桐子大，每服50丸，食前用米饮汤送下。

【出处】《古今图书集成医部全录》。

122. 五苓散

【组成】茯苓、猪苓去皮、白术各7钱半，肉桂半两，泽泻1两2钱7分。

【主治】治小便不利而渴。

【用法】上5味为末，以白饮和服方寸匕，日3服，多饮暖水，汗出愈。

【出处】《金匮要略》。

123. 门冬饮子

【组成】人参、枸杞子、白茯苓、甘草各7钱半，五味子、麦冬各半两。

【主治】治老弱虚人大渴。

【用法】水煎服，一本有地骨皮，无枸杞子。

【出处】《古今图书集成医部全录》。

124. 葛根丸

【组成】葛根、瓜蒌各3两，附子1两炮去皮脐。

【主治】治消渴消肾。

【用法】上4味，捣罗为细末，炼蜜为丸，如梧桐子大，每服10丸，日3服，治饮石水者，春夏去附子。

【出处】《古今图书集成医部全录》。

125. 化水丹

【组成】川乌脐大者4枚，炮去皮；蛤粉用厚者，炮6两；炙甘草1两，生牡蛎3两。

【主治】治手足少阳渴饮不止或心痛者，治饮冷水多者。

【用法】上为细末，酢浸蒸饼为丸，每服15丸，新汲水下。心痛者，酢汤下，立愈。饮水1石者，1服愈。

【出处】《古今图书集成医部全录》。

126. 猪脊汤

【组成】猪脊骨1尺2寸，大枣49枚，木香1钱，莲子肉49粒，炙甘草3两。

【主治】治消渴疾。

【用法】上用水5碗，同煎取汁，渴则饮之。

【出处】《三因方》。

127. 平补丸

【组成】孔香2两，菟丝子（酒浸，焙）、山茱萸（酒浸）、益智仁、当归各半两，川楝子、牛膝（酒浸）、炒胡芦巴、杜仲（姜汁炒）、肉苁蓉（酒浸，焙）、巴戟天各3两半。

【主治】治消肾不渴，肌肉瘦削，小便涩极而沥，如欲渗之状。

【用法】上为细末，用糯米糊为丸，如梧桐子大，每服50丸，食前和枣汤或盐汤送下。

【出处】《古今图书集成医部全录》。

128. 填骨煎

【组成】白茯苓、菟丝子酒浸别捣、山茱萸、麦冬、炮附子去皮脐、石斛、牛膝（酒浸，焙）、巴戟天、当归各2两半，大豆炒去皮3合，石韦、桂各1两3分，五味、远志、人参各3两半，肉苁蓉2两酒浸切焙，天冬3两3分。

【主治】治消渴后虚乏。

【用法】上为细末，用生地黄、生栝楼根各3斤，捣绞取汁，以银石器慢火煎减半，然后内纳诸药，并下白蜜10两，牛髓5两再煎，令如糜，丸如鸡子黄大，米饮下，日3服，药米不必尽入，唯看稀稠得所，甚佳，一方无远志。

【出处】《古今图书集成医部全录》。

129. 加减八味丸

【组成】白茯苓去皮、牡丹皮、泽泻（酒润，蒸）各8钱，五味子（微炒）1两半，肉桂去粗皮不见火，山茱萸（焙）、熟地黄（蒸7次，焙）、山药（微炒）各2两。

【主治】治肾水枯竭，不能上润，心火上炎，不能既济，心烦躁渴，小便频数，白浊阴痿，饮食不多，肌肤渐削，或腿肿脚先瘦小。

【用法】上各研末，杵和匀，炼蜜丸梧子大，五更初，温酒盐汤任下三五十丸，午前晚间，空腹，再服此药不唯口渴，亦免生痈疽，久服永除渴疾，气血加壮。

【出处】《古今图书集成医部全录》。

130. 白茯苓丸

【组成】白茯苓、覆盆子、黄连、天花粉、萆薢、人参、熟地黄、玄参各1两，石斛、蛇床子各7钱半，鸡肶胵30具微炒。

【主治】治肾因消中之后，胃热入肾，消烁肾脂，令肾枯燥，遂致此疾，两腿渐细，腰脚无力。

【用法】上为细末，炼蜜和捣三五百杵，丸如梧桐子大，每服30丸，食前煎磁石汤送下。

【出处】《古今图书集成医部全录》。

131. 猪苓汤

【组成】猪苓（去皮）、茯苓、阿胶、滑石、泽泻各1两。

【主治】治发热渴欲饮水，小便不利。

【用法】上5味，以水4升，先煮4味，取2升，去滓，内胶烊消温服7合，日3服。

【出处】《古今图书集成医部全录》。

132. 降心汤

【组成】天花粉2钱，人参、远志、当归、熟地黄、白茯苓、黄芪（蜜炒）、五味子、甘草各1钱。

【主治】治心火上炎，肾水不济，烦渴引饮，气血日消。

【用法】上作1贴，枣2枚，水煎服，良方有川芎1钱。

【出处】《古今图书集成医部全录》。

133. 右归丸

【组成】熟地黄8两，炒山茱萸、当归各3两，枸杞子（微炒）、山药（炒黄）、鹿角胶（炒珠）、菟丝子（酒蒸，捣饼）、杜仲、姜汁（炒）各4两，肉桂2两（渐可加至4两），制附子自2两渐加至5～6两。

【主治】治元阳不足，或先天禀衰，或劳神过度，以致命门火衰，不能生土，而为脾胃虚寒三消干渴等证。

【用法】右丸法如前，或丸如弹子大，每嚼取二三丸，以滚白汤送下，其效尤速。

【出处】《古今图书集成医部全录》。

134. 金银箔丸

【组成】金箔、银箔各100片（俱细研），丹砂（细研）、栝楼根各2两，巴戟天（去心）、山药、五味子、泽泻各1两半，肉苁蓉（酒浸一宿，切焙干）、天冬各2两半，黄连4两，白茯苓、生地黄（焙）、葛根各3两，麦冬（焙）3两半。

【主治】治消肾口干，眼涩阴痿，手足烦疼，小便多。

【用法】上除别研药外为细末，再研匀，炼蜜和丸如梧桐子大，每服20丸，加至30丸，不拘时，粟米饮送下（注：金箔、银箔主要成分为金银，不宜内服）。

【出处】《古今图书集成医部全录》。

135. 荠苨丸

【组成】荠苨、大豆去皮、茯神（去木）、煅磁石（研极细）、玄参、石斛（去根）、栝楼根、地骨皮（去木）、鹿茸各1两，沉香（不见头）、人参各半两，熟地黄（酒蒸）1两。

【主治】治强中为病，茎长兴盛，不交精溢自出，消渴之后，多作痈疽，皆由过服丹石所致。

【用法】上为细末，以猪肾1具，如食法烂煮，杵为丸，如梧桐子大，如难丸，入少酒糊，或炼蜜亦可，每服70丸，空心盐汤下。

【出处】《古今图书集成医部全录》。

136. 牛膝丸

【组成】牛膝（酒浸）5两，生地黄汁5两

【主治】消渴不止，下元虚损，肾精枯竭，久服壮筋骨，驻颜黑发。

【用法】上牛膝为末，入地黄汁，夜浸昼复浸，汁尽为度，炼蜜丸如梧桐子大，空心温酒下30丸。

【出处】《十候良方》。

137. 黄芪六一汤

【组成】炙黄芪6两，炙甘草1两。

【主治】男子妇人诸虚不足，胸中发悸，时常消渴，或先渴而欲发疮，或病痈疽者。

【用法】㕮咀，每服3钱，水1盏，枣1枚，煎至7分，温服不拘时。

【出处】《医方大成》。

138. 固阴煎

【组成】人参适量，熟地黄35钱，菟丝子（炒香）23钱，炒山药2钱，山茱萸1钱半，远志7分（炒），炙甘草12钱，五味子14粒。

【主治】治阴虚滑泄，消渴淋遗等证，此方专主肝肾。

【用法】水2盅，煎7分，食远，温服。

【出处】《古今图书集成医部全录》。

139. 左归饮

【组成】熟地黄2～3钱（或加至1～2两），山药、枸杞子、山茱萸各2钱（畏酸者少用），炙甘草1钱，茯苓1钱。

【主治】此壮水之剂也。凡命门之阴衰阳盛消渴者，宜此。

【用法】水2盅，煎7分，食远温服。

【出处】《古今图书集成医部全录》。

140. 右归饮

【组成】山茱萸1钱，炙甘草、肉桂各1～2钱，熟地黄1～2钱，炒山药、杜仲（姜制）、枸杞子各2钱，制附子1～3钱。

【主治】此益火之剂也。凡命门之阳衰阴盛而渴者宜此。

【用法】水2盅，煎7分，食远温服。

【出处】《古今图书集成医部全录》。

（四）健脾方

1. 茯苓汤

【组成】茯苓8两，泽泻4两，白术、生姜、肉桂各3两，甘草1两。

【主治】消渴阴脉绝，胃反而吐食者。

【用法】上㕮咀，水1斗煮小麦3升，取汁3升，去麦下药，煮取2升半，每服2合，日再服。

【出处】《千金要方》。

2. 五苓散

【组成】泽泻1两1分，猪苓3分，茯苓3分，白术3分，肉桂2分。

【主治】消渴脉浮，小便不利微热者，及病欲饮水，而复吐之水逆证。

【用法】上细捣筛，水服方寸匕，日3服。多饮暖水，汗出愈。

【出处】《金匮要略》。

3. 白术散

【组成】白术、人参、茯苓、甘草、藿香叶、木香各1两，干姜2两。

【主治】诸病烦渴，津液内耗，不问阴阳，服之渴止，生津液。

【用法】上为细末，每服3钱，水1大盏，煎至7分，去滓温服，不拘时候。

【出处】《普济方》。

4. 白术散

【组成】人参、白术、白茯苓、甘草、藿香叶各 1 两，白干葛 2 两，木香半两，北五味子、柴胡、枳壳各半两。

【主治】消中善饥。

【用法】上为散，每服 3 钱，新水煎去滓，不拘时服。

【出处】《仁斋直指方》。

5. 人参白术散

【组成】人参 3 钱，白术 7 钱，薄荷半两，缩砂仁 3 钱，生地黄、茯苓、甘草各半两，滑石 3 两，藿香 3 钱半，石膏 1 两。

【主治】燥温相搏，玄府微密，烦心，发渴，饮食减少，不生肌肤。

【用法】上为末，每服 3 钱，水 1 盏，煎至 6 分，去滓温服食前，日二三服。

【出处】《医方大成》。

6. 参茯白术散

【组成】白扁豆、茯苓、山药、人参、甘草、莲子肉、砂仁、桔梗、薏苡仁各 2 两。

【主治】病后脾虚津液燥，或有余热虚渴。

【用法】上为末，加乌梅、天花粉煎服。

【出处】《普济方》。

7. 参芪白术散

【组成】人参、生白术、干地黄、生姜各 8 两，橘皮、甘草、黄芪、远志各 3 两，肉桂、当归、芍药各 2 两，大枣 30 枚。

【主治】消渴，阴脉绝，胃反而吐食。

【用法】上 12 味共捣，入瓦汁中煮取 3 升，分 4 次服。

【出处】《千金要方》。

8. 清脾汤

【组成】人参、黄芪、白芷、升麻、甘草、半夏各半分。

【主治】消渴脉浮，小便不利微热者，及病欲饮水，而复吐之水证。

【用法】上为细末，每服方寸匕，日 3 服，多饮温水，汗出即愈。

【出处】《如宜方》。

9. 沉香散

【组成】白扁豆（姜汁浸炒去皮）、茯苓、山药、人参、甘草、莲子肉、砂仁、炒薏苡仁各 2 两，干葛、沉香各 8 两。

【主治】三消，上盛下虚，诸药不效。

【用法】上为细末，以姜汤调服 1 方寸匕，日 2 服。

【出处】《普济方》。

10. 白术散

【组成】白术、人参、白茯苓各 1 两。

【主治】胃虚发渴。

【用法】上为末，每服 7 钱，水煎去滓温服。

【出处】《圣济总录》。

11. 经验方

【组成】高丽参2钱，绵黄芪3钱，炙甘草1钱，全当归 2 钱，枸杞子 3 钱，陈皮 1 钱，制半夏 1 钱 5 分，焦白术 2 钱，赤茯苓 2 钱，大枣 3 枚。

【主治】消渴，内热溲赤，口渴引饮。

【用法】水煎服，每日 1 剂，分 2 次服。

【出处】《孟河四家医集》。

12. 经验方

【组成】合欢皮、橘白、莲子、北沙参、怀山药、茯苓、薏苡仁、牡蛎、芡实、石斛、女贞子。

【主治】脾湿，渴而多饮。

【用法】水煎服，每日 1 剂，分 2 次服。

【出处】《孟河四家医集》。

13. 经验方

【组成】人参、白芍、当归身各 1 两，山药、茯苓、熟地黄、枸杞子各 2 两，甘草、五味子各 5 钱，酸枣仁 9 钱。

【主治】中消。口渴尤甚，恶心，脉举之不足，按之两关短数，二尺弱。

【用法】炼蜜为丸，每服 3 钱，日 2 服。

【出处】《慎斋医书》。

14. 经验方

【组成】党参、怀山药、五味子、茯苓、麦冬、冬术、熟地黄、枸杞子、陈皮、红枣。

【主治】消渴，脾阴虚而善饥，肾阴虚而溲数。

【用法】水煎服，每日1剂，分2次服。

【出处】《王旭高医案》。

15. 经验方

【组成】党参、冬术、白芍、吴茱萸、黄连、茯苓、乌梅、橘饼、玉竹、川石斛、麦冬。

【主治】脾虚肝郁，能食善饥，治宜甘寒益胃，甘温扶脾，苦辛酸以泄肝。

【用法】水煎服，每日1剂，分2次服。

【出处】《王旭高医案》。

16. 治渴三神汤

【组成】乌梅肉、白茯苓、枳壳、白术各1两。

【主治】消渴。

【用法】上为末，每服2钱，用糯藁头煎。

【出处】《普济方》。

17. 人参散

【组成】白术、泽泻、瓜蒌、桔梗、栀子、连翘各半两，葛根、黄芩、大黄、薄荷、白茯苓各1两，甘草2两半，石膏2两，滑石、寒水石各2两。

【主治】消渴。

【用法】上药加蜜少许，煎2沸，去滓食后服。

【出处】《普济方》。

18. 滋膵饮

【组成】生黄芪5钱，生地黄1两，生怀山药1两，山茱萸5钱，生猪胰子3钱切碎。

【主治】消渴，证属脾虚（中焦膵病累及于脾）而见渴而多饮，多溲者。

【用法】前4物煎汤，送服猪胰子一半，至煎渣时，再送服一半，若中上二焦实热脉洪大，用人参白虎汤后，再服此汤，亦能奏效。

【出处】《医学衷中参西录》。

19. 钱氏白术散

【组成】人参、白术、白茯苓、甘草、藿香、木香各1两，干葛1两．

【主治】虚热而渴。

【用法】上为末，每服3钱，水煎温服。如饮水多，多与服之。

【出处】《世医得效方》。

20. 参芪汤

【组成】人参、桔梗、天花粉、甘草各1两，炙黄芪、白芍各2两，白茯苓、北五味子各1两半。

【主治】诸消渴。

【用法】锉散，每服大钱，水盏半，煎8分，日进4服。

【出处】《千金要方》。

21. 治消三神汤

【组成】乌梅肉、白茯苓、枳壳、白术各1两。

【主治】消渴。

【用法】为细末，每服2钱。

【出处】《郑氏家传渴泻方》。

22. 白术散

【组成】白术1两，人参、白茯苓、甘草各半两。

【主治】胃虚发渴。

【用法】上为末，每服7钱，水1盏半，煎至7分服。

【出处】《世医得效方》。

23. 人参白术散

【组成】人参、白术、当归、芍药、大黄、栀子、泽泻各半两，连翘、栝楼根、干葛、茯苓各1两，肉桂、木香、藿香各1分，寒水石2两，甘草2两，石膏4两，滑石、芒硝各半两。

【主治】消渴，消肿，善食而瘦，多饮而数小便。

【用法】共为粗末，每服5钱，水1盏，生姜3片，同煎至半盏，绞汁入蜜少许，温服。渐加10余钱，无时，日3服。

【出处】《刘完素·三消论》。

24. 麦冬煎

【组成】麦冬、人参、黄芪各2两，白茯苓、山药、肉桂各1两半，黑豆3分煮去皮研。

【主治】诸消渴。

【用法】上为末，地黄自然汁2碗，牛乳2盏，熬为膏，丸如梧桐子大，大麦煮软，下50丸。

【出处】《三因方》。

25. 人参汤

【组成】人参、五味子、大腹皮各3分，赤茯苓、桑根白皮、黄芪各1两半，芍药、黄芩、葛根各1两，炒枳壳3分。

【主治】消渴，饮水无节。

【用法】㕮咀，每服3钱，水1盏，煎至7分，去渣温服，不拘时。

【出处】《圣济总录》。

26. 经验方

【组成】人参、黄芪各2钱，麦冬、白术各1钱，白芍、天花粉8分，黄柏、知母各7分。

【主治】脾瘅。善饥，脚弱，冬亦不寒，小便白浊浮于上者如油，脉细弱而缓，右脉尤弱。

【临床应用】每日1剂，水煎服。

【出处】《名医类案》。

27. 经验方

【组成】高丽参2钱，绵黄芪3钱，炙甘草1钱，全当归2钱，枸杞子3钱，陈皮1钱，制半夏1钱5分，焦白术2钱，赤茯苓2钱，大枣3枚。

【主治】中消。内热溲赤，口渴引饮，脉沉弱无力。

【用法】每日1剂，水煎服。

【出处】《孟河四家医案》。

（五）单方

1. 天花粉散

【组成】天花粉。

【主治】消渴。

【用法】天花粉为末，糊丸如梧桐子大。每服100丸，黑豆汤下。

【出处】《普济方》。

2. 桃胶丸

【组成】桃胶。

【主治】消渴。

【用法】取桃胶，丸如弹子大，含之咽津。

【出处】《千金要方》。

3. 黄连丸

【组成】黄连、冬瓜汁。

【主治】一切消渴。

【用法】好黄连以冬瓜自然汁，浸一宿，漉出曝干，再浸、曝，凡10次，干为细末。再用冬瓜汁为丸。如梧桐子大，每服二三十丸，温水吞下。

【出处】《普济方》。

4. 地骨皮饮

【组成】地骨皮1两半。

【主治】消渴热，或心神烦乱。

【用法】水煎服，日2次，食后服。

【出处】《普济方》。

5. 罂粟散

【组成】罂粟1合。

【主治】消渴热，或心神烦乱。

【用法】取罂粟1合，研细，以温水1大盏调令匀，分3服，食前服之。

【出处】《太平圣惠方》。

6. 瓜蒌丸

【组成】瓜蒌。

【主治】消渴小便多。

【用法】用瓜蒌粉和鸡子打和得所，曝干为末，滴水为丸，每服三四十丸，温水送下。

【出处】《千金要方》。

7. 牡蛎煎

【组成】牡蛎5两。

【主治】消渴。

【用法】以牡蛎5两，水煎分2次服。

【出处】《普济方》。

8. 白茅根饮

【组成】白茅根。

【主治】消渴头疼壮热，妇人血气牢闭不堪者及五淋。

【用法】白茅根煎汁服之。

【出处】《普济方》。

9. 李根

【组成】李根。

【主治】消渴。

【用法】李根煮汁饮之。

【出处】《普济方》。

10. 黄柏饮

【组成】黄柏。

【主治】消渴，小便多。

【用法】黄柏1斤，水1斗，煮三五沸，渴即饮之。

【出处】《普济方》。

11. 豆豉汁

【组成】豆豉3合。

【主治】消渴。

【用法】豆豉3合，水2大盏，煎汁顿服。

【出处】《太平圣惠方》。

12. 榆白皮饮

【组成】榆白皮2斤。

【主治】消渴。

【用法】榆白皮2斤，水1斗，煮取5升，每服3合，日3次。

【出处】《普济方》。

13. 蔷薇根饮

【组成】蔷薇根1把。

【主治】消渴，又治睡中遗尿。

【用法】蔷薇根1把，水煎服。

【出处】《普济方》。

14. 小豆藿汁

【组成】小豆藿。

【主治】消渴。

【用法】取小豆藿1把，捣取汁，顿服3升。

【出处】《普济方》。

15. 知母饮

【组成】知母枝叶。

【主治】消渴，令人不眠。

【用法】知母枝叶，炙令黄香，饮食之。

【出处】《普济方》。

16. 竹沥

【组成】竹沥。

【主治】消渴小便不利。

【用法】竹沥汁饮之。

【出处】《十便良方》。

17. 三消丸

【组成】黄连、冬瓜汁。

【主治】渴疾饮水不止，骨蒸。

【用法】黄连用冬瓜汁浸一宿，晒干，凡7次，上为末，用冬瓜自然汁，搜成膏子，阴干为末，用冬瓜汁为丸，如梧桐子大，每服三四十丸，冬瓜汁煎大麦汤吞下。

【出处】《普济方》。

18. 文蛤散

【组成】文蛤。

【主治】消渴欲饮水，而不止者。

【用法】文蛤为末，以饮任调方寸匕，不拘时服。

【出处】《普济方》。

19. 菝葜饮

【组成】菝葜1两，乌梅2两。

【主治】消渴，饮水无休。

【用法】菝葜1两，乌梅2两，上焙干为细末，每服3钱，水煎去滓温服。

【出处】《普济方》。

20. 百合煎

【组成】百合1升。

【主治】消渴。

【用法】百合1升，水1斗，浸一宿，取汁温浴，病人浴毕，食白汤饼。

【出处】《古今图书集成医部全录》。

21. 葛根

【组成】葛粉4两。

【主治】烦躁热渴。

【用法】先以水浸粟米半升一夜，漉出拌匀煮熟，以糜饮和食。

【出处】《古今图书集成医部全录》。

22. 竹根汁

【组成】竹根。

【主治】消渴。

【用法】浓煮竹根取汁饮之。

【出处】《古今图书集成医部全录》。

23. 忍冬

【组成】忍冬。

【主治】消渴。

【用法】忍冬水煮取汁，四时长服。

【出处】《古今图书集成医部全录》。

24. 生苎

【组成】生苎。

【主治】消渴。

【用法】生苎水渍，取汁饮之。

【出处】《古今图书集成医部全录》。

25. 黄芪煎

【组成】黄芪。

【主治】消渴欲发疮，或病痈疽而后渴。

【用法】水煎服。

【出处】《古今图书集成医部全录》。

26. 白扁豆

【组成】白扁豆 1 两，天花粉汁。

【主治】消渴。

【用法】上为末，以蜜入天花粉汁，丸如梧桐子大，每服 20 丸，用栝楼根汁下，次用麦冬汤下。

【出处】《普济方》。

27. 桑枝茶

【组成】桑枝。

【主治】口干消渴。

【用法】桑枝煎汤代茶饮服佳。

【出处】《古今图书集成医部全录》。

28. 青竹叶

【组成】青竹叶。

【主治】消渴。

【用法】取青竹叶煮汁饮。

【出处】《古今图书集成医部全录》。

29. 晚蚕沙

【组成】晚蚕沙。

【主治】消渴饮水。

【用法】晚蚕沙焙干为末，用温水调下 2 钱。

【出处】《古今图书集成医部全录》。

30. 人参

【组成】人参。

【主治】消渴引饮。

【用法】人参为末，鸡子清调服 1 钱，日三四服。

【出处】《古今图书集成医部全录》。

31. 枇杷饮

【组成】枇杷叶。

【主治】消渴。

【用法】取枇杷叶，煮饮之。

【出处】《普济方》。

32. 乌梅散

【组成】乌梅肉。

【主治】消渴止烦闷。

【用法】乌梅肉为末，每服 2 钱，水煎服。

【出处】《普济方》。

33. 麻子饮

【组成】麻子 1 升。

【主治】消渴，日饮数斗，小便赤者。

【用法】麻子 1 升，水 2 升，煮三四沸，取汁饮之，麻子即今人织布麻种子。

【出处】《普济方》。

34. 菟丝子丸

【组成】菟丝子。

【主治】精血枯竭，肌肉消瘦发渴。

【用法】右为末，蜜丸梧桐子大，每服五七十丸，米饮吞下，也可菟丝子煎汤服。

【出处】《普济方》。

35. 鹿角散

【组成】炙鹿角。

【主治】消中日夜尿七八升者。

【用法】上研细末，以酒服 5 分匕，日 2 服，渐加至方寸匕。

【出处】《千金要方》。

36. 冬葵根

【组成】冬葵根。

【主治】消中日夜尿七八升。

【用法】水煎服。

【出处】《千金要方》。

37. 天冬煎

【组成】生天冬半斤，白蜜 5 合。

【主治】消渴烦躁，惊悸不安。

【用法】用水5盏，煎天冬至3盏，下蜜搅匀，瓷瓶中贮浸天冬 5 日，密封，每食后 1 服。

【出处】《普济方》。

38. 葛根汤

【组成】葛根 5 斤。

【主治】消渴烦热，心中狂乱，皮肤干燥。

【用法】葛根 5 斤取汁，加白蜜两匙，早晚饮之。

【出处】《太平圣惠方》。

39. 滑石汤

【组成】滑石 2 两。

【主治】膈上烦热多渴，通利九窍。

【用法】滑石 2 两，捣碎，水 3 大盏，煎取 2 盏，去滓下糯米 2 合，煮粥食之。

【出处】《肘后备急方》。

40. 葵叶汁

【组成】葵大叶。

【主治】消渴心神烦躁，小便不利。

【用法】葵大叶，洗净取汁，渴即饮之。

【出处】《太平圣惠方》。

41. 五味子饮

【组成】北五味子。

【主治】消渴。

【用法】煎汤饮之。

【出处】《普济方》。

42. 忍冬丸

【组成】忍冬草。

【主治】渴疾愈，须预防发痈疽。

【用法】以米酒放瓶内浸，以塘火煨一宿，取出晒干，入甘草少许为末，即以所浸酒为糊，丸如梧子大，每服 50 丸至 100 丸，酒饮任下，不拘时。

【出处】《世医得效方》。

43. 橘甘饮

【组成】橘皮、甘草各等分。

【主治】渴热心闷。

【用法】水煎服。

【出处】《普济方》。

44. 凌霄花

【组成】凌霄花 1 两。

【主治】消渴饮水过多不瘥方。

【用法】捣碎，以水1盏半，煎至1盏，去滓，分 3 服。

【出处】《普济方》。

45. 甘露饮

【组成】干猪胞 10 个。

【主治】渴疾，饮水不止。

【用法】干猪胞，焙干研细，每服 1 钱，温酒调下，不拘时候。

【出处】《普济方》。

46. 牡蛎散

【组成】牡蛎。

【主治】消渴。

【用法】大牡蛎用黄泥裹煅红，放冷取出为末，用活鲫鱼煎汤调服 1 钱，小儿调半钱。

【出处】《肘后备急方》。

47. 浮萍草散

【组成】浮萍草。

【主治】日夜发渴，饮水频。

【用法】浮萍草，8 月取来，阴干为末，临卧酒调，或浮萍汁饮之。

【出处】《肘后备急方》。

48. 桑白皮汤

【组成】桑根白皮。

【主治】消渴，小便多。

【用法】桑根白皮，水煮之令浓，随意饮之。

【出处】《肘后备急方》。

49. 麦冬饮

【组成】麦冬。

【主治】烦热消渴。

【用法】麦冬去心，煮饮服之。

【出处】《普济方》。

50. 芭蕉根煎

【组成】芭蕉根。

【主治】消渴口舌干燥，骨节烦热。

【用法】芭蕉根绞取汁饮。

【出处】《太平圣惠方》。

51. 甘草汤

【组成】甘草、羊髓、白蜜。

【主治】消渴口舌干燥烦热。

【用法】羊髓 3 合，甘草 1 两，白蜜 2 合，以水 1 大盏，煮甘草至 7 分，去滓后下髓蜜，更煎至五七沸，食后温服 1 盒。

【出处】《太平圣惠方》。

（六）食疗方

1. 萝卜煎

【组成】萝卜。

【主治】消渴，饮水无限，口干渴。

【用法】萝卜绞汁服之，也可萝卜煮粥吃。萝卜指白萝卜。

【出处】《太平圣惠方》。

2. 野鸡汤

【组成】野鸡 1 只。

【主治】消渴，舌焦口干，饮水无度，小便数。

【用法】野鸡 1 只，五味煮令极烂，取汁 2 升半，食肉饮汤。

【出处】《肘后备急方》。

3. 濮瓜

【组成】濮瓜。

【主治】消渴。

【用法】濮瓜去皮，每食后嚼吃二三两。

【出处】《普济方》。

4. 猕猴桃

【组成】猕猴桃。

【主治】烦热消渴。

【用法】猕猴桃去皮，和蜜煎作羹食之。

【出处】《普济方》。

5. 牛羊马乳

【组成】牛乳、羊乳、马乳。

【主治】消渴。

【用法】取牛乳或羊乳或马乳，饮之。

【出处】《普济方》。

6. 大豆苗

【组成】大豆苗。

【主治】消渴。

【用法】大豆苗嫩者，醋炙令黄熟，捣为散，每服 2 钱，煎人参汤送下。

【出处】《圣济总录》。

7. 梨汁

【组成】梨。

【主治】消渴。

【用法】大梨绞汁饮。

【出处】《十便良方》。

8. 治渴方

【组成】羊肺、小豆叶。

【主治】消渴小便数。

【用法】羊肺，小豆叶，合并煮食之。

【出处】《普济方》。

9. 兔肉汁

【组成】兔肉。

【主治】消渴。

【用法】兔 1 只，剥去皮毛五脏等，水 1 斗半煎，使烂骨肉相离，漉出骨肉，斟酌 5 升汁，便澄滤令冷，渴即饮之。

【出处】《普济方》。

10. 绿豆

【组成】绿豆。

【主治】消渴。

【用法】取绿豆，研汁煮饮服之。

【出处】《普济方》。

11. 独胜散

【组成】萝卜、猪肉。

【主治】消渴。

【用法】萝卜出子者 3 枚，净洗薄切，晒干为末，每服2钱，煎猪肉澄清调下，食后并夜卧，日3服。

【出处】《肘后备急方》。

12. 鸽子

【组成】花白鸽子1只。

【主治】消渴。

【用法】花白鸽1只切碎，水煎之，令病人咽津。

【出处】《普济方》。

13. 荔枝

【组成】荔枝。

【主治】消渴。

【用法】荔枝食之。

【出处】《普济方》。

14. 竹笋

【组成】竹笋。

【主治】消渴内热，益气力。

【用法】苦竹笋，蒸、煮、炒，任食之。

【出处】《普济方》。

15. 韭苗

【组成】韭苗。

【主治】消渴引饮无度。

【用法】韭苗，日吃三五两，或炒或作羹，勿入盐。

【出处】《肘后备急方》。

16. 椰子

【组成】椰子。

【主治】消渴。

【用法】椰子，以浆饮之。

【出处】《普济方》。

17. 蚕蛹

【组成】蚕蛹2两。

【主治】消渴。

【用法】蚕蛹2两，以无灰酒1中盏，水1大盏，同煮1中盏，澄清去蛹服。

【出处】《太平圣惠方》。

18. 冬瓜饮

【组成】冬瓜瓤1两。

【主治】消渴。

【用法】冬瓜瓤1两曝干，捣碎，以水1中盏，煎至6分，去滓温服。

【出处】《太平圣惠方》。

19. 田螺汁

【组成】田螺汁。

【主治】消渴。

【用法】取田螺汁，或田螺煮汁服之。

【出处】《普济方》。

20. 甘露蜜

【组成】甘露蜜。

【主治】消渴，润五脏，止消渴，开胃。

【用法】甘露蜜，食之。

【出处】《普济方》。

21. 蛤蜊

【组成】蛤蜊。

【主治】消渴。

【用法】蛤蜊，煮食之。

【出处】《普济方》。

22. 蚌肉

【组成】蚌肉。

【主治】消渴。

【用法】蚌肉煮服之。

【出处】《普济方》。

23. 薏苡仁

【组成】薏苡仁。

【主治】消渴。

【用法】薏苡仁煮汁饮之。

【出处】《普济方》。

24. 黍米泔

【组成】黍米泔。

【主治】消渴，心神烦乱。

【用法】取黍米泔温服。

【出处】《普济方》。

25. 橘络饮

【组成】橘囊上筋膜。

【主治】消渴及吐。

【用法】橘囊上筋膜，煎汤服。

【出处】《普济方》。

26. 沃焦散

【组成】泥鳅鱼、干荷叶各等分。

【主治】消渴，饮水无度。

【用法】每服 2 钱，温水调下。

【出处】《普济方》。

27. 鹿头

【组成】鹿头 1 个。

【主治】老人消渴。

【用法】鹿头 1 个，去毛煮烂，和五味，空心食，以汁咽之。

【出处】《古今图书集成医部全录》。

28. 羊肺

【组成】羊肺 1 具。

【主治】渴利不止。

【用法】羊肺 1 具，入少羊肉和盐豉作羹食。

【出处】《普济方》。

29. 白鹅

【组成】白鹅 1 只。

【主治】消渴。

【用法】白鹅煮熟取汁饮之，肉亦可食。

【出处】《古今图书集成医部全录》。

30. 菘菜

【组成】菘菜。

【主治】消渴。

【用法】菘菜常食最佳，或取汁饮。

【出处】《古今图书集成医部全录》。

31. 粟米泔

【组成】粟米泔。

【主治】消渴。

【用法】粟米泔，常取饮之，泔久留则酸。

【出处】《古今图书集成医部全录》。

32. 红柿

【组成】红柿。

【主治】消渴。

【用法】红柿，取啖之。

【出处】《古今图书集成医部全录》。

33. 藕汁

【组成】藕 1 盏，密 1 盒。

【主治】烦渴。

【用法】生藕取汁 1 盏，入蜜 1 合，分 3 服，止渴最好。

【出处】《古今图书集成医部全录》。

34. 蚌蛤

【组成】蚌蛤。

【主治】消渴。

【用法】蚌蛤煮食，或和姜酢生食并佳。

【出处】《古今图书集成医部全录》。

35. 牡蛎肉

【组成】牡蛎肉。

【主治】酒渴。

【用法】牡蛎肉和姜酢生食之。

【出处】《古今图书集成医部全录》。

36. 桑椹

【组成】桑椹。

【主治】消渴。

【用法】黑桑椹捣，滤去滓，入石器中，入蜜熬膏，每取二三匙，沸汤点服如神。

【出处】《古今图书集成医部全录》。

37. 羊肚

【组成】羊肚。

【主治】胃虚消渴。

【用法】羊肚烂煮，空腹服之。

【出处】《古今图书集成医部全录》。

38. 蜗牛

【组成】蜗牛。

【主治】消渴引饮不止。

【用法】取蜗牛 14 枚，形圆而大者，以水 3 合，密器浸一宿，取水饮之。

【出处】《古今图书集成医部全录》。

39. 葡萄

【组成】葡萄。

【主治】消渴。

【用法】生葡萄捣滤取汁，以瓦器熬稠，入熟蜜少许，饮之。

【出处】《古今图书集成医部全录》。

40. 小豆花

【组成】小豆花。

【主治】消渴。

【用法】用小豆花于豉中煮五味调和，食之。

【出处】《普济方》。

41. 牡驴骨

【组成】牡驴骨。

【主治】消渴。

【用法】用牡驴骨煮汁，令服二三升。

【出处】《普济方》。

42. 罂粟汤

【组成】罂粟子。

【主治】肾渴，解五石毒。

【用法】罂粟子，煮稀粥食。

【出处】《普济方》。

43. 陈粟米

【组成】陈粟米。

【主治】胃中热消渴，利小便。

【用法】陈粟米饮食之。

【出处】《普济方》。

44. 青粱米饮

【组成】青粱米。

【主治】消渴。

【用法】以青粱米煮取汁饮之。

【出处】《普济方》。

45. 醋牛肚

【组成】牛肚。

【主治】消渴。

【用法】取牛肚以醋煮食之。

【出处】《普济方》。

（七）并发症方

1. 黄芪六一汤

【组成】黄芪6两，炙甘草1两。

【主治】男子妇人诸虚不足，胸中发悸，时常消渴，或先渴而欲发疮，或病痈疽者，并宜服之。

【用法】上为散，每服3钱，水煎去滓温服不拘时。

【出处】《医方大成》。

2. 秦艽丸

【组成】乌梢蛇3两（酒浸去皮骨，炙微黄），防风半两，牛蒡子、栀子仁、犀角屑(代)各3分，秦艽、枳壳、赤茯苓、苦参各1两。

【主治】渴利后，肺脏风毒外攻，皮肤生疮，瘙痒心烦。

【用法】上为细末，炼蜜和丸，丸如梧桐子大，每服30丸，煎竹叶汤下，食后服。

【出处】《太平圣惠方》。

3. 栝楼根散

【组成】栝楼根、赤茯苓各1两，玄参、枳壳各1两，甘草、苦参各3分。

【主治】渴利后心烦体热，皮肤生疮瘙痒。

【用法】上为细末，每服1钱，不计时候，温浆水调下。

【出处】《太平圣惠方》。

4. 磁石丸

【组成】磁石、甘草、知母、黄芩、栝楼根各1两，大豆2合，石膏1两1分，荠苨、人参、赤茯苓、葛根各3分。

【主治】消渴内热，结成痈疽。

【用法】上为细末，炼蜜和丸，如梧桐子大，每服30丸，温水送下，日3服。

【出处】《圣济总录》。

5. 兰叶散

【组成】兰叶、川升麻、麦冬、赤芍、玄参、黄芪、生甘草、犀角屑(代)、沉香、葛根各1两，川大黄2两。

【主治】渴利口干烦热，背生痈疽，赤焮疼痛。

【用法】上为散，每服4钱，水煎去滓，不拘时温服。

【出处】《太平圣惠方》。

6. 射干散

【组成】射干、川升麻、犀角屑（代）、兰叶、黄芩、沉香、地榆、川大黄各 1 两，栝楼根、川芒硝 2 两。

【主治】渴利热盛，背生痈疽，烦热肢节疼痛。

【用法】上为散，每服 5 钱，水煎去滓，不计时温服。

【出处】《太平圣惠方》。

7. 玄参散

【组成】玄参、犀角屑（代）、川芒硝、黄芪、沉香、木香、羚羊角屑各 3 两，川大黄 2 两，甘草 3 分。

【主治】渴利烦热，痈疽发背，焮肿疼痛。

【用法】上为散，每服 2 钱，不计时候，温水调服。

【出处】《太平圣惠方》。

8. 石膏汤

【组成】石膏 1.5 两，知母 1.5 两，犀角屑（代）1 两，栝楼根生者半斤绞汁（或干者 4 两代之），升麻 3 分，土瓜根绞汁两合半（或干者 4 两代之）。

【主治】消渴后成痈疽。

【用法】上药除汁外粗捣，每服 3 钱，2 药汁各半合，水煎去滓温服，不拘时候。

【出处】《圣济总录》。

9. 麦冬汤

【组成】麦冬、赤茯苓、栝楼根、甘草各 2 两，地骨皮 2 两。

【主治】消渴后热毒，结成痈疽。

【用法】上药㕮咀，每服 3 钱，水煎去滓温服，不拘时候。

【出处】《圣济总录》。

10. 白茅根饮子

【组成】白茅根 1 握，桑根白皮、麦冬、红雪各 2 两，赤茯苓 2 两，露蜂房 1 两。

【主治】毒气不得宣通，肺燥热渴利不止，痈疽发背。

【用法】上药细锉，每服半两，入淡竹叶三七片，水煎去滓温服，不拘时候。

【出处】《太平圣惠方》。

11. 忍冬丸

【组成】忍冬草（不拘根茎花叶皆可用）。

【主治】渴疾愈，须预防发痈疽。

【用法】上药用米曲酒于瓶内浸，以糠火煨一宿，取出晒干，入甘草少许为末，即以所浸酒为丸，如梧桐子大，每服 50 ~ 100 丸，酒饮任下，不拘时。又方用忍冬草煎服，此藤凌冬不凋，2 月开花，黄白相间，微香蒂带红，又名金银花。

【出处】《普济方》。

12. 芪参五味汤

【组成】人参、五味子、炙甘草、麦冬、黄芪各等分。

【主治】消渴后，虚热留滞，结成痈疽。

【用法】上药为散，每服 5 钱，入朱砂少许，水煎去滓温服，不拘时候，轻则宜服黄芪六一汤。

【出处】《普济方》。

13. 桑根白皮汤

【组成】桑根白皮 5 两（锉炒）。

【主治】消渴后心肺气独盛，结成痈疽。

【用法】上为散，每服 3 钱，水煎去滓温服，日 2 ~ 3 服。

【出处】《普济方》。

14. 黄芪散

【组成】黄芪、甘草、川升麻、前胡、栝楼根、知母、麦冬、赤芍各 1 两，黄芩 2 两，生地黄 2 两。

【主治】渴利，皮肤生热毒疮，疼痛寒热，口干心烦。

【用法】上药为散，每服 4 钱，入竹叶 27 片，小麦 100 粒，水煎去滓，不计时候温服，日 3 ~ 4 服。

【出处】《太平圣惠方》。

15. 调中方

【组成】升麻 4 分，玄参 5 分，甘草 4 分，知母 5 分，茯苓 3 分，牡蛎 6 分，漏芦 5 分，枳实 6 分，蒺藜 4 分，黄连 6 分。

【主治】肾虚热渴，小便多，除风湿，理石毒，止小便，去皮肤疮。

【用法】上 10 味捣筛，饮汁服方寸匕，日再服。

【出处】《外台秘要》。

16. 皂荚煎圆

【组成】皂荚10梃（拍碎，用水2升浸一宿，冷浓，滤去滓，以慢火熬成膏），麦冬1两，乌梢蛇3两（酒浸，去皮骨，炙令微黄），枳壳（麸炒微黄），白蒺藜、防风、川大黄、杏仁、苦参、川升麻各1两。

【主治】渴利后热毒未解，心神烦热，皮肤瘙痒成疮。

【用法】上为细末，入皂荚膏，和捣为丸，如梧桐子大，每服食后温浆水下30丸。

【出处】《太平圣惠方》。

17. 玄参散

【组成】玄参、黄芩、川升麻、连翘、玉竹各1两，犀角屑（代）、木香、白蔹各半两，栀子仁3分。

【主治】渴利后头面身上，遍生热毒疮。

【用法】上为细末，每服4钱，水煎去滓温服。

【出处】《太平圣惠方》。

18. 紫苏汤

【组成】紫苏茎叶、桑根白皮、赤茯苓各1两，羚羊角（镑）、槟榔各3分，木香、肉桂、独活、枳壳各半两，郁李仁2两。

【主治】消渴后，遍身浮肿，心膈不利。

【用法】上为散，每服4钱，水煎去滓温服，不拘时。

【出处】《太平圣惠方》。

19. 赤茯苓汤

【组成】赤茯苓、紫苏子、白术、前胡、人参各1两，陈皮、肉桂、木香、槟榔各3分，甘草半两。

【主治】消渴后，头面脚膝浮肿，胃虚不能下食，心胃不和，或吐逆。

【用法】上为散，每服3钱，入生姜、大枣，水煎去滓温服，不拘时。

【出处】《太平圣惠方》。

20. 防己丸

【组成】防己、猪苓、郁李仁、杏仁各1两半，栝楼根、赤茯苓、葶苈、桑根白皮各2两，白术3分。

【主治】消渴瘥后，津液枯竭，身体浮虚，欲成水病。

【用法】上为细末，炼蜜为丸如梧桐子大，每服20丸，空腹浆水下，但以肿消小便快为度。

【出处】《太平圣惠方》。

21. 瞿麦汤

【组成】瞿麦穗、滑石、泽泻各半两，防己3分，黄芩1分，炒桑螵蛸14枚，大黄2两。

【主治】消渴欲成水气，面目并膝胫浮肿，小便不利。

【用法】上为细末，每服3钱，水煎去滓温服。

【出处】《圣济总录》。

22. 猪苓散

【组成】猪苓、人参各2分，木通1两1分，黄连1.5两，麦冬、栝楼根各2两。

【主治】消渴后四肢浮肿，小便不利，渐成水病。

【用法】上6味为细末，每服1钱，温浆水调下，日3次，以瘥为度（注：关木通有肾毒性，内服慎用）。

【出处】《太平圣惠方》。

23. 茯苓散

【组成】赤茯苓、栝楼根、麦冬各1.5两，升麻1两，桑根白皮（锉）2两，陈皮3分。

【主治】消渴后数饮呕逆，虚羸欲成水病。

【用法】上6味共为细末，每服1钱，温水调下，日2服。

【出处】《太平圣惠方》。

24. 茯苓汤

【组成】赤茯苓、泽泻、麦冬、杜仲各2两，桑白皮（锉）3两，肉桂（去粗皮）1两，磁石（捣如麻粒大，淘去赤水）4两。

【主治】消渴，三焦气不宣通，膈壅停水。

【用法】上7味，粗捣筛，每服6钱，加大枣3枚，薤白5茎细切，水煎去滓温服。

【出处】《圣济总录》。

25. 葶苈丸

【组成】甜葶苈、杏仁、瓜蒌仁、汉防己各1两。

【主治】消渴后浮肿成水病。

【用法】上为细末，炼蜜和丸，如梧桐子大，每服30丸，煎赤茯苓汤送服，日3～4次服。

【出处】《太平圣惠方》。

26. 萝苏散

【组成】萝卜子3两，紫苏子3两。

【主治】消渴后变成水气。

【用法】上为细散，每服2钱，桑根白皮煎汤送服，日3～4次服。

【出处】《太平圣惠方》。

27. 升麻散

【组成】川升麻1两，栝楼根1.5两，赤茯苓1两，麦冬2两，桑根白皮2两，青皮3分。

【主治】消渴后成水病，面目身体浮肿。

【用法】上为细散，每服1钱，温水调下，日3～4次服。

【出处】《太平圣惠方》。

28. 升麻散

【组成】川升麻、玄参、知母、赤茯苓、漏芦、麸炒枳壳、蒺藜、炙甘草各2两，赤芍3分，黄连1.5两。

【主治】渴利后皮肤生疮，肢节疼痛。

【用法】上药为细末，不计时候，以温浆水调下2钱，以瘥为度。

【出处】《太平圣惠方》。

29. 桂苓甘露散

【组成】肉桂半两，白茯苓、猪苓、白术、寒水石、泽泻各1两，甘草1两，滑石2两。

【主治】饮水不消，呕吐泻利，湿气流注水肿腹胀，泄泻不能止者，止烦渴，解暑毒，大有奇效，兼利小水。

【用法】上为细末，每服2～3钱，温水调下，一方有石膏1两，无猪苓。

【出处】《普济方》。

30. 治消渴齿痛方

【组成】麦冬5两，五味子3钱，黄连3钱，芦根5两，黄芪5钱，怀牛膝6钱，天冬1两。

【主治】消渴，齿痛，口渴，昼夜不止，中下二消证。

【用法】缫丝汤10碗，煎2碗，不拘时服。

【出处】《先醒斋医学广笔记》。

31. 消渴手足麻木方

【组成】生地黄、当归、山茱萸、麦冬、西洋参、怀山药、龟甲、莲子肉、猪肚丸各3钱。

【主治】三消病，气血不能灌溉四末，手足麻木。

【用法】水煎服，日2次。

【出处】《王旭高医案》。

32. 人参散

【组成】人参3分，猪苓3分，木通1两，黄连1两，麦冬1两，栝楼根2两。

【主治】消渴后，四肢虚肿，小便不利。

【用法】上药捣为散，每服1钱，温水调下，日3～4次服。

【出处】《太平圣惠方》。

33. 人参汤

【组成】人参、黄芪各2两，旋覆花、桑根白皮各2两，紫苏叶、犀角屑（代）各半两，赤茯苓、陈皮、五味子、泽泻各1两半。

【主治】虚渴饮水过多，身体浮肿。

【用法】上为细末，炼蜜和丸，如梧桐子大，每服30丸，浆水下，不拘时服之。

【出处】《普济方》。

34. 桑根白皮汤

【组成】桑根皮、麦冬、石膏各2两，赤茯苓、黄芩、栝楼根各1两半，栀子仁半两，土瓜根1两。

【主治】暴渴饮水不止，头面浮虚。

【用法】上㕮咀，每服3钱。

【出处】《普济方》。

35. 人参散

【组成】人参1两，桑根白皮半两，黄芪3分，陈皮1两，半夏半两，木香、赤芍、草豆蔻、肉桂、槟榔、枇杷叶各半两。

【主治】消渴饮水过多，心腹胀满，不能食。

【用法】上诸药捣为散，每服3钱，不能去滓温服，不拘时。

【出处】《太平圣惠方》。

36. 陈橘皮散

【组成】陈皮1两，诃黎勒皮半两，赤茯苓半两，肉桂半两，大腹皮半两，川芎、枳壳、赤芍各半两，甘草1两。

【主治】消渴，饮水过多，心腹胀满，或胁肋间痛，腰腿沉重。

【用法】上诸药捣为散，每服4钱，水煎去滓温服，食前服用。

【出处】《太平圣惠方》。

37. 肉桂散

【组成】肉桂、人参、白茯苓、诃黎勒皮、甘草、枳壳、前胡、白术、大腹皮各半两，厚朴1两。

【主治】消渴饮水，饮冷太过，致脾气虚，腹胁胀满，不思饮食。

【用法】上药捣筛为散，每服4钱，水煎去滓温服。

【出处】《太平圣惠方》。

38. 半夏散

【组成】半夏半两，赤茯苓1两，人参1两，白术1两，木香、甘草各半两，陈皮1两。

【主治】消渴，饮水腹胀，烦热呕吐，不思食。

【用法】上药捣筛为散，每服3钱，水煎去滓温服。

【出处】《太平圣惠方》。

39. 槟榔散

【组成】槟榔1两，桑白皮1两，赤茯苓1两，紫苏茎叶1两，木通、麦冬各1两。

【主治】消渴，饮水不止，小便复涩，心腹连膀胱胀闷，胸膈烦热。

【用法】上药共捣为散，每服4钱，加生姜半分，葱白7寸水煎去滓温服（注：关木通有毒性，内服慎用）。

【出处】《太平圣惠方》。

40. 大黄圆方

【组成】川大黄3两，栝楼根、槟榔、枳壳各1两，川芎2分，肉桂3分。

【主治】消渴腹胀，利大小肠。

【用法】上药共为细末，炼蜜和丸，如梧桐子大，每服30丸，温水送下，不计时候。

【出处】《太平圣惠方》。

41. 经验方

【组成】赤茯苓半两，人参半两，赤芍半两，白术、前胡各3钱，枳壳半两，槟榔、厚朴各3钱，肉桂3分，甘草半两。

【主治】消渴，饮水太过，胃气不和，腹胀，不思饮食。

【用法】上药共捣为散，每服4钱，入生姜3分，枣3枚，水煎去滓温服。

【出处】《太平圣惠方》。

42. 人参汤

【组成】人参、白芍各2两，大腹子2枚，葛根、黄芩、知母、桑根白皮、赤茯苓各1.5两，玉竹1两，枳壳3钱。

【主治】消渴饮水过多，心腹胀满，或胁肋间痛，腰腿沉重。

【用法】上药为散，每服3钱，入姜水煎去滓温服。

【出处】《圣济总录》。

43. 赤茯苓丸

【组成】赤茯苓、桑根白皮、防风、麦冬各1.5两，郁李仁、木香各1两。

【主治】久患消渴，渴犹不止，小便复涩，两肋连膀胱胀满，心胸烦热。

【用法】上药前5味共为细末，与郁李仁研令匀，炼蜜为丸，如梧桐子大，每日空腹服30丸，煎木通枣汤送下，至晚再服。

【出处】《圣济总录》。

44. 旋覆花汤

【组成】旋覆花、桑根白皮、陈皮各1.5两，紫苏、犀角屑（代）各半两，赤茯苓3钱。

【主治】消渴腹胁虚胀，心下满闷。

【用法】上药为散，每服7钱，加大枣3枚，生姜3分，盐豉半匙，水煎去滓，分3次温服。

【出处】《圣济总录》。

45. 麦冬汤

【组成】麦冬、乌梅各2两。

【主治】消渴，喉干不可忍，饮水不止，腹满急胀。

【用法】上 2 味为散，每服 3 钱，水煎去滓后温服，日 3 次。

【出处】《普济方》。

（八）其他方

1. 麦冬丸

【组成】麦冬、茯苓、黄连、石膏、玉竹各 8 分，人参、龙胆草、黄芩各 6 分，升麻 4 分，枳实 5 分，枸杞子、栝楼根、生姜各 10 分。

【主治】消渴胃肠实热。

【用法】上 13 味末之，蜜丸如梧子大，以茆根粟米汁服 10 丸，日 2 次。

【出处】《千金要方》。

2. 茯神汤

【组成】茯神 2 两，栝楼根、麦冬各 5 两，生地黄 6 两，玉竹 4 两，小麦 2 升，淡竹叶 3 升，大枣 20 枚，知母 4 两。

【主治】胃腑实热，引饮常渴。

【用法】上 9 味捣碎，以水 3 斗煮小麦、竹叶，取 9 升去渣下药，煮取 4 升，分 4 服，不问早晚，但渴即进。

【出处】《千金要方》。

3. 经验方

【组成】人参、白芍、当归身各 1 两，山药、茯苓、熟地黄、枸杞子各 2 两，甘草、五味子各 5 钱，酸枣仁 1 两 5 钱。

【主治】思虑过度，渴甚。

【用法】水煎服，每日 1 剂，分 2 次服。

【出处】《慎斋医书》。

第二章　现代糖尿病医方

（一）滋阴清热方

1. 经验方

【组成】天花粉、麦冬、沙参、生石膏、知母、党参、玄参、生地黄、石斛。

【功效】清胃养阴，润肺生津，滋阴益肾。

【主治】糖尿病三消俱全，肺胃肾阴虚燥热者。

【临床运用】水煎服，每日 1 剂，分 2 次服。

【出处】《新中医》，1976，（3）：28。

2. 经验方

【组成】党参、生石膏、川黄连、知母、玄参、生地黄、天花粉、麦冬、石斛、粳米。

【功效】润肺生津，清胃降糖。

【主治】糖尿病肺津亏虚，胃热炽盛者。

【临床运用】每日 1 剂，水煎服。

【出处】《新中医》，1976，（3）：28。

3. 经验方

【组成】黄芩、黄连、黄柏、栀子、当归、川芎、赤芍、地黄。

【功效】清热解毒，凉血降糖。

【主治】糖尿病，阴血燥热，热毒内蕴。症见口干饮水量不太多，唇红、舌红，燥热身痒，或疖肿频生者。

【临床运用】每日 1 剂，水煎服。血糖不降可加苍术与玄参、黄芪与山药两对降糖药或血糖不降加人参白虎汤；尿糖不降重用天花粉、生地黄，或加乌梅、五味子；兼高血压、冠心病，或夜间口干舌如生刺，加葛根、夏枯草、石斛、山楂、丹参；下身瘙痒加知母、黄柏；皮肤瘙痒加地肤子、苦参；失眠加酸枣仁、女贞子、夜交藤、白蒺藜；心悸加石菖蒲、远志、生龙骨、生牡蛎；便溏加莲子肉、芡实；腰痛加肉桂；阳痿、形寒肢冷加巴戟天、补骨脂、仙灵脾、附子、肉桂。

【出处】《新中医》，1977，（6）：11。

4. 经验方

【组成】生地黄 60 ~ 90g，黄连 1.5 ~ 3g。

【功效】滋阴清热。

【主治】糖尿病。

【临床运用】每日 1 剂，水煎服。

【出处】《广东中医》，1958，（1）：13。

5. 经验方

【组成】北沙参、麦冬、枸杞子、当归、川楝子各 10g，丹参 30g，生地黄、熟地黄各 15g，葛根 15g。

【功效】滋阴养血，润燥生津。

【主治】糖尿病阴虚型。症见咽干口燥，五心烦热，手足心热，骨蒸潮热，盗汗，舌红无苔，少津或苔薄白，脉细或细数者。

【临床运用】每日 1 剂，水煎服。

【出处】《新医药学》，1978，（5）：8。

6. 经验方

【组成】五味子、知母、麦冬各 12g，山药、生地黄各 30g，玄参、黄芪各 15g，苍术 6g，石膏 60g，人参、枸杞子、何首乌各 9g。

【功效】益气养阴，滋补肝肾。

【主治】糖尿病阴虚阳亢者。

【临床运用】每日 1 剂，水煎服。高血压、冠心病，加葛根、黄芩、丹参；皮肤疖肿加蒲公英、黄柏、僵蚕；失眠多梦加酸枣仁；尿多加山茱萸。

【出处】《天津医药》，1978，（5）：233。

7. 经验方

【组成】生地黄、麦冬、天花粉、葛根、五味子、甘草、枸杞子、生石膏、川黄连。

【功效】清热滋阴，生津止渴。

【主治】糖尿病阴虚热盛型而无合并症者。

【临床运用】每日 1 剂，水煎服。

【出处】《北京医学》，1980，（4）：217。

8. 经验方

【组成】生地黄、菟丝子、生石膏、五味子各 30g，天花粉 25g，玄参、枸杞子各 18g，知母 12g，牡丹皮、栀子、胡黄连各 9g，黄连（为末，冲服）3g。

【功效】养阴清热。

【主治】阴虚型糖尿病。

【临床运用】每日 1 剂，水煎服。

【出处】《广西中医药》，1980，（5）：24。

9. 经验方

【组成】生地黄、熟地黄、白芍、麦冬、知母、地骨皮、甘草、钩藤、牛膝、龙骨、山茱萸。

【功效】滋阴潜阳，润燥生津。

【主治】糖尿病阴虚阳亢型。

【临床运用】每日 1 剂，水煎服。

【出处】《湖南中医杂志》，1982，（2）：17。

10. 经验方

【组成】石膏、熟地黄、麦冬、知母、牛膝、黄连。

【功效】清热解毒，滋阴生津。

【主治】糖尿病偏于上消者。

【临床运用】每日 1 剂，水煎服。

【出处】《广西中医药》，1982，（1）：1。

11. 经验方

【组成】北沙参、麦冬、枸杞子、当归、川楝子各 10g，丹参 30g，生地黄、熟地黄各 15g，葛根 15g。

【功效】滋阴清热，活血生津。

【主治】糖尿病阴虚型。

【临床运用】每日 1 剂，水煎服。

【出处】《上海中医药杂志》，1982，（6）：5。

12. 经验方

【组成】北沙参、麦冬、枸杞子、当归、川楝子各 10g，丹参 30g，生地黄、熟地黄各 15g，葛根 15g，生石膏 30g，知母 15g，黄芩 10g，黄连 10g，连翘 10g。

【功效】清热解毒，滋阴生津。

【主治】糖尿病阴虚火旺型。

【临床运用】每日 1 剂，水煎服。

【出处】《上海中医药杂志》，1982，（6）：5。

13. 经验方

【组成】石膏、知母、黄芩、沙参、天花粉、生地黄、粳米。

【功效】清热泻火，生津止渴。

【主治】糖尿病肺胃燥热者。

【临床运用】每日 1 剂，水煎服。

【出处】《新中医》，1983，（12）：1。

14. 经验方

【组成】玄参、麦冬、生地黄、天花粉、当归、桃仁、红花、穿山甲、柴胡、大黄。

【功效】滋阴养血，润燥化瘀。

【主治】糖尿病阴虚血瘀者。

【临床运用】每日 1 剂，水煎服。

【出处】《新中医》，1983，（12）：1。

15. 经验方

【组成】生地黄、山药、女贞子各 15g，牡丹皮 10g，泽泻、茯苓各 6g，生石膏 60g，知母、大黄各 12g，粳米 9g，天花粉 30g。

【功效】滋阴补肾，润燥生津。

【主治】糖尿病燥热阴虚型。

【临床运用】每日 1 剂，水煎服。

【出处】《广西中医》，1983，（4）：42。

16. 经验方

【组成】生石膏 50g，知母 15g，人参 10g，粳米 10g，甘草、石斛各 15g，丹参 25g。

【功效】滋阴清热，生津止渴。

【主治】消渴，阴虚热盛者。症见形体消瘦，多饮多食，多尿，舌质暗红，苔黄白相兼，脉弦数。

【临床运用】每日 1 剂，水煎服。

【出处】《吉林中医药》，1983，（1）：19。

17. 经验方

【组成】生地黄 30g，沙参、茯神各 20g，五味子 18g，玉竹、麦冬各 18g，白芍 24g，山药

60g，黄精 20g，枸杞子 15g，黄柏 12g，知母 18g，天花粉 18g。

【功效】滋阴清热，生津止渴。

【主治】糖尿病阴亏津伤者。

【临床运用】每日 1 剂，水煎服。

【出处】《中医函授通讯》，1983，（4）：25。

18. 经验方

【组成】生地黄、熟地黄各 12 ~ 15g，天冬、麦冬各 12 ~ 15g，黄芩 9g，天花粉 30g，北沙参 15 ~ 30g，生石膏 30 ~ 150g，知母 9 ~ 15g，白芍 12g，怀牛膝 12g，石斛、地骨皮、黄芪各 30g。

【功效】滋阴润燥，清热生津。

【主治】糖尿病阴亏者。

【临床运用】每日 1 剂，水煎服。咽干痛者加玄参、山豆根；失眠心悸加龙齿；兼瘀血加丹参；病至后期加五味子、桑寄生、女贞子。

【出处】《广西中医》，1983，（4）：42。

19. 经验方

【组成】黄芪、山药、太子参、天花粉、玄参、麦冬、石斛、生地黄、知母。

【功效】滋阴润肺，生津止渴。

【主治】糖尿病燥热伤肺型。

【临床运用】每日 1 剂，水煎服。

【出处】《辽宁中医杂志》，1983，（5）：35。

20. 经验方

【组成】生石膏 30g，知母、黄芩各 12g，北沙参、天花粉、生地黄、粳米各 15g。

【功效】清热泻火，生津止渴。

【主治】消渴，肺胃津伤，内热炽盛者。症见口干舌燥，大渴引饮，小便频多，四肢乏力，形体消瘦，舌红苔黄燥，脉数。

【临床运用】每日 1 剂，水煎服。

【出处】《新中医》，1983，（12）：11。

21. 经验方

【组成】天花粉 120g，石膏 30 ~ 90g，知母 18g，沙参 24g，麦冬 20g，生地黄 30g，玄参 30g，玉竹 20g，山药 45g。

【功效】润肺清胃，泻火生津。

【主治】糖尿病上消燥热灼肺、耗伤津液。症见烦渴引饮，口干舌燥，尿多而频，皮肤干枯，舌尖红，苔薄黄，脉洪数者。

【临床运用】每日 1 剂，水煎服。

【出处】《山东中医杂志》，1984，（5）：23。

22. 经验方

【组成】天花粉 120g，生石膏 90g，山药 45g，生地黄、玄参各 30g，沙参 24g，玉竹、麦冬各 20g，知母 18g。

【功效】清燥润肺，止渴。

【主治】糖尿病，燥热灼肺，耗伤津液。症见烦渴引饮，口干咽燥，尿多而频，皮肤干燥。

【临床运用】每日 1 剂，水煎服。

【出处】《山东中医杂志》，1984，（5）：20。

23. 三黄消渴汤

【组成】黄芪 40g，生地黄 30g，黄精 30g，生石膏 40g，天花粉 25g。

【功效】滋阴清热。

【主治】2 型糖尿病及其并发症。出现口渴多饮，多食多尿，形体消瘦，疲乏无力，面色无华，舌淡红苔薄白少津，脉细数。

【临床运用】阴虚火旺加知母；气阴两虚加玄参、太子参、麦冬；阴阳两虚去生石膏，加制附子、肉桂、枸枸杞子；血脂高加葛根、郁金、蒲黄、丹参；血糖下降慢性加玄参、苍术。共治疗 40 例，显效 18 例，好转 16 例，无效 6 例，总有效率 85%。本方可降低血脂，胰岛素释放试验可以看出可促进胰岛 β 细胞分泌胰岛素的功能，从而降低血糖。

【出处】《河北中医》，1985，（6）：8-9。

24. 经验方

【组成】熟地黄 24g，山茱萸 12g，山药 12g，泽泻 9g，牡丹皮 9g，茯苓 9g，石膏 9g，附子 2g。

【功效】滋阴清热。

【主治】糖尿病，肾阴亏虚，燥热偏盛者。症见烦渴多饮，口干舌燥，心慌胸闷，腰膝酸软，小便频数，脉弦细数。

【临床运用】每日 1 剂，水煎服。

【出处】《四川中医》，1985，（2）：15。

25. 速降糖煎剂 1 号

【组成】天花粉 75g，天冬 25g，麦冬 25g，生地黄 50g，知母 15g，生石膏 50g，黄连 10g，石斛 15g，玄参 25g，玉竹 25g，葛根 15g，牡丹皮 15g。

【功效】润肺生津，兼清胃热。

【主治】消渴属胃热阴虚者。症见烦渴多饮，多食而瘦，口干舌燥，大便秘结，舌质红苔黄燥，脉滑数有力。

【临床运用】加减：病初起，大便干燥，加大黄 10g，黄芩 10g 以缓下存阴，待热去津回，可去之；口渴烦饮加沙参 15g，枇杷叶 15g；心热烦躁加石莲子 15g；若热去饮食正常可减去黄连。

【出处】《吉林中医药》，1980，1（5）：9。

26. 经验方

【组成】党参 15g，麦冬、石斛、生地黄各 20g，五味子、甘草各 10g，天花粉、女贞子、枸杞子、知母、金樱子各 25g，石膏 50g。

【功效】滋阴降火，生津止渴。

【主治】糖尿病阴虚津伤者。

【临床运用】每日 1 剂，水煎服。

【出处】《吉林中医药》，1981，（3）：17。

27. 清胃养阴汤

【组成】天花粉 50g，天冬、麦冬各 25g，生地黄 25g，知母 10g，生石膏 25g，黄连 25g，石斛 15g，玄参 25g，玉竹 25g，葛根 15g，牡丹皮 15g。

【功效】润肺生津兼清胃热。

【主治】消渴胃热阴虚型。症见烦渴多饮，多食而瘦，口干舌燥，大便秘结，舌苔黄燥，舌质红，脉滑数有力。

【临床运用】治疗 2 例，治愈 1 例，好转 1 剂。

【出处】《黑龙江中医药》，1981，（2）：17。

28. 经验方

【组成】党参 15g，麦冬 20g，五味子 10g，天花粉 25g，石斛 20g，女贞子 25g，枸杞子 25g，石膏 50g，知母 25g，生地黄 20g，甘草 10g，金樱子 25g。

【功效】滋阴降火，生津止渴。

【主治】糖尿病阴虚火旺者。

【临床运用】每日 1 剂，水煎服。阴虚为主，胃热不甚，渴饮不剧者，可减轻或去石膏、知母，加重滋肾之品；血糖不降者加苍术、玄参；尿糖不降者加黄芪、山药、萆薢；心火盛者加黄连、白薇等。

【出处】《吉林中医药》，1981，（3）：17。

29. 健脾清热消糖汤

【组成】生石膏 30g，生山药 30g，茯苓 10g，知母 10g，葛根 10g，天花粉 10g，玄参 15g，莲子肉 15g，白术 12g，黄连 6g，鸡内金 6g，五倍子 6g。

【功效】清热泻火，健脾运津。

【主治】消渴脾虚肺胃蕴热型。症见烦渴多饮，纳谷善饥，饮不解渴，食不解饥，体重减轻，身体困倦，疲乏无力，小便数且量多，大便正常或干燥或溏薄，舌质红，苔黄或中腻，脉滑数或濡数。

【临床运用】水煎服，每日 1 剂。

【出处】《江苏中医杂志》，1981，（2）：5。

30. 经验方

【组成】生地黄、葛根、麦冬、天花粉各 30g，黄芩、知母、玄参各 12g，石斛、竹叶各 9g，枸杞子、何首乌、生石膏各 15g。

【功效】滋阴清热，生津止渴。

【主治】糖尿病肺胃燥热者。

【临床运用】每日 1 剂，水煎服。

【出处】《广西中医药》，1981，（1）：24。

31. 经验方

【组成】熟地黄、山药、山茱萸、茯苓、牡丹皮、泽泻、黄连。

【功效】滋阴清热。

【主治】糖尿病。

【临床运用】每日 1 剂，水煎服。

【出处】《新中医》，1981，（2）：54。

32. 清热滋阴汤

【组成】北沙参 12g，麦冬 10g，石斛 12g，地黄 12g，牡丹皮 6g，茯苓 10g，泽泻 12g，山药 15g，知母 10g，石膏 20g，生甘草 5g，天花粉

12g，鸡内金 5g。

【功效】清热滋阴。

【主治】消渴属阴虚热盛者。症见口渴喜饮，多食易饥，小溲量多，体重逐渐下降。舌红少苔，脉数。

【临床运用】本方治疗 11 例患者，9 例临床治愈，另 2 例亦明显减轻。

【出处】《江苏中医杂志》，1981，（4）：25。

33. 润肺滋阴汤

【组成】生地黄、天花粉、山药、山茱萸、黄芪各 50g，天冬、麦冬、知母、泽泻、牡丹皮、茯苓、鸡内金、萆薢、蛤蚧各 15g，黄柏 5g。

【功效】润肺滋阴益肾。

【主治】糖尿病证属肺肾阴虚。症见口渴多饮，五心烦热，小便频数，尿如脂膏，舌质红少苔，脉细数。

【临床运用】共治疗 10 例，临床治愈 6 例，显效 3 例，好转 1 例。

【出处】《黑龙江中医药》，1981，（2）：17。

34. 加味玉泉散

【组成】葛根 10g，天花粉 12g，牡丹皮 6g，生地黄 10g，麦冬 9g，五味子 5g，苦瓜干 10g，鸡内金 6g，生三七 4g，糯米 10g，甘草 3g。

【功效】养阴生津。

【主治】消渴及并发症，属阴虚津伤者。症见口干多饮，烦渴多饮、多尿，五心烦热，舌红少苔而干，脉细数或弦数。

【临床运用】用法：水煎服，每日 1 剂。一般 28～64 剂后，诸症消失，然后去三七，加生黄芪 20～30g，山药 30g。加减：舌质紫暗或有瘀点，或舌下脉络曲张显露，或面部有血丝者，生三七每次加量至 5～6g；有白内障者，加高丽参 6g（另炖）；皮肤奇痒者，加香附 10g，白鲜皮 10g。每周服 2 剂，连服 4 周，以巩固疗效。治疗 8 例，均获卓效。

【出处】《中医杂志》，1982，（7）：76。

35. 抑糖汤

【组成】生石膏 30g，生山药 30g，麦冬 20g，天花粉 20g，熟地黄 20g，石斛 15g，萆薢 15g，芡实 15g，覆盆子 15g，菟丝子 15g，桑螵蛸 15g，益智仁 10g，五倍子 6g。

【功效】清热养阴，固肾。

【主治】消渴及其并发症。症见“三多一少”，心悸汗出，舌质淡白，苔黄，脉弦细数。

【临床运用】加减：久病体虚加黄芪 20g，党参 15g，枸杞子 15g；口干渴加重天花粉、麦冬用量，加山茱萸 20g；饥饿重者加熟地黄至 60g；痈疽者加金银花 10g，连翘 10g，蒲公英 10g，紫花地丁 10g；尿路感染者加萹蓄 30g，瞿麦 30g，黄柏 10g。本方治疗 215 例，近期治愈 62 例，好转 88 例，无效 65 例，总有效率 70%。

【出处】《吉林中医药》，1983，（5）：22。

36. 经验方

【组成】生石膏、知母、黄柏、熟地黄、龟甲、粳米、甘草。

【功效】滋阴润燥，清热降糖。

【主治】糖尿病燥热型。

【临床运用】水煎服，每日 1 剂，分 2 次服。

【出处】《辽宁中医杂志》，1983，（9）：17。

37. 加味玉液汤

【组成】黄芪、葛根、知母、山药、天花粉、五味子、生鸡内金。

【功效】益气养阴，生津泻火。

【主治】消渴（2 型糖尿病）。症见口渴多饮，多食易饥，小便多而甜，消瘦，体倦乏力。

【临床运用】水煎服，每日 1 剂。加减：胃火重者加黄连，黄芩；脾虚加党参；血瘀加丹参；肺热加桑白皮；有湿加苍术。

【出处】《上海中医药杂志》，1983，（12）：22。

38. 降糖 I 号

【组成】生石膏 15g，知母 20g，人参 15g，山药 20g，天花粉 50g，黄连 15g，沙参 25g。

【功效】清热养阴，益气生津。

【主治】消渴属燥热伤阴者。症见烦渴多饮，喜冷饮，口干舌燥，多食体瘦，舌红苔黄或燥，脉数或滑数，多见病之初期。

【临床运用】水煎服，每日 1 剂。

【出处】《辽宁中医杂志》，1982，（4）：35。

39. 白虎汤合大补阴丸加减

【组成】生石膏20g，知母12g，甘草10g，黄柏12g，生地黄12g，玄参12g，石斛12g，玉竹10g，枸杞子10g。

【功效】清热滋阴。

【主治】消渴属燥热型者。症见多饮、多尿、多食、口干舌燥、血糖增高，尿糖阳性，舌红少苔，苔黄，脉滑数。

【临床运用】水煎服，每日1剂。

【出处】《辽宁中医杂志》，1983，（9）：17。

40. 经验方

【组成】生地黄、玄参各30g，麦冬、白芍各10g，生何首乌15g，泽泻、葛根、知母、枳实各10g，天花粉20g。

【功效】养阴柔肝。

【主治】糖尿病，阴虚肝旺者。症见性情急躁，口干，尿黄，头晕，便秘，脉弦。

【临床运用】每日1剂，水煎服。

【出处】《糖尿病及其并发症中西医诊治学》。

41. 甘露消毒丹加减

【组成】生地黄、熟地黄各12g，天冬、麦冬各12g，石斛12g，黄芩10g，龙胆草6g，泽泻10g，黄柏10g，茵陈20g。

【功效】滋阴清热，兼清湿热。

【主治】消渴证属湿热型。症见口干多饮，尿黄而频，形体肥胖，外阴痒，或口干不欲饮，或肢体酸痛，舌红苔黄腻，脉滑数。

【临床运用】水煎服，每日1剂。

【出处】《辽宁中医杂志》，1983，（9）：17。

42. 黄连降糖散

【组成】黄连1份，党参（或人参）1份，天花粉2份，泽泻2份。

【功效】益气养阴泄热。

【主治】消渴及其并发症。症见口渴、多饮多食多尿，消瘦、乏力，或四肢酸痛，全身瘙痒。

【临床运用】共为细粉，每次服3g，每日3次，开水送服或淀粉纸包服。本方治疗20例，治愈8例，好转11例，无效1例，有效率95%。

【出处】《山东中医杂志》，1983，（5）：15。

43. 降糖一号

【组成】天花粉120g，石膏30～90g，知母18g，沙参24g，麦冬20g，生地黄30g，玄参30g，玉竹20g，山药45g。

【功效】润肺清胃，泻火生津止渴。

【主治】消渴燥热灼肺，耗伤津液之上消证。症见烦渴引饮，口干舌燥，尿多而频，皮肤干枯，舌尖红，苔薄黄，脉洪数。

【临床运用】水煎服，每日1剂。

【出处】《山东中医杂志》，1984，（5）：23。

44. 经验方

【组成】生石膏60g，黄芪、山药各20g，芡实15g，人参、天花粉、葛根、金银花、知母、麦冬、玄参各10g，乌梅、五味子各6g。

【功效】清热生津，益气养阴。

【主治】糖尿病。

【临床运用】水煎服，每日1剂。

【出处】《辽宁中医杂志》，1984，（3）：19。

45. 经验方

【组成】黄芪30g，山药20g，苍术15g，玄参25g，生地黄20g，熟地黄15g，丹参20g，葛根15g。

【功效】养阴益气，活血化瘀。

【主治】糖尿病。口渴多饮，多食善饥，口干咽燥。

【临床运用】水煎服，每日1剂。

【出处】《中华效方汇海》。

46. 降糖二号

【组成】天花粉90g，生石膏30g，知母15g，玄参24g，生地黄24g，玉竹20g，麦冬15g，山药30g，黄芪30g，白术30g，熟地黄30g，何首乌30g。

【功效】清热养阴，健脾滋肾。

【主治】消渴中焦燥热、阴液耗伤之中消证。症见消谷善饥，尿黄频数，形体消瘦，倦怠乏力或大便秘结，苔黄燥或舌红少苔，脉滑数。

【临床运用】水煎服，每日1剂。

【出处】《山东中医杂志》，1984，（5）：23。

47. 自拟三消饮

【组成】生山药60～100g，天花粉30～50g，牡丹皮10g，地骨皮15g，枸杞子15g，生地黄15g，玄参15g，乌梅肉10g。

【功效】滋阴清热。

【主治】消渴并发症属阴虚燥热者。症见烦渴多饮，口咽干燥，多尿，夜间尤甚，食量减少，腰膝酸软，大便干结。

【临床运用】水煎服，每日1剂。加减：偏于上消者加天、麦冬各15g；偏于中消者加知母10g，生石膏30g；偏于下消者加五味子15g，山茱萸10g，桑螵蛸10g。

【出处】《中医杂志》，1985，(9)：693。

48. 经验方

【组成】生石膏50g，金樱子、天花粉、女贞子、枸杞子、知母各25g，麦冬、石斛、生地黄各20g，党参15g，五味子10g。

【功效】清热生津，养阴益气。

【主治】糖尿病。

【临床运用】水煎服，每日1剂。阴虚者加山茱萸15g；血糖不降者加玄参、苍术各15g；尿糖不降者加黄芪、山药、萆薢各15g；心火偏盛者加黄连、白薇各10g。

【出处】《吉林中医药》，1985，(4)：5。

49. 经验方

【组成】生石膏30g，黄芩10g，地骨皮、生知母各15g，天冬、麦冬、天花粉各20g，粳米20g，生甘草8g。

【功效】清肃肺热，滋津止渴。

【主治】糖尿病燥热伤肺。症见身热心烦，大渴不止，欲饮冷水，小便频数，气息促急，舌质鲜红，苔薄，舌燥，脉滑大而数者。

【临床运用】每日1剂，水煎服。若烦渴甚，饮不止渴者，倍生石膏、天花粉、天冬、麦冬用量。

【出处】《陕西中医》，1985，(7)：30。

50. 经验方

【组成】党参、葛根各10g，麦冬、天花粉、玉竹、石斛、干芦根各20g，乌梅肉15g。

【功效】滋阴润燥，和胃调中。

【主治】糖尿病热伤胃津证。症见口干舌燥，胃纳减少，日见消瘦，大便秘结，舌干红少津，脉细数无力。

【临床运用】每日1剂，水煎服。

【出处】《陕西中医》，1985，(7)：30。

51. 经验方

【组成】桑叶12g，桃胶12g，山茱萸12g，黑芝麻15g，冬瓜子、冬瓜皮各10g，扁豆10g，荔枝核10g，丝瓜子10g，黄柏10g，牡丹皮10g，蚕茧5只，南瓜藤30g。

【功效】滋阴清热，生津止渴。

【主治】糖尿病肝肾不足，阴虚内热者。症见眩晕心悸，低热盗汗，口干烦渴，多食易饥，小便频数，面颊潮红，手足麻木，视物模糊，脉细数。

【临床运用】每日1剂，水煎服。

【出处】《新中医》，1986，(4)：55。

52. 经验方

【组成】黄柏10g，知母12g，生地黄12g，山药30g，泽泻12g，茯苓12g，牡丹皮10g，地骨皮12g，玄参12g，天花粉12g，黄芪30g。

【功效】滋阴清热，益气生津。

【主治】糖尿病气阴两虚，阴虚火旺。

【临床运用】每日1剂，水煎服。

【出处】《湖南中医杂志》，1986，(4)：13。

53. 经验方

【组成】生石膏30g，知母10g，麦冬15g，生地黄、熟地黄各12g，北沙参15g，玄参12g，玉竹12g，天花粉20g，竹茹12g，石斛12g，五味子10g。

【功效】滋补肾阴，清肺胃火，生津止渴。

【主治】糖尿病肺胃热盛者。

【临床运用】每日1剂，水煎服。

【出处】《四川中医》，1986，(1)：25。

54. 经验方

【组成】生石膏30g，黄芩10g，地骨皮、生知母各15g，天冬、麦冬、天花粉、粳米各20g，生甘草8g。

【功效】清肃肺热，生津止渴。

【主治】糖尿病，燥热伤肺型。

【临床运用】每日 1 剂，水煎服。

【出处】《中医杂志》，1986，（11）：16。

55. 经验方

【组成】丹参 15g，远志 10g，莲子心 5g，茯苓 5g，五味子 10g，夜交藤 15g，珍珠母 30g，沙参 15g，麦冬 10g，知母 10g，金樱子 30g，山茱萸 10g。

【功效】滋阴降火，调济心肾。

【主治】糖尿病，阴虚火旺，心肾不交者。症见头昏目干，多饮多尿，神疲乏力，心悸健忘，虚烦不眠，腰膝酸软，夜尿多，脉细数

【临床运用】每日 1 剂，水煎服。

【出处】《湖南中医学院学报》，1986，（4）：32。

56. 经验方

【组成】柏子仁、茯苓、石菖蒲、当归各 10g，玄参 15g，莲子心 5g，知母 10g，丹参 15g，龙骨、牡蛎各 30g。

【功效】滋阴降火，养心安神。

【主治】糖尿病，心阴不足，心火偏亢。症见口干咽燥，喜冷饮，心悸健忘，失眠多梦，五心烦热，舌红少津，脉细数。

【临床运用】每日 1 剂，水煎服。

【出处】《湖南中医学院学报》，1986，（4）：32。

57. 经验方

【组成】石膏 20g，知母 12g，玄参 12g，生地黄 12g，黄柏 10g，石斛 12g，玉竹 12g，枸杞子 12g，甘草 10g。

【功效】养阴润燥，生津止渴。

【主治】糖尿病燥热型。

【临床运用】每日 1 剂，水煎服。

【出处】《福建中医》，1986，（3）：27。

58. 经验方

【组成】天花粉、生地黄各 30g，麦冬、五味子、葛根各 15g，甘草 3g，粳米少许。

【功效】滋阴生津。

【主治】糖尿病阴虚津伤者。

【临床运用】每日 1 剂，水煎服。治疗 36 例，痊愈 28 例，基本痊愈 5 例，显效 3 例。有效率 100%。

【出处】《四川中医》，1986，（8）：54。

59. 清胃滋燥饮

【组成】栀子 15g，玄参 15g，酒制大黄 10g，黄芩 10g，生石膏 30g，天冬 20g，麦冬 20g，天花粉 20g，粳米 20g，炙甘草 5g。

【功效】清泻胃热，滋津润燥。

【主治】消渴中焦燥热证者。症见消欲善饥，心烦口渴，欲饮冷水，小便短赤，大便燥结。舌质鲜红，苔黄燥裂，脉滑数有力。

【临床运用】加减：大便燥结减炙甘草，加芒硝 15g；肌肤发痈酌加金银花、连翘、蒲公英、紫花地丁、鸭跖草、败酱草等。

【出处】《中医杂志》，1986，（11）：816。

60. 经验方

【组成】党参、黄芪各 15g，天花粉、葛根各 20g，枸杞子 12g，炙甘草 6g，山药 20g，郁金 10g，丹参 12g，佛手 10g，桑寄生 12g，秦艽 12g。

【功效】补脾养阴。

【主治】糖尿病，脾虚阴伤者。症见小便频数、量多，腰疼，乏力，头晕，饮多，食多，汗多，夜寐不宁，舌质暗淡，苔微黄，脉细涩。

【临床运用】水煎服，每日 1 剂，分 2 次服。

【出处】《中医杂志》，1986，（6）：10。

61. 和中甘露饮

【组成】党参 15g，葛根 15g，麦冬 25g，天花粉 25g，玉竹 25g，金石斛 25g，干芦根 25g，乌梅肉 10g。

【功效】滋阴润燥，和胃调中。

【主治】消渴热伤胃津证者。症见口干舌燥，虽渴不多饮，胃纳减少，食入涩滞难下，形体枯干消瘦，大便秘结，舌质干红无津，脉细无力。

【临床运用】水煎服，每日 1 剂。

【出处】《中医杂志》，1986，（11）：816。

62. 清膈救肺方

【组成】生石膏 30g，黄芩 10g，地骨皮 15g，生知母 15g，天冬 20g，麦冬 20g，天花粉 20g，粳米 20g，生甘草 8g。

【功效】清肃肺热，滋津止渴。

【主治】消渴燥热伤肺证者。症见身热心烦，大渴不止，渴欲饮冷水，小便频数，气息促急，呼气灼热。舌质鲜红，苔薄白燥，脉滑大而数。

【临床运用】加减：烦渴甚，倍生石膏、天花粉、天冬、麦冬之用量。

【出处】《中医杂志》，1986，（11）：816。

63. 加减白虎人参汤

【组成】生石膏 80g，知母 12g，甘草 6g，西洋参 5g，麦冬 15g，五味子、枸杞子、肉苁蓉各 10g。

【功效】清热止渴，益气生津，补肾摄津。

【主治】糖尿病及并发症出现口渴多饮，多尿多食，神倦乏力，心悸，面目浮肿，肌肉酸痛，舌红而干苔白，脉数。

【临床运用】渴盛加天花粉、诃子；全身肌肉酸痛加黄芪 15g，防风 10g；面目及四肢浮肿加山药、莲子肉各 30g，白术、防己各 10g；舌苔白腻加草豆蔻 10g；目赤昏涩加杭菊花 15g；小便黄赤加栀子 10g；大便秘结加当归、柏子仁各 15g。

【出处】《湖北中医杂志》，1986，（6）：36-37。

64. 自拟消渴汤

【组成】沙参 20g，山药 20g，玄参 30g，枸杞子 30g，熟地黄 30g，石斛 30g，玉竹 30g，丹参 30g，天花粉 30g，麦冬 15g，益智仁 15g，乌梅 10g，芡实 10g，知母 10g。

【功效】清热生津，滋阴固肾。

【主治】消渴其并发症。

【临床运用】加减：血糖不降、苔黄少津者加生石膏；多发疖肿者加金银花、连翘、蒲公英；尿中酮体者加黄芩、黄连；皮肤瘙痒者加白鲜皮、蝉蜕、蛇蜕；心悸、失眠者加酸枣仁、五味子、柏子仁；腰痛者加桑寄生、川续断、狗脊；多发白内障者加谷精草、夏枯草；血压升高者加菊花、钩藤、牛膝、石决明；常期低热者加白薇、地骨皮、银柴胡；尿频急疼痛者加萹蓄、瞿麦、甘草梢、生栀子等。

本方治疗 74 例 3 个月，痊愈 10 例，有效 39 例，好转 20 例，无效 5 例，总有效率 93.2%。

【出处】《浙江中医杂志》，1986，21（12）：554。

65. 天花散

【组成】天花粉 50g，葛根 30g，生地黄 15g，麦冬 15g，甘草 6g，五味子 6g。

【功效】养阴生津。

【主治】消渴并发症。上中消明显者。

【临床运用】随症加减：口渴多饮，咽干灼热加沙参 15g，地骨皮 15g，石斛 15g；多食善饥，大便秘结者加知母 15g，玉竹 15g，火麻 15g，制大黄 10；口渴喜饮，尿频尿多加枸杞子 15g，何首乌 20g，山药 20g；阴虚过甚加麦冬 15g，玄参 20g；气虚者加人参 10g，黄芪 15g。本方治疗 26 例，总有效率 88.46%。

【出处】《中国中西医结合杂志》，1987，7（11）：693。

66. 经验方

【组成】生地黄、玄参、麦冬、葛根、天花粉、山药、玉竹、枸杞子、蚕茧、芦根、知母。

【功效】育阴化津增液，生津。

【主治】糖尿病津涸热淫。症见口干思饮，渴饮无度者。

【临床运用】水煎服，每日 1 剂，分 2 次服。

【出处】《辽宁中医杂志》，1987，（12）：16。

67. 消渴 I 号方

【组成】党参 12g，沙参 15g，生地黄、熟地黄各 12g，山茱萸 15g，山药 30g，茯苓 9g，枸杞子 12g，天冬 12g，麦冬 12g，天花粉 30g，五味子 12g，黄连 9g，知母 9g

【功效】滋阴潜阳。

【主治】消渴阴虚阳亢型。症见口干烦渴，多食，头晕耳鸣，腰膝酸软，盗汗，五心烦热，失眠，视物不清，便秘，舌质红，有裂纹，无苔，脉滑数。

【临床运用】每日 1 剂，水煎服。

【出处】《山西中医》，1987，3（2）：32。

68. 经验方

【组成】生石膏、何首乌各100g，生地黄60g。

【功效】清热生津，滋阴补肾。

【主治】糖尿病。

【临床运用】水煎服，每日1剂，分2次服。

【出处】《新中医》，1987，（8）：29。

69. 润肺清胃汤

【组成】生石膏30g，知母12g，玄参12g，石斛12g，天花粉9g，葛根9g，山药20g，黄连6g。

【功效】清热泻胃，生津止渴。

【主治】消渴，属肺胃津伤者。症见口渴多饮，咽干舌燥，多食善饥，形体消瘦，大便燥结，大便量多色黄，舌红苔黄，脉洪数或滑数。

【临床运用】加减：舌苔黄燥加太子参15g，玄参15g，以益气生津；大便秘结加大黄9g，以荡涤结热；肺脾气虚，气短汗多，脉虚数，加黄芪12g，党参12g，以补益元气。

【出处】《湖南中医杂志》，1987（11）：17。

70. 经验方

【组成】生地黄、熟地黄、赤芍、麦冬、地骨皮、阿胶各10g，生蒲黄、五灵脂各12g，益母草、泽兰、丹参各15g，天花粉、山药、葛根各30g。

【功效】滋阴清热，活血养血。

【主治】糖尿病阴虚血瘀者。

【临床运用】每日1剂，水煎服。

【出处】《陕西中医》，1987，（6）：261。

71. 经验方

【组成】熟地黄12g，生地黄12g，赤芍15g，麦冬12g，地骨皮10g，知母12g，当归12g，胡麻10g，地肤子10g，全蝎10g，蜈蚣2条。

【功效】滋阴养血，凉血解毒。

【主治】糖尿病阴虚血热型。

【临床运用】每日1剂，水煎服。

【出处】《湖南中医杂志》，1987，（2）：17。

72. 经验方

【组成】生地黄、麦冬各15g，天花粉、生石膏各30g，葛根20g，知母12g，胡黄连、甘草各6g。

【功效】滋阴清热，生津止渴。

【主治】糖尿病阴虚热盛型。症见咽干舌燥，多食善饥，饮多喜凉，面色潮红，心烦易怒，小便多，大便干，舌质红，苔黄，脉弦数者。

【临床运用】每日1剂，水煎服。

【出处】《陕西中医》，1987，（6）：245。

73. 经验方

【组成】熟地黄12g，生地黄12g，生石膏20g，地骨皮10g，白芍12g，麦冬12g，知母12g，玄参12g，甘草10g。

【功效】养阴清热，生津止渴。

【主治】糖尿病阴虚胃热型。

【临床运用】每日1剂，水煎服。

【出处】《湖南中医杂志》，1987，（2）：17。

74. 经验方

【组成】黄连6g，乌梅、麦冬、生地黄各9g，阿胶（烊化）6g。

【功效】清心泻火，滋阴生津。

【主治】糖尿病。

【临床运用】每日1剂，水煎服。

【出处】《浙江中医杂志》，1987，（9）：417。

75. 经验方

【组成】生石膏30g，知母10g，麦冬12g，黄连6g，生地黄12g，天花粉30g，党参10g，荷叶6g，佩兰5g，萆薢5g。

【功效】清热润肺生津。

【主治】消渴，燥热伤肺型。症见口渴喜饮，尿频量多，面红赤，舌红苔黄，脉洪数。

【临床运用】每日1剂，水煎服。

【出处】《湖南中医杂志》，1988，（1）：9。

76. 经验方

【组成】天花粉30g，知母30g，生山药50g，鸡内金20g，生地黄20g，玄参15g，天冬、麦冬各15g，五味子15g。

【功效】滋阴生津。

【主治】老年型糖尿病阴虚津伤者。

【临床运用】每日1剂，水煎服。烦渴引饮加石膏50g；咽干不欲饮，体胖加茯苓20g，泽泻15g，白术15g；久病体弱，气血两虚加黄芪25g，当归20g，党参30g；四肢麻木，感觉迟钝加赤芍20g，丹参30g，牡丹皮20g；胸前区疼痛加瓜蒌25g，枳壳15，川芎15g，丹参25g；两目干涩配服杞菊地黄丸。治疗40例，显效36例，无效4例，总有效率90%。

【出处】《新中医》，1988，(11)：55。

77. 经验方

【组成】生地黄12g，天花粉12g，葛根20g，麦冬12g，知母12g，沙参12g，石斛12g，川黄连6g，地骨皮10g，白茅根15g。

【功效】清肺润燥，生津止渴。

【主治】糖尿病肺热津伤型。症见烦渴多饮，口干舌燥，尿频量多，舌尖边红，苔薄黄，脉洪数。

【临床运用】每日1剂，水煎服。

【出处】《中医药学报》，1998，(3)：26。

78. 经验方

【组成】石膏20g，知母12g，玄参12g，麦冬12g，生地黄12g，粳米10g，甘草10g。

【功效】清热生津，滋阴润燥。

【主治】糖尿病阴虚燥热型。

【临床运用】每日1剂，水煎服。

【出处】《陕西中医学院学报》，1988，(2)：14。

79. 降糖1号

【组成】黄芪15g，玄参12g，麦冬12g，生地黄12g，石斛12g，天花粉12g，石膏20g，五味子10g，玉竹10g，山茱萸10g，枸杞子10g，龟甲10g，黄连6g。

【功效】清热生津，滋阴精，益气血。

【主治】消渴并发症

【临床运用】水煎服，每日1剂。加减：上消重者重加天花粉、生地黄、麦冬；中消重加石膏、黄连、山药；下消重者减玄参、生地黄、麦冬、黄黄，加熟地黄、附子、肉桂、巴戟天、肉苁蓉；视物模糊重加枸杞子，加蒺藜；阴虚阳亢者加石决明，白芍；有瘀者加丹参、川芎、益母草。

【出处】《吉林中医药》，1988，(3)：18。

80. 经验方

【组成】人参、生石膏、天花粉、黄连、生地黄、知母、栀子、牡丹皮、山药、菝葜。

【功效】清热润燥，生津止渴。

【主治】糖尿病肺胃燥热型。

【临床运用】每日1剂，水煎服。

【出处】《湖南中医学院学报》，1988，(2)：16。

81. 缫柿汤

【组成】天花粉15g，黄连7.5g，萆薢15g，玄参15g，熟地黄15g，覆盆子10g，黑大豆20g蚕蛹20g，柿皮10g。

【功效】清热滋阴，补肾。

【主治】消渴肝胃郁热型而肾脏虚损者。症见口干口苦，烦渴多饮，尿频而黄，腰膝酸软、多食、舌红、苔黄、脉滑数。

【临床运用】温水浸泡黑大豆30分钟后与柿皮先煎15分钟取汁，放入余药再煎30分钟，每日2次口服，以上方为基础，不同类型可加减用药。

【出处】《辽宁中医杂志》，1988，(10)：20。

82. 经验方

【组成】生石膏30g，天冬、麦冬、天花粉、粳米各20g，栀子、玄参各15g，酒制大黄10g甘草5g。

【功效】清热养阴生津。

【主治】糖尿病。

【临床运用】水煎服，每日1剂，分2次服。

【出处】《陕西中医》，1988，(6)：24。

83. 经验方

【组成】乌梅50g，丹参30g，玉竹12g，玄参、沙参、天花粉各10g。

【功效】益气生津，敛阴止渴。

【主治】糖尿病。

【临床运用】水煎服，每日1剂，分2次服。

【出处】《陕西中医》，1988，(4)：29。

84. 经验方

【组成】天花粉15g，黄连7.5g，萆薢、玄参、熟地黄各15g，覆盆子10g，黑大豆、蚕蛹各20g，柿皮10g。

【功效】清热解毒，滋阴降糖。

【主治】糖尿病肺胃郁热者。

【临床运用】用温水浸泡黑大豆30分钟后与柿皮先煎15分钟取汁再煎药，每日1剂。治疗8例，理想3例，较好2例，控制2例，无效1例。

【出处】《辽宁中医杂志》，1988，（10）：20。

85. 经验方

【组成】生石膏30g，黄精20g，黄芪15g，知母、天花粉、芦根、人参须各10g，五味子、黄连各5g，甘草3g。

【功效】清热生津，益气敛阴。

【主治】糖尿病。

【临床运用】水煎服，每日1剂，分2次服。

【出处】《湖南中医杂志》，1988，（5）：29。

86. 经验方

【组成】葛根、石斛、天花粉、生地黄、山药、生石膏、乌梅各30g，黄芪、沙参、天冬、麦冬各20g，玄参、知母各15g。

【功效】清热生津。

【主治】糖尿病。

【临床运用】水煎服，每日1剂，分2次服。

【出处】《北京中医》，1988，（6）：19。

87. 滋阴清热汤

【组成】生地黄、天冬、麦冬、天花粉各30g，玄参25g，石斛、枸杞子、沙参各15g，石膏40g，黄连5g，知母10g。

【功效】甘寒滋阴，生津止渴。

【主治】糖尿病阴虚燥热型。症见烦渴多饮，多食易饥，形体消瘦，大便秘结，口舌干燥，尿频量多，周身乏力，舌红苔黄，脉细数。

【临床运用】每日1剂，水煎服。

【出处】《吉林中医药》，1988，（5）：11。

88. 经验方

【组成】石膏、寒水石、沙参、玉竹、生地黄、天花粉各30g，枳实、葛根、大黄各10g，黄连6g，玄参20g。

【功效】清热养阴，泻火解毒。

【主治】糖尿病。症见“三多”，口干舌燥，疲乏无力，大便干燥，饮不解渴，舌红苔黄糙，脉数。

【临床运用】水煎服，每日1剂，分2次服。

【出处】《中医杂志》，1992，（4）：42。

89. 经验方

【组成】龙胆草、生甘草各6g，栀子、柴胡、苍术各9g，黄芩、知母、玄参、当归各12g，生地黄、北沙参各15g，生石膏30g。

【功效】清泻肝火，滋阴生津。

【主治】糖尿病。

【临床运用】水煎服，每日1剂，分2次服。

【出处】《四川中医》，1992，（1）：25。

90. 清热止消丸

【组成】天花粉12g，葛根20g，玄参12g，生地黄12g，黄芩10g，栀子10g，麦冬12g，知母12g白芍12g，木香10g，厚朴10g。

【功效】滋阴清热，生津止渴。

【主治】2型糖尿病。症见三消，腹胀，便秘急躁者。

【临床运用】本方治疗100例，显效率37%，有效率52%，无效率11%。

【出处】《北京中医学院学报》，1989，12（6）：26。

91. 降糖饮

【组成】山药30～45g，天花粉30～60g，地骨皮15～30g，枸杞子、生地黄、黄芪、玄参各15g，苍术、知母各12g，生石膏、葛根各30g，五味子10g。

【功效】润肺清胃，滋阴补肾。

【主治】2型糖尿病属肺燥阴虚型。

【临床运用】共治疗25例，临床治愈10例，显效11例，无效4例，总有效率84%。

【出处】《四川中医》，1989，（8）：29。

92. 经验方

【组成】党参、石膏、知母、粳米、柴胡、黄芩、天花粉、山药、黄芪。

【功效】益气养阴，清热生津。

【主治】糖尿病燥热阴亏型。症见口渴多饮，消谷善饥，口苦心烦，大便秘结，舌质红，苔黄，脉细数。

【临床运用】每日1剂，水煎服。口苦甚者加石莲子；皮肤瘙痒者加金银花、甘草、黑豆、绿豆、黄豆；胃中嘈杂加鸡内金、焦山楂、焦麦芽、焦神曲；大便干加大黄。

【出处】《河南中医》，1989，（2）：17。

93. 经验方

【组成】槐花40g，天花粉20g，葛根15g，胡黄连、苦参各20g，黄柏15g，知母25g，白术、山药各20g。

【功效】清热润燥，生津止渴。

【主治】糖尿病。

【临床运用】每日1剂，水煎服。烦渴多饮，口干舌燥明显者加蛤粉、滑石、冬瓜仁；兼见尿频尿浊如膏，腰酸乏力，梦遗，舌红少津，脉细数者，加菟丝子、五味子、龙骨、枸杞子；兼见尿频尿浊如膏，面色黧黑，腹泻，肢体不温，舌淡，脉沉细者，加肉桂、覆盆子、鹿角霜、桑螵蛸；兼见背生痈疽，加泽兰、升麻、黄芪、赤芍。

【出处】《辽宁中医杂志》，1989，（2）：1。

94. 经验方

【组成】玉竹、生地黄、白芍各30g，天冬、麦冬、山药、天花粉各15g，黄柏、甘草、石斛各10g，五味子6g，砂仁5g，龙骨、牡蛎各20g，菝葜60g。

【功效】滋阴降火，养血固精。

【主治】糖尿病阴虚火旺者。

【临床运用】每日1剂，水煎服。

【出处】《四川中医》，1990，（3）：20。

95. 经验方

【组成】天花粉12g，麦冬12g，生地黄12g，葛根20g，五味子10g，太子参15g，知母12g，石膏20g，糯米10g，甘草10g。

【功效】益气养阴，清热生津。

【主治】糖尿病燥热型。症见烦渴多饮，饮不解渴，消谷善饥，口干舌燥，尿频量多，或大便秘结。舌红苔薄黄，脉滑数。

【临床运用】每日1剂，水煎服。渴甚者加沙参、石斛；口舌糜烂或牙痛者加怀牛膝、玄参；善饥多食者加黄连、玄参；大便秘者用调胃承气汤（大黄、玄明粉、甘草）。

【出处】《新中医》，1990，（2）：41。

96. 三消汤

【组成】天花粉15～30g，葛根15～30g，生地黄（或熟地黄）15～30g，玄参15～30g丹参15～30g，山药15～30g，生石膏15～30g，黄芪15～30g，苍术10～20g，黄柏10～20g，知母10～20g，泽泻10～20g，麦冬10～20g，五味子10～20g。

【功效】滋阴清热，益气。

【主治】消渴并发症。

【临床运用】加减：气阴两虚型加黄精、太子参、人参，重用黄芪、山药；肾阳虚者去石膏、酌减清热药量，加制附子、肉桂、干姜、仙灵脾；血糖下降缓慢者重用苍术、玄参，加黄连、玉竹、乌梅；轻度酮症酸中毒者加黄芩、黄连。本方治疗356例，近期治愈41例，显效64例，有效213例，无效38例，总有效率89.3%。

【出处】《湖北中医杂志》，1989，（3）：7。

97. 经验方

【组成】天花粉、葛根、生地黄、玄参、黄芩、石膏、知母。

【功效】清热润肺，生津止渴。

【主治】糖尿病肺燥。症见口干口渴喜饮，尿量多，皮肤干燥，舌红、脉数。

【临床运用】每日1剂，水煎服。

【出处】《陕西中医》，1990，（10）：478。

98. 加减麦味竹叶石膏汤

【组成】麦冬10g，五味子10g，生地黄10g，山药10g，枸杞子10g，茯苓10g，竹叶10g，石膏30g，葛根30g，天花粉30g，肉苁蓉15g，知母15g。

【功效】滋阴补肾，润肺清胃。

【主治】消渴肾阴亏虚，肺胃燥热型。症见烦渴引饮，消谷善饥，口干舌燥，尿多数频，腰膝酸软，头晕耳鸣，五心烦热，便干秘结。

【临床运用】每日1剂，水煎服。

【出处】《四川中医》，1989，（3）：25。

99. 经验方

【组成】生石膏、知母、玄参、生地黄、麦

冬、沙参、玉竹、桑叶、生扁豆、天花粉。

【功效】清养肺胃，生津润燥。

【主治】糖尿病偏于上消者。

【临床运用】每日1剂，水煎服。

【出处】《辽宁中医杂志》，1990，（7）：24。

100. 经验方

【组成】石膏、生地黄、寒水石、天花粉、沙参、麦冬、石斛、芦根、熟地黄、山药、山茱萸、茯苓、泽泻、牡丹皮、五味子、山楂、木瓜。

【功效】滋肾养阴，清热生津。

【主治】糖尿病肺热燥甚者。

【临床运用】每日1剂，水煎服。

【出处】《辽宁中医杂志》，1990，（3）：5。

101. 滋阴复元汤

【组成】生石膏、山药、竹叶、菊花、炙黄芪、玉竹、黄精、薏苡仁、枸杞子、炒白术、仙灵脾、石斛、生地黄。

【功效】滋阴清热，健脾固肾。

【主治】消渴阴虚燥热，脾肾两伤者。症见三消症状明显，形瘦，神疲乏力，心烦，口干；腰膝酸软，苔黄，脉弦细。

【临床运用】阴虚肝旺、肝阳上亢者加磁石、丹参、知母、泽泻；兼胸痹者加薤白；视物模糊加密蒙花，决明子；久病阴阳俱虚加肉桂、仙茅、仙灵脾。本方治疗40例，2个月后血糖下降＞100mg% 者100例，血糖下降＞50mg% 者25例，血糖下降＜50mg% 者4例。

【出处】《内蒙古中医药》，1990，9（4）：15。

102. 经验方

【组成】茯苓、白术、黄芪、玄参、生地黄、当归、杏仁、郁李仁、防己。

【功效】益气肃肺。

【主治】糖尿病肺失肃降，通调水道失司。症见食欲亢进，尿量多，口渴不欲饮，四肢浮肿，舌淡苔薄白，脉沉细。

【临床运用】每日1剂，水煎服。

【出处】《陕西中医》，1990，（10）：478。

103. 清燥润肺汤

【组成】生地黄15g，知母10g，桑白皮10g，黄芩10g，地骨皮10g，麦冬10g，生甘草6g。

【功效】清泄肺热，生津止渴。

【主治】消渴，属肺虚燥热型。症见形体消瘦，自热微烦，口渴喜饮，饮后渴不止，小便频数，舌质红少津，苔薄白而燥，脉濡滑而数者。

【临床运用】每日1剂，水煎服。

【出处】《四川中医》，1991，（2）：33。

104. 经验方

【组成】石膏、生地黄各30g，大黄、栀子各6g，麦冬、知母各10g。

【功效】清热润燥，生津止渴。

【主治】糖尿病。症见多食善饥，消瘦，便干，有时齿衄，舌质红，苔黄腻，脉滑实而数者。

【临床运用】胃火炽盛齿衄者，加玄参30g，白茅根15g；便结者大黄改后下；情绪抑郁者加柴胡、赤芍、白芍、菊花。

【出处】《陕西中医》，1991，（2）：53。

105. 经验方

【组成】麻子仁、丹参、天花粉各15g，大黄（后下）、王不留行、玄参、麦冬各12g，白芍、枳实、厚朴、杏仁各10g。

【功效】滋阴润肠。

【主治】糖尿病并发肠病，证属肠燥津伤者。症见多食多饮多尿，消瘦乏力，大便秘结，3～5日1次，面色憔悴，皮肤干燥，脉细数。

【临床运用】每日1剂，水煎服。

【出处】《临床荟萃》，1991，（10）：476。

106. 三消汤

【组成】①上消：天花粉20g，生石膏30g，知母10g，沙参20g，黄芩15g，天冬15g，生地黄15g，人参10g。②中消：天花粉10g，知母15g，麦冬15g，黄连5g，石斛15g，大黄10g，玄参15g，甘草10g。③下消：天花粉20g，枸杞子20g，玄参15g，五味子15g，熟地黄15g，山茱萸15g，山药15g，黄柏10g。

【功效】清热肃肺，生津止渴，清胃泻火，温阳滋肾。

【主治】消渴上、中、下消及并发症。

【临床运用】治疗58例，显效39例（67.3%），有效16例（27.6%），无效3例（5.2%），总有效率94.8%。

【出处】《黑龙江中医药》，1991，（6）：18。

107. 滋阴润燥汤

【组成】生地黄15g，干芦根15g，玄参10g，麦冬10g，黄芩10g，知母10g，北沙参10g，天花粉10g，生石膏20g，瓜蒌10g。

【功效】清泄肺胃，滋阴润燥。

【主治】消渴肺胃燥热型。症见消谷善饥，心烦口渴，肢体倦怠，小便频数，色黄，大便干燥，舌红苔薄黄，脉弦数。

【临床运用】水煎服，每日1剂。

【出处】《四川中医》，1991，（2）：33。

108. 经验方

【组成】天花粉30g，麦冬18g，天冬、牡丹皮、萆薢、太子参、益智仁、石菖蒲各15g，地骨皮、百合各20g，黄连6g，金樱子、生地黄各12g，竹叶8g。

【功效】滋阴清热，固涩降糖。

【主治】糖尿病。

【临床运用】口渴多饮明显者加石膏、石斛；多食善饥者，重用黄连，加熟地黄；多尿加山茱萸、桑寄生；并发心律失常加酸枣仁、苦参；眼底动脉硬化加蒲黄、茺蔚子；眼底出血加三七、墨旱莲；白内障者加磁石；冠心病者加川芎、赤芍；脑梗死者加川芎、郁金；多发性疖肿者加金银花、蒲公英。治疗140例，治愈102例（空腹血糖降至7.22mmol/L以下，尿糖阴性），有效36例（症状消失或明显改善，血、尿糖明显改善），无效2例。

【出处】《河南中医》，1991，（2）：14。

109. 生脉胜甘汤

【组成】辽沙参12～15g，玉竹12～15g，麦冬12～15g，五味子12～15g，生地黄30～60g，生石膏20～30g，知母15～30g，天花粉15～30g，乌梅12g，山茱萸10～12g，桑螵蛸10～12g，黄连10～12g，黄芪30～60g。

【功效】清热生津益气。

【主治】2型糖尿病轻中型患者属阴虚热盛者。

【临床运用】加减：胃热减黄芪，重加石膏，知母，再加葛根、石斛；气虚减生地黄加党参、白术、山药；阴阳两虚加仙灵脾、仙茅、女贞子、桑椹；血瘀加桃仁、红花、川芎；疖肿加蒲公英，土茯苓，苦参；牙痛加玄参，牛膝；肢体瘙痒加鸡血藤，灵仙；每日取蚕蛹30g，煎汤如茶饮服。对胰岛素有依赖者配合西药。本方治疗63例，治疗3月后，疗效满意。

【出处】《陕西中医》，1991，12（2）：55。

110. 经验方

【组成】生白芍、生龙骨、生牡蛎、熟地黄各30g，玄参、玉竹、山药各20g，麦冬15g。

【功效】益阴抑肝，生津止渴。

【主治】糖尿病。

【临床运用】每日1剂，水煎服。

【出处】《中医药研究》，1990，（1）：30。

111. 滋阴地黄汤

【组成】山茱萸15～30g，山药15～30g，生地黄15g，五味子10～20g，五倍子10～20g，苍术10～20g，玄参15～30g，生黄芪30～60g，乌梅10～20g，桑螵蛸10g，天花粉15g。

【功效】滋阴清热，以酸胜甘。

【主治】消渴气阴两伤，血糖、尿糖阳性，或长期应用胰岛素和其他降糖药物症状改善不明显者。症见身体消瘦、疲乏无力，腰膝酸困，多尿且频，口渴微喜饮，多食而饥，舌红少津，或舌淡胖，苔薄，脉细数。

【临床运用】疗效：治疗27例，基本治愈3例；显效9例，有效13例，无效2例。加减：体衰较甚，血糖或尿糖高者加人参；口渴多饮者加麦冬、石斛；尿多者加益智仁、覆盆子；多发疖肿者加金银花、生何首乌。

【出处】《福建中医药》，1991，22（1）：25。

112. 经验方

【组成】生地黄15g，知母、桑白皮、黄芩、地骨皮、麦冬各10g，甘草6g。

【功效】清泄肺热，生津止渴。

【主治】糖尿病肺虚燥热型。症见消瘦，身热微烦，口渴喜冷饮，小便频数，舌红少津，苔薄白而燥，脉濡滑而数。

【临床运用】每日1剂，水煎服。烦渴甚者加栀子、石膏。

【出处】《四川中医》，1991，（2）：33。

113. 经验方

【组成】葛根、五味子、山药30g，麦冬15g，生地黄、熟地黄各50g，黄连20g，知母30g，天花粉50g，猪胰400g。

【功效】滋阴清热，升津化气。

【主治】糖尿病阴虚内热，津不化气。症见口渴喜饮，食欲较好，头晕，溲频，腰酸，心烦，舌质红，苔黄厚，脉细滑数。

【临床运用】上药共为粉末，将胰脏放烤箱中烘化，待其色黄，趁热和入药粉，丸如梧桐子大，每服15粒，每日3次。

【出处】《江苏中医杂志》，1991，（8）：5。

114. 经验方

【组成】熟地黄、茯苓、泽泻、牡丹皮、山茱萸、山药、丹参、泽兰。

【功效】滋补肾阴，活血化瘀。

【主治】糖尿病阴虚型。症见心悸，失眠，健忘，多梦，口渴，多饮，舌红少津有裂纹，苔光剥，脉细数者。

【临床运用】每日1剂，水煎服。

【出处】《辽宁中医杂志》，1991，（11）：21。

115. 经验方

【组成】知母、川芎、牡丹皮、茯苓各10g，生地黄、山药、天花粉、桃树胶各30g，
山茱萸15g，泽泻12g。

【功效】滋阴清热。

【主治】糖尿病阴虚有热者。

【临床运用】每日1剂，水煎服。治疗22例，有效15例，好转6例，无效1例。

【出处】《上海中医药杂志》，1991，（10）：23。

116. 经验方

【组成】夏枯草15g，龙胆草6g，栀子10g，黄芩10g，郁金10g，熟地黄12g，白芍12g，山药10g，知母12g，天花粉12g。

【功效】清肝养阴，生津止渴。

【主治】糖尿病肝旺阴亏者。

【临床运用】每日1剂，水煎服。

【出处】《新疆中医药》，1991，（3）：36。

117. 经验方

【组成】地骨皮、地锦草各30g，玄参20g，生地黄、熟地黄、山茱萸、黄精各10g，泽泻、何首乌各15g，青黛6g，僵蚕12g。

【功效】滋阴清热，生津润燥。

【主治】老年性糖尿病，阴虚火旺者。

【临床运用】每日1剂，水煎服。

【出处】《浙江中医杂志》，1992，（6）：242。

118. 经验方

【组成】熟地黄12g，生地黄12g，山茱萸10g，女贞子10g，黄精15g，沙参12g，玉竹12g，天冬12g，麦冬12g，天花粉12g，黄柏10g，知母12g，百合10g，石膏20g。

【功效】养阴润燥，清热生津。

【主治】糖尿病阴亏燥热型。症见腰膝酸软，五心烦热，口干咽燥，渴而多饮，舌淡红，苔薄滑，脉细数者。

【临床运用】每日1剂，水煎服。

【出处】《山东中医杂志》，1992，（2）：9。

119. 经验方

【组成】山药10g，黄柏10g，知母12g，五味子10g，龟甲10g，桑螵蛸12g。

【功效】滋补阴液，补肾填精。

【主治】2型糖尿病，阴虚者。

【临床运用】2日1剂或每日1剂，水煎服。

【出处】《辽宁中医杂志》，1992，（9）：36。

120. 经验方

【组成】人参10g，黄芪15g，生地黄15g，天冬、麦冬各12g，石斛12g，天花粉15g，葛根12g，知母12g，山药10g，五味子10g。

【功效】益气养阴，清热降糖。

【主治】糖尿病阴虚火旺型。症见口干频饮，多食易饥，身体消瘦。

【临床运用】每日1剂，水煎服。

【出处】《山西中医》，1992，（3）：54。

121. 经验方

【组成】知母30g，黄精、天花粉各15g，山

药、生地黄、天冬各25g，附子2g，肉桂3g，红花6g，山茱萸、石斛各10g。

【功效】养阴清热，生津润燥。

【主治】糖尿病。

【临床运用】每日1剂，水煎服。

【出处】《陕西中医》，1992，（6）：260。

122. 经验方

【组成】天冬、生地黄、熟地黄、天花粉、黄芪、玄参、枸杞子各60g，五味子、知母、丹参、山楂各30g。

【功效】益气养阴，活血降糖。

【主治】糖尿病阴虚型。症见口渴尿频，尿如米泔，腰酸乏力，消瘦，或潮热盗汗，头昏健忘，舌质红或降，少苔或苔薄白，脉细或沉细数。

【临床运用】上药共碾成细粉，装胶囊，每服6g，每日3次，用山药120g煎汤送服，30天为1个疗程。治疗36例，显效30例，有效4例，无效2例。

【出处】《新中医》，1992，（3）：19。

123. 经验方

【组成】石膏、知母、人参、麦冬、半夏、粳米、大枣。

【功效】益气养阴，清热生津。

【主治】非胰岛素依赖型糖尿病，阴虚燥热者。

【临床运用】每日1剂，水煎服。

【出处】《广西中医药》，1992，（3）：33。

124. 经验方

【组成】生地黄、白芍各15g，牡丹皮、麦冬、玉竹、天花粉、知母、当归各12g，生石膏50g，炙甘草10g。

【功效】清胃润肺，生津止渴。

【主治】糖尿病肺胃燥热。症见烦渴多饮，多食易饥，口干舌燥，尿频量多，疲乏无力，舌质红，苔薄黄，脉洪数或细数者。

【临床运用】每日1剂，水煎服。热甚者重用生地黄、天花粉、生石膏。不主张用黄连，因黄连苦寒，影响胃津。大便干时加玄参、厚朴、火麻仁，并重用当归。一般不主张用大黄、芒硝，以免再度耗伤津液。气短尿频者加沙参、石斛，去石膏。

【出处】《山西中医》，1992，（3）：54。

125. 经验方

【组成】熟地黄12g，山茱萸10g，山药10g，枸杞子12g，女贞子10g，地骨皮10g，五味子10g，知母12g，玉竹10g，牡蛎20g，葛根20g，丹参20g。

【功效】滋补肝肾，活血降糖。

【主治】糖尿病阴虚型。症见咽干口燥，五心烦热，消瘦，便干，眼干涩，视力减退，头晕，腰酸不耐劳作，舌红少苔，脉细。

【临床运用】每日1剂，水煎服。

【出处】《内蒙古中医药》，1992，（1）：4。

126. 经验方

【组成】太子参、石膏各30g，苦瓜根、葛根、天花粉各20g，生地黄、麦冬、天冬、熟地黄各15g，知母、玄参、鸡内金各10g，甘草6g。

【功效】滋阴润燥，生津止渴。

【主治】糖尿病阴虚燥热。症见烦渴多饮，口干咽燥，多食善饥，大便干结，舌红苔薄黄，脉细数。

【临床运用】每日1剂，水煎服，30天为1个疗程。

【出处】《新中医》，1992，（7）：8。

127. 加味白虎人参汤

【组成】生石膏（先下）50g，知母20g，党参30g，麦冬30g，生地黄30g，玉竹30g，天花粉15g，粳米15g，甘草10g。

【功效】滋阴清热，生津。

【主治】老年糖尿病属阴虚燥热型。症见口渴多饮，多食善饥，多尿，体瘦乏力，口干舌燥而少津，苔黄腻，脉滑数。

【临床运用】加减：气虚者加黄芪，饥饿重者加熟地黄，血糖不降者加人参；尿糖不降者加乌梅；尿中酮体者加黄连。本方治疗92例，显效35例，好转38例，无效19例，总有效率79%。

【出处】《湖北中医》，1992，14（6）：14。

128. 经验方

【组成】沙参、桑白皮、金银花、连翘、天花粉各20g，麦冬、何首乌、秦艽各15g，黄芩、葛根各10g，玄参30g。

【功效】清热解毒，润肺生津。

【主治】糖尿病肺热化毒型。除糖尿病症状外，并见咳嗽痰粘，大便干燥，肢节酸痛，舌苔薄黄，脉象浮数者。

【临床运用】水煎服，每日1剂，分2次服。

【出处】《中医杂志》，1992，(4)：24。

129. 降糖合剂Ⅱ号

【组成】石膏20g，知母32g，麦冬12g，生地黄12g，栀子12g，黄连6g，龙胆草6g，山药10g。

【功效】泻阳滋阴。

【主治】2型糖尿病属阴虚化热者。症见烦渴多饮，多食易饥，大便干燥，五心烦热，腰酸盗汗，口苦，舌红苔黄，脉滑数。

【临床运用】每日1剂，水煎服。

【出处】《辽宁中医杂志》，1992，(9)：36。

130. 经验方

【组成】苦瓜根、天花粉、葛根各20g，生地黄30g，麦冬15g，川黄连、黄芩、鸡内金各10g，大黄、栀子、甘草各6g。

【功效】清热解毒，养阴生津。

【主治】糖尿病胃热津亏者。

【临床运用】水煎服，每日1剂，分2次服。

【出处】《广西中医药》，1992，(3)：3。

131. 清热润燥方

【组成】黄连、黄芩、天花粉、天冬、麦冬、生地黄、白芍、石膏、知母、枸杞子、葛根。

【功效】清热润燥，润阴生津。

【主治】消渴燥热型。症见口咽干燥，口渴多饮，易饥多食、多尿、烦热、大便干，舌红苔燥，脉弦洪有力者。

【临床运用】每日1剂，水煎服。

【出处】《内蒙古中医药》，1992，11(1)：4。

132. 经验方

【组成】黄精、白芍、丹参、肉苁蓉各20g，当归、何首乌、五味子各10g，玄参15g，甘草、枳实各6g。

【功效】滋补肾阴，润燥通便。

【主治】糖尿病中期阴阳气伤，胃肠失养。除糖尿病基本症状外，有口干舌燥，少气懒言，饮食不香，四肢沉重，大便干结，舌胖暗红，脉沉细无力。

【临床运用】水煎服，每日1剂，分2次服。

【出处】《中医杂志》，1992，(4)：24。

133. 经验方

【组成】黄连、黄柏、栀子、玄参、黄芩、知母、石膏、甘草。

【功效】清热解毒，生津止渴。

【主治】糖尿病。

【临床运用】邪实正虚者加西洋参或北沙参；两阳结热蕴毒者，加绿豆衣、薏苡仁；渴饮无度者，加增液汤合生脉散加石斛。每日1剂，水煎服。

【出处】《陕西中医》，1992，(6)：261。

134. 麻仁丸加味

【组成】麻子仁18g，白芍12g，杏仁10g，枳实10g，厚朴10g，黄精20g，生地黄20g，山药30g，天花粉30g，生大黄10g。

【功效】滋阴润肠泄热。

【主治】消渴阴虚内热者。

【临床运用】加减：肺燥明显者加生石膏、知母；胃热甚加黄连、葛根；肾阴虚加山茱萸，五味子；畏寒肢冷，腰膝酸软，饮一溲三肾阳虚证者忌用，同时给予糖尿病饮食控制。本方治疗15例，痊愈9例，显效5例，无效1例，总有效率93%。

【出处】《陕西中医》，1992，13(11)：511。

135. 经验方

【组成】石韦、大黄、芒硝、黄连、当归、生地黄、麦冬、甘草。

【功效】滋阴清肺，泻热解毒。

【主治】糖尿病。

【临床运用】水煎服，每日1剂，分2次服。

【出处】《浙江中医杂志》，1992，(9)：413。

136. 清滋益气汤

【组成】麦冬、沙参、生石膏、知母、石斛、甘草、玉竹、芦根、天花粉、玉米须。

【功效】清胃生津。

【主治】消渴表现为烦渴思饮，食量倍增，

小便量多，大便干燥，消瘦乏力，舌红苔黄燥，脉洪大或滑数。

【临床运用】眩晕加钩藤、珍珠母、苦丁茶；夜卧不安加柏子仁、酸枣仁、夜交藤；多汗加龙骨、牡蛎、五味子；大便秘结加大黄、玄参、火麻仁；皮肤瘙痒加蝉蜕、合欢皮，白鲜皮；疮疡疖肿加金银花、连翘、蒲公英。

【出处】《安徽中医学院学报》，1992，11（4）：31。

137. 经验方

【组成】黄连、黄芩、天花粉、天冬、麦冬、生地黄、白芍、石膏、知母、枸杞子、葛根。

【功效】清热润燥，生津止渴。

【主治】糖尿病燥热型。症见咽干口燥，口渴多饮，易饥多食，多尿烦热，大便干，舌红苔燥，脉弦洪有力。

【临床运用】水煎服，每日1剂，分2次服。

【出处】《内蒙古中医药》，1992，（1）：4。

138. 加味人参白虎汤

【组成】人参、知母、生石膏、玄参、苍术、生山药、生地黄、麦冬、玉竹、天花粉、五倍子。

【功效】清胃、滋阴、润燥。

【主治】消渴及其并发症。

【临床运用】加减：肺阴虚加鲜石斛；肠燥津伤加火麻仁；小便频数量多加益智仁、桑螵蛸；肾阴虚加天冬；心慌失眠加酸枣仁、夜交藤；腰酸痛加山茱萸、女贞子。本方治疗24例，显效16例，有效6例，无效2例。

【出处】《四川中医》，1992，（6）：27。

139. 经验方

【组成】麻子仁18g，白芍12g，杏仁、枳实、厚朴各10g，黄精、生地黄各20g，山药、天花粉各30g，生大黄10g。

【功效】养阴润燥，清热生津。

【主治】糖尿病。

【临床运用】肺燥明显加生石膏、知母；胃热甚加黄连、葛根；肾阴虚加山茱萸、五味子。治疗15例，痊愈9例，显效5例，无效1例。

【出处】《陕西中医》，1992，（11）：150。

140. 加味白虎人参汤

【组成】人参10g，知母12g，石膏30g，玄参12g，苍术10g，生山药10g，生地黄12g，麦冬12g，玉竹12g，天花粉12g，五倍子10g。

【功效】清胃，滋阴，润燥。

【主治】糖尿病及其合并症，证属阴虚燥热者。

【临床运用】肺阴虚加鲜石斛；肠燥津伤加火麻仁；小便频数量多加益智仁、桑螵蛸；肾阴虚加天冬；心悸失眠加酸枣仁、夜交藤；腰酸痛加山茱萸、女贞子。共治疗24例，显效16例，无效2例。

【出处】《四川中医》，1992，（6）：27。

141. 经验方

【组成】生地黄、丹参各15g，山药、生石膏（先煎）各30g。

【功效】柔肝缓急，养血复阴。

【主治】糖尿病肝阴不足型。症见口渴咽干欲饮，多食易饥，消瘦，烦躁易怒，双脚拘挛疼痛，大便干结，小便数或短少，舌红少苔，脉细弦或细数无力者。

【临床运用】每日1剂，水煎服。

【出处】《中成药研究》，1993，（1）：21。

142. 经验方

【组成】炒白芍、生地黄各20g，生黄芪、枸杞子各30g，生甘草、天花粉、玄参、炒苍术、当归各10g，丹参15g，牡丹皮20g。

【功效】滋阴活血，清热生津。

【主治】糖尿病。

【临床运用】每日1剂，水煎服。阳虚加附子、肉桂各6g；阴虚加知母9g，女贞子30g，墨旱莲12g；气虚加生黄芪30～80g，党参12g；血虚加当归30g；毒热加大黄15g，胆南星6g，清半夏9g。治疗60例，对照组26例用格列本脲（优降糖），每日2次，每次口服5mg。结果分别治愈40例、3例，好转16例、18例，无效4例、5例，总有效率93.4%、80.8%，两组比较有显著差异，$P<0.01$。

【出处】《甘肃中医学院学报》，1992，（1）：16。

143. 消渴汤

【组成】白芍、熟地黄、黄芪、龙骨、牡蛎各30g，玄参、玉竹、山药各20g，麦冬15g，墨旱莲15g。

【功效】滋阴清热，健脾益肾。

【主治】2型糖尿病，"三多一少"症状明显，尿糖阳性，空腹血糖在7.7mmol/L以上。

【临床运用】随证加减：阴虚燥热型加地骨皮20g，天花粉20g，知母15g；气阴两虚加太子参15g，黄芪加重50g，五味子10g；肾阴亏虚加山茱萸，枸杞子各10g；阴阳俱虚加山茱萸、附子、巴戟天各10g，菟丝子15g。本方治疗40例，服药期间停用任何降糖药物，并控制饮食，日进主食6～8两。30天为1个疗程。结果：临床控制16例（40%），显效11例（27.5%），有效8例（20%），无效5例，总有效率87.5%。

【出处】《天津中医》，1993，（2）：20。

144. 养阴润燥汤

【组成】熟地黄、生地黄各30g，麦冬20g，石斛20g，天花粉20g，沙参20g，玉竹20g，地骨皮20g，山药20g，黄精20g，枸杞子20g。

【功效】养阴润燥。

【主治】消渴，三消证俱全。症见善食易饥且瘦，咽燥口干，皮肤枯燥，肌肤有如针刺样疼痛或麻木，四肢困乏，舌黯赤，脉细数。

【临床运用】加减：口渴甚者加生石膏，心烦胃中烦热，失眠者加黄连；舌赤苔反白腻者加苍术。

【出处】《浙江中医杂志》，1993，28（7）：289。

145. 经验方

【组成】丹参、当归、生地黄、麦冬、天花粉、石斛、牡丹皮各20g，桃仁、赤芍、川芎牛膝、枳壳各15g。

【功效】养阴生津，化瘀降糖。

【主治】2型糖尿病。

【临床运用】阴虚内热明显加知母、黄柏；胃热津伤明显加沙参、玉竹；气滞明显加降香、陈皮。治疗36例，显效6例（血糖＜6.4mmol/L，尿糖阴性，血液流变学正常，症状消失），有效28例（血糖＜8.0mmol/L，血液流变学基本正常），无效2例，总有效率94%，血糖平均降低4.2mmol/L。

【出处】《陕西中医》，1993，（10）：2。

146. 清热消渴饮

【组成】知母15g，黄连15g，太子参15g，石膏15g，麦冬20g，生地黄20g，五味子10g。

【功效】滋阴清热，生津止渴。

【主治】消渴肺胃燥热型。症见口渴多饮，饮而失度，舌红少苔，苔黄，脉数。

【临床运用】可配以针灸治疗，主穴：曲池、合谷、足三里、鱼际、复溜、阳陵泉。手法用泻法。

【出处】《浙江中医杂志》，1993，（12）；557。

147. 清热生津汤

【组成】石膏、玉竹、玄参、沙参、天花粉、石斛、白芍各10g，知母6g，山药15g。

【功效】清热润肺，生津止渴。

【主治】2型糖尿病证属肺热阴虚型。症见口干烦渴，多饮易饥，面色潮红，舌红无苔或少津，脉数有力。

【临床运用】每日1剂，水煎服。

【出处】《天津中医》，1993，（4）：26。

148. 消渴方

【组成】石膏20g，知母、麦冬各10g，沙参、石斛、生地黄、山药、茯苓、泽泻各12g，天花粉15g，鸡内金、牡丹皮各6g，甘草3g。

【功效】清热养阴，滋肾生津。

【主治】2型糖尿病证属胃热炽热，肾阴不足者。

【临床运用】每日1剂，水煎服。

【出处】《实用中医内科杂志》，1993，7（4）：4。

149. 白虎金黄饮

【组成】生石膏24g，知母12g，黄连3g，山药30g，天花粉30g，沙参15g，生地黄15g，金银花15g，黄芪15g，黄精15g，枸杞子15g，蒲公英10g。

【功效】清热生津，养阴解毒。

【主治】消渴并发症，属燥热阴伤为主。症见口渴多饮，食欲亢进，小便频多，倦怠无力，五心烦热，头晕耳鸣，自汗盗汗，口干舌燥，心悸气短，舌红少津，脉虚数。

【临床运用】本方治疗34例，临床治愈27例，好转4例，无效3例，总有效率91%。

【出处】《湖北中医杂志》，1993，15（2）：27。

150. 经验方

【组成】生黄芪、生地黄、玄参、葛根、丹参、黄连、知母、天花粉、大黄

【功效】清热润燥，活血生津。

【主治】糖尿病阴虚燥热血瘀型。症见口干舌燥，烦渴多饮，或多食易饥，或神疲乏力，便秘，胸闷心痛，胁痛，或见痈疽，舌质红或绛，苔薄黄少津，脉弦滑或细数。

【临床运用】每日1剂，水煎服。

【出处】《国医论坛》，1994，（1）：26。

151. 经验方

【组成】五味子、天冬、麦冬各20g，太子参、牡丹皮各15g，山药、生地黄、丹参各30g，百合25g。

【功效】养阴清热，活血降糖。

【主治】糖尿病阴虚热盛型。

【临床运用】每日1剂，水煎服。

【出处】《辽宁中医杂志》，1993，（4）：27。

152. 经验方

【组成】生石膏、黄芩、天花粉、麦冬、知母、玄参、生地黄、甘草。

【功效】清泻肺热，生津止渴。

【主治】糖尿病燥热灼肺型。

【临床运用】每日1剂，水煎服。

【出处】《山东中医杂志》，1993，（2）：7。

153. 经验方

【组成】知母、黄连、太子参各15g，石膏50g，麦冬20g，生地黄30g，五味子10g。

【功效】滋阴清热，生津止渴。

【主治】糖尿病肺胃燥热型。症见口渴多饮无度，舌红少津，苔黄脉数者。

【临床运用】每日1剂，水煎服。

【出处】《浙江中医杂志》，1993，（12）：25。

154. 经验方

【组成】当归、赤芍、生地黄、川芎、丹参、天花粉、山药、葛根。

【功效】养血滋阴，活血降糖。

【主治】糖尿病阴虚燥热而致阴亏血少者。症见口干多饮，多尿，纳呆乏力，头晕眼花，四肢末端麻木不仁，舌质暗红或淡苔薄白，脉细涩者。

【临床运用】每日1剂，水煎服。

【出处】《山东中医杂志》，1994，（2）：1。

155. 养阴润燥汤

【组成】生地黄、熟地黄、麦冬、石斛、天花粉、沙参、玉竹、地骨皮、山药、黄精、枸杞子。

【功效】养阴润燥。

【主治】消渴并发病，属阳明热盛，消烁阴液者。症见善食易饥且瘦、唇干燥，皮肤枯燥，四肢困乏，肌肤刺痛麻木，舌红，苔干黄，脉细数。

【临床运用】每日1剂，水煎服。

【出处】《江西中医药》，1994，25（5）：261。

156. 经验方

【组成】黄柏、栀子各10g，青黛12g，石斛4g，知母、熟地黄、牡丹皮各15g，乌梅、生地黄、草决明各24g，黄连、酒大黄各8g。

【功效】清热降火，润燥生津。

【主治】糖尿病燥热内盛者。

【临床运用】共研细末，装入胶囊，每粒0.5g，每日4次，每次4粒，饭前半小时服。

【出处】《陕西中医》，1994，（2）：21。

157. 解毒降糖饮

【组成】绿豆60～150g，黄连3～12g，人参5～15g，丹参30g，生甘草6～10g

【功效】解毒育阴，益气固本。

【主治】糖尿病及其合并症。

【临床运用】胃热甚加石膏、知母、木通、龙胆草；肾亏尿多，加五味子、桑螵蛸、蚕茧，减绿豆、黄连用量；毒邪蕴结并发痈疽者，加蒲公英、连翘、地锦草、栀子等。

【出处】《新疆中医药》，1992，（2）：10。

158. 消渴方

【组成】天花粉10g，生地黄10g，麦冬10g，甘草10g，葛根10g，五味子4g。

【功效】养阴清热，生津止渴。

【主治】消渴阴虚内热者。

【临床运用】若有疖疮者加黄芪。本方治疗40例，临床治愈38例，好转1例，无效1例，总有效率97%。

【出处】《四川中医》，1994，12（11）：26。

159. 经验方

【组成】白芍、乌梅、天花粉、玉竹、石斛、生地黄各15g，牡丹皮、黄连、柴胡、甘草各10g。

【功效】酸甘化阴，抑肝生津。

【主治】糖尿病。

【临床运用】烦渴多饮加生石膏、知母，加重天花粉用量；小便量多加山茱萸；眩晕耳鸣加生牡蛎、生石决明；脾气虚弱者加太子参、山药，玉竹加重用量；大便秘结者加栀子、芒硝、郁李仁；纳呆腹胀加鸡内金；肢体麻木加天麻、莱菔子、桑黄；皮肤或会阴瘙痒加蝉蜕、地肤子、苦参；瘀血者加丹参、川芎；视物昏花，白内障，眼底出血加枸杞子、夜明砂、三七；兼疮疡痈疽加金银花、忍冬藤；阴损及阳加附子、车前子。

【出处】《四川中医》，1994，（2）：24。

160. 复方玉溪汤

【组成】山药30g，黄芪30g，知母15g，鸡内金10g，五味子10g，葛根15g，天花粉20g，玄参30g，苍术12g。

【功效】养阴生津。

【主治】消渴其并发症属燥热入血，或气虚血瘀，或气阴两虚，或阴阳俱虚型。症见多饮多尿多食等症外，另伴不同证型的证候。

【临床运用】分型加减：燥热入血型加人参、石膏、甘草、黄芩、黄连、栀子、黄柏、当归；气虚血瘀型加赤芍、丹参、桃仁、川芎、红花、当归、地龙、降香；气阴两虚型加生地黄、熟地黄、麦冬、人参、茯苓、牡蛎；阴阳俱虚型加山茱萸、熟地黄、茯苓、泽泻、牡丹皮、附子、肉桂、牛膝、续断。随症加减：尿糖不降重用天花粉，加生地黄、乌梅；血糖不降，口渴甚者加人参，重用知母，石膏；饥饿症状明显者，重用天花粉，熟地黄；尿中出现酮体加黄芩、黄连；皮肤瘙痒加地肤子、白鲜皮；外阴瘙痒者加黄柏，苦参；失眠者加何首乌、女贞子、白蒺藜、夜交藤；心悸加石菖蒲、远志、炒酸枣仁、生龙骨、生牡蛎；化脓感染者加金银花、连翘、蒲公英；合并冠心病者，加冠心Ⅱ号或苏合香丸。疗效：本方治疗25例，治愈19例，显效3例，有效1例，无效2例，有效率92%。

【出处】《山西中医》，1994，10（4）：32。

161. 降糖饮Ⅱ号

【组成】生黄芪15g，太子参15g，山药10g，黄精12g，葛根20g，玄参12g，天花粉12g生地黄12g，黄连6g，石膏30g，知母12g，桑白皮12g，麦冬12g。

【功效】清热生津，健脾润肺。

【主治】糖尿病证属肺胃蕴热脾虚者。

【临床运用】每日1剂，水煎服。

【出处】《山东中医杂志》，1994，13（2）：86。

162. 五倍子汤

【组成】五倍子5g（冲服），黄芪、玄参各15g，山药、益母草各20g，五味子、太子参、葛根、生地黄各15g，丹参25g，黄连、知母各10g。

【功效】滋阴清热，益气生津。

【主治】2型糖尿病及并发症证属气阴两虚者。

【临床运用】口渴甚加生石膏30g，天花粉15g；心悸加生龙骨、生牡蛎各15g，石菖蒲20g；失眠加酸枣仁15g，远志10g；瘀血表现加赤芍15g，水蛭10g；皮肤瘙痒加地肤子、苦参各10g；便溏加芡实、莲子肉各15g；视物昏花加枸杞子15g，菊花10g。共治疗65例，临床治愈13例，显效18例，有效31例，无效3例。

【出处】《河北中医》，1994，16（4）：11。

163. 降糖饮

【组成】生地黄24g，山药24g，枸杞子15g，墨旱莲30g，天花粉24g，玄参30g，乌梅12g，黄精12g，五味子15g，沙参15g，西洋参或太子参30g。

【功效】滋阴清肺，健脾益肾。

【主治】消渴其并发症，各型随证加减。

【临床运用】加减：燥热烦渴者加黄芩、黄连、生石膏；多食者加玉竹、熟地黄；头晕眼花者加菊花，何首乌，川芎；阳痿者加仙茅、仙灵脾；血瘀者加丹参；倦怠乏力，形体消瘦者加黄芪、菟丝子。本方治疗42例，显效29例（69%），有效8例，无效5例，总有效率88%。

【出处】《吉林中医药》，1994，（2）：11。

164. 参花丸

【组成】冰片、安息香、天花粉、人参等。

【功效】芳香通窍，滋阴润燥。

【主治】糖尿病燥热证者。症见口干舌燥，烦渴多饮，消谷善饥，大便干结，舌红苔燥，脉数有力。

【临床运用】共治疗150例，临床缓解28例，显效75例，有效36例，无效11例，总有效率为92.7%。

【出处】《中国中医药科技》，1995，2（4）：16。

165. 加味白虎人参汤

【组成】生石膏、北沙参、知母、忍冬藤、玉竹、黄柏、苍术、玄参、生地黄。

【功效】清胃生津，益气养阴。

【主治】消渴其并发症，属阴虚胃热型者。症见“三多一少”，口燥唇干咽干，口渴多饮，喜冷饮，消谷善饥，胃脘灼热，心烦易怒，干咳少痰，皮肤瘙痒，风疹，尿量多，色黄，大便干燥，舌少苔或黄燥苔，脉洪数或滑数。

【临床运用】本方治疗128例，近期治愈39例（3047%），显效16例（12.5%），有效56例（43.75%），无效17例，总有效率86.72%。动物药理实验表明，方中忍冬藤、沙参、玉竹、生地黄具有明显降血糖作用；本方亦对正常运动血糖有调节作用，不致引起低血糖反应。

【出处】《河南中医》，1994，14（5）：266。

166. 降糖丹Ⅱ号

【组成】黄连、酒大黄、生地黄、熟地黄、赤芍、牡丹皮、石斛、青黛、鸡内金、玉竹、知母、天花粉、西洋参。

【功效】滋阴清热，补肾活血。

【主治】消渴阴虚热盛型。症见口渴多饮，易饥多食，急躁易怒，怕热心烦，溲赤便秘，舌红苔黄，脉弦数或滑数者。

【临床运用】本方治疗40例，显效18例（45%），有效11例，无效11例，总有效率72.5%。

【出处】《北京中医杂志》，1994，（1）：51。

167. 消渴降糖丹Ⅱ号方

【组成】黄柏10g，栀子10g，青黛12g，石斛4g，知母15g，熟地黄15g，牡丹皮15g，乌梅24g，生地黄24g，草决明24g，黄连8g，酒大黄8g。

【功效】清热润燥。

【主治】消渴，属燥热内盛型。症见多食善饥，皮肤瘙痒或生疖肿，小便混浊，口苦口臭，苔黄腻，脉滑数。

【临床运用】水煎服，每日1剂。

【出处】《新中医》，1994，26（2）：21。

168. 清热养阴汤

【组成】石膏、地骨皮各50g，人参、僵蚕各10g，丹参、玉竹、天花粉、山药知母、玄参各30g。

【功效】清热泻火，益气生津。

【主治】糖尿病证属热甚津伤者。症见身热心烦，大饥大渴，小便频数，气息促急，舌红苔薄黄燥，脉滑大而数。

【临床运用】每日1剂，水煎服。

【出处】《新中医》，1994，（10）：1。

169. 滋阴汤

【组成】葛根、天花粉各15g，生地黄、泽泻、山药、茯苓、山茱萸、牡丹皮各10g。

【功效】滋肝补肾养阴。

【主治】糖尿病证属阴虚燥热型。

【临床运用】共治疗30例，显效20例，有效7例，无效3例。

【出处】《时珍国药研究》，1994，5（2）：10。

170. 三消汤

【组成】生地黄20g，生山药30g，天花粉30g，葛根20g，白僵蚕12g，紫丹参20g，参三七10g。

【功效】养阴清火。

【主治】消渴热盛伤津，阴虚火旺者。

【临床运用】口渴引饮者加乌梅、黄芩；消谷善饥者加石膏、川黄连；溲多如膏者加知母、黄柏；肾虚不固的加桑螵蛸、五味子。本方治疗36

例，显效 22 例，有效 11 例，无效 3 例，总有效率 91%。

【出处】《四川中医》，1994，12（10）：29。

171. 渴益散

【组成】生地黄、玄参、枸杞子各 8g，黄连、益母草、黄芪、菟丝子各 7g，红参 3g。

【功效】滋阴益气，泻火解毒。

【主治】2 型糖尿病及其并发症。症见倦怠乏力，自汗盗汗，气短懒言，口渴喜饮，五心烦热，心悸失眠，溲赤便秘，舌红少津，舌体胖大，苔薄或花剥，脉弦细或弦数。

【临床运用】共治疗 10 例，显效 2 例，有效 6 例，无效 2 例。

【出处】《河北中医》，1994，16（6）：48。

172. 清热生津方

【组成】石膏 30g，黄芪 30g，知母 10g，栀子 10g，牛膝 10g，地骨皮 10g，制大黄 9g，黄连 9g，麦冬 15g，玄参 15g，葛根 20g，生地黄 20g。

【功效】泻火清热，润燥生津。

【主治】消渴并发病，属肺胃燥热证者。症见烦渴引饮，消欲善饥，皮肤疖肿或瘙痒，尿黄，便秘，口苦口臭，舌苔黄腻，脉滑数。

【临床运用】水煎服，每日 1 剂。

【出处】《新中医》，1995，27（3）：28。

173. 加味黄连温胆汤

【组成】黄连、半夏、陈皮、甘草各 9g，茯苓、枸杞子各 15g，竹茹、枳实、赤芍、白芍、知母各 12g，生地黄、炒酸枣仁各 30g。

【功效】清热化痰。

【主治】糖尿病及其合并症，证属痰热内扰者。症见口渴多饮，头晕心悸，烦躁失眠，大便干，小便黄而频，形体肥胖，纳少，全身乏力，舌质红苔黄腻，脉弦滑数。

【临床运用】水煎服，每日 1 剂。

【出处】《山东中医杂志》，1995，15（4）：152。

174. 消渴降糖片

【组成】天花粉、生地黄各 30g，乌梅、泽泻各 10g，苍术、玄参、黄芪各 15g，生大黄 3g，猪胰 1 具。

【功效】滋阴清热，佐以益气健脾。

【主治】2 型糖尿病证属阴虚燥热者。症见多饮，易饥，多尿，口燥咽干，心烦，手足心热，盗汗，倦怠乏力，腰疼腿软，舌质红，舌苔白或黄，少津，脉沉细或细软或细数。

【临床运用】共治疗 74 例，临床缓解 18 例，显效 22 例，有效 34 例，总有效率 88%。

【出处】《光明中医》，1995，（6）：15。

175. 加味百合固金汤

【组成】百合 15g，白芍 15g，当归 10g，蒲公英 10g，贯众 10g，天花粉 10g，枸杞子 20g，甘草 10g。

【功效】滋阴清热。

【主治】消渴其并发症，属阴虚燥热者。症见口渴多饮，多食善饥，尿多而味甜盗汗，大便秘结。

【临床运用】加减：气阴两虚者加生晒参 20g，五味子 10g；肠燥津伤者加石斛 10g，玉竹 10g，山药 15g；肢体麻痛加桃仁 15g，红花 10g，甚者加水蛭 10g；痈疮加紫花地丁 15g，金银花 20g；白内障、雀目、耳聋者，加菊花 10g，黄连 10g，黄精 20g；劳咳者加百部 15g，白及 15g。本方用法：冷水煎服，每日 3 次，每次服 100mL，2 日 1 剂，20 天为 1 个疗程。本方治疗 46 例，用药 4 疗程，总有效率 82%。

【出处】《云南中医中药杂志》，1995，16（4）：22。

176. 清胃养阴保津方

【组成】生石膏、生地黄、玄参、麦冬、石斛、肥知母、淡黄芩、焦栀子、川大黄、牛膝。

【功效】清胃泻火，养阴保津。

【主治】消渴中消，属肺胃积热者。症见消谷善饥，饮食倍常，身体消瘦，大便秘结，苔黄燥，脉滑实有力。

【临床运用】水煎服，每日 1 剂。

【出处】《中医药研究》，1995，（5）：64。

177. 清理湿热方

【组成】黄连、栀子、厚朴花、枳壳、石菖蒲、清半夏、茯苓各 10g，葛根 20g。

【功效】清热化湿，疏理气机。

【主治】2型糖尿病证属湿热内蕴型。症见口干苦或口黏，口渴不欲饮或口咽干欲饮频频，有饥饿感但纳谷不香，形体丰满却倦怠乏力，舌苔黄腻，脉滑数。

【临床运用】兼咳嗽，痰黄稠而黏，加鱼腥草30g，瓜蒌20g，杏仁、黄芩各10g；湿热阻胃加莱菔子30g，陈皮、佩兰各10g；肝胆湿热加龙胆草、合欢皮、牡丹皮各10g，郁金15g。共治疗30例，临床治愈4例，显效15例，有效9例，无效2例，总有效率93.3%。

【出处】《天津中医》，1995，12（3）：13。

178. 消渴方

【组成】玄参、北沙参、生地黄、天冬、麦冬、淡黄芩、川黄连、天花粉、知母。

【功效】清肺胃生津止渴。

【主治】消渴上消，属肺热津伤耗液伤阴者。症见烦渴，饮水量多，口干舌燥，小便频数，舌边尖红，苔薄黄，脉细数。

【临床运用】水煎服，每日1剂。

【出处】《中医药研究》，1995，（5）：64。

179. 经验方

【组成】麦饭石（先煎）、生石膏各30～60g，乌梅、枸杞子20g，天冬、玄参、僵蚕、地骨皮、菝葜各15～30g，苍术、羊带归各10～20g，鸡内金15g，玉竹20～50g。

【功效】滋阴清热，生津降糖。

【主治】中老年糖尿病。

【临床运用】疲乏易汗加黄芪、黄精；便干加大黄、紫菀；咳嗽咽痛加桑叶、桑白皮；尿频加桑螵蛸、山茱萸；便溏加薏苡仁、白术、芡实；多食善饥加熟地黄、黄连；合并肺结核加百部、白及；生疮疖加金银花、蒲公英；皮肤瘙痒加白鲜皮、地肤子；寐差加柏子仁、炒酸枣仁；血压高加葛根、夏枯草；眼底出血加紫草、生地黄；白内障加木贼草、谷精草；血脂高加山楂、丹参；尿糖不稳定加黄精、生地黄、黄芪；尿糖不降重用乌梅、生地黄、五味子；血糖持续下降加知母；血酮高加生地黄、黄连；尿加有酮体加生地黄、白术、茯苓。治疗82例，痊愈44例，显效33例，无效5例，总有效率93.8%。

【出处】《江西中医药》1995，（6）：25。

180. 清热育津汤

【组成】生石膏20g，知母12g，芦根15g，甘草10g，石斛12g，人参10g等。

【功效】清热育阴，通腑。

【主治】消渴热积于胃，腑热熏灼，消谷劫津之证。症见思饮冰冷，饮不解渴，食量减，唇焦心烦，烦闷不宁，消瘦乏力，大便干燥，舌红，苔黄燥，脉滑数。

【临床运用】水煎服，每日1剂。

【出处】《河南中医》，1995，15（15）：296。

181. 益胃生津汤

【组成】山药30g，天花粉、麦冬、生地黄、太子参、北沙参各15g，五味子6g。

【功效】养胃生津。

【主治】糖尿病证属肺胃阴虚者。症见口渴多饮，随饮随渴，咽干口渴，易饥多食，形体消瘦，舌红少津，苔黄白而干，脉细数。

【临床运用】水煎服，每日1剂。

【出处】《新中医》，1995，27（1）：11。

182. 加味白虎人参汤

【组成】石膏15g，知母10g，甘草5g，沙参10g，麦冬10g，生地黄15g，玉竹10g，天花粉10g，砂仁5g。

【功效】养阴清热润燥。

【主治】小儿糖尿病，中医属肺胃燥热型者。症见烦渴多饮，消瘦，口干舌燥，舌边尖红，脉细数。

【临床运用】加减：渴甚者重加天花粉，便秘者加大黄5g，口舌生疮者加金银花15g，黄连5g。

【出处】《吉林中医药》，1995，（5）：19。

183. 益胃生津汤

【组成】天花粉15g，山药30g，五味子6g，麦冬15g，生地黄15g，太子参15g，北沙参15g。

【功效】养胃生津。

【主治】消渴肺胃阴虚者。症见口渴引饮，随饮随渴，口咽干燥，多食易饥，形瘦，舌红少津，苔黄白而干，脉数。

【临床运用】水煎服，每日1剂。

【出处】《新中医》，1995，27（1）：11。

184. 自拟消渴 I 号

【组成】石膏 50g，知母 20g，苍术 20g，玄参 25g，生黄芪 30g，山药 40g，生鸡内金 15g，茯苓 15g，五味子 5g，五倍子 10g，龙骨 30g，牡蛎 30g，生地黄 25g，党参 25g，麦冬 25g。

【功效】清热泻火，滋阴生津。

【主治】消渴其并发症，属阴虚燥热者。症见多食易饥，形体消瘦，尿频量多，大便干燥，口干舌燥多饮，舌边尖红，苔薄黄，脉细数。

【临床运用】加减：血瘀加当归、赤芍、川芎、木香、益母草；多食加重生地黄用量，加熟地黄、玉竹；眼花加白芷、川芎、谷精草；血压高加夏枯草、龙胆草、生石膏、石决明、代赭石；冠心病加葛根、夏枯草、石斛、山栀子、丹参，便溏加川莲子、芡实；痒者加苦参、地肤子，心悸加石菖蒲、远志、龙骨、牡蛎，失眠加酸枣仁、夜交藤、女贞子。上方治疗 2 周（2 个疗程），有效率为 100%。

【出处】《吉林中医药》，1995，（4）：18。

185. 沙参麦冬汤

【组成】沙参 20g，丹参 20g，麦冬 10g，黄精 10g，当归 10g，生山药 15g，玉竹 12g，菟丝子 15g，天花粉 30g，地锦草 30g，荔枝核 30g。

【功效】益气滋阴，利湿化痰。

【主治】消渴肺胃阴虚，内生燥热者。

【临床运用】加减：阴虚内热型加黄连 5g，知母 10g；气阴两虚型加熟地黄 12g，白术 12g；阴阳两虚偏阴虚者加生地黄 12g，熟地黄 12g；偏阳虚者加附子 5g，肉桂 30g。本方共治疗 186 例，显效 106 例，有效 60 例，无效 20 例，总有效率 89.2%，病症消除或改善者 173 例，占 93%。

【出处】《陕西中医》，1995，16（11）：482。

186. 消渴 I 号

【组成】石膏 50g，知母、苍术各 20g，玄参、生地黄、党参、麦冬各 25g，生黄芪 30g，生山药 40g，生鸡内金、五味子各 15g，五倍子 10g，龙骨、牡蛎各 30g，茯苓 15g。

【功效】清热泻火，滋阴生津。

【主治】糖尿病及其并发症属阴虚燥热者。症见口渴多饮，口干舌燥，多食易饥，形体消瘦，尿频量大，大便干燥，舌边尖红，苔薄黄，脉沉细数。

【临床运用】水煎服，每日 1 剂。

【出处】《吉林中医药》，1995，（4）：8。

187. 复方花葛饮

【组成】天花粉 30g，葛根 15g，苍术 10g，山茱萸 6g，五味子 10g，黄连 4g，丹参 10g，麦冬 9g，鲜芦根 30g。

【功效】滋阴清热，活血化瘀。

【主治】2 型糖尿病。

【临床运用】加减：烦渴引饮加石膏；多食易饥，形瘦便秘加生地黄、玄参、牛膝；虚烦失眠，遗精加龙骨、牡蛎、黄柏、知母、桑螵蛸；病久溲频，混浊如膏，饮一溲一，腰酸加附子、肉桂、鹿茸、覆盆子。

【出处】《实用中医内科杂志》，1996，10（1）：26。

188. 经验方

【组成】天花粉 30g，麦冬 15g，生地黄 30g，女贞子 30g，蒲公英 30g，忍冬藤 30g，

红花 10g，桃仁 10g，鸡血藤 30g，地龙 12g。

【功效】清热解毒，养阴生津，活血化瘀。

【主治】2 型糖尿病。

【临床运用】每日 1 剂，水煎服。偏于火旺者加黄连，偏阴亏者加知母。

【出处】《中医杂志》，1996，（6）：374。

189. 滋阴清热固摄汤

【组成】山茱萸 20g，沙参 18g，熟地黄 18g，天花粉 18g，石斛 18g，麦冬 15g，五味子 15g，山药 30g，乌梅 10g，黄连 10g，知母 12g。

【功效】滋阴清热，益肾固摄。

【主治】2 型糖尿病。

【临床运用】加减：多食易饥加石膏 30g，黄连 15g；大便干燥加大黄 10～15g，火麻仁 18g；尿浊加桑螵蛸 18g，金樱子 12g，龙骨 30；气短、倦怠加太子参 30g，黄芪 20g；形寒肢冷加菟丝子 15g，仙灵脾 10g，去黄连、知母；腰酸膝软加杜仲 20g，牛膝 18g。本方治疗 80 例，临床治愈 70 例，显效 4 例，有效 4 例，无效 2 例。

【出处】《河南中医》，1996，16（2）：107。

190. 经验方

【组成】知母 12g，生地黄 30g，生山药 40g，山茱萸 10g，牡丹皮 10g，茯苓 10g，泽泻 10g，麦冬 10g，玉竹 10g，天花粉 30g，葛根 15g，地骨皮 30g，当归 15g，白芍 15g。

【功效】滋水生木，生津降糖。

【主治】消渴。口渴引饮，小便频数，多食形瘦，头晕耳鸣，失眠多梦，胁痛，腰膝酸软，五心烦热，颧红盗汗。舌红少苔，脉细数。

【临床运用】水煎服，每日 1 剂。

【出处】《光明中医》，1996，（6）：6。

191. 金玉津液汤

【组成】黄芪、山药、葛根、丹参、玄参、王不留行、生地黄、五味子、茯苓、党参、生石膏、麦冬、黄连、苍术。

【功效】滋阴清热，润燥。

【主治】2 型糖尿病证属阴虚燥热。症见烦渴多饮，咽干燥热，小便频多，形体消瘦，大便干结，尿如脂膏，腰膝酸软，头晕气短，倦怠乏力，舌红少津，脉细。

【临床运用】血糖不降加知母、栀子、牛膝；尿糖不降加天花粉、生地黄、乌梅、生牡蛎；善饥多食加熟地黄、牡丹皮、山茱萸；尿酮体阳性加地骨皮、黄芩、连翘。治疗 30 例，临床痊愈 12 例，有效 16 例，无效 2 例，总有效率 93.3%。

【出处】《中医药研究》，1996，（2）：16。

192. 降糖解毒胶囊

【组成】黄连、玄参、生地黄、人参、苍术、大黄、鸡血藤、丁香叶。

【功效】清热解毒，益气养阴。

【主治】2 型糖尿病及其并发症属邪毒内蕴型。

【临床运用】共治疗 60 例，显效 34 例，有效 22 例，无效 4 例，总有效率 93.33%。

【出处】《中医药学报》，1996，（1）：23。

193. 蚂蚁滋阴方

【组成】蚂蚁 50g，生石膏（先下）30g，知母、甘草各 10g，粳米、生地黄、熟地黄、天冬、麦冬、天花粉、玉竹、沙参各 15g。

【功效】滋阴清热，生津止渴。

【主治】糖尿病阴虚燥热型。症见口干舌燥，烦渴多饮，尿频量多，多食易饥，大便秘结，疲乏无力，形体消瘦，舌红或绛，苔黄或薄黄少津，脉弦滑或弦数。

【临床运用】水煎服，每日 1 剂。

【出处】《江苏中医》，1996，17（2）：11。

194. 滋阴止渴汤

【组成】太子参 30g，麦冬 15g，天冬 15g，天花粉 30g，玄参 15g，五味子 10g，葛根 15g，生石膏 30g，知母 10g，牛膝 10g，生地黄 20g，山药 30g，黄芪 20g，枸杞子 15g。

【功效】滋阴生津，润肺清胃滋肾。

【主治】2 型糖尿病及并发症。

【临床运用】本方治疗 20 例，显效 5 例，好转 12 例，无效 3 例，总有效率 85%。

【出处】《贵阳中医学院学报》，1996，18（1）：30。

195. 消渴方

【组成】玉竹 20g，葛根 20g，益母草 20g，麦冬 15g，炒麦芽 15g，枸杞子 12g，桑叶 12g，牡丹皮 12g，桔梗 9g，泽泻 9g，丹参 18g。

【功效】养阴清热活血。

【主治】2 型糖尿病。

【临床运用】加减：热盛者加生石膏 30g；湿盛者加苍术 12g；气滞者加荔枝核 20g。治疗 60 例，显效 18 例，有效 33 例，总有效率 85%。

【出处】《河北中医》，1996，18（5）：9。

196. 经验方

【组成】沙参、麦冬、枸杞子、葛根、益智仁各 20g，黄精、丹参、地骨皮、知母、玄参、山茱萸各 15g。

【功效】养阴生津。

【主治】糖尿病阴虚津伤者。

【临床运用】每日 1 剂，水煎服。夹湿加佩兰、苍术；气虚加人参、黄芪。治疗 10 例。对照组服消渴丸 10 例。分别为临床控制 6 例、4 例，显效 2 例、1 例，有效 1 例、5 例，无效 1 例、0 例。两组血糖均明显下降，血糖降低差数有明显差别

（$P<0.01$、0.05）。

【出处】《中医药学报》，1994，（1）：38。

197. 经验方

【组成】生石膏45g，知母、甘草、人参各10g，黄连6g，玄参15g，丹参15g。

【功效】清肺胃热，生津止渴。

【主治】糖尿病肺胃燥热型。症见烦渴引饮，消谷善饥，小便频数，尿色淡黄，身体渐瘦，舌红少苔，脉滑数。

【临床运用】每日1剂，水煎服。口渴加天花粉、葛根；小便频数加山药、山茱萸。

【出处】《甘肃中医》，1994，（1）：10。

198. 经验方

【组成】生石膏、山药各30g，知母、西洋参、麦冬各10g，天花粉15g。

【功效】清热润肺，生津止渴。

【主治】糖尿病肺燥型。症见烦渴多饮，口干舌燥，尿频量多，舌尖边红，苔薄黄，脉洪数。

【临床运用】每日1剂，水煎服。

【出处】《四川中医》，1994，（4）：22。

199. 滋清汤

【组成】黄芩10g，葛根、鸡内金、知母、佩兰、藿香、炒枳壳、绿萼梅各10g，黄连3g，神曲、茯苓各12g，竹茹5g。

【功效】清热生津。

【主治】老年糖尿病阴虚热盛型。

【临床运用】并发周围神经炎加丹参、桃仁、红花、川芎、路路通；并发痈肿疮疖宜加蒲公英、紫花地丁、野菊花、金银花、连翘；合并肾病加猪苓、茯苓、泽泻、大腹皮、冬瓜皮、六月雪、玉米须；并发眼疾加女贞子、沙苑子、茺蔚子，或合用石斛夜光丸、明目地黄丸；并发神经衰弱加酸枣仁、柏子仁、远志、五味子、夜交藤；皮肤瘙痒加蝉蜕、白鲜皮、地肤子。共治疗45例，显效27例，好转16例，无效2例，总有效率95.6%。

【出处】《南京中医药大学学报》，1997，13（3）：176。

200. 降糖Ⅱ号口服液

【组成】生地黄、玄参、苍术、知母、栀子各12g，山药、黄精、生葛根、丹参、荔枝核各30g，黄连5g。

【功效】滋阴清热。

【主治】2型糖尿病阴虚热盛型。症见口渴多饮，易饥多食，急躁易怒，恶热心烦溲赤便秘，舌红苔黄，脉弦数或滑数。

【临床运用】共治疗32例，3个月后显效5例，有效12例，无效15例，总有效率53.1%。

【出处】《陕西中医》，1997，18（10）：437-438。

201. 连花芪药汤

【组成】黄连、天花粉、黄芪、山药、知母、当归、太子参、生地黄、葛根、甘草等。

【功效】益气养阴，清热润燥。

【主治】2型糖尿病阴虚燥热型。

【临床运用】咽干痛加黄芩、金银花；嘈杂易饥加石膏、炒白术；口渴欲饮加玄参、沙参、乌梅；肢体麻木疼痛加鸡血藤、益母草；大便稀溏加白扁豆、炒白芍；大便干结加制大黄、火麻仁；腰痛，尿频痛加黄柏、白茅根、桑寄生；下阴瘙痒加地肤子、蛇床子；面色苍白，易脱发加党参、炒白术、制何首乌；两眼干涩、视物昏花加枸杞子、桑椹；目眵多加菊花。共治疗52例，3个月后显效28例，有效12例，无效12例，总有效率78%。

【出处】《上海中医药杂志》，1997，（1）：15。

202. 降糖汤

【组成】乌梅10g，黄芪30g，生地黄、生山药、天花粉各20g，牡丹皮、丹参各15g，黄连3g。

【功效】清热生津，益气化瘀。

【主治】2型糖尿病阴虚燥热型。症见口干欲饮，心烦面赤，手足心热，头晕乏力，多汗，小便频数量多，大便干，舌红少津，脉细数。

【临床运用】口干渴明显加沙参、葛根、麦冬；头晕加天麻、石决明；乏力、汗多加黄精、五味子；手足心热加知母、地骨皮；小便频数加益智仁、桑螵蛸；便干加瓜蒌仁、火麻仁；高血压加山楂、何首乌；视物模糊加菊花、枸杞子；合并皮肤感染加金银花、紫花地丁、蒲公英、黄柏等。共治疗21例，显效10例，有效10例，无效1例，总有效率95.2%。

【出处】《上海中医药杂志》，1997，（1）：16。

203. 降糖汤

【组成】生地黄、天花粉、山药、麦冬、黄芪、葛根、白茅根各30g，陈皮6g。

【功效】益气生津，清热滋阴。

【主治】2型糖尿病及其合并症，证属气阴两伤，虚热内生者。

【临床运用】舌苔黄加萹蓄、大黄、芦根；尿浊加萆薢、白花蛇舌草；肝气郁结加柴胡、白芍、枳壳；脾虚加苍术、薏苡仁；气虚加党参或人参；阳虚加附子、肉桂；有心血管病加丹参、赤芍、红花；高血压加石决明、菊花、钩藤；血脂高加槐花、丹参；周围神经炎加桂枝、当归、地龙；皮肤瘙痒加金银花、蒲公英、紫花地丁、全蝎；眼底出血加参三七、赤芍、紫草；肾功能减退加冬瓜皮、冬虫夏草；白内障加枸杞子、菊花。共治疗85例，1~3个月后痊愈30例，显效36例，有效14例，无效5例，总有效率为95%。

【出处】《内蒙古中医药》，1997，（3）：23-24。

204. 降糖丸

【组成】生地黄、山药、黄芪、黄连、黄柏等。

【功效】益阴清热。

【主治】中老年糖尿病证属气阴两虚、燥热伤津者。症见倦怠乏力，气短自汗，身体消瘦，口渴多饮，口干咽燥，多食善饥，小便量多，舌质红，苔薄黄，脉弦细数。

【临床运用】共治疗58例，1个月为1个疗程，临床治愈6例，显效14例，有效13例，无效25例。

【出处】《山东中医杂志》，1997，16（6）：257。

205. 自拟方

【组成】沙参20g，熟地黄20g，麦冬20g，天花粉50g，黄连10g，五味子10g，桑螵蛸20g，黄精30g，玉竹30g。

【功效】滋阴润燥，健脾补肾。

【主治】糖尿病，阴虚燥热者。

【临床运用】加减：口渴者加石斛15g，葛根15g；饥饿者加石膏30；尿多者加金樱子15g，覆盆子15g；脾肾气虚加芡实15g；脾肾阳虚加党参15g，黄芪20g，肉桂10g；肝肾阴虚加山药20g，泽泻20g；阴虚阳亢加菊花、枸杞子、天麻各15g；阴阳两虚加附子10g，龟甲15g；血瘀者加丹参10g，川芎10g。本方水煎服，每日1剂，15天1个疗程。治疗210例，痊愈50例，显效88例，有效58例，无效14例，总有效率93%。

【出处】《中医药信息》，1998，（3）：34。

206. 降糖汤

【组成】西洋参6g，黄芪30g，山药15g，黄芩15g，生石膏20g，沙参15g，麦冬15g，黄精30g，桑螵蛸15g，黄连6g，天花粉15g。

【功效】清热泻火，养阴生津，健脾补肾。

【主治】糖尿病，尤其合并高脂血症。

【临床运用】本方治疗87例，显效53例，有效23例，无效11例，总有效率87.4%。本方降糖等作用与格列本脲（优降糖）组比照，无显著差异，且对脂质代谢有调节作用。

【出处】《湖南中医杂志》，1998，14（3）：14。

207. 自拟方Ⅱ号

【组成】生地黄50g，熟地黄50g，天冬50g，山药25g，玄参25g，芒硝7.5g，黄连15g，生石膏30g。

【功效】清胃泻火，佐以养阴护津。

【主治】糖尿病胃热伤阴型。症见多食善饥，形体消瘦，溲赤便秘，舌红苔黄燥，多有裂纹，脉弦或滑数。

【临床运用】水煎服，每日1剂。

【出处】《光明中医》，1998，13（74）：22。

208. 自拟方1号

【组成】沙参50g，天冬50g，麦冬50g，天花粉50g，葛根25g，五味子15g。

【功效】清肺泻火，生津止渴。

【主治】消渴肺燥伤津型。症见烦渴多饮，口干舌燥，小便频多，舌红少津，苔薄苦，脉数。

【临床运用】加减：身痒加黄芩15g，黄连15g；有瘀血者加桃仁15g，赤芍15g；尿糖不降加石斛 30g，乌梅 15g，玄参 25g，苍术 25g；血糖不降加石膏 50g，知母 15g；失眠加酸枣仁 15g，远志 15g 等。

【出处】《光明中医》，1998，13（7）：22。

209. 降糖 1 号

【组成】生地黄 30g，黄连 10g，白芍 15g，天花粉 20g，葛根 30g，枸杞子 10g，川芎 10g 大黄 10g，三七 3g（冲服）等。

【功效】养阴生津，清热润燥，活血化瘀。

【主治】糖尿病，阴虚燥热明显者。

【临床运用】本方治疗 120 例，并设对照组，结果中药治疗组血糖阶梯状下降，无高胰岛素血症。

【出处】《实用中医药杂志》，1998，14（3）：17。

210. 二地降糖汤

【组成】生地黄 10g，地骨皮 15g，南沙参 12g，麦冬 10g，知母 10g，僵蚕 10g，苦参 15g，生石膏 30g（先煎），青黛 5g（包煎）。

【功效】养阴润燥除热。

【主治】2 型糖尿病。

【临床运用】加减：腰膝酸软加枸杞子、巴戟天；肢体麻木或肿胀加苍术、牛膝；自汗盗汗加瘪桃干、浮小麦；纳呆痞满加生山楂，茯苓。本方治疗 60 例，治愈 16 例，好转 39 例，无效 5 例，总有效率 91.67%。

【出处】《实用中医药杂志》，1998，14（6）:5。

211. 加味增液汤

【组成】生地黄 30g，玄参 30g，麦冬 10g，葛根 12g，天花粉 30g，南沙参 15g。

【功效】滋阴增液。

【主治】糖尿病阴津亏虚者。症见咽干口干，食欲旺盛，大便干结，形体大多超重，自觉体力、精力较前减退，舌红苔黄或白，少津，脉沉弦。

【临床运用】水煎服，每日 1 剂，分 2 次服。

【出处】《中国糖尿病防治特色》。

212. 增液汤合白虎汤合消渴方加减方

【组成】生地黄 30g，玄参 30g，麦冬 10g，生石膏 30g，知母 12g，葛根 15g，天花粉 30g，黄连 10g，枳实 10g。

【功效】滋阴清热。

【主治】消渴阴虚热盛型。症见烦渴多饮，多食易饥，尿频量多，大便干结，尿色混黄，舌红少津，苔黄而燥，脉滑数。

【临床运用】肺胃燥热，耗损气阴者，可选用人参白虎汤；阳明热盛，肠燥津伤，选用增液承气汤；肝郁化热者，可选用四逆散合大柴胡汤加减。

本方用药，大多寒凉，不宜长期服用，以免损伤脾胃。对于老年患者，剂量不宜过大。

【出处】《中国糖尿病防治特色》。

213. 消三多方

【组成】人参 7g（或用党参倍量），知母 15g，生石膏 30g，黄连 9g，阿胶 9g，白芍 15g，黄精 15g，生山药 15g，地骨皮 9g，制何首乌 15g，麦冬 9g，鸡子黄 2 枚。

【功效】滋补肝肾，养阴润燥，益气清热，生津止渴。

【主治】消渴。

【临床运用】偏于上消者，肺胃燥热所致，基本方可选加百合 15g，乌梅 10g，生地黄 15g，玉竹 15g，石斛 15g，玄参 15g 等；偏于中消者，胃火内炽，津亏肠燥所致，基本方生石膏可重用至 50g，知母用至 30g，另加大黄 7g，生地黄 15g，当症状减轻时要及时减量或停用；偏于下消者，肝肾阴虚所致，基本方去石膏、黄连、知母，重加山药至 30g，另可酌情选加龟甲 30g，枸杞子 15g，五倍子 10g，覆盆子 13g，山茱萸 15g，熟地黄 15g，生牡蛎 15g，墨旱莲 30g；稳定期患者，“三多”症状不典型者，当以滋肾养肝、益气健脾为主。

【出处】《经验方》。

214. 祝氏消渴方

【组成】苍术、玄参、生黄芪、山药、生地黄、熟地黄、党参、麦冬、五味子、五倍子、茯苓、生龙骨。

【功效】滋阴清热，健脾补肾。

【主治】消渴之有消渴证者。

【临床运用】尿糖不降者，重用天花粉、生

地黄，或加乌梅、五味子；血糖不降加人参白虎汤；其中知母、石膏重用；兼有高血压或冠心病或夜间口干，舌如生刺者，加葛根、夏枯草、石斛、生山楂、丹参等；下身瘙痒者加知母、黄柏；皮肤瘙痒者加地肤子、苦参；失眠，加炒酸枣仁、女贞子、何首乌、白蒺藜；心悸加石菖蒲、远志、生龙骨、生牡蛎；便溏者加莲子肉、芡实；自觉燥热甚者，则引火归元法，加肉桂3g；阳痿、腰冷，形寒肢冷者，加巴戟天、补骨脂、仙灵脾、附子、肉桂等。血瘀者加用丹参、葛根、鸡血藤、赤芍、当归。

【出处】《当代名医临证精华·消渴专辑》。

215. 三消饮

【组成】生山药 60～100g，天花粉 30～60g，地骨皮 15～30g，枸杞子 15～30g，生地黄 15～30g，玄参 15～30g，牡丹皮 10～20g，乌梅 10～20g。

【功效】清热凉血，生津润燥。

【主治】消渴。

【临床运用】偏于上消者加天冬 15～20g，麦冬 15～20g；偏于中消者加知母 10～20g，生石膏 30～100g；偏于下消者加五味子 10～15g，山茱萸 10～15g，桑螵蛸 10～15g。

【出处】《当代名医临证精华·消渴专辑》。

216. 经验方

【组成】沙参、麦冬各 10g，玉竹 15g，天花粉 30g，地骨皮、生地黄各 30g，当归、白芍各 15g，乌梅 6g。

【功效】滋阴清热，生津止渴。

【主治】糖尿病。

【临床运用】每日 1 剂，水煎服。

【出处】《光明中医》，1996，（6）：6。

217. 滋阴泻热饮

【组成】熟地黄、山药、茯苓、泽泻、生地黄、葛根、天花粉、藕节各 15g，山茱萸、牡丹皮、知母、石斛各 10g，石膏 30g。

【功效】滋阴清热。

【主治】2 型糖尿病肝肾阴虚，肺胃燥热型。症见多食易饥，烦渴引饮，尿频量多，腰膝酸软，头昏耳鸣，舌红少津，少苔或薄白，脉细或细数。

【临床运用】胸闷心悸加丹参 15g，川芎 10g；气短汗出加黄芪 15g，太子参 15g；目赤羞明加谷精草 15g，青葙子 10g；双目干涩，视物昏花加黑豆 25g，女贞子、墨旱莲各 15g；头晕头胀加钩藤 15g，白芍 12；肢麻加僵蚕 10g，牛膝 10g；耳鸣加菟丝子、枸杞子各 15g；苔腻加藿香 10g，竹叶 10g。共治疗 32 例，临床缓解 9 例，显效 17 例，有效 4 例，无效 2 例，总有效率 94%。

【出处】《云南中医中药杂志》，1997，18（1）：15–16。

218. 经验方

【组成】生石膏、黄连、桑白皮、地骨皮、大黄。

【功效】清热解毒，润燥生津。

【主治】糖尿病肺胃燥热者。

【临床运用】每日 1 剂，水煎服。

【出处】《成都中医学院学报》，1994，（4）：1。

219. 经验方

【组成】天花粉 30g，黄芩 10g，黄连 6g，知母 10g，生地黄 30g，沙参、麦冬各 15g。

【功效】清肺泻火，生津止渴。

【主治】上消，口渴多饮，咽干舌燥，小便频多，舌边尖红，苔薄黄，脉数。

【临床运用】每日 1 剂，水煎服。

【出处】《糖尿病及其并发症的中医药研究进展》。

220. 经验方

【组成】天冬 15g，麦冬 15g，南沙参 18g，北沙参 12g，胡黄连 5g，石斛 12g，玉竹 12g，蛤粉 15g，贝母 6g，茯苓 12g，陈皮 5g，半夏 5g。

【功效】清热润肺，化痰止渴。

【主治】上消病。烦渴多饮，口干舌燥，尿频量多。

【临床运用】每日 1 剂，水煎服。并饮梨汁 200mL。

【出处】《医醇剩义》。

221. 经验方

【组成】天花粉 75g，麦冬、天冬、玄参、玉竹各 25g，生地黄、生石膏各 50g，川黄连 10g，石斛、葛根、牡丹皮、知母各 15g。

【功效】滋阴清热，降糖。

【主治】适用于胃热阴虚型糖尿病。症见烦渴多饮，多食而瘦，口干舌燥，大便秘结，舌质红，苔黄燥，脉滑数有力者。

【临床运用】每日1剂，水煎服。3个月为1个疗程。病势初起，大便干燥者，加大黄、黄芩各10g，待热去津回可减去；口渴烦饮者加沙参25g，枇杷叶15g；若心热烦躁者，加石莲子15g；若热去饮食正常，可减去黄连。

【出处】《当代名老中医临证荟萃》。

222. 经验方

【组成】犀角（代）9g，鲜生地黄30g，玄参6g，白沙参6g，麦冬、柿霜各3g，甘草12g，鲜地骨皮9g。

【功效】滋阴清热。

【主治】中上消，阴虚内热者。症见肌肉瘦削，善饥渴饮。

【临床运用】每日1剂，水煎服。

【出处】《临证指南医案》。

223. 经验方

【组成】生石膏（先煎），寒水石（先煎），天花粉、生地黄各30g，知母10g，玄参20g，葛根10g，枳实10g，生大黄8g（后下）、玉竹30g，甘草6g。

【功效】清泻二阳，滋阴增液。

【主治】糖尿病，肺胃阴伤，二阳结热者。症见口渴多饮，尿频量多，多食，便秘，舌红苔黄燥，脉弦数。

【临床运用】每日1剂，水煎服。

【出处】《吕仁和经验方》。

224. 经验方

【组成】生地黄25g，生石膏50g，知母20g，天花粉20g，天冬20g，菟丝子20g，百合15g。

【功效】滋阴清热。

【主治】糖尿病口渴引饮，胃中热者。

【临床运用】每日1剂，水煎服。

【出处】《中华效方汇海》。

225. 经验方

【组成】地骨皮30g，麦冬15g，桑叶10g，玉竹15g，黄精15g，黄柏10g，栀子10g，当归15g，枸杞子15g。

【功效】滋阴清热润燥。

【主治】糖尿病。口燥咽干，虚烦失眠，手足心热，舌红瘦干，脉细数。

【临床运用】每日1剂，水煎服。

【出处】《中华效方汇海》。

226. 经验方

【组成】知母15g，生石膏30g，玄参30g，生地黄30g，葛根15g，赤芍30g，玉米须60g，牛蒡子10g。

【功效】清热、生津、止渴。

【主治】糖尿病。烦渴多食，消谷善饥，舌红苔黄，脉滑数。

【临床运用】每日1剂，水煎服。

【出处】《中华效方汇海》。

227. 经验方

【组成】玄参24g，生地黄20g，麦冬15g，山药24g，山茱萸9g，牡丹皮、泽泻各9g，熟地黄15g。

【功效】滋阴润燥，生津止渴。

【主治】糖尿病阴亏津伤者。

【临床运用】每日1剂，水煎服。

【出处】《国际中医药现代研究》。

228. 经验方

【组成】黄芩10g，黄连6g，黄柏10g，生石膏30g，知母12g，天花粉30g，甘草6g，玉竹10g，玄参、生地黄各30g，麦冬10g。

【功效】清热降火，生津止渴。

【主治】消渴，燥火炽盛，灼伤阴津型。症见身软无力，心悸气短，汗出，口渴，善饥，夜尿多，面色潮红，舌红嫩，苔薄黄，脉弦数。

【临床运用】每日1剂，水煎服。

【出处】《王占玺临床经验集》。

229. 经验方

【组成】生石膏30g，知母10g，生地黄30g，麦冬10g，玄参30g，生大黄8g（后下），枳实10g，葛根10g，天花粉30g，甘草6g。

【功效】滋阴清热，润肠通便。

【主治】消渴，肺胃热盛，肠燥津伤者。

【临床运用】每日1剂，水煎服。

【出处】《中国糖尿病医案选》。

230. 经验方

【组成】沙参15g，天花粉15g，葛根15g，玄参10g，丹参15g，黄连8g，黄柏6g，知母10g。

【功效】养阴清热。

【主治】糖尿病，阴虚热盛型。症见口渴多饮，咽干舌燥，消欲善饥，尿赤便秘。

【临床运用】每日1剂，水煎服。

【出处】《糖尿病及其并发症的中医药研究进展》。

231. 经验方

【组成】生山药60g，天花粉30g，地骨皮20g，枸杞子20g，生地黄20g，玄参15g，牡丹皮15g，乌梅10g。

【功效】清热降火，止渴润燥。

【主治】糖尿病之属阴亏阳亢，津涸热淫者。

【临床运用】每日1剂，水煎服。

【出处】《当代名医临证精华》。

232. 经验方

【组成】生石膏30g，知母、麦冬、葛根各12g，黄芩15g，人参、天花粉、生地黄各10g。

【功效】清热生津。

【主治】2型糖尿病证属肺胃燥热型。

【临床运用】每日1剂，水煎服，分2次服。

【出处】《河北中医》，2001，（9）：677。

233. 消渴2号方

【组成】葛根12g，生地黄、熟地黄各20g，知母12g，生石膏18g，大黄9g，黄连10g，天花粉12g，牡丹皮10g，泽泻10g，枸杞子10g，山茱萸9g。

【功效】滋阴清热。

【主治】2型糖尿病证属阴虚热盛者。

【临床运用】水煎服，每日1剂，分2次服。本方适用于糖尿病以多食为主，兼多饮、多尿者，可酌加石斛、天冬、麦冬、黄芩、黄柏、五味子、菟丝子、女贞子、玄参等。

【出处】《福建中医药》，2002，（1）：34。

234. 自拟消渴饮

【组成】生地黄、熟地黄、天冬、麦冬、石斛、天花粉、沙参、玉竹、地骨皮、山药、山茱萸、黄精、枸杞子。

【功效】滋阴清热。

【主治】糖尿病证属阴虚热盛者。

【临床运用】水煎服，每日1剂，分2次服。临床加减：口渴甚加生石膏；心烦胃中灼热、失眠加黄连；舌赤苔白加苍术。

【出处】《中医药信息》，2001，（1）：31。

235. 经验方

【组成】黄连5g，天花粉15g，葛根30g，地骨皮12g，桑椹15g，山茱萸12g，生地黄30g，麦冬15g，郁金9g，丹参30g，红花9g。

【功效】滋阴活血。

【主治】糖尿病证属阴虚血瘀者。

【临床运用】每日1剂，水煎服。夹湿减生地黄、山茱萸、麦冬，加苍术、薏苡仁、佩兰、厚朴；阳虚水肿加猪苓、茯苓、泽泻；肾虚腰痛加牛膝、续断、桑寄生；脾虚泄泻加白术、山药。

【出处】《浙江中医学院学报》，2002，（1）：36。

236. 花芪降糖方

【组成】天花粉12g，黄连6g，金银花10g，麦冬10g，葛根15g，黄芪15g，生地黄12g，丹参10g，牛膝10g。

【功效】滋阴清热，益气活血。

【主治】葡萄糖耐量低减者。

【临床运用】每日1剂，水煎服。大便秘结者加大黄；倦怠乏力，渴而汗出加党参、五味子。治疗19例糖耐量低减者，餐后血糖均明显降低。

【出处】《广西中医药》，2001，（6）：13。

237. 健脾逆瘅汤

【组成】黄芪20g，党参、山药、玄参、鸡内金各15g，苍术、白术、佩兰、泽兰、茯苓、砂仁、陈皮各10g。

【功效】益气健脾。

【主治】糖耐量减低者。

【临床运用】血压高者加夏枯草、菊花；血脂高者加泽泻、虎杖、丹参、川芎；性情急躁者加柴胡、白芍、当归、薄荷。上药水煎取汁 300mL 少量频服，每日 1 剂。15 剂为 1 个疗程，间 5 日再服，共 2 个疗程。治疗期间忌油腻、辛辣及糖酒。

【出处】《四川中医》，2001，（11）：43。

238. 经验方

【组成】石膏 50g，知母、天花粉各 25g，生地黄、麦冬各 20g，黄连、栀子、人参各 15g，牛膝 10g。

【功效】清燥热，滋阴生津。

【主治】非胰岛素依赖型糖尿病。

【临床运用】上方石膏先煎 30 分钟，再煎其他药，每剂煎 2 次，取汁合成一起，分 2 次于早晚服，1 个月为 1 个疗程。

【出处】《中医药信息》，1999（5）：24。

239. 经验方

【组成】蚕茧 10 个，天冬、麦冬各 20g，玄参、天花粉、生地黄各 10g。

【功效】养阴清热，生津止渴。

【主治】消渴。

【临床运用】温水浸泡 0.5～1 小时，武火先煎 10 分钟，继文火煎 10 分钟，头煎加水 700mL，煎汁 400mL，二煎加水 500mL，煎汁 200mL，两汁混合，分早晚两次温服，30 天为 1 个疗程。中消胃热炽盛，加石膏、青蒿、金银花各 10g，下消肾阴亏虚，加六味地黄汤。

【出处】《中原医刊》，1999，26（10）：37。

240. 经验方

【组成】黄连、石菖蒲、滑石、茵陈、佩兰、薏苡仁、黄芩、苍术、厚朴、通草。

【功效】清化湿热。

【主治】治疗非胰岛素抵抗。

【临床运用】加减：舌苔黄厚干燥明显者加石斛、瓜蒌；舌苔白腻，下肢乏力明显者加川牛膝、藿香、冬瓜皮；热象明显者，黄连、黄芩、茵陈加量，水煎服，每日 1 剂，分 2～3 次服，20 天为 1 个疗程，最短 1 个疗程，最大 3 个疗程，以后每周服 2 剂巩固疗效。

【出处】《上海中医药杂志》，1999，（5）：23。

241. 葛根参芪汤

【组成】葛根、枸杞子各 25g，丹参 15g。

【功效】降糖。

【主治】糖尿病。

【临床运用】若合并冠心病的黄芪、琥珀、三七、丹参、龙齿；合并高血压者加夏枯草、菊花、钩藤、生地黄、羚羊角；合并肺结核者加百部、百合、功劳叶、鳖甲、知母。每日 1 剂，水煎 2 次，取 400mL，早饭前，晚饭后各服 200mL，2 月为 1 个疗程。

【出处】《中医药信息》，1999，（5）：25。

242. 三消汤

【组成】葛根、天花粉、地骨皮、沙参、麦冬、陈皮、龙胆草、栀子、苍术、枸杞子、生地黄、苦参、黄芪。

【功效】益气养阴清热。

【主治】主治 2 型糖尿病。

【临床运用】分早晚 2 次服用，每日 1 剂，连服 1 个月。

【出处】《中医研究》，1999，12（3）：27。

243. 葛根地连汤

【组成】葛根 50g，生地黄 25g，黄连 10g，甘草 3g。

【功效】滋阴清热。

【主治】2 型糖尿病证属阴虚内热者。

【临床运用】每日 1 剂，水煎服，分 2 次服。治疗 64 例 2 型糖尿病患者，获得较好疗效。

【出处】《四川中医》，2002，（5）：29。

244. 调糖饮

【组成】黄芪、玄参各 15g，生地黄 10g，麦冬 15g，赤芍、牡丹皮各 10g，丹参 20g，黄连 6～10g。

【功效】滋阴清热。

【主治】2 型糖尿病证属阴虚热盛者。

【临床运用】每日 1 剂，水煎服。临床加减：合并周围神经炎者加牛膝、鸡血藤、当归；合并高血压者加钩藤、天麻、白蒺藜；合并白内障眼底改变者加菊花、决明子、蝉蜕、枸杞子；烦渴多饮，燥热偏盛者加生石膏、知母；多食易饥，大便秘结，舌苔黄燥者加大黄、栀子；疲倦乏力，腰膝酸软者减黄连、牡丹皮加人参、山茱萸。治疗22例糖尿病，显效7例，有效12例，无效3例。

【出处】《河北中医药学报》，2002，（1）：20。

245. 复方天花粉片

【组成】天花粉、葛根、生地黄、麦冬、生石膏、知母、乌梅、甘草。

【功效】滋阴清热。

【主治】2型糖尿病证属阴虚热盛者。

【临床运用】制成片剂，每次6片，每日4次，治疗120例2型糖尿病患者，显效64例，有效41例，无效15例。

【出处】《湖北中医杂志》，2002，（2）：30。

246. 经验方

【组成】生石膏、黄芪各30g，知母、栀子、制大黄、黄连各10g，麦冬、玄参各15g，葛根、生地黄各20g。

【功效】清肺生津。

【主治】肺胃燥热型糖尿病。症见烦渴多饮，消谷善饥，口干口臭，皮肤疖肿频发，尿黄便秘，舌苔黄腻，脉滑数。

【临床运用】每日1剂，水煎服。

【出处】《黑龙江中医药》，2002，（2）：17。

247. 自拟养阴降糖方

【组成】生地黄、天花粉、山药、桑叶、生黄芪各30g，泽泻、麦冬各15g，丹参20g，红花12g。

【功效】养阴清热，益气活血。

【主治】2型糖尿病。

【临床运用】加减：高血压头晕者加夏枯草30g，天麻、钩藤各15g；合并高脂血症者加生山楂、生何首乌各30g，决明子12g；合并皮肤瘙痒者加地肤子、苦参各15g；胸闷、胸痛者加全瓜蒌、延胡索各12g，薤白15g。每日1剂，水煎分2次温服。30天为1个疗程，治疗2个疗程后观察疗效。治疗58例，显效18例，有效28例，无效10例，总有效率82.1%。

【出处】《浙江中医杂志》，2000，（7）：289。

248. 经验方

【组成】黄连6g，大黄6g，天花粉30g，知母10g，赤芍15g，丹参15g，葛根20g。

【功效】清热泻火，养阴生津，活血祛浊。

【主治】2型糖尿病。

【临床运用】水煎服。若肥胖或舌苔厚腻者加薏苡仁30g，苍术10g，泽泻10g。若多食者加生石膏50g（先煎）；血脂高加泽泻10g，山楂15g；因怒而发加柴胡10g，白芍15g，荔枝核20g；不耐劳作加黄芪20g。

【出处】《中医函授通讯》，2000，19（1）：25。

249. 经验方

【组成】黄芩10g，黄连10g，黄柏10g，大黄6g，生石膏30g（先煎）、天花粉40g，知母10g，生地黄40g，玄参30g，麦冬15g，丹参20g，赤芍20g，泽泻12g，胆南星6g，葛根30g。

【功效】泻火解毒，养阴生津，活血凉血，化瘀祛浊。

【主治】2型糖尿病。

【临床运用】水煎服。若渴饮无度加浮萍30g，乌梅30g；烘热感加地骨皮30g，青蒿10g；多汗加五味子15g，五倍子粉敷脐；舌苔厚腻或纳差去生石膏，加佩兰10g，苍术10g，厚朴10g；乏力明显加沙参30g，黄芪30g。

【出处】《中医函授通讯》，2000，19（1）：26。

250. 六味地黄丸加味

【组成】山茱萸、山药、牡丹皮、泽泻、茯苓、葛根各10g，熟地黄、沙参、麦冬、玉竹各15g。

【功效】滋阴清热。

【主治】2型糖尿病。

【临床运用】每日1剂，清水煎至200mL，分2次温服，1个月为1个疗程，一般用药3~6个疗程。口苦加黄柏10g，便秘加大黄10g，不寐加龙骨30g。治疗30例，有效12例，显效17例，无效1例，总有效率96.7%。

【出处】《湖南中医药导报》，2000，6（12）：17。

251. 加味黄连阿胶汤

【组成】黄连6g，黄芩6g，阿胶10g，白芍15g，天花粉12g，知母12g，炙甘草5g，丹参15g，三七6g。

【功效】清热滋阴，养血生津，活血化瘀。

【主治】2型糖尿病。

【临床运用】每日1剂，水煎2次，早晚分服。30天为1个疗程，连服2个疗程。气虚者加黄芪20g，山药12g，血瘀甚者加桃仁10g，红花6g，阳虚者加肉桂2g，熟附子10g，手足麻木加桑枝20g，视物模糊加菊花10g，枸杞子12g，皮肤溃疡，久治不愈加黄芪20g，皂角刺10g，穿山甲6g。治疗45例，显效20例，好转21例，无效5例，总有效率为91%。

【出处】《湖南中医药导报》，2000，6（16）：15。

252. 消渴饮加减

【组成】黄连5g，黄芩、栀子、黄柏、山药、当归、川芎、赤芍、白芍各10g，生地黄、苍术各15g，玄参、黄芪各30g。

【功效】清热养阴，兼以益气。

【主治】2型糖尿病。症见多饮、多食、多尿、口干、躁热、身痒、牙龈肿痛或疖肿、唇红、舌红、脉数。

【临床运用】每日1剂，水煎服。若化脓感染重者加紫花地丁、金银花各15g，蒲公英30g。

【出处】《安徽中医学院学报》，2000，19（4）：26。

253. 经验方

【组成】生石膏40g，天花粉20g，葛根30g，当归20g，玄参15g，黄芪20g，生龙骨、生牡蛎各30g，天冬、麦冬各10g，郁金15g，知母15g，珍珠母15g，益母草15g，太子参15g。

【功效】滋阴清热。

【主治】2型糖尿病证属阴虚血瘀型。

【临床运用】每日1剂，水煎服。

【出处】《甘肃中医》，2000，（5）：25。

254. 经验方

【组成】白菊花150g，白蒺藜90g，木贼草90g，蝉蜕90g。

【功效】祛风清热，退翳明目。

【主治】糖尿病肝火上炎，暴赤肿痛而致眼目赤肿，昏暗羞明，目涩难开，或痒或痛，渐生翳膜。

【临床运用】上药打成细粉，每次开水冲服6g，每日3次。

【出处】《糖尿病单验方》。

255. 经验方

【组成】倒地铃30g，鲜马齿苋50g。

【功效】清热利湿止渴。

【主治】消渴不止。

【临床运用】煎水代茶饮。

【出处】《糖尿病及其并发症的中医药研究进展》。

256. 经验方

【组成】木香3g，甘草10g，莲子10g（去心），红枣50g，猪脊骨1000g。

【功效】理气养阴。

【主治】糖尿病阴亏气滞者。症见口干舌燥，胸胁胀满，心烦多饮。

【临床运用】猪脊骨洗净剁碎，木香、甘草用纱布包，与莲子、红枣文火炖4小时，加入佐料即成。分顿食用。

【出处】《验方》。

257. 经验方

【组成】沙参15g，麦冬15g，石斛15g，白芍15g，乌梅10g，丹参20g，香附6g，竹茹10g，川楝子6g，鬼箭羽10g。

【功效】滋阴通降。

【主治】2型糖尿病胃阴不足型。症见胃排空延迟，时作干呕，口燥咽干，似饥而不欲食，舌红少津，脉多细数。

【临床运用】每日1剂，水煎服。

【出处】《山东中医杂志》，1999，18（3）：118。

258. 清燥救肺汤加减

【组成】生石膏30g，桑叶9g，人参9g，杏仁9g，胡麻仁15g，麦冬30g等。

【功效】清燥养阴。

【主治】糖尿病属燥热伤肺型。

【临床运用】每日1剂，水煎服。

【出处】《糖尿病（消渴病）中医诊治荟萃》。

259. 白虎汤合玉女煎加减

【组成】生石膏 30g，知母 12g，生地黄 15g，麦冬 30g，黄连 9g，大黄 6g，牛膝 18g，粳米 12g。

【功效】清热生津。

【主治】糖尿病属肺胃燥热型。

【临床运用】每日 1 剂，水煎服。

【出处】《糖尿病（消渴病）中医诊治荟萃》。

260. 增液承气汤加减

【组成】大黄（后下）6～9g，芒硝（冲服）3g，玄参 15g，生地黄 15g，麦冬 30g。

【功效】通腑养阴。

【主治】糖尿病属肠燥伤阴型。

【临床运用】水煎服，每日 1 剂。

【出处】《糖尿病（消渴病）中医诊治荟萃》。

261. 黄芩滑石汤加减

【组成】黄芩 12g，滑石 18g，茯苓 15g，猪苓 12g，大腹皮 12g，白豆蔻 9g，通草 6g。

【功效】清热化湿。

【主治】糖尿病属湿热中阻型。

【临床运用】每日 1 剂，水煎服。

【出处】《糖尿病（消渴病）中医诊治荟萃》。

262. 滋阴清热汤

【组成】沙参、天花粉、葛根、玄参、丹参各 15g，黄连 8g，黄柏、知母各 10g。

【功效】养阴清热。

【主治】2 型糖尿病属阴虚热盛型。

【临床运用】每日 1 剂，水煎服。

【出处】《糖尿病（消渴病）中医诊治荟萃》。

263. 经验方

【组成】石膏 30g，知母 15g，太子参 30g，麦冬 20g，五味子 15g，葛根 30g，天花粉 30g，黄芪 30g，山药 30g，黄连 5g，淡竹叶 15g，甘草 5g。

【功效】清肺润燥，生津止渴。

【主治】2 型糖尿病肺燥津伤型。症见口渴、口苦、多饮、多尿、尿黄、心烦、咽干、乏力，舌红少苔，脉细数。

【临床运用】每日 1 剂，水煎服，分 2 次服。

【出处】《四川中医》，1999，17（1）：1。

264. 经验方

【组成】生地黄、熟地黄各 30g，麦冬、石斛、天花粉、鬼箭羽、丹参各 15g，黄芪、山药各 20g，苍术、知母、黄柏各 10g。

【功效】滋阴生津，清热泻火，佐活血化瘀利气血。

【主治】2 型糖尿病，口渴多饮，多食善饥，尿频量多，形体消瘦。

【临床运用】上诸药共为细末，装入 0 号胶囊，每粒含生药 0.5g，每次 6 粒，日服 3 次，1 个月为 1 个疗程，消谷善饥者加熟地黄 20g，黄连 10g；腰膝酸痛加桑寄生、续断各 15g；心悸失眠加牡蛎 20g，柏子仁 15g；伴高血压加钩藤 15g，石决明 20g；小便频数如脂加桑螵蛸、山茱萸各 15g；益智仁 10g；肠燥津伤加火麻仁 20g，大黄 10g；伴冠心病、心绞痛者加瓜蒌 40g，三七 5g；视力障碍者加菊花 15g，枸杞子 20g；大便溏泄者加白术 15g，炒芡实 20g。

【出处】《四川中医》，1999，17（3）：25。

265. 经验方

【组成】西洋参 15g，或太子参 30g，黄芪 15～20g，麦冬 20g，生地黄 20g，玄参 20g，沙参 15g，知母 15g，天花粉 15g。

【功效】清热滋阴润肺。

【主治】糖尿病气阴两虚，偏于燥热耗伤肺阴型。

【临床运用】口渴甚可加生石膏 15～100g，便秘加大黄。

【出处】《吉林中医药》，1999，（6）：3。

266. 经验方

【组成】金银花 30g，玄参 10g，白芷 20g，黄柏 10g，生大黄 6g，枳实 10g，知母 10g，蒲公英 15g，败酱草 15g。

【功效】清热解毒，理气消滞。

【主治】糖尿病热毒炽盛，胃肠结热型。

【临床运用】水煎服。

【出处】《中国中西医结合杂志》，1999，19（9）：521。

267. 经验方

【组成】玄参 15g，麦冬 12g，石斛 10g，知母 12g，枸杞子 15g，生石膏 30g，丹参 30g，当归 10g，桃仁 15g，红花 12g，牛膝 20g。

【功效】养阴润燥，活血化瘀。

【主治】老年糖尿病。

【临床运用】水煎 2 次，混合分 2 次服下，每日 1 剂。连服 6 天停 1 天，1 个月为 1 个疗程。伴疼痛者加延胡索 15g，白芍 30g；乏力者加黄芪 30g，黄精 15g。

【出处】《山东中医杂志》，1999，18（2）：71。

268. 滋阴清热方

【组成】生地黄 30g，玄参 30g，何首乌 15g，泽泻 15g，麦冬 10g，葛根 15g，天花粉 30g，南沙参 15g。

【功效】滋阴清热。

【主治】糖尿病及葡萄糖耐量低减者，证属阴虚内热者。症见口干咽干，食欲旺盛，大便干结，形体肥胖，舌红少津、苔黄或白，脉沉弦。

【临床运用】水煎服，每日 1 剂，分 2 次服。

【出处】《中国糖尿病防治特色》。

269. 清胃通腑方

【组成】生石膏（先煎）30g，知母 15g，枳实 10g，沙参 30g，玉竹 30g，生地黄 30g，玄参 20g，生大黄 10g，天花粉 30g，葛根 15g。

【功效】清胃通腑，清泻二阳。

【主治】糖尿病证属胃肠热结者。症见烦渴多饮，怕热喜冷，多食易饥，大便干结，舌红、苔黄燥，脉滑数。

【临床运用】水煎服，每日 1 剂，分 2 次服。

【出处】《中国糖尿病防治特色》。

270. 桃核承气汤

【组成】桃仁 15g，桂枝 6g，大黄（后下）6～15g，芒硝（冲服）10g，甘草 10g。

【功效】清热逐瘀，通腑存阴。

【主治】2 型糖尿病便秘，证属瘀热内结，津伤肠燥，腑气不通者。

【临床运用】每日 1 剂，水煎服分 2 次口服，气虚者加黄芪、党参，阴虚者加生地黄、玄参，血虚者加肉苁蓉、当归尾，气滞者加槟榔、枳壳。应用时应注意大黄、芒硝用量一般在 6～15g 左右，以大便通畅或微利为度，不宜过量；且在大便秘症状消除后，应及时减大黄、芒硝用量，以防过量耗伤阴津，佐以养阴清热之品，调理阴阳，巩固疗效。一共 32 例，治愈 22 例（排便通畅规律，每日≥1 次，无明显不适，且粪便性状正常，有效 10 例（排便基本规律，1～2 日一行，偶有粪便干燥），无效 0 例。

【出处】《江苏中医》，1999，20（11）：18。

271. 经验方

【组成】乌梅 30g，玉竹 150g，生姜 6g。

【功效】滋阴养心，祛暑止渴。

【主治】糖尿病心阴亏虚，津液耗伤者。症见夏日口渴喜欢饮，神疲食少，舌红少苔，脉濡细数。

【临床运用】水煎 3 次，分 6 次服完，每日 2 次。

【出处】《验方》。

272. 经验方

【组成】北沙参 10g，麦冬 15g，生地黄 15g，玉竹 5g。

【功效】益胃生津。

【主治】糖尿病津亏液伤者。症见口干舌燥，心烦多饮，多食消瘦，手足心发热。

【临床运用】上药共置锅内，小火熬煮，浓缩成膏。

【出处】《验方》。

273. 经验方

【组成】生石膏 5g，知母 2g，生地黄 2g，炙甘草 2g，地骨皮 2g，天花粉 0.2g，黄连 0.3g，粳米少许。

【功效】清热养阴。

【主治】糖尿病阴亏津伤者。症见口渴多饮，口鼻干燥，皮肤瘙痒，小便频数，舌边尖红，脉细数。

【临床运用】将知母、生地黄、甘草、地骨皮、天花粉、黄连烘干后，研成细末，每次取 5g，以石膏、粳米煎液调匀，置于肚脐上，外用胶布固定，2 日 1 次，10 天为 1 个疗程。

【出处】《验方》。

274. 经验方

【组成】枸杞子枝叶 60g，天花粉 30g，石膏 30g（先煎），黄连 3g，甘草 3g。

【功效】养阴润燥，生津止渴。

【主治】糖尿病阴虚有热者。症见烦渴多饮，小便频多，大便秘结，疲乏目涩，脉细数。

【临床运用】水煎服，每日 1 剂。

【出处】《验方》。

275. 经验方

【组成】黄连 3g，天花粉 10g，牛奶 20g，藕汁 20g，生姜汁 5g，蜂蜜 10g。

【功效】生津止渴，滋阴降火。

【主治】糖尿病阴虚火旺者。症见口渴多饮，唇舌干燥，舌边尖红，脉洪数。

【临床运用】将黄连、天花粉烘干研成细末，与余药搅拌成膏。每次 5g，每日 2 剂，连服 10 天为 1 个疗程。

【出处】《验方》。

276. 经验方

【组成】生石膏 30g，知母 15g，生地黄 15g，麦冬 15g，玄参 30g，天花粉 30g，石斛 15g，黄精 15g，山药 30g，苍术 10g，丹参 10g。

【功效】清热燥湿，生津止渴。

【主治】糖尿病。口渴多饮、多饮为主者，舌红苔黄，脉数。

【临床运用】每日 1 剂，水煎服。

【出处】《验方》。

277. 经验方

【组成】天花粉 30g，黄芩 20g，知母 20g。

【功效】清热除烦。

【主治】糖尿病津液耗伤者。症见口干舌燥，热渴不止，心胸烦闷。

【临床运用】上药烘干后打成细末，过 80 目筛，混合均匀，每次服 3～6g，每日 2 次，温开水送服。

【出处】《验方》。

278. 经验方

【组成】天花粉 250g，鲜冬瓜皮 1000g，西瓜皮 1000g。

【功效】清热养阴，生津止渴。

【主治】糖尿病阴虚燥热者。症见口渴多饮，目涩舌燥，尿频量多，多食易饥，脉弦滑。

【临床运用】天花粉捣碎，冬瓜皮、西瓜皮削去外皮，切成薄片，加水适量，共煎 1 小时，滤去药渣，再用小火将滤液浓缩，用干燥的白糖少许，将煎液吸净，拌匀，晒干压碎，每次 10g，开水冲化，代茶饮，每日 1 次。

【出处】《验方》。

279. 经验方

【组成】地骨皮 30g，百合 20g，鸭 1 只（约 750g）。

【功效】养阴清热。

【主治】糖尿病阴虚火旺者。症见面色潮红，形体消瘦，口干舌燥，心烦多饮，干咳无痰，舌边尖红，脉细数。

【临床运用】将鸭去毛洗净，剖去内脏，与地骨皮、百合共置锅内，加水适量，大火烧沸，小火炖至肉烂为度，加少许调味品即可。每日 1～2 次，2 日内服完，隔 3 日食 1 次。

【出处】《验方》。

280. 经验方

【组成】天花粉 60g，生地黄 60g，葛根 5g，麦冬 5g，五味子 5g。

【功效】滋阴润肺，生津止渴。

【主治】糖尿病阴津亏耗者。症见烦渴多饮，小便频数。

【临床运用】每日 1 剂，水煎 2 次，早晚两次服用。

【出处】《验方》。

281. 经验方

【组成】青果 5 枚，石斛 6g，菊花 6g，荸荠（去皮）5 个，麦冬 9g，生藕 10 片，黄梨 2 个。

【功效】生津止渴。

【主治】糖尿病津伤阴亏者。症见口干舌燥，心烦多饮，消瘦易饥。

【临床运用】加水 1000mL，文火煎煮 1 小时，滤液代茶频饮。

【出处】《验方》。

282. 经验方

【组成】黄连 100g，黄芩 50g，黄柏 50g，冰片 10g。

【功效】清热解毒。

【主治】糖尿病阴虚津亏、内热炽盛者。症见口干舌燥，两目赤肿，大便干结，舌边尖红，脉细数。

【临床运用】上药烘干，研成细末。每次用 3g，用醋调成泥状，置于肚脐上，外用胶布固定。每天晚上敷贴，次日去掉，10 天为 1 个疗程。

【出处】《验方》。

283. 经验方

【组成】葛根 30g，粳米 60g。

【功效】清热生津。

【主治】糖尿病阴亏津伤者。症见心烦口渴，头晕目赤。

【临床运用】将葛根洗净切成薄片，加水磨成浆，晒干备用。将粳米熬煮，至半熟时加入葛根粉，继续熬煮成粥。分早晚两次服用，每日 1 剂。

【出处】《验方》。

284. 经验方

【组成】麦冬 30g，生地黄 30g，百合 30g，粳米 50g。

【功效】清热养阴。

【主治】糖尿病肺胃燥热者。症见口干舌燥，烦渴多饮，多食易饥，大便干结。

【临床运用】将麦冬、生地黄加水适量，煮 30 分钟，以此液加水适量煮百合、粳米成粥。分早晚服用。

【出处】《验方》。

285. 经验方

【组成】甘菊花 6g，霜桑叶 6g，广陈皮 3g，枇杷叶 6g，生地黄 5g，鲜芦根 2 支，焦枳壳 5g。

【功效】生津止渴。

【主治】糖尿病津伤液亏者。症见口干舌燥，干咳无痰，心烦口渴，恶心纳差，小便频数。

【临床运用】水煎代茶频饮，每日 1 剂。

【出处】《验方》。

286. 经验方

【组成】珍珠母 120g，粳米 50g。

【功效】清热解毒，止渴除烦。

【主治】糖尿病阴虚有热者。症见口渴多饮，面红耳赤，脉数。

【临床运用】先煎珍珠母，以此煎液熬粳米成粥，每日 2 次，早晚服用。

【出处】《验方》。

287. 经验方

【组成】鲜荷叶半张，滑石 6g，白术 6g，藿香 4g。

【功效】清热生津。

【主治】糖尿病津伤液亏者。症见口渴多饮，脘腹胀满，尿频尿赤。

【临床运用】加水 1000mL，煮沸 10 分钟，代茶频饮。

【出处】《验方》。

288. 经验方

【组成】黄芩、大黄、苍术各 10g，黄连 6g，玄参、天花粉各 15g。

【功效】清胃泻火，养阴保津。

【主治】糖尿病胃热型。症见多食善饥，口渴喜冷饮，形体消瘦，大便干燥，舌红苔黄，脉数或滑数者。

【临床运用】每日 1 剂，水煎服。

【出处】《四川中医》，1994，（4）：22。

289. 经验方

【组成】生地黄 250g，山药 200g，茯苓 200g，山茱萸 100g，天花粉 100g。

【功效】养阴生津。

【主治】糖尿病津亏阴伤者。症见口干舌燥，心烦口苦，腰膝酸软，小便频数。

【临床运用】水煎两次，滤液合并，共置锅内熬煮至汤稠，加白蜜收膏。每次服 10g，每日 2 次。

【出处】《验方》。

290. 经验方

【组成】石斛 6g，菊花 6g，麦冬 10g，芦根 10g，竹茹 6g。

【功效】生津止渴。

【主治】糖尿病阴津亏耗者。症见口干舌燥，心烦多饮，多食肌瘦。

【临床运用】每日 1 剂，水煎分 2 次服。

【出处】《验方》。

291. 经验方

【组成】生地黄 30g，麦冬 15g，北沙参 10g。

【功效】生津止渴。

【主治】糖尿病津亏阴伤者。症见口舌干燥，心烦多饮，大便干结。

【临床运用】每日 1 剂，水煎分 3 次服。

【出处】《验方》。

292. 经验方

【组成】玉竹 20g，粳米 100g。

【功效】滋阴润肺，生津止渴。

【主治】糖尿病阴虚肺热者。症见口干舌燥，心烦低热。

【临床运用】先煎玉竹，以滤液熬粳米成粥，早晚食用，5 ~ 7 天为 1 个疗程。

【出处】《验方》。

293. 经验方

【组成】浮小麦 20g，麦冬 20g。

【功效】养阴止汗。

【主治】糖尿病阴虚有热者。症见心烦口渴，消瘦易饥，盗汗，自汗。

【临床运用】水煎代茶频饮之，每日 1 剂。

【出处】《验方》。

294. 经验方

【组成】当归 20g，麦冬 15g，天花粉 12g，乌梅 10g，何首乌 10g，山药 10g。

【功效】滋阴养血。

【主治】糖尿病阴虚血亏者。症见口干烦渴，口舌生疮，干咳无痰，舌尖红，脉细数。

【临床运用】每日 1 剂，水煎分 2 次服。

【出处】《验方》。

295. 经验方

【组成】芦根 30g，麦冬 15g，地骨皮 12g。

【功效】清热生津。

【主治】糖尿病阴亏津伤者。症见口渴思饮，心烦不安，舌红少苔。

【临床运用】每日 1 剂，水煎两次，分 2 次服。

【出处】《验方》。

296. 经验方

【组成】白茅根 30g，葛根 30g。

【功效】清胃生津。

【主治】糖尿病胃热津伤者。症见口干舌燥，呃逆时作，脉细数。

【临床运用】每日 1 剂，水煎分 2 次服。

【出处】《验方》。

297. 经验方

【组成】牡丹皮 30g，麦冬 30g，天冬 30g，天花粉 40g。

【功效】清热生津。

【主治】糖尿病阴虚燥热者。症见口干舌燥，心烦目涩，多食易饥，脉弦数。

【临床运用】上药干燥后打成粉末，过 60 ~ 80 目筛。每次 3g，每日 2 次，用藕煎汤送服。

【出处】《验方》。

298. 经验方

【组成】天花粉 20g，麦冬 20g，生石膏 30g（先煎）。

【功效】养阴润燥，清热降火。

【主治】糖尿病肺胃阴伤者。症见口渴多饮，多食易饥，小便频数，舌质红，苔薄黄，脉弦细。

【临床运用】每日 1 剂，水煎分 2 次服。

【出处】《验方》。

299. 经验方

【组成】生地黄 30g，粳米 60g。

【功效】滋阴益胃生津。

【主治】糖尿病阴虚津亏者。症见心烦口渴，神疲消瘦，干咳盗汗。

【临床运用】生地黄加水 500mL，煮 30 分钟，取滤液，与粳米粥搅拌均匀，温服，每日 1 剂。

【出处】《验方》。

300. 经验方

【组成】生石膏 100g，知母 20g，石斛 10g，粳米 50g。

【功效】清热生津。

【主治】糖尿病肺胃有热、阴虚津伤者。症见心烦口渴，舌燥津少，舌红少苔，脉洪大。

【临床运用】先将前3味煎煮，过滤取液，以此熬粳米成粥。早晚服用。

【出处】《验方》。

301. 经验方

【组成】熟地黄30g，山茱萸20g，麦冬20g，玄参10g，车前子10g（包煎）。

【功效】滋阴清热，生津止渴。

【主治】糖尿病阴虚内热者。症见口干舌燥，尿频尿多，疲乏消瘦，舌质红绛，脉弦数。

【临床运用】每日1剂，水煎分2次服。

【出处】《验方》。

302. 经验方

【组成】大黄30g，甘草60g，大豆1000g。

【功效】益气泄热，养阴止渴。

【主治】糖尿病热盛津伤者。症见烦渴多饮，消渴不止，消瘦易饥，大便秘结。

【临床运用】每日1剂，水煎分2次服。

【出处】《验方》。

303. 经验方

【组成】黄连100g，生地黄200g，白莲花藕汁100g，生乳汁250g。

【功效】养阴生津，清热止渴。

【主治】糖尿病阴亏津伤者。症见烦渴多饮，多食消瘦。

【临床运用】将黄连烘干研成细粉、鲜藕洗净后压榨取汁，生地黄加水1000mL，煎煮30分钟后取滤液，与乳汁共置锅内，小火熬膏，每次30mL，开水送服，每日2次。

【出处】《验方》。

304. 经验方

【组成】葛根15g，地骨皮15g，天花粉15g，川黄连10g。

【功效】滋阴清热。

【主治】糖尿病。

【临床运用】水煎服。

【出处】《湖北民间验方》。

305. 经验方

【组成】葛根9g，天花粉9g，麦冬9g，生地黄9g，五味子9g，甘草6g，粳米适量。

【功效】养阴生津。

【主治】糖尿病。

【临床运用】水煎服。

【出处】《湖北民间验方》。

306. 经验方

【组成】麦冬50g，芦根50g。

【功效】生津止渴。

【主治】糖尿病阴伤津亏者。症见汗多口干，头晕胸闷，舌红少苔。

【临床运用】每日1剂，水煎2次，分2次服。

【出处】《验方》。

307. 经验方

【组成】僵蚕30g，天冬30g。

【功效】生津止渴，滋补肾阴。

【主治】糖尿病。

【临床运用】上药共研细末，每次冲服4g，每日1次，1月为1个疗程。

【出处】《验方》。

308. 经验方

【组成】仙鹤草100g，金钱草50g。

【功效】清热生津。

【主治】糖尿病。多食，多饮，多尿，消瘦。

【临床运用】上药共研细末，每次服15g，醋调敷于脐部，纱布覆盖，胶布固定，每日1次，10天为1个疗程。

【出处】《验方》。

309. 经验方

【组成】金银花50g，菊花50g，山楂50g。

【功效】清热解暑，降脂明目。

【主治】糖尿病伤暑津亏者。症见身热烦渴，目赤肿痛。

【临床运用】每日1剂，水煎2次分3次服用。

【出处】《验方》。

310. 经验方

【组成】竹叶50片、石膏90g，粳米60g。

【功效】清热除烦，益胃生津。

【主治】糖尿病胃热阴虚者。症见口渴心烦，尿赤便秘，舌红苔黄，脉滑数。

【临床运用】前二味加水先煎，取此煎液加水适量，熬粳米成粥，早晚两次食用。

【出处】《验方》。

311. 经验方

【组成】天花粉 50g，生石膏 20g，生地黄 20g，生知母 20g，葛根 10g，五味子 10g。

【功效】清热生津。

【主治】糖尿病。

【临床运用】水煎服。

【出处】《山西民间验方》。

312. 经验方

【组成】鲜芦根 50g，鲜石斛 9g，鲜青蒿 9g，藕汁 15mL。

【功效】清热养阴，生津止渴。

【主治】糖尿病。

【临床运用】水煎，代茶饮。

【出处】《湖北民间验方》。

313. 经验方

【组成】楤木根 100g，玉米 20g，石韦 20g。

【功效】清热生津。

【主治】糖尿病。

【临床运用】水煎服。

【出处】《福建民间验方》。

314. 经验方

【组成】灯心草 200g，地耳草 25g，猪肾适量。

【功效】清热养阴。

【主治】糖尿病。

【临床运用】将上药共用水炖熟，每日分 2 次，食肾服汤。

【出处】《福建民间验方》。

315. 经验方

【组成】银柴胡 15g，秦艽 15g，地骨皮 15g，青蒿 15g，知母 15g，生地黄 20g。

【功效】滋阴清热。

【主治】糖尿病。

【临床运用】水煎服。

【出处】《山西民间验方》。

316. 经验方

【组成】山药 90g，天花粉 9g。

【功效】养阴生津。

【主治】糖尿病。

【临床运用】水煎服。

【出处】《河南民间验方》。

317. 经验方

【组成】鲜苦瓜 1 个，生甘草 5g，茶叶 10g。

【功效】清热生津。

【主治】糖尿病热伤津亏者。症见口干舌燥，烦渴多饮，心悸多汗，溲热色黄。

【临床运用】将苦瓜洗净去瓤，填入茶叶，通风处晾干，甘草切为细末，共置一处，每次 6g，开水冲泡代茶饮。

【出处】《验方》。

318. 经验方

【组成】灯心草 5g，竹叶 15g，麦冬 15g，夜交藤 20g。

【功效】养阴清热。

【主治】糖尿病。

【临床运用】水煎服。

【出处】《山西民间验方》。

319. 经验方

【组成】生石膏 60g，生地黄 30g。

【功效】清热养阴。

【主治】糖尿病。

【临床运用】水煎，代茶饮。

【出处】《河南民间验方》。

320. 经验方

【组成】绿豆 60g，熟地黄 30g，黄精 200g，猪肋条肉 500g。

【功效】滋阴清热。

【主治】糖尿病。

【临床运用】将上药共用水炖熟，食肉服汤。每日 2 次，服量酌定。

【出处】《河南民间验方》。

321. 经验方

【组成】葎草 30g，马齿苋 30g，茄梗 30g。

【功效】清热利湿。

【主治】糖尿病。

【临床运用】水煎服。

【出处】《上海民间验方》。

322. 经验方

【组成】公鸡 1 只，紫色茄子花 7 朵，爬山虎 30g，食醋适量。

【功效】养阴生津。

【主治】糖尿病。

【临床运用】先将鸡去内脏和羽毛，洗干净，再将茄子花与爬山虎装于鸡腹内，加醋适量，炖熟，食肉喝汤，每日 2 次，服量酌定。

【出处】《河南民间验方》。

323. 经验方

【组成】天花粉 15g，连钱草 15g，玉米须 20g。

【功效】清热生津。

【主治】糖尿病。

【临床运用】水煎服。

【出处】《福建民间验方》。

324. 经验方

【组成】桃树胶 30g，葎草 30g，小飞蓬 30g，地骨皮 30g，玉米须 15g，山药 15g，天花粉 12g，蚕豆壳 9g。

【功效】滋阴清热。

【主治】糖尿病。

【临床运用】水煎服。

【出处】《上海民间验方》。

325. 经验方

【组成】天花粉 250g，石斛 100g。

【功效】养阴生津。

【主治】糖尿病。

【临床运用】将上药共研为细粉，1 次 9g，每日 2 次，开水冲服。

【出处】《上海、江苏民间验方》。

326. 经验方

【组成】蚕茧 6g，玉竹 9g。

【功效】养阴生津。

【主治】糖尿病。

【临床运用】水煎服。

【出处】《江苏、宁夏民间验方》。

327. 经验方

【组成】鸡冠花 15g，臭椿树皮 15g，白果 15 粒，童子鸡 1 只。

【功效】养阴生津。

【主治】糖尿病。

【临床运用】将上药共用水炖熟，每日分数次食鸡喝汤，2 日 1 剂，连服 3 剂。

【出处】《江苏民间验方》。

328. 经验方

【组成】玉米须 60g，地骨皮 60g，桃树胶 30g。

【功效】滋阴清热。

【主治】糖尿病。

【临床运用】水煎服。

【出处】《上海民间验方》。

329. 经验方

【组成】冬瓜皮 30g，西瓜皮 30g，天花粉 15g。

【功效】生津止渴。

【主治】糖尿病。

【临床运用】水煎服，代茶饮。

【出处】《湖南民间验方》。

330. 经验方

【组成】桑白皮 90g，山药 180g，天花粉 180g。

【功效】养阴生津。

【主治】糖尿病。

【临床运用】将上药共研为细粉，每次 9g，每日 2 次，饭前用开水冲服。

【出处】《甘肃民间验方》。

331. 经验方

【组成】生桑白皮 12g，生五味子 12g，生山药 12g，天花粉 12g，葛根 9g，麦冬 9g，牡丹皮 9g，知母 9g。

【功效】养阴清热。

【主治】糖尿病。

【临床运用】水煎服。

【出处】《甘肃民间验方》。

332. 经验方

【组成】猪胰1个，薏苡仁30g。

【功效】养阴清热。

【主治】糖尿病。

【临床运用】将上药共用水炖熟，每日分2次服下。

【出处】《陕西民间验方》。

333. 经验方

【组成】天花粉50g，生石膏25g，生地黄25g，知母20g。

【功效】滋阴清热。

【主治】糖尿病。

【临床运用】水煎服。

【出处】《河北民间验方》。

334. 经验方

【组成】楤木15g，葛根10g。

【功效】清热生津。

【主治】糖尿病。

【临床运用】水煎服。

【出处】《广东民间验方》。

335. 经验方

【组成】玉竹10g，石橄榄15g，麦冬15g。

【功效】养阴生津。

【主治】糖尿病。

【临床运用】水煎服。

【出处】《广东民间验方》。

【注】石橄榄为兰科植物石仙桃的假鳞茎或全草。

336. 经验方

【组成】桃树胶30g，葎草30g。

【功效】清热养阴。

【主治】糖尿病。

【临床运用】水煎服。

【出处】《河北民间验方》。

337. 经验方

【组成】知母20g，天花粉20g，麦冬20g，黄连7.5g。

【功效】清热养阴。

【主治】糖尿病。

【临床运用】每日1剂，水煎服。

【出处】《陕西民间验方》。

338. 经验方

【组成】玉米须60g，薏苡仁30g，炒绿豆粉30g。

【功效】清热利湿。

【主治】糖尿病。

【临床运用】每日1剂，水煎服。

【出处】《上海、宁夏民间验方》。

339. 经验方

【组成】玄参30g，麦冬30g，山茱萸15g，五味子6g，肉桂3g。

【功效】养阴生津。

【主治】糖尿病。

【临床运用】每日1剂，水煎服。

【出处】《陕西民间验方》。

340. 经验方

【组成】冬瓜子120g，麦冬90g，黄连9g。

【功效】养阴清热。

【主治】糖尿病。

【临床运用】每日1剂，水煎服。

【出处】《陕西民间验方》。

341. 经验方

【组成】瓜蒌30g，黄精30g，人乳（或羊乳）适量。

【功效】清热养阴。

【主治】糖尿病。

【临床运用】将前两味药共研为细末，用人乳和为丸，每次5g，每日3次，开水冲服。

【出处】《江西民间验方》。

342. 经验方

【组成】松树白皮30g，决明子20g，山药50g，猪肚子适量。

【功效】清热养阴。

【主治】糖尿病。

【临床运用】将上药共用水炖熟，每日分2次食，并喝汤。

【出处】《贵州民间验方》。

343. 经验方

【组成】天花粉、黄连各等量。

【功效】清热生津。

【主治】消渴不止，心神烦躁。

【临床运用】研细末，每次3g，每日3次冲服。

【出处】《糖尿病及其并发症的中医药研究进展》。

344. 经验方

【组成】猪肚子1个，黄连30g，天花粉135g，薏苡仁150g，茯苓125g，知母90g，麦冬60g。

【功效】清热养阴。

【主治】糖尿病。

【临床运用】将方中各药装入猪肚子内，蒸熟后将其焙干，研为细末，制丸如梧桐子大，每次20丸，每日2次，开水送服。

【出处】《贵州民间验方》。

345. 经验方

【组成】生石膏24g，天花粉18g。

【功效】清热生津。

【主治】糖尿病。

【临床运用】水煎服。

【出处】《陕西民间验方》。

346. 经验方

【组成】玉竹30g，天花粉30g，葛根15g。

【功效】生津止渴。

【主治】糖尿病。

【临床运用】水煎服。

【出处】《陕西民间验方》。

347. 经验方

【组成】苍术12g，茵陈12g，黄连9g，山药30g，地骨皮30g。

【功效】滋阴清热。

【主治】糖尿病。

【临床运用】每日1剂，水煎服。

【出处】《陕西民间验方》。

348. 经验方

【组成】猪胰1个，天花粉10g，葛根10g。

【功效】生津止渴。

【主治】糖尿病。

【临床运用】将上药共用水炖熟，每日分2次，食胰喝汤。

【出处】《广东民间验方》。

349. 经验方

【组成】黑豆30g，天花粉18g。

【功效】养阴生津。

【主治】糖尿病。

【临床运用】每日1剂，水煎服。

【出处】《河北民间验方》。

350. 经验方

【组成】鸭梨适量，芦根15g。

【功效】生津止渴。

【主治】糖尿病。

【临床运用】经常食用。

【出处】《云南民间验方》。

351. 经验方

【组成】知母12g，枸杞子30g，天花粉9g，麦冬9g，生山药30g，猪苓15g。

【功效】滋阴清热，生津止渴。

【主治】糖尿病。症见口干舌燥，饮多尿多。

【临床运用】每日1剂，水煎服。

【出处】《验方》。

352. 经验方

【组成】霜桑叶60g，菊花60g，枸杞子100g。

【功效】清热益阴，凉肝明目。

【主治】糖尿病肝肾阴虚，肝火上炎者。症见两目干涩，视物不清，头晕目眩，心烦口渴。

【临床运用】水煎2次，加蜂蜜适量收膏。每次服10g，每日2次，10天为1个疗程。

【出处】《验方》。

353. 经验方

【组成】山药、天花粉、丹参各30g，山茱萸、牡丹皮、泽泻、麦冬各15g，生地黄20g，乌梅、桃仁、红花各10g。

【功效】养阴活血。

【主治】2 型糖尿病阴虚血瘀者。

【临床运用】每日 1 剂，水煎服，分 2 次服。合并高血压头晕者加夏枯草、钩藤各 30g；合并高血脂者加生山楂 30g；伴有皮肤瘙痒者加地肤子 30g；合并胸闷胸痛者加瓜蒌、薤白各 15g。

【出处】《浙江中医杂志》，1999，34（10）：427。

354. 经验方

【组成】石膏、熟地黄各 30g，麦冬 18g，知母 10g，川牛膝 12g。

【功效】清胃泻火，养阴增液。

【主治】肥胖型糖尿病。

【临床运用】每日 1 剂，水煎服，大便干加大黄 6g；胃热盛重用石膏。

【出处】《河南医药信息》，1999，7（8）：31。

355. 经验方

【组成】1 煎：熟地黄、生地黄、麦冬、沙参、茯苓、茵陈各 15g，天冬 20g，石斛、枳实各 10g 女贞子 12g。2 煎：菟丝子、天花粉、茯苓、石菖蒲各 15g，玉竹、石斛各 10g，生地黄、沙参、麦冬各 20g。

【功效】滋阴清热，生津止渴

【主治】2 型糖尿病

【临床运用】先服 1 煎，后服 2 煎，每日 1 剂，交替使用。

【出处】《中医药信息》，1999，（2）：39。

356. 白虎汤合增液汤加味

【组成】大黄、芒硝、生石膏、黄连、火麻仁、天花粉、甘草、知母、粳米、生地黄、玄参、麦冬、石斛、牡丹皮。

【功效】清泄胃热，养阴润燥。

【主治】糖尿病，中消偏重之胃火炽盛者。

【临床运用】每日 1 剂，水煎服。

【出处】《新中医》，1976，（3）：28。

357. 经验方

【组成】茯苓、天花粉、黄连、萆薢、人参、玄参、熟地黄、覆盆子、蛇床子、石斛、鸡内金、生地黄、麦冬、玉竹。

【功效】清泄胃火，滋阴益肾。

【主治】糖尿病，中下消偏重肾阴亏损，胃火炽盛者。

【临床运用】上药共研细末，炼蜜为丸服，2 个月为 1 个疗程。

【出处】《新中医》，1976，（3）：28。

358. 经验方

【组成】生地黄 25g，何首乌、玉竹、制黄精各 15g，天冬、麦冬、天花粉各 30g，知母、枸杞子、玄参、地骨皮、牡丹皮各 10g，生甘草 6g。

【功效】柔养清泄，滋补肝肾。

【主治】肝肾阴虚型糖尿病，多见于慢性肝炎、肝硬化合并糖尿病而病程较长者。症见形体消瘦，五心烦热，龈血鼻衄，胁下痞块，腹胀，纳呆食少，或多食易饥，便秘多尿，口唇干燥，口干欲饮，舌质红，苔光剥，乏津，脉弦细数。多见肝掌、蜘蛛痣，甚至黄疸、腹水。

【临床运用】龈血、鼻衄加红旱莲、东阿胶；肝脾肿大加鳖甲、牡蛎；五心烦热加青蒿、秦艽；腹水加车前子、猪苓、炒山药。

【出处】《四川中医》，1999，17（10）：16。

359. 竹叶石膏汤加味

【组成】竹叶 10g，生石膏 30～60g，麦冬 12g，知母、半夏、高丽参各 10g，天花粉 60～120g，甘草 6g。

【功效】益气养阴，清热生津。

【主治】糖尿病。

【临床运用】每日 1 剂，水煎服。

【出处】《山西中医》，1992，（3）：54。

360. 经验方

【组成】桑白皮 50g，生地黄、熟地黄各 15g，知母 15g，天花粉 20g，山药 15g，生葛根 15g，苍术 10g，玄参 15g。

【功效】清热生津，益肾健脾养阴。

【主治】2 型糖尿病反复不愈，以口渴、多尿为主要症状者。

【临床运用】每日 1 剂，水煎服。

【出处】《验方》。

361. 经验方

【组成】百合 30g，山药 30g，鳗鱼 250g。

【功效】滋肾润肺，清心安神。

【主治】糖尿病肺肾阴虚者。症见口干舌燥，咳嗽痰少。

【临床运用】鳗鱼宰杀，去除肠脏，清洗干净，与山药、百合共置锅内，加清水适量，炖熟，加盐、味精等调味品即可服食，每日1剂。

【出处】《验方》。

362. 经验方

【组成】山药60～100g，天花粉30～50g，牡丹皮10g，地骨皮、枸杞子、生地黄、玄参各15g，乌梅10g。

【功效】滋阴补肾，清热生津。

【主治】糖尿病。

【临床运用】偏于上消者加天冬、麦冬各15g；偏于中消者加知母10g，生石膏30g；偏于下消者加五味子15g，山茱萸10g，桑螵蛸10g。

【出处】《中医杂志》，1985，（9）：53。

363. 经验方

【组成】葛根、天花粉、麦冬、生地黄各15g，五味子、甘草各5g，糯米15g。

【功效】滋阴固肾，生津止渴。

【主治】糖尿病，肾阴亏虚者。症见多饮多尿，头晕眼花。

【临床运用】每日1剂，水煎服。

【出处】《浙江中医杂志》，1980，（4）：172。

364. 经验方

【组成】人参、石膏、知母、甘草、黄柏、黄连、栀子、当归、麦冬、杏仁、全蝎、连翘、白芷、升麻、柴胡、木香、豆蔻、荜澄茄、藿香、桔梗。

【功效】清肺胃热，益气生津。

【主治】糖尿病。

【临床运用】每日1剂，水煎服。

【出处】《中医杂志》，1995，（4）：14。

365. 清热滋阴方

【组成】生地黄、生石膏、桑白皮、天花粉各30g，黄连10g，麦冬、地骨皮、玄参、川牛膝各15g，知母、玉竹各12g。

【功效】滋阴清热。

【主治】初发2型糖尿病，证属阴虚燥热者。

【临床运用】气虚明显加太子参、黄芪；大便秘结加熟大黄、瓜蒌仁；合并冠心病加赤芍、川芎、桃仁、丹参；合并高血压加服牛黄降压丸。共治疗64例，显效28例，有效31例，无效5例，总有效率92.19%。

【出处】《安徽中医临床杂志》，1997，9（6）：285。

366. 消渴方

【组成】麦冬、玉竹、地骨皮、天花粉、生石膏、黄芩、茯苓、人参、升麻、龙胆草、枳实、生姜。

【功效】滋阴清热润燥，益气生津止渴。

【主治】老年糖尿病阴虚火旺型，往往“三多”症状不典型，常伴痈疽、目疾、阳亢眩晕及胸痹、中风等兼证和变证。

【临床运用】热重口渴甚者去生姜、人参，加知母、葛根；肾亏尿频去生石膏、龙胆草、黄芩，加山茱萸、桑寄生；气虚湿盛去生石膏、龙胆草，加黄芪、白术、山药。共治疗52例，临床控制3例，显效7例，好转28例，无效14例，总有效率73.1%。

【出处】《中医药研究》，1997，（2）：40。

367. 经验方

【组成】栀子、玄参各15g，制大黄、黄芩各10g，生石膏30g，天冬、麦冬、天花粉、粳米各20g，炙甘草6g。

【功效】清泻胃热，滋津润燥。

【主治】糖尿病中焦燥热证。症见消谷善饥，心烦口渴，欲饮冷水，舌质鲜赤，苔黄燥裂，溲赤便结，脉滑数。

【临床运用】每日1剂，水煎服。若大便燥结甚者，减甘草，加芒硝15g；并发痈疽者加金银花、连翘、蒲公英、紫花地丁、败酱草、鸭跖草。

【出处】《陕西中医》，1985，（7）：30。

368. 经验方

【组成】天花粉120g，生石膏90g，山药45g，生地黄、黄芪、熟地黄、玄参、白术、何首乌各30g，麦冬、玉竹各20g，知母18g。

【功效】益气养阴，清热生津。

【主治】糖尿病，中焦燥热，消谷善饥。症见尿黄尿频，形体消瘦，倦怠无力，大便干结。

【临床运用】每日1剂，水煎服。

【出处】《山东中医杂志》，1984，（5）：20。

369. 经验方

【组成】天花粉120g，石膏50g，知母18g，沙参24g，麦冬20g，生地黄30g，玄参30g，玉竹20g，山药45g。

【功效】清热泻火，润肺养阴。

【主治】糖尿病，肺胃燥热型。症见面容憔悴，精神萎靡，下肢浮肿，皮肤干燥，口唇干裂，齿龈出血，口臭，舌红苔黄，脉洪数。

【临床运用】每日1剂，水煎服。

【出处】《山东中医杂志》，1984，（5）：23。

370. 经验方

【组成】天花粉90g，生石膏、山药、黄芪、白术、熟地黄、何首乌各30g，玄参、生地黄各24g，玉竹20g，知母、麦冬各15g。

【功效】清胃滋肾，润燥生津。

【主治】中消，胃阴不足，移及肝肾者。症见消瘦乏力，语言低微，面黄无泽，舌质红绛无苔，有裂纹，脉洪数。

【临床运用】每日1剂，水煎服。

【出处】《山东中医杂志》，1984，（5）：23。

371. 经验方

【组成】天花粉90g，石膏30g，知母15g，玄参24g，生地黄24g，玉竹20g，麦冬15g，山药、黄芪、白术、熟地黄、何首乌各30g。

【功效】清热养阴，健脾滋肾。

【主治】糖尿病中消，中焦燥热，阴液耗伤。症见口干多饮，多食易饥，尿频量多，消瘦乏力，大便干燥，舌质红绛，苔黄少津，脉沉细数。

【临床运用】每日1剂，水煎服。

【出处】《辽宁中医杂志》，1999，（2）：1。

372. 经验方

【组成】黑豆240g，生石膏30g，天花粉30g，苍术12g，干姜6g。

【功效】清胃增液。

【主治】糖尿病。症见消食易饥，胃脘痞满，苔白润，舌质红，脉弦或滑数。

【临床运用】每日1剂，水煎服。

【出处】《中华效方汇海》。

373. 经验方

【组成】生地黄、山药各20g，五味子、麦冬、葛根各10g，天花粉15g，蛤粉、海浮石各12g，鸡内金5g，知母10g，十大功劳10g。

【功效】滋阴润燥，生津止渴。

【主治】糖尿病偏于下消者。

【临床运用】每日1剂，水煎服。

【出处】《辽宁中医杂志》，1979，（13）：13。

374. 经验方

【组成】石膏、生地黄、天花粉、麦冬、知母、石斛、黄连、黄芩、甘草。

【功效】清胃泻火，养阴增液。

【主治】糖尿病胃热炽盛。症见多食易饥，形体消瘦，烦热汗多，大便干燥，舌苔黄燥，脉滑数。

【临床运用】每日1剂，水煎服。

【出处】《新中医》，1988，（1）：55。

375. 经验方

【组成】生石膏、知母、玄参、生地黄、麦冬、粳米、甘草。

【功效】清热养阴，生津止渴。

【主治】糖尿病偏于中消者。

【临床运用】每日1剂，水煎服。

【出处】《辽宁中医杂志》，1990，（7）：24。

376. 经验方

【组成】黄连、天花粉、葛根、人参、五味子、麦冬、生地黄、乌梅肉、莲子（去心）、当归、甘草各30g。

【功效】清热解毒，益气养阴。

【主治】糖尿病偏中消者。

【临床运用】上药共研极细末，熬成稀膏，每服5茶匙，每日3次，米汤送服。

【出处】《江苏中医杂志》，1990，（5）：13。

377. 经验方

【组成】生地黄、芦根、玄参、麦冬、黄芩、知母、北沙参、天花粉各10g，石膏20g。

【功效】滋阴润燥，清热生津。

【主治】糖尿病肺胃燥热型。症见消谷善饥，心烦口渴，肢体倦怠，小便频数，色黄，大便干燥，舌质红，苔薄黄，脉沉弦数。

【临床运用】每日 1 剂，水煎服。

【出处】《四川中医》，1991，（2）：33。

378. 经验方

【组成】大黄 10g（后下）、生地黄 30g，麦冬 15g，玄参、知母、黄连各 10g，石斛 15g。

【功效】清胃泻火，养胃生津。

【主治】中消，多食易饥，形体日瘦，大便干结，舌苔黄燥，脉滑数。

【临床运用】每日 1 剂，水煎服。

【出处】《糖尿病及其并发症的中医药研究进展》。

379. 经验方

【组成】黄芩 12g，黄连 6g，茵陈 25g，金银花 15g，连翘 10g，蒲公英 30g，滑石 20g，天花粉 20g，山药 30g，藿香 9g，肉豆蔻 6g。

【功效】清热利湿、化浊解毒。

【主治】2 型糖尿病湿热（毒）内盛证。

【临床应用】咽干痛者，加生地黄 15g，玄参 12g，射干 9g；齿龈肿痛显著者，选加石膏 30g（先煎），知母 9g，牡丹皮 9g，赤芍 15g；脘胁胀满者，选加厚朴 6～9g，枳壳 9～15g，郁金 12g，川楝子 9g；尿赤灼热、阴部瘙痒或手足皮癣者，选加黄柏 9g，地锦草 25g，苦参 25g，地肤子 12g，白鲜皮 12g；皮肤疖肿者，加蒲公英 25g，紫花地丁 30g；伴神疲乏力肢软者，加黄芪 25g，太子参 15g，白术 15g。上药水煎服，每日 1 剂，分 2 次服。

【出处】《浙江中医学院学报》，2004，（5）：41–42。

380. 清肝泻心汤

【组成】柴胡 10g，炒栀子 10g，黄连 4g，黄芩 10g，百合 15g，生地黄 15g，知母 10g，天花粉 15g。

【功效】清肝泻心，滋阴润燥。

【主治】2 型糖尿病心肝郁热证。

【临床应用】采用单味中药颗粒剂混匀，用温开水 300mL 冲兑充分溶解后，取冲服液每日 1 剂，分 2 次口服。

【出处】《中医杂志》，2007，（5）：411–413。

381 三消愈康汤

【组成】生地黄、天花粉、怀山药、桑叶、生黄芪各 30g，泽泻、麦冬各 15g，丹参 20g，红花 12g。

【功效】清热养阴，益气活血。

【主治】2 型糖尿病气阴不足、瘀热内滞证。

【临床应用】高血压头晕者加夏枯草 30g，天麻、钩藤各 15g；合并高脂血症者加生山楂、生何首乌各 30g，决明子 12g；合并皮肤瘙痒者加地肤子、苦参各 15g；胸闷、胸痛者加全瓜蒌、延胡索各 12g，薤白 15g。每天 1 剂，水煎分 2 次温服。

【出处】《光明中医》，2008，（10）：1545。

382. 糖脂平方

【组成】川黄连 3g，山楂 30g，丹参 30g，何首乌 20g，太子参 10g，泽泻 15g，草决明 15g，陈皮 10g，甘草 3g。

【功效】化痰清热，化浊活血。

【主治】糖尿病。

【临床应用】水煎服，每日 1 剂。

【出处】《湖南中医杂志》，2008，（5）：61。

383. 经验方

【组成】黄芪 10～20g，生地黄 10～20g，山药 10～20g，天花粉 10～20g，葛根 10～20g，石斛 10g，牡丹皮 10g，檀香 10g，枸杞子叶 10g，黄连 10g，黄柏 10g。

【功效】益气生津、滋阴清热。

【主治】糖尿病。

【临床应用】水煎服，每日 1 剂。尿频数加益智仁、覆盆子；浮肿加茯苓皮；视物不清加青葙子；口渴甚加五味子、乌梅；大便干加火麻仁、肉苁蓉；手足麻木感觉障碍加木瓜、当归；头晕加菊花、石决明。

【出处】《光明中医》，2011，（3）：498。

384. 酸苦降气汤

【组成】黄连 6g，知母 9g，泽泻 15g，牡丹皮 15g，五倍子 6g，乌梅 6g，龟甲 9g。

【功效】泻热降火，酸敛生津。

【主治】2 型糖尿病。

【临床应用】以上药物以水 1200mL 煎至 400mL，早晚饭前服用，每日 1 剂。

【出处】《吉林中医药》，2012，（12）：1241-1243。

（二）益气养阴方

1. 经验方

【组成】生黄芪、生山药、生地黄、天花粉、枸杞子、五味子。

【功效】益气养阴。

【主治】糖尿病气阴两虚者。

【临床应用】每日 1 剂，水煎服，30 天为 1 个疗程。治疗 27 例，显效 18 例，有效 7 例，无效 2 例，总有效率为 92.5%。

【出处】《新中医》，1974，（6）：45。

2. 经验方

【组成】五味子、知母、麦冬、山药、生地黄、玄参、生黄芪、苍术、石膏、人参、枸杞子、何首乌。

【功效】益气养阴，滋补肝肾，生津止渴。

【主治】糖尿病。并发高血压、冠心病者，加葛根、黄芩、丹参；皮肤疮肿者，加蒲公英、黄柏、僵蚕；失眠多梦者，加酸枣仁；尿多者加山茱萸。

【临床应用】治疗 10 例，痊愈 6 例，好转 2 例，无效 2 效。

【出处】《天津医药》1978，（4）：233。

3. 经验方

【组成】生黄芪、玄参、丹参、牡蛎各 30g，山药、党参、麦冬、五味子各 10g，苍术、生地黄、熟地黄、葛根、茯苓各 15g。

【功效】益气养阴，生津止渴。

【主治】糖尿病气虚型。症见气短乏力，自汗，舌淡或舌胖，舌边有齿痕，脉弱或脉细弱者。

【临床应用】每日 1 剂，水煎服。

【出处】《新医药学》，1978，（5）：8。

4. 经验方

【组成】生黄芪、山药、苍术、玄参、石斛各 15g，太子参、天花粉各 30g，生地黄、熟地黄各 15g，天冬、麦冬各 10g，枸杞子 12g，知母、黄柏、乌梅、芡实各 10g。

【功效】益气养阴清热。

【主治】糖尿病，气阴两伤，肺胃火炽者。症见多饮多食，疲乏无力，口渴多饮，舌红，脉缓。

【临床应用】每日 1 剂，水煎服。

【出处】《新医药学杂志》，1979，（5）：36。

5. 速降糖煎Ⅱ号

【组成】天花粉、山茱萸、生地黄、山药各 50g，天冬、麦冬各 25g，黄芪 50g，知母、泽泻、牡丹皮、茯苓、鸡内金、萆薢、蛤蚧各 15g，黄柏 10g。

【功效】润肺滋阴益肾。

【主治】糖尿病证属气阴两虚者。症见口渴多饮，五心烦热，小便频数，尿如脂膏，舌质红少苔，脉细数。

【临床应用】胃热口渴加生石膏 25g；五心烦热加地骨皮、玄参各 15g。

【出处】《吉林中医药》，1980，1（5）：9。

6. 经验方

【组成】黄芪、党参、熟地黄、山茱萸、牡丹皮、泽泻、知母、茯苓、石斛、沙参、玉竹、天花粉。

【功效】益气养阴，生津止渴。

【主治】糖尿病气阴两虚者。

【临床应用】每日 1 剂，水煎服。

【出处】《中医杂志》，1980，（9）：30。

7. 经验方

【组成】熟地黄、生地黄、党参、菟丝子、黄芪各 30g，天冬、麦冬、山茱萸、玄参、茯苓、泽泻各 12g，当归 9g。

【功效】益气养阴。

【主治】糖尿病气阴两虚者。

【临床应用】每日 1 剂，水煎服。

【出处】《山西医药杂志》，1980，（5）：14。

8. 经验方

【组成】黄芪、生地黄、麦冬、五味子、天花粉、茯苓、山药、知母、葛根、鸡内金、甘草。

【功效】益气养阴，滋液生津。

【主治】糖尿病气阴两虚型病程长且合并心血管病及末梢神经炎者。

【临床应用】每日 1 剂，水煎服。

【出处】《北京医学》，1980，（4）：217。

9. 经验方

【组成】白芍、麦冬各 20g，天花粉、玉竹、葛根各 15g，续断 20g，菟丝子、益智仁各 10g，黄芪、山药、芡实、生地黄 20g。

【功效】益气养阴，生津止渴。

【主治】糖尿病气阴两虚者。

【临床应用】每日 1 剂，水煎服。

【出处】《辽宁中医杂志》，1980，（11）：31。

10. 经验方

【组成】黄芪、生山药各 30g，苍术、玄参、知母各 10g，菝葜 30g，天花粉 20g，乌梅 10g，五味子 6g，桑寄生 20g，川牛膝 10g。

【功效】补气养阴。

【主治】糖尿病，证属气阴两虚者。症见口渴多饮，多食易饥，尿频，疲乏无力，头晕目眩，舌红，苔薄白少津，脉沉细。

【临床应用】每日 1 剂，水煎服。

【出处】《湖南中医学院学报》，1980，（3）：22。

11. 经验方

【组成】黄芪、生山药各 30g，苍术、玄参各 10g，菝葜 30g。

【功效】补气养阴。

【主治】糖尿病，证属气阴两虚者。症见全身疲乏，多食多饮，小便量多，精神不振，脉沉细。

【临床应用】每日 1 剂，水煎服。

【出处】《湖南中医学院学报》，1980，（3）：22。

12. 加味升陷汤

【组成】生黄芪、天花粉、山药各 30g，升麻、柴胡、黄连各 6g，知母、茯苓 15g，桔梗 9g。

【功效】益气养阴。

【主治】糖尿病证属气阴两虚者。

【临床应用】共治疗 40 例，显效 11 例，有效 27 例，无效 2 例。

【出处】《山东中医杂志》，1980，（1）：38。

13. 经验方

【组成】党参、麦冬、五味子、天花粉、石斛、女贞子、枸杞子、石膏、知母、生地黄、甘草、金樱子。

【功效】益气养阴，清热生津。

【主治】糖尿病气阴两虚者。

【临床应用】每日 1 剂，水煎服。

【出处】《吉林中医药》，1981，（3）：17。

14. 经验方

【组成】黄芪、黄精、生地黄、太子参、天花粉。

【功效】益气养阴，生津止渴。

【主治】糖尿病气阴两虚者。

【临床应用】每日 1 剂，水煎服。治疗 152 例，总有效率为 75.7%。

【出处】《中华内科杂志》，1981，（9）：555。

15. 经验方

【组成】党参 15g，麦冬 20g，五味子 10g，天花粉 25g，石斛 15g，金樱子 25g，覆盆子 25g，白薇 15g，生地黄 20g，山药 40g，萆薢 15g，竹叶 15g，甘草 10g。

【功效】益气养阴。

【主治】糖尿病，证属气阴两虚者。症见口渴多饮，尿频量多，色浑如脂，消瘦乏力，舌苔白，干燥少津，脉沉无力。

【临床应用】每日 1 剂，水煎服。

【出处】《吉林中医药》，1981，（3）：17。

16. 加味玉泉散

【组成】葛根、生地黄、苦瓜干、糯米各 10g，天花粉 12g，牡丹皮、鸡内金各 6g，麦冬 9g，五味子 5g，生三七 4g，甘草 3g。

【功效】养阴生津。

【主治】糖尿病及其并发症证属阴虚者。

【临床应用】舌质紫暗或有瘀点，或舌下脉络曲张显露，或面有血丝者，生三七每次加量至5～6g；有白内障者加高丽参6g（另炖）；皮肤奇痒加香附、白鲜皮各10g。共治疗8例，均获显效。

【出处】《中医杂志》，1982，（7）：76。

17. 降糖Ⅱ号

【组成】人参、牡丹皮、五味子、乌梅、白芍各15g，生地黄、熟地黄各50g，泽泻、山药、枸杞子各20g，麦冬、沙参各25g。

【功效】益气生津，滋阴润肺。

【主治】糖尿病证属肺肾阴虚。

【临床应用】水煎服，每日1剂。

【出处】《辽宁中医杂志》，1982，（4）：35。

18. 润肺滋阴汤

【组成】生地黄50g，天冬、麦冬各15g，天花粉50g，知母15g，山药50g，山茱萸50g，泽泻15g，牡丹皮15g，茯苓15g，黄芪50g，黄柏5g，鸡内金15g，萆薢15g，蛤蚧15g。

【功效】润肺，滋阴，益肾。

【主治】消渴气阴两虚型。症见口渴多饮，五心烦热，小便频数，尿如脂膏，舌质红少苔，脉细数。

【临床应用】治疗10例，临床治愈6例，显效3例，好转1例。

【出处】《黑龙江中医药》，1981，（2）：17。

19. 益气养阴汤

【组成】生黄芪、玄参、丹参、生牡蛎各30g，山药、党参、麦冬、五味子各10g，苍术、生地黄、熟地黄、葛根、茯苓各15g。

【功效】益气养阴。

【主治】消渴其合并症，证属气阴两虚型。

【临床应用】遗精加黄柏、知母各10g；足后跟痛加青黛5g，木瓜10g；尿淋沥不尽加生白果10g；两目干涩，视物模糊加枸杞子、菊花、青葙子各10g，决明子15g；胁肋疼痛加茜草根、泽兰各10g，痛甚加延胡索、郁金各10g；失眠健忘加女贞子10g，夜交藤20g；多梦加白薇10g；心悸加石菖蒲、远志各10g；渴饮无度加天花粉、蛤粉各30g；口中少津加玉竹15g；不思食加乌梅、鸡内金各10g；肝火旺加柴胡10g，龙胆草6g；口舌生疮加生蒲黄10g，升麻5g，蒲公英30g；便溏加白术10g，生薏苡仁30g。

【出处】《上海中医药杂志》，1982，（6）：6。

20. 经验方

【组成】黄芪15g，党参9g，山药15g，甘草6g，玄参9g，麦冬15g，天冬9g，知母15g，天花粉9g，熟地黄9g，枸杞子12g。

【功效】益气养阴。

【主治】糖尿病，气阴两虚型。症见渴而多饮，消瘦乏力，舌红苔薄白，脉沉细。

【临床应用】每日1剂，水煎服。

【出处】《黑龙江中医药》，1982，（2）：26。

21. 加减玉液汤

【组成】黄芪、葛根、知母、山药、天花粉、五味子、生鸡内金。

【功效】益气养阴生津。

【主治】2型糖尿病证属气阴两伤型。

【临床应用】胃火加黄芩、黄连；脾虚加党参；血瘀加丹参；肺热加桑白皮；有湿加苍术。共治疗4例，疗程1年，均获佳效。

【出处】《上海中医药杂志》，1983，（12）：12。

22. 益气养阴汤

【组成】党参50g，生地黄、熟地黄各25g，地骨皮、泽泻、丹参、枸杞子各20g。

【功效】益气养阴生津。

【主治】2型糖尿病气阴两伤型。

【临床应用】热盛口渴加天花粉20g，知母15g；偏气虚加黄芪25g，白术20g；兼阳虚加附子、肉桂各5g。共治疗50例，显效12例，有效29例，无效9例。

【出处】《中国中西医结合杂志》，1983，3（2）：91。

23. 降糖丸

【组成】人参、茯苓、白术、黄芪、葛根各5份，黄精10份，大黄、黄连、五味子、甘草各1份。

【功效】益气养阴，补脾益肾。

【主治】2型糖尿病证属气阴两虚者。

【临床应用】共治疗 60 例，总有效率尿糖为 85%，空腹血糖为 65%，餐后 2 小时血糖为 60%。用法为上药制成水丸，每次服 15g，每日 3 次。

【出处】《中医杂志》，1983，（10）：750。

24. 糖尿病一号合剂

【组成】生地黄、熟地黄各 3000g，菟丝子 6000g，黄连 150g，天冬、麦冬、玄参、大腹皮、茯苓、知母、五味子、山茱萸各 1500g，党参、黄芪各 6000g，生石膏 3000g。

【功效】滋阴益气清热。

【主治及用法】消渴及并发症，证属肺肾气阴虚阳明热证。症见烦渴多饮，小便频数，身倦无力，腰酸，五心烦热，腹胀，或大便干结，舌红，苔黄燥，脉滑数或细数。上述药物制成浓缩合剂（每毫升合生药 1g），每瓶 500mL，每日 3 次，每次 50～80mL，饭前半小时服，3 个月为 1 个疗程。

【临床应用】加减：阳明热甚者予白虎汤加减，待阳明热甚缓解后再继服用糖尿病一号合剂；阳虚者加用金匮肾气之类，其中桂、附每剂用至 10g，与合剂兑服；合并高血压者加杜仲、牛膝，煎后与合剂兑服；有冠心病者加瓜蒌、薤白、半夏，然后与合剂兑服或加用活血通脉片等；合并视网膜病变、白内障、肺结核及泌尿系感染者，用西药对症积极治疗。共治疗 33 例，显效 11 例（33.33%），有效 12 例（36.36%），无效 10 例（30.31%）。动物实验研究表明，本合剂对动物实验性高血糖有明显降糖作用。

【出处】《中医杂志》，1982，（7）：519。

25. 益气养阴汤

【组成】党参、白术、茯苓、甘草、麦冬、五味子、生黄芪、枸杞子、玉竹、黄精。

【功效】益气扶正。

【主治】糖尿病正虚型。症见“三多”不明显，消瘦乏力，血糖增高，尿糖阳性。

【临床应用】渴甚加葛根；腰膝酸软加何首乌、枸杞子；消瘦加苍术、鸡内金；大便稀溏加苍术、山药；便秘加肉苁蓉；手足心热加牡丹皮、白芍；恶心呕吐加藿香、佩兰；阴痒加茵陈、龙胆草。

【出处】《辽宁中医杂志》，1983，（9）：17。

26. 经验方

【组成】黄连、人参各 10g，天花粉、泽泻各 2g。

【功效】清热生津，益气。

【主治】糖尿病。口渴，多饮，多食，多尿，消瘦乏力，四肢酸软或身痒。

【临床应用】水煎服，每日 1 剂，分 2 次服。

【出处】《山东中医杂志》，1983，（5）：10。

27. 经验方

【组成】天花粉 60g，黄芪、葛根、山药各 30g，茯苓 20g，玄参 15g，白术 8g，苍术 6g。

【功效】益气养阴，清热生津。

【主治】糖尿病。

【临床应用】水煎服，每日 1 剂，分 2 次服。

【出处】《福建中医药》，1983，（2）：18。

28. 经验方

【组成】太子参、黄芪、天花粉各 15g，生地黄、葛根各 20g，黄精、麦冬各 12g。

【功效】益气养阴，清热生津。

【主治】糖尿病。

【临床应用】夹瘀者加丹参 20g，赤芍、红花各 12g，川芎 10g；夹湿者加白术、茯苓各 10g，山药 15g。同时配服西药，11 例加用降糖灵，每日 25mg，每日 3 次，17 例加用格列本脲（优降糖）2.5mg，每日 1 次，均予维生素 C、维生素 H 和腺苷辅酶、维生素 B12。治疗 30 例，显效 13 例，有效 15 例，无效 2 例，总有效率为 93.3%。

【出处】《河北医药》，1982，（6）：15。

29. 经验方

【组成】当归、川芎、白芍、熟地黄、苍术各 3g，麦冬 5g，人参、牛膝各 2.5g，黄连、黄柏、五味子、知母、杜仲各 1.5g。

【功效】养气养血，清热解毒。

【主治】糖尿病。

【临床应用】水煎服，每日 1 剂，日 2 次。

【出处】《南宁医药》，1982，（1）：83。

30. 经验方

【组成】黄芪、白芍各 30g，仙灵脾 15g，葛根、乌梅、甘草各10g。

【功效】益气生津。

【主治】糖尿病。

【临床应用】水煎服，每日1剂，分2次服。

【出处】《中医杂志》，1982，（1）：42。

31. 经验方

【组成】党参、玉米须、桃树胶、黄芪各30g，仙灵脾、菟丝子、枸杞子、柏子仁、生地黄各12g，蚕蛹15g。

【功效】益气养阴。

【主治】糖尿病证属气阴两虚者。

【临床应用】每日1剂。

【出处】《中西结合杂志》，1983，（2）：79。

32. 经验方

【组成】党参、太子参、麦冬、五味子、白术、茯苓、甘草。

【功效】益气养阴，健脾降糖。

【主治】糖尿病偏于正虚者。

【临床应用】每日1剂，水煎服。

【出处】《辽宁中医杂志》，1983，（9）：17。

33. 经验方

【组成】黄芪、熟地黄、山药、山茱萸、茯苓、泽泻、牡丹皮。

【功效】益气养阴，补肾降糖。

【主治】糖尿病气阴两虚者。

【临床应用】每日1剂，水煎服。

【出处】《新中医》，1983，（12）：1。

34. 经验方

【组成】党参18g，生黄芪20g，生山药20g，知母、葛根各12g，五味子10g，生鸡内金10g，麦冬15g，山茱萸12g，天花粉12g。

【功效】益气养阴。

【主治】糖尿病，气阴两虚型。症见多饮多尿，形体消瘦，皮肤干燥，心中烦热，四肢倦怠，口燥咽干，舌红少津，脉滑数。

【临床应用】每日1剂，水煎服。

【出处】《四川中医》，1983，（3）：30。

35. 经验方

【组成】党参、黄芪、玉米须、桃树胶各30g，蚕蛹15g，仙灵脾、菟丝子、枸杞子、柏子仁、熟地黄各12g。

【功效】益气养阴。

【主治】糖尿病。

【临床应用】水煎服，每日1剂。

【出处】《中国中西医结合杂志》，1986，（10）：21。

36. 经验方

【组成】黄芪、山药、麦冬、知母各15g，党参、玄参、天冬、天花粉、熟地黄各9g，甘草6g，枸杞子12g。

【功效】益气养阴，生津止渴。

【主治】糖尿病气阴两虚型。

【临床应用】每日1剂，水煎服。

【出处】《广西中医》，1983，（4）：42。

37. 葛根山药汤

【组成】葛根、山药各60g，生黄芪40g，天花粉、生地黄各30g，泽泻10g，黄连6g天冬、麦冬各20g。

【功效】益气养阴。

【主治】糖尿病证属肺肾气阴两虚。症见口渴多饮，多食多尿，形体消瘦，精神倦怠，舌质红，脉细数。

【临床应用】水煎服，每日1剂。

【出处】《河南中医》，1984，（6）：40。

38. 降糖方

【组成】黄芪、山药、苍术、玄参、生地黄、天花粉、菝葜。

【功效】益气养阴生津。

【主治】2型糖尿病及并发症属气阴两伤者。症见口渴多饮，多食多尿，形体消瘦，神疲乏力，心慌气短，自汗易感冒，失眠多梦，大便干结，舌红少津，苔白，脉细数。

【临床应用】胃阴虚加玉女煎；肾阴虚加知柏地黄丸；气阴两虚加生脉散；阴阳两虚加金匮肾气丸；水肿甚加济生肾气丸。共治疗52例，临床控制30例，显效10例，有效5例，无效7例，总有效率86.5%。

【出处】《湖北中医杂志》，1984，6（6）：33。

39. 五加参降糖片

【组成】刺五加 60 斤，泽泻 60 斤，葛根 60 斤，将上药用酒精回流提取浸膏，另加葛根粉 10 斤，掺入膏内，烘干后加氢氧化铝粉 660g，硬脂酸镁干淀粉 132g。压片，每片重 0.307g，约含生药 1.11g，每日 3 次，每次 5～7 片，于饭前 1 小时内服。30 天为 1 个疗程，每例用药总量 650～1000 片。

【功效】益气养阴，生津降糖。

【主治】消渴脾肾气阴两虚证。症见疲乏无力，口干口渴多饮，自汗，头晕，腰酸膝软，失眠多梦，性功能减退，舌红，舌胖大，少苔，脉细或细数。

【临床应用】近代药理研究认为，刺五加是糖尿病较好的适应原样药物，能调节病理过程，使其趋于正常，并能使食物性及肾上腺素性高血糖降到正常，也能使胰岛素引起的低血糖症的血糖增加。泽泻和葛根动物实验也都有降血糖的作用。共治疗 24 例，显效 9 例，有效 9 例，无效 6 例，总有效率 75%。

【出处】《中医杂志》，1983，（9）：665。

40. 降糖Ⅳ号

【组成】黄精、天花粉、白术、山药、何首乌、玄参、枸杞子各 30g，黄芪、生地黄各 20g，葛根 12g，苍术 15g。

【功效】益气养阴，生津止渴。

【主治】糖尿病三消状较轻，口舌干黏，时有烦热，易怒，舌体胖嫩苔黄腻，脉细数。

【临床应用】肺痨加百部、黄柏；痈疖加金银花、蒲公英；渴甚加石膏、天花粉；血糖不降加苍耳子；便秘加肉苁蓉；身热加葛根；尿中有酮体加生地黄；潮热加地骨皮、茵陈；五更泻加五味子；血脂升高加泽泻，重用何首乌、生黄芪；失眠加酸枣仁、龙骨；胸痹加丹参。

【出处】《山东中医杂志》，1984，（5）：23。

41. 经验方

【组成】黄芪、知母、天花粉、五味子、枸杞子、牡丹皮、生地黄、鸡内金、生龙骨、生牡蛎、蝉蜕。

【功效】益气养阴清热。

【主治】糖尿病。

【临床应用】每日 1 剂，水煎服。

【出处】《中医杂志》，1984，（3）：12。

42. 经验方

【组成】黄芪、山药、苍术、玄参、生地黄、天花粉、菝葜。

【功效】益气养阴。

【主治】糖尿病气阴两虚者。

【临床应用】每日 1 剂，水煎服。偏肺热加消渴方；胃阴虚加玉女煎；肾阴虚加六味地黄汤；气阴两虚加生脉散；阴阳两虚加肾气丸；水肿甚者加济生肾气丸。治疗 52 例，临床控制 30 例，显效 10 例，有效 5 例，无效 7 例。

【出处】《湖北中医杂志》，1984，（6）：15。

43. 人参降糖丸

【组成】黄芪、麦冬、天花粉、熟地黄、地骨皮、山药、茯苓、生石膏、玉米须各 20g，人参、知母、甘草各 10g。

【功效】益气养阴，生津除热。

【主治】糖尿病证属气阴两虚者。症见口渴多饮，多食，多尿，形体消瘦，全身乏力，腰膝酸软，肢体麻木，舌红苔白，脉细弱。

【临床应用】共治疗 30 例，显效 9 例，有效 10 例，无效 11 例。

【出处】《河南中医》，1986，（5）：12。

44. 经验方

【组成】党参、北沙参各 15g，黄芪 30g，麦冬、天花粉、玉竹、生地黄各 20g，五味子 6g，炙甘草 8g。

【功效】益气生津，滋燥润肺。

【主治】糖尿病气津两伤。症见食少，尿多，渴欲饮水，但不欲饮冷，气息短促，语音低微，身倦乏力，五心烦热，舌红无苔，脉细滑数。

【临床应用】每日 1 剂，水煎服。若干咳无痰或痰滞难出者，加川贝母、桔梗、炙枇杷叶各 15g。

【出处】《陕西中医》，1985，（7）：30。

45. 经验方

【组成】黄芪、生石膏、生地黄、黄精、天

花粉、玄参、麦冬、太子参。

【功效】益气养阴。

【主治】糖尿病证属气阴两虚者。

【临床应用】每日1剂，水煎服。治疗40例，显效18例，好转16例，无效6例，总有效率为85%。

【出处】《河北中医》，1985，（6）：8。

46. 消渴平片

【组成】生黄芪、人参、天花粉、葛根、知母、天冬、五味子、沙苑子、丹参。

【功效】益气养阴，益肾缩尿。

【主治】糖尿病证属燥热偏盛、阴津亏耗或久病阴阳俱虚者。症见口渴多饮，多食易饥，多尿，消瘦乏力，头晕耳鸣，五心烦热，夜尿频，含泡沫，肢冷痛等。

【临床应用】共治疗333例，显效188例，有效82例，无效63例，总有效率81.08%。本方有降血糖，减少24小时尿糖定量，降低血脂，改善肝肾功能，消除尿酮、血酮的作用。

【出处】《山东中医学院学报》，1985，9（3）：7。

47. 三黄消渴汤

【组成】黄芪40g，生地黄30g，黄精30g，天花粉25g，生石膏40g。

【功效】益气养阴清热。

【主治】2型糖尿病及并发症。症见“三多一少”，疲乏无力，气短懒言，面色无华，舌淡红苔薄少津，脉细数。

【临床应用】每日1剂，水煎服。加减：阴虚火旺加知母，气阴两虚加玄参，麦冬，太子参；阴阳两虚去生石膏加制附子，肉桂、枸杞子；血脂高者加葛根、郁金，蒲黄，丹参；血糖下降慢者加苍术，玄参。本方治疗40例，显效18例（45%），好转16例（40%），无效6例（15%），总有效率85%，本方可降低血脂，胰岛素释放试验可以看出其有促进胰岛β细胞分泌胰岛素的功能，从而降低血糖。

【出处】《河北中医》，1985，（6）：8。

48. 加味滋膵饮

【组成】黄芪、生地黄、山药、地骨皮各30g，山茱萸、枸杞子各15g。

【功效】益气养阴清热。

【主治】糖尿病证属气阴两伤，阴虚燥热者。

【临床应用】烦渴多饮多食明显加人参叶、天花粉各30g，黄连5g；尿频数而量多，加桑螵蛸、覆盆子各15g。

【出处】《中医杂志》，1986，（6）：410。

49. 降糖甲片

【组成】黄芪、生地黄、黄精、太子参、天花粉。

【功效】益气养阴。

【主治】糖尿病证属气阴两虚者。

【临床应用】共治疗132例，显效72例，良效36例，无效24例，总有效率达81.8%。可显著提高血浆胰岛素水平，减少尿糖定量，提高胰岛β细胞分泌胰岛素功能。

【出处】《中医杂志》，1986，（4）：277。

50. 益气生津方

【组成】党参、北沙参各15g，生黄芪30g，麦冬、天花粉、玉竹、生地黄各20g，五味子5g，炙甘草8g。

【功效】益气生津，润肺滋燥。

【主治】糖尿病证属气津两伤者。症见食少尿多，渴欲饮水但不欲饮冷，气息短促，语言低微，身倦无力，五心烦热，舌红无苔，脉细滑数。

【临床应用】水煎服，每日1剂。

【出处】《中医杂志》，1986，（11）：816。

51. 降糖基本方

【组成】黄芪、丹参各45～60g，人参6～9g，生地黄、玄参各30～45g，枸杞子30～60g。

【功效】益气血，滋阴精。

【主治】糖尿病及其合并症，证属气阴虚弱者。

【临床应用】肺热烦渴多饮，咳嗽少痰加地骨皮；胃火偏旺，消谷善饥、口臭，舌苔黄燥，重用玄参、生地黄；肾阳虚，腰膝酸软，耳鸣耳聋，夜尿明显增多，畏寒加仙灵脾；肝阴虚，胁痛不适，视物模糊，双目干涩，重用枸杞子；脾气虚弱，面黄无华，便溏腹胀，疲倦乏力，加白术、苍术；心气不足重用人参、黄芪；阴虚火旺加黄柏；动血加仙鹤草；湿热加泽泻、虎杖。

【出处】《新中医》，1986，（11）：37。

52. 经验方

【组成】麦冬、黄连、石膏、知母、天花粉、山药、海蛤壳、太子参、地黄。

【功效】益气养阴，生津止渴。

【主治】糖尿病证属气阴两虚型。

【临床应用】水煎服，每日1剂。

【出处】《中医杂志》，1986，（6）：11。

53. 经验方

【组成】生山药30g，黄芪30g，知母18g，鸡内金6g，葛根4.5g，五味子、天花粉各9g，山茱萸15g，生地黄30g，猪胰子9g。

【功效】益气养阴，滋肾生津。

【主治】糖尿病脾气阴两虚者。

【临床应用】煎汤送服猪胰子一半，煎渣时再送服一半，每日1剂。服10周停药，改用参须泡茶，再服10周。

【出处】《浙江中医杂志》，1986，（12）：540。

54. 经验方

【组成】党参、白术、茯苓、熟地黄、山茱萸、山药、枸杞子、当归、附子、肉桂、牡丹皮、泽泻。

【功效】益阴补血，益气降糖。

【主治】糖尿病气血虚衰型。症见饮多尿多，肢体倦怠，精神困顿，血尿糖高，脉沉无力者。

【临床应用】每日1剂，水煎服。

【出处】《福建中医》，1986，（3）：27。

55. 经验方

【组成】地骨皮、天花粉、生黄芪各15g，山药、生地黄30g，山茱萸15g。

【功效】益气养阴，清热生津。

【主治】糖尿病，气阴两亏者。

【临床应用】每日1剂，水煎服。

【出处】《四川中医》，1986，（8）：38。

56. 补脾养阴方

【组成】生地黄15g，麦冬12g，天花粉15g，葛根15g，五味子6g，甘草6g，党参15g，黄芪15g，山药30g，枸杞子12g，糯米1匙。

【功效】补气健脾，养阴生津。

【主治】消渴中焦燥热，气津两伤者。症见小便频数，口干欲饮，消谷善饥，大便干结，头晕乏力，腰酸，夜寐不宁，舌红少津，苔微黄，脉细涩。

【临床应用】加减：合并高血压加海蛤壳30g，怀牛膝15g；血脂增高加何首乌20g，桑寄生15g，山楂15g；肾功差，出现蛋白尿加重党参、黄芪用量；兼皮肤瘙痒者加金银花15g，白蒺藜12g；兼月经不调者加何首乌20g，当归10g，白芍15g；兼视力障碍（如视物昏朦、眼花者），加玉竹12g，菊花10g，枸杞子加至15～18g，口渴明显者适当加清胃热之品石膏15g，知母12g。

【出处】《中医杂志》，1986，（6）：410。

57. 经验方

【组成】麦冬、生地黄、玄参、党参、五味子、黄芪、山药、苍术。

【功效】益气养阴。

【主治】糖尿病气阴两虚者。

【临床应用】每日1剂，水煎服。热蕴毒盛者加绿豆衣、薏苡仁。

【出处】《辽宁中医杂志》，1986，（4）：5。

58. 经验方

【组成】生石膏80g，知母12g，西洋参5g，麦冬15g，五味子10g，枸杞子、粳米各15g，肉苁蓉10g，甘草6g。

【功效】益气养阴。

【主治】糖尿病证属气阴两虚者。

【临床应用】每日1剂，水煎服。渴甚者加天花粉、诃子；全身酸痛加黄芪、防风；面目及四肢浮肿者加山药、莲子肉、白术、防己；舌苔白腻加草豆蔻；目赤昏涩加菊花；小便黄赤加栀子；大便干结加当归、柏子仁。

【出处】《湖北中医杂志》，1986，（6）：36。

59. 经验方

【组成】熟地黄、人参、山药、菟丝子、黄芪、麦冬、天冬、玄参、山茱萸、生地黄、当归、茯苓、泽泻。

【功效】益气养阴。

【主治】糖尿病证属气阴两虚者。

【临床应用】口服，每日3次，每次1.8g，3

个月为1个疗程。肾阳虚者加仙灵脾、肉桂、附子；食欲亢进者加熟地黄；皮肤有疖肿者加金银花、蒲公英、重楼；兼有高血压者加杜仲、决明子、夏枯草、牛膝；并发神经病变而见肢体疼痛者加片姜黄，或用桂枝芍药知母汤。用本法治疗102例，总有效率为85.3%。

【出处】《中医杂志》，1986，（6）：10。

60. 经验方

【组成】黄芪、人参、白术、山药、扁豆、莲子肉、麦冬、地黄、石斛、玉竹、鸡内金、生谷芽。

【功效】益气健脾，益阴化津。

【主治】糖尿病肺脾气阴两虚者。

【临床应用】每日1剂。水煎服。湿郁化热，虚中夹实者加黄连、天花粉、苍术、佩兰、玉米须、芦根；脾虚气不化津加葛根或加蚕茧升清止渴；若兼肝郁化火，灼伤胃液加柴胡，并伍丹参、地骨皮；润燥须活血，瘀化津自生，酌加桃仁、赤芍、牡丹皮、丹参、泽兰、鬼箭羽。

【出处】《中医杂志》，1986，（6）：12。

61. 经验方

【组成】玄参30g，麦冬、生地黄各12g，黄柏、牡丹皮、五味子各10g，知母、泽泻、茯苓、天花粉各12g，山药、黄芪各30g。

【功效】益气养阴。

【主治】糖尿病证属气阴两虚者。

【临床应用】每日1剂，水煎服。治疗14例，治愈3例，显效6例，有效3例，无效2例。

【出处】《湖南中医杂志》，1986，（2）：15。

62. 经验方

【组成】生地黄、麦冬、天花粉、葛根、五味子、甘草、党参、黄芪、山药、枸杞子、糯米。

【功效】益气养阴。

【主治】糖尿病证属气阴两虚者。

【临床应用】每日1剂，水煎服。

【出处】《中医杂志》，1986，（6）：10。

63. 经验方

【组成】黄芪、山药、玄参、生地黄、麦冬各15g，知母、葛根、天花粉各12g，五味子3g，鸡内金6g。

【功效】益气养阴。

【主治】糖尿病证属阴两虚者。

【临床应用】每日1剂，水煎服。夜寐欠佳，腰膝酸软加山茱萸、枸杞子、酸枣仁、何首乌、熟地黄。

【出处】《福建中医》，1986，（3）：30。

64. 天花散

【组成】天花粉50g，葛根30g，生地黄、麦冬各15g，甘草、五味子各6g。

【功效】养阴生津。

【主治】糖尿病证属阴伤者。

【临床应用】口渴多饮，咽干灼热加沙参、地骨皮、石斛各15g，多食善饥，大便秘结加知母、玉竹、火麻仁各15g，制大黄10g；口渴喜饮，尿频量多加甘枸杞子15g，何首乌、山药各20g；阴虚甚加麦冬15g，玄参20g；气虚甚加人参10g，黄芪15g。共治疗26例，总有效率达88.46%。

【出处】《中国中西医结合杂志》，1987，7（11）：693。

65. 加减滋膵饮

【组成】生黄芪、山药、熟地黄各30g，山茱萸10g。

【功效】益气生津，补脾固肾。

【主治】糖尿病及其并发症出现口渴多饮，多食多尿，神疲乏力，舌红无苔，脉细数。

【临床应用】上消渴甚加天花粉12g，乌梅20g，五味子5g，麦冬15g；中消明显加知母、石斛各12g；下消尿多加桑螵蛸10g，覆盆子12g；神疲少气加党参20g，甚者加人参5g。共治疗58例，治愈38例，有效14例，无效6例。

【出处】《湖南中医学院学报》，1987，（2）：39。

66. 益气养阴方

【组成】太子参、黄芪、天花粉各15g，生地黄、葛根各20g，黄精、麦冬各12g。

【功效】益气养阴。

【主治】2型糖尿病证属气阴两伤者。

【临床应用】阴虚热盛加牡丹皮12g，玄参15g；阴阳两虚加仙灵脾、菟丝子各15g，肉桂

9g；夹瘀加丹参20g，赤芍、红花各12g，川芎10g；夹湿加苍术、茯苓各10g，山药15g。共治疗30例，显效13例，有效15例，无效2例，总有效率达93.3%。

【出处】《河北医药》，1987，9（6）：369。

67. 经验方

【组成】黄芪30g，党参15g，玄参30g，丹参30g，山药、苍术、葛根各15g，生地黄、熟地黄各15g，生石膏30g，知母10g，天花粉30g，玉竹、菊花各15g。

【功效】益气养阴，清胃泻火。

【主治】糖尿病，气阴两虚兼胃火旺型。症见消谷善饥，口渴引饮，小便量多，头痛头晕，心烦易怒，皮肤瘙痒，舌质淡暗、尖红，苔薄黄，脉滑数。

【临床应用】每日1剂，水煎服。

【出处】《新中医》，1986，（12）：9。

68. 经验方

【组成】黄柏10g，知母12g，生地黄20g，山药30g，泽泻12g，牡丹皮10g，茯苓12g，黄芪30g，玄参12g，麦冬12g，天花粉12g，五味子10g。

【功效】益气滋阴，清热生津。

【主治】消渴，气阴两伤者。症见口渴多饮，多食易饥，尿多，神疲乏力，消瘦，脉弦细。

【临床应用】每日1剂，水煎服。

【出处】《湖南中医杂志》，1986，（4）：13。

69. 自拟消渴饮

【组成】黄芪40g，太子参30g，山药20g，黄精30g，天花粉30g，黄连5g，葛根15g，丹参20g，地骨皮15g。

【功效】益气养阴，活血通络。

【主治】2型糖尿病。

【临床应用】结合临床症状加减：烦渴多饮加麦冬；消谷善饥加石膏、知母、生地黄；头晕耳鸣加桑叶、肉苁蓉；尿频量多加益智仁、芡实；肢体麻木加川芎、红花。每日1剂，水煎2次，取汁分2次服。治疗1个月为1个疗程。治疗32例，显效8例，有效18例，无效6例，总有效率81%。

【出处】《浙江中西医结合杂志》，2000，10（9）：548。

70. 经验方

【组成】人参5g，知母10g，生石膏30g，黄连、阿胶、天花粉、麦冬、地骨皮各9g，白芍、山药、黄精、何首乌各15g，鸡子黄2枚。

【功效】益气养阴，清热润燥，生津止渴。

【主治】糖尿病。

【临床应用】治疗50例，显效23例，有效21例，无效6例。水煎服，每日1剂。

【出处】《河南中医》，1987，（5）：33。

71. 经验方

【组成】党参12g，沙参15g，生地黄、熟地黄各12g，山茱萸15g，山药30g，茯苓9g，枸杞子、天冬、麦冬各12g，天花粉30g，五味子12g，黄连9g，知母9g。

【功效】益气养阴，滋肾清热，生津止渴。

【主治】糖尿病气阴两虚。口干烦渴，多食，头晕耳鸣，腰膝酸软，盗汗，五心烦热，失眠，视物不清，便秘，舌质红，有裂纹，少苔，脉滑数。

【临床应用】每日1剂，水煎服。气虚自汗加黄芪、五味子；盗汗失眠加龙骨、牡蛎、浮小麦；肢体疼痛，加牛膝、桑寄生、桃仁；皮肤瘙痒加白蒺藜、金银花；视力障碍加菊花、决明子、玉竹；眼底出血加三七、白及；腰膝酸痛，阳痿加阳起石、仙灵脾；便秘者加火麻仁；酮体酸中毒加黄芩；高血压，头痛头晕加天麻、夏枯草；浮肿加车前、木通。

【出处】《山西中医》，1987，（2）：32。

72. 经验方

【组成】党参、沙参、山茱萸、天花粉、山药、枸杞子。

【功效】益气养阴，滋肾固本。

【主治】糖尿病，气阴两虚者。

【临床应用】上药共为粉末，炼蜜为丸服。

【出处】《山西中医》，1987，（2）：32。

73. 经验方

【组成】生地黄、天花粉、黄芪、黄连、黄

精、枸杞子。

【功效】益气养阴，滋肾降糖。

【主治】糖尿病气阴两虚者。

【临床应用】每日1剂，水煎服。血脂高者加虎杖、何首乌，血压高者加石决明、牛膝。

【出处】《湖南中医杂志》，1987，（2）：17。

74. 经验方

【组成】生黄芪、山药、熟地黄、山茱萸、天花粉、乌梅、五味子、麦冬、知母、石斛、桑螵蛸、覆盆子。

【功效】益气养阴。

【主治】糖尿病气阴两虚者。

【临床应用】每日1剂，水煎服。治疗58例，痊愈38例，有效14例，无效6例。

【出处】《湖南中医学院学报》，1987，（2）：29。

75. 经验方

【组成】炒苍术、生地黄、玉竹各20～40g，炒白术、熟地黄、玄参各15～30g，山药、生黄芪各30～50g，北沙参30g，五味子15g，桑螵蛸10～15g。

【功效】益气养阴。

【主治】糖尿病气阴两虚者。

【临床应用】每日1剂，水煎服。

【出处】《中医药学报》，1987，（3）：10。

76. 经验方

【组成】黄芪、天花粉各20g，麦冬、生地黄各15g，茯苓、知母、五味子各12g，山药30g，鸡内金9g。

【功效】益气养阴，生津降糖。

【主治】糖尿病气阴两虚型。症见乏困无力，动则汗出，心慌气短，多食易饥，饮水量多，形体消瘦，头晕失眠，五心烦热，尿黄量多，舌红少苔，脉细数。

【临床应用】每日1剂，水煎服。

【出处】《陕西中医》，1987，（6）：245。

77. 经验方

【组成】熟地黄24g，山茱萸、女贞子各15g，麦冬18g，党参24g，五味子10g，天花粉40g，山药40g，酸枣仁12g，苦瓜干30g。

【功效】益气养阴。

【主治】糖尿病证属气阴两虚型。

【临床应用】每日1剂，水煎服。

【出处】《广西中医药》，1987，（3）：1。

78. 益气养阴汤

【组成】人参20g，黄芪100g，麦冬、天花粉各20g，五味子10g，山药12g，生地黄、山茱萸各15g。

【功效】益气养阴生津。

【主治】糖尿病及其并发症证属气阴两虚。症见口渴多饮，多食多尿，形体消瘦，舌质红，苔薄白，脉细数。

【临床应用】上消为主加黄芩、知母、玄参；中消为主加黄连、石膏、石斛、栀子；下消为主加益智仁、五味子；伴上呼吸道感染加金银花、连翘、鱼腥草；出现痈疖、疮疡与五味消毒饮合用；伴淋证加白茅根、忍冬藤。共治疗15例，临床治愈9例，有效4例，无效2例，总有效率86.7%。

【出处】《黑龙江中医药》，1988，（1）：20。

79. 降糖Ⅰ号

【组成】黄芪、玄参、麦冬、生地黄、石斛、天花粉、五味子、玉竹、山茱萸、枸杞子、龟甲、黄连、石膏。

【功效】益气养阴，清热生津。

【主治】糖尿病及合并症，证属气阴两伤者。

【临床应用】上消重用天花粉、生地黄、麦冬；中消重用黄连、石膏，加山药；下消减玄参、生地黄、麦冬、黄连，加熟地黄、附子、肉桂、巴戟天、肉苁蓉；视物模糊重用枸杞子，加白蒺藜；阴虚阳亢加石决明、白芍；有瘀象加丹参、川芎、益母草。共治疗32例，总有效率94%。

【出处】《吉林中医药》，1988，（3）：18。

80. 经验方

【组成】麦冬、参须、五味子、天花粉、生地黄、山茱萸、牡丹皮、黄芪。

【功效】益气养阴，滋肾降糖。

【主治】糖尿病气阴两虚型。

【临床应用】每日1剂，水煎服。

【出处】《湖南中医学院学报》，1988，（2）：16。

81. 经验方

【组成】熟地黄、山药、山茱萸、茯苓、泽泻、牡丹皮、人参、麦冬、五味子。

【功效】滋补肺肾，养阴生津。

【主治】糖尿病气阴两虚型。

【临床应用】每日1剂，水煎服。

【出处】《陕西中医学院学报》，1988，（2）：14。

82. 经验方

【组成】生地黄、黄芪各30g，山药90g。

【功效】益气养阴。

【主治】糖尿病证属气阴两虚者。

【临床应用】每日1剂，水煎服。

【出处】《新中医》，1988，（11）：55。

83. 经验方

【组成】黄芪30g，麦冬、玉竹、天花粉、生地黄各20g，党参、沙参各15g，五味子、甘草各5g。

【功效】益气养阴。

【主治】糖尿病。

【临床应用】水煎服，每日1剂，分2次服。

【出处】《陕西中医》，1988，（6）：24。

84. 经验方

【组成】黄芪25g，熟地黄、山药各20g，覆盆子、巴戟天、菟丝子、山茱萸各15g，五味子10g，制附子8g，砂仁5g。

【功效】益气养阴补肾。

【主治】糖尿病。

【临床应用】水煎服，每日1剂，分2次服。

【出处】《陕西中医》，1988，（6）：24。

85. 益脾健肾汤

【组成】黄芪30g（或人参30g）、女贞子、熟地黄、金樱子各25g，生山药、天冬、天花粉各20g，当归、葛根、知母各15g，附子1g。

【功效】益气养阴，健脾补肾。

【主治】糖尿病气阴两虚型。症见小便频数，倦怠乏力，手足心热，喜卧嗜睡，心烦易怒，便秘尿赤，口渴咽干，舌质淡胖或有齿痕，脉沉缓或细弱。

【临床应用】水煎服，每日1剂。

【出处】《吉林中医药》，1988，（5）：11。

86. 经验方

【组成】鸡、鸭胰脏各50个，人参20g，龟甲30g，知母50g，石膏100g。

【功效】益气养阴，生津止渴。

【主治】糖尿病气阴两虚者。

【临床应用】上药共研粉末装胶囊，每粒0.5g，每次服10粒，每日3次，2月为1个疗程。治疗32例，有效30例，无效2例。

【出处】《吉林中医药》，1988，（3）：18。

87. 经验方

【组成】乌梅12g，椒目、桂枝各6g，细辛、干姜、黄连各3g，党参、贝母、瓜蒌仁、毛冬青各10g，百合15g，炙甘草4.5g。

【功效】益气阴，降痰浊，调寒热。

【主治】糖尿病，证属寒热错杂者。症见形瘦神疲，烦渴多饮，咳喘痰黏，尿频便秘，心悸气短，畏寒肢冷，脉弦细。

【临床应用】每日1剂，水煎服。

【出处】《浙江中医杂志》，1988，（4）：154。

88. 加味参脉地黄汤

【组成】太子参、山药各15～20g，生地黄、山茱萸、麦冬各12～15g，五味子、泽泻、牡丹皮、茯苓各10～12g。

【功效】益气养阴，补肾填精。

【主治】糖尿病证属燥热内蕴，气阴两伤。

【临床应用】血糖持续不降加石膏、知母；痈疽加金银花、连翘、蒲公英；皮肤瘙痒加地肤皮、白鲜皮、蝉蜕；低热者加青蒿、黄芩、地骨皮；高血压加石决明、夏枯草；冠心病加葛根、丹参。共治疗21例，临床治愈4例，显效5例，好转9例，无效3例，总有效率85.7%。

【出处】《四川中医》，1989，（12）：20。

89. 经验方

【组成】黄芪、山药、茯苓各20g，泽泻、冬青子、墨旱莲、知母、枸杞子、菟丝子、金樱子、熟地黄各10g，玄参15g。

【功效】益气养阴，补肾降糖。

【主治】糖尿病气阴两虚，肾虚不固。症见尿频量多，五心烦热，渴而多饮，头昏乏力，腰膝酸软，脉沉细而数。

【临床应用】每日1剂，水煎服。火旺加黄柏；肾虚明显加山茱萸；尿糖明显加五倍子、僵蚕粉。

【出处】《浙江中医杂志》，1989，(8)：340。

90. 益气养阴活血方

【组成】生黄芪、生地黄、丹参、益母草各30g，玄参20g，苍术、葛根各15g，山药、当归、赤芍、川芎、木香各10g。

【功效】益气养阴，活血化瘀。

【主治】2型糖尿病证属气阴两虚夹有血瘀者。

【临床应用】水煎服，每日1剂。

【出处】《中医杂志》，1989，(2)：33。

91. 参芪桃红汤

【组成】党参、黄芪、生地黄、石膏、丹参各30g，桃仁、红花各6g，苍术15g，知母20g，当归12g。

【功效】益气养阴，清热化瘀。

【主治】糖尿病及其合并症，证属气阴两虚、瘀血阻滞者。

【临床应用】肾阴阳两虚型去石膏加附子9g，补骨脂12g；血瘀加重桃仁、红花用量；肺气阴虚胃火旺加黄连5g，紫草12g，牡丹皮12g。共治疗20例，皆获好转。本方可明显降低血糖，改善微循环，对糖尿病并发症有不同程度的改善。

【出处】《浙江中医学院学报》，1989，13（1）：15。

92. 消渴饮

【组成】生地黄、天花粉、地骨皮、玄参、葛根、丹参、苍术、黄芪。

【功效】益气养阴，生津止渴。

【主治】糖尿病证属气阴双亏者。症见口渴多饮，心烦不宁，多食乏力，神疲自汗，舌红苔薄白，脉细。

【临床应用】内热甚去黄芪，加黄连、知母；失眠多梦加酸枣仁、夜交藤；心烦急躁加栀子、豆豉、莲子心；心慌、心悸加人参、麦冬、五味子；胸闷加瓜蒌、檀香；畏寒怕冷加肉桂、附子、仙灵脾；肢肿尿少加车前草、益母草、石韦；咳嗽、便秘加瓜蒌、紫菀。共治疗42例，临床治愈33例，好转5例，无效4例，总有效率90.48%。

【出处】《山东中医杂志》，1989，8（2）：37。

93. 经验方

【组成】黄芪30g，生地黄、黄精、天花粉、益母草各20g，太子参、当归、赤芍、白芍各15g，川芎、木香、虎杖各10g。

【功效】益气养阴，活血化瘀。

【主治】糖尿病气阴不足，因虚致瘀型。

【临床应用】每日1剂，水煎服。

【出处】《浙江中医杂志》，1989，(8)：366。

94. 经验方

【组成】黄芪、生地黄各20g，知母、玄参、天花粉各15g，生石膏30g，黄芩、竹叶各10g，黄连5g。

【功效】益气养阴，泻火解毒。

【主治】糖尿病气阴两虚毒热炽盛者。症见口燥咽干，烦渴引饮，多食善饥，疲乏无力，大便干结，口舌生疮，或皮肤疖肿，舌红苔黄，脉数有力。

【临床应用】每日1剂，水煎服。大便干结加大黄；苔腻夹湿加苍术；热重面赤加夏枯草。

【出处】《浙江中医杂志》，1989，(8)：340。

95. 经验方

【组成】黄芪30g，生地黄、麦冬、天花粉各20g，玄参、五味子、地骨皮、知母、五倍子、僵蚕各10g，竹叶5g。

【功效】益气养阴，生津止渴。

【主治】糖尿病气阴两虚型。症见烦渴多饮，倦怠无力，舌红少津，脉细。

【临床应用】每日1剂，水煎服。便溏加白术、山药、扁豆；中气下陷加柴胡、升麻、葛根。

【出处】《浙江中医杂志》，1989，(8)：340。

96. 经验方

【组成】黄芪、生地黄、白芍、鸡血藤各20g，玄参、天花粉、牡丹皮各15g，牛膝、五味子、当归、冬青子各10g。

【功效】益气养阴，活血化瘀。

【主治】糖尿病气阴两虚血瘀型。症见口渴引饮，多食善饥，神疲乏力，下肢麻木明显，舌紫暗或有瘀斑。

【临床应用】每日1剂，水煎服。

【出处】《浙江中医杂志》，1989，(8)：340。

97. 经验方

【组成】生地黄、玄参、牡丹皮、莲须、天花粉、黄芪、龙骨、牡蛎、枸杞子、山药、五味子。

【功效】益气养阴。

【主治】糖尿病证属气阴两虚者。

【临床应用】每日1剂，水煎服。治疗60例，1年后随发无复发者55例，好转2例，无效3例，总有效率为95%。

【出处】《广西中医药》，1989，(3)：18。

98. 经验方

【组成】乌梅60g，人参15g，附子（先煎）、当归、青皮各10g，干姜12g，肉桂、黄连、黄柏各6g，蜀椒3g。

【功效】生津止渴，补益气血。

【主治】糖尿病。症见多饮多食多尿，面目微胖，手足麻木，乏力，大便干结，脉弦滑。

【临床应用】每日1剂，水煎服。

【出处】《四川中医》，1989，(7)：33。

99. 经验方

【组成】天花粉、葛根、生地黄、玄参、丹参、山药、生石膏、黄芪各15~30g，苍术、黄柏、知母、泽泻、麦冬、五味子各10~20g。

【功效】益气养阴，清热止渴。

【主治】糖尿病气阴两虚者。

【临床应用】每日1剂，水煎服。治疗356例，痊愈41例，显效64例，有效213例，总有效率89.5%。

【出处】《湖南中医杂志》，1989，(3)：7。

100. 经验方

【组成】黄芪、山药各20g，肉桂3g，熟地黄15g，山茱萸、知母、玄参、天花粉、枸杞子各10g，黄柏5g。

【功效】益气养阴，温阳补肾。

【主治】糖尿病气阴两虚，阴损及阳。症见形体消瘦，口渴，面色无华，头晕耳鸣，腰膝酸软，甚则形寒肢冷者。

【临床应用】每日1剂，水煎服。便溏加白术、补骨脂；下肢浮肿加车前子、茯苓。

【出处】《浙江中医杂志》，1989，(8)：340。

101. 消渴2号方

【组成】生黄芪、生地黄、玄参、天花粉、丹参各30g，太子参、葛根各15g，麦冬、泽泻、红花各10g，川芎12g。

【功效】益气养阴，活血化瘀。

【主治】糖尿病及其合并症，证属气阴两虚，脉络瘀阻者。症见口干乏力，气短，舌质胖暗。典型“三多”症状不明显，常合并有视物模糊，肢体麻痛，心悸眩晕，水肿，胸闷疼痛，中风偏瘫等并发症。

【临床应用】口渴甚加生石膏30g，知母10g；大便干结加生大黄10g，全瓜蒌30g；合并视网膜病变加服石斛夜光丸；合并末梢神经炎加服活络止消丸；水肿加猪苓、茯苓各30g，益母草15g；出现镜下血尿加生地榆、石韦各30g，大蓟、小蓟各15g。共治疗50例，显效19例，有效22例，无效9例，总有效率82%。

【出处】《中国医药学报》，1990，(2)：27。

102. 益气养阴合剂

【组成】西洋参（或人参6）g，麦冬、黄芪、枸杞子、生地黄、何首乌各15g，五味子3g，山药50g，地骨皮、天花粉各30g，知母、白芍各12g，鸡内金10g。

【功效】益气养阴。

【主治】糖尿病及其并发症证属气阴两虚型。

【临床应用】口渴思饮加生石膏30g；多食易饥加黄连6g；小便量多加桑螵蛸15g；大便秘结加瓜蒌仁30g；便溏腹泻加苍术、白术各12g；面浮肢肿加猪苓、茯苓各15g；手足麻木加鸡血藤15g；阳痿腰酸加胡芦巴、仙灵脾各15g。共治疗35例，显效18例，有效16例，无效1例，总有效率97.1%。

【出处】《南京中医学院学报》，1990，6(1)：21。

103. 益气养阴汤

【组成】太子参、乌梅各 30g，生黄芪、熟地黄各 15g，麦冬、白芍、天花粉、百合，橘红各 10g。

【功效】益气养阴。

【主治】2 型糖尿病有明显“三多”症状，肝肾功能基本正常，口服降糖药疗效不显，无明显并发症者。

【临床应用】阴虚热浮，五心烦热，咽干舌燥，溲赤便秘，舌红苔黄，脉弦数加地骨皮、石膏、麻子仁、生地黄、牡丹皮、木通；阴阳俱虚，面色皖白，咽干溲频，形寒肢冷，腰膝酸软，舌淡苔白，脉沉细者加肉桂、附子、山药、桑寄生、怀牛膝。共治疗 22 例，显效 6 例，有效 11 例，无效 5 例，总有效率达 77.27%。

【出处】《云南中医杂志》，1990，11（3）：21。

104. 经验方

【组成】生山药 30g，生黄芪 25g，知母、生鸡内金各 15g，五味子 12g，天花粉 30g，葛根 15g，石膏 30g。

【功效】益气养阴，生津止渴。

【主治】糖尿病气阴两虚者。

【临床应用】每日 1 剂，水煎服。治疗 60 例，显效 29 例，有效 25 例，无效 6 例。

【出处】《河南中医》，1990，（6）：22。

105. 加减清心莲子饮

【组成】黄芪 20g，党参 15g，茯苓 15g，甘草 6g，麦冬 15g，地骨皮 10g，莲子肉 15g，黄芩 15g，车前子 20g，天花粉 25～50g，石斛 15g，丹参 25g。

【功效】益气养阴，兼清虚热。

【主治】2 型糖尿病证属气阴两虚者。

【临床应用】烦渴甚，减车前子，倍天花粉、麦冬、石斛之用量；头晕头胀减黄芪、党参，酌加石决明、钩藤、白菊花各 15g；心悸少寐加炒酸枣仁、柏子仁各 15g，生龙骨、牡蛎各 50g；便秘减车前子、黄芩，加黑芝麻、玄参、当归各 15g；大便稀溏加炒山药、薏苡仁各 20g；腰膝酸软加桑寄生、续断各 15g；夜热盗汗减黄芪、党参，加胡黄连、牡丹皮、青蒿各 15g；肌肤甲错，舌暗有瘀加炒桃仁、红花、赤芍各 15g；肌肤发痈，酌加金银花、连翘、蒲公英、紫花地丁；合并肾病蛋白尿酌加芡实 25g，山茱萸 15g；浮肿不消加益母草 30～50g，大腹皮、泽兰各 15g；合并目花干涩、雀盲者加茺蔚子、枸杞子各 15g，决明子 20g；视网膜出血久不吸收加三七粉 5g；合并尿路感染加酒大黄 10g，白花蛇舌草 30～50g。

【出处】《中医药信息》，1991，（4）：20–21。

106. 降糖饮 2 号

【组成】黄芪 40g，地骨皮 40g，制何首乌 30g，生地黄 30g，天花粉 30g，麦冬 30g，黄精 30g，生山药 30g，玄参 30g，金樱子 30g，山茱萸 15g，乌梅 15g，黄连 10～15g，知母 12g。

【功效】滋阴清热，益气补肾。

【主治】2 型糖尿病及并发症。

【临床应用】加减：并发末梢神经炎加丹参 20g，桑枝 15g；合并心血管病变加丹参 20g，灵芝草 15g；合并脑血管病加天麻 12g，地龙 12g，川芎 15g，钩藤 15g；合并疖痈肿，热毒内盛者加生石膏 30g，连翘 15g，蒲公英 15g，紫花地丁 15g；泌尿系感染者加黄柏 10g，泽泻 12g，萹蓄 12g，并发眼病者加决明子 15g，菊花 15g，沙苑子 15g。本方治疗 105 例，显效 6 例（58.10%），有效 35 例，无效 9 例，总有效率 91.4%。本方可明显降低血糖、尿糖，对心脑及神经病变症状改善明显。

【出处】《中国医药学报》，1990，5（2）：42。

107. 经验方

【组成】地骨皮 60g，山药、黄芪各 30g，生地黄、熟地黄、丹参各 15g，甘草 10g。

【功效】益气养阴，清热活血。

【主治】糖尿病。

【临床应用】每日 1 剂，水煎服。分 2 次服。

【出处】《河北中医》，1990，（3）：10。

108. 经验方

【组成】黄芪、山药各 15～30g，苍术 9～15g，玄参 9～24g，葛根、丹参、天花粉、沙参各 15～30g，沙苑子 9～15g。

【功效】益气养阴活血。

【主治】老年性糖尿病。

【临床应用】每日 1 剂，水煎服。分 2 次服。

【出处】《山东中医杂志》，1990，（2）：25。

109. 益气养阴方

【组成】黄芪、葛根各 20g，山药 30g，炒白术、麦冬各 20g，枸杞子、黄精各 30g，生地黄、熟地黄、党参各 20g，沙参 15g。

【功效】益气养阴生津。

【主治】糖尿病气阴两虚型。症见自汗浮肿，多饮多食，多尿，心悸，舌淡胖，脉缓。

【临床应用】每日 1 剂，水煎服。

【出处】《辽宁中医杂志》，1991，（11）：21。

110. 经验方

【组成】黄芩、知母、栀子、太子参、麦冬、生地黄、天花粉、牡丹皮、白术各 10g，益智仁 8g，山药 30g，甘草 3g。

【功效】清热解毒，益气养阴。

【主治】糖尿病。

【临床应用】每日 1 剂，水煎服。

【出处】《四川中医》，1991，（8）：39。

111. 经验方

【组成】党参、麦冬、五味子、熟地黄、山药、山茱萸、牡丹皮、黄芪、天冬、天花粉。

【功效】益气养阴，生津止渴。

【主治】糖尿病气阴两虚型。症见烦渴多饮，消谷善饥，形体消瘦，疲乏无力，气短懒言，面色不华，舌红少苔，脉细数无力。

【临床应用】每日 1 剂，水煎服。潮热盗汗者加糯稻根、黄柏、知母；失眠者加女贞子、墨旱莲；腰酸膝软者加桑椹、枸杞子、杜仲。

【出处】《新中医》，1990，（2）：41。

112. 降糖煎

【组成】黄芪 50g，山茱萸、苍术、桑螵蛸各 15g，麦冬、玄参、天花粉、葛根 30g，黄连、木香、附子各 10g，当归、牡丹皮各 20g。

【功效】益气养阴，生津止渴。

【主治】2 型糖尿病气阴两伤型。症见口渴多饮，多食多尿，形体消瘦，舌红少苔，脉弦沉细。

【临床应用】共治疗 115 例，临床治愈 66 例，好转 42 例、无效 7 例，总有效率 94%。

【出处】《黑龙江中医》，1999，（6）：33。

113. 玉液汤

【组成】黄芪、怀山药各 60g，天花粉 30g，知母、鸡内金、葛根各 15g，五味子 10g。

【功效】益气生津，滋阴清热。

【主治】糖尿病及其并发症证属阴虚燥热者。

【临床应用】肺热咳喘多饮，咳嗽痰少加地骨皮；胃火偏旺，消谷善饥加生地黄、石膏；肾虚腰膝酸软，耳鸣耳聋，夜尿明显增多，加菟丝子、枸杞子。共治疗 50 例，临床治愈 24 例，显效 14 例，有效 8 例，无效 4 例，总有效率 92%。

【出处】《陕西中医》，1991，12（2）：66。

114. 愈消汤

【组成】人参 10g，黄芪、浮萍、山药、生地黄、天花粉各 30g，白术、茯苓、枸杞子、山茱萸各 15g。

【功效】益气养阴，健脾生津。

【主治】2 型糖尿病证属气阴两伤者。

【临床应用】尿糖下降缓慢加黄精、玄参；血糖下降缓慢重用黄芪；尿中出现酮体加黄连、白芍；有高血压加钩藤、生龙骨、夏枯草；皮肤瘙痒加白蒺藜、蝉蜕、僵蚕；口渴明显加生石膏。共治疗 146 例，临床治愈 28 例，显效 74 例，好转 29 例，无效 15 例，总有效率达 89.8%。

【出处】《湖南中医杂志》，1991，7（5）：2。

115. 益气养阴汤

【组成】生黄芪 25g，麦冬 12g，益智仁 10g，黄连 5g，天花粉、沙参、五味子、菝葜各 15g。

【功效】益气养阴，清热生津。

【主治】2 型糖尿病证属气阴两虚型。症见口渴多饮，多食多尿，形体消瘦，疲乏无力，腰膝酸软，大便干燥，舌淡红，苔薄白，脉沉细。

【临床应用】口渴多饮加鲜石斛；多食善饥加生石膏；多尿为主加山茱萸、枸杞子；心悸加龙骨、牡蛎；眼底动脉硬化加菊花、枸杞子；冠心病加瓜蒌、丹参、川芎；身发痈疽加忍冬藤、紫花地丁；高血压加岗梅、石决明。临床治疗 38 例，临床治愈 15 例，好转 20 例，无效 3 例，总有效率达 92.1%。

【出处】《湖南中医杂志》，1991，（4）：38-39。

116. 益气养阴丸

【组成】人参5g，生地黄10g，熟地黄10g，泽泻5g，枸杞子5g，丹参5g，黄芪10g，地骨皮5g，山茱萸5g，天花粉5g。

【功效】益气养阴。

【主治】2型糖尿病非酮症、感染、手术等应激者，证属气阴两虚型。

【临床应用】共治疗249例，显效69例，有效140例，无效40例，总有效率84%。本方可降低血糖、血脂，对糖耐量及胰岛素分泌功能有双向调节作用。

【出处】《北京中医杂志》，1991，（6）：27–28。

117. 经验方

【组成】黄芪、太子参、山药、麦冬、石斛、天花粉、生地黄、黄连、知母、地骨皮。

【功效】益气养阴，清热解毒。

【主治】非胰岛素依赖型糖尿病。

【临床应用】治疗40例，显效12例，好转18例，总有效率为75%。

【出处】《新中医》，1991，（11）：23。

118. 经验方

【组成】黄芪、党参、丹参各15g，苍术、白术、赤芍、当归、佩兰各10g，山药、益母草各30g。

【功效】益气养血，化瘀降糖。

【主治】老年性糖尿病。

【临床应用】治疗60例，显效23例（症状消失，尿糖阴性，空腹血糖<7.1mmol/L，口服葡萄糖耐量试验，2小时血糖<9.6mmol/L，餐后2小时血糖8.6<mmol/L），有效33例（症状减轻，尿糖阴性，空腹血糖<8.4mmol/L），无效4例，总有效率93.33%。

【出处】《浙江中医杂志》，1991，（8）：351。

119. 经验方

【组成】黄芪60g，生石膏、丹参各30g，山药、生地黄、熟地黄、天花粉各20g，葛根、玄参、苍术各15g，黄芩、知母、牡丹皮各12g。

【功效】益气养阴，清热，生津止渴。

【主治】糖尿病证属气阴两虚者。

【临床应用】每日1剂，水煎服，3个月为1个疗程。胃热盛者重用石膏、知母，酌减黄芪用量；气虚甚者加党参、白术，酌减生地黄；阴阳两虚者加仙茅、仙灵脾、女贞子、桑椹；血瘀明显者加桃仁、红花；合并高血压视网膜病变加菊花、决明子、钩藤；合并感染加蒲公英、土茯苓；失眠多梦加酸枣仁、夜交藤、合欢皮；性情抑郁者加柴胡、白芍、薄荷。治疗50例，治愈25例，显效14例，有效8例，无效3例，总有效率为94%。

【出处】《山西中医》，1991，（6）：14。

120. 经验方

【组成】黄芪30～60g，沙参、玉竹、麦冬、五味子各12～15g，生地黄30～60g，生石膏20～30g，知母、天花粉各15～30g，乌梅、山茱萸、桑螵蛸各10～20g，黄连12g。

【功效】益气养阴。

【主治】糖尿病证属气阴两虚者。

【临床应用】每日1剂，水煎服。30天为1个疗程。治疗63例均有效，1个疗程痊愈者14例，2疗程痊愈者25例，3个疗程痊愈者24例。

【出处】《陕西中医》，1991，（2）：55。

121. 经验方

【组成】麦冬、玉竹、地骨皮、天花粉、生石膏、黄芩、茯苓、人参、升麻、龙胆草、枳实、生姜。

【功效】益气养阴，清热解毒。

【主治】老年性糖尿病。

【临床应用】热重口渴甚者去生姜、人参，加知母、葛根；肾亏尿频甚者去石膏、龙胆草、黄芩，加山茱萸、桑寄生；气虚湿盛者去石膏、龙胆草，加黄芪、白术、山药。治疗52例，临床控制3例（尿、血糖正常，症状消失），显效7例（尿、血糖恢复正常），好转28例（上述症状有减轻），无效14例，总有效率为73.1%。

【出处】《中医药研究》，1991，（2）：40。

122. 经验方

【组成】黄芪、天花粉、茯苓、丹参各30g，太子参、萆薢、黄连各10g，金银花、连翘、焦栀子、沙参、车前子（包煎）各15g，山药50g，肉桂 3g。

【功效】益气清热，引火归原。

【主治】糖尿病证属气虚阴亏，津少，内热，火不归元。症见烦渴食旺，小便频数，失眠多梦，消瘦乏力，面色潮红，舌苔薄黄，脉细滑。

【临床应用】每日 1 剂，水煎服。

【出处】《江苏中医杂志》，1991，(8)：5。

123. 经验方

【组成】人参、知母、鸡内金、五味子各 10g，山药、黄芪、葛根、天花粉各 30g。

【功效】益气生津，润燥止渴。

【主治】消渴气阴两虚型。主症为口干舌燥，口渴多饮，神疲乏力，动则气短，舌嫩红，苔薄白，脉沉细无力。

【临床应用】加水 600mL，文火煎至 300mL，每日 2 次，每次 150mL，60 天为 1 个疗程，3 个疗程评定疗效。若出现酮症酸中毒嗜睡，加用小剂量胰岛素，同时纠正酸碱电解质失衡，及对症综合处理，直到酮体消失，体征好转，逐渐停用胰岛素。不具备以上条件者，不用胰岛素。治疗 51 例，显效 22 例，有效 26 例，无效 3 例，总有效率 94.12%。

【出处】《陕西中医》，1991，(2)：51。

124. 经验方

【组成】黄芪、太子参、山药、山茱萸、葛根、苍术、地骨皮、熟地黄、僵蚕、桔梗、黄连、紫苏叶、知母、石膏、麦芽。

【功效】益气养阴，清热解毒，降逆止呕。

【主治】糖尿病证属气阴两虚内热偏盛。症见乏力，口渴，消瘦，食欲差，时有泛恶。

【临床应用】每日 1 剂，水煎服。

【出处】《江苏中医杂志》，1991，(8)：5。

125. 经验方

【组成】黄芪、麦冬、天花粉、熟地黄、地骨皮、生山药、生石膏、人参、知母、玉米须。

【功效】益气养阴，清热生津。

【主治】糖尿病证属气阴两虚者。

【临床应用】上药制成浓缩丸，每粒重 0.5g（相当于原生药 1.5g），成人每服 4～6 粒，每日 3 次，餐前 1 小时温开水送服，1 个月为 1 个疗程，疗程间隔 1 周。治疗 227 例，2 疗程后，显效 76 例，有效 81 例，无效 70 例，有效率 69.2%。

【出处】《中医研究》，1991，(1)：16。

126. 加味桃核承气汤

【组成】大黄、桂枝各 6～12g，桃仁 9～12g，玄明粉、甘草各 3～6g，玄参、生地黄、熟地黄各 12～15g，麦冬 12g，黄芪 30～45g。

【功效】益气生津，活血化瘀。

【主治】糖尿病及其合并症，证属气阴虚瘀血内阻型。

【临床应用】共治疗 106 例，60 天 1 个疗程。总有效率达 79%。本方可明显降低糖尿病大鼠及正常大鼠的空腹血糖浓度，促进 β 细胞分泌的内源性胰岛素，抑制胰及胰外组织及泌胰高血糖素，对胰岛内分泌细胞有一定的修复及增加胰岛 β 细胞的分泌颗粒的功能，刺激肝糖原的合成，抑制肝糖原的分解。

【出处】《中国中西医结合杂志》，1992，12(2)：74–76。

127. 益养化瘀方

【组成】太子参、黄精各 20g，黄芪、山药、天花粉、葛根各 30g，枸杞子、女贞子、陈皮各 10g，麦冬、丹参各 15g，甘草 5g。

【功效】益气养阴，清热祛瘀。

【主治】2 型糖尿病属气阴两虚者。

【临床应用】每日 1 剂，水煎服。

【出处】《新中医》，1992，(7)：50。

128. 经验方

【组成】石斛、制何首乌、制黄精、生地黄各 15g，生黄芪、山药各 30g，枸杞子、金樱子、紫丹参、桃仁泥各 10g。

【功效】益气养阴，活血化瘀通脉。

【主治】糖尿病气阴两虚夹瘀型。症见形体消瘦，神疲乏力，不耐烦劳，心慌气短，懒言少动，头昏目眩，心烦不寐，多汗口干，肢体发麻疼痛，腰膝酸软，脉沉细或细弦、细涩，舌质紫暗，衬紫，或有瘀斑。

【临床应用】本方有降糖、降脂作用，对糖尿病并发症有较好防治作用。每日 1 剂，水煎服。

【出处】《江苏中医》，1992，13(7)：1。

129. 降糖方

【组成】黄芪30g，山药、生地黄、丹参各20g，玄参25g，熟地黄15g，葛根15g。

【功效】益气养阴，活血化瘀。

【主治】糖尿病及合并症，证属气阴不足夹瘀者。

【临床应用】口干多饮加石膏、知母、天花粉；消谷善饥明显加石斛、玉竹，重用熟地黄；皮肤瘙痒加蒺藜、地肤子、当归；少气乏力加人参（研末）、党参、太子参；血脂高加山楂、何首乌、虎杖；血压高加夏枯草、牛膝、地龙；眼底病变加决明子、石决明、菊花；感染加金银花、连翘、蒲公英；神经病变加鸡血藤、伸筋草；肾病加土茯苓、白花蛇舌草；血糖持续不降加地骨皮、枸杞子、乌梅；尿中酮体阳性加黄芩、黄连、茯苓。共治疗46例，临床治愈19例，好转20例，无效7例。

【出处】《辽宁中医杂志》，1992，（8）：22。

130. 消渴Ⅰ号

【组成】人参10g，山药、玉竹、玄参、山茱萸、知母、苍术、川芎、生地黄、葛根各20g，天花粉25g，石膏30g。

【功效】益气养阴。

【主治】2型糖尿病属气阴两虚者。

【临床应用】燥热重加黄连、栀子；血瘀重加水蛭、赤芍；阴阳俱虚加附子、熟地黄；尿糖不降加重天花粉、生地黄用量，另加乌梅20g；血糖不降加人参20g，麦冬30g；饥饿明显加玉竹、生地黄、熟地黄至40g；尿中酮体加黄芩、黄连、栀子各10g。共治疗70例，临床控制50例，显效10例，好转5例，无效5例，总有效率达到92.9%。

【出处】《中医药学报》，1992，（4）：15。

131. 胜甘降糖方

【组成】山茱萸、五味子、丹参各30g，黄芪40g。

【功效】固泉缩尿，补益肝肾，生津止渴。

【主治】糖尿病及其合并症，证属气阴不足者。

【临床应用】阴虚加太子参、麦冬、五味子、玄参、天花粉、葛根、玉竹；热盛加石膏、知母、人参、葛根、天花粉；气虚加黄芪、人参、苍术、茯苓、柴胡；血瘀明显加丹参、赤芍、红花、川牛膝、木瓜、桂枝；肾虚加鹿茸粉、生地黄、山药、续断、杜仲、黄芪、人参等。共治疗300例，显效54例，有效201例，无效45例，总有效率达85%。

【出处】《中医杂志》，1992，33（11）：25。

132. 益气养阴清热汤

【组成】生黄芪、生地黄各15g，葛根、天花粉、玄参、川牛膝、石斛各10g，川黄连8～10g。

【功效】益气，养阴，清热。

【主治】2型糖尿病证属气阴两虚者。

【临床应用】并发高血压加白蒺藜、决明子、天麻、菊花、谷精草各10g；腹胀便秘加厚朴8g，麻仁10g；烦热急躁加白薇、荷叶各10g；便溏腹泻加炮姜5g；纳差、苔腻加麻子仁15g，神曲、竹茹、枳实各10g；手足麻木加木瓜、桂枝各10g，桑枝、鸡血藤各15g；气虚汗出加小麦10g，炙甘草5g，煅龙骨、煅牡蛎各15g；口渴重加五味子10g；有心脏病变加太子参、茯苓、石菖蒲、远志、丹参各10g；伴肾脏病变或泌尿系感染加茯苓15g，猪苓、狗脊、萆薢、通草各10g；皮肤瘙痒或感染加忍冬藤15g，连翘、赤芍、地肤子各10g。

【出处】《浙江中医杂志》，1992，（12）：531。

133. 消渴方

【组成】生黄芪30～60g，西洋参（或太子参）10g，山茱萸15g，玉竹、山药、沙苑子、地骨皮、麦冬、天花粉、芦根各30g。

【功效】益气生津滋阴。

【主治】糖尿病及其合并症，证属气阴两伤者。

【临床应用】水煎服，每日1剂。肝肾阴虚，虚阳内扰加知母、黄柏、菊花、枸杞子；肾阳虚加补骨脂、胡芦巴、桑螵蛸、仙灵脾、覆盆子、肉桂、附子；肺热津伤加黄芩、玄参、大黄；肺气虚加冬虫夏草、百合；肝肾不足，水亏火旺加生地黄、菊花、枸杞子；肝血不足加当归、白芍、黄芪；肝郁化火加炒栀子、牡丹皮、柴胡、郁金；

脂肪肝加赤芍、泽泻、丹参；脾阳虚加茯苓、干姜、焦白术；胃阴不足加石斛、玄参、大黄；齿龈出血加生石膏、蒲黄炭；肝火犯胃加黄连、吴茱萸、瓦楞子；心阴不足加女贞子、石菖蒲、莲子肉；心阳不足加茯苓、桂枝，西洋参易高丽参；湿热郁阻加苍术、薏苡仁、车前子、茯苓、黄芩；舌苔白厚黏腻加干姜；唇舌紫暗加赤芍、牡丹皮、丹参、大黄、刘寄奴；脾肾阳虚加肉桂、干姜、仙灵脾、焦白术。共治疗 80 例，临床缓解 25 例，显效 23 例，有效 29 例，无效 3 例，总有效率 96%。

【出处】《时珍国药研究》，1992，3（4）：151。

134. 双补散

【组成】人参、黄芪、茯苓、山药、山茱萸、生地黄、熟地黄、麦冬、天花粉、泽泻各 50g。

【功效】健脾滋阴补肾。

【主治】糖尿病气阴两虚型。症见口渴多饮，多食多尿，形体消瘦，倦怠懒言，手足心热，夜尿频多，舌质淡胖边有齿痕，苔薄少津，脉沉细无力。

【临床应用】共治疗 52 例，显效 40 例，有效 7 例，无效 5 例，总有效率 90.4%。本方可明显改善胰岛 β 细胞的功能，增加胰岛素分泌，改善体内环境，降低血糖和血脂水平。

【出处】《黑龙江中医药》，1992，（2）：16～18。

135. 清热解毒降糖汤

【组成】生黄芪 50g，山药、玄参各 25g，丹参、生地黄、天花粉各 30g，苍术、金银花、连翘、牡丹皮、黄连各 15g，蒲公英 20g。

【功效】益气养阴，清热解毒。

【主治】2 型糖尿病气阴两虚，毒热内蕴证并发疖肿者。

【临床应用】共治疗 20 例，显效 13 例，有效 5 例，无效 2 例。

【出处】《辽宁中医杂志》，1992，（3）：26。

136. 益养汤

【组成】黄芪 30～60g，生山药、生地黄、熟地黄、天花粉、玄参各 20g，苍术、牡丹皮各 15g，丹参 30g，黄连 9～15g。

【功效】益气养阴生津。

【主治】2 型糖尿病证属气阴两伤型。

【临床应用】口干渴明显加沙参、麦冬各 15g；舌苔黄腻，大便干燥者加生石膏 30g，知母 12g；尿频明显或尿浊加益智仁、桑螵蛸 15g；纳差，乏力，多梦，易汗出加五味子、黄精各 15g，麦芽 30g。共治疗 17 例，临床缓解 2 例，显效 7 例，有效 6 例，无效 2 例。

【出处】《四川中医》，1992，（9）：22。

137. 降糖饮

【组成】生黄芪、生地黄各 30～50g，葛根 15～25g，玄参、生牡蛎各 15～30g，麦冬 10～15g，苍术、党参各 15g，五味子 12g，茯苓 10g。

【功效】益气养阴。

【主治】糖尿病及其合并症，证属气阴两虚者。

【临床应用】肺热津伤加天花粉 20g，乌梅 6～10g，知母 10g，石膏 30g，减去五味子、生牡蛎、茯苓；胃热炽盛者减五味子、牡蛎、苍术，加黄连、栀子、知母各 10g，石膏 15g；出现酮体加黄芩 15g，白术、玉竹各 10g；大便不行加大黄 10g，牛膝 9g；肾阴亏虚去苍术、葛根、茯苓，加山药 20g，龟甲 15g，白花蛇舌草 20g，山茱萸 12g，牡丹皮 10g；阴阳两虚加肉桂 10g，附子 15g，鹿茸 3g，益母草、白茅根各 20g；皮肤瘙痒加地肤子 15g，苦参、白蒺藜各 10g；腰腿痛加桑寄生、续断、金毛狗脊各 15g，上肢痛加桂枝 10g，桑枝 20g，丹参 15g；下肢麻木加茜草、鸡血藤各 15～20g；肩痛加羌活 10g；牙齿肿痛加柴胡、龙胆草各 10g。共治疗 38 例，临床治愈 21 例，好转 17 例。

【出处】《陕西中医》，1992，13（6）：242。

138. 芪葛降糖汤

【组成】黄芪 30g，葛根、天花粉各 25g，生地黄、太子参、山药各 20g，玄参、丹参各 15g。

【功效】益气养阴，补肾健脾。

【主治】2 型糖尿病及其并发症属气阴两虚型。症见少气倦怠乏力，头晕耳鸣，口干多饮，心慌气短，腰酸膝软，舌偏红或淡红，脉细数。

【临床应用】上焦痰浊内蕴，痰阻胸阳，加薤白、瓜蒌、竹茹，去生地黄、天花粉、玄参；

肝胆湿热加茵陈、黄连、佩兰；下焦湿热加黄柏、牡丹皮、泽泻或知柏地黄丸口服；心脉瘀阻加川芎、赤芍、红花、三七或丹参片口服；中风偏瘫加桃仁、红花、地龙或消栓再造丸口服；胃火炽盛加黄连、石膏、沙参；肝火炽盛加龙胆草、菊花、栀子；心火旺加柏子仁、远志、五味子；脾虚加茯苓、白术、扁豆，去生地黄、玄参、黄芪；肝肾阴虚加枸杞子、谷精草或杞菊地黄丸；肝阳上亢加石决明、天麻、钩藤；尿频量多加金樱子、五味子、沙苑子、桑螵蛸；阳虚水肿加附子、肉桂或金匮肾气丸口服；皮肤疖肿加蒲公英、金银花；下肢酸麻加鸡血藤、牛膝、忍冬藤；血脂高加泽泻、何首乌、山楂；尿中酮体阳性加黄连、黄柏，重用生地黄。共治疗 42 例，临床治愈 17 例，显效 18 例，无效 7 例，总有效率 83.33%。

【出处】《福建中医药》，1992，23（3）：12。

139. 益气滋阴降火汤

【组成】生黄芪 30g，西洋参（或太子参）10g，山药 30g，白术、生地黄、玄参、牡丹皮、麦冬、五味子、山茱萸各 15g，天花粉 30g。

【功效】滋阴降火，补脾益气。

【主治】糖尿病及其并发症属气阴两虚者。症见口渴多饮，多食多尿，形体消瘦，极度疲乏，烦躁便干，下肢麻木乏力，舌质红，苔薄白而干，脉细数。

【临床应用】烦渴多食多尿，舌红苔薄，脉数，有明显热象加石膏、知母、黄连；善饥多食，再加熟地黄；小溲清长而频，尺脉尤弱属虚寒者，选加肉桂、附子、巴戟天、桑螵蛸，剂量宜轻；汗多者加龙骨、牡蛎；心绞痛加瓜蒌、三七、丹参。共治疗 50 例，近期治愈 9 例，有效 30 例，无效 1 例，总有效率 98%。

【出处】《江苏中医》，1992，13（5）：13。

140. 益气养阴汤

【组成】生黄芪、太子参、玉竹、黄精、麦冬、五味子、生地黄、玄参、苍术、葛根、丹参。

【功效】益气养阴生津。

【主治】糖尿病证属气阴两虚型。症见疲乏无力，自汗口干，手足心热，多食不明显，舌胖淡，脉细缓无力。

【临床应用】烦渴饥饿明显重用石膏、知母、天花粉；尿频量多加山茱萸、山药；便干加决明子或大黄；大便稀薄加苍术、白术、茯苓；苔厚腻，口干不欲饮加佩兰、苍术、玉米须；手足心热加地骨皮；头晕目眩，血压高加钩藤、菊花、夏枯草；手足麻木、疼痛，胸前区痛，舌暗加川芎、赤芍、红花。共治疗 25 例，临床控制 10 例，显效 10 例，好转 4 例，无效 1 例，总有效率 96%。

【出处】《内蒙古中医药》，1992，11（1）：5。

141. 沙参消渴方

【组成】西洋参、山药、沙参、天花粉、五味子、黄精、生黄芪各 30g，茯苓 12g，生地黄 15g，枸杞子 15g，麦冬 20g。

【功效】益气养阴，健脾滋肾。

【主治】糖尿病属气阴两虚。症见口渴多饮，小便频数，日渐消瘦，倦怠乏力，五心烦热，头晕耳鸣，自汗盗汗，口舌咽干，心悸气短，大便秘结，舌红少苔，或苔白而糙，脉虚数。

【临床应用】共治疗 36 例，显效 28 例，好转 5 例，无效 3 例。

【出处】《河北中医》，1992，14（4）：14。

142. 经验方

【组成】桑螵蛸、龙骨、龟甲、石菖蒲、远志、茯神、人参、当归、熟地黄、山茱萸、山药。

【功效】益气养阴，固涩降糖。

【主治】老年性糖尿病。

【临床应用】每日 1 剂，水煎服，分 2 次服。

【出处】《陕西中医》，1992，（6）：262。

143. 经验方

【组成】黄芪、天花粉各 20g，生地黄、山药、茯苓、丹参各 15g，泽泻、牡丹皮、葛根、玄参各 10g。

【功效】益气养阴活血。

【主治】糖尿病。

【临床应用】共治疗 172 例，其中 1 型糖尿病 5 例，无效 2 例，有效 2 例，显效 1 例，有效率为 60%。2 型糖尿病 167 例中，无效 11 例，有效 49 例，显效 90 例，治愈 17 例，有效率为 92.7%。

【出处】《浙江中医杂志》，1992，（8）：352。

144. 经验方

【组成】黄芪、太子参各30g，当归、白术、茯苓、枸杞子、麦冬、葛根各10g，猪苓、丹参、仙灵脾、木瓜各20g。

【功效】补气健脾，滋养肝肾。

【主治】糖尿病中期气阴两伤，筋骨失养。除糖尿病基本症状外，尚见四肢筋肌酸痛，沉重麻木，肌肉萎缩，口干舌燥，不欲饮食，舌胖嫩红有裂纹，脉沉细无力。

【临床应用】每日1剂，水煎服。

【出处】《中医杂志》，1992，（4）：24。

145. 经验方

【组成】人参、知母、生石膏、玄参、苍术、生山药、生地黄、麦冬、玉竹、天花粉、五倍子。

【功效】益气养阴，生津止渴。

【主治】糖尿病。

【临床应用】治疗24例，显效16例，有效6例，无效2例。

【出处】《四川中医》，1992，（6）：27。

146. 经验方

【组成】黄芪、党参、黄精、白术、五味子、麦冬、山药、生地黄、茯苓、天花粉、枸杞子、玄参。

【功效】益气养阴，润燥生津。

【主治】糖尿病热伤气津型。症见面色不华，形体消瘦，疲乏无力，少气懒言，口干欲饮，多食易饥，溲频便干，舌质淡胖，脉弱。

【临床应用】每日1剂，水煎服。

【出处】《山东中医杂志》，1992，（2）：9。

147. 经验方

【组成】人参、黄芪、五味子、麦冬、熟地黄、山药、山茱萸、茯苓、泽泻、牡丹皮。

【功效】益气滋阴，补肾降糖。

【主治】糖尿病气阴两虚型。以倦怠乏力，多饮多尿，汗出气短为主者。

【临床应用】每日1剂，水煎服。

【出处】《山东中医杂志》，1992，（3）：54。

148. 经验方

【组成】太子参、黄芪各30g，党参、茯苓、玄参、女贞子、山药、山茱萸、熟地黄各15g，白术、麦冬、白芍、枸杞子、鸡内金各10g，炙甘草6g。

【功效】益气养阴，健脾补肾。

【主治】糖尿病气阴两虚。症见倦怠乏力，自汗盗汗，气短懒言，口渴多饮，心悸失眠，溲多便秘，舌淡少苔，脉细或细数无力。

【临床应用】每日1剂，水煎服，30天为1个疗程。治疗51例，阴虚燥热型18例，显效5例，有效11例，无效2例，有效率88.9%；气阴两虚型33例，显效8例，有效22例，无效3例，有效率90.91%。

【出处】《新中医》，1992，（7）：8。

149. 经验方

【组成】生地黄15g，玄参12g，麦冬12g，天冬12g，山药30g，山茱萸12g，牡丹皮、泽泻各9g，茯苓9g，天花粉30g，党参9g，黄芪15g，当归9g。

【功效】益气养阴。

【主治】糖尿病气阴两虚者。

【临床应用】每日1剂，水煎服。若胃热易饥，消瘦者加白芍、知母、石膏；骨蒸多汗者加地骨皮；口舌干燥，虚火扰动，遗精，小便频数加核桃、蛤粉；病久阴损及阳，阴阳两虚，小便混浊，面色黧黑，加肉苁蓉、五味子、枸杞子、菟丝子；口不甚渴加附子；并发疮疖加忍冬藤、连翘、蒲公英，去党参、黄芪；若视物不清加夜明沙、木贼；若耳热口渴，形体消瘦，面色青紫，加五灵脂、黑豆。

【出处】《山西中医》，1992，（3）：54。

150. 经验方

【组成】黄精、太子参、生地黄、薏苡仁、茯苓各20g，丹参30g，麦冬、五味子各10g。

【功效】益气养阴，补益心脾。

【主治】糖尿病气阴两伤，损及心脾。症见胸闷心悸，头晕失眠，四肢沉重，舌胖暗红，舌苔粗黄，脉细滑数。

【临床应用】每日1剂，水煎服。

【出处】《中医杂志》，1992，（4）：24。

151. 经验方

【组成】黄精、生地黄、丹参各 30g，夜交藤、赤芍、木瓜各 30g，葛根、续断、牛膝、秦艽各 15g。

【功效】补肾益气，活血通脉。

【主治】糖尿病气阴两伤，经脉失养。降糖尿病症状外，兼见肢体酸痛或抽搐，指趾麻痛，大便秘结，舌胖暗红，脉沉弦细者。

【临床应用】每日 1 剂，水煎服。

【出处】《中医杂志》，1992，（4）：24。

152. 经验方

【组成】太子参、山药、茯苓、山茱萸、枸杞子、黄芪、白术、甘草。

【功效】益气养阴，滋肾健脾。

【主治】2 型糖尿病，气阴两虚者。

【临床应用】每日 1 剂，水煎服。

【出处】《辽宁中医杂志》，1992，（9）：36。

153. 经验方

【组成】人参、麦冬、山药、熟地黄、枸杞子、山茱萸、茯苓、甘草。

【功效】益气养阴，滋肾生津。

【主治】糖尿病气阴两虚者。

【临床应用】每日 1 剂，水煎服。

【出处】《广西中医药》，1992，（3）：3。

154. 自拟降糖散

【组成】生山药 120g，天冬 60g，生地黄 60g，熟地黄 60g，天花粉 60g，黄芪 60g，玄参 60g，枸杞子 60g，五味子 30g，知母 30g，丹参 30g，山楂 30g。

【功效】滋补脾肾，生津止渴。

【主治】消渴并发症，属肾阴虚者。症见口渴尿频，尿如米泔，形体消瘦，兼见潮热盗汗、头昏健忘。舌质红绛，少苔，脉细或沉细数。

【临床应用】用法：生山药 120g 加水 1500mL，慢火细煎至 900mL，为一日量。余药备齐，研末过 60 目筛，散剂或装胶囊。每日服散剂 18g，分 3 次以饮剂冲服。30 日为 1 个疗程。本方治疗 36 例，显效 30 例，有效 4 例，无效 2 例，总有效率为 94.44%。

【出处】《新中医》，1992，24（3）：19。

155. 经验方

【组成】紫苏梗、苍术、陈皮、半夏、党参各 10g，厚朴、黄连 6g，茯苓、葛根、茵陈、玄参各 20g，大黄 8g。

【功效】调中化湿，兼顾气阴。

【主治】糖尿病气阴两伤，湿浊中阻。除有糖尿病症状外，有胸腹胀满，纳饮不香，易于急躁，二便不畅，舌胖暗红，苔黄白厚腻，脉弦滑。

【临床应用】每日 1 剂，水煎服。

【出处】《中医杂志》，1992，（4）：24。

156. 经验方

【组成】黄芪、沙参各 20g，白术、麦冬、桃仁、杏仁、葛根、枳实各 10g，防风 6g，桑白皮、玄参各 15g。

【功效】益气健脾，养阴益肺。

【主治】糖尿病气阴两伤，脾肺受损。除糖尿病症状外，有咳嗽痰少，易感冒，渴不多饮，纳后腹胀，大便不畅，四肢沉重，舌胖暗红，舌苔粗黄，脉浮滑数者。

【临床应用】每日 1 剂，水煎服。

【出处】《中医杂志》，1992，（4）：24。

157. 经验方

【组成】生石膏、天花粉、黄芪、生地黄、知母、栀子、牡丹皮、山药、沙参、人参。

【功效】益气养阴，清热生津。

【主治】糖尿病肺胃燥热伤阴型。症见多食善饥，消瘦，口干欲饮，大便干结，时有齿衄，舌红苔黄腻，脉滑实而数。

【临床应用】每日 1 剂，水煎服。

【出处】《陕西中医》，1992，（6）：283。

158. 经验方

【组成】生黄芪、山药、党参、麦冬、五味子、玄参、茯苓、天花粉、生地黄。

【功效】益气养阴，生津止渴。

【主治】糖尿病气阴两虚型。症见口干舌燥，口渴多饮，神疲乏力，动则气短，汗出，舌嫩红苔薄白，脉沉细无力。

【临床应用】每日 1 剂，水煎服。

【出处】《陕西中医》，1992，（6）：283。

159. 经验方

【组成】绿豆 60 ~ 150g，黄连 3 ~ 12g，人参 5 ~ 15g，丹参 30g，生甘草 6 ~ 10g。

【功效】益气解毒，活血生津。

【主治】糖尿病。

【临床应用】每日 1 剂，水煎服。如热毒炽盛，烦渴暴饮者，绿豆加至 150g，黄连加至 10g，必要时加石膏；胃热暴食者黄连加至 12g，绿豆加至 100g，人参加至 15g，必要时伍用石膏、知母、龙胆草；伴肾亏多尿，绿豆、黄连用量酌减，加五味子、桑螵蛸、蚕茧；毒邪蕴结并发痈疽者，加大绿豆、黄连用量，酌加蒲公英、连翘、地锦草、栀子。

【出处】《新疆中医》，1992，（2）：9。

160. 经验方

【组成】黄芪、太子参、山药、茯苓、白术、薏苡仁、山茱萸、生地黄、枸杞子、黄精、沙苑子、续断、桑寄生、仙灵脾。

【功效】益气养阴，补肾健脾。

【主治】糖尿病。

【临床应用】每日 1 剂，水煎服。

【出处】《浙江中医杂志》，1992，（6）：242。

161. 经验方

【组成】房上陈旧古瓦 500g，太子参、黄芪各 20g，天花粉 30g，桑螵蛸 15g，鸡内金 12g。

【功效】益气养阴。

【主治】糖尿病气阴两虚者。

【临床应用】先将古瓦捣碎煎水，再与上药同煮。每日 1 剂。

【出处】《四川中医》，1992，（1）：25。

162. 经验方

【组成】天冬、麦冬、山茱萸、玄参、茯苓、泽泻各 12g，党参、生地黄、熟地黄、菟丝子、黄芪各 30g，当归 9g。

【功效】益气养阴，生津止渴。

【主治】糖尿病气阴两虚之中晚期患者。

【临床应用】每日 1 剂，水煎服。阳明热甚口渴者加石膏、知母、黄连；腹胀加大腹皮；腹泻加重茯苓、泽泻量，去生地黄、熟地黄；合并高血压者加杜仲、牛膝；冠心病加瓜蒌、薤白、半夏。

【出处】《陕西中医》，1992，（6）：260。

163. 经验方

【组成】生石膏、知母、黄连、山药、天花粉、沙参、生地黄、金银花、黄芪、黄精、枸杞子、麦冬、蒲公英。

【功效】益气养阴，清热解毒，生津止渴。

【主治】糖尿病。

【临床应用】治疗 34 例，治愈 27 例，好转 4 例，无效 3 例，总有效率 91%，治疗时间为 24 ~ 45 天。

【出处】《湖北中医杂志》，1993，（2）：27。

164. 消渴饮

【组成】黄芪、山药、丹参各 30g，天花粉、知母各 15g，红花、川芎、仙灵脾、三七粉（冲服）、苦瓜仁各 10g，人参、全蝎各 6g。

【功效】益气养阴，活血化瘀。

【主治】2 型糖尿病证属气阴两虚，瘀血内阻者。症见面色晦暗，消瘦乏力，视力模糊，口干多饮，尿多而频，四肢麻木不能久行，腰膝酸软，舌红有紫斑，脉细涩无力。

【临床应用】共治疗 46 例，显效 18 例，有效 24 例，无效 4 例，总有效率 91.3%。

【出处】《陕西中医》，1993，14（10）：436。

165. 山芪降糖片

【组成】生地黄、丹参、桃树脂、黄芪各 15g，山药 20g，玄参、苍术各 9g。

【功效】益气养阴，生津活血。

【主治】糖尿病证属气阴两伤者。

【临床应用】共治疗 100 例，显效 29 例，有效 50 例，无效 21 例，总有效率 79%。

【出处】《浙江中医杂志》，1993，28（11）：513。

166. 糖尿康

【组成】太子参、猪苓各 10g，黄芪、木瓜各 30g，黄精、山药各 15g，丹参 25g，水蛭 6g。

【功效】益气养阴，活血化瘀。

【主治】糖尿病及合并症，证属气阴两虚夹

瘀者。

【临床应用】阴虚内热加黄柏、知母、麦冬、玉竹；瘀血加桃仁、红花、川芎；气滞加檀香、佛手。共治疗41例，临床治愈21例，显效10例，有效8例，无效2例，总有效率95.5%。

【出处】《陕西中医》，1993，14（10）：434。

167. 梅花三黄汤

【组成】乌梅10g，天花粉12g，黄芪30g，黄精15g，黄连3g。

【功效】益气养阴，清热生津。

【主治】糖尿病及其合并症，证属气阴两虚夹有燥热者。症见口渴多饮，多食多尿，形体消瘦，神倦乏力，头晕，舌质暗苔薄，脉弦细数。

【临床应用】头晕加石决明、天麻；心悸加麦冬、五味子；胸闷加瓜蒌皮、枳壳；高血脂加山楂、丹参；皮肤感染加蒲公英、金银花；皮肤瘙痒加白鲜皮、紫草；视力减退加菊花、蚕沙；性功能减退加杜仲、桑螵蛸；便秘加麦冬、生大黄；恶心呕吐加半夏、苍术；尿黄浊有热臭味加萆薢、车前草。共治疗130例，疗程1个月，临床治愈46例，有效81例，无效3例，总有效率为97.7%。

【出处】《浙江中医杂志》，1993，（2）：58。

168. 益气消渴饮

【组成】党参、沙参各30g，黄芪50g，天冬、石斛各20g，玉竹15g。

【功效】益气养阴，生津止渴。

【主治】糖尿病证属气阴两虚型。症见口渴，乏力倦怠，五心烦热，舌淡红有齿痛，苔薄白而干，脉细弱而弦。

【临床应用】可伍用针灸治疗，取支沟、曲池、三阴交、足三里、中脘、气海等穴，用平补平泻手法。

【出处】《浙江中医杂志》，1993，（12）：557。

169. 消渴汤

【组成】白芍、熟地黄、黄芪、龙骨、牡蛎各30g，玄参、玉竹、山药各20g，麦冬、墨旱莲各15g。

【功效】益气养阴。

【主治】2型糖尿病证属气阴两伤者。症见“三多一少”，神疲乏力，气短汗多，形体消瘦，苔薄黄，脉细数。

【临床应用】阴虚燥热加地骨皮、天花粉各20g，知母15g；气阴两虚加太子参15g，五味子10g，黄芪加至50g；肾阴亏虚加山茱萸、枸杞子各10g；阴阳两虚加山茱萸、附子、巴戟天各10g，菟丝子15g。共治疗40例，临床控制16例，显效11例，有效8例，无效5例，总有效率87.5%。

【出处】《天津中医》，1993，（2）：20。

170. 补脾益肾方

【组成】太子参、北黄芪、生地黄、白芍、地骨皮、玄参各15g，山药30g，炙甘草5g，白术10g，沙参、枸杞子各12g，黑豆20g。

【功效】补脾益肾。

【主治】2型糖尿病无并发症者属气阴两虚型。症见口干喜饮，易饥心烦，手足心热，四肢倦怠，乏力肌瘦，腰脊酸痛，胫酸膝软，耳鸣盗汗，足跟痛，小便频数量大，舌淡红苔薄白，脉弦细。

【临床应用】火旺加天花粉15g，知母、葛根各12g；阴阳两虚加附子6g，补骨脂5g，菟丝子12g；腰脊疼痛加杜仲、续断各12g；便溏去熟地黄、玄参，加砂仁3g，荜澄茄3g。共治疗45例，显效24例，良效16例，无效5例，总有效率达88.8%。

【出处】《辽宁中医杂志》，1993，（2）：24–25。

171. 水蛭三黄汤

【组成】水蛭粉、苍术各10g，大黄、生黄芪各30g，丹参、生地黄、玄参各20g，葛根、石斛各15g。

【功效】活血化瘀，益气养阴。

【主治】糖尿病及其并发症属气阴两伤，瘀血内阻者。

【临床应用】治疗20例，显效11例，好转6例，无效3例，总有效率85%。

【出处】《湖南中医杂志》，1993，9（6）：2。

172. 经验方

【组成】人参12g，黄芪、山药、天花粉各30g，知母、熟地黄各20g，山茱萸、苏木各15g。

【功效】益气养阴，活血降糖。

【主治】糖尿病气阴两虚型。

【临床应用】每日 1 剂，水煎服。

【出处】《辽宁中医杂志》，1993，（4）：27。

173. 经验方

【组成】天花粉、生地黄、生山药各 30g，党参、麦冬各 10g，知母、牡丹皮、泽泻各 20g，丹参 30g，茯苓 10g。

【功效】益气养阴活血。

【主治】糖尿病证属气阴两虚者。

【临床应用】每日 1 剂，水煎服。

【出处】《中医药学报》，1993，（11）：29。

174. 滋养脾阴化瘀汤

【组成】黄精 15g，山药 15g，茯苓 15g，扁豆 15g，丹参 15g，益母草 15g，葛根 10g，薏苡仁 20g，地骨皮 20g，炙大黄 6g。

【功效】滋养脾阴，活血化瘀。

【主治】消渴其并发症，属脾虚血瘀型。症见多饮多食多尿，形体消瘦，皮肤瘙痒，关节疼痛，目涩，水肿，便秘等症者。

【临床应用】每日 1 剂，水煎服。

【出处】《新中医》，1993，（12）：5。

175. 经验方

【组成】西洋参、黄精、黄连、丹参、天花粉。

【功效】益气养阴，清热活血。

【主治】2 型糖尿病。

【临床应用】治疗 160 例，显效 98 例，有效 41 例，无效 21 例，总有效率 86.9%。治疗后空腹血糖，餐后 2 小时血糖，24 小时尿糖定量，24 小时蛋白定量、胆固醇、甘油三酯均明显下降（$P<0.01$）。

【出处】《实用中医药杂志》，1993，（3）：5。

176. 通瘀 2 号片

【组成】黄芪、水蛭、桃仁、何首乌、葛根、海藻。

【功效】益气活血化瘀。

【主治】2 型糖尿病证属气虚血瘀者。症见神疲乏力，自汗，四肢麻木疼痛，舌体胖边有齿痕，舌质紫暗，或有瘀斑、瘀点，舌底静脉曲张。

【临床应用】治疗 30 例获效满意。本方可明显改善自觉症状，降低空腹血糖及糖化血红蛋白水平（$P<0.01$、0.05）改善血流变（$P<0.05$、0.01）。

【出处】《上海中医杂志》，1994，（9）：29–30。

177. 益气健脾除温汤

【组成】黄芪 30～60g，太子参、白术、茯苓、枸杞子、山药、丹参、山药各 20～30g，玉米须 30g。

【功效】益气养阴，健脾除湿。

【主治】消渴并发症，属气阳两虚，脾虚湿阻型。症见体倦乏力，气短懒言，胸脘胀满，不思饮食，四肢沉重，大便溏，舌红苔黄厚腻，脉细无力或滑数。

【临床应用】加减：肢冷加附子；烦热或低热加地骨皮；胡黄连，呕恶加豆蔻、半夏；蛋白尿，管型尿加黄精、萆薢、石菖蒲；下肢麻木疼痛加木瓜，牛膝。本方治疗 25 例，临床治愈 16 例，好转 9 例，有效率 100%。

【出处】《中医函授通讯》，1993，12（15）：44。

178. 养阴化瘀汤

【组成】人参 10g，山茱萸 15g，玉竹、黄精、枸杞子、丹参、天花粉、僵蚕各 30g，地骨皮 50g。

【功效】益气养阴，清热化瘀。

【主治】糖尿病证属气阴两虚，燥热血瘀者。症见食少尿多，渴欲饮水，气息短促，语言低微，倦怠乏力，五心烦热，舌黯红，无苔，脉沉细数。

【临床应用】每日 1 剂，水煎服。

【出处】《新中医》，1994，（10）：1。

179. 降糖抗黏方

【组成】太子参、生地黄、黄连、荔枝核、丹参、鬼箭羽、僵蚕、桔梗。

【功效】益气养阴，活血通络。

【主治】2 型糖尿病及其并发症属气阴两虚兼有血瘀证者。

【临床应用】气虚加黄芪、山药、白术；阴虚燥热加石膏、知母、天花粉；肾精亏损加仙灵脾、菟丝子、肉桂；湿热肉蕴加知母、黄柏、地锦草；瘀血明显加桃仁、红花、益母草；痰浊内阻加全瓜蒌、法半夏、苍术。

【出处】《南京中医学院学报》，1994，10（5）：41。

180. 降糖胰复康

【组成】西洋参 5g，生黄芪、丹参各 30g，苍术、川芎各 10g，生地黄、沙参、地骨皮、生山药各 15g。

【功效】健脾益气，养阴活血。

【主治】2 型糖尿病及合并症，证属气阴两伤，夹有瘀血者。

【临床应用】多食加生石膏、知母；多饮加天冬、麦冬；多尿加桑螵蛸、益智仁；血瘀加鸡血藤、地龙；肝郁加郁李仁、延胡索。共治疗 97 例，理想控制 19 例，较好控制 38 例，一般控制 30 例，未控制 10 例，总有效率 89.6%。

【出处】《山西中医》，1994，10（1）：14–15。

181. 消渴灵

【组成】黄芪、山药、白茯苓、太子参、枸杞子、黄精、玉竹、生地黄、天花粉、丹参各 30g，白术 12g，山茱萸、麦冬、玄参各 15g，三七参 4.5g（冲服）。

【功效】益气养阴，滋补肝肾，活血化瘀。

【主治】糖尿病及其合并症，证属气阴两虚或阴阳两虚，兼痰夹湿，或合并瘀血证者。

【临床应用】阴虚燥热加生石膏、知母、黄连；阴阳俱虚加肉桂、附子、菟丝子；兼夹痰湿加陈皮、半夏、苍术、厚朴，减少养阴滋腻之品；合并瘀血加桃仁、红花、水蛭、山楂等。共治疗 312 例，显效 118 例，有效 181 例，无效 13 例，总有效率 95.8%。

【出处】《山西中医》，1994，10（3）：18。

182. 消渴宁

【组成】玉竹、葛根、益母草各 20g，麦冬、炒麦芽各 15g，枸杞子、桑叶、牡丹皮各 12g，桔梗、泽泻各 9g，丹参 18g。

【功效】养阴生津，活血化瘀。

【主治】糖尿病血管并发症属阴虚津伤，瘀血内停者。

【临床应用】本方可促进胰岛素分泌明显降低血糖；降低血胆固醇、甘油三酯和 β 脂蛋白，增加高密度脂蛋白；明显降低各切变率下的全血黏度、血浆黏度、红细胞压积、血沉和纤维蛋白原，缩短红细胞电泳时间。

【出处】《陕西中医》，1994，15（7）：327。

183. 滋阴化瘀汤

【组成】丹参 30g，红花 6g，山楂、玄参各 15g，山药、龙骨、牡蛎各 20g，党参、麦冬、知母各 10g，天花粉 12g。

【功效】养阴益气，益肾化瘀。

【主治】糖尿病及其并发症属阴虚血瘀。症见口渴多饮，多食多尿，形体消瘦，小便多如脂膏，腰酸肢麻，面色萎黄颧红，舌暗红苔薄黄少津，脉细数。

【临床应用】共治疗 56 例，显效 28 例，有效 26 例，无效 2 例，总有效率 87.6%。本方可明显降低血清总胆固醇、甘油三酯、全血黏度、血浆黏度等，缩短红细胞电泳时间，降低纤维蛋白原，改善血流变。

【出处】《湖南中医学院学报》，1994，14（2）：20。

184. 消渴降糖丹 I 号

【组成】黄芪、丹参、山药各 24g，石斛、沙参、茯苓各 12g，人参 8g，苦参、黄精、五味子、酸枣仁、龙眼肉各 10g。

【功效】补气滋阴。

【主治】糖尿病及其合并症，证属气阴两虚者。症见口渴多饮，神疲乏力，汗出，五心烦热或手足心热，便秘，舌红少苔，脉细无力。

【临床应用】每日 1 剂，水煎服。

【出处】《新中医》，1994，26（2）：21。

185. 参芪降糖片

【组成】人参皂苷、黄芪、五味子、山药、麦冬。

【功效】益气养阴，滋补脾肾，生津润燥。

【主治】2 型糖尿病证属气阴两伤者。症见倦怠乏力，口渴多饮，消谷善饥，口燥咽干，五心烦热，头晕耳鸣，腰酸膝软。

【临床应用】共治疗 373 例，显效 61 例，有效 249 例，无效 63 例，总有效率 83.11%。本方可显著降低模型小鼠的血糖水平，提高红细胞 SOD 活力，降低 LPO、MAO-B 水平，增强免疫功能和抵抗力；调节受体水平作用向有利于糖代谢正常化方向发展；对晚期细胞增殖和细胞内糖原含量有正向作用。

【出处】《验方》。

186. 双补降糖胶囊

【组成】黄芪、党参、茯苓、生地黄、枸杞子、熟地黄、山茱萸、山药各 4g，泽泻、石斛、玄参、丹参、黄柏、知母、牡丹皮各 3g，黄芩、黄连、苍术、附子、肉桂各 2g。

【功效】益气养阴，补脾固肾。

【主治】2 型糖尿病证属气阴两虚夹瘀者。

【临床应用】共治疗 52 例，改善多种临床症状，有效率 100%，降低尿糖有效率 88.5%。本方具有降低血糖、尿糖、血脂、果糖胺水平，并可改善血流变的作用。

【出处】《江西中医药》，1994，25（6）：18。

187. 滋阴益气活血方

【组成】黄芪 60g，生石膏、丹参各 30g，山药、生地黄、熟地黄、天花粉各 20g，葛根、玄参、苍术各 15g，黄芩、知母、牡丹皮各 12g。

【功效】滋阴清热，益气化瘀。

【主治】糖尿病及并发症属气虚津伤血瘀型。

【临床应用】水煎服，每日 1 剂。胃热盛重用石膏、知母，酌减黄芪用量；气虚加党参、白术，酌减生地黄量；阴阳两虚加仙茅、仙灵脾、女贞子、桑椹；血瘀明显加桃仁、红花；合并高血压视网膜病变加决明子、菊花；合并感染加蒲公英、土茯苓；失眠多梦加酸枣仁、夜交藤、合欢皮；性情抑郁酌加柴胡、白芍、薄荷。本方治疗 50 例，临床治愈 25 例，显效 14 例，有效 8 例，无效 3 例，总有效率达 94%。

【出处】《河南中医药学刊》，1994，19（3）：60。

188. 消渴降糖胶囊

【组成】黄芪、天花粉、知母、黄连、白术、山茱萸、生地黄、川芎、丹参。

【功效】益气养阴，活血化瘀。

【主治】2 型糖尿病属气阴两虚证者。症见口渴多饮多食，多尿，形体消瘦，手足麻木，眩晕乏力，视力下降或合并视网膜病变，月经不调或闭经，阳痿，便秘或泄泻。

【临床应用】共治疗 360 例，理想控制占 28.05%，总有效率 82.78%。

【出处】《河北中医》，1994，16（6）：51。

189. 复方消渴胶囊

【组成】人参、天花粉、山药、黄连。

【功效】益气健脾，养阴降火，固本涩精。

【主治】2 型糖尿病及其并发症属脾胃升降失常，五脏俱虚者。

【临床应用】共治疗 82 例，显效 18 例，有效 59 例，无效 5 例，总有效率 93.9%。

【出处】《山东中医杂志》，1994，13（11）：496。

190. 降糖饮

【组成】生地黄、山药、天花粉各 24g，枸杞子、五味子、沙参各 15g，墨旱莲、玄参、西洋参（或太子参）各 30g，乌梅、黄精各 12g。

【功效】滋阴清热，健脾益肾。

【主治】糖尿病及合并症出现口渴多饮，多食多尿，形体消瘦，舌质红，苔薄白，脉细数。

【临床应用】烦渴燥热加黄芩、黄连、生石膏；多食加玉竹、熟地黄；头晕眼花加菊花、何首乌、川芎；阳痿加仙茅、仙灵脾；血瘀加丹参；倦怠乏力，形体消瘦加菟丝子、黄芪。共治疗 42 例，显效 29 例，有效 8 例，无效 5 例，总有效率达 88%。

【出处】《吉林中医药》，1994，（2）：11。

191. 复方玉液汤

【组成】山药、黄芪、玄参各 30g，知母、鸡内金、葛根各 15g，五味子 10g，天花粉 20g，苍术 12g。

【功效】养阴生津。

【主治】糖尿病及其合并症，证属气阴两伤者。

【临床应用】水煎服，每日 1 剂。燥热入血加人参、石膏、甘草、黄芩、黄连、栀子、黄柏、当归；气虚血瘀型加赤芍、丹参、桃仁、川芎、红花、当归、地龙、降香；气阴两虚加生地黄、熟地黄、麦冬、人参、茯苓、牡蛎；阴阳俱虚加山茱萸、熟地黄、茯苓、泽泻、牡丹皮、附子、肉桂、牛膝、续断；尿糖不降重用天花粉，加生地黄、乌梅；血糖不降，口渴甚加人参，重用知母、石膏；饥饿明显重用天花粉、熟地黄；尿中出现酮体加黄芩、黄连；皮肤瘙痒加地肤子、白鲜皮；外阴瘙痒加黄柏、苦参；失眠加何首乌、女贞子、白蒺藜、夜交藤；心悸加石菖蒲、远志、炒酸枣仁、生龙骨、生牡蛎；化脓感染加金银花、连翘、蒲公英；合并冠心病加冠心2号或苏合香丸。共治疗25例，临床治愈19例，显效3例，有效1例，无效2例，有效率92%。

【出处】《山西中医》，1994，10（4）：32。

192. 益气养阴汤

【组成】党参、黄芪、天花粉、怀山药、生地黄各15g，茯苓、玄参、葛根、麦冬各10g。

【功效】益气养阴。

【主治】糖尿病气阴两虚型。

【临床应用】水煎服，每日1剂。血瘀明显加丹参、桃仁、红花各10g；燥热明显加生石膏、知母各15g；有酮体加黄芩、黄连、竹叶各10g；合并末梢神经炎加地龙、僵蚕各10g；血压偏高，头晕，视物昏花加天麻、菊花、枸杞子各10g。共治疗114例，临床治愈12例，好转97例，无效5例，总有效率95.6%

【出处】《四川中医》，1994，（5）：23。

193. 益气养阴方

【组成】人参10g，生地黄20g，牛膝15g，黄芪40g，沙参20g，山茱萸15g，天花粉20g，石斛20g，生石膏20g，知母20g，薏苡仁20g，黄柏20g，胖大海15g。

【功效】益气养阴。

【主治】糖尿病及其并发症属气阴两虚型。症见口渴多饮，多食，多尿，形体消瘦，腰酸膝软，周身乏力，舌质暗红，舌体胖大，脉沉弦。

【临床应用】水煎服，每日1剂。共治疗20例，临床痊愈16例，好转2例，无效2例，总有效率90%。

【出处】《黑龙江中医药》，1994，（1）：9。

194. 资生汤

【组成】生山药60g，生玉竹、生鸡内金各12g，玄参、牛蒡子各10g。

【功效】健脾益气，养阴清热。

【主治】2型糖尿病证属气阴两虚或肺脾气虚者。

【临床应用】肺脾气虚加黄精、黄芪各20g；气阴两虚型加西洋参6g，麦冬10g；阴虚燥热加地骨皮、生地黄、知母各10g。共治疗35例，显效11例，好转18例，无效6例，总有效率达82.8%。

【出处】《浙江中医杂志》，1994，29（12）：542。

195. 气阴固本汤

【组成】黄芪、葛根、生地黄、熟地黄、山药、麦冬、地骨皮、天花粉、五味子、山茱萸、茯苓、生牡蛎、五倍子。

【功效】益气养阴。

【主治】糖尿病及其合并症，证属气阴两虚者。

【临床应用】水煎服，每日1剂。腰膝无力，阳痿加仙茅、仙灵脾；视力模糊、白内障加枸杞子、杭菊花、蔓荆子；四肢发麻，皮肤刺痛加鸡血藤、夜交藤、细辛；大便稀溏加肉豆蔻、补骨脂、吴茱萸。

【出处】《江西中医药》，1994，25（5）：261。

196. 滋膵和糖汤

【组成】黄芪、生地黄、黄连、石斛、葛根、黄柏、山药、天花粉。

【功效】益气养阴生津。

【主治】糖尿病证属气阴两虚者。症见倦怠乏力，自汗口干，手足心热，舌体胖大，舌质偏红，苔薄白等。

【临床应用】水煎服，每日1剂。水肿加连皮茯苓；口渴加五味子；大便干加麻子仁；小便频数加益智仁；手足麻木、皮肤感觉障碍加木瓜；眩晕加荷叶、菊花；视物模糊加木贼草、谷精草。本方共治疗30例，1型糖尿病3例，有效2例，无效1例，总有效率66.7%；2型糖尿病27例，显效10例，有效14例，无效3例，总有效率88.9%。

【出处】《湖北中医杂志》，1994，16（1）：20。

197. 降糖散

【组成】人参、黄芪、南瓜粉、山药。

【功效】益气滋阴。

【主治】糖尿病证属气阴两虚且无严重并发症者。

【临床应用】共治疗 80 例，显效 25 例，有效 44 列，无效 11 例，总有效率为 86%。

【出处】《湖南中医杂志》，1994，10（2）：33–34。

198. 经验方

【组成】天花粉 30g，女贞子 15g，丹参 30g，益母草 30g，黄芪 20g，白芥子 15g，竹茹 12g，瓜蒌壳 10g，玄参 20g，知母 10g，夏枯草 10g，山茱萸 15g。

【功效】益气养阴，化痰祛瘀。

【主治】老年性糖尿病。

【临床应用】水煎服，每日 1 剂，分 2 次服。

【出处】《中医药信息》，1994，（1）：15。

199. 经验方

【组成】生地黄、黄芩、麦冬、鲜石斛各 10g，黄连 5g，玄参 12g，栝楼根 12g，生黄芪 30g，五味子 5g，绿豆衣 12g，怀山药 60g，党参 10g。

【功效】益气养阴清热。

【主治】糖尿病，证属气津两亏者。症见消瘦乏力，口干多饮，尿多，舌苔薄白，脉大而空。

【临床应用】每日 1 剂，鸡、鸭胰子各 1 条，煮汤代水煎汤。

【出处】《施今墨临床经验集》。

200. 经验方

【组成】党参 15g，生黄芪 30g，绿豆衣 12g，生地黄、熟地黄各 10g，怀山药 60g，五味子 10g，石斛 10g，天冬 10g，天花粉 18g，鲜石斛 10g，麦冬 10g。

【功效】益气养阴。

【主治】糖尿病，证属气阴两伤者。症见口干多饮，小溲如膏，精神疲倦，乏力，舌红欠润，脉大。

【临床应用】每日 1 剂，水煎服。

【出处】《施今墨临床经验集》。

201. 经验方

【组成】生黄芪 30g，鸡内金 10g(焙)，谷芽、麦芽各 10g，天花粉 12g，玄参 10g，白术 6g，生石膏 18g，党参 10g，佩兰叶 10g，绿豆衣 12g，金石斛 6g，鲜石斛 6g，生白果 12 枚。

【功效】益气滋阴。

【主治】糖尿病，证属气阴两伤者。症见消瘦乏力，口渴多饮，尿多，自汗，纳少，苔白而糙，脉虚数。

【临床应用】每日 1 剂，水煎服。

【出处】《施今墨临床经验集》。

202. 经验方

【组成】太子参、北沙参、天冬、麦冬各 20g，石斛、天花粉、山药、石膏各 30g，知母、山茱萸各 15g，生黄芪 30g，生地黄、乌梅各 20g。

【功效】益气养阴，清热生津。

【主治】糖尿病，证属心肺气阴两虚，胃热灼津者。症见多饮多尿，头晕心悸，神疲乏力，形体消瘦，动则汗出，便秘，脉虚数无力。

【临床应用】每日 1 剂，水煎服。

【出处】《中国糖尿病医案选》。

203. 经验方

【组成】生黄芪、生地黄、苍术、玄参、葛根、丹参各 30g。

【功效】益气养阴。

【主治】糖尿病，气阴两虚型。症见多饮多尿，乏力消瘦，腰膝酸软，易感冒、自汗，脉沉细。

【临床应用】每日 1 剂，水煎服。

【出处】《祝谌予经验方》。

204. 经验方

【组成】生石膏 18g，熟地黄 45g，当归 15g，菟丝子 30g，党参 20g，玄参 12g，枸杞子 15g，天冬、麦冬各 9g，黄连 6g，乌梅 12g，泽泻 12g，天花粉 12g，人参 9g。

【功效】益气养阴清热。

【主治】糖尿病，气阴两虚者。症见多食多饮，多尿，乏力，苔薄白，脉细数。

【临床应用】每日 1 剂，水煎服。

【出处】《消渴病中医防治》。

205. 经验方

【组成】生地黄、沙参各15g，麦冬10g，玉竹、天花粉各1.5g，乌梅、苍术各10g，黄芪20g，石斛、玄参各10g，山药20g，桑椹15g。

【功效】养阴清热，益气生津。

【主治】糖尿病，气阴两伤者。症见口渴多饮，尿频量多，便干，夜寐不安，舌暗红，苔黄燥，脉弦数。

【临床应用】每日1剂，水煎服。

【出处】《消渴病中医防治》。

206. 经验方

【组成】生黄芪30g，太子参30g，山药30g，茯苓15g，天花粉30g，石斛30g，玄参15g，枸杞子20g，当归10g，黄连10g，生地黄12g，山茱萸15g。

【功效】益气养阴，清热生津。

【主治】糖尿病，证属气阴俱虚者。症见口不甚渴，善食易饥，消瘦乏力，皮肤枯燥，双下肢剧痛，夜不能眠，舌红苔黄，脉弦数。

【临床应用】每日1剂，水煎服。

【出处】《杂病论治》。

207. 经验方

【组成】太子参15g，天冬15g，生地黄15g。

【功效】益气养阴。

【主治】糖尿病证属气阴两虚者。症见神疲乏力，口干舌燥，舌红少苔。

【临床应用】加水80mL浸泡30分钟后，煎煮40分钟，过滤后加水500mL，再煎30分钟，两次滤液合并，分早晚两次服。每日1剂。

【出处】《验方》。

208. 经验方

【组成】山药30g，生黄芪20g，知母15g，天花粉10g，五味子10g，鸡内金6g，葛根6g。

【功效】益气养阴，生津止渴。

【主治】糖尿病日久正气虚弱。症见神疲乏力，口干欲饮，食少便溏。

【临床应用】加水900mL，浸泡30分钟，文火煮45分钟，滤液，药渣加水500mL，煎煮30分钟，两煎合并，每日1剂，分早晚2次服。

【出处】《验方》。

209. 经验方

【组成】人参5g，麦冬10g，南沙参15g，知母15g，生石膏30g。

【功效】益气养阴。

【主治】糖尿病气阴两虚者。症见口渴多饮，五心烦热，气短乏力，舌红少苔，脉细数。

【临床应用】生石膏先煎30分钟，余药先浸泡30分钟，与石膏同煎40分钟，滤液，药渣再煎，30分钟后滤液。两煎合并，每日1剂，分4次服。先饮药汁，再食人参。

【出处】《验方》。

210. 经验方

【组成】太子参15g，麦冬15g，天花粉20g，葛根20g，乌梅20g，生黄芪30g。

【功效】益气养阴，生津止渴。

【主治】糖尿病证属气阴两虚者。症见口渴多饮，小溲频数，精神疲乏，腹胀食少，舌苔薄白而干，脉细数。

【临床应用】加水1000mL，煎煮30分钟，滤液后加水600mL，再煎30分钟，两次滤液合并，分早晚2次服用，每日1剂。

【出处】《验方》。

211. 经验方

【组成】小麦30g，枸杞子根白皮30g。

【功效】益气养阴，生津止渴。

【主治】糖尿病气阴两虚、津液亏虚者。症见口干舌燥，心烦多饮，小便频数，骨节烦热。

【临床应用】加水800mL，文火煎50分钟后过滤取液。渴即饮之，不拘时，连服数日。

【出处】《验方》。

212. 经验方

【组成】黄芪15g，党参12g，浮小麦15g，灶心土30g。

【功效】益气健脾，滋养胃阴。

【主治】糖尿病证属气阴两虚者。症见口渴善饥，尿多便干，头痛寐少，皮肤瘙痒，易生痈疖，脉虚弱。

【临床应用】以水400mL煎灶心土20分钟，过滤，取汁加水700mL煎余药，30分钟后过滤取液，药渣再加水500mL煎30分钟，去渣留液。两液合并，每日1剂，分2次于食前温服。

【出处】《验方》。

213. 经验方

【组成】黄芪20g，山药20g，石斛10g。

【功效】益气养阴。

【主治】糖尿病气阴两虚者。症见神疲力，口干燥渴，头晕目涩。

【临床应用】加水800mL，煎煮30分钟取滤液，药渣加水500mL再煎，30分钟后去渣留液，两液合并，分2次服，每日1剂。

【出处】《验方》。

214. 经验方

【组成】生黄芪20g，太子参15g，黄精10g，生地黄10g，天花粉10g。

【功效】益气养阴。

【主治】糖尿病气阴两虚者。症见口干舌燥，面色无华，神疲乏力。

【临床应用】加水800mL，浸泡30分钟，水煎40分钟，取滤液，药渣加水600mL，再煎40分钟，去渣留液，两药液合并，分早晚服，每日1剂。

【出处】《验方》。

215. 经验方

【组成】姜汁120g，白萝卜汁250g，梨汁250g，人乳250mL，蜂蜜50g。

【功效】益气养阴，润肺化痰。

【主治】糖尿病气阴两虚者。症见神疲乏力，口干舌燥，心烦多饮，干咳少痰，面赤盗汗，舌边尖红，少苔，脉细数。

【临床应用】共置锅内，文火熬成稠膏。早晚各服10g。

【出处】《验方》。

216. 经验方

【组成】生葡萄3000g，麦冬500g。

【功效】益气调中，除烦止渴。

【主治】糖尿病证属气阴两虚者。症见神疲乏力，心烦口渴，心悸失眠，小便清长，大便干结。

【临床应用】将麦冬洗后加水3000mL，煎煮1小时，取液备用。将葡萄洗净捣烂，取汁，与麦冬液混合后置于火上，熬稠，入熟蜜少许收膏。每次用10mL，开水冲服，每日2次。

【出处】《验方》。

217. 经验方

【组成】黄精10g，地骨皮10g，天花粉15g，山药15g，生黄芪20g。

【功效】益气养阴。

【主治】糖尿病气阴两虚者。症见口干舌燥，烦渴多饮，神疲乏力。

【临床应用】水煎2次，混合后分2次服用，每日1剂。

【出处】《验方》。

218. 经验方

【组成】黄芪40g，生地黄30g，黄精30g，天花粉25g，生石膏30g（先煎）。

【功效】益气养阴，生津止渴。

【主治】糖尿病气阴两虚者。症见气虚乏力，口干舌燥，口渴多饮。

【临床应用】每日1剂，水煎2次，分2次服。

【出处】《验方》。

219. 经验方

【组成】生地黄15g，麦冬15g，玄参30g，苍术10g，天花粉30g，山药15g，丹参15g，人参15g，黄精15g，葛根15g。

【功效】滋阴增液，活血益气。

【主治】糖尿病轻症，“三多一少”症状不显著，血糖、尿糖异常者，舌淡黄少津，脉细。

【临床应用】每日1剂，水煎服。

【出处】《验方》。

220. 经验方

【组成】黄芪25g，黄参25g，白术15g，半夏15g，天花粉60g，山药45g，山茱萸30g，香附15g，丹参25g，菟丝子20g，巴戟天15g，五味子30g，焦山楂60g，锁阳20g，密佗僧15g，胡黄连15g。

【功效】益气生津，调和诸脏。

【主治】糖尿病气阴两虚者。症见多食善饥，口渴多饮，多尿，消瘦乏力，或见外阴瘙痒，四肢麻木、疼痛，月经紊乱。

【临床应用】共为细末，水丸梧桐子大，每服30~50粒，每日2~3次。

【出处】《验方》。

221. 经验方

【组成】炙黄芪15g，炒白术30g，苍术15g，仙灵脾12g，益智仁12g，黑芝麻15g，枸杞子15g，熟地黄30g，何首乌15g，玉竹15g。

【功效】益气养阴。

【主治】糖尿病中、重型。症见口渴多饮，小便混浊如膏脂，舌淡苔干，脉细数无力。

【临床应用】每日1剂，水煎服。

【出处】《验方》。

222. 经验方

【组成】生黄芪30g，白术12g，生山药30g，生地黄30g，麦冬30g，玄参15g，天花粉30g，山茱萸15g，茯苓30g，玉竹30g，枸杞子30g，太子参30g，黄精30g，何首乌15g。

【功效】益气养阴，补肾固精，清热润燥，生津止渴。

【主治】糖尿病证属气阴两虚者。

【临床应用】每日1剂，水煎服。

【出处】《验方》。

223. 经验方

【组成】生黄芪9g，人参9g，丹参9g，生地黄9g，天花粉6g，仙鹤草15g，麦冬6g。

【功效】益气养阴，扶正培本，生津止渴。

【主治】糖尿病证属气阴两虚型者。

【临床应用】每日1剂，水煎服。

【出处】《验方》。

224. 经验方

【组成】黄芪20g，生地黄15g，知母12g，太子参12g，麦冬12g，山茱萸12g，五味子3g，五倍子3g，山药30g，天花粉30g。

【功效】益气生津，滋阴止渴。

【主治】糖尿病气阴两虚者。症见消谷善饥，口干口渴，倦怠乏力，消瘦。

【临床应用】每日1剂，水煎服。

【出处】《中华效方汇海》。

225. 经验方

【组成】党参10g，当归10g，白芍10g，母鸡1只（1000g）。

【功效】补气养血。

【主治】糖尿病证属气血两虚者。症见身体瘦弱，面色无华，心烦失眠，口渴多饮，腰膝酸软。

【临床应用】将母鸡宰杀后，去净毛脏，冲洗干净，置锅内，加水适量。余药装入纱布袋内，与鸡共煮沸后，加入生姜、葱，用小火炖至鸡肉烂熟。加盐少许即可服食，1日内吃完。

【出处】《验方》。

226. 经验方

【组成】黄连100g，党参100g，天花粉100g，泽泻100g。

【功效】益气养阴。

【主治】糖尿病证属气阴两虚者。症见口干舌燥，心烦，神疲乏力。

【临床应用】上药烘干后研成细末，每次3g，每日3次，开水冲泡代茶饮。

【出处】《验方》。

227. 经验方

【组成】炙黄芪300g，生甘草25g，炙甘草25g。

【功效】益气生津，清热解毒。

【主治】糖尿病合并皮肤瘙痒等症，证属气阴两虚、湿毒内蕴者。症见神疲乏力，口苦咽干，皮肤易生疮疽，阴部多汗、瘙痒。

【临床应用】将上药干燥后，打成细末，过80~100目筛，混合均匀。1次6g，开水冲服，每日2次。

【出处】《验方》。

228. 经验方

【组成】白鹁鸽子1只，莱菔子15g。

【功效】滋肾益气。

【主治】糖尿病证属气虚肾亏者。症见口渴多饮，神疲乏力，小便频数，腰酸背痛。

【临床应用】先将白鹁鸽宰杀去骨，清洗干净，将莱菔子装入鸽腹中缝合，置火上煮熟。取鸽肉切片，放入汤中，加少许盐、姜汁、蒜末，香油，煮2~3沸，空腹分2次食用。

【出处】《验方》。

229. 经验方

【组成】黄芪50g，玄参12g，麦冬12g，生地黄12g，地骨皮10g，石膏30g（先煎），知母15g，山药10g，苍术10g，山茱萸10g，黄连10g。

【功效】益气养阴清热。

【主治】糖尿病证属气阴两虚燥热较甚者。以饮多尿多乏力为主。

【临床应用】每日1剂，绿豆120g煎汤代水煎服。

【出处】《验方》。

230. 经验方

【组成】黄芪20g，五味子10g，知母15g，生山药粉30g，天花粉15g，生鸡内金粉10g，葛根粉10g。

【功效】益气养阴，生津止渴。

【主治】糖尿病证属气阴两虚者。症见神疲乏力，口干舌燥，心烦多饮，食多易饥，小便频数。

【临床应用】先将前3味水煎取液，放锅内煮沸，倒入后4味药粉（先用冷水调成糊状），搅拌成羹即可。每次100mL，每日3次。

【出处】《验方》。

231. 经验方

【组成】人参20g，枸杞子250g，白酒2000g。

【功效】益气养血

【主治】糖尿病气血两虚者。症见久病体虚，贫血，营养不良，神经衰弱。

【临床应用】人参切片后与枸杞子共装入纱布袋内，置白酒中浸泡10~15天，每日搅拌1次，密闭，至药味尽淡后取液即成。每日2次，1次服10g。

【出处】《验方》。

232. 经验方

【组成】甘草5g，豆腐皮1张，黑豆浆1碗。

【功效】补虚润燥。

【主治】糖尿病证属气阴两虚者。症见神疲乏力，口干舌燥，胸胁胀满，干咳少痰，口渴多饮。

【临床应用】将甘草洗净后加水适量，煮10分钟，去渣取液，加入黑豆浆、腐皮丝，煮沸10分钟即可。清晨空腹食用。

【出处】《经验方》。

233. 经验方

【组成】北沙参10g，人参6g。

【功效】益气养阴。

【主治】糖尿病证属气阴两虚者。症见口干舌燥，心烦多饮，神疲乏力，少气懒言，小便频数。

【临床应用】北沙参烘干后研成细末。人参切成薄片，煎水送服北沙参，每日1剂，分2次服，10天为1个疗程。

【出处】《验方》。

234. 消渴饮

【组成】黄芪50g，太子参20g，生地黄、天花粉、山药、赤芍、白芍、丹参、黄精各30g，苍术、知母、枸杞子、地骨皮、当归各15g。

【功效】益气养阴，活血化瘀。

【主治】糖尿病证属气阴两虚血瘀型。症见口渴多饮，小便量多，多食易饥，形体消瘦，身倦乏力，大便偏干，舌暗少苔，脉沉细。

【临床应用】水煎服，每日1剂，分2次服。临床加减：口渴较甚加生石膏30g，重用知母；大便干结加生大黄10g，瓜蒌仁30g；胸闷心悸者加全瓜蒌30g，薤白12g，重用丹参；头晕目眩者加怀牛膝、决明子各30g；肢体麻木加地龙12g，重用黄芪；兼见水肿者加茯苓、泽泻各30g，益母草15g。共治疗59例，有效31例，无效10例，总有效率90%。

【出处】《浙江中医杂志》，2001，（2）：90。

235. 参芪愈消汤

【组成】人参、山茱萸各10g，太子参、山药各20g，黄芪30g，北沙参、玄参、黄精、生地黄各15g，五味子6g，玉竹12g。

【功效】益气养阴。

【主治】糖尿病气阴两虚证。症见气短懒言，倦怠乏力，口渴喜饮，饮不甚多，五心烦热，头晕，心悸失眠，自汗盗汗，溲赤便秘，舌红少津、舌体胖大，苔剥或花剥，脉弦细或细弱无力。

【临床应用】水煎服，每日1剂，分2次服。治疗糖尿病60例，显效24例，有效33例，无效3例，治疗后空腹血糖及餐后血糖均明显大降。

【出处】《浙江中医杂志》，2001，(5)：190。

236. 经验方

【组成】生黄芪、玄参、生地黄、丹参各30g，苍术、葛根各10g。

【功效】益气养阴，活血通络。

【主治】2型糖尿病证属气阴两虚，络脉瘀阻者。

【临床应用】水煎服，每日1剂，分2次服。临床加减：血糖较高又饥饿感明显者加玉竹10g，熟地黄30g；尿中出现酮体，加黄芩、白术各10g，黄连5g，茯苓15g；皮肤瘙痒加白蒺藜10g，地肤子、白鲜皮各15g；下身瘙痒加黄柏、知母各10g，苦参15g；失眠加夜交藤、女贞子、白蒺藜各10g；心悸加石菖蒲、远志各10g，生龙骨、生牡蛎各30g；自觉燥热，且有腰痛者加肉桂3g；腰痛，下肢痿软无力者加桑寄生、狗脊各20g。

【出处】《实用中医药杂志》，2001，(7)：29。

237. 经验方

【组成】黄芪、麦冬、丹参、牡丹皮、赤芍、枸杞子各15g，太子参、天花粉、当归、益母草各12g，五味子、山茱萸各10g，山药、生地黄各20g。

【功效】益气养阴，活血化瘀。

【主治】2型糖尿病证属气阴两虚兼瘀证。症见口干、乏力、腰膝酸软，舌暗或有瘀点，脉沉细。

【临床应用】水煎服，每日1剂，分2次服。治疗52例，口干、乏力，腰膝酸软症状明显减轻，其中显效31例，有效18例，无效3例。

【出处】《实用中医药杂志》，2001，(9)：8。

238. 消渴五虫方

【组成】消渴汤组成：蚕茧壳、生黄芪各30g，天花粉、葛根各15g，苍术、茯苓、地骨皮、女贞子、麦冬各10g。五虫方组成：蚕蛹、僵蚕各30g，全蝎20g，蜈蚣、水蛭、乌梢蛇各10g。

【功效】益气养阴，活血化瘀。

【主治】糖尿病及血管神经并发症，证属气阴两虚，瘀血阻滞者。

【临床应用】消渴汤水煎服，每日1剂，五虫方研末，每次5g，每日2次。治疗218例糖尿病及其血管神经并发症患者，获得较好疗效。

【出处】《陕西中医》，2001，(3)：129。

239. 益气降糖汤

【组成】黄芪30g，人参10g，生地黄15g，玄参20g，苍术10g，山药30g，丹参15g。

【功效】益气养阴活血。

【主治】2型糖尿病证属气阴两虚兼瘀证。

【临床应用】水煎服，每日1剂。临床加减：气虚甚者重用参芪；燥热重者加石膏、知母；湿重者加佩兰、薏苡仁；阳虚者加制附子、桂枝；血压高者加钩藤、葛根、夏枯草；有蛋白尿者加益母草、桑螵蛸；有目疾者加枸杞子、决明子。现代药理研究已证实：黄芪、山药可提高机体免疫功能，对胰岛素受体有调节作用；人参能刺激胰岛素释放，使其合成量明显增加，限制糖原异生，降低血糖，促进糖吸收，减少酮体产生；苍术有降低血糖作用；玄参、生地黄有降低血糖，对应激高血糖（胰高糖素）有抑制作用；丹参有抑制血小板聚集，促进纤溶活性，降低血黏度的作用。

【出处】《中医研究》，2001，(1)：46。

240. 糖脉宁

【组成】黄芪25g，黄连10g，黄精20g，山茱萸20g，生地黄20g，当归15g，赤芍15g，桑白皮15g，丹参30g，益母草30g。

【功效】益气养阴，活血化瘀。

【主治】糖尿病及其血管并发症。

【临床应用】水煎服，每日1剂，分2次服。临床治疗糖尿病及血管并发症获得较好疗效。实验研究表明：糖脉宁可显著降低四氧嘧啶所致糖尿病大鼠血糖值，对正常大鼠的血糖也有一定的降低作用。糖脉宁还可提高糖尿病大鼠的血清胰岛素及肝糖原的含量，降低血清LPO水平，表明糖脉宁具有改善胰岛功能、促进肝糖原合成、抑制脂质过氧化反应的作用，对糖尿病及其并发症防治是十分有益的。

【出处】《中国实验方剂学杂志》，2002，（2）：39。

241. 参芪玄地汤

【组成】太子参 30g，黄芪 30g，玄参 30g，生地黄 30g，黄连 4g，苍术 15g，生山楂 15g。

【功效】益气养阴。

【主治】糖尿病证属气阴两虚者。

【临床应用】水煎服，每日 1 剂，分 2 次服。合并高血压加天麻、钩藤、夏枯草；合并末梢神经病变加鸡血藤、桑寄生；视网膜病变加枸杞子、菊花；尿路感染加栀子、蒲公英；失眠者加酸枣仁、女贞子；大便干加大黄；大便溏加芡实、莲子肉；瘀血加赤芍、当归；合并坏疽配合外治方法。

【出处】《长春中医学院学报》，2001，（4）：15。

242. 消渴颗粒

【组成】生黄芪、太子参、生地黄、天花粉、黄精等。

【功效】益气养阴。

【主治】糖尿病证属气阴两虚者。

【临床应用】制成浓缩颗粒，每次 10g，每日 2 次。治疗 2 型糖尿病 30 例，显效 7 例，有效 19 例，总有效率为 86.7%。

【出处】《安徽中医临床杂志》，2002，（3）：184。

243. 益气养阴汤

【组成】黄芪、山药、天花粉、生地黄、熟地黄、麦冬、地骨皮、生牡蛎、苍术、茯苓、葛根、沙参。

【功效】益气养阴。

【主治】糖尿病证属气阴两虚者。

【临床应用】每日 1 剂，水煎服。分 2 次服。

【出处】《中医药信息》，2001，（1）：31。

244. 益气扶元汤

【组成】黄芪、党参、白术、茯苓、炙甘草、苍术、山药、黄精、枸杞子、山茱萸、白芍、何首乌。

【功效】益气补肾。

【主治】糖尿病证属肾气阴两虚者。

【临床应用】每日 1 剂，水煎服。分 2 次服。

【出处】《中医药信息》，2001，（1）：31。

245. 经验方

【组成】黄芪 20g，党参 20g，白术 6g，升麻 6g，甘草 6g，沙参 9g，麦冬 9g，玉竹 9g，天花粉 6g，桑叶 4g，扁豆 6g，甘草 6g。

【功效】益气养阴。

【主治】糖尿病证属气阴两虚者。

【临床应用】水煎服，每日 1 剂，分 2 次服。临床加减：偏于上消，加葛根 15g，五味子 9g，天冬 9g；偏于中消，加山药 15g，生地黄 20g，石斛 6g；偏于下消，加山茱萸 6g，黄精 12g，枸杞子 9g。有热者，分上中下消，加黄芩 9g，黄连 6g，知母 9g，石膏 30g，栀子 6g；有阴寒者，加用肉桂 6g，附子 6g。有瘀血脉证或病程久者，加用赤芍 9g，丹参 9g，桃仁 9g，红花 6g。

【出处】《安徽中医临床杂志》，2002，（2）：93。

246. 降糖方

【组成】黄芪 30g，山药、生地黄、麦冬、天花粉、黄精各 15g，葛根、菟丝子各 10g，丹参 20g，泽兰 10g。

【功效】益气养阴，补肾活血。

【主治】2 型糖尿病气阴两虚，肾虚血瘀者。

【临床应用】水煎服，每日 1 剂，分 2 次服。临床加减：气阴两虚重者加太子参 30g，玄参 30g，西洋参 10g；阴虚血瘀加龟甲 15g，三七粉 3g（冲服）。治疗 2 型糖尿病 32 例，显效 12 例，有效 15 例，无效 5 例。

【出处】《中医药学刊》，2001，（1）：64。

247. 愈消降糖饮

【组成】人参 10g，黄芪 30g，生地黄 15g，麦冬 20g，玄参 15g，山药 30g，五味子 10g 苍术 15g，丹参 15g。

【功效】益气养阴。

【主治】糖尿病证属气阴两虚者。

【临床应用】水煎服，每日 1 剂，分 2 次服。治疗 2 型糖尿病 60 例，显效 26 例，有效 29 例，无效 5 例。

【出处】《四川中医》，2001，（8）：42。

248. 糖宁片

【组成】黄芪、麦冬、地骨皮、丹参。

【功效】益气养阴活血。

【主治】2 型糖尿病。

【临床应用】制成浓缩片剂，每次 5 片，每日 2 次，治疗 2 型糖尿病 50 例，显效 29 例，有效 19 例，无效 2 例。

【出处】《中成药》，2001，（11）：850。

249. 益气活血方

【组成】黄芪 15g，丹参 15g，生地黄 15g，知母 15g，赤芍 15g，川芎 15g，白术 15g，枸杞子 15g，玉竹 15g，桑白皮 15g，黄精 15g。

【功效】益气活血。

【主治】2 型糖尿病证属气虚血瘀者。

【临床应用】水煎服，每日 1 剂，分 2 次服。治疗 2 型糖尿病 70 例，临床症状改善，血糖明显降低。

【出处】《中医药学刊》，2001，（4）：390。

250. 苍竹降糖饮

【组成】苍术 10g，玉竹 20g，黄芪 30g，山药 15g，葛根 20g，丹参 15g，知母 15g，天花粉 10g。

【功效】益气养阴。

【主治】糖尿病证属气阴两虚者。

【临床应用】水煎服，每日 1 剂，治疗 44 例，显效 22 例，有效 18 例，无效 4 例。

【出处】《验方》。

251. 益气养阴活血汤

【组成】黄芪、太子参、苍术、黄连、丹参、玄参、天花粉、生地黄、麦冬、三棱、红花、川芎、水蛭。

【功效】益气养阴活血。

【主治】糖尿病证属气阴两虚血瘀者。

【临床应用】水煎服，每日 1 剂，分 2 次服。治疗 60 例 2 型糖尿病者显效 34 例，有效 20 例，无效 6 例。

【出处】《湖南中医药导报》，2001，（6）：299。

252. 蚕蛭汤

【组成】蚕蛹 30g，水蛭 10g，人参 10～15g，沙参 10g，山药 20g，玄参 10g，丹参 10g，黄芪 30g，黄精 30g，蚂蚁 20g，乌梅 10g，紫河车 6～10g，益母草 30g。

【功效】益气养阴，活血化瘀。

【主治】2 型糖尿病证属气两虚伤兼瘀者。

【临床应用】水煎服，每日 1 剂，临床加减：燥热伤肺加麦冬 10g，五味子 10g，肉苁蓉 10～30g，黄芩 10g，荠菜 30g；胃燥津伤加石膏 30～50g（先煎 30 分钟），知母 10g，甘草 5～10g；肾阴亏虚加枸杞子 15～30g，女贞子 30g，墨旱莲 30g，生地黄 20～30g，石斛 15～30g，玉竹 15～30g，天花粉 20～30g；阴阳两虚加附子 10～20g（先煎 30～40 分钟），肉桂 10～20g（研末兑服），覆盆子 10～20g，桑螵蛸 20～30g，金樱子 10～20g，必要时可酌加鹿茸 1～2g（研末兑服）；阴虚阳浮酌加知母 10g，黄柏 10g，石决明 30g，羚羊角 0.3～0.6g（研末兑服），水牛角 30～50g（锤碎，先煎 30～60 分钟），阿胶 10～20g（溶化冲服），生龟甲 10～20g（先煎 30 分钟），生牡蛎 15～30g（先煎 30 分钟），鲜竹沥 30～50mL（兑服），钩藤 20g。

【出处】《湖南中医药导报》，2001，（6）：297。

253. 芪麦大黄汤

【组成】生黄芪 40g，麦冬 15g，熟大黄 10g，人参 10g，天花粉 20g，玉竹 10g，五味子 10g，怀山药 15g，石斛 10g，丹参 20g，泽泻 20g，生地黄 15g，川芎 10g。

【功效】益气养阴，活血化瘀。

【主治】2 型糖尿病证属气阴两虚瘀血阻滞者。

【临床应用】水煎服，每日 1 剂。临床加减：肺燥津亏加沙参、知母、天冬、桑白皮、金荞麦根等；胃燥津伤加石膏、熟地黄、黄连、葛根、荸荠等；肾阴亏虚加枸杞子、山茱萸、熟地黄、黄连、女贞子、墨旱莲等；阴阳两虚加附子、肉桂、覆盆子、桑螵蛸、金樱子等。

【出处】《湖南中医药导报》，2001，（11）：548。

254. 益气滋阴活血汤

【组成】生地黄 15g，天花粉 15g，五味子 6g，麦冬 15g，知母 15g，葛根 20g，黄芪 15g，太子参 15g，丹参 30g，川芎 10g，甘草 6g。

【功效】益气养阴，活血化瘀。

【主治】2 型糖尿病。

【临床应用】水煎服，每日 1 剂。加减：合并高血压头昏、心烦者加天麻 15g，钩藤 15g；脑梗死而语言欠流利、肢体活动欠灵活者加石菖蒲 10g，地龙 10g，郁金 10g；高脂血症者加山楂 15g，何首乌 25g；肾损害而腰膝酸软、口舌干燥者加墨旱莲 15g，女贞子 15g，枸杞子 15g；神经病变见双下肢麻木无力者加当归 15g，木瓜 15g，牛膝 15g；眼底视网膜病变而神物模糊、眼胀者加野菊花 15g，决明子 15g，石斛 15g。

【出处】《湖南中医药导报》，2001，（1）：16。

255. 气阴固本汤

【组成】黄芪、山药各 20g，生地黄、熟地黄各 15g，苍术、白术、茯苓各 10g，生牡蛎 20g，五倍子、乌梅各 10g，玉竹 15g，石斛、葛根各 10g。

【功效】益气养阴。

【主治】2 型糖尿病。

【临床应用】水煎服，每日 1 剂。治疗 2 型糖尿病 45 例，按照《新药临床研究指导原则》降糖药物疗效判定标准，显效 26 例，有效 17 例，无效 2 例。

【出处】《浙江中西医结合杂志》，2001，（12）：757。

256. 健脾固肾汤

【组成】黄芪 40g，怀山药 30g，生地黄、熟地黄各 20g，天花粉 25g，党参、枸杞子、白术、茯苓、丹参各 15g，桂枝 10g，鬼箭羽 30g。

【功效】益气养阴，健脾补肾。

【主治】2 型糖尿病。

【临床应用】水煎服，每日 1 剂，分 3 次服。1 个月为 1 个疗程。临床加减：胸胁胀满者加柴胡 15g，川楝子 12g；肺热伤阴者加生石膏 30g，麦冬 15g；夜尿频数加五味子、桑螵蛸各 15g；皮肤瘙痒者加苦参 20g，花椒 10g；大便秘结加火麻仁 15g，大黄 10g；口苦甚者加苦石莲 15g；胃中嘈杂者加鸡内金 10g，焦山楂、焦麦芽、焦神曲各 15g；失眠心悸健忘者加远志 15g，炒酸枣仁 15g，龙骨 20g；视力障碍者加决明子 15g，菊花 10g；高血压者加夏枯草 15g，钩藤 20g；冠心病者加瓜蒌 30g，三七粉 10g（冲服）。服药期间，节饮食，远肥甘，禁房事，忌恼怒，勿劳累，戒烟酒，禁辛辣，畅情志，药养结合，事半功倍。

【出处】《四川中医》，2001，（11）：36。

257. 经验方

【组成】黄芪、大黄、熟地黄、山药、枸杞子、天花粉、麦冬、水蛭、虻虫、赤芍、桃仁、黄连。

【功效】益气活血。

【主治】2 型糖尿病证属气虚血瘀者。症见肢体疼痛麻木，头痛，胸痛，半身不遂，月经血块增多，舌质紫暗或见瘀斑，舌下络脉青紫。

【临床应用】水煎服，每日 1 剂，分 2 次服。

【出处】《四川中医》，2002，（4）：3。

258. 玉液生脉汤

【组成】石膏 90～200g，知母 10～20g，麦冬 20g，葛根 40g，五味子 10g，西洋参 15g（兑服），三七 15g（冲服），生地黄 30g，天花粉 20g，山茱萸 20g，山药 60g，甘草 10g。

【功效】益气养阴。

【主治】2 型糖尿病，证属气阴两虚者。

【临床应用】水煎服，每日 1 剂，临床加减：便秘加白芍 30g，炒大黄 5g；眩晕加生黄芪 60g；腰膝酸软加怀牛膝 20g，枸杞子 20g；肢体麻木加水蛭 10g，蜈蚣 3 条（兑服）；恶心欲呕、痰多者，加胆南星 10g，竹茹 15g；心悸加莲子 50g，龙眼肉 15g；四末欠温畏寒者去石膏、知母，加桂枝 20g，鹿角霜 20g；若服上方腹泻者，减知母、石膏剂量即可。

【出处】《云南中医中药杂志》，2001，（2）：14。

259. 四黄消渴饮

【组成】生黄芪、山药、太子参、熟地黄各 20g，麦冬、生地黄、知母各 15g，大黄、五味子各 10g，黄连 6g，天花粉、葛根、黄精各 30g。

【功效】益气养阴清热。

【主治】2 型糖尿病证属气阴两虚兼有内热者。

【临床应用】水煎服，每日 1 剂，分 2 次服。

治疗2型糖尿病80例，显效36例，有效30例，总有效率为82.5%。

【出处】《四川中医》，2002，（5）：28。

260. 经验方

【组成】生地黄20g，天花粉15g，紫丹参15g，黄芪50g，知母15g，麦冬15g，当归15g，红花25g，鲜石斛15g，葛根15g，肉苁蓉15g。

【功效】益气养阴，活血化瘀。

【主治】2型糖尿病证属气阴两虚，络脉瘀阻者。

【临床应用】水煎服，每日1剂，分2次服。治疗30例2型糖尿病者，显效10例，有效16例，无效4例。

【出处】《云南中医中药杂志》，2001，（3）：15。

261. 降糖汤

【组成】黄芪30g，人参10g，苍术15g，玄参15g，葛根15g，丹参30g，生地黄15g，天花粉15g。

【功效】益气养阴。

【主治】2型糖尿病证属气阴两虚者。

【临床应用】水煎服，每日1剂，分2次服，治疗2型糖尿病48例，显效28例，有效16例，无效4例。

【出处】《陕西中医学院学报》，2001，（4）：16。

262. 安诺胶囊

【组成】生山药、仙鹤草、玉米须、杜仲、丹参、知母、白芍、五味子。

【功效】益气养阴，活血清热。

【主治】2型糖尿病。

【临床应用】制成浓缩胶囊，每次2粒，每日3次。治疗30例2型糖尿病患者，显效20例，好转9例，无效1例。

【出处】《时珍国医国药》，2001，（9）：827。

263. 益气养阴活血降糖散

【组成】党参、黄芪、茯苓、山药、丹参、益母草各15～30g，苍术、白术、白芍、葛根、炙甘草各10～20g。

【功效】益气养阴活血。

【主治】2型糖尿病证属气阴两虚，络脉瘀阻者。

【临床应用】水煎服，每日1剂，分2次服。阴虚燥热者加知母、黄柏、生地黄、天花粉等；阴阳两虚者加附子、肉桂、女贞子、枸杞子、肉苁蓉等。

【出处】《四川中医》，2002，（3）：29。

264. 降糖化瘀胶囊

【组成】西洋参、山茱萸、天花粉、生地黄、水蛭、土鳖虫各等分。

【功效】益气养阴，活血化瘀。

【主治】2型糖尿病证属气阴两虚，络脉瘀阻者。

【临床应用】制成胶囊，每次5粒，每日3次。治疗2型糖尿病71例，获得较好疗效。

【出处】《四川中医》，2002，（2）：38。

265. 经验方

【组成】黄芪、葛根、山药、地骨皮、丹参各30g，生地黄、天花粉、川芎、赤芍各20g，北三七、山茱萸各10g。

【功效】益气养阴，活血化瘀。

【主治】2型糖尿病证属气阴两虚兼瘀型。

【临床应用】水煎服，每日1剂，治疗2型糖尿病94例，显效63例，好转19例，无效12例，总有效率为87.32%。

【出处】《湖北中医杂志》，2001，（4）：17。

266. 合治汤

【组成】熟地黄150g，麦冬100g，山茱萸100g，人参50g，车前子20g（包煎）。

【功效】益气养阴。

【主治】2型糖尿病。

【临床应用】水煎服，每日1剂，并配合针刺治疗，取穴：膈俞、脾俞、足三里、三阴交。

【出处】《针灸临床杂志》，2001，（11）：7。

267. 糖衡Ⅰ号

【组成】生黄芪、玉竹、黄精、玄参、生地黄、女贞子。

【功效】益气养阴。

【主治】葡萄糖耐量低减者。

【临床应用】制成颗粒冲剂，每次2袋，每日

2 次。治疗葡萄糖耐量低减患者 42 例，获得较好疗效。

【出处】《甘肃中医》，2001，(3)：30。

268. 降糖 I 号胶囊

【组成】黄精、玉竹、人参、天冬、枸杞子、赤芍、大枣、熟地黄、黄芪。

【功效】益气养阴。

【主治】2 型糖尿病。

【临床应用】制成胶囊，每次 4 粒，每日 3 次。治疗糖尿病 31 例，显效 23 例，有效 6 例，无效 2 例。

【出处】《中国民族医药杂志》，2001，(4):3。

269. 糖尿康

【组成】生地黄 30～80g，山药 15～30g，山茱萸、泽泻、牡丹皮、茯苓各 15g，芡实、地骨皮各 15～30g，生黄芪 30～60g，百合 30g，黄精、海螵蛸各 15～30g，苍术 15～40g，白芍、升麻各 15g，枸杞子 15～30g，薏苡仁 30g。

【功效】益气养阴。

【主治】2 型糖尿病。

【临床应用】水煎服，每日 1 剂，分 2 次服。临床加减：若口干饮盛、血尿糖高重用地黄 80g，苍术、黄精各 40g；食多加熟地黄 30g，党参 12g；尿频、尿多、尿糖高重用海螵蛸 25g，芡实 30g；烦躁消瘦，重用黄芪 60g，枸杞子、地骨皮各 30g；少寐加远志、炒酸枣仁、夜交藤各 15g；四肢麻木加丹参 30g，天麻 15g；视物不清加青葙子、木贼各 15g。

【出处】《辽宁中医学院学报》，2001，(2)：123。

270. 消渴康 I 号

【组成】人参、黄芪、生地黄、玄参、知母、麦冬、黄连、川芎、鬼箭羽。

【功效】益气养阴，活血化瘀。

【主治】2 型糖尿病。

【临床应用】治疗 2 型糖尿病 30 例，疗后空腹血糖，餐后 2 小时血糖、甘油三酯明显降低，全血黏度，血浆比黏度降低。

【出处】《黑龙江中医药》，2001，(3)：14。

271. 芪麦降糖方

【组成】生黄芪 40g，麦冬 15g，白参 15g，天花粉 20g，玉竹 10g，五味子 10g，山药 15g，石斛 10g，丹参 20g，泽泻 20g。

【功效】益气养阴。

【主治】2 型糖尿病。

【临床应用】水煎服，每日 1 剂，分 3 次服。治疗 50 例 2 型糖尿病者；显效 40 例，有效 8 例，无效 2 例。

【出处】《湖南中医杂志》，2001，(2)：44。

272. 消渴汤

【组成】金荞麦 18g，天花粉 15g，五味子 10g，丹参 10g，黄芪 12g，党参 15g，扁豆 10g。

【功效】益气养阴。

【主治】2 型糖尿病。

【临床应用】水煎服，每日 1 剂，分 2 次服，治疗 2 型糖尿病 92 例，显效 51 例，有效 32 例，无效 9 例。

【出处】《湖南中医杂志》，2001，(2)：17。

273. 加味消渴方

【组成】生黄芪 30g，太子参 15g，麦冬 30g，天花粉 30g，生地黄 15g，葛根 15g，丹参 30g，赤芍 10g，红花 10g，玄参 30g。

【功效】益气养阴，活血化瘀。

【主治】2 型糖尿病证属气阴两虚，络脉瘀滞者。

【临床应用】水煎服，每日 1 剂，分 2 次服。加减：烦渴多饮者乌梅、百合；多食易饮者加石膏、知母；多尿者加桑螵蛸、芡实、五味子、枸杞子、杜仲等；便秘者加火麻仁、郁李仁；胸闷痛者加瓜蒌、薤白、枳壳；头晕者加天麻、钩藤、泽泻、珍珠母、磁石；肢麻者加地龙、僵蚕、桑枝；视物不清者加菊花、杜仲、青葙子、密蒙花、木贼。1 个月为 1 个疗程。

【出处】《湖南中医杂志》，2002，(1)：33。

274. 益气养阴活血汤

【组成】西党参 15g，黄芪 20g，生地黄 15g，麦冬 10g，茯苓 10g，山药 15g，丹参 15g，葛根 15g，赤芍 15g，玄参 15g。

【功效】益气养阴，活血化瘀。

【主治】2型糖尿病证属气阴两虚血瘀型。

【临床应用】水煎服，每日1剂，分2次服。阴虚火旺者加黄柏6g，知母10g。治疗42例2型糖尿病患者，显效27例，有效11例，无效4例。

【出处】《湖南中医杂志》，2001，(5)：19。

275. 降糖Ⅱ号胶囊

【组成】水蛭10g，生黄芪10g，玄参10g。

【功效】益气养阴活血。

【主治】2型糖尿病属气阴两虚血瘀型。

【临床应用】制成胶囊，每次6粒，每日3次。

【出处】《甘肃中医学院学报》，2001，(2)：16。

276. 降糖Ⅰ号方

【组成】生黄芪30g，人参6g，天花粉30g，生山药24g，麦冬24g，玄参12g。

【功效】益气养阴。

【主治】2型糖尿病证属气阴两虚者。

【临床应用】水煎服，每日1剂，分2次服。

【出处】《甘肃中医学院学报》，2001，(2)：16。

277. 胰体康胶囊

【组成】人参、黄连、苦瓜、大黄、桃仁、地骨皮、五味子、麦冬、水蛭、全蝎、天麻等。

【功效】益气养阴，活血化瘀。

【主治】2型糖尿病。

【临床应用】制成胶囊，每次4粒，每日3次，治疗2型糖尿病125例。治疗后临床症状改善明显，空腹血糖、餐后2小时血糖、糖化血红蛋白、胆固醇、甘油三酯、血浆黏度、红细胞压积及纤维蛋白原明显降低（$P<0.01$或$P<0.05$），且治疗组对胰岛素水平低者有升高作用（$P<0.05$），提示该药有降糖调脂，改善血流变学的作用。

【出处】《河北中医》，2002（2）：83。

278. 益气养阴活血方

【组成】人参、黄芪、生地黄、玄参、山药、黄精、苍术、白术、葛根、丹参、桃仁、红花。

【功效】益气养阴，活血化瘀。

【主治】2型糖尿病证属气阴两虚血瘀型。

【临床应用】水煎服，每日1剂，分2次服。

【出处】《四川中医》，2002，(4)：15。

279. 溶栓克糖胶囊

【组成】人参、黄芪、丹参、山药、水蛭、鹿茸、黄精、龟甲、土鳖虫、地龙、当归、杜仲。

【功效】益气滋阴补肾。

【主治】2型糖尿病。

【临床应用】水煎服，每日1剂，分2次服。

【出处】《实用中医药杂志》，2002，(4)：4。

280. 自拟降糖方

【组成】黄芪、党参各25g，太子参、山药、地骨皮、山茱萸各30g，生地黄、麦冬、玉竹、天花粉、葛根各15g。

【功效】益气养阴。

【主治】2型糖尿病，证属气阴两虚者。

【临床应用】水煎服，每日1剂，分2次服。加减：失眠心悸者加酸枣仁12g，茯神10g；视物不清加女贞子、枸杞子各15g；心烦易怒，口干唇燥加黄连5g，知母12g；大便干结加火麻仁15g；头晕加石决明30g，天麻15g。治疗57例2型糖尿病患者，显效28例，有效24例，无效5例。

【出处】《江西中医药》，2001，(3)：45。

281. 经验方

【组成】黄芪、五味子、玄参各30g，生地黄、熟地黄、山茱萸、石膏各20g，山药、茯苓、葛根、麦冬各15g，黄连、炙甘草各10g。

【功效】益气养阴，兼以清热。

【主治】2型糖尿病，证属气阴两虚者。

【临床应用】水煎服，每日1剂，分2次服。加减：善饥多食加重熟地黄用量；口渴甚加麦冬、天花粉；皮肤瘙痒加鸡血藤，灵仙；疖肿加蒲公英、土茯苓、紫花地丁；怕冷多尿加杜仲、菟丝子；气虚乏力加西洋参、白术；血瘀加桃仁、红花；阴阳两虚加淫羊藿、女贞子。

【出处】《陕西中医》，2001，(9)：518。

282. 糖尿宁

【组成】丹参30g，穿山甲10g，降香10g，牛膝10g，黄芪30g，白术15g，葛根20g，苦参20g，黄连15g，翻白草30g，竹茹15g，天花粉

20g，知母 15g。

【功效】益气清热活血。

【主治】2 型糖尿病。

【临床应用】制成浓缩水丸，每次 10g，每日 3 次。治疗 105 例 2 型糖尿病，服药 3~6 个月，显效 101 例，有效 2 例，无效 2 例。

【出处】《河南中医》，2001，（5）：33。

283. 益气养阴方

【组成】黄芪、生地黄、山药各 30g，麦冬、制黄精各 15g，五味子、大黄、黄连各 6g。

【功效】益气养阴。

【主治】2 型糖尿病，证属气阴两虚者。

【临床应用】水煎服，每日 1 剂，分 2 次服。

【出处】《河北中医》，2002，（5）：326。

284. 经验方

【组成】黄芪 25g，太子参 20g，葛根 20g，山药 15g，天花粉 15g，生地黄 15g，玄参 15g，知母 15g，当归 10g，山茱萸 15g，桃仁 10g，丹参 20g，熟地黄 25g，枸杞子 15g。

【功效】益气养阴。

【主治】2 型糖尿病，证属气阴两虚者。

【临床应用】水煎服，每日 1 剂，分 2 次服。加减：脾气虚加黄精、白术；口干加麦冬、沙参；多食易饥加黄连、生石膏；尿频加益智仁、桂枝；血瘀加红花；纳差加砂仁、麦芽；视物模糊加石斛、谷精草。治疗 46 例，显效 38 例，有效 6 例，无效 2 例。

【出处】《福建中医药》，2001，（2）：15。

285. 降糖煎

【组成】黄芪、白术、玉竹、天花粉。

【功效】益气养阴。

【主治】2 型糖尿病证属气阴两虚者。

【临床应用】水煎服，每日 1 剂，分 2 次服。加减：气虚明显加人参；湿热加栀子、金银花、薏苡仁；眼部病变加茺蔚子、密蒙花、木贼；肾功能受损者加菟丝子、大黄、桂枝、附子；四肢麻痛加川芎、丹参、赤芍、三七、水蛭；高脂血症加山楂、决明子；血压升高加夏枯草、钩藤、天麻。

【出处】《中医药研究》，2001，（2）：17。

286. 消渴 1 号方

【组成】葛根 12g，天花粉 12g，生地黄 24g，天冬 10g，麦冬 10g，玄参 10g，黄芪 10g，知母 10g，石膏 10g，黄连 9g。

【功效】益气养阴清热。

【主治】2 型糖尿病以烦渴多饮为主症者。

【临床应用】水煎服，每日 1 剂，分 2 次服。热甚可酌加栀子、石斛、藕汁、生地黄汁。

【出处】《福建中医药》，2001，（1）：34。

287. 祝氏降糖方

【组成】党参、山药、五味子、黄芪各 15g，生地黄 20g，茯苓、五倍子、玄参各 10g，龙骨、牡蛎、苍术各 12g。

【功效】益气养阴。

【主治】2 型糖尿病证属气阴两虚者。

【临床应用】水煎服，每日 1 剂，分 2 次服。

【出处】《河北中医》，2001，（9）：677。

288. 消渴 3 号方

【组成】生地黄、熟地黄各 20g，麦冬 12g，人参 9g，五味子 6g，枸杞子 10g，黄芪 18g，山药 12g，甘草 6g，茯苓 9g，山茱萸 10g，菟丝子 10g。

【功效】益气养阴。

【主治】2 型糖尿病证属气阴两虚者。

【临床应用】水煎服，每日 1 剂，分 2 次服。临床本方适用于以消瘦、乏力为主症，无明显“三多”症状者，肾虚为主可酌加知母、黄柏、车前子、牛膝、附子、肉桂、鹿茸、女贞子等。

【出处】《福建中医药》，2002，（1）：34。

289. 参芪降糖饮

【组成】人参 15g，黄芪 30g，生地黄 20g，天花粉 12g，干葛根 10g，丹参 15g，山药 10g，五味子 8g，麦冬 15g，枸杞子 15g，仙灵脾 12g，甘草 8g。

【功效】益气养阴。

【主治】2 型糖尿病证属气阴两虚者。

【临床应用】水煎服，每日 1 剂，分 2 次服。治疗 144 例 2 型糖尿病患者，显效 92 例，好转 40 例，无效 12 例，总有效率 91.69%。

【出处】《河北中医》，2002，（3）：169。

290. 经验方

【组成】黄芪 30g，葛根 15g，丹参 15g，苍术 9g，生地黄 24g，川芎 9g，玄参 15g。

【功效】益气养阴清热。

【主治】2 型糖尿病证属气阴两虚者。

【临床应用】水煎服，每日 1 剂，分 2 次服。

【出处】《福建中医药》，2001，（5）：22。

291. 经验方

【组成】黄芪 30g，太子参 30g，黄连 5g，麦冬 15g，玉竹 30g，黄芩 10g，怀山药 15g，葛根 15g，天花粉 15g，茯苓 15g，生地黄 15g，丹参 15g。

【功效】益气养阴。

【主治】2 型糖尿病。

【临床应用】水煎服，每日 1 剂，分 2 次服。加减：燥热伤津者加金银花 30g，栀子 5g，白芍 15g；气阴两虚明显者加党参 15g，北沙参 15g；苍术、白术各 15g；伴有肾虚血瘀者加山茱萸 15g，赤芍 15g，牡丹皮 10g，桃仁 10g。

【出处】《福建中医药》，2001，（1）：21。

292. 经验方

【组成】西洋参 10g，五味子、泽泻、牡丹皮、苍术各 10g，天花粉、山药各 20g，黄精、山茱萸、熟地黄、枸杞子各 15g，茯苓 12g。

【功效】益气养阴。

【主治】2 型糖尿病气阴两虚者。症见倦怠乏力，心悸气短，口干多饮，心烦失眠，自汗盗汗，头晕耳鸣，尿黄便秘，舌红少苔，脉细无力。

【临床应用】水煎服，每日 1 剂。

【出处】《黑龙江中医药》，2002，（2）：17。

293. 补阳还五汤加减

【组成】当归、川芎、桃仁、红花、山药、地龙各 10g，黄芪 30g，赤芍、苍术、玄参各 15g。

【功效】养血活血，益气养阴。

【主治】2 型糖尿病。症见多饮、多食、多尿，舌紫暗或有瘀点、瘀斑，或舌下静脉怒张，或刺痛不移。

【临床应用】水煎服，每日 1 剂，血瘀重者加三七粉 4g（冲服）。

【出处】《中医学院学报》，2000，19（4）：26。

294. 自拟降糖基本方

【组成】苍术 15～20g，玄参 15～30g，黄芪 30～60g，党参、茯苓、麦冬、五味子、山药、生地黄各 15g，生牡蛎各 30g。

【功效】益气养阴。

【主治】2 型糖尿病。症见多饮、多食、消瘦，乏力，抵抗力弱，易患感感冒，舌质淡暗。

【临床应用】水煎服，每日 1 剂，尿糖不降者加乌梅 10g，血糖不降者加石膏 30～60g，大便溏薄者加莲子、芡实各 10g。

【出处】《中医学院学报》，2000，19（4）：26。

295. 玉液汤

【组成】山药 30g，黄芪 15g，知母 18g，鸡内金 6g（研末），葛根 4.5g，五味子、天花粉各 9g。

【功效】补气升清，养阴生津，止渴润燥。

【主治】2 型糖尿病。

【临床应用】每日 1 剂，水煎分 2 次服，每次 200mL。

【出处】《中医学院学报》，2000，19（6）：17。

296. 生消降糖饮

【组成】黄芪 40g，玄参、苍术各 20g，黄连 10g，天花粉 60g，生地黄 30g，丹参 20g，红花 15g。

【功效】益气养阴，活血通络。

【主治】2 型糖尿病。

【临床应用】每日 1 剂，水煎服，每日 2 次。治疗 31 例，显效 16 例，有效 8 例，无效 7 例，总有效率 77.4%。

【出处】《浙江中西医结合杂志》，2000，10（5）：287。

297. 太子参降糖方

【组成】太子参 30g，黄芪 40g，葛根 40g，黄精 20g，知母 15g，枸杞子 12g，川黄连 12g，五味子 9g，泽泻 15g，鸡内金 15g。

【功效】益气健脾，养阴补肾。

【主治】2 型糖尿病。

【临床应用】水煎服，每日 1 剂，30 天为 1

个疗程。

【出处】《光明中医》，2000，15（89）：27–28。

298. 经验方

【组成】人参10g，黄芪30g，山药30g，枸杞子30g，山茱萸12g，生地黄30g，天花粉30g，知母10g，玄参20g，黄连10g，丹参30g，水蛭2g（研末装胶囊吞服），僵蚕3g（冲服），葛根30g，仙灵脾12g，苍术10g。

【功效】健脾益气，滋肾养阴，活血化瘀。

【主治】2型糖尿病，空腹血糖多＞11.1mmol/L，尿糖阳性，血脂多数偏高，“三多一少”症状或轻或重，病程多在3年以上，可伴有高血压，无其他并发症。

【临床应用】水煎服，每日1剂。若口干燥加西洋参3g（含服），五味子15g；纳差加鸡内金10g；便溏加炒白术30g；夜尿多加金樱子30g，桑螵蛸30g。

【出处】《中医函授通讯》，2000，19（1）：26。

299. 自拟方

【组成】黄芪40g，炒白术12g，山药30g，党参12g，葛根30g，生地黄15g，天花粉30g，黄连6g，玄参9g，鸡内金9g，丹参30g。

【功效】益气养阴，活血通络。

【主治】2型糖尿病。

【临床应用】水煎分3次口服，每日1剂，疗程为3个月。治疗30例，显效8例，有效18例，无效4例，总有效率86.6%。随症加减：口渴多食加石膏，知母；胸闷胁痛者加延胡索、郁金；心悸气短者加酸枣仁、远志；眩晕者加天麻、钩藤、夏枯草；视物昏花者加菊花、石决明；双下肢浮肿者加苍术、防己、牛膝；肢体麻木或不遂者加地龙、全蝎、蜈蚣；肥胖者加决明子、泽泻。

【出处】《甘肃中医》，2000，（4）：37。

300. 消渴汤

【组成】黄芪45g，生地黄15g，玄参10g，蚕茧壳30g，山药、山茱萸、苍术、葛根、麦冬、知母各10g，石膏30g（先煎），茯苓10g。

【功效】益气养阴，清热生津，润肺健脾。

【主治】2型糖尿病。

【临床应用】水煎服，每日1剂。

【出处】《辽宁中医杂志》，2000，27（6）：252。

301. 参鸡宁汤

【组成】太子参30g，鸡血藤30g，黄芪30g，山药30g，玄参25g，丹参20g，天花粉20g，益母草15g，苍术15g，山茱萸15g，熟地黄15g，乌梅12g。

【功效】益气养阴，活血通络。

【主治】2型糖尿病。

【临床应用】每日1剂。先用冷水浸泡药物20分钟，沸后文火煎30分钟；复煎，取两次煎液混匀后分早、中、晚3次温服。加减：阴虚燥热甚去苍术，加白芙、麦冬；气虚甚加党参、白术；肾虚甚加二至丸；痰浊甚加半夏、川贝母；湿甚加薏苡仁。观察组125例，显效92例，有效25例，无效8例，显效率73.6%，总有效率93.6%。

【出处】《广西中医药》，2000，23（4）：25。

302. 自拟方

【组成】黄芪30g，太子参30g，山药15g，葛根20g，麦冬15g，天花粉15g，泽泻10g。

【功效】益气养阴。

【主治】2型糖尿病。

【临床应用】水煎服，每日1剂，1个月为1个疗程。

【出处】《糖尿病（消渴病）中医诊治荟萃》。

303. 自拟花葛降糖汤

【组成】黄芪30g，葛根、天花粉各25g，生地黄、太子参、山药各20g，玄参、麦冬、丹参各15g。

【功效】益气养阴，健脾活血。

【主治】2型糖尿病属气阴两虚型。

【临床应用】水煎服，每日1剂。

【出处】《糖尿病（消渴病）中医诊治荟萃》。

304. 经验方

【组成】人参、天花粉、黄芪、麦冬、葛根、五味子、乌梅、瓜蒌、檀香、枸杞子叶。

【功效】益气养阴，生津止渴。

【主治】气阴两虚型糖尿病。症见口干喜饮，气短懒言，自汗盗汗，心悸失眠，腰腿酸痛，尿道灼热，舌红暗，苔薄白，脉弦细。

【临床应用】每次6粒，每日3次。

【出处】《中国临床医生》，1999，27（9）：41。

305. 经验方

【组成】黄芪、太子参、葛根、生地黄、山茱萸、山药、三七、山楂、黄连、黄芩、枸杞子、丹参等。

【功效】益气养阴，活血清热。

【主治】2型糖尿病。

【临床应用】每片含生药0.3g。

【出处】《中国中医药科技》，1999，6（1）：45。

306. 自拟降糖方

【组成】黄芪20g，山药20g，葛根30g，麦冬20g，生地黄15g，天花粉15g，地骨皮15g，黄连5g，丹参15g。

【功效】益气养阴清热。

【主治】2型糖尿病。

【临床应用】水煎服，每日1剂。

【出处】《广西中医药》，2000，23（2）：2。

307. 经验方

【组成】黄芪、太子参、山药、麦冬、葛根、地骨皮、山茱萸、枸杞子、丹参、生地黄、三七。

【功效】益气养阴，活血通络。

【主治】2型糖尿病。

【临床应用】气阴两虚者加白术、沙参、何首乌等；肺热津伤加黄芩、黄连、知母等；肺胃热盛加黄芩、生石膏、玉竹等；阴阳两虚加肉桂、仙灵脾；兼血瘀加桃仁、红花等。水煎服，每日1剂，早晚2次温服。

【出处】《中医药学报》，1999，（2）：20。

308. 经验方

【组成】黄芪、黄连、黄精、山茱萸、桑白皮、丹参、益母草等。

【功效】益气养阴，清热活血。

【主治】糖尿病血管并发症。口渴、多饮、乏力，心胸疼痛，下肢痛或足趾紫暗，头晕头痛，目暗昏花，唇舌紫暗等。

【临床应用】渗滤法提取药膏，烘干后粉碎，用黄连粉适量用作赋型剂装胶囊，每粒重0.33g，约含生药2.5g。

【出处】《中国中医药科技》，1999，6（6）：361。

309. 经验方

【组成】人参、玉竹各150g，益母草、桑叶各300g，仙灵脾200g，黄柏120g。

【功效】益气养阴，清热活血。

【主治】糖尿病。

【临床应用】制成1000片，每片含生药1.22g，每次5片，每日3次，早、中、晚餐前半小时口服。

【出处】《中国中西医结合杂志》，1999，19（2）：91。

310. 经验方

【组成】连翘30g，生黄芪40g，玄参25g，天花粉25g，栀子15g，黄芩15g，生甘草10g，忍冬藤50g，丹参20g，乳香8g，没药8g。

【功效】清热解毒，益气滋阴活血。

【主治】消渴合并疮疡者。

【临床应用】每日1剂，水煎服。临证可加用败酱草、野菊花、蒲公英、紫花地丁。本方出于马骥（1913—1991）老中医，为其治消渴合并疮疡之经验方，效果良好。其临证十分强调非药物疗法，并将“调畅情志，节肥甘饮食，戒除烟酒，适当运动”作为治疗消渴的基本原则。

【出处】经验方。

311. 经验方

【组成】西洋参、生地黄、玄参、麦冬、天花粉、枸杞子、黄芩、黄连、黄柏、牡丹皮、知母、泽泻、胆汁。

【功效】益气养阴清热。

【主治】阴虚热盛型消渴，口渴多饮，消谷易饥，尿多而甜，形体渐见消瘦，大便干燥，尿频量多，舌红少津，苔黄脉滑数或脉弦细数。

【临床应用】汤剂：每日1剂，水煎服，取汁400mL，早晚空腹分服；胶囊：每日3次，每次4粒，早、中、晚餐前半小时服用。

【出处】《中医药学报》，1999，（1）：22。

312. 经验方

【组成】太子参30g，黄芪50g，白术15g，茯苓15g，佩兰15g，陈皮15g，山药30g，薏苡仁

30g，苍术 15g，玄参 15g，麦冬 30g，甘草 10g。

【功效】益气养阴。

【主治】2 型糖尿病气阴耗伤型，疲乏，胸闷，纳差，口干，咽干，不思饮水，尿量无明显增多，大便正常，舌淡边有齿痕，苔白微腻，脉细。

【临床应用】水煎服。

【出处】《四川中医》，1999，17（1）：1。

313. 益气养阴方

【组成】生黄芪 15g，黄精 15g，太子参 15g，麦冬 10g，五味子 10g，生地黄 15g，玄参 15g，葛根 15g，天花粉 15g。

【功效】益气养阴。

【主治】糖尿病证属气阴两虚者，典型的多饮、多尿、多食症状不明显，口干咽干，神疲乏力，腰膝酸软，心悸气短，舌体胖或有齿印，苔白，脉沉细。

【临床应用】水煎服，每日 1 剂，分 2 次服。

【出处】《中国糖尿病防治特色》。

314. 经验方

【组成】生黄芪 20g，当归 10g，党参 15g，土茯苓 30g，土贝母 20g，黄柏 10g，生薏苡仁 15g，天花粉 15g，皂角刺 6g。

【功效】益气养血，利湿解毒。

【主治】气血亏虚，湿毒内蕴型糖尿病。

【临床应用】水煎服，每日 1 剂。

【出处】《中国中西医结合杂志》，1999，19（9）：521。

315. 经验方

【组成】党参 20g，麦冬 15g，五味子 8g，生地黄 20g。

【功效】益气养阴清热。

【主治】气阴两虚或阴虚热盛型糖尿病。

【临床应用】每次 10mL，每日 3 次。

【出处】《四川中医》，1999，17（9）：28。

316. 经验方

【组成】人参 10g，丹参 30g，玄参 30g，生石膏 50g，苍术 12g，山药 30g，黄精 24g，金银花 20g，天花粉 30g，鸡内金 30g，知母 20g，泽泻 20g，葛根 30g，焦山楂 24g。

【功效】滋阴降火，生津止渴，益气健脾，活血化瘀。

【主治】2 型糖尿病。

【临床应用】每日 1 剂，水煎 2 次，取汁 500mL，早晚 2 次温服。

【出处】《中国中医药科技》，1999，6（3）：178。

317. 益气养阴活血方

【组成】生黄芪 15g，太子参 15g，麦冬 10g，五味子 10g，丹参 30g，佛手 10g，香橼 10g，瓜蒌 15g，熟地黄 10g。

【功效】益气养阴，活血通络。

【主治】糖尿病证属气阴两虚，络脉瘀滞者。症见口干乏力，心悸气短，胸闷或胸疼，大便干结，舌胖质暗，舌下静脉紫暗怒张，脉沉细。

【临床应用】水煎服，每日 1 剂，分 2 次服。

【出处】《中国糖尿病防治特色》。

318. 消渴（无糖）冲剂

【组成】黄芪 30g，山药 30g，生地黄 15g，玄参 20g，麦冬 15g，天花粉 30g，赤芍 15g 等。

【功效】益气养阴，生津止渴。

【主治】糖尿病。症见口渴多饮、消善饥、尿多，乏力，自汗盗汗，五心烦热，便秘，心悸，失眠。

【临床应用】每次 15g，每日 3 次，餐前口服。疗程为 3 个月。治疗效果：69 例中，显效 29 例，占 42.03%；有效 36 例，占 52.17%；无效 4 例，占 5.8%；总有效率为 94.2%。

【出处】《甘肃中医》，1999，12（1）：26～28。

319. 经验方

【组成】黄芪 30g，五味子、知母、黄连各 10g，玉竹、白术、麦冬、枸杞子各 15g，山药、丹参、葛根各 20g。

【功效】益气养阴，活血。

【主治】2 型糖尿病。症见口渴，多饮、多食、多尿，消瘦、乏力，无严重心、脑、肾合并症及糖尿病急性并发症者。

【临床应用】气虚者重者加西洋参；燥热明显加玄参、地骨皮；胸痹、眩晕者加桂枝、瓜蒌、天麻；失眠、心神不安者加柏子仁、夜交藤；舌下瘀斑或血脂、血流变学改变者加当归、红花、赤芎；畏寒肢冷，小便频数者加杜仲、仙灵脾等。水煎2次，分2次温服，每日1剂，3个月为1个疗程。

【出处】《四川中医》，1999，17（8）：40。

320. 经验方

【组成】生黄芪30g，玄参20g，党参20g，麦冬10g，五味子10g，生牡蛎20g，茯苓20g，黄连10g，天花粉15g，菊花10g，生地黄10g，葛根15g。

【功效】益气养阴化瘀，利湿化痰。

【主治】气阴两虚型糖尿病。口干多饮，多食善饥，食多消瘦，心悸气短，烦热便干，头晕耳鸣，肢麻软困，小便频数，舌红少苔，脉细无力。

【临床应用】若烦渴多饮，消谷善饥或大便秘结者加知母、生石膏；心悸不安者加酸枣仁、川芎；腰膝酸软加牛膝、杜仲；视物不清者加女贞子、白蒺藜；肢麻者加桃仁、丹参、昆布、红花、水蛭；头晕加石决明、天麻等。将药物文火煎2次分服，每日1剂，15天为1个疗程。

【出处】《右江民族医学院学报》，1999，21（4）：692。

321. 经验方

【组成】生地黄20g，天花粉20g，知母15g，麦冬15g，玄参20g，西洋参15g（或太子参30g），黄芪20g，黄连10g。

【功效】清热润肺，益气养阴。

【主治】气阴两虚，燥热伤肺型糖尿病，短气乏力，倦怠，口干，舌干红剥少苔，五心烦热，头昏，小便短黄，脉虚数。

【临床应用】水煎服。

【出处】《吉林中医药》，1999，（6）：3。

322. 经验方

【组成】黄芪30g，人参15g（或党参30g），石莲子15g，地骨皮20g，柴胡15g，茯苓15g，麦冬15g，玉竹20g，天花粉15g。

【功效】益气养阴。

【主治】气虚为主的糖尿病，短气乏力，疲倦懒言，口干渴不甚，舌尖红，苔薄，脉弦。

【临床应用】水煎服。

【出处】《吉林中医药》，1999，（6）：3。

323. 经验方

【组成】栝楼根30g，生地黄30g，天花粉20g，山药40g，生黄芪30g，葛根10g，丹参10g，苍耳子15g，番石榴20g，苍术10g，玄参10g，地骨皮15g，生知母15g。

【功效】清热解毒，益气活血。

【主治】2型糖尿病合并感染。

【临床应用】每日1剂，10剂1个疗程。胆系感染加金钱草、郁金、茵陈、蒲公英、连翘等；泌尿系感染加金银花、紫花地丁、黄柏、车前子、地肤子、白茅根等；肺结核加黄精、百部、白及、僵蚕等；疖肿加金银花、紫花地丁、远志、野菊花等；手足体癣加地肤子、凌霄花、白蒺藜、蛇床子、苦参、黄柏等；高热者，用三棱针散刺大椎穴5～10针，火罐吸附，使出血量达20mL以上。

【出处】《内蒙古中医药》，1999，（2）：15。

324. 经验方

【组成】黄芪30g，生地黄15g，白术15g，茯苓15g（带皮），麦冬15g，天花粉15g，丹参18g，益母草12g，玄参15g，石斛15g，蒲黄15g。

【功效】益气养阴，活血利水。

【主治】糖尿病肾病气阴两虚，水瘀互结型。

【临床应用】偏于阴虚燥热加入黄柏12g，知母12g；偏于水湿困重加泽泻15g，大腹皮15g；偏于气虚津亏加入葛根12g，山药12g。

【出处】《吉林中医药》，1999，（3）：37。

325. 经验方

【组成】黄芪、黄精、生地黄、沙参、山药、牡丹皮、葛根、墨旱莲、丹参、地骨皮等。

【功效】益气养阴，降血糖，改善血脂、血凝。

【主治】2型糖尿病。

【临床应用】加工制成胶囊，每粒含药粉0.5g（相当于生药4g），每次服5粒，每日3次。

【出处】《河北中医》，1999，21（2）：79。

326. 经验方

【组成】人参6g，黄芪20g，山茱萸12g，金樱子30g，五味子30g，白芍20g，山药30g，黄精 30g。

【功效】益气养阴。

【主治】糖尿病。

【临床应用】若偏上消者加桑叶、番石榴、玉竹；偏中消者加葛根、山楂、乌梅；偏下消者加地黄、五倍子、木瓜。1 个月为 1 个疗程。

【出处】《宁夏医学杂志》，1999，21（4）：238。

327. 芪麦汤

【组成】黄芪 30g，麦冬、怀牛膝、蒲公英各 12g，半夏 10g，黄连 6g。

【功效】益气养阴为主，佐以活血化瘀，燥湿化痰，清热解毒。

【主治】2 型糖尿病。

【临床应用】每日 1 剂，60 天为 1 个疗程。连续服用 2 个疗程。芪麦汤可改善糖尿病患者临床症状，降低血糖，可较快降低外周糖化血红蛋白水平。共治疗 43 例，显效 31 例，有效 7 例，无效 5 例，有效率 88.4%。

【出处】《甘肃中医》，1999，12（5）：1–2。

328. 经验方

【组成】生黄芪 30g，党参 10g，麦冬 10g，怀山药 18g，五味子 10g，玄参 12g，乌梅肉 4.5g，绿豆衣 12g，天花粉 12g，山茱萸 12g，桑螵蛸 10g，远志 10g，何首乌 15g，茯苓 10g，生地黄 12g。

【功效】益气养阴，补益心脾。

【主治】消渴，气阴两亏、精血不足、三消俱备者。症见烦渴引饮，小便频数，多食善饥，日渐消瘦，身倦乏力，头晕心悸，多梦纷纭。

【临床应用】每日 1 剂，水煎服。

【出处】《施今墨临床经验集》。

329. 经验方

【组成】太子参、玄参、生地黄、白芍、山楂各 15g，黄精 20g，柴胡 6g，丹参 30g，枳壳、桃仁、水红花子、五味子各 10g。

【功效】益气养阴，疏肝化瘀。

【主治】糖尿病气阴两伤，肝郁血瘀，除糖尿病基本症状外，形体肥胖，胁腹胀满，口唇舌暗，脉弦滑。

【临床应用】水煎服，每日 1 剂，。

【出处】《中医杂志》，1992，（4）：24。

330. 经验方

【组成】猪胰 1 个，玉米须 30g，生山药 15g，黄芪 15g。

【功效】益气养阴。

【主治】糖尿病。

【临床应用】先将猪胰切成薄片，再与余药共用水煎服药液，并分 2 次食猪胰片。

【出处】《福建民间验方》。

331. 经验方

【组成】黄芪 15g，天花粉 25g，生地黄 25g，棕树果 10g。

【功效】益气养阴。

【主治】糖尿病。

【临床应用】水煎服。

【出处】《湖南民间验方》。

332. 经验方

【组成】白梅花 5g，莲子心 5g，甘草 3g，人参须 10g。

【功效】清热益气生津。

【主治】糖尿病。

【临床应用】水煎服。

【出处】《湖南民间验方》。

333. 经验方

【组成】水葱 2g，玉米须 12g，黄芪 12g，山药 15g。

【功效】益气养阴。

【主治】糖尿病。

【临床应用】水煎服。

【出处】《北京民间验方》。

334. 经验方

【组成】黄芪 60g，熟地黄 25g，天花粉 30g，黄连 8g，五味子 15g，甘草 6g，玉米须适量。

【功效】益气养阴，清热生津。

【主治】糖尿病。

【临床应用】水煎服。

【出处】《贵州民间验方》。

335. 经验方

【组成】黄芪 15g，生地黄 15g，桑寄生 15g，白术 12g，五味子 9g，玉米须 30g。

【功效】益气养阴。

【主治】糖尿病。

【临床应用】水煎服。

【出处】《北京民间验方》。

336. 经验方

【组成】黄芪 30g，玄参 20g，丹参 20g，五味子 10g，豌豆 15g。

【功效】益气养阴，生津止渴。

【主治】糖尿病。腹泻，尿多，口渴，四肢麻木。

【临床应用】上药前 4 味，煎 30 分钟，取煎液煮豌豆，熟后加适量莜面或荞面，调糊服食。每日 1 剂，分 2 次服。

【出处】《验方》。

337. 经验方

【组成】莲房 9g，葛根 9g，枇杷叶 9g（去毛），甘草 9g，天花粉 9g，黄芪 9g。

【功效】益气养阴。

【主治】糖尿病。

【临床应用】水煎服。

【出处】《陕西民间验方》。

338. 经验方

【组成】人参 3g，生地黄 12g，天冬 8g，山茱萸 6g，枸杞子 3g。

【功效】益气养阴。

【主治】糖尿病。

【临床应用】水煎服。

【出处】《陕西民间验方》。

339. 经验方

【组成】灵芝 15g，黄精 15g，黄芪 18g，猪蹄筋 100g。

【功效】益气补血，补益精髓。

【主治】糖尿病证属气血两虚，精髓亏虚者。症见神疲乏力，面色少华，心烦多饮，腰膝酸软。

【临床应用】将灵芝、蹄筋切片，与黄精、黄芪共置锅内，炖至蹄筋烂熟为度，除去药渣，放入佐料，饮汤吃蹄筋。

【出处】《验方》。

340. 经验方

【组成】地骨皮 15g，生黄芪 20g，生地黄 15g，山药 15g，淡竹叶 5g。

【功效】益气养阴，清热利水。

【主治】糖尿病证属心阴不足，阴虚内热者。症见心烦口渴，夜寐不宁，或见心悸，小便不利，舌边红尖，脉细数。

【临床应用】每日 1 剂，水煎分 2 次服。

【出处】《验方》。

341. 经验方

【组成】生黄芪、黄精、丹参、怀山药、玄参、生山楂各 30g，天花粉、鸡内金各 15g，黄连 5g，大黄 3g。

【功效】益气养阴活血。

【主治】糖尿病。

【临床应用】腰膝酸痛者加桑寄生 20g，沙苑子 20g；头目眩晕者加枸杞子 20g，菊花 10g；两目昏花者加菊花 10g，谷精草 15g；胸闷心悸者加降香 10g，全瓜蒌 30g；心律不齐者加泽泻 30g，炙甘草 30g；失眠多梦者加炒酸枣仁 30g，远志 10g；湿重脘痛者加苍术 20g，豆蔻 10g。

【出处】《实用中医药杂志》，1999，15（10）：8。

342. 降糖基本方

【组成】苍术 15～30g，玄参 15～30g，黄芪 30～60g，山药 10g，党参 10～15g，麦冬 10g，五味子 10～15g，生地黄、熟地黄各 15g，茯苓 10～20g，生牡蛎 30g；或苍术 15g，玄参 15～30g，山药 10g，黄芪 30～60g，丹参 15～30g，葛根 15～30g。

【功效】益气养阴，活血化湿。

【主治】2 型糖尿病。

【临床应用】阴虚热盛型、气阴两虚型、阴阳两虚型及其兼症，以上两方为基础随症加减。

【出处】《实用医学杂志》，1999，15（4）：331。

343. 经验方

【组成】生黄芪 30g，玉竹 15g，茯苓 15g，麦冬 12g，玄参 15g，熟地黄 20g，山茱萸 20g，山药 20g，黄精 20g，天花粉 30g，桑椹 15g，黄柏 12g，黄连 9g。

【功效】养阴清热，益气生津。

【主治】2 型糖尿病。

【临床应用】加减：肺胃热盛者加石膏、知母；烦渴不止，小便频数者加五味子、芡实、葛根；心肝火旺加栀子，茯神；气阴两虚加党参、石斛；肝肾亏虚加枸杞子、菊花、制何首乌；血瘀明显加丹参、红花、桃仁。

【出处】《中医研究》，1999，12（5）：52。

344. 消糖 I 号

【组成】黄芪 15g，生地黄 15g，沙参 15g，天花粉 20g，荔枝核 20g，丹参 10g，牡丹皮 10g，覆盆子 15g，桑螵蛸 10g。

【功效】益气养阴。

【主治】2 型糖尿病。

【临床应用】水煎，每日 1 剂，分 3 服。15 天为 1 个疗程，连服 2～4 疗程。加减：便秘加玄参 10g，枳实 10g；泄泻加山药 30g，莲子 10g；口渴甚加知母 10g，生石膏 15g；饥饿甚加生大黄 6g；尿频加仙灵脾 6g。有神经病变者加伸筋草 10g，延胡索 10g，煅瓦楞子 15g，并可酌情给予口服血竭粉 0.5g；有视网膜病变者及白内障者加蝉蜕 10g，枸杞子 15g，菊花 6g；有肾功能损害者加益母草 10g，薏苡仁 20g，仙灵脾 10g。

【出处】《云南中医中药杂志》，1999，20（6）：16。

345. 经验方

【组成】黄芪、太子参、生地黄、山药、山茱萸、石膏、天花粉、石斛、苍术、红花、川芎、丹参。

【功效】益气养阴，兼以活血。

【主治】2 型糖尿病。

【临床应用】水煎服，每日 1 剂。

【出处】《云南中医中药杂志》，1999，20（6）：36。

346. 经验方

【组成】生黄芪 60g，桃仁 10g，红花 8g，当归 12g，赤芍 15g，川芎 15g，地龙 10g，水蛭 9g，黄连 4.5g。

【功效】益气活血。

【主治】2 型糖尿病证属气虚血瘀者。

【临床应用】水煎服，每日 1 剂。

【出处】《上海铁道大学学报》，1999，20（11）：41。

347. 经验方

【组成】人参 9g，黄芪 18～60g，生地黄 10～15g，葛根 30g，丹参 15～30g，水蛭 3～6g（冲服）、黄连 6～12g。

【功效】益气养阴，活血化瘀。

【主治】2 型糖尿病。

【临床应用】水煎服，每日 1 剂。

【出处】《中国中医药信息杂志》，1999，6（2）：48。

348. 二黄二参汤

【组成】黄芪 30g，黄精 20g，黄连 10g，人参 10g，丹参 30g，生地黄 20g，石膏 20g，川芎 12g，仙灵脾 12g，枸杞子 12g，桔梗 10g，地骨皮 12g。

【功效】益气养阴。

【主治】2 型糖尿病。

【临床应用】水煎服，每日 1 剂。

【出处】《泰山医学院学报》，1999，20（3）：275。

349. 消渴胶囊

【组成】黄芪 80g，太子参 40g，人参 40g，天花粉 40g，石斛 40g，山药 40g，生石膏 30g，泽兰 40g，丹参 40g，川芎 40g，水蛭 15g。

【功效】益气养阴，活血化瘀。

【主治】消渴。

【临床应用】上药按比例配成胶囊，每次 6 粒，每日 3 次。

【出处】《中医研究》，1999，12（3）：35。

350. 经验方

【组成】生地黄 2 份，黄精 2 份，泽泻 1 份，黄连 1 份，人参 1 份，黄芪 2 份，地骨皮 1 份。

【功效】益气养阴。

【主治】糖尿病气阴两虚者。

【临床应用】共研细粉，每服 5g，每日 3 次，开水送服，1 个月为 1 个疗程。共治疗 48 例，好转 29 例，无效 19 例。

【出处】《中医杂志》，1985，(12)：40。

351. 降糖消渴汤

【组成】生黄芪 50g，天花粉 20g，麦冬 30g，生地黄 15g，茯苓 15g，山药 20g，佩兰 15g，桑螵蛸 10g，五味子 10g，泽兰 20g。

【功效】益气养阴清热。

【主治】2 型糖尿病。

【临床应用】水煎服，每日 1 剂。

【出处】《中国中医药信息杂志》，1999，6（3）：60。

352. 经验方

【组成】西洋参 10g，沙参 18g，丹参 30g，黄连 6g，玄参 15g，生牡蛎 30g，栝楼根 30g，赤芍 12g，山茱萸 10g，熟地黄 10g。

【功效】益气养阴，清热活血。

【主治】2 型糖尿病。

【临床应用】水煎服，每日 1 剂。

【出处】《河南中医》，1999，19（5）：3。

353. 上消方

【组成】生石膏 120 ~ 150g，知母 20g，党参 20g，天花粉 30g，黄芩 20g，生地黄 30g，麦冬 30g，山药 30g。

【功效】清热滋阴兼以补气。

【主治】上消证。

【临床应用】水煎服，每日 1 剂，分 2 次服。

【出处】《四川中医》，1997，15（9）：33。

354. 经验方

【组成】生石膏 50 ~ 80g，知母 20g，山茱萸 20g，党参 20g，白术 20g，茯苓 20g，龙骨 50g，牡蛎 50g，山药 30g，五味子 10g。

【功效】清热滋阴兼以补气。

【主治】下消证。

【临床应用】水煎服，每日 1 剂，分 2 次服。

【出处】《四川中医》，1997，19（9）：33。

355. 中消方

【组成】黄芪 20g，麦冬 20g，知母 20g，生石膏 90 ~ 120g，牡丹皮 20g，牛膝 20g，决明子 30g，大黄 15g，番泻叶 8 ~ 12g。

【功效】益气滋阴，清热通便。

【主治】中消证。

【临床应用】水煎服，每日 1 剂，分 2 次服，大便通调大黄，番泻叶减量。

【出处】《四川中医》，1997，15（9）：33。

356. 益气养阴活血汤

【组成】人参 6g，生黄芪 20g，黄精 18g，山药 30g，山茱萸 15g，天花粉 18g，当归 20g，丹参 18g，红花 12g，三七 3g。

【功效】益气养阴，滋肾活血。

【主治】糖尿病。

【临床应用】每日 1 剂，早晚分服。其中人参、三七可另煎、久煎。1 个月为 1 个疗程，疗程间可停服 1 ~ 2 天。口渴、多饮明显者，加石斛 18g，麦冬 15g；多食、易饥者加黄连 15g，知母 10g；大便秘结者，加火麻仁 20g；尿混浊者加金樱子 15g，龙骨 30g；有形寒肢冷者加仙灵脾 10g，菟丝子 15g；腰膝酸软者，加杜仲 20g，怀牛膝 18g。经 1 ~ 6 个疗程治疗，临床治愈 23 例，显效 4 例，有效 2 例，无效 1 例，总有效率 96.67%。

【出处】《糖尿病（消渴病）中医诊治荟萃》。

357. 自拟 1 号方

【组成】生黄芪 30g，玄参 30g，五味子 10g，茯苓 10g，山药 10g，香附 10g，熟地黄 15g，当归 20g，丹参 10g，泽泻 10g，天花粉 30g，补骨脂 10g。

【功效】益气养阴，健脾补肾。

【主治】糖尿病早期，“三多”症状明显，脾肾两虚程度较轻者。

【临床应用】水煎服，每日 1 剂，渴饮程度重加蛤粉 30g，口中少津加玉竹 15g。

【出处】《糖尿病（消渴病）中医诊治荟萃》。

358. 自拟 2 号方

【组成】黄芪 15g，山药 15g，益智仁 15g，黄精 15g，莱菔子 10g，木香 9g。

【功效】益气健脾补肾。

【主治】糖尿病早期服 I 号方后，症状控制，脾肾虚损症状仍在者。

【临床应用】水煎服，每日 1 剂，遗精加知母、黄柏各10g；眼干加白蒺藜15g，决明子15g，菊花10g。

【出处】《糖尿病（消渴病）中医诊治荟萃》。

359. 自拟Ⅲ号方

【组成】丹参10g，木香10g，当归10g，赤芍10g，熟地黄15g，生地黄10g，郁金10g，泽泻10g，沙参15g。

【功效】养血活血，滋肾健脾。

【主治】糖尿病中期，脾肾虚损较重，心肝受损且出现并发症者。

【临床应用】水煎服，每日1剂，胁痛加茜根、泽兰各10g，甚者加延胡索；失眠健忘加女贞子10g，夜交藤20g；阳痿加仙灵脾15g，阳起石30g。

【出处】《糖尿病（消渴病）中医诊治荟萃》。

360. 自拟Ⅳ号方

【组成】川芎15g，当归10g，黄芪30g，白术10g，益母草10g，石斛10g，黄精15g，牛膝15g，益智仁15g，远志20g，石菖蒲10g。

【功效】养血活血，益气健脾，滋肾养心。

【主治】糖尿病日久，伴心、脑、眼及神经并发症者。

【临床应用】水煎服，每日1剂，多梦加白薇、合欢皮各15g，脉结代加桂枝20g。

【出处】《糖尿病（消渴病）中医诊治荟萃》。

361. 自拟Ⅴ号方

【组成】黄芪30g，白术15g，茯苓10g，芡实10g，五味子10g，当归10g，赤芍10g，白茅根10g，龙骨20g，牡蛎20g，桑螵蛸15g，川芎10g。

【功效】益气健脾，补肾活血。

【主治】糖尿病后期，脾肾虚寒，见浮肿，蛋白尿以致肾衰者。

【临床应用】水煎服，每日1剂。尿淋沥或夜频多加生白果、补骨脂各10g。

【出处】《糖尿病（消渴病）中医诊治荟萃》。

362. 益肾活血方

【组成】黄芪20～30g，党参15g，山茱萸15g，山药12g，何首乌12g，枸杞子12g，麦冬9g，天花粉30g，当归12g，赤芍12g，红花9g，丹参30g，生地黄20g，泽泻12g，牡丹皮12g。

【功效】补肾益气，活血化瘀。

【主治】消渴证属气虚血瘀者。症见神疲乏力，腰膝酸软，肢体麻木，针刺样疼痛，舌暗红有瘀点，舌底静脉曲张。

【临床应用】本方共治疗82例，显效34例，有效35例，无效13例，有效率84.2%。本方能改善患者甲皱微循环障碍，并可改善高黏状态。

【出处】《河北中医》，1994，16（6）：45。

363. 经验方

【组成】当归、川芎、白芍、熟地黄、黄芪、党参、茯苓。

【功效】益气补血。

【主治】糖尿病气血虚弱者。

【临床应用】每日1剂，水煎服。

【出处】《成都中医学院学报》，1994，（4）：1。

364. 经验方

【组成】人参、生地黄、天花粉、生猪胰子、知母。

【功效】益气养阴，生津止渴。

【主治】糖尿病，气阴两虚者。

【临床应用】水煎服，每日1剂。

【出处】《成都中医学院学报》，1994，（4）：1。

365. 渴益散胶囊

【组成】人参、黄芪、菟丝子、枸杞子、生地黄、玄参、黄连、益母草。

【功效】滋阴益气，泻火解毒。

【主治】2型糖尿病及并发症。症见乏力倦怠，自汗盗汗，气短懒言，口渴喜饮，五心烦热，心悸失眠，溲赤便秘，舌红少津，舌体胖大，苔薄，脉弦细或弦数。

【临床应用】本方治疗10例，显效2例，有效6例，无效2例，总有效率80%。

【出处】《河北中医》，1994，16（6）：48。

366. 经验方

【组成】生黄芪、生地黄、苍术、玄参、葛根、丹参。

【功效】益气养阴，活血降糖。

【主治】糖尿病气阴两虚兼血瘀型。症见“三多”症状明显或间断出现，血尿糖高，四肢乏力，形体肥胖，舌质红或淡红，舌下脉络紫，苔薄白或薄黄，脉细无力或细数。

【临床应用】每日1剂，水煎服。

【出处】《国医论坛》，1994，(1)：26。

367. 经验方

【组成】人参、山药、知母、枸杞子、黄芪。

【功效】补益气血，生津止渴，益智安神。

【主治】适用于气阴两虚糖尿病患者。

【临床应用】每日1剂，水煎服。

【出处】《山东中医杂志》，1994，(2)：37。

368. 消渴灵

【组成】生地黄75g，知母75g，黄芪50g，山药30g，鸡内金30g，三棱15g，莪术15g，肉桂5g，红花5g，黄连25g。

【功效】补肾健脾，活血化瘀。

【主治】2型糖尿病无严重心脑肾并发症及酮症者。

【临床应用】上方备齐，研末过筛装2号胶囊，每次服6~8粒，每日3次口服。本方治疗64例，治愈32例(50%)，好转24例，无效8例，总有效率87.5%。临床应用前后血糖、血脂，尿糖有显著性差异；对球结膜微循环观察有加快血运速度，减轻红细胞聚集作用；动物试验对血浆比黏度及全血比黏度也有降低作用。

【出处】《新中医》，1994，26（1）：26。

369. 经验方

【组成】生石膏100g，党参50g，麦冬20g，五味子60g，知母、甘草各10g。

【功效】益气养阴。

【主治】糖尿病气阴两虚者。

【临床应用】水煎服，每日1剂。

【出处】《四川中医》，1993，(7)：28。

370. 降糖散

【组成】黄连0.5g，人参0.5g，枸杞子5g，黄精4g，黄芪5g。

【功效】益气降糖。

【主治】2型糖尿病及并发症。

【临床应用】本方治疗30例患者，降血糖总有效率86.7%。临床观察及动物证实黄连素具有促进胰岛β细胞再生及功能恢复作用；黄精、人参、枸杞子、黄芪有降血糖降血脂作用；黄精、黄芪、枸杞子有降血压作用。

【出处】《中国中西医结合杂志》，1994，14（11）：650。

371. 经验方

【组成】绞股蓝、天花粉、葛根、焦山楂、玄参各15g，丹参20g，黄芪、白茅根各30g，苍术10g。

【功效】益气生津，活血降糖。

【主治】2型糖尿病。

【临床应用】治疗32例，显效28例（症状基本消失，空腹血糖降至＜7.2mmol/L，餐后2小时血糖＜8.3mmol/L，24小时尿糖定量10g），有效4例，半年后复查未见复发。

【出处】《实用中医药杂志》，1994，(6)：16。

372. 消渴降糖丹1号

【组成】女贞子、黄精、葛根、人参、丹参、玄参、龙眼肉、黄芪、五味子、怀山药。

【功效】滋阴补肾，益气活血。

【主治】消渴证属气阴两虚型。症见口渴喜饮，倦怠乏力，五心烦热，心悸失眠，自汗盗汗，气短懒言，溲黄便干，舌质暗红，舌体胖或有齿痕，苔剥或薄，脉细数或弦细者。

【临床应用】本方治疗232例，显效118例（51%），有效93例（40%），无效21例（9%），总有效率91%。

【出处】《北京中医杂志》，1994，(1)：50。

373. 经验方

【组成】人参、天冬各10g，生石膏15g，山药30g，枸杞子10g，玄参30g，柴胡15g，丹参10g，泽泻9g。

【功效】益气养阴。

【主治】糖尿病证属气阴两虚者。

【临床应用】每日1剂，水煎服。

【出处】《中医药研究》，1993，(3)：22。

374. 加味玉液汤

【组成】黄精 30g，生黄芪 30g，葛根 30g，天花粉 30g，生地黄 20g，肉苁蓉 15g，五味子 15g，鸡血藤 15g，山楂 15g。

【功效】益气养阴，补肾涩精，生津止渴。

【主治】2 型糖尿病及其并发症属肾阴虚，肺胃燥热者。症见多饮多食多尿，体重减轻，腰膝酸软乏力，目干，五心烦热，自汗盗汗，小便频数，下肢肢肿，舌淡红少津，脉沉细数。

【临床应用】腰膝酸软加枸杞子 15g，巴戟天 15g；肢体无力者加苍术、白术各 15g；目干目糊加菊花 15g，枸杞子 15g；五心烦热盗汗自汗加牡丹皮 10g，地骨皮 15g；下肢轻度浮肿者加泽泻 20g，茯苓 15g。本方具有较好的降低血糖及 24 小时尿糖定量作用，且能明显降低血脂。临床治疗 48例，愈22例，显效19例，好转2例，无效2例。总有效率 95.98%。

【出处】《山东中医杂志》，1994，13（12）：550。

375. 益气养阴活血方

【组成】人参、黄芪、黄连、玄参、麦冬、葛根、丹参、赤芍。

【功效】益气养阴，活血化瘀。

【主治】2 型糖尿病合并血管病变证属气阴两虚，瘀血内停者。

【临床应用】共治疗 29 例，总有效率 77.6%。本方可明显降低血糖水平，降低全血比黏度（高切、低切）、血浆比黏度、红细胞聚集指数、纤维蛋白原，缩短血小板电泳时间，降低血清甘油三酯，提高高密度脂蛋白，降低低密度脂蛋白。

【出处】《实用中医内科杂志》，1995，9（2）：9–10。

376. 芪皮汤

【组成】生黄芪、生地黄、山药、地骨皮、葛根、丹参、白术、黄精。

【功效】益气养阴活血。

【主治】2 型糖尿病证属气阴两虚兼血瘀证者。

【临床应用】多食加生石膏、知母；多饮加乌梅、百合、沙参；多尿加桑螵蛸、益智仁、芡实；血瘀加当归、川芎。

【出处】《南京中医药大学学报》，1995，11（4）：47。

377. 益气养阴活血汤

【组成】生黄芪、玄参、丹参、生牡蛎各 30g，山药、党参、麦冬、五味子各 10g，苍术、生地黄、熟地黄、葛根、茯苓各 15g。

【功效】益气养阴活血。

【主治】2 型糖尿病证属气阴两虚血瘀证者。

【临床应用】合并冠心病者加红花、羌活、川芎各 10g，赤芍、菊花各 15g；合并脑血管病半身不遂又兼高血压者，合血府逐瘀汤加减；血压不高加补阳还五汤加减；合并末梢神经炎者加鸡血藤、海风藤、钩藤各 15g，威灵仙 10g。共治疗 22 例，显效 11 例，有效 9 例，无效 2 例，总有效率 90.88%。

【出处】《新中医》，1995，27（5）：17。

378. 参芪温胆汤

【组成】黄芪、党参、茯苓各 15g，半夏、陈皮、枳实各 9g，苍术、竹茹各 12g，麦冬、生山药各 20g，鸡血藤、丹参、天花粉各 30g。

【功效】益气化痰，活血通络。

【主治】老年糖尿病及合并症，证属气虚痰瘀阻络者。症见形体肥胖，头晕，全身乏力，自汗出，阳痿，小便频多，舌体胖，舌质暗，苔薄白，脉弦无力。

【临床应用】水煎服，每日 1 剂。

【出处】《山东中医杂志》，1995，14（4）：152。

379. 益气养阴活血汤

【组成】黄芪、山药、丹参各 30g，太子参、枸杞子、生地黄、葛根、天花粉各 15g，麦冬 20g，五味子 9g，黄连 6～9g，红花 12g。

【功效】益气养阴，活血清热。

【主治】老年糖尿病证属气阴两虚夹瘀热者。症见病程长，口干乏力，多汗，大便干结，舌质暗，脉弦细。

【临床应用】口渴甚加生石膏 30g，知母 10g；大便干结加瓜蒌仁 20g，肉苁蓉 15g；并发冠心病加瓜蒌仁 15g；桃仁 12g，薤白 10g；并发周围神经病变加僵蚕、土鳖虫各 10g；合并脑血管病变者加地龙、天麻各 12g；肾病加益母草、茯苓各

30g；视物模糊加菊花 10g，决明子 15g；高血压加服牛黄降压丸。共治疗 50 例，显效 19 例，有效 26 例，无效 5 例，总有效率 90%。本方中所含药物均有不同程度的降血糖作用，部分药物还有降脂、降低血黏度和抑制血小板聚集作用。胰岛素释放实验表明，本方可能是通过 β 细胞对糖负荷的反应性或（和）改善胰岛素外周抵抗等机制而起到降血糖作用。

【出处】《山东中医杂志》，1995，14（5）：198。

380. 益气养阴化瘀汤

【组成】生黄芪 60g，山药、天花粉、葛根各 30g，黄精、川芎、地龙各 15g，桃仁、红花、赤芍、陈皮各 10g，全蝎 3g（冲服）。

【功效】益气养阴祛瘀。

【主治】糖尿病证属气阴两虚兼瘀者。症见“三多一少”，四肢乏力，形体消瘦，全身瘙痒。

【临床应用】应用时可酌情加入玉竹、生地黄、丹参、蜈蚣等。共治疗 100 例，临床治愈 70 例，显效 19 例，有效 7 例，无效 4 例，总有效率达 96%。

【出处】《浙江中医杂志》，1995，30（2）：60。

381. 沙参麦冬汤

【组成】北沙参、丹参、麦冬、黄精、当归、玉竹、生山药、菟丝子、天花粉、地锦草、荔枝核。

【功效】益气养阴，化瘀利湿。

【主治】糖尿病证属肺胃阴虚，内生燥热者。

【临床应用】阴虚内热型加黄连、知母；气阴两虚加熟地黄、白术；阴阳两虚偏阴虚加生地黄、熟地黄；偏阳虚加附子、肉桂。共治疗 186 例，显效 106 例，有效 60 例，无效 20 例，总有效率 89.2%；症状消除或改善者 137 例，占 93.0%。

【出处】《陕西中医》，1995，16（11）：482。

382. 益气活血方

【组成】黄芪 15～30g，西洋参 6～12g（或太子参 15～30g），玄参 12～24g，葛根、山药、天花粉、丹参各 15～30g，当归、苍术、山茱萸、枸杞子、沙苑子各 9～15g。

【功效】益气养阴，活血通脉。

【主治】2 型糖尿病证属气阴两虚，气血郁滞者。症见全身乏力，头晕眼花，多饮多尿，大便干燥，舌质暗红，苔薄黄，脉细弱。

【临床应用】气虚明显加白术、茯苓、黄精；口渴明显加沙参、麦冬；烦渴多饮，热象重者加石膏、知母；小便清长而频者加桑螵蛸、益智仁；瘀血症状明显加桃仁、红花；纳差加麦芽、砂仁、鸡内金。共治疗 36 例，显效 12 例，有效 21 例，无效 3 例，总有效率 91.9%。

【出处】《湖北中医杂志》，1995，17（1）：17～18。

383. 加味三参汤

【组成】人参、丹参、鲜海参、麦冬、五味子、生地黄、山茱萸、山药、牡丹皮、茯苓、泽泻、黄精、天花粉、枸杞子、黄芪、珍珠母。

【功效】益气填精。

【主治】2 型糖尿病证属气阴两虚者。

【临床应用】共治疗 76 例，总有效率为 86.84%。

【出处】《中国中医药科技》，1995，2（2）：36。

384. 丹参生脉饮

【组成】党参、麦冬、五味子、丹参、石膏、知母。

【功效】益气养阴，活血清热。

【主治】糖尿病及其并发症属气阴两虚兼血瘀者。症见腰酸膝软，倦怠乏力，自汗盗汗，口渴喜饮，五心烦热，心悸失眠，心胸疼痛，甚则彻背，胸闷憋气，心慌气短，唇舌紫暗，或视物不清，下肢疼痛，麻木不仁，甚者青紫破溃，或雀目，下肢浮肿，小便混浊，或口眼㖞斜，半身不遂，舌红少苔，舌体胖大，脉弦细或细数。

【临床应用】共治疗 33 例，显效 13 例，好转 15 例，无效 15 例。本方有降低血糖、尿糖的作用，减轻血管壁脂类沉积及脂质浸润，防止糖尿病微血管病变。

【出处】《河南中医》，1995，15（5）：305。

385. 消渴停

【组成】人参、黄芪、天花粉、生地黄、玄参、五味子、丁香。

【功效】益气养阴清热。

【主治】糖尿病及其合并症，证属气阴两虚兼血瘀者。

【临床应用】共治疗120例，显效51例，有效54例，无效15例，总有效率达87.5%。本方可增加正常小鼠血清胰岛素含量，修复胰岛β细胞，刺激胰岛β细胞分泌胰岛素，增加糖尿病大鼠肝糖原含量。

【出处】《中医药学报》，1995，(5)：46。

386. 消渴方

【组成】黄芪40g，生地黄、石膏、麦冬、枸杞子各30g，玄参、天花粉、丹参各20g，山药25g，知母、五味子、牡丹皮各15g。

【功效】益气滋阴，清热生津。

【主治】糖尿病证属气阴两虚者。

【临床应用】共治疗42例，临床基本治愈13例，显效8例，有效17例，无效4例，总有效率90%。

【出处】《中医药信息》，1995，(6)：29。

387. 骨皮生脉汤

【组成】地骨皮50g，人参6g，麦冬45g，五味子10g。

【功效】益气养阴。

【主治】糖尿病证属气阴两伤者。症见多食，多尿，多饮，烦渴，消瘦，乏力等。

【临床应用】共治疗21例，显效12例，好转7例，无效2例，总有效率90.5%。

【出处】《安徽中医临床杂志》,1997,7(1):5。

388. 益气养阴方

【组成】西洋参5~10g(或党参20g)，五味子、泽泻、牡丹皮、苍术各10g，黄芪40~50g，天花粉、山药各20g，黄精、山茱萸、熟地黄、枸杞子各15g，茯苓12g。

【功效】益气养阴。

【主治】糖尿病及共并发症属气阴两虚者。症见身瘦乏力，嗜卧，心慌气短，口干多饮，心烦失眠，自汗盗汗，易疲劳，头晕耳鸣，尿黄便秘，舌红少苔，脉细数无力。

【临床应用】每日1剂，水煎服。

【出处】《新中医》，1995，27(3)：28。

389. 平消渴方

【组成】天花粉、葛根、生地黄、麦冬、太子参各15g，山药30g，五味子6g，山茱萸10g，甘草5g。

【功效】益气养阴。

【主治】糖尿病及其合并症，证属气阴两虚者。

【临床应用】口渴加玉米须、芦根各30g，知母15g；头痛头晕加苍耳子、白蒺藜各12g，天麻10g；血压高加生牡蛎30g，杜仲、怀牛膝各15g；身痛瘙痒加白蒺藜、白鲜皮、金银花各15g；身有溃疡者加黄芪20g，当归12g，金银花15g；周身疼痛加黄芪20g，秦艽、救必应各5g；纳呆加麦芽15g，鸡内金10g；胸闷加郁金10g，丹参12g；气虚加党参、黄芪各30g；阴虚加玄参20g，白芍15g。

【出处】《新中医》，1995，27(1)：11。

390. 加味地黄饮子

【组成】人参、泽泻、炒枳壳各9g，黄芪24g，甘草、枇杷叶各6g，生地黄24g，熟地黄12g，天冬、麦冬、石斛各15g。

【功效】益气养阴，生津止渴。

【主治】2型糖尿病及并发症属气阴两虚证。症见倦怠乏力，心悸气短，口渴欲饮，手足心热，头晕耳鸣，自汗盗汗，小便频数量多，大便秘结，舌红少津，脉细数。

【临床应用】口干口渴明显加葛根、天花粉；小便频数加益智仁、桑螵蛸；便干燥结加瓜蒌仁、郁李仁；合并视网膜病变加菊花、决明子、枸杞子；合并末梢神经炎加当归、海风藤、鸡血藤；合并皮肤感染加赤芍、紫花地丁、蒲公英、黄柏。共治疗20例，显效5例，有效11例，无效4例，总有效率80%。

【出处】《上海中医药杂志》，1995，(8)：28。

391. 消渴甘露饮

【组成】西洋参10g，生黄芪30g，丹参15g，生地黄、山药、苍术、知母、天花粉、黄连各20g，五倍子粉6g(冲服)。

【功效】益气养阴清热。

【主治】2型糖尿病证属气阴两虚者。症见“三多一少”，神疲乏力，手足心热，腰酸腿软。

【临床应用】多饮加天冬、麦冬；多食加生石膏，重用黄连；多尿加覆盆子、仙灵脾；尿中有酮体重用生地黄、黄连、黄芪，加黄芩、竹叶；伴水肿蛋白尿加泽泻、白花蛇舌草；伴末梢神经炎加鸡血藤、僵蚕；伴皮肤感染加紫花地丁、连翘；伴高血压加夏枯草、钩藤；伴发冠心病加红花、川芎；视力下降加青葙子、谷精草。共治疗30例，显效10例，有效15例，无效5例，总有效率83%。

【出处】《浙江中医杂志》，1995，30（10）：441。

392. 珍芪降糖胶囊

【组成】珍珠、黄芪、麦冬、当归、丹参、五味子、太子参、黄精。

【功效】益气养阴。

【主治】糖尿病证属气阴两虚者。症见倦怠乏力，自汗盗汗，耳鸣腰酸，气短懒言，口渴喜饮，五心烦热，心悸失眠，溲赤便秘，舌红少津，舌体胖大，苔薄或花剥，脉弦细或细数无力。

【临床应用】共治疗503例，显效437例，有效63例，无效3例，总有效率99.41%。

【出处】《上海中医药杂志》，1995，（7）：34。

393. 降糖饮

【组成】黄芪、生地黄、知母、麦冬、枸杞子、山药、五味子、玄参、山茱萸。

【功效】滋阴补肾，益气生津。

【主治】糖尿病及并发症属气阴两虚者。症见口干渴，多饮多尿，消瘦乏力，气短，自汗肢麻，心悸，舌质红苔白，脉细弦数。

【临床应用】肺热多饮加生石膏、黄芩；胃热多食者加石斛；阴虚明显加地骨皮；浮肿蛋白尿加丹参；高血压加钩藤；眼底出血加赤芍、牡丹皮；末梢神经炎加鸡血藤、忍冬藤；尿中出现酮体加黄芩、黄柏。共治疗38例，显效26例，有效8例，无效4例，总有效率89.4%。

【出处】《吉林中医药》，1995，（2）：16。

394. 育阴降糖汤

【组成】麦饭石、生石膏（先煎）各30～60g，乌梅、枸杞子各20g，天冬、僵蚕、地骨皮、菝葜各15～30g，玄参25～30g，苍术、羊带归各10～20g，鸡内金15g，玉竹20～50g。

【功效】益气养阴，润燥生津。

【主治】中老年糖尿病及并发症证属气阴两虚者。症见口渴多饮，多食多尿，形体消瘦，或并视力下降、白内障、疮疡等合并症，舌质紫暗，苔薄白，脉细数。

【临床应用】疲乏易汗出者加黄芪、黄精；大便秘结者加淡肉苁蓉或紫菀；咳嗽咽干加桑叶、桑白皮；尿多频数加桑螵蛸、山茱萸；大便溏薄加薏苡仁、白术、芡实；合并肺结核加百部、白及；寐差加柏子仁、酸枣仁；高血压加葛根、夏枯草；生疮疡加金银花、蒲公英；皮肤瘙痒加白鲜皮、地肤子；眼底出血加紫草、生地黄；合并白内障加木贼草、谷精草；血脂高加山楂、丹参；尿糖不降加乌梅、生地黄、五味子；血糖不降加石膏、知母；血酮偏高加生地黄、黄连；尿中出现酮体加生地黄、白术、茯苓。共治疗82例，治愈44例，显效33例，无效5例，总有效率93.8%。

【出处】《江西中医药》，1995，26（6）：26。

395. 加味生脉饮

【组成】沙参、熟地黄、天花粉、石膏各20g，人参25g，麦冬、山茱萸、五味子各15g，鸡内金（研末冲服）10g。

【功效】益气养阴，清热生津。

【主治】糖尿病证属气阴两虚者。

【临床应用】上消以麦冬、天花粉为君；中消以人参、石膏为君，加葛根；下消以熟地黄、山茱萸为君，去石膏、天花粉，加知母；阴阳俱虚以人参、沙参为君；气虚加黄芪；饮多重用天花粉；尿多加益智仁、桑螵蛸；食多加山药。共治疗220例，总有效率79.1%

【出处】《吉林中医药》，1995，（3）：19。

396. 经验方

【组成】黄芪30～60g，黄精30g，生地黄、熟地黄、葛根、玄参、太子参、山药各20g，知母、丹参各15g，山茱萸12g，五味子10g。

【功效】益气养阴，补肾活血。

【主治】糖尿病气阴两虚者。

【临床应用】每日1剂，水煎服，15天为1个疗程。口渴甚加天花粉、沙参、乌梅；多食善饥加黄连、牡丹皮、生石膏；便溏浮肿加泽泻、茯苓、党参；头晕目眩加菊花、白蒺藜、生龙骨、生牡蛎；畏寒肢冷加巴戟天、肉苁蓉、菟丝子；瘀血阻络加赤芍、地龙、水蛭。治疗60例，临床痊愈13例，显效27例，好转14例，无效6例，总有效率90%。

【出处】《中国乡村医生》，1995，(7)：43。

397. 经验方

【组成】生地黄、黄芪各15～30g，生山药20～60g，山茱萸、麦冬各10～20g，枸杞子、黄精、北沙参、天花粉各12～30g，太子参20～30g。

【功效】益气养阴，济肾生津。

【主治】糖尿病，气阴两虚型。

【临床应用】每日1剂，水煎服。治疗126例，显效88例，有效30例，无效8例，总有效率93.6%。

【出处】《河南中医学刊》，1995，(4)：46。

398. 经验方

【组成】人参茎叶、生黄芪、山茱萸、生地黄、麦冬、天花粉、山药、枸杞子、三七粉、山楂、黄连、大黄。

【功效】益气养阴，清热活血降糖。

【主治】糖尿病气阴两虚者。

【临床应用】每日1剂，水煎服，3个月为1个疗程。血瘀加桃仁、红花、荔枝核、益母草、鬼箭羽；痰湿加陈皮、半夏、枳壳、竹茹；兼冠心病加丹参、仙鹤草、郁金；高血压加生龙骨、生牡蛎、龙胆草、钩藤、珍珠粉；眼底病变加石斛、菊花、密蒙花；下肢血管病变加鸡血藤、葛根、僵蚕、当归；肾病加西红花、片姜黄、益母草。治疗组84例，对照组30例，用消渴丸每服10粒，每日3次。结果：两组分别缓解19例、6例，显效23例、7例，有效27例、8例，无效15例、9例，总有效率分别为82%（治疗组）、70%（对照组）。

【出处】《北京中医》，1995，(6)：20。

399. 消渴膏

【组成】阿魏、黄芪、人参、郁金、海马、海龙、乳香、没药、沉香、珍珠、鹿茸、琥珀、麝香、冰片等。

【功效】益气养阴，泻热降浊。

【主治】2型糖尿病及其并发症，属气阴两虚者。表现为气短懒言，神疲乏力，自汗盗汗，舌淡苔白少津，脉细数。

【临床应用】加减：上药除乳香、没药、人参、麝香制细粉备用外，余药分次加入芝麻油内220℃熬枯去渣，过滤后加入适量黄丹，熬至滴入成珠，不黏手为度，将砂锅离火，加入乳香、没药、麝香、人参粉搅匀，将熬成的膏药倒入冷水中浸泡24小时去火毒，再将固体膏药加热熔化后，按直径10cm大小制成膏药，每张重50g，备用。治疗时，于气海针刺后，将温热之膏贴于该穴位处，10天换药1次。

【出处】《河南中医》，1995，15（4）：215。

400. 益气养阴活血汤

【组成】黄芪、天花粉、知母、苍术、玄参、丹参、石菖蒲、黄连、石膏。

【功效】益气养阴，活血清热。

【主治】糖尿病证属气阴两伤者。

【临床应用】气虚加人参、黄芪各5~6g；阴虚加生脉散合用；阳虚加仙灵脾、枸杞子、女贞子。共治疗60例，显效8例，有效36例，无效16例，总有效率72.73%。

【出处】《河北中医》，1996，18（5）：27。

401. 降糖合剂

【组成】人参、知母、生地黄、鬼箭羽、水蛭、丹参、黄芪、黄连、石膏。

【功效】益气活血，滋阴清热。

【主治】2型糖尿病症见口渴多饮，多食善饥，溲赤便秘，倦怠乏力，气短懒言，小便清长且混浊，手足麻木等。

【临床应用】共治疗76例，显效40例，有效24例，无效12例。

【出处】《北京中医》，1996，(4)：21。

402. 益气化瘀方

【组成】党参、丹参各20g，赤芍、川芎、桃仁、红花、山药、玄参各10g，苍术10g。

【功效】益气养阴，活血化瘀。

【主治】2型糖尿病及其合并症，证属气阴两虚兼有瘀血者。症见胸闷太息，胸胁或脘腹胀满，急躁易怒，或情绪抑郁等。

【临床应用】气虚明显加黄芪60g；肝郁明显加柴胡、枳壳各10g，香附15g；阴虚明显加熟地黄15g，山茱萸、枸杞子、知母、黄柏各10g；口干目燥，便秘加天花粉20~30g，知母、天冬、麦冬各10g。共治疗68例，1~3个月后，临床治愈17例，显效49例，共效2例，总有效率97%。

【出处】《北京中医》，1996（4）：18。

403. 降糖三消愈冲剂

【组成】人参、黄芪、山药、天花粉、麦冬、葛根、知母、黄精、枸杞子、女贞子、玉米须、地骨皮、黄连、苍术、半夏、丹参。

【功效】益气养阴，活血祛湿清热。

【主治】2型糖尿病及其并发症，出现头晕乏力，胸闷气短，肢体麻木等症状。

【临床应用】共治疗108例，显效56例，有效42例，无效10例，总有效率90.74%。可降低空腹血糖（$P<0.05$），24小时尿糖（$P<0.001$）水平，并可降低血清总胆固醇、甘油三酯（$P<0.05$）。

【出处】《中医研究》，1996，9（3）：14-15。

404. 滋阴活血汤

【组成】黄芪、当归、桃仁、红花、天花粉、知母、生地黄、玄参、枸杞子、山药、山茱萸、熟地黄、葛根。

【功效】益气养阴，活血通脉。

【主治】2型糖尿病证属气阴虚虚夹瘀者。

【临床应用】烦渴多饮，口干咽燥加黄芩、麦冬；多食易饥加黄连、石膏；尿频量多加桂枝、肉桂；胸闷加川芎、瓜蒌、丹参；目糊加石斛、谷精草；眩晕加天麻、钩藤。共治疗56例，控制良好27例，显效18例，好转7例，无效4例，总有效率92.8%。

【出处】《湖北中医杂志》，1996，18（3）：9。

405. 糖复康

【组成】黄芪、生地黄、山药、山茱萸、桃仁、大黄、玄参。

【功效】益气养阴，活血化瘀。

【主治】2型糖尿病气阴两伤，瘀血内阻型。

【临床应用】共治疗100例，显效54例，有效35例，无效11例，总有效率89%。

【出处】《中成药》，1996，18（2）：25。

406. 降糖汤

【组成】黄芪50g，山药30g，五味子、白术各10g，天花粉50g，葛根、知母各20g，血竭10g，水蛭1g（吞服）。

【功效】益气养阴活血。

【主治】2型糖尿病气虚血瘀型。症见倦怠乏力，形体消瘦，心悸气短，口干多饮，舌质淡苔薄白，脉细。

【临床应用】治疗44例，显效22例，有效18例，无效4例，总有效率19%。

【出处】《北京中医》，1996，（6）：27。

407. 降糖益肾丸

【组成】黄芪、生地黄、丹参、大黄、山药、泽泻、益母草。

【功效】益气养阴，活血清热利湿。

【主治】2型糖尿病气阴两虚型。

【临床应用】共治疗30例，显效8例，有效15例，无效7例，总有效率76.7%。

【出处】《湖南中医学院学报刊》，1996，16（2）：23。

408. 降糖方

【组成】黄芪、丹参、葛根、山药、天花粉、知母、麦冬、玉竹、北沙参、石韦、牡蛎。

【功效】益气养阴，滋阴固肾，活血化瘀。

【主治】2型糖尿病证属气阴两虚夹瘀证。

【临床应用】阴虚燥热加生石膏、生地黄、熟地黄、玄参；肝肾阴虚加山茱萸、熟地黄、白芍；阴阳两虚加人参、生地黄、熟地黄、枸杞子、肉苁蓉等。共治疗170例，近期痊愈90例，有效72例，无效8例，总有效率94.5%。

【出处】《甘肃中医》，1996，9（2）：15。

409. 益气活血降糖汤

【组成】黄芪、山药、葛根、石膏各20g，丹参、赤芍、麦冬各15g，牡丹皮、枸杞子、山茱萸各12g，红花6g，

【功效】益气养阴，活血降糖。

【主治】2型糖尿病及并发症属气阴两伤夹瘀者。

【临床应用】口渴甚加石斛12g；饥饿明显石膏增至40g；尿多加覆盆子、金樱子各12g；形体肥胖加竹茹8g，浙贝母12g；目矇加枸杞子20g，菊花12g；血脂偏高加山楂、桑寄生各15g，决

明子 12g。共治疗 33 例，治愈 20 例，好转 9 例，无效 4 例，总有效率 85%。

【出处】《广西中医药》，1996：19（1）：18。

410. 益气养阴活血方

【组成】生黄芪、生地黄、山药、天花粉各 30g，党参、丹参各 15g，红花、川芎各 10g，水蛭粉 3g（吞）。

【功效】益气养阴，活血通脉。

【主治】2 型糖尿病气阴两虚夹瘀型。症见少气倦怠乏力，口渴喜饮，心悸失眠，胸闷刺痛，肢体麻木，舌质暗红少苔，脉细涩。

【临床应用】阴虚燥热加黄连、蒲公英；阴阳两虚加女贞子、仙灵脾。共治疗 22 例，显效 8 例，有效 10 例，无效 4 例，总有效率 81.8%。

【出处】《新中医》，1996，28（6）：22-24。

411. 克糖降脂丸

【组成】黄芪、北沙参、三七、大黄、黄连、牡丹皮、大青叶。

【功效】益气养阴，化瘀解毒。

【主治】2 型糖尿病及合并症，证属气阴两虚血瘀阻滞者。症见口渴多饮，汗多肤痒，咽喉肿痛，便秘，胸闷疼痛，四肢麻木甚疼痛，舌暗红少津，上有瘀斑甚有溃烂。

【临床应用】共治疗 104 例，显效 59 例，有效 33 例，无效 12 例，总有效率达 88.46%。本方可明显降低患者空腹血糖、糖化血红蛋白水平（$P<0.001$），升高 C 肽水平（$P<0.01$），降低血清脂结合唾液酸水平，降低血清总胆固醇和甘油三醋（$P<0.01$，0.05）。

【出处】《中国中西医结合杂志》，1996，16（8）：494-496。

412. 益养活血方

【组成】太子参、黄芪、怀山药、生地黄、玄参、枸杞子、知母、黄柏、牡丹皮、丹参。

【功效】益气养阴，清热活血。

【主治】糖尿病证属气阴两虚夹瘀者。症见口干多饮，少气乏力，头痛，心前区疼痛，肢体麻木或疼痛，舌质紫暗，舌有瘀点（斑），舌下静脉瘀曲，脉细涩。

【临床应用】口渴多饮加天花粉、石斛、黄精、玉竹；多食易饥加黄连、生石膏；视物模糊加菊花、女贞子；头晕头痛加天麻、钩藤、川芎；体倦、苔白腻加薏苡仁、苍术、佩兰；半身不遂加桃仁、红花、地龙；久病气虚加党参（或人参），去牡丹皮、太子参。共治疗 81 例，显效 58 例，有效 14 例，无效 9 例，总有效率 88.9%。

【出处】《浙江中医杂志》，1996，（3）：113。

413. 益气活血胶囊

【组成】人参、黄芪、丹参、牡丹皮、虎杖、珍珠等。

【功效】益气活血。

【主治】2 型糖尿病及其并发症证属气虚血瘀型。症见口渴多饮，倦怠乏力，心悸气短，胸闷，舌暗红，苔薄白，脉细。

【临床应用】共治疗 100 例，临床症状明显减轻，27 例舌质偏紫的患者中，有 21 例变为淡红舌或红绛舌；51 例红绛舌，44 例变为淡红舌。

【出处】《中医药学报》，1996，（1）：36。

414. 糖渴清

【组成】天花粉、生地黄、知母、黄精、黄芪、菟丝子、黄连、地骨皮、鬼箭羽、泽兰。

【功效】益气养阴，清热活血。

【主治】2 型糖尿病属气阴两伤夹有瘀血者。

【临床应用】共治疗 46 例，显效 22 例，有效 19 例，无效 5 例，总有效率 89.13%。可降低空腹及餐后血糖，升高血清胰岛素水平（$P<0.01$），降低血清总胆固醇、甘油三酯（$P<0.05$）水平。

【出处】《中医研究》，1996，9（2）：26-28。

415. 渴乐宁

【组成】黄芪、黄精、天花粉、生地黄、太子参。

【功效】益气养阴，生津止渴。

【主治】糖尿病证属气阴两虚，不伴有心血管、肾、眼及周围神经病变等并发症者。

【临床应用】共治疗 30 例，显效 12 例，有效 8 例，好转 9 例，无效 1 例。本方可明显降低血糖，升高外周组织对胰岛素敏感性，升高胰岛素敏感指数。

【出处】《山东中医杂志》，1996，（7）：302-303。

416. 清渴降糖胶囊

【组成】黄芪、玄参、生地黄、知母、麦冬、枸杞子、山药、山茱萸、党参、黄芩、五味子、地骨皮、丹参、甘草。

【功效】益气养阴，健脾补肾，清热除燥。

【主治】2 型糖尿病证属脾肾气阴不足者。

【临床应用】共治疗 95 例，显效 66 例，好转 18 例，无效 11 例，总有效率 88.4%。

【出处】《吉林中医药》，1996，（4）：15。

417. 消渴平

【组成】黄芪 30g，葛根、石膏、天花粉各 15g，知母、黄连各 3g，石斛、苍术、扁豆、沙参、牡丹皮各 10g，炙甘草 6g。

【功效】益气养阴生津。

【主治】2 型糖尿病。

【临床应用】上消为主加黄芩、玄参；中消为主加大黄、石膏、石斛、栀子；下消为主加益智仁、五味子。共治疗 25 例，治愈 15 例，显效 8 例，无效 2 例，总有效率 92%。

【出处】《甘肃中医学院学报》，1996，13（2）：13–14。

418. 玉泉汤

【组成】天花粉、生地黄、玄参、丹参、葛根各 30g，麦冬、赤芍、地骨皮、僵蚕各 15g，黄芪 20g，苍术、甘草各 10g。

【功效】益气养阴生津。

【主治】2 型糖尿病气阴两虚型。症见口渴多饮，多食易饥，倦怠乏力，舌淡红，苔薄白，脉细数。

【临床应用】热象明显加知母 15g；消谷善饥加石膏 30g；尿糖阳性加山药 30g；四肢麻木加何首乌 30g。共治疗 27 例，显效 15 例，有效 10 例，无效 2 例。

【出处】李秋波，《新中医》，1996，28（12）：44。

419. 克糖饮

【组成】黄芪、黄精、生地黄、麦冬、丹参、山茱萸、天花粉、知母、黄连、玄参、牡丹皮、枸杞子、水蛭。

【功效】益气养阴。

【主治】2 型糖尿病气阴两虚型。

【临床应用】共治疗 30 例，1 个月 1 个疗程，总有效率 86.6%。本方可降低空腹血糖、甘油三酯水平（$P<0.05$，0.001），升高 HDL（$P<0.05$），促进胰岛素分泌，使其分泌高峰提前。

【出处】《中医药学报》，1996，（6）：20–21。

420. 降糖丹

【组成】黄连、天花粉、生地黄、人参、黄芪、茯苓。

【功效】益气滋阴清热。

【主治】2 型糖尿病证属气阴两伤。症见口渴欲饮，多喜热饮，善食易饥，脘腹胀满，甚便溏泄泻，尿多而频，腰痛肢冷，心烦易怒，好静易疲劳，失眠多梦，头晕目眩，自汗盗汗，胸部闷痛等。

【临床应用】共治疗 80 例，30 天为 1 个疗程，2 个疗程后，显效 35 例，有效 40 例，无效 5 例，总有效率 94%。

【出处】《山东中医杂志》，1996，15（9）：396。

421. 三黄参口服液

【组成】黄芪、黄精、生地黄、西洋参、葛根、天花粉。

【功效】益气养阴，生津止渴。

【主治】2 型糖尿病证属气阴两伤型。症见口渴喜饮，消谷善饥，头晕耳鸣，腰酸乏力，五心烦热，舌红少津，脉沉细。

【临床应用】共治疗 40 例，显效 20 例，有效 14 例，无效 6 例。总有效率 85%。

【出处】《河北中西医结合杂志》，1996，5（1）：103。

422. 调平丹

【组成】乌梅、人参、山药、桑叶各 10g，干地黄、枸杞子各 15g，桂枝 3g，茯苓 12g，黄连、牡丹皮各 6g。

【功效】益气养阴生津。

【主治】2 型糖尿病证属气阴两虚型。

【临床应用】共治疗 50 例，服药 8 周后，有效率为 88.8%，显效及临床缓解率为 83.33%。

【出处】《中国医药学报》，1996，11（2）：31–32。

423. 加减滋膵饮

【组成】生黄芪、枸杞子各15g，怀山药、生地黄各30g，葛根6g，天花粉20g，五味子10g。

【功效】益气养阴生津。

【主治】2型糖尿病证属气阴两伤者。

【临床应用】病程长，病情重加沙苑子，炖猪胰脏；渴饮甚加石膏、黄连；气虚甚加人参；阴损及阳，阳虚明显加附子、肉桂；皮肤有疖者加蒲公英、黄柏；失眠多梦加酸枣仁；尿频数加山茱萸。共治疗81例，显效58例，有效19例，无效4例，总有效率95.1%。

【出处】《国医论坛》，1996，（2）：35。

424. 益安降糖散

【组成】黄芪、玄参、丹参、肉苁蓉、山楂、鬼箭羽、五味子、山药。

【功效】益气养阴。

【主治】2型糖尿病证属气阴两虚。症见神疲乏力，少气懒言，晨热汗多或有盗汗，胸闷心悸，失眠，手足疼痛麻木，视力下降，记忆力、性功能减退，舌淡红或淡胖有齿印，脉虚细无力。

【临床应用】治疗180例，30天1个疗程，显效117例，有效36例，无效27例，总有效率85%。

【出处】《中医药研究》，1996，（2）：10–11。

425. 参精降糖散

【组成】黄精60g，西洋参、党参各7g，山茱萸15g，枸杞子、麦冬各30g，黄连5g，牛膝10g，沙参20g，山药40g。

【功效】益气养阴，清热增液。

【主治】2型糖尿病症见口渴多饮，多食多尿，形体消瘦，尿浊有味，皮肤瘙痒，神疲乏力等。

【临床应用】共治疗105例，获效满意。

【出处】《中医药研究》，1996，（1）：21。

426. 愈消灵

【组成】生黄芪15g，山药、黄精、石斛、天花粉、生地黄、熟地黄、竹叶、地骨皮各10g，僵蚕3g。

【功效】益气生津，滋阴清热，敛气固精。

【主治】2型糖尿病证属气阴两伤，肺胃蕴热。症见烦渴引饮，夜间多尿，四肢乏力，心悸，腰酸膝软，舌淡苔白，脉细滑。

【临床应用】烦渴引饮，消谷善饥加生石膏、知母；心烦易怒加栀子、牡丹皮；失眠多梦加酸枣仁、夜交藤、丹参；腰酸加牛膝、桑寄生；遗精加金樱子、菟丝子；皮肤瘙痒加白鲜皮、紫草、连翘；小便频数加鹿角霜。共治疗65例，显效23例，有效40例，无效2例，总有效率96.4%。

【出处】《北京中医》，1996，（6）：28–29。

427. 经验方

【组成】生黄芪、生地黄、玄参、天花粉、丹参、山楂各30g，太子参、川芎、枸杞子地骨皮各15g，麦冬、泽泻、红花各10g。

【功效】益气养阴，活血降糖。

【主治】糖尿病气阴两虚兼血瘀型。

【临床应用】每日1剂，水煎服，4周为1个疗程。治疗40例，显效（症状基本消失，空腹血糖<6.22mmol/L，餐后2小时血糖<8.3mmol/L）23例，有效12例，无效5例，总有效率86.65%。

【出处】《中原医刊》，1996，（2）：45。

428. 蚂蚁养阴汤

【组成】蚂蚁50g，黄芪30g，人参、女贞子、菟丝子各15g，玉竹、生地黄、枸杞子、天冬各20g，山药25g。

【功效】益气滋阴补肾。

【主治】糖尿病证属气阴两虚型。症见口干，疲倦乏力，腰脊下肢酸软，头昏耳鸣，面容憔悴，舌红苔燥，脉弦细。

【临床应用】水煎服，每日1剂。

【出处】《江苏中医》，1996，17（2）：11。

429. 金玉津液汤

【组成】黄芪、山药、葛根、丹参、玄参、生地黄、王不留行、五味子、茯苓、党参、生石膏、麦冬、黄连、苍术。

【功效】滋阴清热，润燥。

【主治】2型糖尿病。症见烦渴多饮，咽干燥热，小便频多，形体消瘦，大便干结，尿如脂膏，腰膝酸软，头晕气短，乏力，舌红少津，脉细。

【临床应用】血糖不降加石膏、知母、丹参、栀子、牛膝；尿糖不降加天花粉、生地黄、乌梅、生牡蛎，善饥多食加熟地黄，牡丹皮、山茱萸；尿酮体阳性加地骨皮、黄芩、连翘。本方治疗30例，痊愈12例，有效16例，无效2例，总有效率93.33%。

【出处】《中医药研究》，1996，（2）：16。

430. 经验方

【组成】僵蚕130g，郁金120g，沉香60g，西洋参150g，茯苓200g，天花粉350g，黄芪900g，鬼箭羽300g，鸡内金120g，山茱萸200g，生地黄500g，黄连150g，川芎150g，当归200g，牡丹皮200g。

【功效】疏肝健脾，益气养阴，活血清热。

【主治】2型糖尿病。

【临床应用】混匀捣碎后装入茶叶滤纸袋内，每袋含生药40g，根据病情每天服用1～4袋，水煎30分钟，取液300～400mL，分4～8次温服。2个月为1个疗程。治疗组303例。对照组103例，用格列本脲（优降糖），根据病情每日1～3次，每次2.5～5mg。结果：两组分别治愈157例、48例，有效131例、46例，总有效率分别为95%（治疗组）、91.3%（对照组）。

【出处】《光明中医》，1996，（6）：51。

431. 经验方

【组成】大黄、黄连、玄参、生地黄、人参、苍术、鸡血藤、丁香。

【功效】清热解毒，益气养阴。

【主治】2型糖尿病。

【临床应用】上药经提取制成粉末，装胶囊，每粒0.25g，每盒含生药4.5g，每日3次，每次6粒，1个月为1个疗程。治疗60例，显效（症状基本消失，空腹血糖＜7.2mmol/L，餐后2小时血糖＜8.3mmol/L，24小时尿糖定量＜10g或较治疗前下降＞10%）34例，有效22例，无效4例，总有效率93.33%。

【出处】《中医药学报》1996，（1）：23。

432. 经验方

【组成】黄精、生地黄、白术、熟地黄、桑白皮、知母、麦冬、天花粉、生石膏、玄参、西洋参、生山药、吴茱萸、五味子。

【功效】益气养阴，清热生津，润燥降糖。

【主治】糖尿病。

【临床应用】水煎服，每日1剂，分2次服。

【出处】《中医杂志》，1996，（8）：56。

433. 经验方

【组成】太子参、天花粉、生石膏、山药各30g，麦冬、天冬、玄参、葛根、枸杞子各15g，五味子、知母、牛膝各10g，黄芪、生地黄各20g。

【功效】益气养阴，清热生津。

【主治】糖尿病气阴两虚者。

【临床应用】每日1剂，水煎服，1个月为1个疗程。治疗40例，一组用上方，一组用激光仪。结果：两组分别显效（症状基本消失，空腹血糖7.2mmol/L，餐后2小时血糖＜8.32mmol/L，24小时尿糖定量＜10g或血糖、24小时尿糖较前下降＞30%）8例、5例，有效11例、12例，无效1例、3例，总有效率95%、85%（$P<0.05$），高血脂总有效率分别为85%、20%（$P<0.05$）。

【出处】《贵阳中医学院学报》，1996，（1）：30。

434. 降糖汤

【组成】人参8g，黄连10g，黄芪、生地黄、生山药、玄参、苍术、丹参各30g，白僵蚕、大黄各10g。

【功效】益气养阴清热，活血化瘀祛瘀。

【主治】老年糖尿病及其合并症，证属气阴虚，痰瘀内停者。

【临床应用】口渴明显、消谷善饥加石斛15g，生石膏30g；小便频数，混浊如脂加金樱子、益智仁各15g；并发冠心病加郁金12g，赤芍20g；高血压加天麻9g，钩藤30g；高脂血症加何首乌15g，知母12g；脑梗死加川芎、枸杞子各15g；便溏减大黄至3g，再渐加至10g。共治疗60例，显效36例，好转12例，弱效10例，无效2例，总有效率96.7%。

【出处】《实用中西医结合杂志》，1997，10（9）：899。

435. 降糖活血冲剂

【组成】黄芪、生地黄、知母、山药、太子

参、女贞子、天花粉、葛根、丹参、赤芍。

【功效】益气养阴，活血化瘀。

【主治】糖尿病及合并症，证属气阴两虚，内有瘀血者。

【临床应用】“三多一少”症状明显，加服石膏 25g，黄连 10g；肾阳香丸；伴视网膜病变加青葙子、决明子各 10g；伴肾病加泽泻、续断、金樱子 10g；伴神经炎加鸡血藤、络石藤、威灵仙各 12g。共治疗 60 例，获显效。

【出处】《安徽中医临床杂志》，1997，9（6）：283。

436. 自拟五倍子汤

【组成】黄芪 30g，山药 20g，五味子 15g，太子参 15g，玄参 30g，葛根 15g，丹参 25g，生地黄 15g，知母 10g，黄连 10g，益母草 20g，五倍子 5g（冲服）。

【功效】益气养阴活血。

【主治】2 型糖尿病及并发症，属气阴两虚型。症见“三多一少”，腰膝酸软乏力，气短，自汗盗汗，肢体麻木，皮肤瘙痒，舌质暗红，少苔而干，有裂纹，脉细数。

【临床应用】加减：口渴重者加生石膏 30g，天花粉 15g；心悸者加生龙骨 15g，生牡蛎 15g，石菖蒲 20g；失眠者加酸枣仁 15g，远志 10g；有瘀血表现者加赤芍 15g，水蛭 10g；皮肤瘙痒者加苦参 10g，地肤子 10g；便溏者加芡实 15g，莲子肉 15g；视物昏花加枸杞子 15g，菊花 10g。本方治疗 65 例，治愈 13 例，显效 18 例，有效 31 例，无效 3 例，总有效率 95.4%。

【出处】《河北中医》，1994，16（4）：11。

437. 益气养阴汤

【组成】黄芪、党参、山药、黄精、石斛、天花粉、生地黄、麦冬、生龙骨、生牡蛎、山茱萸。

【功效】益气养阴。

【主治】消渴并发症，属久病伤及气阴，气阴两虚者。症见渴而多饮，精力困乏，不耐劳烦，小便频多，舌暗红，苔薄白，脉沉细。

【临床应用】水煎服，每日 1 剂。

【出处】《江西中医药》，1994，25（5）：261。

438. 降糖基本方

【组成】黄芪、山药、苍术、玄参、葛根、丹参。

【功效】益气养阴活血。

【主治】糖尿病气阴两伤型。症见多饮多食多尿，气短神疲，虚胖无力，或日渐消瘦，体倦乏力，舌质暗或有瘀斑，脉细涩。

【临床应用】口渴重加麦冬、五味子、玉竹、生地黄；燥热重加黄连、黄柏、金银花、连翘；瘀滞明显加川楝子、红花、川芎、牡丹皮；阴虚阳亢加决明子、磁石、牛膝、生牡蛎；心肾不交加夜交藤、女贞子；阴伤血燥加生地黄、当归、地肤子、白鲜皮；脾虚便溏加莲子、芡实；阴伤及阳加枸杞子、山茱萸、狗脊、杜仲；尿糖不降加天花粉、生地黄、乌梅；血糖不降重用玄参、苍术。

【出处】《天津中医学院学报》，1994，13（4）：10。

439. 经验方

【组成】黄芪 30g，山药、玄参、葛根、丹参各 20g，苍术、麦冬各 10g。

【功效】益气养阴，活血降糖。

【主治】糖尿病气阴两虚型。症见倦怠乏力，自汗盗汗，气短懒言，口渴喜饮，五心烦热，心悸失眠，便秘，舌红少津，舌体胖大，苔薄或花剥，脉弦细或细数无力者。

【临床应用】每日 1 剂，水煎服。兼血瘀者加当归、桃仁、大黄、水蛭；血糖不降加石膏、知母；尿糖不降加天花粉、乌梅；出现酮尿加黄芩、茯苓、白术；皮肤瘙痒加白蒺藜、地肤子、白鲜皮、苦参；腰痛者加桑寄生、狗脊、杜仲；失眠多梦者加酸枣仁、何首乌、夜交藤、远志、合欢皮；大便溏者加白术、薏苡仁；大便秘者加大黄、肉苁蓉、决明子；口渴甚者加天花粉、蛤粉；兼湿热者加藿香、茵陈、豆蔻、黄芩；皮肤疮疡者加金银花、蒲公英、野菊花；阳虚甚者加附子、干姜；夜尿多者加桑螵蛸、益智仁；四肢疼痛麻木者加当归、鸡血藤、姜黄、牛膝。治疗 180 例，治愈 39 例（临床主症及并发症消失，血糖 $\leq$ 5.8mmol/L，尿糖阴性），显效 65 例（临床主症及并发症消失，血糖 $\leq$ 6.6mmol/L，尿糖阴性），有效 32 例（临床主症及并发症明显改善，血糖 $\leq$ 8mmol/L，尿糖阴性或+），无效44例，总有效率75.6%。

【出处】《四川中医》，1994，（4）：22。

440. 经验方

【组成】桑白皮、麦冬、知母、生石膏、黄芪、天花粉、葛根、山药、苍术、玉竹、生地黄、熟地黄、玄参、益智仁、桑螵蛸、丹参、牡丹皮。

【功效】益气养阴，清肺生津。

【主治】糖尿病气阴两虚者。

【临床应用】每日1剂，水煎服。

【出处】《中国医药学报》，1994，（2）：55。

441. 经验方

【组成】黄芪、山药、枸杞子、知母、天花粉。

【功效】益气健脾，养阴生津。

【主治】糖尿病气阴两虚者。

【临床应用】每日1剂，水煎服。

【出处】《山东中医杂志》，1994，（2）：37。

442. 生津汤

【组成】人参5～8g（另煎兑），生地黄30g，麦冬、玉竹、山药各15g，地骨皮、天花粉各20g，山茱萸、沙苑子各12g。

【功效】益气养阴生津。

【主治】2型糖尿病气阴两虚型。症见少气乏力，口干舌燥，多饮多尿，五心烦热，大便秘结，腰膝酸软，舌质淡红或暗红，舌边齿痕，苔薄白少津或少苔，脉细弱。

【临床应用】阴虚燥热加生石膏、知母、北沙参、石斛；气阴两虚加黄芪、黄精、黑豆；阴阳两虚加肉苁蓉、益智仁、芡实；血瘀加丹参、赤芍、当归、牛膝；肝阳上亢加杜仲、桑寄生、石决明、决明子、夏枯草等。共治疗80例，临床治愈18例，好转40例，有效16例，无效6例。

【出处】《浙江中医学院学报》，1997，21（6）：19。

443. 益气养阴方

【组成】黄芪30g，党参、枸杞子、玄参各15g，生地黄、葛根各30g，川芎9g。

【功效】益气养阴。

【主治】2型糖尿病气阴两虚型。

【临床应用】共治疗30例，显效10例，有效18例，无效2例，总有效率达93.33%。

【出处】《山西中医》，1997，13（6）：18。

444. 加味滋膵饮

【组成】生黄芪40g，生地黄、怀山药各30g，山茱萸15g，生猪胰子20g。

【功效】益气健脾，润肺滋肾。

【主治】糖尿病证属阴虚者。

【临床应用】口渴多饥加熟地黄30g，玉竹20g，鸡内金12g；多饮加生石膏30g，知母15g，葛根10g；饮一溲一，尿糖阳性加川萆薢15g，芡实20g，益智仁15g。共治疗63例，良好控制25例，中等控制32例，控制不佳6例，总有效率90.48%。

【出处】《安徽中医临床杂志》，1997，9（6）：284。

445. 糖脂双降胶囊

【组成】灵芝、黄芪、生地黄、五味子、西洋参、黄连、丹参、山楂、葛根、山药、玄参、枸杞子。

【功效】益气养阴，生津止渴。

【主治】糖尿病证属气阴两虚者。

【临床应用】共治疗32例，显效22例，有效8例，无效2例，总有效率93.8%。

【出处】《河南中医药学刊》，1997，12（60）：33。

446. 经验方

【组成】生地黄24g，麦冬18g，当归6g，天花粉18g，葛根10g，生石膏24g，知母6g，甘草3g，党参30g，五味子3g，黄芪30g，茯苓10g。

【功效】益气养阴，清热生津。

【主治】糖尿病，肾阴亏虚，久而气虚者。症见口渴多饮，多食多尿，消瘦，气短无力，心悸，便干，舌暗红，苔薄白，脉虚无力。

【临床应用】每日1剂，水煎服。

【出处】《中医杂志》，1992，（1）：14。

447. 经验方

【组成】黄芪15g，山药、天花粉、生地黄、熟地黄、麦冬、地骨皮各10g，牡蛎20g，苍术、茯苓、葛根各8g，五倍子、五味子各6g。

【功效】益气养阴固肾。

【主治】糖尿病气阴两虚者。

【临床应用】每日1剂，水煎服。

【出处】《陕西中医》，1992，（6）：260。

448. 经验方

【组成】生石膏40g，知母、熟地黄、麦冬、怀牛膝各15g，党参10g，黄连、炙甘草各6g。

【功效】益气养阴，清热生津。

【主治】糖尿病气阴两虚者。

【临床应用】每日1剂，水煎服。

【出处】《四川中医》，1992，（6）：28。

449. 经验方

【组成】丹参、黄芪、怀山药各30g，赤芍、苍术、玄参各10g，生三七粉3～5g。

【功效】益气养阴，活血。

【主治】2型糖尿病。

【临床应用】冠心病加川芎、葛根、瓜蒌壳、薤白、桃仁、红花、延胡索等；高血压加泽泻、葛根、菊花、天麻、钩藤、夏枯草、珍珠母、磁石、杜仲、桑寄生、川牛膝等；肾病加肉苁蓉、菟丝子、枸杞子、制何首乌、杜仲、桑寄生、巴戟天、仙灵脾等；脑血管病变加川芎、土牛膝、天麻、水蛭、桃仁、红花、蜈蚣、全蝎等；视网膜病变加枸杞子、菟丝子、菊花、杜仲、茺蔚子、青葙子、夏枯草、谷精草、密蒙花、木贼、肉苁蓉、制何首乌等；高血脂、脂肪肝加生山楂、制何首乌、泽泻、桑椹、谷芽、麦芽。治疗126例，治愈36例，好转86例，无效4例，总有效率为96.8%。

【出处】《云南中医学院学报》，1995，（1）：26。

450. 降糖饮

【组成】白参10g，黄芪15g，麦冬20g，沙参20g，天冬20g，五味子5g，熟地黄15g，生地黄15g，枸杞子20g，天花粉30g，黄连4g，千里光10g。

【功效】益气养阴，清热生津。

【主治】2型糖尿病气阴两虚型。症见倦怠乏力，自汗盗汗，气短懒言，口渴喜饮，五心烦热，心悸失眠，溲赤便秘，舌红少津，舌体胖大，苔薄或花剥，脉弦细或细数无力。

【临床应用】治疗35例，显效23例，有效7例，无效5例，总有效率85.7%。本方可明显降低患者空腹血糖水平（$P<0.05$）；症状消失，治疗前后也有显著差异（$P<0.01$）。

【出处】《湖南中医学院学报》，1997，17（2）：20–21。

451. 黄芪六一加味汤

【组成】黄芪60g，甘草、山药各10g，生地黄、菟丝子各20g，黄连6g，桑白皮、山茱萸各15g，丹参40g。

【功效】益气养阴，清热和血。

【主治】2型糖尿病及其并发症证属气阴两伤者。

【临床应用】胸闷肢痛，手足麻木者加赤芍15g，鸡血藤30g；眩晕者加天麻10g，葛根15g；腰膝酸软者加枸杞子12g，桑寄生15g。共治疗58例，治愈10例，好转42例，无效6例。本方可明显降低血脂，改善心电图，恢复血压至正常范围，且无诱发或加重肝肾功能受损的情况出现。

【出处】《湖北中医杂志》，1997，19（3）：17–18。

452. 降糖方

【组成】黄芪30g，玄参、麦冬、生地黄、熟地黄各20g，茯苓、玉竹、葛根、五味子、丹参、桃仁各10g。

【功效】益气养阴。

【主治】2型糖尿病证属气阴两虚者。

【临床应用】治疗27例，均获得较好疗效。本方可明显降低空腹血糖、餐后2小时血糖及24小时尿糖定量（$P<0.05$，0.001）。

【出处】《湖北中医杂志》，1997，19（4）：33。

453. 雪莲降糖汤

【组成】雪莲、人参、黄芪、山药、玄参、知母、牡丹皮、葛根、天花粉、丹参、葛根、当归、桃仁、红花。

【功效】益气养阴，清热生津，活血化瘀。

【主治】2型糖尿病。

【临床应用】共治疗30例，显效18例，有效9例，无效3例，总有效率90%。

【出处】《新疆中医药》，1997，15（2）：22–23。

454. 降糖Ⅰ号口服液

【组成】太子参、生黄芪、山药、生葛根、丹参、荔枝核各30g，生地黄、麦冬、白术各12g，五味子6g。

【功效】益气养阴，生津止渴。

【主治】2型糖尿病气阴两虚型。症见口渴喜饮，倦怠乏力，五心烦热，心悸失眠，自汗盗汗，气短懒言，溲黄便干，舌质暗红，舌体胖或有齿痕，苔薄或有剥苔，脉细数或弦细。

【临床应用】共治疗40例，显效8例，有效18例，无效14例，总有效率65%。

【出处】《陕西中医》，1997，18（10）：437–438。

455. 渴乐宁

【组成】黄芪、天花粉、太子参、生地黄、甘草。

【功效】益气养阴，生津止渴。

【主治】2型糖尿病气阴两伤型。症见口渴多饮，五心烦热，少气倦怠乏力，多尿，舌质淡苔薄白，脉弦细。

【临床应用】治疗30例，1个月后取得满意疗效。多饮13例，药后改善9例，多食11例，药后改善6例；多尿13例，药后改善8例；口渴21例，药后改善15例，五心烦热23例，药后改善16例。本方可明显降低空腹及餐后血糖水平（$P<0.05$），降低血清总胆固醇和甘油三酯（$P<0.05$）。

【出处】《上海中医药杂志》，1997，（9）：13。

456. 益气养阴汤

【组成】黄芪、生地黄、泽泻、枸杞子各20g，太子参、玄参、何首乌各15g，山药、天花粉、葛根各30g，苍术10g，丹参18g。

【功效】益气养阴，生津止渴，活血化瘀。

【主治】2型糖尿病证属气阴两伤。症见口干欲饮，形体肥胖，胸闷气短，神疲乏力，头晕，两色无华或晦暗，舌体胖，边有齿印，舌质红或暗红，苔花剥或少苔，脉弦细无力。

【临床应用】合并冠心病加瓜蒌20g，当归15g；高血压加菊花15g，钩藤30g；肢体麻木加白芍12g，鸡血藤30g。共治疗80例，显效46例，有效28例，无效6例，总有效率92.5%。本方可明显降低空腹及餐后2小时血糖水平（$P<0.001$），减少24小时尿糖定量（$P<0.001$）。

【出处】《山东中医药大学学报》，1997，21（3）：201–202。

457. 润肺补肾汤

【组成】百合30g，太子参30g，麦冬、牡丹皮、肉苁蓉、何首乌各15g，天花粉20g，黄芪30g。

【功效】润肺，滋阴，补肾。

【主治】2型糖尿病肺肾阴虚型。症见烦渴多饮，尿频量多，口燥咽干，潮热盗汗，腰膝酸软，大便干燥，头昏乏力，舌红少苔，脉细数。

【临床应用】治疗18例，临床治愈12例，好转6例。

【出处】《云南中医中药杂志》，1997，18（5）：14–15。

458. 益气降糖汤

【组成】黄芪、人参、苍术、葛根、山药、天花粉、僵蚕、地骨皮、黄精、玄参、知母、芦根。

【功效】益气养阴。

【主治】糖尿病气阴两伤证。

【临床应用】口苦苔黄加石膏、黄连；大便干加麻子仁；小便数加覆盆子、益智仁；眩晕者加夏枯草、菊花；视物模糊加木贼草、谷精草。共治疗32例，30天为1个疗程，显效10例，有效19例，无效3例，总有效率90.63%。

【出处】《云南中医中药杂志》，1997，18（4）：9–10。

459. 糖消饮

【组成】黄芪、天花粉、枸杞子、熟地黄各20g，鸡内金10g，葛根、麦冬、五味子、杜仲、白芍各15g，丹参30g。

【功效】益气养阴，补肾化瘀。

【主治】2型糖尿病及其合并症，证属气阴两虚夹有瘀血者。

【临床应用】高血压加天麻、钩藤；心脑血管病加三七、川芎；感染加黄芩、黄柏；肾病倍用黄芪，加黄精；周围神经病变加木瓜、牛膝；视网膜病变加菊花。共治疗30例，治愈8例，显效18例，有效4例。

【出处】《中医函授通讯》，1997，16（3）：45。

460. 益气养阴汤

【组成】黄芪、珠儿参、女贞子各30g，麦冬9g，五味子3g，山茱萸、山药、生地黄、鬼箭羽各15g。

【功效】益气养阴。

【主治】糖尿病气阴两虚型。

【临床应用】肝肾阴虚加知母、枸杞子、菊花各15g，牛膝9g；阴亏血瘀泽兰、红花、郁金各9g，丹参12g；湿热痹阻加苍术12g，葛根12g，黄连3g，羚羊角0.6g(冲服)。共治疗30例，2个月为1个疗程，临床缓解6例，显效16例，有效6例，无效2例。

【出处】《中医研究》，1997，10（4）：40–41。

461. 克糖灵

【组成】黄芪、山药、天花粉、苍术、玄参、生地黄、丹参、葛根、乌梅。

【功效】益气养阴，清热活血。

【主治】糖尿病证属气阴两虚。症见口渴引饮，心慌气短，汗多乏力，五心烦热等。

【临床应用】共治疗315例，显效175例，有效123例，无效17例，总有效率为94.6%。可明显减轻患者多食易饥口渴、消瘦乏力等症状，降低空腹血糖及血清总胆固醇水平，血糖下降总有效率64%，症状改善率94.6%。动物试验表明对四氧嘧啶糖尿病大鼠高血糖有明显对抗作用。

【出处】《中医药学报》，1997，25（1）：28。

462. 复方三消汤

【组成】黄芪50g，山药、苍术、玄参、生地黄、天花粉各25g。

【功效】益气养阴。

【主治】2型糖尿病证属气阴两虚。症见少气乏力，口渴欲饮等。

【临床应用】共治疗250例，1～3个月为1个疗程，临床治189例，显效42例，好转17例，无效2例，总有效率为99.2%。

【出处】《中医药信息》，1997，14（5）：27。

463. 经验方

【组成】生黄芪50g，山药、北沙参、生地黄、天花粉、玉竹各30g，玄参20g，麦冬15g，乌梅10g。

【功效】益气养阴，生津止渴。

【主治】糖尿病，证属气阴两虚者。

【临床应用】每日1剂，水煎服。渴饮善饥加生石膏、知母；尿多加益智仁、芡实；多发性疖肿加金银花、蒲公英；白内障加谷精草、夏枯草；血管病变加丹参、桃仁；尿中出现酮体加黄芩、黄连。

【出处】《第三届世界传统医学优秀成果奖荟萃》。

464. 经验方

【组成】黄芪、山药、生地黄、天花粉、玄参各30g，麦冬、枸杞子、黄精、山茱萸各18g，石斛、熟地黄、茯苓各15g，泽泻、牡丹皮各9g。

【功效】益气养阴，生津止渴。

【主治】糖尿病气阴两虚者。

【临床应用】每日1剂，水煎服。肺热伤津者加黄连、沙参；胃热炽盛者加生石膏、大黄；肾阴亏虚者配服六味地黄丸；阴阳两虚者加附子、桑螵蛸；血瘀阻滞者加当归、丹参；纳差乏力者加麦芽、党参。治疗210例，治愈56例，好转133例，无效21例，总有效率90%。

【出处】《国际中医药现代研究》。

465. 经验方

【组成】天花粉、生地黄、山茱萸、黄芪、山药各50g，麦冬、天冬各25g，知母15g，泽泻、牡丹皮、茯苓、鸡内金、萆薢、蛤蚧各15g，黄柏10g。

【功效】益气滋阴降糖。

【主治】糖尿病气阴两虚型。症见口渴多饮，五心烦热，小便频数，尿如脂膏，舌质红，少苔，脉弦细数。

【临床应用】加水2500mL，煎取药汁1200mL，去渣，每天3次，每次服200mL，3个月为1个疗程。胃热口渴者加生石膏25g，五心烦热者加地骨皮、玄参各15g。

【出处】《当代名老中医临证荟萃》。

466. 经验方

【组成】黄芪30g，葛根25g，天花粉25g，生地黄、太子参、山药各20g，玄参、麦冬、丹参各15g。

【功效】益气养阴，健脾活血。

【主治】糖尿病气阴两虚型。症见少气乏力，头晕耳鸣，口干多汗，心慌心悸，腰腿酸软。

【临床应用】每日1剂，水煎服。

【出处】《糖尿病及其并发症的中医药研究进展》。

467. 经验方

【组成】人参12g，黄芪、葛根各30g，天花粉、麦冬、龟甲、生地黄各15g，穿山甲12g。

【功效】益气养阴。

【主治】糖尿病，气阴两虚型。症见胸闷气短，头晕目眩，口干舌燥，心烦易怒，多饮多尿，多食乏力。

【临床应用】每日1剂，水煎服。

【出处】《糖尿病及其并发症的中医药研究进展》。

468. 经验方

【组成】太子参12g，山药15g，熟地黄9g，五味子6g。

【功效】益气养阴，生津止渴。

【主治】糖尿病早期轻症。

【临床应用】每日1剂，水煎服。

【出处】《常见病单方验方选》。

469. 经验方

【组成】熟地黄、枸杞子、天冬各12g，党参、五味子各6g。

【功效】益气养阴。

【主治】糖尿病早期无明显症状者。

【临床应用】每日1剂，水煎服。

【出处】《常见病验方选编》。

470. 酸味愈消汤

【组成】五味子9g，金樱子9g，乌梅9g，白术9g，白芍12g，山茱萸12g，山药12g，山楂15g，黄芪15g，木瓜6g，五倍子6g，甘草6g。

【功效】敛阴益气。

【主治】2型糖尿病。

【临床应用】加减：气虚甚重用黄芪，加党参；阴虚甚加玄参、天冬、麦冬；肝肾亏虚加枸杞子、巴戟天；热重加知母、黄芩；口渴加天花粉、芦根；多食善饥加生地黄，黄精；视物不清加菊花、枸杞子；手足麻木加川芎、当归。本方治疗60例，治疗2个月，停用其他药物，结果：治愈13例，好转39例，无效8例，总有效率86.7%。本方含大量酸性药物，以酸胜甘为理论指导而制此方，效果良好。

【出处】《辽宁中医杂志》，1998，25（1）：24。

471. 三参汤

【组成】人参10g，玄参30g，丹参30g，黄精24g，生石膏50g，苍术12g，山药30g，鸡内金30g，天花粉30g，知母20g，泽泻20g，葛根30g，金银花20g，山楂24g。

【功效】滋阴降火，活血化瘀。

【主治】消渴。

【临床应用】上方水煎服，每日1剂，早晚空腹温服，10天为1个疗程。

【出处】《山西中医》，1998，14（2）：53。

472. 经验方

【组成】人参60g，泽泻120g，黄连60g，天花粉120g。

【功效】益气养阴，生津止渴。

【主治】糖尿病气阴两虚者。

【临床应用】共为细末，每日3次，1次服3g。

【出处】《实用中医肾病学》。

473. 生脉散合增液汤加味

【组成】生黄芪15g，黄精15g，太子参15g，麦冬15g，五味子10g，生地黄15g，玄参15g，葛根15g，天花粉15g，山药15g，山茱萸10g。

【功效】益气养阴。

【主治】消渴气阴两虚型。症见典型的多饮多尿，多食症状不明显，口咽干燥，神疲乏力，气短，腰膝酸软，大便干结，或兼心悸自汗，或眩晕耳鸣，肢体麻木疼痛，或视物模糊不清，舌体胖或有齿印，苔白，脉细数或沉细。

【临床应用】气虚明显。症见心悸，自汗，气短乏力者，应倍用黄芪，加人参10g或党参

30g；若阴伤为主，口干便干，舌红少津者，倍用生地黄、玄参、天花粉，加南沙参15g，石斛15g，肝肾阴虚明显加狗脊15g，牛膝15g，木瓜30g，地龙12g；四肢乏力，纳少，便溏属脾气虚弱者，加七味白术散或参苓白术散。

【出处】《中国糖尿病防治特色》。

474. 施氏消渴基本方

【组成】党参、麦冬、生地黄、五味子、黄芪、山药、苍术、玄参。

【功效】滋阴清热，益气健脾。

【主治】消渴。

【临床应用】本方为已故著名中医学家施今墨治消渴之基本方。其认为消渴乃火炎于上，阴亏于下，水火木相既济所致，病本在肾，虽标有肺胃肾之分，而其本一也。认为三消表现仅为消渴的一个证候，而多数患者均伴有正气虚弱的征象，为脾失健运，精气不升，生化乏源之故。其治消渴有三消者，从脾肺肾入手，尤以脾肾为重点，而治定此基本方。此方实乃增液汤合生脉散，再加黄芪、山药，苍术、玄参两药对而成。其效确切，该药对常被诸多医师借用治疗本病，以求降血糖、除尿糖。

【出处】《经验方》。

475. 降糖益阴汤

【组成】川石斛15g，麦冬12g，生地黄15～30g，玄参15～30g，天花粉15g，生山药30g，黄芪30g，苍术10g，知母10g，黄柏10g。

【功效】滋阴益气，降糖。

【主治】消渴。

【临床应用】尿糖不减，加山茱萸10～20g以固摄肾气；血糖不降，加丹参15g，桃仁12g，以活血化瘀；能食善饥加熟地黄30g，黄连6g以填补真阴而降胃火；腰腿疼痛加桑寄生30g，续断12g，牛膝10g，木瓜10g，以通经络而强筋骨；大便溏泄，去生地黄、麦冬、玄参，加炒芡实30g，党参15g，白术10g，以益脾固肾。泄甚者再加罂粟壳6g，诃子10g，以涩肠止泻；血压高加石决明30g，白蒺藜10g，以平肝降压；心悸失眠加生牡蛎20g，生龙骨15g，柏子仁10g，茯神10g，夜交藤30g，以镇静安神；尿频有脂膏加桑螵蛸15g，山茱萸15g，菟丝子12g，沙苑子12g，益智仁15g，以固肾益精；疲乏无力，腰膝腿软，阴阳两虚者，改用八味地黄汤加黄芪、苍术、玄参、菟丝子、沙苑子、补骨脂、益智仁等。

【出处】经验方。

476. 气阴固本汤

【组成】黄芪、山药、天花粉、生地黄、熟地黄、麦冬、苍术、茯苓、地骨皮、生牡蛎、葛根、沙参、五味子。

【功效】益气养阴。

【主治】消渴。

【临床应用】水煎服，每日1剂。口干多饮者加石斛，头昏神疲者加党参。

【出处】《经验方》。

477. 消渴汤

【组成】黄芪30～50g，太子参15～30g，生地黄15～30g，山药15～30g，麦冬15～30g，玄参15～30g，枸杞子10～20g，五味子6～10g。

【功效】益气养阴，清热润燥。

【主治】消渴临床症状较明显者。症见烦渴多饮，消谷善饥，小便数多，倦怠乏力，头晕耳鸣，视力减弱，日渐消瘦，舌红少津苔薄黄，脉弦滑或数。空腹血糖，尿糖增高者。

【临床应用】烦渴多饮，舌红苔黄，脉洪大者加生石膏；多食善饥，舌苔黄燥者加黄连；多尿混浊如脂膏者加益智仁、桑螵蛸、覆盆子；四肢麻木刺痛者加丹参，鸡血藤；目花视弱加蝉蜕，密蒙花；血糖高难降者加川芎，当归；燥热重者加生石膏、知母；偏虚热者加地骨皮，黄精。【出处】经验方。

478. 益气滋阴饮

【组成】黄芪50g，人参15g（或党参30g），玉竹20g，生地黄25g，山药25g，枸杞子20g，天冬20g，菟丝子15g，女贞子15g，玄参20g。

【功效】补益肝肾，滋阴润燥，益气生津。

【主治】消渴日久，证属气阴不足者。临床上“三多”症状不典型，但尿糖血糖不减，诉乏力，口干，腰背酸软，舌红苔燥，脉弦滑。

【临床应用】每日1剂，水煎服。

【出处】本方出自张琪教授。对消渴日久，

气阴不足者，多能取放。本方以人参、黄芪为不可缺少之药，并吸取施今墨治血糖、尿糖之经验，化裁加减而成。对难治或重型糖尿病患者主张用中西医结合的治法。

479. 经验方

【组成】天花粉 90g，玉竹、山药、山茱萸、天冬、麦冬、黄芪、生地黄、熟地黄、泽泻、人参各 15g。

【功效】益气养阴。

【主治】糖尿病。

【临床应用】水煎服，每日 1 剂，分 2 次服。

【出处】《经验方》。

480. 经验方

【组成】熟地黄、茯苓各 60g，白术、杜仲各 24g，龙眼肉 18g，白芍 15g，柏子仁、陈皮、小茴香、远志各 12g，人参、沉香、甘草各 9g，龟甲 6g。

【功效】益气健脾。

【主治】糖尿病。

【临床应用】水煎服，每日 1 剂，分 2 次服。

【出处】《经验方》。

481. 经验方

【组成】山药 30g，黄芪、知母、山茱萸各 15g，天花粉 10g，鸡内金、葛根各 5g。

【功效】益气生津，清热健脾。

【主治】糖尿病。

【临床应用】每日 1 剂，水煎服。

【出处】《千家妙方》。

482. 经验方

【组成】山药、天花粉各 30g，黄芪、生地黄各 12g，知母、党参、麦冬、山茱萸、五倍子各 9g，五味子 3g。

【功效】益气养阴，清热生津。

【主治】糖尿病。

【临床应用】水煎服，每日 1 剂，分 2 次服。

【出处】《临证用方选粹》。

483. 经验方

【组成】党参、山药、黄芪、石膏、生地黄、茯苓各 30g，黄连、黄芩、知母、天花粉、天冬、麦冬、狗脊、鸡内金、五味子、青皮各 10g。

【功效】益气养阴，清热止渴。

【主治】糖尿病。

【临床应用】水煎服，每日 1 剂，分 2 次服。

【出处】《临证用方选粹》。

484. 经验方

【组成】山药 50g，桑螵蛸、天花粉、青皮各 30g，五倍子 10g，生地黄 30g。

【功效】滋阴补肾。

【主治】糖尿病。

【临床应用】每日 1 剂，水煎服。

【出处】《临证用方选粹》。

485. 经验方

【组成】黄芪 18g，山药 15g，人参、天花粉、白术各 9g。

【功效】益气养阴生津。

【主治】糖尿病。

【临床应用】水煎服，每日 1 剂，分 2 次服。

【出处】《河北验方选》。

486. 经验方

【组成】猪胰 1 个，玉米须 100g，黄芪 15g。

【功效】益气养阴。

【主治】糖尿病。

【临床应用】水煎服。

【出处】《福建民间验方》。

487. 经验方

【组成】地黄 20g，生黄芪 20g，甘草 5g，天冬、麦冬各 10g，石斛 10g。

【功效】养阴益气，润燥生津。

【主治】糖尿病阴虚气弱者。症见咽干口渴，烦躁易饥，小便频数，面赤，脉虚大。

【临床应用】每日 1 剂，水煎分 2 次服。

【出处】《验方》。

488. 消渴丸

【组成】黄芪、生地黄、天花粉、格列本脲（每丸含 0.25mg）。

【功效】益气生津，滋肾养阴。

【主治】2 型糖尿病。

【临床应用】上药制成浓缩小蜜丸，每次服

5~20粒，每日2或3次，饭前30分钟服用。由于本药内含格列本脲（优降糖），所以严禁与格列本脲同时服用，以免发生严重的低血糖。严重的肝、肾疾病者及1型糖尿病不宜服用。

【出处】市售中成药。

489. 降糖舒

【组成】人参、生地黄、熟地黄、黄芪、黄精、刺五加、荔枝核、丹参等22种中药。

【功效】益气养阴，生津止渴。

【主治】2型糖尿病。

【临床应用】上药制成片剂，每次6片，每日3或4次，对改善口干、便秘、乏力等临床症状及降低血糖有一定的作用。

【出处】市售中成药。

490. 参芪降糖片

【组成】人参皂苷、五味子、山药、生地黄、麦冬等。

【功效】益气养阴，滋脾补肾。

【主治】2型糖尿病。

【临床应用】上药制成片剂，每次8片，每日3次。

【出处】市售中成药。

491. 金芪降糖片

【组成】黄芪、金银花等。

【功效】益气清热。

【主治】2型糖尿病证属气虚内热者。症见口渴喜饮，渴饥多食，气短乏力等。

【临床应用】上药制成片剂，每次7～10片，每日3次。

【出处】市售中成药。

492. 糖脉康颗粒

【组成】生黄芪、生地黄、赤芍、丹参、牛膝、麦冬、黄精。

【功效】益气养阴，活血化瘀。

【主治】2型糖尿病及并发症者。症见口渴喜饮，倦怠乏力，气短懒言，胸中闷痛，肢体麻木或刺痛，便秘，自汗，盗汗等。

【临床应用】上药制成浓缩颗粒，每次5g，每日2次。

【出处】市售中成药。

493. 芪桂汤

【组成】生黄芪30g，桂枝10g，炒白芍10g，酒大黄10g，水蛭6g，鬼箭羽20g。

【功效】益气养阴，化瘀通络。

【主治】糖尿病。

【临床应用】内热炽盛，加生石膏、知母、黄连；肺肾气虚，加党参、山茱萸、五味子；脾虚较著停酒大黄，加炒白术、怀山药等；胸闷加瓜蒌、薤白、川芎；水肿加茯苓、猪苓、泽泻。

【出处】《辽宁中医杂志》，2011，（3）：462。

494. 黄芪乌梅汤

【组成】乌梅15～50g，黄芪50～200g。

【功效】益气养阴，生津止渴。

【主治】糖尿病气阴两虚者。

【临床应用】水煎服，每日1剂。阴虚患者加牛膝、熟地黄、枸杞子、山药；肾阳虚患者加茯苓、山茱萸；脾肾阳虚患者加仙灵脾、仙茅；血瘀患者加丹参、当归、五味子。

【出处】《广西中医药》，2017，（2）：28。

495. 祝氏降糖方

【组成】葛根20g，生地黄30g，苍术15g，玄参20g，黄芪30g，丹参20g，醋五灵脂15g，炒僵蚕15g，瓜蒌15g，醋鳖甲30g（先煎），炒栀子12g，淡豆豉20g，百合20g，甘草6g。

【功效】气阴双补，活血化瘀。

【主治】糖尿病。

【临床应用】水煎服，每日1剂。气虚严重者加党参、山药、白术补气健脾；血瘀严重者加莪术、水蛭活血祛瘀；夹湿者加茯苓、薏苡仁、石菖蒲、陈皮以行气祛湿；口干者加芦根、天花粉、玉竹、石斛以养阴生津止渴；心烦者加炒栀子、淡豆豉清心除烦；胸闷者加香附、郁金行气宽胸；皮肤瘙痒者加白蒺藜、地肤皮、白鲜皮以祛风止痒，或者加阿胶、鸡血藤以养血润燥止痒；失眠者加炒酸枣仁、夜交藤、龙齿安神；视物不清者加菊花、青葙子清肝明目；腰酸者加杜仲、牛膝、桑寄生补肝肾、强筋骨；汗多者加黄芪、麻黄根、煅牡蛎、浮小麦、醋鳖甲，以敛阴止汗、益气固表。

【出处】《光明中医》，2016，（20）：2939。

496. 参地丹杞汤

【组成】人参 15g，生地黄 25g，丹参 15g，枸杞子 30g，金银花 15g，玉竹 20g，甘草 10g。

【功效】益气养阴。

【主治】糖尿病气阴两虚者。

【临床应用】水煎服，每日 1 剂。有手足刺痛症状者加豨莶草；便秘者酌加大黄、芒硝。

【出处】《广西中医药》，2017，（1）：27。

497. 降糖方

【组成】黄芪 30g，川芎 20g，赤芍 20g，五味子 20g，玄参 20g，陈皮 20g，清半夏 20g，茯苓 20g，白术 20g。

【功效】益气养阴，活血化瘀。

【主治】糖尿病气阴两虚者。

【临床应用】水煎服，每日 1 剂。

【出处】《福建中医药》，2016，（1）：49。

498. 芪葛汤

【组成】黄芪 20～50g，葛根 15～30g，怀山药 15～30g，西洋参 9～18g，天花粉 15g，丹参 15～25g，熟地黄 12g，当归 15g，栀子 9g，芦根 9g，山茱萸 15g，枸杞子 15g，沙苑子 9g，甘草 9g。

【功效】益气养阴化瘀。

【主治】2 型糖尿病气阴两虚兼血瘀证。

【临床应用】口渴甚加沙参、麦冬；烦渴多饮热重加石膏、知母；小便清长而频加桑螵蛸、益智仁；气虚重加白术、黄精、茯苓；瘀血重加桃仁、红花；纳差加麦芽、鸡内金；失眠加酸枣仁。服法：每日 1 剂，水煎，分 2 次服。

【出处】《光明中医》，2006，（7）：78-79。

499. 芪灵汤

【组成】黄芪 30g，灵芝 12g，女贞子 30g，白芍 12g

【功效】益气养阴

【主治】2 型糖尿病气阴亏虚证

【临床应用】日 1 剂，分成 2 袋，每次 1 袋，每日 2 次餐后服用。

【出处】《河北中医》，2010，（4）：497-499。

500. 益气养阴汤

【组成】人参 10g，麦冬 15g，生地黄 30g，三七 10g，丹参 15g，黄芪 20g，山药 30g，葛根 20g，五味子 12g，沙参 20g，黄精 18g。

【功效】滋阴生液，益气健脾，活血化瘀。

【主治】气阴两虚型 2 型糖尿病。

【临床应用】每日 1 剂，水煎 2 次，合并汤汁为 300mL，早晚 2 次服用。

【出处】《光明中医》，2013，（6）：1133-1134。

501. 三黄二桑汤

【组成】黄芪 30g，生地黄 30g，黄精 20g，桑叶 15g，桑白皮 15g，丹参 30g，水蛭 3g，藿香 10g，佩兰 10g，半夏 10g，白僵蚕 10g，苦丁茶 15g，甘草 6g

【功效】益气养阴，化痰通络。

【主治】2 型糖尿病胰岛素抵抗气阴两虚、夹湿夹瘀证。

【临床应用】阴虚甚者加太子参 30g，麦冬 15g，五味子 10g；口干甚者加石膏 30g，知母 10g，天花粉 30g。每日 1 剂，水煎取汁 500～600mL，分早晚 2 次温服。

【出处】《河北中医》，2008，（2）：168-169。

502. 生脉散加味

【组成】人参 15g，麦冬 12g，玄参 12g，生地黄 12g，茯苓 12g，五味子 9g，白术 12g，山药 15g，甘草 9g。

【功效】益气复脉，养阴止渴，敛阴止汗。

【主治】2 型糖尿病气阴两虚证。

【临床应用】烦热甚者加知母 12g，地骨皮 12g；口渴甚者加天花粉 12g，天冬 12g；汗多者加黄芪 30g，山茱萸 15g；腹胀纳差者加山楂 15g，鸡内金 12g；大汗脉数者加黄柏 12g，黄连 12g；肢体麻痛者加桃仁 15g，红花 15g，全蝎 12g。每日 1 剂，水煎 400mL，早晚分 2 次温服。

【出处】《光明中医》，2014，（5）：977-978。

503. 双黄汤

【组成】黄芪 30～50g，山药 30g，苍术 15g，玄参 30g，葛根 15g，丹参 30g，地骨皮 15g，黄连 6g。

【功效】益气养阴，兼活血。

【主治】2 型糖尿病气阴两虚兼有血瘀型。

【临床应用】对于气阴不足明显，口渴引饮

甚，血糖不降者，加白虎加人参汤，以补气生津、润燥止渴；腰膝酸软，肾精不足者，加用枸杞子，以补益肾精；脾虚湿盛者，加用薏苡仁，以补脾祛湿；血瘀明显者，可加用桃仁、红花，以活血化瘀；尿糖不降者，可用天花粉、乌梅，以养阴生津，降尿糖。早晚分服，日 1 剂，水煎服。

【出处】《辽宁中医杂志》，2007，（11）：1598。

504. 芪贞降糖方

【组成】乌梅 18g，灵芝 12g，黄芪 12g，女贞子 9g

【功效】酸甘化阴，滋养肝脾。

【主治】糖尿病气阴两虚型。

【临床应用】颗粒剂袋装，每剂分两包，每日 2 次，每次 1 包，餐后服用。

【出处】《辽宁中医杂志》，2015，（11）:2136–2138。

505. 经验方

【组成】生黄芪 30g，生地黄 20g，苍术 15g，玄参 20g，葛根 15g，丹参 30g，枸杞子 20g，乌梅 20g。

【功效】益气养阴。

【主治】糖尿病气阴两虚型。

【临床应用】口干者加天冬麦冬；消谷善饥者加玉竹熟地黄；夜尿频数者加川续断、菟丝子；心悸甚者加党参、麦冬、五味子；便溏者加山药、白术，改生地黄为熟地黄；腿沉软、肢体麻木者加狗脊、桑寄生、鸡血藤；视物模糊者加川芎、白芷、菊花；腰酸腰痛者加川续断、桑寄生。水煎至 250mL，口服，每日 1 剂，早晚饭后 15 分钟分服。

【出处】《湖北中医药大学学报》，2013，15（4）：47。

506. 经验方

【组成】生黄芪 30g，生地黄 20g，苍术 15g，玄参 20g，葛根 15g，丹参 30g，枸杞子 20g，乌梅 20g。

【功效】益气养阴。

【主治】糖尿病气阴两虚型。

【临床应用】口干者加天冬麦冬；消谷善饥者加玉竹熟地黄；夜尿频数者加川续断、菟丝子；心悸甚者加党参、麦冬、五味子；便溏者加山药、白术，改生地黄为熟地黄；腿沉软肢体麻木者加狗脊、桑寄生、鸡血藤；视物模糊者加川芎、白芷、菊花；腰酸腰痛者加川续断、桑寄生。水煎至 250mL，口服，每日 1 剂，早晚饭后 15 分钟分服。

【出处】《湖北中医药大学学报》,2013,15（4）:47。

（三）补肾方

1. 甘露消渴胶囊

【组成】熟地黄、生地黄、党参、菟丝子、黄芪、麦冬、天冬、玄参、山茱萸、当归、茯苓、泽泻。

【功效】补肾培本，清泄肺胃。

【主治】2 型糖尿病及并发症属肾亏肺胃燥热者。

【临床应用】虚热偏盛或时值盛暑，可用石膏 30g 煎汤送服上药，或加黄连 1g 泡水频服；舌赤者加青黛 3g 冲服。共治疗 102 例，显效 30 例，有效 57 例，无效 15 例，总有效率为 85.3%。可促进残存胰岛 β 细胞释放胰岛素，从而促使血糖降低，毒理研究表明对心、肝、肾组织无损害作用，且可增加肾脏排泄功能。

【出处】《中医杂志》，1985，（6）：431。

2. 经验方

【组成】生地黄、女贞子、桑椹、麦冬各 20g，山茱萸、枸杞子、山药、党参各 15g，五味子 10g，黄芪 25g。

【功效】滋补肾阴，润肺止渴。

【主治】糖尿病肺肾虚衰型。症见尿多而浊，口渴欲饮而量不多，腰膝酸软，呼吸气弱，五心烦热，舌淡红苔薄滑，脉细数而滑。

【临床应用】每日 1 剂，水煎服。若头晕而胀者去党参、生地黄，加石决明、钩藤、菊花各 15g，生龙齿、生牡蛎各 20g。

【出处】《陕西中医》，1985，（7）：30。

3. 加减地黄汤

【组成】熟地黄、天花粉、茯苓、山茱萸、北沙参各15g，怀山药、石斛各20g，泽泻、麦冬、怀牛膝各10g。

【功效】滋阴益损。

【主治】糖尿病症见神疲乏力，两颧潮红，头昏耳鸣，口咽干燥，渴欲冷饮，多食易饥，腰膝酸软，舌红绛少津，兼有裂纹，脉沉细数。

【临床应用】腰痛酸软，下肢有冷感，少腹拘急加肉桂5g，附子10g；伴形寒肢冷，面色㿠白，腰膝或少腹冷痛加党参12g，白术12g，巴戟天15g；肾气不固加五味子10g，桑螵蛸10g，龙骨20g。共治疗53例，显效46例，好转5例，无效2例。

【出处】《湖北中医杂志》，1987，(3)：14。

4. 经验方

【组成】熟地黄、山药、泽泻、茯苓、附子、肉桂、仙茅、仙灵脾、菟丝子、黄精、五味子。

【功效】滋阴补阳。

【主治】糖尿病阴阳两虚型。症见形寒怕冷，浮肿，多伴有并发症，或有酮症酸中毒现象者。

【临床应用】每日1剂，水煎服。尿糖不降加黄芪配山药，重用天花粉、生地黄，或用玉米须煎汤代茶饮；血糖不降加苍术配玄参，加人参白虎汤，重用石膏，或用黄芪30g煎汤代茶饮；兼高血压、冠心病者加葛根、夏枯草、丹参、石斛；皮肤瘙痒者加知母、地肤子、苦参；失眠加酸枣仁、女贞子、夜交藤；心悸加石菖蒲、远志、龙骨、牡蛎；大便溏薄加莲子肉、芡实；阳痿腰冷，形寒肢冷加巴戟天、补骨脂、仙灵脾、附子、肉桂。

【出处】《福建中医》，1986，(3)：27。

5. 加减知柏地黄汤

【组成】黄柏、牡丹皮、五味子各10g，知母、泽泻、茯苓、玄参、麦冬、天花粉各12g，生地黄20g，山药、黄芪各30g。

【功效】滋肾泻火。

【主治】糖尿病及其并发症属肾阴亏虚者。

【临床应用】阴虚热甚加地骨皮、黄连、沙参、石斛、白芍、乌梅；气虚加太子参或参须；皮肤瘙痒加苦参、地肤子、白鲜皮，或用菝葜30～60g，煎水代茶饮。共治疗14例，临床治愈3例，显效6例，有效3例，无效2例。

【出处】《湖南中医杂志》，1986，2（4）：13。

6. 滋肾汤

【组成】熟地黄20g，山茱萸10g，黄精20g，山药15g，续断10g，川牛膝10g，枸杞子10g，山楂10g。

【功效】滋阴补肾。

【主治】老年糖尿病。

【临床应用】气阴两虚者加太子参15g，生黄芪15g，续断10g；阴阳两虚加仙灵脾20g，鹿角胶10g，制附子10g；阴虚化热加天花粉30g，石膏30g，知母10g，葛根20g；络脉瘀阻加三七3g，丹参20g，蜈蚣2条，水煎服，每日1剂。

【出处】《中国中医药信息杂志》，6（2）：51。

7. 六味地黄汤加味

【组成】熟地黄、山药、山茱萸、牡丹皮、茯苓、泽泻、麦冬、天花粉、沙参、知母。

【功效】滋阴固肾，润肺生津。

【主治】糖尿病下消偏重肺肾阴虚者。

【临床应用】每日1剂，水煎服。

【出处】《新中医》，1976，(3)：28。

8. 经验方

【组成】石斛、知母、天花粉、竹叶、补骨脂、金樱子、威灵仙、生甘草、生地黄、麦冬、山药、芡实。

【功效】养阴固肾。

【主治】糖尿病肺肾阴虚者。

【临床应用】每日1剂，水煎服。

【出处】《新中医》，1997，增（2）：25。

9. 阴阳两虚方

【组成】熟地黄20g，生地黄20g，山茱萸20g，牡丹皮20g，麦冬20g，牛膝20g，枸杞子20g，熟附子15g，肉桂15g，泽泻15g，猪苓15g，五味子15g。

【功效】滋阴温阳。

【主治】消渴证属阴阳两虚证。

【临床应用】水煎服，每日1剂，分2次服。

【出处】《四川中医》，1997，15（9）：33。

10. 六味地黄汤加减

【组成】桂枝、山药、山茱萸、牡丹皮、泽泻各10g，生地黄、熟地黄、茯苓、葛根各10g，附子5g。

【功效】滋阴补阳，温肾降糖。

【主治】糖尿病阳虚型。症见自汗乏力，畏寒肢冷，舌质淡胖，脉细弱或沉弱者。

【临床应用】每日1剂，水煎服。

【出处】《新医药学》，1978，（5）：8。

11. 速降糖煎剂Ⅲ号

【组成】人参、枸杞子、山茱萸、天冬、天花粉、生黄芪各50g，熟地黄100g。

【功效】益气补肾。

【主治】糖尿病证属肾阴亏损者。症见病久消瘦，身体乏力，小便频数，尿混如脂，腰膝酸软，头晕耳鸣，舌红少苔津少，脉沉细。

【临床应用】口渴加麦冬15g；血糖高加生地黄50g；阴损及阳，阴阳两虚，加用金匮肾气汤加石膏25g，鹿茸粉1g（冲服）。

【出处】《吉林中医药》，1980，1（5）：9。

12. 六味地黄汤合参苓白术散加减

【组成】熟地黄、山药、五味子、山茱萸、金樱子、芡实、人参、白术、茯苓、远志、酸枣仁、附子、肉桂、甘草。

【功效】益气健脾，温阳补肾。

【主治】糖尿病阴阳两虚型合并肾病、脉管炎患者。

【临床应用】每日1剂，水煎服。

【出处】《北京医学》，1980，（4）：217。

13. 双补降糖汤

【组成】熟地黄、山茱萸、枸杞子、补骨脂、巴戟天、苍术、白术、莲子肉各15g，山药30g，生鸡内金、五倍子各10g，附子、干姜各10g。

【功效】补肾健脾。

【主治】糖尿病脾肾两虚型。症见口渴多饮，小便频数量多，或如脂膏，胃中饥饿，面色紫黑，头晕耳鸣，腰膝酸软，疲乏无力，大便不实，或形寒肢冷，五更泄泻，男子阳痿，舌淡红，脉关尺沉细弱者。

【临床应用】每日1剂，水煎服。

【出处】《江苏中医药》，1981，（2）：6。

14. 新加六味汤

【组成】生地黄、山茱萸、茯苓、泽泻、葛根各15g，山药、牡丹皮、麦冬、乌药、益智仁、桑枝各12g，天花粉、五味子各10g，乌梅7枚。

【功效】滋阴生津固肾。

【主治】糖尿病及其合并症，证属阴虚阳亢型。

【临床应用】每日1剂，水煎服。

【出处】《云南中医杂志》，1981，（6）：56。

15. 益气补肾汤

【组成】人参、枸杞子、山茱萸、天冬、天花粉、生地黄各50g，熟地黄100g。

【功效】益气补肾。

【主治】糖尿病肾阴亏虚型。症见病久消瘦，身体乏力，小便频数，尿混如脂，腰膝酸软，头晕耳鸣，舌红少津，脉沉细。

【临床应用】每日1剂，水煎服。

【出处】《黑龙江中医药》，1981，（2）：17。

16. 阴阳双补汤

【组成】熟地黄、山茱萸各50g，山药、枸杞子、生石膏各25g，泽泻、牡丹皮、茯苓各15g，附子、肉桂各5g，鹿茸粉3g（冲服）。

【功效】阴阳双补。

【主治】糖尿病证属阴阳两虚。症见四肢厥冷，形体消瘦，双下肢浮肿，面色苍白，舌淡苔白，脉沉细者。

【临床应用】每日1剂，水煎服。

【出处】《黑龙江中医药》，1981，（2）：17。

17. 六味地黄汤加减

【组成】女贞子10g，山药10g，牡丹皮10g，泽泻10g，茯苓15g，熟地黄10g，葛根30g，天花粉30g。

【功效】滋阴补肾，兼以清热。

【主治】消渴。反复发作，多饮，多食，多尿，乏力，脉细数。

【临床应用】每日1剂，水煎服。

【出处】《新中医》，1981，（11）：24。

18. 经验方

【组成】党参、黄芪、当归、白芍、半夏、白术、茯苓、山药、砂仁、熟地黄、仙茅、仙灵脾、陈皮。

【功效】益气健脾，温阳补肾。

【主治】糖尿病脾肾阳虚者。

【临床应用】每日1剂，水煎服。

【出处】《辽宁中医杂志》，1981，（8）：16。

19. 糖尿病Ⅰ号合剂

【组成】生地黄、熟地黄3000g，菟丝子6000g，黄连150g，天冬1500g，麦冬1500g，大腹皮1500g，茯苓1500g，知母500g，五味子1500g，山茱萸1500g，党参6000g，黄芪6000g，生石膏3000g。

【功效】补肾滋阴，益气清热。

【主治】糖尿病及其合并症，证属肾阴亏虚者。

【临床应用】阳明热甚先予白虎汤加减，待热盛缓解后再继用本合剂；阳虚者加用金匮肾气丸；合并高血压加杜仲、牛膝；有冠心病者加瓜蒌、薤白、半夏；合并视网膜病变、白内障、肺结核及泌尿系感染者，用西药对症积极治疗。共治疗33例，显效11例，有效12例，无效10例。

【出处】《中医杂志》，1982，（7）：519。

20. 经验方

【组成】枸杞子、女贞子、当归、山药、天花粉、麦冬、五味子、太子参、陈皮、白术、白豆蔻、胡黄连、白芍。

【功效】滋养肝肾，健脾止渴。

【主治】糖尿病。

【临床应用】水煎服，每日1剂，分2次服。

【出处】《江苏中医》，1981，（2）：43。

21. 降糖Ⅲ号

【组成】熟地黄50g，人参、泽泻、牡丹皮、仙茅各15g，附子10g，山药、枸杞子、益智仁、仙灵脾各20g。

【功效】温阳补肾，益气生津。

【主治】糖尿病证属阴阳两虚者。

【临床应用】气虚加黄芪；脾虚加茯苓、苍术、砂仁；腰痛加桑寄生、菟丝子、续断；兼有血瘀或经闭，加丹参、益母草、赤芍、地龙；合并冠心病加丹参、郁金、川芎、红花、瓜蒌；血脂高加茵陈、山楂；合并肺结核加百部、百合；兼有末梢神经炎加鸡血藤、牛膝、桑枝、玄参、延胡索；兼有视网膜病变加菊花、枸杞子、女贞子、茺蔚子等。

【出处】《辽宁中医杂志》，1982，（4）：35。

22. 肾气丸加味

【组成】熟地黄12g，山茱萸9g，山药30g，牡丹皮9g，茯苓9g，泽泻6g，肉桂9g，附子9g，覆盆子12g，天花粉15g。

【功效】补肾温阳。

【主治】糖尿病，肾阳虚亏。症见多饮，多食，多尿，消瘦乏力，大便先干后溏，脉沉细。

【临床应用】每日1剂，水煎服。

【出处】《黑龙江中医药》，1982，（2）：26。

23. 六味地黄汤加减

【组成】桂枝、山药、山茱萸、牡丹皮、泽泻各10g，生地黄、熟地黄、茯苓、葛根各15g，附子5g。

【功效】滋阴补阳。

【主治】糖尿病阴阳两虚型。

【临床应用】每日1剂，水煎服。

【出处】《上海中医药杂志》，1982，（6）：5。

24. 六味地黄汤加减

【组成】熟地黄、山药、山茱萸、泽泻、茯苓、牡丹皮、枸杞子、菟丝子、覆盆子、五味子、车前子。

【功效】添精益髓，补肾固精。

【主治】糖尿病偏于下消者。

【临床应用】每日1剂，水煎服。

【出处】《广西中医药》，1982，（1）：1。

25. 五加参降糖片

【组成】刺五加、泽泻、葛根。

【功效】补肾益津。

【主治】糖尿病证属脾肾气阴两虚者。

【临床应用】共治疗24例，治疗前21例血糖增高，治疗后17例有不同程度的下降，并可明显改善疲乏无力、口干口渴、多尿、性功能减退、自汗等症状。

【出处】《中医杂志》，1983，（9）：665。

26. 益阳养阴汤

【组成】仙灵脾、仙茅、菟丝子、五味子、黄精、熟地黄、山药、泽泻、茯苓、制附子、肉桂。

【功效】益阳养阴。

【主治】糖尿病证属阴阳虚衰。症见形寒肢冷，双下肢浮肿，多伴有合并症。

【临床应用】水煎服，每日 1 剂，分 2 次服。

【出处】《辽宁中医杂志》，1983，（9）：17。

27. 经验方

【组成】山药、黄芪、扁豆、党参、白术、葛根、菟丝子、炙甘草。

【功效】益气健脾，补肾降糖。

【主治】糖尿病偏于脾肾虚弱者。

【临床应用】每日 1 剂，水煎服。

【出处】《新中医》，1983，（12）：1。

28. 肾气丸加减

【组成】附子、桂枝各 6g，熟地黄 30g，山药、山茱萸各 20g，泽泻、茯苓、牡丹皮各 10g，覆盆子 15g，天花粉 30g。

【功效】温阳补肾，固涩降糖。

【主治】糖尿病肾虚不固型。

【临床应用】每日 1 剂，水煎服。

【出处】《广西中医》，1983，（4）：42。

29. 经验方

【组成】天冬、麦冬、生地黄、熟地黄、五味子、黄芪、党参、山药、枸杞子、桑椹、山茱萸、牡丹皮、女贞子、墨旱莲。

【功效】滋补肝肾，益气养血。

【主治】糖尿病肝肾阴虚型。

【临床应用】每日 1 剂，水煎服。

【出处】《辽宁中医杂志》，1983，（5）：35。

30. 降糖Ⅲ号

【组成】熟地黄、生地黄、玄参各 20g，枸杞子、何首乌、黄芪、白术各 30g，山茱萸 18g，桑螵蛸、黄柏各 12g，天花粉 60g，山药 40g。

【功效】填补真元，滋阴固肾。

【主治】糖尿病证属真阴不足，下元不固者。症见小便频数量多，或饮一溲一，或如脂膏，形体消瘦，腰膝酸软，倦怠乏力，舌红或绛少苔，脉细数。

【临床应用】每日 1 剂，水煎服。

【出处】《山东中医杂志》，1984，（5）：23。

31. 六味地黄汤加减

【组成】生地黄、山药、牡丹皮、泽泻、茯苓、山茱萸、沙参、麦冬、玉竹、石斛、扁豆。

【功效】滋阴补肾。

【主治】糖尿病肾阴不足者。

【临床应用】每日 1 剂，水煎服。

【出处】《河南中医》，1984，（4）：18。

32. 六味地黄汤合生脉散加减

【组成】生地黄 240g，山茱萸 120g，怀山药 120g，白茯苓、牡丹皮、泽泻、麦冬各 90g，五味子 60g。

【功效】滋肾养阴。

【主治】糖尿病肾阴亏虚者。

【临床应用】共为细末，炼蜜为丸，每日 2～3 次，每次 9g。

【出处】《中成药研究》，1984，（11）：25。

33. 经验方

【组成】鲜山药 150g，枸杞子、天花粉各 30g。

【功效】清热生津，滋阴补肾。

【主治】糖尿病。

【临床应用】水煎服，每日 1 剂，分 2 次服。

【出处】《云南中医杂志》，1984，（5）：28。

34. 经验方

【组成】熟地黄 30g，山茱萸 12g，山药 30g，牡丹皮 10g，枸杞子 12g，人参 12g，麦冬 18g，五味子 9g，石斛 15g，天花粉 24g，芦根 24g，葛根 15g，乌梅 9g。

【功效】滋补肺肾，养阴清热。

【主治】糖尿病肺肾阴虚者。

【临床应用】每日 1 剂，水煎服。

【出处】《四川中医》，1985，（3）：40。

35. 经验方

【组成】熟地黄、山药各 20g，覆盆子、巴戟天、菟丝子、山茱萸各 15g，五味子 10g，附子

8g，生黄芪 25g，砂仁 5g。

【功效】温补命门，益气扶阳。

【主治】糖尿病肾阳亏耗。症见小溲清利而频数，尿有余沥，上浮泡沫，入夜尿多，腰膝酸软无力，肢端清冷，足跟作痛，面色浮红，舌淡苔滑，脉沉微弱者。

【临床应用】每日 1 剂，水煎服。腰膝酸软甚者加桑寄生、续断、仙灵脾各 15g，肉桂 10g；兼心悸怔忡者加酸枣仁、远志、柏子仁、茯神。

【出处】《陕西中医》，1985，（7）：310。

36. 经验方

【组成】枸杞子 12g，菟丝子 15g，生地黄 25g，山药 20g，山茱萸 15g，泽泻 6g，茯苓 10g，牡丹皮 6g，肉桂 5g，附子 5g，五味子 6g。

【功效】滋阴温阳。

【主治】糖尿病。

【临床应用】水煎服，每日 1 剂，分 2 次服。

【出处】《四川中医》，1986，（5）；12。

37. 六味地黄汤加减

【组成】山药、天花粉、生地黄、山茱萸、茯苓、泽泻、牡丹皮、知母、沙参、石膏、枸杞子、黄芪、生猪胰子。

【功效】补气益肾，生津止渴。

【主治】糖尿病肾虚者。

【临床应用】水煎服，每日 1 剂，分 2 次服。

【出处】《四川中医》，1986，（8）：43。

38. 消渴汤

【组成】山药、沙参各 20g，熟地黄、枸杞子、石斛、玉竹、玄参、丹参、天花粉各 30g，麦冬、益智仁各 15g，乌梅、芡实、知母各 10g。

【功效】滋阴固肾。

【主治】糖尿病及其合并症，证属肾阴亏虚者。

【临床应用】血糖不降，苔黄少津加生石膏；多发痈肿加金银花、连翘、蒲公英；尿中出现酮体加黄芩、黄连；皮肤瘙痒加白鲜皮、蝉蜕、蛇蜕；心悸失眠加酸枣仁、五味子、柏子仁；腰痛加续断、桑寄生、狗脊；并发白内障加谷精草、夏枯草；血压升高加菊花、钩藤、牛膝、石决明；长期低热加白薇、地骨皮、银柴胡；尿频、尿急、尿痛等泌尿系统感染症状者加萹蓄、瞿麦、甘草梢、生栀子。共治疗 74 例，临床痊愈 10 例，有效 39 例，好转 20 例，无效 5 例。

【出处】《浙江中医杂志》，1986，21（12）：554。

39. 经验方

【组成】肉桂、鹿茸粉、附子、桑螵蛸、山茱萸、人参、巴戟天、补骨脂、覆盆子、金樱子、山药、芡实、白术、炙甘草。

【功效】助阳壮火，补虚固脱。

【主治】糖尿病虚寒证。症见尿意频多，小便清长，日夜不断，症似尿崩，不欲饮食，舌质不红苔薄而白，气短音低，大便溏薄，四肢厥冷，脉沉而迟，行将欲脱者。

【临床应用】每日 1 剂，水煎服。

【出处】《辽宁中医杂志》，1986，（4）：5。

40. 滋水承金饮

【组成】生地黄、女贞子、桑椹、麦冬各 20g，山茱萸、枸杞子、炒山药、党参各 15g，五味子 10g，生黄芪 25g。

【功效】滋水补肾阴，益肺止渴。

【主治】糖尿病属肺肾虚衰者。症见食少乏味，尿多而浊，口渴欲饮而量不多，腰膝酸软，不能远行，气息细促无力，盗汗，五心烦热，舌质淡红，苔薄滑，脉细数而滑。

【临床应用】头晕而胀痛加石决明、钩藤、菊花各 15g，减去党参、生黄芪，另加生龙齿、生龙骨、生牡蛎各 20g。

【出处】《中医杂志》，1986，（11）：86。

41. 滋肾降糖方

【组成】生地黄、茯苓各 15g，山药、天花粉各 30g，枸杞子 20g，泽泻、牛膝、牡丹皮、玄参各 10g。

【功效】滋肾养阴，佐以活血。

【主治】糖尿病及其并发症，属肾虚血瘀型。症见口渴多饮，多食，多尿，腰膝酸软，五心烦热，双下肢浮肿，大便溏，舌质暗苔薄白，脉沉细涩。

【临床应用】气虚加黄芪、太子参各 15g，白术 10g；苔腻夹湿加苍术 15g；胃热肺燥加石膏 30g；麦冬 10g。

【出处】《安徽中医学院学报》，1986，5（2）：31。

42. 益气扶阳饮

【组成】熟地黄、炒山药各20g，覆盆子、巴戟天、菟丝子、山茱萸各15g，五味子10g，制附子8g，炙黄芪25g，砂仁5g。

【功效】温补命门，益气扶阳。

【主治】糖尿病证属肾阳亏耗者。症见小便清利而频数，尿有余沥，上浮泡沫，入夜尿频尤甚，肢端清冷，足跟作痛，面色浮红，舌淡苔滑，脉沉微弱。

【临床应用】腰膝酸软甚加桑寄生、盐续断、仙灵脾各15g，肉桂10g；兼心悸怔忡，酌加炒酸枣仁、远志、柏子仁、茯神。

【出处】《中医杂志》，1986，（11）：816。

43. 经验方

【组成】山茱萸30g，五味子20g，乌梅20g，桑螵蛸15g。

【功效】滋肾养阴，生津止渴。

【主治】糖尿病肾阴虚者。

【临床应用】每日1剂，水煎服。治疗33例，显效14例，有效17例，无效2例。

【出处】《山东中医杂志》，1986，（4）：52。

44. 经验方

【组成】荔枝核15g，扁豆9g，桑叶、冬瓜皮、黑芝麻各12g，冬瓜子6g，带叶南瓜藤30g。

【功效】滋补肝肾，清热降糖。

【主治】糖尿病。

【临床应用】每日1剂，水煎服。并发湿疹，皮炎者，加蜂房、地龙；目暗畏光者，加蚕沙、枸杞子；胃热阴虚者，消谷善饥，口干欲饮，小便频数，大便干燥，合养胃汤；肝肾两虚者，口燥频饮，消谷善饥，两颧潮红、眩晕，眼花，低热盗汗，腰酸、失眠，小便频赤，加生地黄、熟地黄、山茱萸、菊花、枸杞子、山药、何首乌；肾阳虚弱者，小便频多、混浊，面色黧黑，四肢不温，畏寒，口渴喜饮，纳食腹胀，神疲乏力，腰酸，加蜂房、巴戟天、桂枝、小茴香、鹿角、紫河车；痰瘀互结者，头晕偏重，身重，失眠，多梦，脱发，喘逆，腹胀，胸闷，面色沉着，低热，用上方合祛痰化瘀汤（黄芪、当归、白术、桔梗、牛蒡子、白芍、桃仁、皂荚、路路通、三七）。

【出处】《新中医》，1986，（4）：55。

45. 经验方

【组成】附子、肉桂、茯苓、山药、黄芪、山茱萸、生地黄、天花粉、枸杞子、麦冬、沙参、黄连、甘草。

【功效】滋阴补阳，益气降糖。

【主治】糖尿病，肾阳虚衰型。

【临床应用】每日1剂，水煎服。

【出处】《新疆中医药》，1986，（1）：54。

46. 经验方

【组成】黄芪30g，当归、赤芍、红花各6g，川芎3g，天花粉、龙骨、牡蛎各30g，地龙、五味子各9g，桑螵蛸、杜仲各12g，枸杞子20g，菊花15g。

【功效】滋补肝肾，益气活血。

【主治】糖尿病气虚血瘀、肝肾两虚者。

【临床应用】每日1剂，水煎服。

【出处】《新中医》，1986，（11）：39。

47. 杞牡地黄汤

【组成】熟地黄、山药、生牡蛎、枸杞子、黄精各12g，山茱萸、覆盆子各9g，五味子牡丹皮各6g，茯苓4.5g。

【功效】补肾益精，固摄下元。

【主治】糖尿病证属肾虚精亏，固摄无权者。

【临床应用】阴亏火旺，五心烦热，脉细数加黄柏6g，龟甲15g；阴损及阳，溲清足冷，脉细迟，去黄精，加附子、肉苁蓉各9g，肉桂末5g（冲服）。

【出处】《湖南中医杂志》，1987，（1）：17。

48. 滋肾蓉精丸

【组成】黄精20g，肉苁蓉、制何首乌、金樱子、山药各15g，赤芍、山楂、五味子、佛手片各10g。

【功效】补益肝肾，活血通络。

【主治】糖尿病及其并发症属肾虚型。症见口渴多饮，多食多尿，面色萎黄或黧黑，头晕眼花，心悸气短，动则气促，失眠多梦，耳鸣耳聋，手足心热，肢麻肢痛，腰膝酸软，疲乏健忘，性功能低下，阳痿，遗精，月经不调，多汗，夜尿频多，舌红少苔，舌淡苔白或舌质暗红，脉沉细无力。

【临床应用】共治疗 64 例，近期治愈 19 例，显效 9 例，有效 28 例，无效 8 例，总有效率达 87.50%。本方可增加肝糖原含量来调节血糖，降低血糖、尿糖水平；增强免疫功能，降低血清总胆固醇、甘油三酯水平。

【出处】《湖南中医杂志》，1987，（6）：9。

49. 消糖片

【组成】人参、天冬各 36g，生地黄 50g，天花粉 144g，枸杞子 54g，覆盆子 96g。

【功效】益气养阴补肾。

【主治】糖尿病及其并发症属肾气阴虚者。

【临床应用】共治疗 123 例，显效 24 例，好转 47 例，无效 34 例，总有效率达 72.3%。

【出处】《中药通报》，1987，12（11）：49。

50. 消渴Ⅱ号方

【组成】人参、黄精、茯苓、金樱子各 10g，肉桂 6g，熟地黄、枸杞子各 15g，山药 30g，山茱萸 20g，白术 12g，石菖蒲 9g。

【功效】阴阳双补。

【主治】糖尿病证属阴阳两虚者。症见口干，不思饮食，小便频数，腰膝酸软，疲乏无力，气短，小腹胀满，舌质淡苔白，面色黧黑，脉细无力。

【临床应用】气短乏力加黄芪、五味子；失眠盗汗加龙骨、牡蛎、浮小麦；肢体疼痛加牛膝、桑寄生、桃仁；皮肤瘙痒加白蒺藜、金银花；视力障碍加菊花、决明子、玉竹；眼底出血加三七、白及；腰酸膝软，阳痿加阳起石、仙灵脾；便秘者加火麻仁；酮症加黄芩；高血压头痛加天麻、夏枯草；浮肿加车前子、木通；闭经属气血不足者加桃仁、红花合八珍汤；月经过多属血热者，加黄芩、黄连、玄参、仙鹤草。

【出处】《山西中医》，1987，3（2）：33。

51. 经验方

【组成】人参 10g，黄芪 40g，肉桂 6g，熟地黄 15g，山药 30g，山茱萸 20g，茯苓 9g，金樱子 10g，枸杞子 15g，白术 12g，石菖蒲 9g。

【功效】益气健脾，温阳补肾。

【主治】糖尿病脾肾阳虚。症见口干不思饮食，小便频数，腰膝酸软，疲乏无力，气短，小腹胀满，面色黧黑，舌淡苔白，脉细无力者。

【临床应用】每日 1 剂，水煎服。

【出处】《山西中医》，1987，（2）：32。

52. 经验方

【组成】炒苍术、生地黄、玉竹、炒白术、熟地黄、山药、玄参、黄芪、沙参、五味子、桑螵蛸。

【功效】健脾补肾。

【主治】糖尿病。

【临床应用】每日 1 剂，水煎服。

【出处】《中医药学报》，1987，（3）：32。

53. 缩泉丸加减

【组成】熟地黄、山茱萸、山药、益智仁、乌药、枸杞子、黄芪、五味子、肉桂。

【功效】补肾摄精，缩泉降糖。

【主治】糖尿病肾亏。症见饮一溲一，尿频量多，夜间尤甚。

【临床应用】每日 1 剂，水煎服。

【出处】《辽宁中医杂志》，1987，（12）：16。

54. 经验方

【组成】干姜、附子各 6g，炒白术、党参、补骨脂、益智仁各 10g，葛根、天花粉、黄芪各 20g。

【功效】温中散寒，益气生津。

【主治】糖尿病，证属脾肾两虚者。症见渴喜热饮，口淡无味，纳谷不香，气短乏力，夜尿频多，双下肢浮肿，舌淡苔滑，脉沉细。

【临床应用】每日 1 剂，水煎服。

【出处】《陕西中医》，1987，（6）：261。

55. 经验方

【组成】党参、黄芪各 20g，白术 15g，陈皮、当归、升麻、五味子、山茱萸、山药各 10g。

【功效】补脾益肾。

【主治】糖尿病，脾肾气虚者。症见形体肥

胖，下肢水肿，舌淡胖有齿痕，脉沉缓。

【临床应用】每日 1 剂，水煎服。

【出处】《黑龙江中医药》，1987，（2）：40。

56. 消气丸加减

【组成】熟地黄、山药、山茱萸、茯苓、知母、泽泻、牡丹皮、金樱子、肉桂。

【功效】滋阴温阳，补肾降糖。

【主治】糖尿病阴阳两虚型。症见毛发皮肤干燥无华，面色皖白，腰酸腿软，耳鸣耳聋，形体消瘦，身寒怕冷，四肢发凉，大便稀溏，舌淡体胖，脉沉细无力。

【临床应用】每日 1 剂，水煎服。

【出处】《陕西中医》，1987，（6）：245。

57. 经验方

【组成】五指毛桃 25g，华山矾 25g，桑寄生 25g，鸟不企根 25g，酸藤 25g。

【功效】养阴补肾。

【主治】糖尿病。

【临床应用】水煎服。

【出处】《广东民间验方》。

58. 胜甘汤

【组成】山茱萸 30g，五味子、乌梅、苍术各 20g。

【功效】涩精化阴。

【主治】糖尿病及其并发症属肾阴不足者。

【临床应用】共治疗 110 例，显效 25 例，有效 69 例，无效 16 例，总有效率 85.4%。

【出处】《山东中医杂志》，1988，7（2）：27。

59. 缫柿汤

【组成】熟地黄、玄参、草薢、天花粉各 15g，黄连 7.5g，覆盆子、柿皮各 10g，黑大豆、蚕蛹各 20g。

【功效】滋阴补肾。

【主治】糖尿病证属肾阴亏虚者。

【临床应用】每日 1 剂，水煎服。

【出处】《辽宁中医杂志》，1988，（10）：20。

60. 降糖基本方

【组成】生地黄、熟地黄、五味子各 15g，山药、生黄芪、玄参、生龙骨、生牡蛎各 30g，苍术、茯苓、党参各 20g，麦冬 25g。

【功效】补肾培本，清热养阴生津。

【主治】糖尿病及其合并症，证属气阴两虚型。

【临床应用】尿糖不降重用天花粉 30g，或加乌梅 15g；血糖较高而饥饿明显加玉竹 15g，天花粉 30g；尿中出现酮体加黄连 5g，黄芩 10g；皮肤瘙痒加地肤子、白鲜皮各 15g；下身瘙痒加黄柏 10g，知母 10g，苦参 15g；化脓感染者酌加金银花 10g，连翘 15g，蒲公英 10g，紫花地丁 15g；失眠加何首乌、女贞子各 10g，白蒺藜 15g；心悸加石菖蒲、远志各 10g，生龙骨、生牡蛎各 30g；便溏加莲子肉、芡实各 15g；腰痛，下肢痿软无力加桑寄生、狗脊各 30g；自觉燥热且有腰痛加肉桂 3g；血压不高加补阳还五汤；燥热入血加白虎汤；阴阳俱虚加八味地黄汤；血压升高用血府逐瘀汤加磁石 30g；周围神经病变加鸡血藤、益母草各 30g，苏木、刘寄奴 10g；视网膜病变伍用八味地黄丸或杞菊地黄汤；血瘀明显用血府逐瘀汤加决明子、菊花、茺蔚子等。

【出处】《实用中医内科杂志》，1988，2（4）：168。

61. 自拟方

【组成】乌梅、桂枝、细辛、干姜、附子、花椒、黄连、黄柏、当归、人参。

【功效】益气温阳，清热解毒，生津降糖。

【主治】糖尿病寒热错杂证。

【临床应用】每日 1 剂，水煎服。

【出处】《浙江中医杂志》，1988，（4）：154。

62. 六味地黄汤加味

【组成】沙参、栝楼根、熟地黄、山茱萸、山药、茯苓、泽泻、牡丹皮、麦冬、石斛。

【功效】养阴生津。

【主治】糖尿病。

【临床应用】每日 1 剂，水煎服。

【出处】《陕西中医》，1988，（1）：37。

63. 经验方

【组成】泽泻、玉竹、沙苑子各 12g，山药、桑白皮、枸杞子各 15g，玉米须 9g。

【功效】滋肾清肺，健脾降糖。

【主治】糖尿病。

【临床应用】每日1剂，水煎服。服药7剂为1个疗程。治疗100例，服药1～2疗程后，治愈98例（“三多”症状消失，尿糖阴性，血糖正常，厌油恶心，呕吐，腹痛等症消失，随访1年未见复发），治愈率98%。

【出处】《浙江中医杂志》，1988，（2）：79。

64. 经验方

【组成】熟附子10g，肉桂3g，山药24g，生地黄、熟地黄各12g，山茱萸、仙灵脾各15g，玄参24g，黄芪30g，苍术、鸡内金、泽泻各10g。

【功效】温阳滋肾。

【主治】糖尿病，肾元亏虚，固摄无权。症见头目昏眩，腰脊酸软，多饮多尿，日夜无度，脉沉细数。

【临床应用】每日1剂，水煎服。

【出处】《江苏中医》，1988，（10）：18。

65. 经验方

【组成】生地黄、熟地黄、山药、牡丹皮、山茱萸、泽泻、蒺藜、牛膝、天花粉、鹿角胶、桑螵蛸。

【功效】滋补肾阴，生津降糖。

【主治】糖尿病肾阴亏虚型。

【临床应用】每日1剂，水煎服。

【出处】《湖南中医学院学报》，1988，（2）：16。

66. 六味地黄汤加减

【组成】熟地黄、山茱萸、牡丹皮、泽泻、山药、茯苓、枸杞子、龟甲。

【功效】滋阴补肾，明目降糖。

【主治】糖尿病肾阴亏虚型。症见小便频数量多而有甜味，心烦口渴，虚烦颧红，腰膝酸软，舌红少苔，脉细数。

【临床应用】每日1剂，水煎服。阴损及阳，面色㿠白，形寒肢冷，夜尿尤多，阳痿，舌淡胖，脉细沉，加仙灵脾、益智仁或用金匮肾气丸。

【出处】《新中医》，1988，（11）：55。

67. 经验方

【组成】桂枝10g，肉桂2.5g，人参5g，熟地黄10g，山药20g，山茱萸15g，苍术10g，枸杞子10g，茯苓15g，知母10g，黄精40g，黄芪15g，丹参15g，红花2.5g。

【功效】益气温阳，补肾降糖。

【主治】糖尿病肾阳虚弱者。

【临床应用】每日1剂，水煎服。

【出处】《国医论坛》，1989，（1）：33。

68. 加味麦味竹叶石膏汤

【组成】山药、茯苓、枸杞子、生地黄、五味子、麦冬、竹叶各10g，石膏、葛根、天花粉各30g，肉苁蓉、知母各15g。

【功效】滋阴补肾，润肺清胃。

【主治】糖尿病证属肾阴亏虚，肺胃燥热型。

【临床应用】

【出处】《四川中医》，1989，（3）：25。

69. 养肾滋肝汤

【组成】熟地黄、党参、菟丝子、茯苓、麦冬、黄精各15g，山药30g，山茱萸、续断、五味子、甘草各10g。

【功效】养肾滋肝。

【主治】糖尿病及合并症，证属肝肾阴虚者。

【临床应用】胃热炽盛加生石膏、知母、天花粉、石斛；肺胃阴虚加沙参、玉竹、麦冬、葛根、玄参；肾阴虚加枸杞子、女贞子、生地黄；肾阳虚加制附子、肉桂、杜仲、桑寄生、仙灵脾、金樱子；气虚加黄芪、黄精、太子参、人参；血虚加当归、丹参、何首乌、鸡血藤；视力减退，视网膜病变者加沙苑子、决明子、石决明；合并高血压加杜仲、桑寄生、龙骨、牡蛎、磁石、代赭石；合并冠心病加全瓜蒌、薤白、桂枝；肢体麻木或疼痛加桑枝、桂枝、威灵仙、川牛膝、川芎；尿糖血糖不降加黄精、山药、玄参、苍术。共治疗34例，显效14例，显效14例，有效12例，无效8例，总有效率达76.4%。

【出处】《陕西中医学院学报》，1989，12（2）：21。

70. 经验方

【组成】白术、猪苓、仙茅、巴戟天、薏苡仁、山药各15g，泽泻、茯苓各30g，桂枝10g。

【功效】健脾补肾，温阳利水。

【主治】糖尿病。

【临床应用】每日 1 剂，水煎服。

【出处】《湖北中医杂志》，1989，（1）：33。

71. 经验方

【组成】桂枝、山茱萸、山药、牡丹皮、生地黄、熟地黄、枸杞子、黄芪、何首乌、天花粉。

【功效】益气健脾，温阳固肾。

【主治】糖尿病脾肾两虚型。小便量多，或如脂膏，羸瘦体倦，肢冷，腰膝酸软，乏力，阳事不举，舌质淡，苔白，脉沉细。

【临床应用】每日 1 剂，水煎服。夜尿多者加覆盆子、益智仁；虚烦加石膏、栀子；下肢肿加茯苓皮；视物不清加决明子、女贞子、石斛。治疗 202 例，痊愈 47 例，显效 77 例，好转 66 例，无效 12 例，总有效率 94.06%。

【出处】《河南中医》，1989，（2）：17。

72. 经验方

【组成】生山药 30g，山茱萸、熟地黄各 20g，生地黄 30g，枸杞子、蒸何首乌各 20g，桂枝 10g，生白芍 30g。

【功效】补肾健脾，阴阳并调。

【主治】糖尿病，脾肾两虚者。症见多饮，多食，多尿，尿中有泡沫，混浊，腰膝酸软无力，面色无华，舌淡苔薄白，脉沉细。

【临床应用】每日 1 剂，水煎服。

【出处】《河南中医》，1989，（2）：17。

73. 滋肾蓉精丸

【组成】黄精 20g，肉苁蓉、制何首乌、金樱子、山药各 15g，赤芍、山楂、五味子、佛手片各 10g。

【功效】滋肾固本，活血通络。

【主治】糖尿病肾虚型。症见“三多一少”，面色萎黄或黧黑，头晕眼花，心悸气短，动则气促，多汗疲乏，失眠多梦，耳鸣耳聋，手足心热，肢麻肢痛，腰膝酸软，健忘，性功能低下，阳痿遗精，月经不调，夜尿频多，舌红少苔，或舌淡苔白，或舌质暗红，脉细数或沉细无力。

【临床应用】共治疗 170 例，近期治愈 49 例，显效 22 例，有效 77 例，无效 22 例，总有效率为 87.1%。本方可明显改善临床症状，降低人及动物的血糖及血脂水平，增强免疫功能，促进血小板解聚，改善微循环。

【出处】《中医杂志》，1990，（4）：32。

74. 降糖饮 Ⅱ 号

【组成】黄芪、地骨皮各 40g，山茱萸、乌梅各 15g，制何首乌、生地黄、天花粉、麦冬、黄精、生山药、玄参、金樱子各 30g，黄连 10～15g，知母 12g。

【功效】益气补肾，滋阴清热。

【主治】2 型糖尿病及其合并症，证属肾气阴虚者。

【临床应用】并发周围神经病变加丹参 20g，灵芝草 15g；并发脑血管病变者加天麻、地龙各 12g，川芎、钩藤各 15g；并发痈肿热毒内盛加生石膏 30g，连翘、蒲公英、紫花地丁各 15g；并发泌尿系感染加黄柏 10g，泽泻、萹蓄各 12g；并发眼部病变者加决明子、菊花、沙苑子各 15g。共治疗 105 例，显效 61 例，有效 35 例，无效 9 例，总有效率为 91.43%

【出处】《中国医药学报》，1990，5（2）：42。

75. 养阴温肾汤

【组成】枸杞子、山茱萸、生地黄、熟地黄、西洋参、女贞子、菟丝子、石斛、仙灵脾、牡丹皮、山药、当归、制何首乌、肉桂。

【功效】养阴生津，温阳补肾。

【主治】糖尿病及其合并症，证属肾之阴阳不足者。

【临床应用】气阴两虚加党参、黄芪、五味子；肺热津伤加麦冬、石膏、乌梅、玉竹；阴阳两虚加桑椹、炙附子，山茱萸加倍；肾阴亏虚加附子、补骨脂、肉苁蓉、龟甲、知母。

【出处】《中医函授通讯》，1990，（6）：21。

76. 六味地黄汤加味

【组成】生石膏、知母、玄参、生地黄、麦冬、山药、山茱萸、泽泻、茯苓、牡丹皮。

【功效】滋肾养阴，清胃生津。

【主治】糖尿病偏于下消者。

【临床应用】每日 1 剂，水煎服。

【出处】《辽宁中医杂》，1990，（7）：24。

77. 六味地黄汤加味

【组成】山药、山茱萸各24g，熟地黄20g，葛根、天花粉各30g，牡丹皮、茯苓、泽泻各12g。

【功效】滋补肾阴，生津止渴。

【主治】糖尿病肾阳虚者。

【临床应用】每日1剂，水煎服。

【出处】《国医论坛》，1990，（2）：28。

78. 经验方

【组成】熟地黄、黄芪、山药各30g，山茱萸、肉桂、附子、补骨脂各10g，泽泻、煨肉豆蔻、茯苓各20g，薏苡仁、大枣、干姜、当归、五味子各15g，吴茱萸5g。

【功效】温补脾肾，利水消肿，涩肠止泻。

【主治】糖尿病并发肠病，证属阴阳两虚，脾肾虚寒者。症见面色苍白，语声低微，大便如水样，完谷不化，日夜无度，腹不痛不胀，食少乏力，渴欲饮水，畏寒，脉沉细弱。

【临床应用】每日1剂，水煎服。

【出处】《四川中医》，1990，（6）：32。

79. 补肾温阳汤

【组成】生地黄、熟地黄、菟丝子、巴戟天、仙茅、仙灵脾各10g，炒山药20g，茯苓15g，山茱萸、附子、北五味子各6g。

【功效】温补命门，滋肾壮阳。

【主治】糖尿病阴损及阳，肾阳亏耗。症见小便清长频数，尿有余沥，伴有泡沫，四肢清冷，腰膝酸软，面色潮红，舌质淡，苔薄腻而滑，脉沉细而弱。

【临床应用】每日1剂，水煎服。

【出处】《四川中医》，1991，（2）：33。

80. 滋水益金汤

【组成】生地黄、党参各15g，生黄芪、山药各20g，枸杞子、麦冬各10g，山茱萸、五味子各6g，制玉竹15g。

【功效】滋补肾阴，润肺止渴。

【主治】糖尿病证属燥热伤及肺肾。症见食少乏味，尿多而浊，口渴饮而不多饮，腰膝酸软，五心烦热，甚则盗汗，心悸，舌质淡红，苔薄滑，脉细数。

【临床应用】阴虚阳亢，肝阳上亢而头晕头胀去党参、黄芪，加菊花、钩藤、夏枯草各10g，石决明20g（先煎），或可加三石汤（生石膏、石决明、代赭石）；腰膝酸软，五心烦热者加地骨皮、桑寄生各10g，炒杜仲15g。

【出处】《四川中医》，1991，（2）：33。

81. 补肾活血方

【组成】山药、山茱萸、熟地黄、金樱子、桃仁、红花、川芎。

【功效】补肾活血。

【主治】糖尿病及其并发症属肾虚血瘀者。症见口渴多饮，多食多尿，舌质紫暗或舌下静脉曲张，脉沉细涩。

【临床应用】气虚加黄芪、白术；阴虚加麦冬、知母；阳虚加锁阳、仙灵脾；烦渴明显加天花粉、桑白皮；易饥善食加黄连、栀子；伴高血压者，以天麻钩藤饮化裁；冠心病加服冠心通络丸。治疗58例，显效38例，有效16例，无效4例，总有效率93.1%。

【出处】《湖南中医杂志》，1991，（5）：37。

82. 自拟方

【组成】补骨脂、山药、芡实、白术各15g，肉豆蔻、五味子、莲子、木香、砂仁各12g。

【功效】健脾补肾。

【主治】糖尿病并发肠病，证属脾肾阳虚者。症见口干多饮，多食多尿，消瘦乏力，泄泻，每日3～5次，畏寒肢冷，腰膝酸软，脉沉弱。

【临床应用】每日1剂，水煎服。

【出处】《临床荟萃》，1991，（10）：476。

83. 补肾汤

【组成】人参20g，泽泻、生地黄、熟地黄、山药各20g，茯苓、仙茅、仙灵脾各15g。

【功效】补肾，益气活血生津。

【主治】糖尿病阴阳两虚证。症见多饮多食，多尿，心悸烦躁，失眠，脱发，头晕，男性多伴阳痿，舌暗淡，脉弦。

【临床应用】每日1剂，水煎服。

【出处】《辽宁中医杂志》，1991，（11）：21。

84. 经验方

【组成】黄芪 50g，白术 30g，山药 100g，砂仁 15g，香附 20g，柴胡、葛根各 15g，桔梗 120g，莱菔子 30g，益智仁 20g，生大黄 10g。

【功效】益气健脾，疏肝固肾。

【主治】糖尿病证属肝脾不调，久病及肾者。症见血尿糖高，饮食欠佳，口渴不甚，夜尿频多，兼头晕目眩，腰酸乏力，脘痞闷胀，面色不华，愁苦抑郁，舌淡苔白，脉弦缓。

【临床应用】上药先研为粉，装入雄猪肚中，将口扎紧，放入高压锅中蒸煮，令烂汁干，乘热捣糊为丸，如梧桐子大，每日 3 次，每服 30 粒。

【出处】《江苏中医杂志》，1991，（8）：5。

85. 滋阴地黄汤

【组成】山茱萸 15～30g，山药 15～30g，生地黄 15g，五味子 10～20g，五倍子 10～20g，苍术 10～20g，玄参 15～30g，生黄芪 30～60g，乌梅 10～20g，桑螵蛸 10g，天花粉 15g。

【功效】滋阴益肾，以酸胜甘。

【主治】糖尿病血糖、尿糖高，或长期应用胰岛素和其他降糖药物而症状改善不明显者。

【临床应用】体衰较甚，血糖或尿糖高加人参；口渴多饮加麦冬、石斛；尿多加益智仁、覆盆子；多发疖肿加金银花、生何首乌。共治疗 27 例，基本治愈 3 例，显效 9 例，有效 13 例，无效 2 例。

【出处】《福建中医药》，1991，22（1）：25。

86. 六味地黄汤加味

【组成】熟地黄、山药、山茱萸、茯苓、泽泻、牡丹皮、枸杞子、五味子、菟丝子。

【功效】滋阴补肾，润燥生津。

【主治】糖尿病肾阴亏虚者。症见尿频尿多，尿如膏脂多泡沫，腰膝酸软，头昏乏力，五心烦热，或阳痿遗泄，舌暗红少苔，脉沉细数。

【临床应用】每日 1 剂，水煎服。肾阳虚者去牡丹皮，加附子、肉桂各 6g；低热颧红加知母、黄柏各 10g。

【出处】《陕西中医》，1991，（2）：53。

87. 经验方

【组成】沙参、麦冬、玉竹、黄精、生地黄、山茱萸、何首乌、枸杞子、玄参、天花粉、芦根、黄芩、黄连。

【功效】滋阴降火，生津止渴。

【主治】糖尿病肺肾阴虚，胃火炽盛者。

【临床应用】每日 1 剂，水煎服。

【出处】《新中医》，1991，（6）：2。

88. 经验方

【组成】生白芍、生龙骨、生牡蛎、熟地黄各 30g，玉竹、葛根、天花粉各 20g，黄精、肉苁蓉各 12g，麦冬、何首乌各 15g。

【功效】滋补肝肾。

【主治】糖尿病。

【临床应用】每日 1 剂，水煎服。

【出处】《四川中医》，1991，（7）：20。

89. 经验方

【组成】狗脊 10g，木瓜 15g，桑寄生 10g，续断 10g，牛膝 10g，秦艽 5g。

【功效】补肾荣筋，舒筋活络。

【主治】糖尿病合并腰腿酸痛。

【临床应用】每日 1 剂，水煎服。1 周为 1 个疗程。治疗 40 例，痊愈 18 例（症状全部解除，劳动后无腰腿痛，已不影响劳动），显效 15 例（症状显著减轻，已不影响劳动），有效 5 例（自觉症状减轻，但影响劳动），无效 2 例，总有效率为 95%。

【出处】《中医杂志》，1991，（6）：32。

90. 益阴降糖散

【组成】天冬、生地黄、熟地黄、天花粉、黄芪、玄参、枸杞子各 60g，五味子、知母、丹参、山楂各 30g。

【功效】滋补肾阴，生津止渴。

【主治】糖尿病及其合并症，证属肾阴虚者。症见口渴尿频，尿如米泔，形体消瘦，兼见潮热盗汗，头昏健忘，舌质红绛，少苔或苔薄白，脉细或沉细数。

【临床应用】上药碾成细粉，过 60 目筛，每服 6g，每日 3 次，以生山药 120g 煎水送下。共治疗 36 例，显效 30 例，有效 4 例，无效 2 例。

【出处】《新中医》，1992，（3）：19。

91. 滋阴养血方

【组成】熟地黄15g，当归15g，制女贞子15g，炒白芍10g，枸杞子10g，墨旱莲10g，沙苑子10g，桑椹20g，生黄芪30g。

【功效】滋阴养血，润燥。

【主治】消渴，属肝肾阴亏，燥热内结。症见形体消瘦，眩晕耳鸣，视物昏花，腰膝酸软，惊悸少寐，小便反利，舌红少苔，脉弦细而数。

【临床应用】加减：伴发雀目、翳障失明者加丹参10g，青葙子10g，车前子20g，茺蔚子20g，决明子10g；出现疮疡痈肿加金银花15g，连翘10g，蒲公英10g，紫花地丁10g，生甘草10g，野菊花6g，炒黄连3g。

【出处】《四川中医》，1991，（2）：33。

92. 加减地黄汤

【组成】熟地黄60g，山茱萸、山药各30g，泽泻、牡丹皮、茯苓各15g，天花粉40g，石斛15g，砂仁10g。

【功效】滋补肾阴。

【主治】2型糖尿病症见口渴多饮，多食多尿，腰膝酸软，两目干涩，五心烦热，舌红少苔，脉细数。

【临床应用】口渴明显加芦根15g；饥饿突出加西洋参6g，玄参12g；多尿明显加五味子15g，生地黄30g。共治疗65例，显效30例，有效28例，无效7例，总有效率89.2%。

【出处】《湖北中医杂志》，1992，14（2）：20–21。

93. 滋肝益肾汤

【组成】熟地黄、山茱萸、山药、枸杞子、女贞子、地骨皮、五味子、知母、玉竹、牡蛎、葛根、丹参。

【功效】滋补肝肾。

【主治】糖尿病证属肝肾不足者。症见咽干口燥，五心烦热，消瘦便干，眼干涩，视力减退，头晕腰酸，不耐劳作，舌红少苔，脉细。

【临床应用】每日1剂，水煎服。

【出处】《内蒙古中医药》，1992，11（1）：4。

94. 降糖消渴方

【组成】生地黄、熟地黄、山药、黄芪、党参、玉竹各25g，女贞子、枸杞子、肉苁蓉、制何首乌各20g，麦冬、天花粉、川芎、赤芍、桔梗、桃仁、红花、牛膝、延胡索各15g，砂仁10g。

【功效】滋肾生津，活血化瘀。

【主治】糖尿病及其合并症，证属肾津不足兼有瘀血者。

【临床应用】每日1剂，水煎服。

【出处】《中医药学报》，1992，（4）：22。

95. 温肾化瘀汤

【组成】鹿角霜30～50g，生地黄、熟地黄各20g，枸杞子、鳖甲（先煎）各15g，生黄芪30g，苍术、川芎、桃仁各10g，丹参30g。

【功效】温肾活血。

【主治】老年糖尿病证属肾虚血瘀者。症见神疲乏力，口干不欲多饮，腰膝酸软，小便频数不痛，舌质淡紫，苔薄，脉沉细不数。

【临床应用】共治疗28例，显效15例，有效11例，无效2例，总有效率为92.86%。

【出处】《中医杂志》，1992，（6）：36。

96. 培元补肾汤

【组成】熟地黄、生地黄、枸杞子、山茱萸、山药、茯苓、龙骨、牡蛎、泽泻、菟丝子、陈蚕茧。

【功效】培补肾元。

【主治】糖尿病下元虚损型。症见尿频量多，尿带甜味，如脂如膏，口咽干燥，食欲亢进或不振，形瘦乏力，昏沉欲睡，舌红少苔，或舌淡苔白腻，脉细数或沉细等。

【临床应用】烦热不宁，手足心灼烫，舌红少苔，脉细数加黄柏、龟甲、地骨皮；畏寒肢冷加肉桂、附子、鹿角胶；腰酸膝软，行走如履棉絮，加龟甲胶、鹿角胶；两腿麻木不仁加当归、牛膝、鸡血藤；面浮肢肿加白术、薏苡仁、茯苓皮；大便溏泄加白术、芡实、补骨脂。

【出处】《安徽中医学院学报》，1992，11（4）：31。

97. 滋泉冲剂

【组成】生黄芪、太子参、山药、鲜生地黄、熟地黄各15g，五味子、五倍子各10g，生龙骨、生牡蛎各30g。

【功效】健脾滋肾，益气养阴。

【主治】糖尿病及其合并症，证属脾肾气阴虚损者。症见神疲乏力，腰酸腿软，明显消瘦，口渴不甚，胃脘时有嘈杂，夜尿频多，小便时清时浊，舌质红，苔薄白欠津，脉细小滑。

【临床应用】烦渴多饮加生石膏、知母、鲜石斛、天花粉；多食易饥加黄连、牡丹皮、南沙参、北沙参；多饮多尿加菟丝子、覆盆子、五味子；阴虚合生脉饮；阴虚火旺加知柏地黄丸；阳虚加肉桂、附子；眼疾加青葙子、沙苑子；肝阳上亢加菊花、珍珠母、白蒺藜、豨莶草；慢性湿疹或外阴瘙痒加黄柏、地肤子、蛇床子、苍术、土茯苓等。共治疗123例，临床痊愈46例，好转63例，无效14例，总有效率88.6%。

【出处】《中医杂志》，1992，（16）：29。

98. 经验方

【组成】黄精、生地黄、丹参各30g，何首乌、玄参、天花粉各20g，葛根10g，牛膝15g。

【功效】补肾益气，润燥活血。

【主治】糖尿病肾阴损伤。症见“三多”，大便干燥，腰腿酸痛，口干舌燥，血糖不稳定，神疲乏力，急躁易怒，舌胖暗红，舌苔粗黄，脉沉细数。

【临床应用】每日1剂，水煎服。

【出处】《中医杂志》，1992，（4）：24。

99. 磁术汤

【组成】磁石50g（先煎），白术30～50g，黄芪30～50g，知母、黄连、麦冬各10g，石斛15g，五味子、甘草各5g。

【功效】益气滋阴，清热润燥。

【主治】老年糖尿病属肾阴亏虚，燥热伤津者。

【临床应用】共治疗7例，临床治愈4例，显效2例，无效1例。

【出处】《广西中医药》，1992，15（1）：9。

100. 自拟方

【组成】肉桂24g，鹿茸3g，附子18g，桑螵蛸、巴戟天、补骨脂、金樱子、覆盆子、甘草各9g，山茱萸、党参各12g，怀山药、芡实各30g，苍术15g。

【功效】温补肾阳，除寒固涩。

【主治】糖尿病肾阳虚衰，阳虚内寒者。

【临床应用】先将肉桂切碎，蒸汁兑入，鹿茸研粉装胶囊送服，每日1剂，水煎服。

【出处】《陕西中医》，1992，（6）：261。

101. 经验方

【组成】黄精、玉竹、山茱萸、枸杞子、肉苁蓉、菟丝子、续断、熟地黄。

【功效】滋补肾阴，养肝降糖。

【主治】糖尿病肝肾虚弱，饮一溲二者。

【临床应用】每日1剂，水煎服。

【出处】《陕西中医》，1992，（6）：261。

102. 自拟方

【组成】西洋参、生黄芪、山茱萸、生地黄、熟地黄、天冬、麦冬、北沙参、天花粉、生石膏、丹参、石斛、黄连、红花、茯苓、陈皮、泽泻、甘草、牡丹皮。

【功效】益气养阴，生津止渴，活血降糖。

【主治】糖尿病肝肾阴虚，肺胃热盛兼有瘀阻者。

【临床应用】每日1剂，水煎服。

【出处】《江苏中医杂志》，1992，（11）：32。

103. 肾气丸加味

【组成】熟地黄、山茱萸、山药、泽泻、牡丹皮、茯苓、附子、肉桂、干姜、巴戟天、菟丝子、何首乌、芡实、益智仁、覆盆子。

【功效】育阴补阳，固肾降糖。

【主治】糖尿病久病及肾，阴阳两虚。症见形寒肢冷，四末不温，头晕耳鸣，腰膝酸软，面浮虚肿，性欲减退，阳痿便溏，舌淡胖，脉沉细。

【临床应用】每日1剂，水煎服。

【出处】《山东中医杂志》，1992，（2）：9。

104. 自拟方

【组成】女贞子、何首乌、杜仲、菟丝子、

天花粉、生地黄、牡丹皮、熟地黄、山茱萸、泽泻、牛膝、山药。

【功效】滋肾润肺，益气生津。

【主治】糖尿病肺肾阴虚型。症见烦渴多饮，多食易饥，倦怠消瘦，颧红，五心烦热，舌红少苔，脉细数。

【临床应用】每日1剂，水煎服。

【出处】《陕西中医》，1992，（6）：283。

105. 肾气丸加减

【组成】黄芪30g，人参15g，熟地黄24g，山药、山茱萸各12g，泽泻、茯苓、牡丹皮各9g，附子、桂枝各3g。

【功效】滋阴补阳，益气降糖。

【主治】糖尿病阴阳两虚型，以尿浊如膏，夜间尿多，大便溏稀，腰膝酸软，或下肢浮肿为主者。

【临床应用】每日1剂，水煎服。

【出处】《山西中医》，1992，（3）：54。

106. 自拟方

【组成】熟地黄、山药、山茱萸、枸杞子、甘草、杜仲、肉桂、附子。

【功效】温阳补肾。

【主治】糖尿病证属阴阳两虚者。

【临床应用】每日1剂，水煎服。伴四肢麻木、刺痛加丹参或复方丹参片；伴胸闷憋气、胸痛加丹参、川芎；伴眼花，视物不清加青葙子、决明子；伴视物模糊加三七、大黄炭；合并疖肿痈疮加金银花、蒲公英、苦参。均用猪胰50g，黑豆60g，沙参10g，甜茶6g，并配合饮食疗法。治疗43例，治愈12例，有效27例，无效4例。

【出处】《广西中医药》，1992，（3）：3。

107. 经验方

【组成】熟地黄、人参、泽泻、牡丹皮、仙茅、附子、山药、枸杞子、益智仁、仙灵脾、桂枝、山茱萸、熟地黄、补骨脂、巴戟天。

【功效】温阳补肾，益气生津。

【主治】糖尿病阴阳两虚型。症见小便频数量多，或饮一溲一，阳事不举，耳轮焦干，四肢欠温怕冷，腰膝酸软，脉沉细无力。

【临床应用】每日1剂，水煎服。若阳虚不甚者，用滋肾蓉精丸；黄精、肉苁蓉、制何首乌、金樱子、山药、赤芍、山楂、五味子、佛手。

【出处】《陕西中医》，1992，（6）：283。

108. 自拟方

【组成】西洋参、鹿角胶、龟甲胶各10g，海马1对、海龙1对、砂仁3g，沉香3g。

【功效】补肾助阳，益气强筋。

【主治】糖尿病中期阴阳气伤，筋脉失养。除糖尿病基本症状外，有腰脊酸痛，阴部湿冷，阳痿，下肢沉重，畏寒肢冷，口干舌燥，饮食不香，头晕失眠，记忆力减退，舌胖暗红，脉细无力。

【临床应用】共为细末，装入0号胶囊，每日3次，每次2粒。可配合用“归芪脊断汤”为引：黄芪、当归、狗脊、续断、牛膝各10g，仙灵脾、蛇床子各15g，刺猬皮6g。

【出处】中医杂志、1992，（4）：24。

109. 降糖合剂Ⅲ号

【组成】山药、黄柏、知母、五味子、龟甲、桑螵蛸。

【功效】滋补阴液，补肾填精。

【主治】2型糖尿病属阴虚证者。症见腰膝酸软，耳鸣耳聋，夜尿频，盗汗，咽干口燥，多饮，舌质红绛，脉细数。

【临床应用】每日1剂，水煎服。

【出处】《辽宁中医杂志》，1992，（9）：36。

110. 自拟方

【组成】人参、熟地黄、生地黄、山茱萸、牡丹皮、丹参、附子、肉桂、巴戟天、山药、生黄芪、泽泻、茯苓、砂仁、天花粉。

【功效】益气滋阴，温阳补肾。

【主治】糖尿病阴阳两虚者。

【临床应用】每日1剂，水煎服。

【出处】《江苏中医杂志》，1992，（11）：32。

111. 参苓白术散加味

【组成】党参、白术、茯苓、甘草、龟甲、山茱萸、枸杞子、鸡内金、黄芪、附子、牛膝。

【功效】滋阴补阳，健脾益肾。

【主治】2型糖尿病阴阳两虚者。

【临床应用】每日 1 剂，水煎服。

【出处】《辽宁中医杂志》，1992，（9）：36。

112. 加味六味地黄汤

【组成】生地黄 40g，山茱萸 15g，山药 15g，茯苓 10g，牡丹皮 10g，泽泻 10g，丹参 25g。

【功效】滋阴活血。

【主治】2 型糖尿病及并发症。

【临床应用】依经验把糖尿病分为三型：显著型、隐匿型、虚损型。加减：显著型佐以清热，如胃热盛多食易饥加石膏、知母，重加山药；肺热盛烦渴多饮加玄参、麦冬、天花粉；肝胆郁热，烦闷口苦者加龙胆草、黄芩；阳虚火旺，五心烦热等加知母、黄柏；热毒炽盛并发疖痈者，合五味消毒饮。隐匿型加太子参、黄精、金樱子，以健脾养胃益肾；虚损型重在补虚，气阴两虚者加人参、麦冬、五味子；阴阳两虚酌加肉桂、附子、熟地黄、枸杞子、巴戟天；视物昏花者选用枸杞子、菊花、木贼、羊肝；皮肤瘙痒加苦参、白鲜皮、地肤子；诸型兼瘀血证者酌加桃仁、川芎、当归。运用本方治疗 110 例，临床控制 62 例，显效 32 例，无效 2 例。

【出处】《中医药学报》，1995，（1）：16。

113. 降糖合剂Ⅱ号

【组成】党参、白术、茯苓、甘草、龟甲、山茱萸、枸杞子、鸡内金、黄芪、附子、牛膝。

【功效】滋补阴精，温补阳气。

【主治】2 型糖尿病属阴阳两虚证者。症见腰膝酸软，耳鸣耳聋，尿有余沥，浮肿，遗精，阳痿，神倦乏力，舌淡或淡胖，脉细无力。

【临床应用】根据患者存在的并发症，给予适当加减用药，每剂药服 2 日，分 4 次煎服。待检验血糖下降或正常，尿糖减少或消失自觉症状明显改善后，服用自制降糖Ⅰ号（丸剂），巩固疗效。疗效：五方共治疗 3000 例，临床缓解 390 例，显效 660 例，有效 1851 例，无效 99 例，总有效率为 97%。

【出处】《辽宁中医杂志》，1992，（9）：36。

114. 滋肾清肝饮

【组成】黄芪 30g，生地黄 30g，山药 30g，山茱萸 12g，茯苓 12g，泽泻 12g，栀子 12g，当归 12g，白芍 12g，玄参 12g，牡丹皮 9g，仙灵脾 12g，苍术 9g，柴胡 9g。

【功效】滋肾清肝。

【主治】消渴，属肾虚肝旺者。症见急躁易怒，口干口苦，头晕耳鸣，视物模糊，腰膝酸软，尿清频味甜，阳痿等病症。

【临床应用】加减：偏上消者加沙参、玉竹、麦冬；偏中消者加石膏、知母；下消者加肉苁蓉、龙骨；木贼草；高血压加夏枯草、牛膝、钩藤、菊花、石决明；周围神经病变加鸡血藤、木瓜；冠心病加丹参，瓜蒌，薤白，半夏，尿中酮体加黄芩，黄连；腰痛者加续断、桑寄生、杜仲；乏力加太子参、白术；失眠心悸加柏子仁、酸枣仁、五味子。本方治疗 70 例，临床治愈 22 例，有效 24 例，好转 19 例，无效 5 例，总有效率 93%。

【出处】《陕西中医》，1992，13（6）：241。

115. 滋阴消渴饮

【组成】黄柏、知母、泽泻各 15g，生地黄 30g，山药 35g，龟甲、天花粉、玄参各 20g。

【功效】滋阴益肾。

【主治】糖尿病证属肝肾阴虚型。症见头晕耳鸣，多梦遗精，腰膝酸软，尿频量多，舌质红少苔，脉细数。

【临床应用】每日 1 剂，水煎服。

【出处】《浙江中医杂志》，1993，（12）：557。

116. 益气扶元汤

【组成】何首乌 15g，黄芪、山药、黄精各 20g，玄参、白术、苍术、枸杞子各 15g，茯苓、白芍、山茱萸各 10g，炙甘草 5g。

【功效】益气扶元。

【主治】糖尿病久病耗伤元气，肺、脾、肾元气皆亏，形不消，口不渴，尿不长，食不多，神倦体乏，嗜睡懒言，面部虚浮，舌淡苔薄白，脉沉弱无力。

【临床应用】食欲不佳加鸡内金、砂仁；夜眠不安加酸枣仁、夜交藤。

【出处】《浙江中医杂志》，1993，28（7）：289。

117. 双补消渴饮

【组成】人参、麦冬、枸杞子各 20g，山药 40g，附子 10g，黄芪 30g，五味子 15g。

【功效】滋补肝肾，阴阳互济。

【主治】糖尿病证属阴阳两虚型。症见消瘦明显，气短乏力，溲频便干，手足欠温，舌淡有齿痕，苔白而干，脉沉迟而细。

【临床应用】视物不清加菊花、夜明砂；眼底出血加三七、墨旱莲、白茅根；耳鸣耳聋加夏枯草、石决明、怀牛膝；胸痹心痛加丹参、姜黄、延胡索；多发性神经炎加木瓜、丹参、鸡血藤、赤芍；疮痈加牡丹皮、金银花、蒲公英；阳痿加仙灵脾、韭菜子、阳起石。

【出处】《浙江中医杂志》，1993，（12）：557。

118. 保元降糖冲剂

【组成】西洋参、葛根、枸杞子、三七等。

【功效】健脾补肾，活血化瘀。

【主治】糖尿病证属气阴两虚或阴阳两虚者。症见疲乏无力，心悸气短，头晕耳鸣，面色苍白，毛发干枯，尿浑量多，腰酸倦怠，畏寒肢冷，浮肿便溏，舌淡苔白，脉沉细无力。或兼见胸闷疼痛，肢体麻木疼痛，足趾紫暗，或两目昏花，语謇偏瘫，唇舌青紫或有瘀斑，脉涩不利或结代沉迟。

【临床应用】共治疗35例，显效8例，有效22例，无效5例，总有效率为85.7%。本方可明显减轻临床症状，降低空腹及24小时尿糖定量（$P<0.01$），降低总胆固醇及甘油三酯水平（$P<0.01$），降低甲皱微循环总积分值（$P<0.001$），明显改善血流变学指标。

【出处】《中医杂志》，1993，34（9）：540。

119. 补肾汤

【组成】桑螵蛸、山药、山茱萸各15g，益智仁、石斛、乌药、杜仲、茯苓、玉竹各10g，枸杞子20g，附子6g，肉桂6g。

【功效】滋阴温阳。

【主治】2型糖尿病证属阴阳两虚型。症见多饮多尿，口干，腰膝酸软，头昏健忘，肢冷，舌暗红少苔，脉细数。

【临床应用】

【出处】《天津中医》，1993，（4）：26。

120. 胡桃饮

【组成】胡桃12枚，分心木15g。

【功效】补肾益脾，清热生津，固精。

【主治】糖尿病证属脾肾两虚型者。症见口渴多饮，多食多尿，疲乏多汗，腰酸膝软。

【临床应用】胡桃敲破，将硬壳、胡桃肉及内分木加水煎取汁，药汁送下胡桃肉，每日3次。共治疗84例，显效32例，有效39例，无效13例，总有效率84.5%。可明显降低血糖，改善临床症状，降低血清胆固醇和甘油三酯水平。

【出处】《新中医》，1993，（7）：23。

121. 自拟方

【组成】山茱萸、枸杞子、桃仁各15g，熟地黄20g，山药25g，附子、肉桂各10g。

【功效】滋阴补阳，活血降糖。

【主治】糖尿病阴阳两虚型。

【临床应用】每日1剂，水煎服。

【出处】《辽宁中医杂志》，1993，（4）：27。

122. 经验方

【组成】生地黄、熟地黄、山茱萸、山药、枸杞子、乌梅、牡丹皮、酸枣仁、菟丝子、夏枯草、何首乌、杜仲。

【功效】滋养肝阴，滋肾降糖。

【主治】糖尿病肝肾阴虚者。

【临床应用】每日1剂，水煎服。

【出处】《新中医》，1993，（4）：13。

123. 自拟方

【组成】熟地黄、白术各30~60g，熟附子9g。

【功效】温补脾肾。

【主治】糖尿病脾肾阳虚，肾不蒸化水气者。

【临床应用】每日1剂，水煎服。

【出处】《山西中医》，1993，（1）：56。

124. 自拟方

【组成】黄芪、山茱萸、黄芩、黄柏、枸杞子、玄参、生地黄、牡丹皮、地骨皮、桑螵蛸、益智仁。

【功效】滋阴补肾，益气固摄。

【主治】糖尿病肾阴亏虚，下元不固。

【临床应用】每日1剂，水煎服。

【出处】《山东中医杂志》，1993，（2）：7。

125. 自拟方

【组成】栝楼根、附子、熟地黄、山药、泽泻、牡丹皮、茯苓、瞿麦、肉桂。

【功效】温阳滋肾，祛湿利水。

【主治】糖尿病肾阳虚弱型。症见小便频数量多，饮一溲一，尿如脂膏，面色黧黑，耳轮干瘪或口腻，不欲饮水，下肢浮肿，舌紫暗苔厚腻，脉濡细无力者。

【临床应用】每日1剂，水煎服。

【出处】《河南中医》，1993，(1)：6。

126. 加减六味地黄汤

【组成】生地黄15g，山药、玄参各20g，山茱萸、泽泻、牡丹皮、茯苓、地龙各10g，冬虫夏草2g。

【功效】滋阴补肾。

【主治】糖尿病及其并发症属肾阴虚者。

【临床应用】共治疗26例，显效20例，有效4例，无效2例。

【出处】《吉林中医药》，1994，(3)：23。

127. 降糖饮

【组成】生地黄、山药、天花粉各24g，枸杞子、黄精、五味子、沙参各15g，墨旱莲、玄参各30g，乌梅12g，西洋参6g。

【功效】益肾健脾，滋阴清热。

【主治】糖尿病证属脾肾阴虚，肺内燥热者。

【临床应用】燥热烦渴加黄芩、黄连、生石膏；多食加玉竹、熟地黄；头晕眼花加菊花、何首乌、川芎；阳痿加仙茅、仙灵脾；血瘀加丹参；倦怠乏力，形体消瘦加黄芪、菟丝子。共治疗42例，显效29例，有效8例，无效5例，总有效率88%。

【出处】《四川中医》，1994，12(10)：28–29。

128. 消渴降糖丹Ⅰ号

【组成】女贞子、黄精、怀山药、五味子、黄芪、龙眼肉、葛根、高丽参、丹参、玄参。

【功效】滋阴补肾，益气活血。

【主治】糖尿病肾气阴两虚型。表现为口渴喜饮，倦怠乏力，五心烦热，心悸失眠，自汗盗汗，气短懒言，溲黄便干，舌质暗红，舌体胖或有齿痕，苔剥或薄，脉细数或弦细者。

【临床应用】共治疗232例，显效118例，有效93例，无效21例，总有效率为91%。

【出处】《北京中医杂志》，1994，(1)：50。

129. 降糖丹Ⅲ号

【组成】怀牛膝、仙灵脾、菟丝子、女贞子、川芎、桃仁、川牛膝、人参、肉桂、何首乌、水蛭、山茱萸。

【功效】温阳益阴，补肾活血。

【主治】糖尿病证属阴阳两虚型。表现为形寒畏冷，面色苍白无华，耳鸣腰酸，四肢欠温，大便溏薄，小溲清长，阳痿早泄，舌胖淡有瘀斑，脉沉细或细数无力。

【临床应用】共治疗59例，显效29例，有效15例，无效15例，总有效率74.6%。

【出处】《北京中医杂志》，1994，(1)：51。

130. 加味玉液汤

【组成】黄精、生黄芪、葛根、天花粉各20g，生地黄20g，肉苁蓉、五味子、鸡血藤、山楂各15g。

【功效】补肾涩精，益气养阴，生津止渴。

【主治】2型糖尿病及其并发症，属肾阴虚肺胃燥热者。

【临床应用】腰膝酸软者加枸杞子、巴戟天各15g；肢体无力加苍术、白术各15g；目干目糊加菊花、枸杞子各15g；五心烦热、自汗盗汗加牡丹皮10g，地骨皮15g；下肢轻度浮肿加泽泻20g，茯苓15g。共治疗48例，临床治愈22例，显效19例，好转5例，无效2例，总有效率95.83%。本方可明显降低血糖及24小时尿糖定量，明显降低血脂。

【出处】《山东中医杂志》，1994，13(12)：550。

131. 益本活血汤

【组成】黄芪、山药、丹参、葛根各30g，苍术、黄精、枸杞子、山茱萸、玄参、菟丝子、当归、泽兰各15g。

【功效】健脾补肾，活血化瘀。

【主治】老年糖尿病及其合并症，证属脾肾亏虚，瘀血阻滞者。

【临床应用】燥热偏盛加黄连9g，石膏30g；偏于阳虚加仙灵脾15g，肉桂6g；胸闷者加川芎、瓜蒌各15g，目糊者加石斛30g，谷精草15g；眩晕者加天麻10g，钩藤15g；肢痛加全蝎、水蛭各10g；尿痛加石韦15g，萹蓄10g；痈疽加蒲公英、金银花各30g。

【出处】《山东中医杂志》，1994，13（1）：25。

132. 消渴地黄汤

【组成】生地黄30g，熟地黄30g，何首乌15g，山茱萸10g，麦冬15g，玉竹10g，玄参15g，丹参15g，泽兰15g，川楝子6g，知母10g，天花粉30g。

【功效】补肝血，填肾精，养阴津，清胃热，佐以疏肝化瘀。

【主治】老年糖尿病肝肾阴虚，肺胃津伤。症见烦渴多饮，腰酸尿频量多，胸痹心痛，目视不明，痈疽疮疖，关节麻木疼痛，乏力懒言，自汗，动则心慌，易感冒，舌红或红绛，少苔或苔黄，脉细数。

【临床应用】口干口渴甚加葛根30g，生石斛10g；多饮多食加生膏30g，小便频而量多，加益智仁30g；腰膝酸软或足跟痛加桑寄生15g，怀牛膝12g；少气懒言，畏寒肢冷加黄芪20g，肉桂6g；合并网膜病变加菊花10g，决明子、枸杞子各15g；冠心病加延胡索12g，丹参30g；合并末梢神经炎加当归、海风藤、鸡血藤各15g；合并皮肤感染加赤芍12g，紫花地丁，蒲公英各30g，黄柏10g；气虚明显加黄芪30g，黄精15g。

【出处】《辽宁中医杂志》，1993，（8）：4。

133. 加味金匮肾气丸

【组成】肉桂、附子、熟地黄、山药、山茱萸、泽泻、牡丹皮、茯苓、黄芪、苍术、枸杞子、肉苁蓉。

【功效】补益肾气。

【主治】消渴并发症，属肾阴阳俱亏者。症见形寒畏冷，肢端麻木，肢体困乏，阳痿不举，视力模糊，食少便溏，口渴不欲饮，颜面及下肢浮肿，舌淡苔薄白，脉沉细无力。

【临床应用】每日1剂，水煎服。

【出处】《江西中医药》，1994，25（5）：26。

134. 消渴降糖丹Ⅲ号

【组成】水蛭6g，蜈蚣4g，山药30g，枸杞子15g，泽兰18g，鸡内金10g，龟甲10g，木香10g，肉桂5g，巴戟天12g，桑螵蛸12g，山茱萸24g。

【功效】活血固本。

【主治】消渴，属肾虚血瘀型。症见夜尿频多，腰膝疼痛酸软，耳鸣耳聋，两目昏花，肢体麻木或半身不遂，舌紫暗或有瘀斑瘀点，脉涩者。

【临床应用】每日1剂，水煎服。

【出处】《新中医》，1994，26（2）：21。

135. 六黄汤

【组成】黄芩、大黄、黄精、黄连、党参、甘草各10g，黄柏15g，黄芪50g，玉竹、五味子、枸杞子各15g，桑椹20g。

【功效】滋阴补肾，生津清热。

【主治】2型糖尿病肾阴亏虚型。症见尿频，尿多，尿液混浊，口唇干燥，舌红少苔，脉细数。

【临床应用】共治疗9例，临床痊愈6例，好转2例，无效1例，总有效率88.89%。

【出处】《吉林中医药》，1994，（4）：30。

136. 益肾活血方

【组成】黄芪20～30g，党参、山茱萸各15g，山药、何首乌、枸杞子、当归、赤芍、泽泻、牡丹皮各12g，天花粉、丹参各30g，生地黄20g，麦冬、红花各9g。

【功效】补肾益气，活血化瘀。

【主治】糖尿病属肾气虚血瘀者。症见舌质暗红或有瘀斑瘀点，舌下静脉曲张，脉细涩。

【临床应用】共治疗82例，显效34例，有效35例，无效13例，总有效率84.2%。本方可改善患者甲皱微循环障碍，并能改善血流变学的高黏状态。

【出处】《河北中医》，1994，16（6）：45。

137. 益气滋肾汤

【组成】北黄芪30g，生地黄、熟地黄、山药、枸杞子、玄参各12g，麦冬15g，太子参15g，乌梅10g。

【功效】益气滋肾。

【主治】糖尿病证属肾气阴虚者。

【临床应用】用饮甚加天花粉10g，五倍子3g；消谷善饥加知母15g；多尿加山茱萸12g；气虚神疲加白参10g，去太子参；大便燥结者加生何首乌 15g。共治疗 30 例，显效 18 例，有效 8 例，无效 4 例，总有效率 86.6%。

【出处】《湖南中医杂志》，1994，10（1）：13。

138. 降糖饮Ⅳ号

【组成】熟地黄、何首乌、枸杞子、菊花、山茱萸、天花粉、葛根、黄连、黄芪、山药、黄精、白术、太子参。

【功效】滋养肝肾，健脾益气。

【主治】糖尿病证属肝肾阴虚脾虚型。

【临床应用】每日 1 剂，水煎服。

【出处】《山东中医杂志》，1994，13（2）：86。

139. 降糖饮Ⅴ号

【组成】黄芪、山药、白术、人参、黄精、熟地黄、山茱萸、胡芦巴、枸杞子、巴戟天、葛根、沙苑子、金樱子。

【功效】健脾补肾，益气温阳。

【主治】糖尿病证属脾肾两虚型。

【临床应用】每日 1 剂，水煎服。

【出处】《山东中医杂志》，1994，13（2）：86。

140. 消渴灵

【组成】生地黄、知母各 75g，黄芪 50g，山药、鸡内金各 30g，三棱、莪术各 15g，肉桂、红花各 5g，黄连 25g。

【功效】补肾健脾，活血化瘀。

【主治】治疗 2 型糖尿病无严重心、脑、肾并发症及酮症酸中毒患者。

【临床应用】上药研末过筛，装入 2 号胶囊，每次 6 ~ 8 粒，每日 3 次口服。共治疗 64 例患者，临床治愈 32 例，好转 24 例，无效 8 例，总有效率 87.5%。可明显降低血糖、血脂水平，减少 24 小时尿糖定量，加快球结膜微循环血行速度，减轻红细胞聚集，降低全血比黏度及血浆比黏度。

【出处】《新中医》，1994，26（1）：26。

141. 降糖合剂

【组成】沙参、麦冬、枸杞子、葛根、益智仁各 20g，黄精、丹参、地骨皮、知母、玄参、山茱萸各 15g。

【功效】滋阴补肾活血。

【主治】2 型糖尿病属肾阴不足夹有瘀血者。症见“三多一少”，皮肤瘙痒，肢端疼痛，性功能减低和口腔异味。

【临床应用】体胖胸闷，口黏，舌体胖大，苔白腻，加佩兰、苍术各 15g；体倦乏力，自汗体瘦加人参 15g，黄芪 25g。共治疗 10 例，临床控制 6 例，显效 2 例，显效率 80%，有效 1 例，无效 1 例。

【出处】《中医药学报》，1994，（1）：38。

142. 滋肾降糖汤

【组成】生地黄、熟地黄各 24g，山茱萸 10g，枸杞子 12g，山药 30g，玄参 15g，北沙参 15g，生石膏 30g，天花粉 20g，麦冬 20g，石斛 15g，人参（或党参）20g，黄芪 30g，五味子 5g。

【功效】滋肾养阴，清热益气。

【主治】糖尿病证属肾阴不足。症见血糖升高，尿糖增多，口渴多饮，疲乏无力，形体肥胖而渐消瘦，舌红干燥，脉沉细。

【临床应用】气虚血瘀者合补阳还五汤；偏于气滞者合血府逐瘀汤；痈疽合五味消毒饮；白内障、雀目、耳聋者，合明目地黄丸或杞菊地黄丸；劳嗽合百合固金汤；泄泻虚寒合理中汤；气虚合补中益气丸；水肿合济生肾气丸；转氨酶升高加茵陈、蒲公英、土茯苓；黄疸加茵陈、黄芩；肝脾大加合欢皮、白蒺藜。

【出处】《黑龙江中医药》，1994，（4）：18。

143. 滋肾活血汤

【组成】生地黄 20 ~ 30g，枸杞子、补骨脂、白术、泽泻各 15g，桑椹 20g，仙灵脾 12g，丹参 30g，红花 10g，水蛭 10g（或入胶囊 1.5g，日服 3 次），黄芪 30 ~ 50g。

【功效】益肾活血，利湿。

【主治】糖尿病证属气阴虚损，夹瘀夹湿者。

【临床应用】口渴加天花粉、麦冬；气虚明显加党参或人参；苔白厚腻加苍术、砂仁；苔黄厚腻加黄连、豆蔻；水肿甚加猪苓、茯苓等。

【出处】《实用中医药杂志》，1994，（3）：34。

144. 扶正活血方

【组成】人参 10g，仙灵脾、泽泻各 15g，五味子 6g，胡芦巴、地骨皮、丹参、益母草、玉竹、山药、枸杞子、天花粉各 30g。

【功效】扶正固本，活血利水。

【主治】糖尿病证属阴阳气虚，兼瘀夹湿者。症见纳少乏味，小便次多量少，口渴欲饮，饮量不多，倦怠乏力，气短懒言，形寒肢冷，面白无华，五心烦热，自汗盗汗，四肢不温，酸楚麻木，面浮肢肿，便溏或燥结，舌淡胖，苔薄白或花剥，脉沉细无力。

【临床应用】每日1剂，水煎服。

【出处】《新中医》，1994，（10）：2。

145. 加味地黄汤

【组成】熟地黄、葛根各15g，山药20g，山茱萸、牡丹皮、泽泻、茯苓、麦冬、天冬各12g，肉桂9g，天花粉20g。

【功效】滋阴益肾。

【主治】糖尿病及并发症，表现为肾阴虚型。

【临床应用】共治疗62例，显效18例，有效38例，无效6例，总有效率90.32%。

【出处】《陕西中医函授》，1994，（2）：23。

146. 消渴方

【组成】龙骨、牡蛎、天花粉各30g，知母、玄参各12g，麦冬、党参各15g。

【功效】滋阴潜阳，生津止渴。

【主治】糖尿病以下消为主要表现者属阴亏阳亢之证。

【临床应用】脉细数无力，病程长，渴甚，尿量过多加熟地黄、山茱萸、金樱子；伴有咳嗽加用桑叶、五味子。

【出处】《医学理论与实践》，1994，7（7）：38。

147. 自拟方

【组成】生黄芪、太子参、黄精、丹参、益母草、白茅根各30g，熟地黄、山茱萸、泽泻、茯苓、五味子各15g，山药、川芎、泽兰各10g。

【功效】益气养阴，滋肾化瘀。

【主治】糖尿病肾病。

【临床应用】每日1剂，水煎服。阴虚甚加天冬、麦冬、石斛；脾虚湿困加苍术、白术；水肿明显加泽泻、车前子（包煎）、冬瓜皮；瘀血明显加桃仁、红花。治疗22例，显效8例，好转11例，无效3例，有效率86.28%。治疗后血糖和24小时尿蛋白均较治疗前明显下降（$P<0.05$）。

【出处】《时珍国药研究》，1994，（2）：11。

148. 自拟方

【组成】枸杞子、桑椹、肉桂、附子、鹿茸粉。

【功效】温阳补肾。

【主治】糖尿病肾病虚弱者。

【临床应用】每日1剂，水煎服。

【出处】《成都中医学院学报》，1994，（4）:1。

149. 肾气丸加味

【组成】肉桂3g，附子6g，牡丹皮9g，泽泻9g，山茱萸9g，山药15g，茯苓12g，丹参30g，红花9g。

【功效】温补肾阳，活血化瘀。

【主治】糖尿病肾阳虚衰，不能鼓动气血运行则而成瘀滞。症见口干不多饮，尿频，形寒肢冷，四末不温，头晕耳鸣，腰膝酸软，面浮肢肿，性欲减退或阳痿便溏，舌淡胖有瘀点，脉沉细涩。

【临床应用】每日1剂，水煎服。阴虚火旺者去肉桂、附子，加知母、黄柏。

【出处】《山东中医杂志》，1994，（2）：1。

150. 经验方

【组成】黄芪、荔枝核、菟丝子、女贞子、白芍、金银花、枸杞子、补骨脂、桃仁、水蛭、全蝎、桂枝、附子。

【功效】温阳补肾，活血降糖。

【主治】糖尿病肾阳虚弱，腰酸膝软，体乏无力，肢体不温，小便清长，或阳痿，带不清稀，面色黧黑者。

【临床应用】每日1剂，水煎服。

【出处】《山西中医》，1994，（1）：5。

151. 六味地黄汤加减

【组成】葛根25g，天花粉、生地黄、山药各20g，泽泻9g，云茯苓12g，山茱萸、牡丹皮各10g。

【功效】滋阴补肾，生津止渴。

【主治】糖尿病肾阴虚型。

【临床应用】每日1剂，水煎服。30天为1个疗程。治疗30例，显效20例，有效7例，无效3例。

【出处】《时珍国药研究》，1994，（2）：10。

152. 自拟方

【组成】生地黄30g，知母10g，石膏45g，牛膝15g，麦冬10g，天花粉15g，丹参、枸杞子各15g。

【功效】滋补肝肾，清热生津。

【主治】糖尿病肝肾阴虚兼肺胃燥热者。

【临床应用】每日1剂，水煎服。口干苦欲饮水者加黄连、玄参；手足心热伴盗汗腰痛者加山茱萸、黄柏。

【出处】《甘肃中医》，1994，（1）：10。

153. 自拟方

【组成】人参6g，生石膏、赤芍各30g，知母、滑石各18g。

【功效】清热除烦，益气生津，除湿降糖。

【主治】糖尿病。

【临床应用】每日1剂，水煎服，1个月为1个疗程。下肢浮肿者加白茅根30g。

【出处】《新疆中医药》，1994，（2）：封四

154. 杞菊地黄丸加味

【组成】枸杞子、菊花、生地黄、山茱萸、山药、茯苓、牡丹皮、泽泻、葛根、丹参、天花粉。

【功效】滋补肝肾，活血降糖。

【主治】糖尿病肝肾阴虚血瘀型。症见口干，目干涩，视物昏花，头晕耳鸣，腰酸乏力，肢体疼痛或麻木，皮肤干燥或瘙痒，心悸失眠，消瘦胁痛，多尿或多食善饥，舌质红或淡红，苔薄少津，脉弦细者。

【临床应用】每日1剂，水煎服。

【出处】《国医论坛》，1994，（1）：26。

155. 经验方

【组成】生黄芪、山药、黄精、白术、太子参、熟地黄、何首乌、枸杞子、菊花、山茱萸、天花粉、葛根、黄连。

【功效】健脾益气，滋养肝肾。

【主治】糖尿病脾虚肝肾阴虚型。

【临床应用】每日1剂，水煎服。

【出处】《山东中医杂志》，1994，（2）：35。

156. 肾气丸加味

【组成】熟地黄20g，牡丹皮10g，山茱萸6g，茯苓10g，肉桂3g，附子6g，仙灵脾10g，赤芍5g，当归15g。

【功效】滋阴补阳，阴阳双补。

【主治】糖尿病阴阳两虚型。症见小便频数，混浊如膏，甚则饮一溲一，手足心热，腰膝酸软，四肢欠温，畏寒怕冷，阳痿，舌淡红，苔白，脉沉细无力。

【临床应用】每日1剂，水煎服。下肢浮肿，伴麻木困重者加益母草、地龙；口干烦渴者加葛根、天花粉。

【出处】《甘肃中医》，1994，（1）：10。

157. 经验方

【组成】天花粉60g，山药40g，黄芪、白术、枸杞子各30g，生地黄、熟地黄各20g，山茱萸、桑螵蛸、黄柏各12g。

【功效】滋阴补肾，清热益气。

【主治】糖尿病，真阴不足，下元不固。症见小便频数而量多，尿如脂膏，形体消瘦，倦怠无力，腰膝酸软。

【临床应用】每日1剂，水煎服。

【出处】《山东中医杂志》，1997，（5）：20。

158. 三消丸

【组成】生山药、山茱萸、制何首乌、人参、黄芪、丹参、金樱子、白芍、水蛭等。

【功效】滋肾健脾，活血化瘀。

【主治】2型糖尿病属脾肾不足，夹有瘀血者。症见口干口渴，多饮多食，消瘦乏力，大便干等。

【临床应用】共治疗70例，临床缓解5例，显效35例，有效26例，无效4例，总有效率为94.2%。

【出处】《河北中医》，1995，17（6）：30。

159. 固肾养阴汤

【组成】生地黄、熟地黄、山药、山茱萸、枸杞子等。

【功效】固肾育阴。

【主治】糖尿病属肾阴受灼，阴热内扰致肾

关开阖失于常度者。症见尿带甜味，如脂如膏，口干咽燥，形体消瘦，昏愦欲寐，舌红少苔，脉细数。

【临床应用】每日1剂，水煎服。

【出处】《河南中医》，1995，15（5）：296。

160. 自拟方

【组成】沙苑子、莲须、龙骨、牡蛎、山药、金樱子、人参、五味子。

【功效】益气补肾，固摄精气。

【主治】糖尿病精气不固者。

【临床应用】每日1剂，水煎服。分2次服

【出处】《成都中医学院学报》，1994，（4）：1。

161. 参苓白术散合四逆汤加减

【组成】肉桂、附子、干姜、党参、白术、茯苓、黄芪、山茱萸。

【功效】温补脾肾，回阳救逆。

【主治】糖尿病。症见形寒肢冷，浮肿，大便溏泄，甚则冷汗淋漓或恶心不欲食，口中气味秽浊，神倦嗜卧，夜尿多，舌质淡白无华，苔白厚或浊，脉沉迟或沉细。

【临床应用】每日1剂，水煎服。分2次服。

【出处】《国医论坛》，1994，（1）：26。

162. 加味金匮肾气丸

【组成】附子9g，肉桂5g，生地黄、山茱萸、丹参各15g，山药、生龙骨各30g，牡丹皮10g，黄芪20g，茯苓、泽泻、五倍子各12g。

【功效】温肾养阴，活血通络。

【主治】2型糖尿病证属肾虚血瘀者。症见头晕心悸，神疲乏力，少气懒言，自汗盗汗，腰膝酸软，或口干引饮，或消谷善饥，或小便频数，或面色萎黄，形体消瘦，五心烦热，或面色㿠白，形体肥胖，口黏不欲饮，舌质暗红或有瘀点瘀斑，或舌淡胖，苔薄黄或薄白而干，脉细数或细弱。

【临床应用】口干甚，消谷善饥加生石膏50g，天花粉30g，附子减至5g，肉桂减至3g；畏寒神疲，小便清长加桑螵蛸、巴戟天各15g，附子增至15g，肉桂增至10g；合并高血压加葛根20g，茺蔚子15g，槐花10g；合并视网膜病变者加菟丝子、枸杞子各15g，青葙子12g，水蛭9g；合并周围神经病变者加丝瓜络、鸡血藤、忍冬藤各15g，威灵仙30g，共治疗38例，30天1个疗程，2～3个疗程后，临床治愈8例，显效16例，有效12例，无效2例。

【出处】《湖北中医杂志》，1995，17（1）：19–20。

163. 加味地黄汤

【组成】生地黄、熟地黄、山茱萸、茯苓、牡丹皮、泽泻、肥知母、川黄连、川杜仲、枸杞子、五味子。

【功效】滋阴固肾。

【主治】糖尿病证属肾阴亏虚者。症见小便频数量多，或如膏油，或尿甜，口干舌燥，舌红，脉沉细数。

【临床应用】每日1剂，水煎服。

【出处】《中医药研究》，1995，（5）：64。

164. 补脾益肾汤

【组成】黄芪、党参各30g，枸杞子、白僵蚕、干地黄、山茱萸各20g，苍术、五味子、知母各15g。

【功效】补脾益肾，升清化浊。

【主治】糖尿病及其合并症，证属中气不足，肾虚失摄者。

【临床应用】口渴甚加天花粉、玉米须各30g，或西洋参20g；皮肤瘙痒者加白鲜皮30g；皮肤有溃烂者加四妙勇安汤。

【出处】《新中医》，1995，27（8）：5。

165. 温阳育阴方

【组成】黄芪30g，熟地黄、山茱萸、黄精、菟丝子、枸杞子各15g，五味子、鹿角霜、巴戟天、茯苓、熟附子（先煎）各10g，山药20g，太子参15g，肉桂5g。

【功效】温阳育阴。

【主治】糖尿病及其合并症，证属阴阳两虚者。症见形体消瘦，口干而渴，易醒梦多，食少乏味，腰膝酸软，形寒畏冷，尿多而浊，浮肿便溏，舌嫩红少苔，脉沉细无力。

【临床应用】每日1剂，水煎服。

【出处】《新中医》，1995，27（3）：28。

166. 补肾活血方

【组成】炙黄芪 30g，巴戟天、沙苑子、五味子、鹿角霜、丹参各 10g，熟地黄、菟丝子、鳖甲（先煎）、枸杞子各 15g，山药 20g，制大黄、三七粉（冲服）各 6g。

【功效】补肾活血。

【主治】糖尿病及其合并症，证属肾虚血瘀者。症见头晕耳鸣，胸闷疼痛，腰膝酸软，肢体麻木疼痛，眼目昏花，语謇偏瘫，舌质紫暗，脉迟涩。

【临床应用】每日 1 剂，水煎服。

【出处】《新中医》，1995，27（3）：28。

167. 滋阴活血汤

【组成】生地黄 40g，山茱萸、山药各 15g，茯苓、牡丹皮、泽泻各 10g，丹参 20g。

【功效】滋阴活血。

【主治】2 型糖尿病及其合并症，证属肾阴虚血瘀者。

【临床应用】胃热盛多食易饥加石膏、知母，加重山药用量；肺热盛饮口渴加玄参、麦冬、天花粉；肝胆郁热烦闷口苦加龙胆草、黄芩；阴虚火旺，五心烦热加黄柏、知母；热毒炽盛并发痈疖，合五味消毒饮；症状隐匿加太子参、黄精、金樱子；气阴两虚加人参、麦冬、五味子；阴阳两虚加肉桂、附子、熟地黄、枸杞子、巴戟天；视物昏花选加枸杞子、菊花、木贼、羊肝；皮肤瘙痒加苦参、白鲜皮、地肤子；有瘀血者加桃仁、川芎、当归。共治疗 119 例，临床控制 62 例，显效 32 例，有效 23 例，无效 2 例，总有效率达 98%。

【出处】《中医药学报》，1995，（1）：16。

168. 加味肾气丸

【组成】熟附子 9g，肉桂 5g，生地黄、山茱萸、丹参各 15g，山药、生龙骨各 30g，牡丹皮 10g，黄芪 20g，茯苓、泽泻、五倍子各 12g。

【功效】温肾养阴，益气活血。

【主治】2 型糖尿病证属肾气阴虚者。症见头晕乏力，四肢懈怠，心悸气短，自汗盗汗，舌质紫暗，舌体有瘀斑、瘀点，肢体麻木或疼痛，脉细涩。

【临床应用】燥热口干，消谷善饥加天花粉 50g，生石膏 60g，熟附子减至 5g，肉桂减至 3g；畏寒神疲，小便清长加桑螵蛸、仙灵脾、巴戟天各 15g，熟附子增至 15g，肉桂增至 10g；合并高血压加葛根 20g，茺蔚子 15g，槐花 10g；合并冠心病加生牡蛎 30g，赤芍 20g，全瓜蒌、川芎各 15g；伴视网膜病变加菟丝子或枸杞子 15g，青葙子 12g，水蛭 9g；合并周围神经炎加丝瓜络、鸡血藤、忍冬藤各 15g，威灵仙 30g。共治疗 38 例，临床治愈 8 例，显效 16 例，有效 12 例子，无效 2 例，总有效率 94.7%。

【出处】《新中医》，1995，（9）：39–40。

169. 补肾化瘀冲剂

【组成】黑芝麻、桑叶、生地黄、人参、水蛭、荔枝核。

【功效】调补肝肾，理气化瘀。

【主治】老年 2 型糖尿病及其并发症属肝肾亏虚夹瘀者。

【临床应用】共治疗 30 例，显效 8 例，有效 18 例，无效 4 例，总有效率 86.67%。本方可明显改善患者临床症状，降低空腹血糖和餐后 2 小时血糖，改善血液流变学指标。

【出处】《辽宁中医杂志》，1995，22（3）：128。

170. 加味地黄汤

【组成】生地黄、山药、石斛、天花粉各 15g，山茱萸、牡丹皮、泽泻、茯苓、麦冬各 10g。

【功效】补肾祛瘀，滋阴清热。

【主治】2 型糖尿病及其并发症属气阴两虚者。

【临床应用】胸闷憋气，胸痛加丹参、川芎、红花；眼花，视物不清加决明子、菊花；四肢麻木刺痛加丹参、鸡血藤；伴皮肤感染加金银花、蒲公英、连翘；酮症酸中毒患者加黄连、黄芪；烦渴多饮加石膏、知母；多食善饥加黄芩、黄连；便秘，脉滑数有力加大黄，去山茱萸、山药；气阴两虚加太子参、黄芪，去牡丹皮、天花粉；肾阳虚加制附子、肉桂、仙灵脾、菟丝子、鹿角霜，去天花粉。共治疗 52 例，显效 13 例，有效 34 例，无效 5 例，总有效率 90.4%。

【出处】《天津中医》，1995，12（3）：1–2。

171. 仙贞片

【组成】仙灵脾、女贞子、黄芪、丹参、何首乌、菟丝子、黄芩、山楂。

【功效】补肾活血。

【主治】2 型糖尿病属肾虚血瘀者。症见乏力气短，咽干口燥，腰膝无力等。

【临床应用】共治疗 34 例，疗后空腹血糖显效 8 例，有效 13 例，无效 13 例，总有效率 61.8%；餐后血糖显效 7 例，有效 14 例，无效 13 例，总有效率 61.8%。本方可抗自由基损伤，降低血糖，升高 HDL–C 水平。

【出处】《中医杂志》，1995，36（5）：291。

172. 消渴Ⅱ号

【组成】苍术、玄参、泽泻各 20g，生黄芪、生山药各 50g，葛根、天花粉、熟地黄各 30g，附子、牡丹皮、茯苓、生鸡内金、五味子各 15g，肉桂 7.5g，山茱萸 25g，龙骨、牡蛎各 40g。

【功效】温阳滋肾固摄。

【主治】消渴合并症，病久阴损及阳或素体阳虚证者。症见小便频数，尿频混浊如膏，纳食减少，腰膝酸软，形寒肢冷，舌体胖大，苔白厚，脉沉迟。

【临床应用】血瘀者加当归、赤芍、川芎、木香、益母草；多食重用生地黄，加熟地黄、玉竹；眼花加川芎、白芷、谷精草；血压高加夏枯草、龙胆草、生石膏、石决明、代赭石；冠心病加葛根、夏枯草、石斛、栀子、丹参；便溏加莲子、芡实；瘙痒加地肤子、苦参；心悸加石菖蒲、远志、生龙骨、生牡蛎；失眠加酸枣仁、何首乌、女贞子、白蒺藜。

【出处】《吉林中医药》，1995，（4）：18。

173. 加味地黄汤

【组成】生地黄、熟地黄各 15g，山茱萸、茯苓、泽泻、牡丹皮、五味子各 10g，砂仁 5g。

【功效】滋阴补肾。

【主治】小儿糖尿病证属肾阴亏损者。症见口渴多饮，尿频，腰酸乏力，舌干红，脉沉细数。

【临床应用】瘦弱无力，脉弱者加人参、黄芪；头目眩晕加枸杞子、菊花。共治疗 32 例，显效 11 例，有效 15 例，无效 6 例，总有效率 81.3%。

【出处】《吉林中医药》，1995，（5）：19。

174. 消渴地黄汤

【组成】生地黄、熟地黄、天花粉各 30g，何首乌、麦冬、玄参、丹参、泽兰各 15g，山茱萸、玉竹、知母各 10g，川楝子 6g。

【功效】填精养阴。

【主治】老年糖尿病证属肝肾阴虚，肺胃津伤。症见“三多一少”，胸痹心痛，目视不明，痈疽疮疖，关节麻木疼痛，少气懒言，自汗乏力，动则心慌，易感冒等。

【临床应用】口干口渴甚加葛根、生石斛各 10g；多饮多食加生石膏 30g；小便频而量多加益智仁 30g；腰酸膝软或足跟痛加桑寄生 15g，怀牛膝 12g；少气懒言，畏寒肢冷加黄芪 20g，肉桂 6g；合并视网膜病变加菊花 10g，决明子、枸杞子各 15g；冠心病加延胡索 12g，丹参 30g；合并末梢神经炎加当归、海风藤、鸡血藤各 15g；合并皮肤感染加赤芍 12g，紫花地丁、蒲公英各 30g，黄柏 10g。

【出处】《辽宁中医杂志》，1993，（8）：4。

175. 参芪仙合剂

【组成】黄芪、丹参各 20g，仙灵脾 15g，枸杞子 12g，天花粉、黄精各 30g。

【功效】补肾填精，活血通络。

【主治】糖尿病及其合并症，证属肾虚血瘀者。症见神疲乏力，手足麻痹，思维迟钝，记忆力障碍，顺应能力差，视物昏朦，听力下降，头发脱落，小便失禁等。

【临床应用】共治疗 55 例，总有效率为 73.5%。

【出处】《新中医》，1995，（1）：29。

176. 降糖汤

【组成】枸杞子、山茱萸、乌梅、沙苑子、覆盆子、生麦冬、山药、玉米须、泽泻、玉竹、桑白皮、白蒺藜、天花粉、木瓜。

【功效】并补阴阳。

【主治】糖尿病证属阴阳两虚者。

【临床应用】口渴明显加石斛、知母；大便秘结加大黄、黄连；消食易饥加生地黄、生石膏；高血脂加紫丹参、何首乌；气虚加生黄芪、巴戟天；

四肢麻木加丹参、地龙；腰部酸痛加续断、杜仲；脾胃虚寒加桂枝、吴茱萸。共治疗120例，显效80例，有效33例，无效7例，总有效率94.2%。

【出处】《浙江中医学院学报》，1995，19（2）：15。

177. 益肾降糖方

【组成】熟地黄、山茱萸、黄精、五味子、黄芪、太子参、天花粉、玄参、麦冬、丹参、绞股蓝。

【功效】益肾补气，清热养阴。

【主治】2型糖尿病属肾阴虚燥热者。

【临床应用】共治疗48例，总有效率达89.58%。

【出处】《广西中医药》，1995，18（2）：1。

178. 滋肾扶脾抑肝汤

【组成】生地黄10g，山茱萸10g，五味子10g，乌梅12g，麦冬10g，山药15g，党参10g，牡丹皮10g，当归10g，玄参10g，郁金10g，黄精10g，枸杞子10g，地骨皮10g。

【功效】滋补肾阴，扶脾抑肝。

【主治】消渴肾阴亏虚者。症见多饮多尿，口干舌燥，手足心热，舌红脉细。

【临床应用】每日1剂，水煎服。

【出处】《中医杂志》，1995，36（4）：211。

179. 加味地黄饮子

【组成】熟地黄、山茱萸、石斛、麦冬、五味子、石菖蒲、远志、茯苓、肉苁蓉、桂枝、巴戟天、炮附子、薄荷、生姜、大枣。

【功效】滋阴潜阳，息风平肝。

【主治】消渴并发中风偏枯属阴虚阳亢，肝风内动者。症见多饮多尿多食，口干舌燥，盗汗，手足心烦，一侧肢体偏瘫，或言语不利，舌红少津，苔无或薄黄，脉弦细。

【临床应用】每日1剂，水煎服。

【出处】《中医杂志》，1995，36（4）：211。

180. 参仙汤

【组成】黄精15g，枸杞子10g，仙灵脾12g，党参15g，黄芪15g，丹参20g，天花粉30g，黄连6g。

【功效】补肾填精，活血通络。

【主治】2型糖尿病。

【临床应用】本方与格列本脲（优降糖）联合应用，其有效率为85%，明显优于单纯应用格列本脲（优降糖）的对照组（65%）。

【出处】《中医药研究》，1995，（4）：12。

181. 经验方

【组成】生地黄、熟地黄、山茱萸、玄参、天冬、女贞子、生石膏、黄连、北沙参、麦冬、天花粉、石斛、人参、党参、黄芪。

【功效】益气养阴，滋肾清热。

【主治】糖尿病。

【临床应用】每日1剂，水煎服。

【出处】《中医杂志》，1992，（1）：14。

182. 复方蚕蛾饮

【组成】蚕蛾、生地黄、熟地黄、枸杞子、麦冬各12g，熟附子9g，肉桂6g，山药15g，黄芪30g，山茱萸10g，丹参18g。

【功效】温阳益肾，补气健脾，生津止渴。

【主治】2型糖尿病肾阳虚型。症见畏寒肢冷，腰膝酸痛，耳鸣耳聋，齿松发落，夜尿频多，性欲减退，或男子遗精、早泄、阳痿，女子月经不调或闭经，舌胖苔白，脉沉细缓。

【临床应用】阳虚湿盛加怀牛膝、泽泻各12g，车前子15～30g；胸闷，心悸，气短者加人参9g，酸枣仁30g，生龙骨、生牡蛎各24g，郁金9g；肢体麻木加白芍24g，当归12g，地龙9g。治疗36例，显效14例，有效19例，无效3例，总有效率91.6%。

【出处】《山东中医杂志》，1996，15（10）：439-440。

183. 双降丸

【组成】何首乌、生地黄、熟地黄、枸杞子、黄芪、山药、黄连、丹参。

【功效】滋阴补肾，益气清热活血。

【主治】2型糖尿病。

【临床应用】共治疗54例，临床缓解9例，有效20例，无效9例，总有效率83.3%。本方可降低血糖、血脂；降低血黏度；改善胰岛β细胞分泌功能。

【出处】《山东中医杂志》，1996，15（3）：105-106。

184. 左归降糖灵

【组成】熟地黄、山茱萸、枸杞子、菟丝子等。

【功效】滋肾补精降糖。

【主治】2 型糖尿病属肾精不足者。

【临床应用】共治疗 33 例，显效 18 例，有效 12 例，无效 3 例，总有效率 90.95%。

【出处】《湖南中医学院学报》，1996，16（2）：21-22。

185. 降糖汤

【组成】人参 8g（可用党参 15g 代替），黄连、知母各 10g，黄芪、生地黄、山药、玄参、麦冬、丹参各 15g，大黄 6g。

【功效】滋肾养阴生津。

【主治】老年糖尿病证属肾之气阴不足。症见精神倦怠，身体消瘦，烦渴引饮，多食善饥，尿频量多，五心烦热，舌尖红苔薄，脉细数。

【临床应用】口渴明显加石斛、天花粉各 15g；小便频数，混浊如脂加金樱子、益智仁各 15g；合并冠心病加郁金 12g，赤芍 15g；合并高血压加钩藤 15g，石决明 15g；合并高脂血症加何首乌、决明子各 15g；合并脑梗死加川芎 10g，枸杞子 15g。共治疗 40 例，显效 25 例，好转 14 例，无效 1 例，总有效率达 97.5%。

【出处】《南京中医药大学学报》，1996，12（5）：52。

186. 健脾补肾方

【组成】黄芪 30 ~ 90g，人参（另炖）5 ~ 12g，桑螵蛸、金樱子各 12g，覆盆子 15g，熟地黄 30g。

【功效】健脾固肾。

【主治】2 型糖尿病及合并症，证属脾肾两虚者。

【临床应用】口渴多饮舌燥加黄连、葛根、天花粉、麦冬、沙参，人参换用西洋参；多食善饥，大便燥结，形体消瘦加生石膏、知母、天冬、生地黄、玄参，人参换用西洋参；多尿腰酸加生山药、山茱萸、枸杞子、菟丝子；阳虚明显加仙灵脾或附子、肉桂。共治疗 46 例，临床治愈 17 例，显效 21 例，有效 6 例，无效 2 例。

【出处】《新中医》，1996，28（8）：55。

187. 脾肾双补方

【组成】黄芪、山药各 50g，苍术、桑螵蛸、玄参、五味子、山茱萸各 20g，生地黄、益母草、牡丹皮各 25g，丹参 30g，泽兰 15g。

【功效】健脾补肾，活血化瘀。

【主治】老年糖尿病脾肾两虚型。症见口干口渴欲饮，尿频量多，以夜尿多尤甚，小溲混浊如脂膏，腰酸膝软，气短神疲，虚胖乏力，或日渐消瘦。

【临床应用】燥热偏盛加生石膏 30g，黄连 15g；胸痹加桃仁、红花、柴胡、桔梗各 15g；视物模糊加石斛 30g，菊花、谷精草各 15g，枸杞子 20g；眩晕加钩藤 35g，石决明 25g，天麻、牛膝各 15g，杜仲 20g；四肢麻木疼痛加全蝎、水蛭各 10g；痈疽加蒲公英、紫花地丁、金银花各 30g；偏阳虚酌加制附子、肉桂等。

【出处】《新中医》，1996，28（4）：58-59。

188. 加减地黄汤

【组成】熟地黄、山药、山茱萸、牡丹皮、泽泻、茯苓、黄芪、苍术、玄参、丹参。

【功效】滋阴益肾。

【主治】2 型糖尿病肾阴亏虚型。

【临床应用】燥热盛加石膏、知母、天花粉；气虚甚加重黄芪用量，并加人参、白术；阴虚甚重用生地黄、玄参，加天冬、麦冬；湿热甚重用苍术、茯苓、泽泻，加黄连或黄柏；瘀血明显重用丹参，加赤芍、当归；肾阴阳两虚加附子、肉桂、仙灵脾。

【出处】《福建中医药》，1996，27（2）：25。

189. 甘温除消汤

【组成】熟附子、肉桂、黄连各 6g，炙甘草、木瓜各 10g，肉苁蓉、枸杞子、仙灵脾、金樱子、覆盆子、桑螵蛸、山茱萸、乌梅各 15g，葛根 24g，天花粉 30g。

【功效】温养肾阳，滋精生津。

【主治】老年糖尿病属肾气虚证。

【临床应用】肺气虚加黄芪 30g，五味子 15g，干姜 6g，炙甘草加至 15g；脾气虚去肉苁蓉，加人参、白术各10g，扁豆、山药各15g；阴阳两虚加熟地黄24g，黄精30g，玄参、僵蚕各15g。

【出处】《四川中医》，1996，14（8）：32。

190. 蚂蚁补肾汤

【组成】蚂蚁50g，熟地黄、黄芪各25g，山茱萸、山药、天花粉、女贞子各20g，牡丹皮、茯苓、泽泻各15g，附子、肉桂各4g。

【功效】温阳育阴。

【主治】糖尿病证属阴阳两虚型。症见面色苍白无华，形体消瘦，口干而渴，形寒肢冷，腰酸耳鸣，心烦失眠，尿频短少，舌淡苔白滑，脉沉细。

【临床应用】每日1剂，水煎服。

【出处】《江苏中医》，1996，17（2）：12。

191. 脾肾双补方

【组成】党参、黄芪各30g，苍术、五味子、知母各15g，生地黄、枸杞子、白僵蚕各20g。

【功效】脾肾双补、升清化浊。

【主治】糖尿病证属脾肾不足者。症见倦怠乏力，心悸气短，口渴欲饮，头晕耳鸣，自汗盗汗，小便量多，舌质嫩红，苔薄白，脉细。

【临床应用】口干口渴加葛根、天花粉、玉米须；小便频数加益智仁、桑螵蛸；合并周围神经病变加当归、鸡血藤、海风藤；皮肤感染加赤芍、紫花地丁、蒲公英。共治疗36例，显效9例，有效21例，无效6例，总有效率83.3%。

【出处】《吉林中医药》，1996，（4）：13。

192. 滋肾生津汤

【组成】山茱萸30g，五味子、乌梅、苍术各20g。

【功效】滋肾生津。

【主治】2型糖尿病肾津亏虚者。

【临床应用】共治疗50例，显效29例，好转17例，无效4例，总有效率92%。

【出处】《实用中西医结合杂志》，1996，9（6）：378。

193. 经验方

【组成】山茱萸20g，沙参、熟地黄、天花粉、石斛各18g，麦冬、五味子各15g，山药30g，乌梅、黄连各10g，知母12g。

【功效】滋肾养阴。

【主治】糖尿病肾阴虚者。

【临床应用】每日1剂，水煎服。治疗80例，治愈71例，显效、有效各4例，无效1例。

【出处】《河南中医》，1996，（2）：43。

194. 补阳健胰汤

【组成】熟地黄10g，山茱萸10g，五味子10g，乌梅12g，麦冬10g，山药15g，党参、牡丹皮10g，当归10g，覆盆子15g，菟丝子12g，巴戟天10g，胡芦巴10g，鹿角胶10g。

【功效】温补肾阳，扶脾抑肝。

【主治】糖尿病肾阴虚弱，腰酸怕冷，便溏浮肿，舌淡脉弱者。

【临床应用】每日1剂，水煎服。

【出处】《中医杂志》，1995，36（4）：211。

195. 生脉散加味

【组成】天花粉、生地黄、葛根、麦冬、太子参各15g，山药30g，五味子6g，山茱萸10g，甘草5g。

【功效】滋阴补肾。

【主治】糖尿病肾阴虚者。

【临床应用】每日1剂，水煎服。

【出处】《新中医》，1995，（1）：11。

196. 双化汤

【组成】黄芪、熟地黄各30g，干姜、附子、白术各10g，厚朴6g，白芍、山茱萸、葛根各15g，升麻6g。

【功效】温肾助阳，健脾助运。

【主治】2型糖尿病或合并有高血压、冠心病、脑血管病、眼底病、周围神经病变等证属脾肾两虚者。有多饮、多食、多尿，形体消瘦，腰酸肢冷，少气乏力，大便溏软或先干后溏等症状。

【临床应用】共治疗102例，临床缓解23例，显效41例，有效27例，无效11例，总有效率达89.3%。

【出处】《北京中医》，1997，（2）：23。

197. 健脾补肾降糖汤

【组成】熟地黄、补骨脂、莲子肉、鸡内金

各12g，枸杞子15g，山茱萸、巴戟天、五倍子、苍术、白术各10g，山药30g。

【功效】健脾补肾。

【主治】糖尿病脾肾两虚型。症见口渴多饮，小便频数尿多，或如脂膏，胃中饥饿，面色紫黑，头晕耳鸣，腰膝酸软，疲乏无力，大便不实，或形寒肢冷，五更泄泻，舌淡脉沉细。

【临床应用】每日1剂，水煎服。

【出处】《湖北中医杂志》，1997，19（2）：36。

198. 黄精汤

【组成】黄精20g，丹参15g，葛根30g，山药15g，枸杞子15g，太子参30g，地骨皮20g，薏苡仁20g，茯苓15g，扁豆15g，大黄6g，三七3g。

【功效】补肾滋阴清热。

【主治】糖尿病证属肾阴不足者。

【临床应用】共治疗30例，显效14例，有效10例，无效6例，总有效率80%。

【出处】《湖南中医杂志》，1997，13（3）：43。

199. 糖尿消合剂

【组成】生地黄、茯苓、山药、黄芪、黄精、山茱萸、牡丹皮各10g，酒大黄10g，泽泻15g，水蛭6g，黄连10g，丹参20g。

【功效】滋养肾阴，健脾活血。

【主治】2型糖尿病证属肾虚血瘀者。

【临床应用】共治疗60例，显效51例，有效8例，无效1例，总有效率98.33%。

【出处】《实用中医药杂志》，1997，（5）：23。

200. 温肾化瘀汤

【组成】仙灵脾、巴戟天、补骨脂、枸杞子、赤芍各15g，菟丝子、五味子各12g，覆盆子、桑螵蛸、桃仁各10g，生地黄、山药、山茱萸各20g，鬼箭羽30g。

【功效】补肾固摄，阴阳双调。

【主治】糖尿病症见口渴多饥，多食善饥，尿频量多，形体消瘦，常并发眩晕、肺痨、胸痹、中风、雀目、疮疡等。

【临床应用】偏上消加北沙参15g，玉竹10g；偏中消加生石膏50g，知母15g；偏下消加肉苁蓉15g，龙骨20g；血糖不降加生石膏50g，黄精20g；白内障加谷精草、木贼各10g；高血压加夏枯草20g，牛膝15g，钩藤15g；若伴周围神经炎加鸡血藤15g，木瓜12g；冠心病加丹参20g，瓜蒌30g；尿中出现酮体加黄芩15g，黄连10g；腰痛甚加桑寄生15g，杜仲10g；神疲乏力加太子参15g，白术20g；失眠、心悸加柏子仁15g，炒酸枣仁20g。共治疗50例，治愈15例，好转30例，无效5例，总有效率90%。

【出处】《吉林中医药》，1997，（1）：9。

201. 补肾健脾汤

【组成】仙灵脾、巴戟天、当归、山药、鸡内金、苍术、茯苓、玄参、天花粉各15g，益智仁、砂仁、肉桂各10g，熟地黄20g，黄芪30g。

【功效】补肾健脾，益气补血。

【主治】糖尿病脾肾两虚型。症见口渴多饮，心悸气短，纳呆，疲乏无力，面色无华，脘腹胀满，大便稀溏，四肢不温，苔白腻脉沉细。

【临床应用】治疗12例，临床治愈8例，好转3例，无效1例。

【出处】《云南中医中药杂志》，1997，18（5）：14。

202. 填精汤

【组成】黄精、熟地黄、山药、玄参、天冬、麦冬、葛根、天花粉、生地黄、苍术、丹参、人参。

【功效】滋肾填精，益气养阴。

【主治】糖尿病肾、心、胃阴不足者。

【临床应用】有蛋白尿加枸杞子、菟丝子、沙苑子、芡实、金樱子；有疖肿痈疮加金银花、连翘、蒲公英、紫花地丁、赤芍、牡丹皮；有房颤加酸枣仁、柏子仁、五味子；口干等热象明显加生石膏、知母；浮肿加泽泻。共治疗15例，治愈12例，好转2例，无效1例，总有效率达93.75%。

【出处】《中医药研究》，1997，13（1）：24。

203. 经验方

【组成】生地黄24g，山药12g，山茱萸12g，茯苓12g，泽泻10g，牡丹皮10g，制附子3g，生石膏5g。

【功效】清热活血，滋阴补肾。

【主治】糖尿病上下消症状明显者。

【临床应用】每日 1 剂，水煎服。

【出处】《岳美中经验方》。

204. 经验方

【组成】熟地黄 25g，山药 12g，山茱萸 12g，牡丹皮 10g，生地黄 15g，天冬 12g，麦冬 12g，玄参 15g，苍术 10g，黄精 30g，天花粉 30g，枸杞子 15g，金樱子 15g，芡实 15g，丹参 30g，太子参 15g。

【功效】补阴滋肾，固精。

【主治】糖尿病肾虚精关不固，尿中糖与蛋白并见，伴头晕乏力，腰膝酸软，多尿。

【临床应用】每日 1 剂，水煎服。

【出处】《验方》。

205. 经验方

【组成】葛根 15g，天花粉 15g，麦冬 15g，生地黄 15g，石味子 6g，甘草 6g，糯米 15g。

【功效】滋阴固肾，生津止渴。

【主治】糖尿病。症见多饮，多食，多尿，乏力消瘦，咽干舌燥，手足心热，舌质红绛，脉沉细而数。

【临床应用】每日 1 剂，水煎服。

【出处】《叶天士手集秘方》。

206. 经验方

【组成】生地黄、山药各 20g，石斛、党参、知母各 15g，天花粉 12g，山茱萸、牡丹皮、麦冬各 10g，蚕茧 10 只。

【功效】清热泻肺，养阴增液，滋补肾阴。

【主治】糖尿病。

【临床应用】每日 1 剂，水煎服。尿糖阳性者，加生黄芪 15g；血糖升高者，加玄参 15g，苍术 12g；肺热多饮者，加生石膏 60g；胃热多食者，去山茱萸、山药，加黄芩 10g，制大黄 6g；肾虚多尿者，加覆盆子 15g，益智仁 10g，五味子 5g；气虚者，加党参、黄芪、白术各 10g；肾阳虚者，加熟附子 7g（先煎），肉桂 2g，仙灵脾、菟丝子各 10g；浮肿或有蛋白尿者，加茯苓、丹参、益母草各 14g；皮肤或外阴瘙痒者，加茯苓皮 16g，地肤子、白鲜皮各 13g；高血压，头晕头胀者，加生石决明 30g（先煎），钩藤 18g（后下）；颈项牵强者加葛根 9g；视力不足者加枸杞子、玉竹各 15g。

【出处】《中医专病专效方》。

207. 经验方

【组成】生地黄 100g，黄精 100g，泽泻 50g，黄连 50g，人参 50g，黄芪 100g，地骨皮 50g。

【功效】滋阴降火，温补肾阳。

【主治】糖尿病。

【临床应用】共研细末，每次服 10g，每日 3 次，温开水冲服。

【出处】《经验方》。

208. 经验方

【组成】桑白皮 15g，苍术 12g，玄参 30g，天花粉 15g，知母 15g，生地黄 20g，山药 15g，山茱萸 12g，牡丹皮 12g，黄柏 10g，茺蔚子 15g。

【功效】清热生津，滋阴补肾。

【主治】糖尿病。症见多食、多饮、多尿，乏力消瘦，低烧，皮肤瘙痒。

【临床应用】每日 1 剂，水煎服。

【出处】《中华效方汇海》。

209. 自拟方Ⅲ号

【组成】生地黄 50g，天冬 50g，麦冬 50g，沙参 50g，益智仁 25g，枸杞子 25g，沙苑子 25g，覆盆子 25g。

【功效】滋阴固肾。

【主治】消渴肾阴虚损型。症见尿量频多，尿如脂膏，腰膝酸软，耳鸣，心烦多梦，舌绛少苔，脉细数。

【临床应用】加减：瘀血者加桃仁、赤芍；血糖不降加知母，石膏；尿糖不降者加乌梅、石斛，苍术，玄参；肝阳上亢者加夏枯草、川牛膝，丹参；胸闷心悸加木香、川芎、山楂。

【出处】《光明中医》，1998，13（74）：22。

210. 加味知柏地黄丸

【组成】知母 12g，黄柏 12g，生地黄 30g，熟地黄 15g，山药 30g，山茱萸 12g，茯苓 45g，泽泻 24g，牡丹皮 12g。

【功效】滋阴降火。

【主治】消渴阴虚火旺型均可服用，对无明

显阴虚火旺证候，但亦无明显脾肾阳虚证者亦宜服用。

【临床应用】对病情重、血糖高、口服降糖药效果不佳者，可改丸剂为汤剂服用。加减：糖尿病水肿明显者，可减知母、黄柏用量，加重山药、茯苓、泽泻用量，还可加用防己黄芪汤；有瘀血证候者，加丹参、桃仁、当归。

【出处】《安徽中医临床杂志》，1998，10（1）：1。

211. 经验方

【组成】黄芪 30g，熟地黄 15g，山药 30g，山茱萸 20g，茯苓 9g，泽泻 9g，牡丹皮 20g，枸杞子 30g，菊花 12g，生地黄 30g，天花粉 30g，金银花 30g，生牡蛎 30g。

【功效】益气养阴，滋补肝肾。

【主治】消渴。症见形体消瘦，腰膝酸软，疲乏无力，口渴欲饮，小便频数，头痛头晕，视物昏花，虚烦不眠。

【临床应用】每日 1 剂，水煎服。

【出处】《糖尿病的中医治疗》。

212. 经验方

【组成】熟地黄 100g，人参、枸杞子、山茱萸、天冬、天花粉、生黄芪各 50g。

【功效】滋阴固肾，健脾益气，降糖。

【主治】糖尿病肾阴亏损型。症见病久消瘦，身体乏力，小便频数，尿混如脂，腰膝酸软，头晕耳鸣，舌红少津，少苔，脉沉细者。

【临床应用】加水 250mL 浸泡 24 小时，慢火煎熬成 1000mL，每日 3 次，每次服 100mL，3 个月为 1 个疗程。治疗 30 例，痊愈 11 例，显效 8 例，好转 7 例，无效 4 例。

【出处】《当代名老中医临证荟萃》。

213. 经验方

【组成】芡实 30g，白扁豆 30g，益智仁 30g，薏苡仁 30g，公鸡 1 只（750g）。

【功效】补益脾肾。

【主治】糖尿病脾胃亏虚者。症见神疲乏力，脘腹胀满，腰膝酸软，口干舌燥，面浮肢肿。

【临床应用】将公鸡杀死，去毛脏，洗净后将余药填入鸡体腔内，用针线缝合切口，入砂锅煮至肉熟为度。2 日 1 剂，吃肉喝汤。

【出处】《验方》。

214. 经验方

【组成】芡实粉 30g，粳米 50g。

【功效】益肾固精，健脾止泻。

【主治】糖尿病脾肾两虚者。症见口干舌燥，渴不多饮，小便频数，遗尿腹泻。

【临床应用】将芡实煮熟，去壳，研成细粉，与粳米同熬成粥，早晚服用。

【出处】《验方》。

215. 经验方

【组成】巴戟天 10g，山茱萸 10g，玄参 10g，麦冬 10g，生地黄 10g，五味子 10g。

【功效】补益阴阳。

【主治】糖尿病阴亏阳虚者。症见神疲乏力，腰膝酸软，口渴多饮，小便清长，大便溏泻，两下肢肿胀、疼痛。

【临床应用】每日 1 剂，水煎服。

【出处】《验方》。

216. 经验方

【组成】仙灵脾 60g，白酒 500g。

【功效】滋补肝肾，强壮筋骨。

【主治】糖尿病阴阳两损，命门火衰者。症见全身乏力，腰酸肢软，阳痿不举，四肢欠温，口干不渴，脉沉细。

【临床应用】用纱布袋盛仙灵脾，置于白酒罐内，密封，浸泡 7 天即成。每日 2 次，每次服 10g。

【出处】《验方》。

217. 经验方

【组成】熟地黄、山茱萸、龟甲各 15g，枸杞子 10g，附子 6g（先煎），肉桂 3g，金樱子 15g。

【功效】滋阴益阳。

【主治】糖尿病阴阳两虚型。症见形寒怕冷，下肢浮肿，倦怠乏力，腰腿酸软，肌肉消瘦，脉沉细。

【临床应用】每日 1 剂，水煎服。

【出处】《糖尿病及其并发症的中医药研究进展》。

218. 自拟方

【组成】生地黄 30g，山茱萸 10g，牡丹皮 15g，山药 30g，天冬 15g，五味子 10g，女贞子 15g，天花粉 30g。

【功效】补肾固精，清热养阴。

【主治】下消。小便频数量多，尿如脂膏，腰膝酸软，舌红少苔，脉沉细而数。

【临床应用】每日 1 剂，水煎服。

【出处】《糖尿病及其并发症的中医药研究进展》。

219. 金匮肾气丸合水陆二仙丹加减

【组成】熟地黄 15g，山药 15g，山茱萸 12g，泽泻 15g，茯苓 15g，猪苓 15g，芡实 15g，金樱子 15g，桂枝 6g，附子 6g，丹参 30g，葛根 15g。

【功效】育阴温阳，补肾活血。

【主治】糖尿病日久，阴阳两虚者。症见腰膝酸软，气短乏力，口干饮水不多，畏寒肢冷，颜面及下肢水肿。食欲减退，大便溏泻或便秘与泄泻交替出现，小便混浊如膏脂，面色晦暗，耳轮干枯，齿摇发脱，舌淡暗，苔白而干，脉沉细无力。

附注：本症多见于糖尿病中后期，尤以糖尿病肾病最为多见。此期患者病程长，病情复杂，可累及五脏六腑，以心肝脾肾为主，但关键在肾。

【临床应用】每日 1 剂，水煎服。

【出处】《中国糖尿病防治特色》。

220. 降糖 3 号方

【组成】人参 15g，鹿茸 10g，山茱萸 20g，生地黄 40g，女贞子 25g，枸杞子 20g，冬虫夏草 3g，金毛狗脊 15g。

【功效】温阳补肾。

【主治】糖尿病证属肾阴阳两虚者。

【临床应用】制成浓缩胶囊，每次 4 ~ 6 粒，日 3 次。

【出处】《中国中医药信息杂志》2001，1（4）：57。

221. 自拟消渴方

【组成】熟地黄 12g，山茱萸 12g，生地黄 12g，知母 12g，天花粉 30g，黄连 12g，栀子 9g，当归 12g，麦冬 12g，黄芩 12g，枸杞子 30g，沙参 15g，甘草 9g。

【功效】滋阴补肾。

【主治】2 型糖尿病肾阴亏虚者。

【临床应用】水煎服，每日 1 剂，分 2 次服。共治疗 20 例，显效 16 例，有效 3 例，无效 1 例。

【出处】《山东中医杂志》，2001，（6）：345。

222. 经验方

【组成】熟地黄 20g，山药 15g，茯苓 15g，牡丹皮 12g，泽泻 12g，山茱萸 10g，白芍 12g。

【功效】滋阴补肾。

【主治】糖尿病证属肾阴亏虚者。

【临床应用】每日 1 剂，水煎服。分 2 次服。

【出处】《安徽中医临床杂志》，2001，（1）:5。

223. 哈普片

【组成】灵芝、黄精、桑叶、郁金、山茱萸、枸杞子等。

【功效】滋阴补肾。

【主治】2 型糖尿病。

【临床应用】在日本人群中使用本方，治疗 2 型糖尿病获得了较好的降糖作用，实验研究表明，哈普片可使四氧嘧啶高血糖小鼠血糖明显降低，明显增强由葡萄糖刺激引起的胰岛素分泌功能。

【出处】《中成药》，2001，（3）：3。

224. 益肾汤

【组成】熟地黄 30g，黄芪 30g，枸杞子 30g，山药 30g，五味子 15g，天花粉 30g。

【功效】滋阴益气补肾。

【主治】2 型糖尿病证属肾气阴两虚者。

【临床应用】每日 1 剂，水煎服。治疗 2 型糖尿病 86 例，显效 52 例，有效 27 例，无效 7 例。

【出处】《中医药学刊》，2001，（3）：244。

225. 降糖颗粒

【组成】黄芪、黄精、生地黄、太子参等。

【功效】益气养阴。

【主治】老年糖尿病证属肾虚者。

【临床应用】制成浓缩颗粒，每次 6g，每日 2 次，治疗 30 例，老年糖尿病患者，疗后血糖、糖化血红蛋白、血 β_2 微球蛋白均明显降低。

【出处】《中国医药学刊》，2001，（5）：477。

226. 经验方

【组成】生地黄、熟地黄各 15g，麦冬 5g，山茱萸 12g，桑椹 15g，五味子 6g，山药 30g，巴戟天 12g，黄芪 15g，党参 15g，丹参 30g，赤芍 9g，川芎 12g。

【功效】调补阴阳，益气化瘀。

【主治】糖尿病阴阳两虚夹瘀证。症见口干不多饮，夜尿多，头昏目花，清瘦乏力，腰酸，阳痿，畏寒；伴胸闷气短，四肢麻木，舌质紫暗，舌下静脉紫暗怒张，脉细而涩。

【临床应用】每日 1 剂，水煎服。头晕目眩加菊花、决明子、牡丹皮；便秘加全瓜蒌、决明子。

【出处】《浙江中医学院学报》，2002，（1）：36。

227. 补肾降糖汤

【组成】生地黄、黄芪、玉竹各 20g，山茱萸、山药、菝葜、葛根各 15g，菟丝子、蚕茧、牡丹皮、泽泻、天花粉、麦冬、玄参、苍术各 10g。

【功效】滋阴补肾

【主治】2 型糖尿病肾阴亏虚者。

【临床应用】每日 1 剂，水煎服。口渴甚加生石膏、知母；饥饿甚加黄连；神疲乏力加参须，党参。治疗 47 例，显效 27 例，好转 19 例。

【出处】《湖南中医药导报》。

228. 冬灵降糖胶囊

【组成】冬虫夏草、灵芝、人参、山药、枸杞子、僵蚕、丹参、麦冬、桑椹、荔枝核。

【功效】滋阴补肾。

【主治】糖尿病证属肾阴亏虚者。

【临床应用】制成浓缩胶囊，每次 4 粒，每日 3 次。治疗 2 型糖尿病 60 例，显效 25 例，有效 33 例，无效 2 例。

【出处】《湖南中医药导报》，2001，（4）：173。

229. 经验方

【组成】熟地黄 12g，生地黄 12g，山药 60～90g，黄芪 30～60g，山茱萸 15g，泽泻 10g，茯苓 15g，牡丹皮 10g，玉米须 30g，仙鹤草 30g。

【功效】滋阴补肾。

【主治】糖尿病证属肾阴亏虚者。

【临床应用】每日 1 剂，水煎服。临床加减：消谷善饥明显加生石膏、玉竹；口渴多饮明显加沙参、天花粉；气短自汗加太子参；小便清长加桑螵蛸、巴戟天、肉桂；尿混浊如脂膏，盗汗加知母、黄柏；头晕头胀加钩藤、白芍、牛膝；胸闷心悸加丹参、石菖蒲、郁金；形体肥胖加佩兰、荷叶；视物模糊加谷精草、青葙子；瘀血重者加桃仁、红花、水蛭。

【出处】《中医研究》，2001，（6）：42。

230. 经验方

【组成】山药 30g，黄芪 20g，五味子 15g，山茱萸、龙骨、牡蛎各 12g，牡丹皮、黄柏、知母、党参、桑螵蛸各 10g，龟甲 6g。

【功效】滋补肝肾。

【主治】2 型糖尿病证属肝肾阴虚者。

【临床应用】每日 1 剂，水煎服。分 2 次服。

【出处】《河北中医》，2001，（9）：677。

231. 经验方

【组成】熟地黄、山药各 20g，山茱萸、茯苓、泽泻、金樱子 12g，附子、肉桂、牡丹皮、覆盆子、桑螵蛸各 10g。

【功效】滋阴温阳。

【主治】2 型糖尿病证属肾阴阳两虚者。

【临床应用】每日 1 剂，水煎服。分 2 次服。

【出处】《河北中医》，2001，（9）：677。

232. 消渴 4 号方

【组成】猪胰粉 100g，人参 40g，天花粉 50g，山药 50g，山茱萸 50g，枸杞子 50g，紫河车 50g，鹿茸 10g，葛根 200g，生地黄、熟地黄各 100g，玉竹 100g，白术 100g，地骨皮 100g，黄精 100g，玄参 100g，泽泻 100g，麦冬 100g。

【功效】补肾益气。

【主治】2 型糖尿病，证属肾气不足者。

【临床应用】上药制成浓缩水丸，每次 10g，每日 3 次。

【出处】《福建中医药》，2002，（1）：34。

233. 经验方

【组成】炙黄芪 30g，巴戟天、沙苑子、五味子、丹参各 10g，熟地黄、菟丝子、鳖甲、枸杞子各 15g，山药 20g，水蛭、地龙各 10g。

【功效】补肾活血。

【主治】2 型糖尿病肾虚血瘀者。症见头晕耳鸣，胸闷疼痛，腰膝酸软，肢体麻痹疼痛，语謇偏瘫，舌质紫暗，脉细涩。

【临床应用】每日 1 剂，水煎服。分 2 次服。

【出处】《黑龙江中医药》，2002，(2)：16。

234. 金匮肾气丸加减

【组成】肉桂 5g，制附子（先煎）、泽泻、山茱萸、山药、牡丹皮各 10g，茯苓 12g，熟地黄、苍术各 15g，黄芪 30g。

【功效】阴阳双补。

【主治】2 型糖尿病阴阳俱虚型。症见多饮、多尿，小便频数（尤其夜尿甚多），大便稀溏，腰酸腰冷膝软无力，男子可见阳痿，舌淡，脉沉细。

【临床应用】每日 1 剂，水煎服。肾阳虚甚者加补骨脂 15g，仙灵脾 10g。

【出处】《安徽中医学院学报》，2000，19（4）：26。

235. 补肾活血汤加减

【组成】生地黄、熟地黄、山药、葛根、天花粉、太子参各 15g，山茱萸、枸杞子、菟丝子各 10g，黄芪、丹参各 30g，水蛭粉 3g（冲服）。

【功效】补肾活血。

【主治】2 型糖尿病肾虚血瘀型。

【临床应用】每日 1 剂，水煎服。1 个月为 1 个疗程。加减法：肾阳虚者加肉桂、附子；阴虚火旺者加知母、黄柏；胃火盛者加生石膏、黄连；胃阴虚者加玉竹；肝阴虚而眼睛干涩、视物模糊者加青葙子、决明子、菊花；肢体麻木者加丝瓜络、鸡血藤；心悸、胸闷、脉结代者加全瓜蒌、薤白。现代研究已证实，糖尿病患者血液流变性异常，微循环障碍，不同程度地存在血瘀证。补肾活血法正是针对糖尿病肾虚血瘀病机而设。补肾活血汤中熟地黄、山茱萸、山药、枸杞子、菟丝子补肾填精；黄芪、太子参益气生津；葛根、丹参、水蛭活血化瘀；生地黄、天花粉生津。40 例共治疗 1～2 个疗程，显效 27 例，有效 10 例，无效 3 例，总有效率 92.5%。

【出处】《安徽中医学院学报》，2000，19（4）：26。

236. 加味肾气丸

【组成】熟地黄 24g，怀山药、山茱萸各 12g，牡丹皮、茯苓、泽泻各 9g，附子 6g，肉桂 3g，生黄芪、党参、葛根各 20g，白术 15g。

【功效】滋阴补肾，调补肝脾，补气生津。

【主治】糖尿病。

【临床应用】每日 1 剂，水煎服。加减：伴有阴虚火旺，加知母 20g，玄参 15g；伴有气滞血瘀，加丹参、生地黄各 20g，山楂、制何首乌各 15g。治疗 58 例，临床治愈 3 例，好转 50 例，未愈 5 例，总有效率 91.38%。

【出处】《浙江中医杂志》，2000，(5)：94。

237. 自拟消渴方

【组成】生地黄、太子参、怀山药、丹参各 30g，枸杞子 20g，覆盆子 15g。

【功效】滋阴清热，益气化瘀。

【主治】糖尿病。

【临床应用】加减：以多食为主者，加生石膏 15～30g；以口渴多饮为主者，加鲜石斛 30g，麦冬、知母各 15g；肾虚明显者，加山茱萸、桑螵蛸各 15g；气虚甚者，加生黄芪 30～50g；皮肤瘙痒或生疮者，加蝉蜕 10g，黄连 6～10g，蚤休 15g。用法：每日 1 剂，水煎服。30 天为 1 个疗程，连服 2 个疗程后观察疗效。

【出处】《浙江中医杂志》，2000，(6)：245。

238. 平消降糖汤

【组成】生地黄、何首乌各 20g，熟地黄、麦冬、玄参、茯苓、泽泻各 15g，山茱萸、知母各 10g，生黄芪 30g，覆盆子 12g，当归 6g。

【功效】滋阴补肾，补气健脾。

【主治】2 型糖尿病。

【临床应用】每日 1 剂，水煎服。15 天为 1 个疗程。治疗 1～3 个疗程后，30 例显效，57 例有效，15 例无效，总有效率为 85.3%。

【出处】《浙江中医杂志》，2000，(8)：331。

239. 补脾益肾汤

【组成】黄芪 30g，党参 20g，白术 12g，生地黄 30g，玄参 15g，枸杞子 15g，牡丹皮 12g，泽泻 12g，山药 30g，茯苓 15g，天花粉 15g。

【功效】补脾益肾。

【主治】糖尿病。

【临床应用】兼肺热烦渴多饮加百合、天冬、地骨皮；胃火偏旺，消谷善饥，难以控制饮食，口臭舌苔黄燥，重用生地黄，加石膏、知母；肾阳虚，腰膝酸软，耳鸣耳聋，夜尿多，身冷畏寒加仙灵脾、仙茅，肝阴虚，胁痛不适，视物模糊，双目干涩，重用枸杞子、杭菊花；脾气虚，面色无华，便溏腹胀，疲倦乏力，加苍术、米仁；心气不足，心悸气短，失眠多梦重用人参、黄芪；阴虚火旺加黄柏。诸药水煎 200mL，每早晚两次温服，1 个月为 1 个疗程。本组 50 例患者，满 1 个疗程者 15 例，满 2 个疗程者 26 例，2 个疗程以上者 9 例。其中显效 28 例（56%），有效 19 例（38%），无效 3 例（6%），总有效率 94%。

【出处】《光明中医》，2000，15（7）：54。

240. 经验方

【组成】熟地黄 20g，山茱萸 15g，山药 20g，肉苁蓉 15g，仙灵脾 10g，人参 10g，黄芪 30g，白术 20g，当归 15g，白芍 15g，制附子 10g，生姜 10g，葛根 30g，牡丹皮 10g，茯苓 12g，泽泻 10g，水蛭 3g（冲服），僵蚕 3g（冲服）。

【功效】调理阴阳，调和气血，疏通经络。

【主治】2 型糖尿病。诊断要点：病程多在 5 年以上，空腹血糖长期＞ 11.1mmol/L，尿糖阳性，血脂多数偏高，“三多”症状或轻或重，乏力消瘦明显，有并发症。

【临床应用】水煎服。若口干加乌梅 30g，五味子 12g；血脂高加山楂 30g，何首乌 20g；尿有酮体加黄芩 10g，黄连 15g，红花 15g；尿频加金樱子 30g，五倍子 10g。

【出处】《中医函授通讯》，2000，19（1）：26。

241. 健脾养阴活血汤

【组成】苍术 10g，茯苓 30g，葛根 30g，山药 30g，生地黄 30g，天花粉 15g，麦冬 10g，丹参 15g。

【功效】健脾益肾，养阴清热，活血通络。

【主治】糖尿病。

【临床应用】若阴虚燥热者加玄参 15g，牡丹皮 10g；气阴两虚者加太子参 30g，黄芪 30g，白术 10g；阴阳亏虚者加山茱萸 10g，桂枝 10g，制附子 6g；血瘀气滞者加牛膝 15g，桃仁 10g，红花 10g。水煎 700mL，分 2 次服用，每日 1 剂。

【出处】《中医函授通讯》，2000，19（1）：23。

242. 经验方

【组成】桑螵蛸、覆盆子各 18g，山茱萸、菟丝子各 15g，熟地黄、生地黄、萆薢、蜜炙远志各 12g，牡丹皮、人参各 9g，茯苓、泽泻各 6g。

【功效】滋阴补肾。

【主治】下消型糖尿病。

【临床应用】每日 1 剂，水煎服。

【出处】《验方》。

243. 经验方

【组成】肉苁蓉、山茱萸、菟丝子、黄芪各 50g。

【功效】益气补肾。

【主治】糖尿病。

【临床应用】共为细末，每次 10g，每日 3 次。

【出处】经验方。

244. 滋肾益阳汤

【组成】熟地黄、山茱萸、龟甲、金樱子各 15g，制附子 6g（先煎），肉桂 3g。

【功效】滋阴益阳。

【主治】2 型糖尿病属阴阳两虚型。

【临床应用】每日 1 剂，水煎服。

【出处】《糖尿病（消渴病）中医诊治荟萃》。

245. 糖复康 1 号

【组成】黄芪 30g，生地黄 20g，熟地黄 15g，白芍 12g，葛根 15g，五味子 9g，天花粉 15g，丹参 20g，赤芍 10g，地骨皮 10g，牡丹皮 9g，玄参 6g，茯苓 10g，山茱萸 10g。

【功效】益气养阴补肾，活血祛瘀通脉。

【主治】糖尿病。

【临床应用】每日 1 剂，水煎服。15 天为 1 个疗程。气虚甚者加人参（或党参）；阴虚甚者重用生地黄，加知母；偏阳虚者减玄参加补骨脂；偏痰湿者加苍术、白术。

【出处】《糖尿病（消渴方）中医诊治荟萃》。

246. 六味地黄丸加减

【组成】熟地黄 15g，山药 15g，山茱萸 12g，茯苓 15g，泽泻 12g，牡丹皮 12g，石斛 30g，黄精 30g，枸杞子 15g。

【功效】滋补肝肾。

【主治】糖尿病属肝肾阴虚型。

【临床应用】每日 1 剂，水煎服。

【出处】《糖尿病（消渴方）中医诊治荟萃》。

247. 两肉苍术汤

【组成】肉苁蓉 15g，山茱萸 15g，吴茱萸 10g，炒苍术 15g，桂枝 10g，熟地黄 30g，生山药 30g，丹参 30g，当归 15g，制附子 10g。

【功效】温补肝肾。

【主治】糖尿病危重期。

【临床应用】每日 1 剂，水煎服。

【出处】《糖尿病（消渴方）中医诊治荟萃》。

248. 自拟方

【组成】黄芪 40g，天花粉、麦冬、生地黄、狗脊、龙骨、牡蛎各 15g，五味子、栀子、茯苓 6g，葛根 12g，枸杞子、知母、牡丹皮、鸡内金、桑寄生、杜仲、石斛各 10g。

【功效】滋阴清热，益气补肾。

【主治】内有热而阴大伤，气虚肾亏之糖尿病。症见口渴多饮，小便频数而多，尤以夜尿较多，形体消瘦，时感头晕，头痛、耳鸣，疲乏无力，双膝及腰部酸痛，活动不利，双下肢轻度浮肿，阴部瘙痒，舌质暗，苔略黄，脉弦大。

【临床应用】水煎内服，每日 1 剂，分 2 次温服。

【出处】《四川中医》，1999，17（11）：26。

249. 自拟方

【组成】黄芪 40g，天花粉、龙骨、牡蛎各 30g，五味子 15g，牡丹皮、山茱萸各 10g，生地黄、知母、山药、枸杞子各 20g。

【功效】益气滋阴，清热补肾。

【主治】气虚阴亏，肺胃燥热之糖尿病。症见口渴欲饮，善食易饥，小便频数而量多，大便略干，全身疲乏无力，腰膝酸困，双下肢肌肉困痛，时感皮肤瘙痒，舌质淡，苔燥，脉小弦略数。

【临床应用】水煎服，每日 1 剂分 3 次温服。

【出处】《四川中医》，1999，17（11）：26。

250. 六味地黄汤加味

【组成】人参 15g，黄芪 30g，熟地黄 30g，山茱萸 15g，山药 20g，茯苓 15g，牡丹皮 15g，泽泻 15g，肥玉竹 20g，何首乌 20g，枸杞子 20g，五味子 15g，菟丝子 15g。

【功效】益元气，补肾阴。

【主治】肾阴亏耗，气阴两伤型糖尿病，头眩，心悸，腰酸，腿软，性欲减退，气短乏力，口渴，舌干，脉虚数。

【临床应用】水煎日 2 次服。

【出处】《吉林中医药》，1999，（6）：4。

251. 经验方

【组成】丹参、黄芪、泽兰、黄精各 15g，桃仁、菟丝子各 10g。

【功效】活血益气，滋阴固肾。

【主治】2 型糖尿病。

【临床应用】每日 1 剂，水煎服。

【出处】《中国中医药科技》，1999，6（1）：51。

252. 经验方

【组成】何首乌、黄精、枸杞子各 50g，低度白酒 1000g。

【功效】滋补肝肾，养阴生精。

【主治】糖尿病肝肾亏虚者。症见尿频量多，腰膝酸软无力，头昏耳鸣，舌淡，脉细弱。

【临床应用】前 3 味药用纱布袋盛，入白酒内浸泡，每日搅拌 1 次，30 天即成。每次服 10 g，每日 2 次。

【出处】《验方》。

253. 经验方

【组成】熟桑椹 500g，熟地黄 10g，玉竹 10g，黄精 10g，天花粉 20g。

【功效】滋肾养阴，生津止渴。

【主治】糖尿病肾阴亏虚者。症见口干舌燥，心烦多饮，腰膝酸软，神疲乏力。

【临床应用】将熟地黄、玉竹、黄精加水 700mL，水煎 1 小时，去渣取液。将桑椹压榨取汁、天花粉磨成细粉，倒入煎液内，小火收膏成。每次 200mL，开水冲服，每日 2 次。

【出处】《验方》。

254. 验方

【组成】枸杞子 20g，粳米 50g。

【功效】滋补肝肾，生津止渴。

【主治】糖尿病肝肾不足者。症见口干舌燥，头晕目眩，目视昏暗等。

【临床应用】置铝锅内大火烧沸，小火熬煮成粥。每日早晚温服。

【出处】《验方》。

255. 经验方

【组成】母鸡 1 只（750g），龙眼肉 10（去壳），荔枝 10g（去壳），黑枣 10g，莲子 15g（去心），枸杞子 15g。

【功效】补血养阴，益精明目。

【主治】糖尿病阴虚血亏、肝肾不足者。症见面色苍白，头晕耳鸣，心烦口渴，食欲减退。

【临床应用】将母鸡宰杀去毛及内脏，洗净后与龙眼肉、荔枝、黑枣及盐、清水适量，共蒸 2 小时，再放入枸杞子，蒸 5 分钟即成。每日 1 剂，佐餐服食。

【出处】《验方》。

256. 经验方

【组成】水发银耳 15g，枸杞子 5g，鸡肝 100g，茉莉花 24 朵。

【功效】补肝益肾，清肝明目。

【主治】糖尿病合并白内障者，证属肝肾亏虚。症见两目干涩，视物不清，头晕目眩，腰膝酸软，小便清长。

【临床应用】将鸡肝切成薄片，调入姜汁、盐、味精、酒以及银耳、枸杞子，置火上烧沸，待鸡肝炖熟后，盛入碗中，撒上茉莉花即可。2 日 1 剂，分 2 次服，5 剂为 1 个疗程。

【出处】《验方》。

257. 经验方

【组成】桂花 10g，芡实 250g。

【功效】健脾止泻，固肾涩精。

【主治】糖尿病脾肾亏虚者。症见面浮肢肿，心烦口渴，腰膝酸软，小便频多，大便溏泻。

【临床应用】先煎芡实 30 分钟，撒入桂花即成。

【出处】《验方》。

258. 经验方

【组成】熟地黄 25g，黄精 250g，猪肉 100g。

【功效】补肾养阴。

【主治】糖尿病。

【临床应用】将上药共用火炖熟，酌量食肉喝汤，每日 2 次。

【出处】《河南民间验方》。

259. 经验方

【组成】松树皮 30g，猪骨 60g。

【功效】滋肾补阴。

【主治】糖尿病。

【临床应用】每日 1 剂，水煎服。

【出处】《民间验方》。

260. 经验方

【组成】猪胰 1 个，山药 120g，蚕茧 7 个。

【功效】养阴补肾。

【主治】糖尿病。

【临床应用】先将猪胰低温烘干，再与山药共研为细末，水泛为丸，1 次 9g，每日 1 次，用蚕茧煎取药汁送服。

【出处】《上海民间验方》。

261. 经验方

【组成】熟地黄 20g，黑豆 30g。

【功效】滋阴补肾。

【主治】糖尿病。

【临床应用】水煎服。

【出处】《湖南民间验方》。

262. 经验方

【组成】生山药 45g，熟地黄 24g，桑螵蛸 9g，白果 9g，覆盆子 9g，茯苓 9g，菟丝子 15g，五味子 6g。

【功效】滋阴补肾。

【主治】糖尿病。

【临床应用】水煎服。

【出处】《河北民间验方》。

263. 经验方

【组成】大柿饼 15g，山药 30g，山茱萸 60g，生地黄 60g，猪大肠 60g。

【功效】健脾补肾。

【主治】糖尿病。

【临床应用】水煎服并食猪大肠。

【出处】《宁夏民间验方》。

264. 经验方

【组成】熟地黄 20g，山药 20g，山茱萸 10g，土茯苓 20g，生薏苡仁 15g，土贝母 15g，水蛭粉 3g（冲服），三七粉 1g（冲服）。

【功效】滋补肝肾，化痰活血。

【主治】肝肾阴虚，痰阻血瘀型糖尿病。

【临床应用】水煎服。

【出处】《中国中西医结合杂志》，1999，19（9）：521。

265. 经验方

【组成】杜仲 12g，菟丝子 15g，枸杞子 12g，狗脊 10g，续断 10g，制附子 6g，白芷 15g，木瓜 15g，血竭粉 0.5g（冲服），穿山甲 12g。

【功效】健脾固肾，通经活络。

【主治】脾肾阳虚，经脉不通型糖尿病。

【临床应用】水煎服。

【出处】《中国中西医结合杂志》，1999，19（9）：521。

266. 六味地黄汤加味

【组成】熟地黄、生地黄、山药、山茱萸各 30g，天花粉、葛根、牡丹皮各 20g，茯苓、泽泻各 15g。

【功效】益气养阴，补益肝肾。

【主治】糖尿病。

【临床应用】气阴两虚加黄芪、党参、麦冬；阴阳两虚加附子、肉桂；有酮体出现加生白术、黄芩、黄连；合并末梢神经炎加丹参、威灵仙、鸡血藤、钩藤；视物不清加川芎、白芷、枸杞子；阳痿者加巴戟天、肉苁蓉、仙灵脾。

【出处】《中医药学报》，1999，（1）：21。

267. 经验方

【组成】仙灵脾 40g，枸杞子 30g。

【功效】补阴虚而壮阳，提高 T 细胞比值，有舒张周围血管、降压、降血糖的作用。

【主治】2 型糖尿病。

【临床应用】上药放入暖水瓶内，开水浸泡 2 小时，频服代茶饮，第 2 天再用开水浸泡一遍。2 日 1 剂。

【出处】《中医杂志》，1999，40（11）：645。

268. 自拟方

【组成】栝楼根 30g，瞿麦 20g，山药 45g，茯苓 30g，附子 45g（先煎）。

【功效】生津润燥，温阳化气。

【主治】阴阳两虚型糖尿病，口渴喜热饮，小便频数，混浊如膏或清长，畏寒肢冷，腰膝酸软，舌淡或胖嫩，苔白或白滑，脉沉缓或沉细无力。

【临床应用】水煎服，日 3 次，每日或隔日 1 剂，30 剂为 1 个疗程。伴皮肤瘙痒加蛇床子 20g，伴乏力、气短加人参 15g，黄芪 30g；伴知觉障碍、麻木等症，加全蝎 6g（研细，兑服），䗪虫 15g；伴高血压加天麻 15g，牛膝 15g。

【出处】《四川中医》，1999，17（1）：24。

269. 六味地黄汤

【组成】熟地黄 20g，山茱萸、山药、泽泻各 12g，茯苓 15g，牡丹皮 10g。

【功效】滋补肝肾，益血填精。

【主治】无症状性糖尿病。

【临床应用】随症加味，每日 1 剂，文火水煎，分 2 次服，3 个月为 1 个疗程。

【出处】《四川中医》，1999，17（1）：35。

270. 经验方

【组成】黄芪 50g，党参 30g，人参 15g，生地黄、山药各 25g，玄参、枸杞子、玉竹、天冬各 20g，菟丝子、女贞子各 15g。

【功效】益气滋阴，补肾润肺。

【主治】气阴两伤，肺肾阴虚之糖尿病。

【临床应用】每日 1 剂，加水 1000mL 煎至约 350mL，渣加水 500mL 煎至 250mL，混合后分 2 次早晚服用。

【出处】《四川中医》，1999，17（10）：31。

271. 经验方

【组成】黄芪30g，白术10g，茯苓20g，半夏6g，陈皮6g，熟地黄15g，当归10g，山茱萸10g，肉桂6g，枸杞子10g，杜仲10g，鸡内金10g，焦山楂、焦神曲、焦麦芽各9g。

【功效】温补脾肾。

【主治】糖尿病脾肾阳虚型。症见胃排空延迟，食纳不佳，脘腹痞闷，食则明显，面色皖白，精神疲惫，形寒肢冷，泛吐清涎，舌淡苔白，脉细弱。

【临床应用】每日1剂，水煎早晚分服。

【出处】《山东中医杂志》，1999，18（3）：118。

272. 经验方

【组成】黄芪、山药各30g，生地黄、山茱萸各15g，猪胰50g，盐少许，分次食肉饮汤。

【功效】滋阴补阳。

【主治】阴阳两虚型糖尿病，多有小便频数，混浊如膏，甚则饮一溲一，面色黧黑，耳轮焦枯，腰膝酸软，阳痿畏寒，或有下肢浮肿，舌质淡白，脉沉细无力。

【临床应用】前四味药水煎去渣留汁，猪胰煮熟，调盐少许，分次食肉饮汤。

【出处】《新疆中医药》，1999，17（1）：9。

273. 经验方

【组成】黄芪30g，熟地黄15g，肉桂9g，附子6g，川芎18g，茯苓18g，龟甲18g，大黄15g（炒炭），生龙骨、生牡蛎各18g，牛膝18g。

【功效】滋阴补阳，活血利湿。

【主治】阴阳虚衰，血瘀湿阻型糖尿病。

【临床应用】偏于肾阴虚者，减去附子，加入女贞子12g，墨旱莲12g，麦冬15g，五味子12g；偏于气虚者，加入白术15g；偏于湿重者，加入苍术15g，茵陈18g，竹茹6g；偏于血瘀者，加入五灵脂15g，蒲黄15g；偏于浊阴水逆者，减去附子，加入土茯苓18g，大腹皮18g。

【出处】《吉林中医药》，1999，（3）：37。

274. 经验方

【组成】黄芪30g，吴茱萸10g（后下），补骨脂5g，熟地黄15g，仙灵脾15g，木香10（后下），柴胡10g，水蛭4g，炒麦芽30g，薏苡仁20g，鸡内金15g（后下），大黄6g（先煎）。

【功效】温补脾肾，活血化瘀。

【主治】消渴脾肾阳虚夹瘀。

【临床应用】每日1剂，水煎服。

【出处】《河北中西医结合杂志》，1999，8（4）：584。

275. 经验方

【组成】人参3g（另煎），当归6g，生黄芪30g，白术10g，黄精10g，枸杞子15g，丹参15g，川芎9g，山茱萸12g，冬虫夏草9g，肉苁蓉10g，补骨脂10g，熟地黄10g。

【功效】补脾温肾，活血化瘀。

【主治】糖尿病脾肾两虚兼气滞血瘀型。

【临床应用】随症加减，每日1剂，水煎分早、中、晚服，60剂为1个疗程。

【出处】《河北中西医结合杂志》，1999，8（4）：584。

276. 健脾补肾活血汤

【组成】黄芪30g，山药、丹参各20g，玄参、黄精、生地黄、葛根、菟丝子、当归各15g，苍术、泽泻、赤芍各10g。

【功效】健脾益气，滋肾养阴，调理阴阳，活血化瘀。

【主治】老年性糖尿病。

【临床应用】每日1剂，水煎服。1个月为1个疗程，通过提高机体免疫机能，从而达到调整内分泌失调及代谢紊乱，促进血液流通，改善组织灌流，发挥降血糖的作用。共治疗32例，显效10例，有效果6例，无效6例，总有效率81.2%。

【出处】《安徽中医学院学报》，1999，18（4）：16。

277. 经验方

【组成】党参、白术、茯苓、白芍、丹参、川芎各10g，山药30g，黄芪12g，制附子9g，肉桂4g，甘草3g。

【功效】健脾，温肾，化瘀。

【主治】老年性糖尿病。

【临床应用】高血压者加天麻10g，钩藤30g；蛋白尿及水肿明显者加益母草30g，泽兰、泽泻各 10g；大便溏泻者加补骨脂、煨肉豆蔻各 10g；四肢麻痛明显者加水蛭、地龙各 10g，细辛 3g。上药水煎，日服 2 次。治疗期间除部分患者服用降压药外，不再使用其他任何西药。

【出处】《实用中医药杂志》，1999，15（6）：28。

278. 僵苏柳荔汤

【组成】生地黄 60g，麦冬 30g，五味子 10g，枸杞子 10g，玉竹 20g，党参 30g，茯苓 10g，巴戟天 15g，鸡内金 10g，荔枝核 10g，僵蚕 10g，丹参 30g，苏木 15g，木香 15g，黄连 30g，柳叶 10g，知母 5g。

【功效】滋肾活血润燥。

【主治】2 型糖尿病。

【临床应用】多症型兼瘀血证酌加郁金 15g，桃红 10g。每日 1 剂，水煎分 3 次服用。

【出处】《天津中医》，1991，16（2）：18。

279. 健脾补肾化瘀方

【组成】黄芪、山药各 45g，苍术、玄参各 10g，生地黄 30g，山茱萸 15g，牡丹皮 10g，茯苓 15g，五味子 10g，枸杞子、地骨皮、丹参各 20g。

【功效】健脾补肾，化瘀活血。

【主治】老年糖尿病。

【临床应用】燥热偏胜加生石膏、天花粉各 30g，葛根 15g，川芎 10g，全瓜蒌 15g，太子参 20g；视物模糊加石斛 30g，谷精草 15g，菊花 15g；肢麻疼痛者加全蝎、川芎，赤芍各 10g；痈疽者加蒲公英 20g，金银花、菊花、紫花地丁各 15g；偏阳虚者加附子 6g，仙灵脾 15g，偏阴虚者加龟甲、何首乌各 15g。

【出处】《河北中医》，1999，21（6）：351。

280. 甘露饮

【组成】太子参 30g，生黄芪 30g，生地黄、熟地黄各 30g，山茱萸 15g，怀山药 30g，仙灵脾 15g，菟丝子 15g，丹参 30g。

【功效】补肾益气温阳，活血通络降糖。

【主治】2 型糖尿病。

【临床应用】阴虚内热加麦冬、玉竹、知母、黄柏；阳虚加桂枝、附子、鹿角胶；肢麻，舌紫加桃仁、红花、水蛭。

【出处】《中医研究》，1999，12（1）：30。

281. 八仙长寿汤

【组成】生地黄 30g，山茱萸、山药各 15g，茯苓、牡丹皮、泽泻、五味子、麦冬各 12g。

【功效】滋阴润肺，金水相生。

【主治】糖尿病肺肾阴亏者。

【临床应用】水煎服，每日 1 剂。

【出处】《湖北中医杂志》，2009，（11）：21。

282. 自拟十味降糖方

【组成】山药 15g，生地黄 20g，山茱萸 15g，茯苓 10g，牡丹皮 10g，泽泻 10g，苍术 15g，玄参 15g，黄芪 15g，丹参 15g

【功效】肝脾肾阴并补。

【主治】难治性糖尿病。

【临床应用】口渴多饮重用天花粉 20g，加葛根 15g，麦冬 15g，芦根 20g；乏力，烦渴不止，小便多者加西洋参 6g；多食易饥，胃部灼热，大便干燥者，重用石膏 30～50g，知母 10g，黄连 8g；形寒肢冷，小便如膏，下肢浮肿，加仙灵脾 15g，肉桂 5g，制附子 15g，牛膝 15g，车前子 20g；肢体麻木，半身不遂者加红花 10g，地龙 12g，桃仁 10g，当归 10g；心慌胸闷者加人参 15g，三七 12g，麦冬 10g，五味子 10g；四肢麻木，疼痛者红花 10g，桃仁 10g，制延胡索 12g，鸡血藤 20g。

【出处】《中医杂志》（增刊），2010，（1）：168-169。

283. 四逆汤加减

【组成】熟附子 10～15g，干姜 10～30g，炙甘草 10～30g，红参 10～30g，白术 15～30g，茯苓 30g，山茱萸 30g，怀山药 30g，吴茱萸 10～15g，桃仁 30g。

【功效】补益三阴。

【主治】糖尿病前期。

【临床应用】水煎服，每日 1 剂。

【出处】《中华中医药杂志》，2015，（4）：1334。

（四）健脾方

1. 健脾逐瘀降糖汤

【组成】当归 30g，丹参 30g，山药 30g，赤芍 10g，川芎 10g，泽兰 10g，五倍子 10g，生鸡内金 10g，苍术、白术各 12g，莲子 12g，红花 6g，枳实 6g。

【功效】活血化瘀，健脾除滞。

【主治】消渴脾虚瘀滞型。症见病程迁延，“三多”症状不明显，尿糖血糖提高，形体消瘦，乏力肌肤甲错，或身体微胖，头昏头痛有定处，舌质淡紫暗红，有瘀斑，脉沉涩者。

【临床运用】每日 1 剂，水煎服。

【出处】《江苏中医杂志》，1981，（2）：6。

2. 健脾降糖汤

【组成】党参、黄芪、白术、莲子、黄精各 15g，山药、薏苡仁各 30g，苍术、五味子各 12g，五倍子、生鸡内金各 10g。

【功效】健脾益气，培本生津。

【主治】糖尿病脾虚气弱型。症见口渴多饮，多食易饥，或轻或重，小便量多，身体消瘦，面色萎黄，头晕气短，动则汗出，全身乏力，大便溏薄，舌质淡红，苔正常或薄腻，脉沉弱细或濡细者。

【临床运用】每日 1 剂，水煎服。

【出处】《江苏中医杂志》，1981，（2）：6。

3. 经验方

【组成】薏苡仁 24g，滑石 12g，藿香、杏仁、豆蔻、半夏、厚朴、大腹皮、陈皮、栀子、淡豆豉、通草各 10g。

【功效】健脾利湿。

【主治】糖尿病，脾虚湿困型。

【临床运用】每日 1 剂，水煎服。

【出处】《成都中医学院学报》，1981，（3）:4。

4. 四君子汤合生脉散加减

【组成】党参、白术、茯苓、甘草、麦冬、五味子、生黄芪、枸杞子、玉竹、黄精。

【功效】益气扶正。

【主治】消渴正虚型者。症见多饮多尿多食不明显，但消瘦乏力，血糖增高，尿糖阳性。

【临床运用】疗效：治疗 67 例，基本控制 16 例，显效 15 例，好转 26 例，无效 10 例。服中药期间令患者停服治疗糖尿病的一切西药，进食每日不应超过六七两。加减：渴甚加葛根；腰膝酸软加何首乌、枸杞子；消瘦加苍术、鸡内金；大便稀溏加苍术、山药；便秘加肉苁蓉；手足心热加牡丹皮、白芍；恶心呕吐加藿香，佩兰；阴痒加茵陈，龙胆草。

【出处】《辽宁中医杂志》，1983，（9）：17。

5. 经验方

【组成】陈皮、半夏、茯苓、甘草、竹茹、枳实、苍术、山药、僵蚕。

【功效】健脾祛湿，化痰降糖。

【主治】糖尿病痰湿偏盛者。

【临床运用】每日 1 剂，水煎服。治疗 33 例肥胖型 2 型糖尿病，有效率为 90%。

【出处】《中医杂志》，1992，（5）：19。

6. 健脾祛痰方

【组成】清半夏 20g，白芥子、枳实、川芎各 15g，大黄 6g，苍术 10g。

【功效】健脾涤痰燥湿。

【主治】糖尿病及其合并症，证属痰湿型。症见肥胖体型，头晕，下肢浮肿，食欲不振或餐后痞满，大便不爽，舌苔多滑腻，舌质淡润，脉弦滑。

【临床运用】共治疗 50 例，临床治愈 38 例，好转 5 例，无效 7 例，总有效率 86%。

【出处】《天津中医》，1992，（3）：10。

7. 经验方

【组成】黄芪 15g，肉桂 3g，五味子、白术、山药各 10g。

【功效】益气健脾。

【主治】糖尿病，脾气虚者。

【临床运用】每日 1 剂，水煎服。大便干燥者加桃仁、决明子各 10g；大便溏加葛根 15g；形瘦咽干，舌燥，五心烦热，脉细数者加玄参、知母、天花粉、绞股蓝各 10g。

【出处】《中医药学报》，1993，（9）：6。

8. 经验方

【组成】太子参、黄芪各 15g，白术 10g，山药 30g，天花粉 20g，麦冬 10g。

【功效】益气健脾，气化湿浊。

【主治】糖尿病脾虚浊聚，阴液亏虚者。

【临床运用】每日 1 剂，水煎服。

【出处】《江苏中医杂志》，1993，（3）：23。

9. 经验方

【组成】生黄芪 30g，升麻、柴胡各 6g，知母 15g，桔梗 9g，天花粉 30g，茯苓 15g，山药 30g，黄连 6g。

【功效】健脾益气生津。

【主治】糖尿病，脾虚湿阻，津液不化者。症见多饮多尿，乏力倦怠，舌淡苔白腻，脉虚弱。

【临床运用】每日 1 剂，水煎服。

【出处】《山东中医杂志》，1981，（1）：38。

10. 经验方

【组成】黄芪、葛根、山药各 30g，炒苍术 6g，炒白术 8g，玄参 15g，天花粉 60g，茯苓 20g。

【功效】益气健脾，养阴润燥。

【主治】糖尿病脾气虚者。

【临床运用】每日 1 剂，水煎服。或制片（每片含生药 0.3g），日 3 次，每次 20 片，饭前开水送服。治疗 15 例，显效 12 例，好转 2 例，无效 1 例。

【出处】《福建中医药》，1983，（2）：15。

11. 经验方

【组成】党参、黄芪、山药、茯苓、黄精、生地黄、知母、天冬、石斛、牡丹皮。

【功效】益气健脾，养阴清胃。

【主治】糖尿病脾虚胃热型。

【临床运用】每日 1 剂，水煎服。

【出处】《辽宁中医杂志》，1983，（5）：35。

12. 滋燥降糖汤

【组成】黄芪、葛根、山药各 20g，炒苍术 6g，炒白术 8g，玄参 15g，天花粉 60g，茯苓 20g。

【功效】补气健脾燥湿，佐以生津止渴。

【主治】糖尿病证属脾虚湿盛者。症见形体肥胖，短气乏力，身重困倦，大便溏薄，舌淡苔腻，脉缓或濡。

【临床运用】共治疗 15 例，显效 12 例，好转 2 例，无效 1 例，总有效率 93%。

【出处】《福建中医药》，1983，（2）：23。

13. 温化滋胰汤

【组成】蚕茧 30～50g，生地黄 50g，知母 50g，黄精 15g，天冬 15g，白术 15g，天花粉 15g，葛根 15g，鸡内金 20g，肉桂 3g，红花 5g，黄连 2g。

【功效】滋脾温化，调理阴阳。

【主治】消渴慢性并发症期，证属阴阳虚渴失衡者。

【临床运用】病情较重者蚕茧可用至 60g；血糖不降可重用生地黄；兼酮症酸中毒者加干姜 5g。

【出处】《验方》。

14. 健脾益气方

【组成】党参 20g，黄芪 30g，白术 15g，茯苓 10g，桔梗 6g，山药 20g，葛根 10g，莲子 15g，芡实 20g，干姜 2g。

【功效】健脾益气。

【主治】糖尿病脾胃虚馁，中气不足型。症见体胖，面黄无华，头晕目眩，短气乏力，易汗易感，神疲形瘦，腹脘坠胀，便溏，舌淡苔薄白，脉虚弱无力。

【临床运用】每日 1 剂，水煎服。

【出处】《验方》。

15. 健脾养阴方

【组成】山药 50g，太子参 15g，天花粉 30g，南沙参 30g，黄芪 30g，葛根 20g，生白术 10g，莲子 10g，丹参 10g，泽兰 20g，白扁豆 20g。

【功效】健脾养阴。

【主治】糖尿病脾阴不足，运化无权。症见神疲乏力，体倦乏力，纳谷不香，或食后脘腹痞满，口渴不甚欲饮，掌心灼热，或时有烘热感，或自汗盗汗，大便或结或溏，小便短黄，唇舌淡红，少苔或中剥，脉多细数而无力。

【临床运用】每日 1 剂，水煎服。

【出处】《糖尿病及其并发症的中医药研究进展》。

16. 温脾运中方

【组成】干姜 4g，党参 20g，茯苓 15g，苍术 10g，白术 10g，防风 10g，羌活 6g，独活 6g，黄芪 30g，桂枝 10g，红花 3g，泽泻 10g。

【功效】温脾运中。

【主治】糖尿病脾胃虚冷，水湿不化者。症见形寒肢冷，颜面虚浮，面白少华，体倦乏力，脘腹痞满，纳谷不香，口不甚干，便稀不实，小溲清长，或肢体浮肿，舌淡，边有齿痕，苔薄白，脉虚迟濡缓。

【临床运用】每日 1 剂，水煎服。

【出处】《糖尿病及其并发症的中医药研究进展》。

17. 经验方

【组成】党参 15g，白术 10g，茯苓 15g，葛根 15g，苍术 10g，藿香 6g，山药 15g，炒鸡内金 10g，黄芪 30g。

【功效】健脾益气化津。

【主治】糖尿病脾虚湿困型。症见口渴不欲饮，脘腹痞闷，纳少腹胀，四肢乏力，便溏。

【临床运用】每日 1 剂，水煎服。

【出处】《糖尿病及其并发症的中医药研究进展》。

18. 经验方

【组成】生山药、黄芪、知母、生鸡内金、葛根、五味子、天花粉、党参。

【功效】益气健脾，清热生津。

【主治】中消。

【临床运用】每日 1 剂，水煎服。

【出处】《医学衷中参西录》。

19. 经验方

【组成】薏苡仁 60g，白酒 500g。

【功效】健脾和胃，祛风化湿。

【主治】糖尿病脾胃虚弱，寒湿阻脉，复感风邪者。症见面浮肢肿，四肢沉重，周身关节疼痛，大便不实，小便短小。

【临床运用】薏苡仁洗净，装入纱布袋内，扎紧口，置酒罐内，密封，每日搅拌 1 次，浸泡 30 天即成。每日 2 次，每次 10g。

【出处】《验方》。

20. 经验方

【组成】乌梅 240g，茯苓 240g，生姜 50g。

【功效】润燥养胃。

【主治】糖尿病阳虚胃燥者。症见口干舌燥，呕恶欲吐，脘腹胀满，多食消瘦，时有便溏。

【临床运用】水煎 2 次，取煎液小火熬，加少许蜂蜜制成膏。每次 10g，开水冲服，每日 2 次。

【出处】《验方》。

21. 经验方

【组成】鸡内金 5g，麦芽 10g。

【功效】健脾消食。

【主治】糖尿病脾虚湿滞者。症见脘腹胀满，纳谷不香，口淡无味，四肢无力。

【临床运用】鸡内金烘干研碎，用麦芽煎液冲服，每日 1 剂，10 天为 1 个疗程。

【出处】《验方》。

22. 经验方

【组成】山楂 25g，金银花 25g，菊花 25g。

【功效】健脾化浊，清热生津。

【主治】糖尿病脾虚瘀浊者。症见口干舌燥，口渴不欲饮，胸闷心悸。

【临床运用】每日 1 剂，水煎代茶饮。

【出处】《验方》。

24. 化痰利湿汤

【组成】茯苓皮 20g，冬瓜皮 30g，车前子、大腹皮、花椒、牵牛子、泽泻各 10g。

【功效】理气化痰，渗湿利水。

【主治】糖尿病属痰湿者。症见体形肥胖，痰涎壅盛，口干欲饮，腹胀脘满，饭后尤甚，舌苔白润，脉沉细无力。

【临床运用】尿频急痛，腰酸腿软，加萹蓄 30g，瞿麦 30g，竹叶、石韦、木通各 10g，黄柏 5g；血压增高，头痛头晕，脉弦而滑数加夏枯草、决明子各 20g，菊花、白芍、生龙骨、生牡蛎各 10g；胸部闷痛，呼吸欠畅加瓜蒌 30g，薤白、檀香、川芎、红花各 10g，三七 3g（冲服）；脱疽加鸡血藤、忍冬藤、川牛膝、赤芍、桃仁、红花各 10g；疖肿频发加金银花、蒲公英各 20g，连翘、紫花地丁、黄连、天花粉各10g；全身肌肉消瘦酸痛加黄芪、黄精各30g，党参15g，当归、白芍、山茱萸各10g。

【出处】《河北中医》，1985，（4）：16–17。

25. 补脾养阴方

【组成】生地黄、天花粉、葛根、党参、黄芪各15g，麦冬、枸杞子各12g，五味子6g，山药30g，甘草6g，糯米1匙。

【功效】补气健脾，养阴生津。

【主治】糖尿病证属中焦燥热，气津两伤。

【临床运用】合并高血压加海蛤壳30g，怀牛膝15g；血脂增高加何首乌20g，桑寄生、山楂各15g；肾功能差，出现蛋白尿加重党参、黄芪用量；皮肤瘙痒加金银花15g，白蒺藜12g；月经不调加何首乌20g，当归10g，白芍15g；视力障碍（如视物昏朦、眼花者）加玉竹12g，菊花10g，枸杞子加至15～18g；口渴明显者加石膏15g，知母12g。

【出处】《中医杂志》，1986，（6）：410。

26. 经验方

【组成】党参、白术、山药、黄芪、薏苡仁各15g，茯苓、扁豆、陈皮、苍术、莲子、藿香、佩兰各10g，桔梗、砂仁各6g。

【功效】健脾利湿，芳香化浊。

【主治】糖尿病，脾虚湿阻，水津不化者。症见精神疲惫，倦怠乏力，气短懒言，消瘦，口渴欲饮，食欲不振，口甜，腹胀便溏，小便清长，舌质暗淡，苔灰白而润，脉缓沉细。

【临床运用】每日1剂，水煎服。

【出处】《新中医》，1986，（11）：41。

27. 经验方

【组成】生地黄、天花粉各30g，石斛15g，麦冬9g，山茱萸6g，黄芪12g，太子参15g，炒白术9g，桃树胶30g。

【功效】益气健脾，养阴生津。

【主治】糖尿病脾气虚者。

【临床运用】每日1剂，水煎服。凡见舌暗紫者加丹参30g，桃仁、红花各9g；消谷善饥者加生石膏30g，知母9g；少气乏力者加党参15g或人参6g。

【出处】《中国中药杂志》，1986，（6）：10。

28. 经验方

【组成】党参、黄芪各30g，苍术、五味子、知母各15g，生地黄、枸杞子、山茱萸、白僵蚕各20g。

【功效】健脾益气，燥湿。

【主治】糖尿病属脾虚湿困者。

【临床运用】每日1剂，水煎服。治疗36例，显效9例，有效21例，无效6例，总有效率83.3%。

【出处】《吉林中医药》，1996，（4）：13。

29. 经验方

【组成】党参、黄芪各12g，白术10g，山药30g，生地黄10g，麦冬12g，玉竹、天花粉各10g，茯苓12g。

【功效】益气健脾。

【主治】糖尿病证属脾气虚亏者。

【临床运用】每日1剂，水煎服。

【出处】《江苏中医》，1985，（9）：28。

30. 经验方

【组成】党参、白术、山药、黄芪、薏苡仁各15g，茯苓、扁豆、陈皮、苍术、莲子、藿香、佩兰各10g，桔梗、砂仁各6g。

【功效】健脾利湿，芳香化浊。

【主治】糖尿病证属脾虚湿盛者。

【临床运用】每日1剂，水煎服。

【出处】《新中医》，1986，（11）：41。

31. 理脾清胃汤

【组成】生石膏30g，知母、佩兰、苍术、茯苓各9g，葛根12g，黄连6g，甘草3g。

【功效】祛湿理脾，清胃生津。

【主治】糖尿病证属湿热固脾，津不上承者。症见口渴饮水，小便量多色赤，头晕肢困，胸闷腹胀，纳呆，舌质红，苔黄腻，脉滑数或濡数者。

【临床运用】每日1剂，水煎服。

【出处】《湖南中医杂志》，1987，（1）：18。

32. 健脾生津汤

【组成】党参、山药各15g，白术、葛根、石斛、麦芽各9g，茯苓6g，甘草3g。

【功效】健脾益气，生津止渴。

【主治】糖尿病证属脾气虚馁，津不上承者。

【临床运用】脾虚有热加黄连3g；久泻不止加诃子、乌梅各6g。

【出处】《湖南中医杂志》，1987，（1）：18。

33. 健脾止渴汤

【组成】炒苍术、生地黄、玉竹各20～40g，炒白术、熟地黄、玄参各15～30g，北沙参30～40g，五味子15～25g，桑螵蛸10～15g，山药、生黄芪各30～50g。

【功效】健脾实胃，止渴抑饥。

【主治】糖尿病及其合并症，证属脾胃虚弱者。

【临床运用】渴重加沙参；饥盛重用生地黄；尿多重用桑螵蛸；血糖高重用玄参；尿糖高重用五味子；胃热化火生痈加银翘、野菊花；脾阴不滋肺而生肺痨加鱼腥草、百部、白及；脾虚不能化湿，聚湿水肿者加茯苓、党参、泽泻；脾虚肝旺，气滞血瘀而成肝脾肿大，加桃仁、鳖甲、丹参；脾虚血亏，血不养目加夜明砂、谷精草、枸杞子；目出血加女贞子、墨旱莲、太子参；腹泻加黄连、薏苡仁；血脂高加山楂、何首乌；心悸失眠加酸枣仁、阿胶等。共治疗80例，获显效。

【出处】《中医药学报》，1987，（3）：22。

34. 经验方

【组成】黄芪、党参、山药、五味子、苍术、麦冬、黄精、玄参、葛根、石斛。

【功效】益气健脾，升清生津。

【主治】糖尿病脾胃虚弱，消谷善饥，食不知饱者。

【临床运用】每日1剂，水煎服。

【出处】《辽宁中医杂志》，1987，（12）：16。

35. 经验方

【组成】党参、黄芪各30g，茯苓、山药各25g，黄精、葛根各15g，砂仁3g，炙甘草6g。

【功效】健脾益气。

【主治】消渴，脾虚气弱者。症见口干喜饮，尿频量多，食欲不佳，便溏，形瘦神疲，舌淡胖，苔白，脉细。

【临床运用】每日1剂，水煎服。

【出处】《陕西中医》，1987，（10）：454。

36. 经验方

【组成】党参、白术、黄芪、扁豆、山药、茯苓、砂仁、天花粉。

【功效】益气健脾，生津降糖。

【主治】糖尿病脾气亏虚型。

【临床运用】每日1剂，水煎服。治疗75例，单用中药23例，另52例加用胰岛素、降糖灵、格列本脲（优降糖）、D860。结果：两法各治愈1例，显效分别为7例、24例，好转8例、22例，无效7例、5例。中西医结合疗效佳。

【出处】《湖南中医学院学报》，1988，（2）：16。

37. 经验方

【组成】党参、黄芪、焦山楂各15g，苍术、白术、半夏、陈皮、泽泻、厚朴各10g，山药、茯苓各20g。

【功效】益气健脾。

【主治】糖尿病脾虚湿滞型。

【临床运用】每日1剂，水煎服。气虚甚者重用黄芪30g；湿重便溏加白豆蔻、砂仁各6g，扁豆15g；肢体麻木，疼痛，感觉减退者加地龙、当归尾各10g；有雀目、耳聋属肝肾精气不足者，加服杞菊地黄丸；有胸闷、心悸、头昏、头痛等属心血管病变者，加赤芍、川芎、红花各10g，桂枝6g，丹参15g。治疗15例，显效6例，有效8例，无效1例。

【出处】《安徽中医学院学报》，1988，（7）：25。

38. 经验方

【组成】黄芪、人参各30g，天花粉、山药各15g，葛根12g，当归、知母各10g，白术、茯苓、鸡内金、柴胡各6g，升麻3g，甘草5g。

【功效】益气健脾，生津止渴。

【主治】糖尿病脾气虚者。

【临床运用】每日1剂，水煎服。

【出处】《浙江中医杂志》，1989，（12）：541。

39. 经验方

【组成】党参、黄芪、薏苡仁各30g，苍术、白术、陈皮各10g，山药、茯苓、益母草各15g，通草、豆蔻各3g，炒扁豆12g，炙甘草6g。

【功效】健脾益气，化湿降浊。

【主治】糖尿病，脾虚湿阻者。症见四肢倦怠无力，气短懒言，纳呆腹胀，尿少，便溏，下肢轻度浮肿，面色萎黄，舌淡胖有齿痕，苔白根腻，脉沉细。

【临床运用】每日1剂，水煎服。

【出处】《浙江中医杂志》，1989，(12)：541。

40. 经验方

【组成】熟地黄、山茱萸、山药、枸杞子、杜仲、甘草、肉桂、附子、仙灵脾、菟丝子、车前子、白术、茯苓、黄芪。

【功效】温阳补肾，化气利湿。

【主治】糖尿病水湿逗留者。症见头昏乏力，腰酸膝软，腹胀不宽，足跗浮肿或肢面皆肿者。

【临床运用】每日1剂，水煎服。若偏肾阴虚，五心烦热，口干舌燥，耳鸣溲赤，舌红绛苔薄黄或光红无苔，脉细数者，用女贞子、墨旱莲、知母、肉桂、天冬、麦冬、泽泻、防已、车前子、薏苡仁、熟地黄、山药、枸杞子、山茱萸、茯苓、甘草。

【出处】《浙江中医杂志》，1990，(8)：366。

41. 健脾降糖饮

【组成】黄芪、黄精、白术、山药、薏苡仁、葛根、玉竹、天花粉、枸杞子、丹参。

【功效】健脾益气，生津活血。

【主治】2型糖尿病证属脾虚者。症见口干口渴，尿多而浑浊，倦怠乏力，肢体酸软，舌淡红，苔干而少津，脉弱无力。

【临床运用】烦渴多饮，消谷善饥或大便秘结者加生石膏、知母、熟大黄；心慌，失眠，胸闷加炒酸枣仁、夜交藤；腰膝酸痛，头晕耳鸣加山茱萸、女贞子；视物模糊，两目干涩加沙苑子、决明子；肢体麻木不仁加僵蚕、桑枝。共治疗59例，显效34例，有效18例，无效7例，总有效率为88.1%。本方利于损伤的胰岛β细胞的再生和修复，有利于促进未被损伤的β细胞分泌更多的胰岛素，从而致血糖下降；对ADP诱导的血小板聚集有较好的抑制作用，不仅表现在对最大聚集力AGG（M）有明显的抑制作用，且有较好的解聚作用，5分钟解聚力明显增高，同时对动物体外血栓形成也有较好的抑制作用，用药后血栓的长度、湿重、干重均有明显改变。

【出处】《中医杂志》，1991，32（11)：669。

42. 双解降糖精Ⅰ号

【组成】人参、郁金各15g，黄精10g，夜交藤25g，桑白皮、白芍、珍珠母各50g。

【功效】健脾益气，疏肝解郁。

【主治】糖尿病证属脾虚肝郁者。症见倦怠无力，胸闷腹胀，纳谷不香，视物昏花，两目干涩，舌体胖大有齿痕，苔白黄脉濡弦。

【临床运用】每日1剂，水煎服。

【出处】《中医药信息》，1991，(5)：6。

43. 双解降糖精Ⅲ号

【组成】人参15g，黄芪、黄精各100g，夜交藤25g，丹参、牡丹皮、虎杖、泽兰各50g。

【功效】活血化瘀，健脾除滞。

【主治】糖尿病证属脾虚瘀滞型。症见形体消瘦，疲乏无力，肌肤甲错，食纳不香，口干少饮，大便溏薄，溲量如常，舌质暗红有瘀斑，苔薄白微腻，脉沉细涩。

【临床运用】每日1剂，水煎服。

【出处】《中医药信息》，1991，(5)：7。

44. 双解降糖精Ⅱ号

【组成】人参15g，黄精、黄芪各100g，苍术、茯苓、泽泻各50g，夜交藤、仙灵脾各25g。

【功效】健脾化湿。

【主治】糖尿病证属脾虚湿滞型。症见倦怠乏力，口淡乏味，胸闷腹胀，便溏，面色晦黄、舌体胖大有齿痕，苔黄腻，脉濡缓而滑。

【临床运用】每日1剂，水煎服。

【出处】《中医药信息》，1991，(5)：7。

45. 消渴方

【组成】苍术、黄连、鸡内金各25g，生荷叶、佩兰叶、白术各18g，生山药、天花粉、桑椹各15g，浮萍、五味子各6g，古瓦150g(包煎)。

【功效】健脾养阴。

【主治】糖尿病及其合并症，证属脾虚者。

【临床运用】湿热束肺，耗精伤液者，加地骨皮、天冬各15g，砂仁、射干、生地黄各10g；脾受湿困，郁而化热者，加厚朴花、佛手花各15g，生薏苡仁30g，生石膏60g，鸡内金加至30g；肾阳衰弱，气化无权者，加杜仲、巴戟天各15g，附子10g，萆薢20g。共治疗172例，临床治愈119例，好转35例，无效18例，总有效率89.5%。

【出处】《浙江中医杂志》，1991，（2）：79。

46. 经验方

【组成】半夏、天麻、白术、陈皮、藿香、苍术、大枣各10g，茯苓、玄参各20g，黄芪30g，生姜3片。

【功效】益气腱脾，燥湿降糖。

【主治】糖尿病脾虚痰湿者。

【临床运用】每日1剂，水煎服。

【出处】《辽宁中医杂志》，1991，（5）：36。

47. 经验方

【组成】太子参、黄芪各6g，丹参、草豆蔻、玉竹、黄精各3g。

【功效】益气健脾。

【主治】糖尿病并发肠病，证属脾胃寒湿者。症见多饮多尿，消瘦乏力，手足欠温，大便质稀，每日4~8次，四肢无力。

【临床运用】共研细末，每日1剂，分3次冲服。

【出处】《临床荟萃》，1991，（10）：476。

48. 经验方

【组成】柴胡12g，白芍15g，白术10g，防风6g，生黄芪30g，茯苓15g，乌梅6g，麦冬10g，陈皮8g，肉豆蔻3g。

【功效】疏肝健脾，益气养阴。

【主治】糖尿病并发肠病，证属肝郁脾虚，气阴不足者。症见形体肥胖，愁容不展，口渴多饮，脘胁胀满，多汗，易外感，腹胀便溏，脉弦。

【临床运用】每日1剂，水煎服。

【出处】《山西中医》，1991，（2）：26。

49. 经验方

【组成】党参、茯苓、白术、扁豆、陈皮、山药、莲子、砂仁、薏苡仁、桔梗、乌梅、黑木耳、黄芪、石榴树叶。

【功效】益气健脾，固摄降糖。

【主治】糖尿病脾失健运，精津下泄。症见口渴，夜渴饮甚，消瘦乏力，小便多且有泡沫，血尿糖高，面色萎黄，目胞及下肢浮肿，大便溏，胸脘闷胀，舌淡苔白满布，脉濡。

【临床运用】每日1剂，水煎服。

【出处】《江苏中医》杂志、1991，（8）：5。

50. 经验方

【组成】人参10g，黄芪、浮萍、山药、生地黄、天花粉各30g，白术、茯苓、枸杞子、山茱萸各15g。

【功效】益气健脾，补肾降糖。

【主治】2型糖尿病。

【临床运用】尿糖下降缓慢加黄精、玄参；血糖下降缓慢重用黄芪；尿中出现酮体加黄连、白芍；有高血压加钩藤、生龙骨、夏枯草；皮肤瘙痒加白蒺藜、蝉蜕、僵蚕；口渴明显加生石膏。治疗146例，治愈28例（症状消失，血糖正常，尿糖转阴，1年无复发），显效74例，好转29例，无效15例，总有效率为89.8%。

【出处】《湖南中医杂志》，1991，（5）：2。

51. 经验方

【组成】生石膏、山药、竹叶、菊花、黄芪、玉竹、黄精、薏苡仁、枸杞子、白术、仙灵脾、石斛、生地黄。

【功效】益气健脾，补肾降糖。

【主治】中老年糖尿病。

【临床运用】治疗38例，结果血糖下降5.56mmol/L以上者10例，下降2.78mmol/L以上者24例，下降小于2.78mmol/L者4例，有效率100%。

【出处】《内蒙古中医药》，1990，（4）：15。

52. 降糖合剂Ⅰ号

【组成】太子参、山药、茯苓、山茱萸、枸杞子、黄芪、白术、甘草。

【功效】补益正气。

【主治】2型糖尿病属气阴两虚证者。症见神疲乏力，气短懒言，咽干口燥，多尿，消瘦，手足心热，舌淡或舌淡胖，脉细数无力。

【临床运用】每日 1 剂，水煎服。

【出处】《辽宁中医杂志》，1992，(9)：36。

53. 经验方

【组成】党参 60g，生黄芪 50g，天花粉 60g，玉竹 45g，鸡内金 21g，黄精 60g，五味子 60g，枸杞子 45g，麦冬 60g，乌梅 30g，玉米须 145g。

【功效】益气健脾。

【主治】糖尿病脾虚者。

【临床运用】将上药共研细末，每日 2 次，每次服 9g，温开水送服。

【出处】《中医药信息》，1992，(3)：28。

54. 经验方

【组成】党参、山药、车前子、木香、罂粟壳各 10g，猪苓 20g，茯苓 15g，葛根 10g。

【功效】益气健脾，利湿止泻。

【主治】糖尿病阴阳两伤，胃肠失养。症见少气懒言，饮食不香，四肢沉重，泄泻多于夜间，舌胖暗红，脉沉细无力。

【临床运用】每日 1 剂，水煎服。

【出处】《中医杂志》，1992，(4)：24。

55. 经验方

【组成】生白术、苍术、党参、生黄芪、半夏、厚朴、山药、生薏苡仁、丹参、生石膏、黄连、泽泻、陈皮、玉米须、天花粉、知母。

【功效】益气健脾，生津止渴。

【主治】糖尿病脾虚湿阻者。

【临床运用】每日 1 剂，水煎服。

【出处】《江苏中医杂志》，1992，(11)：32。

56. 补脾益肾方

【组成】太子参 15g，山药 30g，北黄芪 15g，炙甘草 5g，白术 10g，生地黄 15g，白芍 15g，地骨皮 15g，玄参 15g，沙参 12g，枸杞子 12g，黑豆 20g。

【功效】补脾益肾。

【主治】2 型糖尿病无并发症，属气阴两虚型者。症见咽干口燥喜饮，易饥心烦，手足心热，盗汗，四肢倦怠，乏力肌瘦，腰脊酸痛，胫酸膝软，耳鸣，足跟痛，小便频数量多，舌淡红苔薄白，脉弦细。

【临床运用】运用本方治疗 45 例，显效 24 例，良效 16 例，无效 5 例，总有效率 88.8%。加减：气阴两虚火旺型加天花粉 15g，知母、葛根各 12g；阴阳两虚加附子 6g，菟丝子 12g，补骨脂 5g；腰脊疼痛加杜仲、续断各 12g；便溏去熟地黄、玄参，加砂仁 3g，荜澄茄 3g。本方有降低血糖，减少尿糖，降低血脂之功效。

【出处】《辽宁中医杂志》，1993，(2)：24。

57. 经验方

【组成】太子参 15g，黄芪 20g，白术 15g，苍术、茯苓各 10g，山药、扁豆各 20g，陈皮 6g，干姜 5g。

【功效】益气健脾，固摄谷精。

【主治】糖尿病脾气虚衰，谷精不守者。

【临床运用】每日 1 剂，水煎服。

【出处】《江苏中医杂志》，1993，(3)：23。

58. 经验方

【组成】人参、白术、茯苓、甘草、乌梅、麦冬、藿香、天花粉。

【功效】健脾燥湿，益气生津。

【主治】糖尿病脾虚不能化津型。症见口干黏，渴而饮水不多，饥而不欲食，小便偏多，消瘦，身重无力，面色无华或有恶心，舌暗红，苔白厚腻，脉沉濡。

【临床运用】每日 1 剂，水煎服。

【出处】《河南中医》，1993，(1)：6。

59. 经验方

【组成】人参 10g，山药、生黄芪各 30g，五味子、炙甘草各 10g，白芍 20g，葛根 30g，山楂、乌梅各 10g。

【功效】益气健脾，生津止渴。

【主治】糖尿病脾气虚者。

【临床运用】每日 1 剂，水煎服。脾虚湿停者加藿香、佩兰、苍术、白术；湿浊内蕴化热加黄连；病久兼瘀加丹参、泽兰，大便秘结加火麻仁、郁李仁或麻子仁丸。

【出处】《陕西中医》，1993，(5)：17。

60. 益气扶元汤

【组成】黄芪 20g，玄参 15g，白术 15g，茯苓

10g，炙甘草5g，苍术15g，山药20g，黄精20g，枸杞子15g，白芍10g，山茱萸10g，何首乌15g。

【功效】益气扶元

【主治】消渴，元气亏虚者。症见形不瘦，口不渴，尿不长，食不多，神倦体乏，嗜睡懒言，面部虚浮，脉沉弱无力，舌淡苔薄白。

【临床运用】加减：食欲不佳者加鸡内金，砂仁；睡不安适加酸枣仁、夜交藤。

【出处】《浙江中医杂志》，1993，28（7）：289。

61. 健脾除湿汤

【组成】黄芪30～60g，太子参、白术、茯苓、枸杞子、山药、丹参、白芍各20～30g，玉米须30g。

【功效】健脾除湿，益气养阴。

【主治】糖尿病及其合并症，证属气阴两虚，脾虚湿阻型。

【临床运用】肢冷加附子；烦热或低热加地骨皮、胡黄连；恶心呕吐加白豆蔻、半夏；蛋白尿或管型尿加黄精、石菖蒲、萆薢；下肢麻木疼痛加木瓜、牛膝。共治疗25例，临床痊愈16例，好转9例，总有效率达100%。

【出处】《中医函授通讯》，1993，12（5）：44。

62. 健脾补肾汤

【组成】白术茯苓、天花粉、玉竹、石斛、白芍、杜仲各10g，山茱萸、山药各15g。

【功效】健脾补肾。

【主治】糖尿病证属脾肾两虚者。症见多饮多尿，口干渴，面色苍白，神倦，少气懒言，伴腰酸膝软，苔白脉沉。

【临床运用】每日1剂，水煎服。

【出处】《天津中医》，1993，（4）：26。

63. 养脾化瘀汤

【组成】黄精、山药、茯苓、扁豆、丹参、益母草各15g，葛根10g，薏苡仁、地骨皮各20g，炙大黄6g。

【功效】滋养脾阴，活血化瘀。

【主治】糖尿病及其并发症属脾虚血瘀者。症见多饮多食，多尿，形体消瘦，皮肤瘙痒，关节疼痛，目涩，水肿，便秘等。

【临床运用】每日1剂，水煎服。

【出处】《新中医》，1993，（12）：5。

64. 经验方

【组成】生黄芪、白术、山药、葛根、黄精、枸杞子、天花粉。

【功效】益气健脾，生津止渴。

【主治】糖尿病脾气虚者。

【临床运用】每日1剂，水煎服。治疗100例，显效40%，总有效率79%，对照组服玉泉丸30例，显效率20%，总有效率70%。

【出处】《山东中医学院学报》，1994，（1）：21。

65.、加味二陈汤

【组成】茯苓、苍术、白术各15g，半夏10g，陈皮10g，决明子24g，丹参、葛根各30g。

【功效】健脾化痰。

【主治】2型糖尿病痰湿内阻型。症见口干而黏，纳谷不香，四肢倦怠，形体肥胖，舌体胖大，舌质淡，舌边有齿痕，苔白腻，脉缓或沉弦。

【临床运用】共治疗32例，临床治愈4例，显效16例，有效10例，无效2例。

【出处】《湖北中医杂志》，1994，16（2）：20。

66. 自拟降糖饮

【组成】生地黄24g，山药24g，天花粉24g，枸杞子15g，黄精15g，五味子15g，沙参15g，墨旱莲30g，玄参30g，乌梅12g，西洋参6g。

【功效】补脾益肾，清热滋阴。

【主治】消渴肺内燥热，脾肾阴虚者。

【临床运用】加减：燥热烦渴者加黄芩，黄连，生石膏，多食者加玉竹、熟地黄；头晕眼花者加菊花、何首乌、川芎；阳痿者加仙茅，仙灵脾；倦怠乏力，形体消瘦者加黄芪、菟丝子；血瘀者加丹参。本方治疗42例，显效29例，有效8例，无效5例，总有效率88%。

【出处】《四川中医》，1994，12（10）：28。

67. 扶脾消渴汤

【组成】人参、白术各15g，山药、沙参、焦山楂各20g，麦冬、百合，玉竹、鸡内金、陈皮、甘松、葛根各5g。

【功效】健脾益气，生津止渴。

【主治】糖尿病及其合并症，证属脾气阴

虚者。

【临床运用】多尿者加益智仁、乌梅、核桃仁。

【出处】《中医函授通讯》，1994，（6）：42。

68. 降糖饮Ⅰ号

【组成】黄芪、黄精、白术、山药、人参、天花粉、葛根、生地黄、黄连、麦冬、鸡内金、茯苓。

【功效】健脾益气，润燥生津。

【主治】消渴脾虚内燥者。

【临床运用】每日1剂，水煎服。

【出处】《山东中医杂志》，1994，13（2）：86。

69. 降糖饮Ⅱ号

【组成】生黄芪、太子参、山药、黄精、葛根、玄参、天花粉、生地黄、黄连、石膏、知母、桑白皮、麦冬。

【功效】健脾润燥，清热生津。

【主治】消渴脾虚肺胃蕴热型。

【临床运用】每日1剂，水煎服。

【出处】《山东中医杂志》，1994，13（2）：86。

70. 降糖饮Ⅲ号

【组成】黄芪、山药、黄精、白术、葛根、柴胡、白芍、川楝子、荔枝核、天花粉、黄连、生地黄。

【功效】健脾益气，调肝和阴。

【主治】消渴脾虚肝郁型。

【临床运用】每日1剂，水煎服。

【出处】《山东中医杂志》，1994，13（2）：86。

71. 降糖Ⅳ号

【组成】黄芪、山药、白术、人参、黄精、熟地黄、山茱萸、胡芦巴、枸杞子、巴戟天、葛根、沙苑子、金樱子。

【功效】健脾补肾，益气温和。

【主治】消渴脾肾两虚型。

【临床运用】每日1剂，水煎服。

【出处】《山东中医杂志》，1994，13（2）：86。

72. 茯苓汤

【组成】茯苓35g，天花粉35g，麦冬30g，生地黄40g，玉竹30g，知母15～30g，浮小麦80g，淡竹叶30g，大枣6枚。

【功效】滋阴生津。

【主治】糖尿病。

【临床运用】每日1剂，水煎服。

【出处】《云南中医杂志》，1999，20（1）：13。

73. 祛痰降糖煎

【组成】太子参、僵蚕各30g，天竺黄20g，半夏25g，仙鹤草50g。

【功效】健脾祛湿化痰。

【主治】2型糖尿病及合并症，证属痰湿相兼者。症见口渴多饮，多食多尿，形体痞满，时有恶心，舌胖苔薄白，脉滑。

【临床运用】共治疗35例，总有效率为91.3%。

【出处】《河北中医》，1994，16（2）：17。

74. 燥湿化痰方

【组成】白术、苍术各9～12g，茯苓15～20g，陈皮、半夏各9g，泽泻9～15g。

【功效】燥湿化痰，降浊消脂。

【主治】2型糖尿病属痰湿内阻型。症见胸闷脘痞，纳呆呕恶，形体肥胖，全身困倦，头胀肢沉。

【临床运用】脾虚明显加黄芪、山药；合并冠心病加瓜蒌、枳实、石菖蒲、丹参；高血压加天麻、牛膝；胆囊炎加茵陈、鸡内金；白内障加菊花、茺蔚子；视网膜病变见有出血加三七粉、墨旱莲；末梢神经炎加木瓜、鸡血藤、土鳖虫；中风后遗症加黄芪、川芎、赤芍、胆南星；口干口渴明显加天花粉、玄参；多食易饥加黄连、生地黄；尿频加覆盆子、益智仁。共治疗36例，临床缓解3例，显效11例，有效19例，无效3例，总有效率91.7%。

【出处】《中国医药学报》，1994，9（4）：29。

75. 经验方

【组成】太子参、白术、泽泻、丹参、葛根各5g，山药、黄芪、山楂、天花粉各30g，茯苓20g，佩兰、黄连各10g。

【功效】益气健脾，清热化痰。

【主治】2型糖尿病，脾虚有痰兼瘀血者。

【临床运用】每日1剂，水煎服。

【出处】《中国医药学报》，1994，（1）：32。

76. 加味二陈汤

【组成】半夏 10g，陈皮 6g，茯苓 15g，白术 15g，苍术 15g，决明子 24g，丹参 30g，葛根 30g。

【功效】燥湿化痰，健脾活血。

【主治】消渴痰湿证。症见口苦而黏，纳谷不香，四肢倦怠，形体肥胖，舌体胖大，舌质淡，舌边有齿痕，苔白腻，脉沉弦或缓者。

【临床运用】本方治疗 32 例 2 型糖尿病患者，治愈 4 例，显效 16 例，有效 10 例，无效 2 例，总有效率 93.8%。

【出处】《浙江中医杂志》，1994，29（1）：9。

77. 加味温胆汤

【组成】清半夏、陈皮、竹茹、枳实各 15g，茯苓、党参、乌梅各 20g，黄芪 50g，山药 25g，玄参 40g，黄连、生甘草各 10g。

【功效】健脾化痰，利湿化气。

【主治】糖尿病及其合并症，证属痰湿困脾者。症见形体肥胖，口干多饮，尿频浊而味甘，善饥多食，烦渴，四肢倦怠，酸软无力，肢体麻木，舌质紫暗或有瘀斑，脉弦滑。

【临床运用】口渴甚加石膏 50g，知母 25g，天花粉 20g；饥饿甚加生地黄、熟地黄各 30g；尿频加桑螵蛸 25g，山茱萸、牡丹皮各 15g；合并血管病变加丹参 30g，葛根 20g，三七粉 4g（冲服）。共治疗 45 例，显效 24 例，有效 18 例，无效 3 例，总有效率 93.3%。

【出处】《中医药学报》，1995，（2）：18。

78. 益气扶元汤

【组成】黄芪、党参、白术、茯苓、炙甘草、苍术、山药、黄精、枸杞子、山茱萸、白芍、何首乌。

【功效】益气扶元。

【主治】消渴并发症，属久病耗伤元气，肺脾肾亏损者。症见“三多”症状不明显，面部虚浮，神疲乏力，嗜睡懒言，舌淡苔薄白，脉沉无力。

【临床运用】每日 1 剂，水煎服。

【出处】《江西中医药》，1994，25（5）：261。

79. 运脾健化汤

【组成】党参、丹参、黄连、麦芽、天花粉、山药、玉竹、甘草。

【功效】补脾益肾，健化生津。

【主治】糖尿病证属脾肾两虚者。

【临床运用】共治疗 32 例，3 个月 1 个疗程，2 个疗程后，治愈 18 例，有效 12 例，无效 2 例。

【出处】《吉林中医药》，1995，（2）：3。

80. 加味半夏白术天麻汤

【组成】半夏、天麻、陈皮、生姜各 9g，白术 15g，泽泻 30g，大枣 4 枚，紫苏 12g，茯苓 15g。

【功效】燥湿化痰。

【主治】糖尿病及其并发症属痰浊中阻。浊阴不降者。症见头晕耳鸣，恶心呕吐，口渴欲饮，全身乏力，纳差，形体肥胖，舌体胖，舌质红，苔薄白，脉沉细。

【临床运用】每日 1 剂，水煎服。

【出处】《山东中医杂志》，1995，14（4）：152。

81. 双补降糖胶囊

【组成】黄芪 4 份，党参 4 份，茯苓 4 份，泽泻 3 份，生地黄 4 份，枸杞子 4 份，石斛 3 份，玄参 3 份，丹参 3 份，知母 3 份，黄柏 3 份，熟地黄 4 份，山茱萸 4 份，山药 4 份，牡丹皮 3 份，黄芩 2 份，黄连 2 份，苍术 2 份，附子 2 份，肉桂 2 份。

【功效】补脾益肾，滋阴清热。

【主治】2 型糖尿病。

【临床运用】本方按上比例研末，装入 0 号胶囊，每日 3 次，每次 6～10 粒，饭前服用。3 个月为 1 个疗程。本方治疗 52 例，治疗后各种症状明显改善，有效率 100%。降尿糖有效率 86.6%。本方具有降糖降脂和改善血液流变性的作用。

【出处】《江西中医药》，1994，25（6）：18。

82. 扶屏清滋饮

【组成】黄芪、人参、山药、黄精、生地黄、麦冬、知母等。

【功效】健脾清热生津。

【主治】糖尿病证属津气俱伤。症见口干思饮，溲频量多，善食易饥，面皖形瘦，少气懒言，疲乏无力，肤干便结，舌红少苔，脉虚数。

【临床运用】每日1剂，水煎服。

【出处】《河南中医》，1995，15（5）：296。

83. 复方消渴胶囊

【组成】人参2份，天花粉2份，山药2份，黄连1份。

【功效】健脾益气，养阴降火，固本涩精。

【主治】轻中型2型糖尿病。

【临床运用】上方依其比例，研为细末，装胶囊，每粒0.5g。用法：每次饭后服6粒，每日3次，3个月为1个疗程。本方治疗82例，显效18例，有效59例，无效5例，总有效率93.8%。

【出处】《山东中医杂志》，1994，13（11）：496。

84. 补脾生化汤

【组成】黄芪、山药各30g，党参25g，玉米须20g，天花粉、葛根、生地黄、杜仲各15g，山茱萸12g。

【功效】补益脾气，以生化源。

【主治】糖尿病证属脾虚生化无源者。症见疲乏肢倦，头晕目眩，纳谷不香，腰酸，夜尿增多，虚浮肿胀。

【临床运用】每日1剂，水煎服。

【出处】《新中医》，1995，27（1）：11。

85. 加减六君汤

【组成】人参（或党参）、黄芪、白术、山药、茯苓、陈皮、法半夏、香附、砂仁、甘草。

【功效】健脾益气。

【主治】2型糖尿病属脾胃虚弱者。

【临床运用】脾虚内有湿热者加黄连、黄芩、知母、黄柏；脾虚有湿寒者加苍术、白豆蔻、草果、藿香、佩兰。

【出处】《实用中医内科杂志》，1995，9（3）：29。

86. 七味白术散

【组成】白术、党参、甘草、山药、黄芪等。

【功效】益气健脾升清。

【主治】消渴治疗失当致中州失健，清阳不升者。表现为口干思饮，食纳顿挫，食后脘腹满胀，形瘦、精神困倦，尿量增多，大便稀薄，舌苔薄白而干，脉细数无力。

【临床运用】每日1剂，水煎服。

【出处】《河南中医》，1995，15（5）：296。

87. 经验方

【组成】黄芪、山药各1.5g，白术、柴胡、生地黄、牡丹皮、赤芍、知母、女贞子、五味子各1g，肉桂0.3g，人参0.6g，荞麦面50kg。

【功效】益气健脾补肾。

【主治】糖尿病脾肾两虚者。

【临床运用】上药煎水300mL，加荞麦面拌匀，制成方便面，每包80g，每日3次，1次1包，15天为1个疗程。治疗598例，显效98例，好转488例，总有效率98%。

【出处】《国医论坛》，1995，（5）：25。

88. 糖宁口服液

【组成】党参、山药、苍术、白术、葛根、炙黄芪。

【功效】健脾生津。

【主治】糖尿病及其合并症出现消瘦乏力，四肢倦怠，口渴喜饮，尿多，消谷善饥，皮肤瘙痒，肢体麻木，舌质淡，舌体胖有齿印，脉细软。

【临床运用】共治疗124例，近期治愈25例，显效31例，有效51例，无效7例。

【出处】《上海中医药杂志》，1996，（9）：19。

89. 补脾益肾方

【组成】黄芪30g，党参30g，苍术15g，五味子15g，知母15g，枸杞子20g，白僵蚕20g，干地黄20g，山茱萸20g。

【功效】补脾益肾，升清化浊。

【主治】消渴并发症，属中气不足，肾虚失摄者。表现为乏力气短，小便混浊如膏味甜，腰膝酸软，头晕耳鸣，遗精早泄等。

【临床运用】加减：口渴者加天花粉30g，玉米须30g，西洋参20g；皮肤瘙痒者加白鲜皮30g；皮肤有溃疡者加四妙勇安汤。

【出处】《新中医》，1995，27（8）：5。

90. 升阳健脾汤

【组成】太子参24g，苍术、茯苓、玄参各10g，黄芪、山药各30g，鸡内金20g，葛根15g，砂仁 6g，甘草 3g。

【功效】益气健脾升阳。

【主治】2 型糖尿病症见气短乏力，口干渴，心悸失眠，口唇糜烂，肢痛麻木，头晕耳鸣，阳痿早泄，腰膝酸软，舌红少苔，脉沉细。

【临床运用】阴虚加天花粉、生地黄、麦冬、沙参；阳虚加仙茅、仙灵脾、胡芦巴、附子；火旺加知母、黄连、石膏；血瘀加丹参、赤芍、大黄、水蛭；伴痰火者加黄连温胆汤。

【出处】《甘肃中医》，1996，9（4）：28–29。

91. 降糖宁

【组成】黄芪 40g，葛根 30g，白术 15g，山药 10g，鸡内金 10g，五味子 6g，丹参 15g，肉桂 2g，菝葜 30g。

【功效】健脾益肾。

【主治】2 型糖尿病，属脾肾两虚者。表现为“三多”症状，疲乏，腰膝酸软，夜尿频多。

【临床运用】本方治疗 32 例，显效 18 例，有效 10 例，无效 4 例，总有效率 87.5%。

【出处】《湖南中医杂志》，1995，（5）：32。

92. 化湿降糖饮

【组成】黄芪、苍术、茯苓、藿香、山药、玄参、丹参、葛根、薏苡仁、玉竹。

【功效】健脾升清，化湿降糖。

【主治】糖尿病及并发症，出现口干口渴，口中黏腻，身体困重，纳呆，苔厚腻，脉濡滑或弦缓。

【临床运用】口干渴甚加天花粉；苔黄腻加黄芩、黄连；腰酸尿多加覆盆子、枸杞子。

【出处】《中医研究》，1996，9（6）：37。

93. 玉液扶胰胶囊

【组成】黄芪 50g，玉竹 30g，玄参 35g，生地黄、石膏、知母各 20g，麦冬 25g，萹蓄 15g，白术 10g。

【功效】醒脾生津。

【主治】2 型糖尿病及其并发症属脾虚津伤者。

【临床运用】共治疗 60 例，临床痊愈 35 例，有效 20 例，无效 5 例，总有效率 90.1%。

【出处】《辽宁中医杂志》，1996，23（4）：162。

94. 香附旋覆花汤

【组成】香附 10g，旋覆花（包煎）、紫苏子、杏仁、半夏、陈皮各 12g，薏苡仁、茯苓各 30g，乌梅、山楂、天花粉各 20g。

【功效】健脾理气化痰。

【主治】2 型糖尿病证属脾虚痰阻。症见形体肥胖，口渴多饮，消谷善饥，多尿而甜，或初病口渴多饮、多尿、多食不明显，渐至消瘦乏力，头昏沉重，困倦嗜睡，烦躁失眠，纳呆口腻，自汗盗汗，肢体麻木，偏瘫，面色晦暗，视物昏花，舌体胖大，苔白厚或黄腻，脉弦或滑。

【临床运用】头晕耳鸣加菊花 12g，石决明 15g，枸杞子 30g；肢麻头晕加夏枯草 20g，川牛膝、地龙、天麻各 12g；恶心呕吐痰涎，脘腹满闷加白术、枳实、竹茹各 12g；口干不欲饮，心烦加桃仁 10g；四肢软弱无力加黄芪、山茱萸各 15g，人参 6g，生山药 30g；心悸失眠加酸枣仁、生龙骨、生牡蛎各 30g；口干不欲饮兼便干加生石膏 20g，熟大黄 6g，葶苈子 12g；肢体麻木尿少加猪苓 15g，泽泻 12g，车前子 30g（包煎）。

【出处】《山东中医杂志》，1996，15（6）：255。

95. 降糖汤

【组成】人参 10g（另炖），黄芪、茯苓、山药各 24g，丹参、葛根、白芍各 15g，苍术、沙参、麦冬各 12g，三七 3g（冲服）。

【功效】健脾生津，活血化瘀。

【主治】糖尿病症见口渴欲饮，消谷善饥，倦怠乏力，少气懒言，腹胀便溏，形体消瘦，尿多而频，舌质淡黯或有瘀点瘀斑，苔薄而干，脉细涩或细弱。

【临床运用】口干欲饮甚加天花粉、生地黄；胃热善饥加黄连；尿多加桑螵蛸、山茱萸；有末梢神经炎加鸡血藤、地龙；皮肤感染加金银花、蒲公英；视物模糊者加菊花、枸杞子；血脂高加山楂。治疗 32 例，治愈 17 例，好转 11 例，无效 4 例，总有效率 87.5%。

【出处】《湖南中医杂志》，1997，13（3）：14–15。

96. 平消饮

【组成】玉竹 12g，麦冬 15g，沙参 15g，巴戟天 30g，太子参 24g，扁豆 20g，山药 20g，女贞子 25g，墨旱莲 25g。

【功效】补脾益肾。

【主治】2 型糖尿病属脾肾气阴不足者。有明显“三多一少”症状，空腹血糖高，口服降糖药物或注射胰岛素效不佳。

【临床运用】烦渴多饮，消谷善饥加地骨皮、石膏、知母、天花粉；肢倦乏力，心慌气短，口干多饮，心烦失眠，自汗，盗汗，加黄芪、五味子，重用太子参；腰膝酸软，形寒肢冷，尿多而浊，食少乏味，加鹿角霜、山茱萸、附子、菟丝子；兼有各种并发症属血瘀内停者加鸡血藤、红花、泽兰、水蛭等。治疗 36 例，临床治愈 10 例，显效 16 例，好转 9 例，无效 1 例，总有效率 97.2%。

【出处】《实用中西医结合杂志》，1997，10（7）：629–630。

97. 降糖汤

【组成】黄芪 50g，山药 30g，葛根、知母各 20g，五味子、白术、水蛭、血竭各 10g，天花粉 50g。

【功效】益气健脾，养血活血。

【主治】2 型糖尿病及合并高血压、冠心病、肾病等，证属脾气阴虚，夹有瘀血者。

【临床运用】共治疗 44 例，显效 22 例，有效 18 例，无效 4 例，总有效率 91%。

【出处】《实用中西医结合杂志》，1997，10（1）：28。

98. 黄芪苍术汤

【组成】黄芪、苍术、茯苓各 20g，天花粉、葛根各 15g，黄精、山药、玄参、丹参、桃仁各 10g，红花 6g，益母草 20～30g，水蛭 3g。

【功效】健脾养阴，化瘀活血。

【主治】老年糖尿病及其并发症，痰瘀明显者。

【临床运用】痰湿蕴肺，兼见咳嗽、痰多者加杏仁、半夏、葶苈子；饮在下焦，水肿，小便不利加瞿麦、泽泻、大黄；痰瘀痹阻胸阳，心痛加瓜蒌壳、郁金；兼目翳内障加菊花、决明子；手足肌肤麻木加鸡血藤、当归；痈疽加黄连、蒲公英；中风偏瘫或神昏加大黄、竹茹、胆南星、郁金、羚羊角。

【出处】《四川中医》，1997，11（2）：12–13。

99. 补脾益肾汤

【组成】黄芪 30g，太子参、山药各 15g，山茱萸、生地黄、黄连、苍术、牛膝各 10g，丹参 30g。

【功效】补脾益肾，活血化瘀。

【主治】老年性糖尿病症见少气乏力，头晕腰酸，纳食不香，小便量多，舌质淡，苔薄白，脉弦细。

【临床运用】口渴明显加黄精 30g，天花粉 50g；合并肾脏病变加益母草 30g，车前子 30g；合并周围神经病变加白芍、鸡血藤各 30g；血脂高加枸杞子、何首乌各 15g。共治疗 32 例，临床治愈 12 例，明显好转 9 例，好转 7 例，无效 4 例，总有效率为 87.5%。

【出处】《山东中医杂志》，1997，16（4）：163–164。

100. 健脾化痰汤

【组成】苍术、白术、半夏、陈皮、泽泻各 12g，茯苓 15g。

【功效】健脾化痰。

【主治】老年糖尿病有痰湿征象。症见形体肥胖，头晕目眩，健忘痴呆，口眼㖞斜，肢体麻木或肿胀，或下肢浮肿，便溏腹泻，舌苔厚腻，脉弦滑。

【临床运用】共治疗 33 例，1 个月为 1 个疗程，空腹血糖由疗前的 12.9 ± 0.54 降为疗后的 9.79 ± 0.50（$P<0.05$）。

【出处】《山东中医药大学学报》，1997，21（2）：127。

101. 降糖宁

【组成】黄芪、黄精、白术、苍术、鸡内金、人参、虎杖、鬼箭羽、冬虫夏草。

【功效】健脾化瘀。

【主治】糖尿病证属脾虚血瘀。症见少气乏力，形体消瘦，肌肤甲错，口干少饮，大便溏薄，舌质暗红有瘀斑，苔薄白。

【临床运用】共治疗 256 例，3 个月 1 个疗程，显效 148 例，有效 86 例，无效 22 例，总有效率为91.4%。

【出处】《中医药学报》，1997，25（1）：6。

102. 加味四君汤

【组成】党参20g，白术、茯苓、玄参、佩兰各15g，苍术12g，葛根30g，山药20g。

【功效】健脾益气，醒脾化浊。

【主治】2型糖尿病及其合并症，证属脾气虚者。症见少气倦怠，乏力，纳差，消瘦，小便量多，甚则自遗，头昏眼花，胸闷憋气，舌质淡暗，苔薄白，脉弦数。

【临床运用】口渴多饮加天花粉、知母；多食易饥加黄连、石斛、石膏；伴有动脉硬化，加丹参、川芎；伴有周围神经病变加桑枝、土鳖、木瓜、红花；尿频量多者，加覆盆子、益智仁、芡实；白内障加菊花、茺蔚子；高血压加天麻、牛膝、桑寄生。共治疗30例，1个月1个疗程，显效5例，有效23例，无效2例，总有效率为93.9%。

【出处】《中医药研究》，1997，13（5）：18-19。

103. 津力达

【组成】人参、苍术、黄精、苦参等。

【功效】补脾益气，养阴生津。

【主治】2型糖尿病及合并症，证属气阴两虚，脾肾不足者。症见口渴多饮，多食易饥，尿频量多，形体消瘦，倦怠乏力，精神不佳，舌质淡暗，边有齿痕，脉沉细。

【临床运用】共治疗1200例，3个月1个疗程，显效734例，有效401例，无效65例，总有效率为94.6%。

【出处】《中医函授通讯》，1997，16（5）:13-14。

104. 渴乐宁

【组成】黄芪、黄精、生地黄、天花粉、太子参。

【功效】健脾益气，滋阴润燥。

【主治】2型糖尿病证属脾胃阴虚者。

【临床运用】共治疗33例，每疗程12周，显效14例，有效16例，无效3例，总有效率90.91%。可明显改善患者临床症状，降低空腹及餐后血糖水平，降低糖化血红蛋白，升高血清胰岛素和C-肽水平。

【出处】《中国中西医结合杂志》，1997，17（1）：29-31。

105. 健脾滋阴活血汤

【组成】黄芪20g，白术12g，山药30g，苍术12g，何首乌15g，玉竹15g，玄参12g，天花粉30g，红花12g，三七10g，牡丹皮12g，丹参15g，生山楂30g，大枣6g。

【功效】健脾益气，养阴生津，活血化瘀。

【主治】糖尿病及其合并症，证属气阴两虚，夹有血瘀者。

【临床运用】口渴甚加知母、生石膏；食多加黄连、石斛；尿多加生地黄、山茱萸、菟丝子；血压高加桑寄生、牛膝；心悸加酸枣仁、苦参。共治疗38例，显效13例，有效16例，无效9例，总有效率76.3%。

【出处】《江苏中医》，1997，18（8）：23。

106. 经验方

【组成】太子参、苍术、白术、茯苓、陈皮、厚朴花、佩兰、砂仁、神曲、鸡内金、薏苡仁、佛手花、香橼、大腹皮。

【功效】健脾和胃，燥湿化浊。

【主治】糖尿病湿自内生者。症见胸脘痞闷，纳味欠甘，头昏乏力，溲黄便溏，舌苔中腻，舌质红绛或见胖嫩，脉濡细或滑者。

【临床运用】每日1剂，水煎服。胃有停饮者加桂枝、泽泻；湿从寒化者酌加公丁香、草豆蔻、炮姜；湿从热化者加连翘、知母、栀子；当顾护脾胃阴液，选加石斛、冬术、麦冬、玉竹、天花粉、山药。

【出处】《浙江中医杂志》，1990，（8）：366。

107. 玉液汤

【组成】山药30g，生黄芪15g，知母15g，鸡内金6g，葛根5g，五味子9g，天花粉9g。

【功效】益气健脾养阴。

【主治】消渴。

【临床运用】治疗62例，显效21例，有效34例，无效7例，总有效率88.71%

【出处】《湖南中医杂志》，1998，14（3）：

15。

108. 自拟降糖方

【组成】党参 30g，黄芪 30g，生地黄 20g，白术 15g，山药 30g，枸杞子 20g，丹参 30g。

【功效】健脾气，养脾阴。

【主治】消渴。

【临床运用】加减：肾阴阳两虚型加附子 9g，补骨脂 12g，知母 20g，黄精 20g，葛根 15g，玉竹 15g，仙茅 20g，仙灵脾 30g；脾虚痰湿型加半夏 12g，陈皮 12g，茯苓 20g；竹茹 15g，桔梗 9g，薏苡仁 30g，砂仁 9g；肺气阴虚胃火旺型，加石膏 30g，知母 20g，大黄 15g，黄连 9g，牡丹皮 12g，玉竹 12g，天花粉 20g。本方服药 1～3 个月，治疗患者 126 例，结果：显效 78 例（62%），有效 43 例，无效 5 例，总有效率 96%。

【出处】《光明中医》，1998，13（74）：23。

109. 健脾化瘀丹

【组成】白术 150g，山药 230g，太子参 180g，天花粉 200g，石斛 100g，丹参 180g，赤芍 150g，鬼箭羽 200g，地骨皮 120g，黄芪 200g。

【功效】健脾益气，生津摄气，化瘀生新。

【主治】2 型糖尿病。

【临床运用】加减：口渴甚加沙参、玄参；多食加生石膏；多汗加牡蛎；失眠加龙骨、酸枣仁；五心烦热加黄柏；胁胀加柴胡、枳壳；血脂高加山楂，虎杖；眼底改变加决明子，石决明；身痒加白蒺藜、地肤子。上方备齐研末，装入 0 号胶囊，每粒 0.5g，每次 5 粒，日服 3 次，1 个月为 1 个疗程。本方治疗 50 例，治愈 18 例，好转 28 例，无效 4 例，总有效率 92%。

【出处】《吉林中医药》，1998，（2）：11。

110. 经验方

【组成】山楂 500g，白术 300g，陈皮 120g，甘草 60g。

【功效】益气健脾。

【主治】糖尿病脾气虚弱者。症见神疲乏力，脘腹胀满，纳谷不香，口淡无味，腹泻。

【临床运用】水煎 2 次，煎液小火熬稠，加蜂蜜适量成膏。每次 20g，温开水冲服，每日 2 次。

【出处】《验方》。

111. 经验方

【组成】山药 30g，玄参 30g，黄芪 30g，苍术 30g。

【功效】健脾生津，清养肺胃。

【主治】2 型糖尿病反复不愈者。

【临床运用】每日 1 剂，水煎服。

【出处】《验方》。

112. 经验方

【组成】茯苓 60g，白酒 500g。

【功效】补虚益寿，强筋壮骨。

【主治】糖尿病脾虚失运者。症见神疲乏力，纳谷不香，肌肉麻痹、沉重。

【临床运用】两药浸泡 30 天，每日振摇 1 次，密封坛口。每次服 10g，每日 2 次。

【出处】《验方》。

113. 经验方

【组成】土茯苓 50g，猪脊骨 500g。

【功效】健脾利湿。

【主治】糖尿病脾虚湿困者。病见四肢困重，胸胁胀满，皮肤发痒，易生疖肿，心烦口渴。

【临床运用】将猪脊骨洗净，剁成小块，加入用纱布包裹的土茯苓，煮至肉烂，加入佐料即可。每日 2 次，2 日 1 剂。

【出处】《验方》。

114. 经验方

【组成】党参 100g，雪莲花 30g，薏苡仁 500g，光鸡 150g。

【功效】益气健脾。

【主治】糖尿病脾胃虚弱者。症见口干舌燥，神疲乏力，脘腹胀满，面浮肢肿，小便不利。

【临床运用】党参、雪莲花洗净切段，纱布包好；薏苡仁洗净，纱布包裹；鸡宰杀后，除去毛脏，与上药共置锅内，加清水适量及生姜、葱，小火煮沸后，大火烧 3 小时即成。捞出鸡肉切成 3cm 两块，放入碗中，再捞出薏苡仁，分撒入各碗中，加入药汤，用食盐略调味即成。佐餐服食，每次 100g。

【出处】《验方》。

115. 经验方

【组成】党参 20g，白术、茯苓、石菖蒲、葛根各 10g，丹参 15g，黄芪 30g，甘草 6g。

【功效】益气健脾，生津止渴。

【主治】糖尿病脾胃气虚型。症见脘腹痞满，大便溏泄，口渴引饮，食纳减少，四肢无力，面色㿠白，舌淡红苔白，脉细弱无力。

【临床运用】每日 1 剂，水煎服。口渴者欲饮加天花粉、玄参；大便溏泻加山药、扁豆。

【出处】《甘肃中医》，1994，（1）：10。

116. 经验方

【组成】葛根、苍术、白术、人参、鸡内金、厚朴。

【功效】益气健脾，燥湿降糖。

【主治】糖尿病脾虚湿盛者。

【临床运用】每日 1 剂，水煎服。

【出处】《成都中医学院学报》，1994，（4）:1。

117. 乌梅芍药汤

【组成】乌梅 30g，芍药、金樱子各 20g，山茱萸、党参、白术、山药各 15g。

【功效】滋阴润燥，养肝健脾，益肾固摄。

【主治】葡萄糖耐量低减者。

【临床运用】每日 1 剂，水煎服。分 2 次服。临床加减：上消重用乌梅、金樱子，加葛根、生地黄等生津之品；中消加知母、麦冬等益胃之品；下消重用山茱萸、金樱子、山药等药；治疗葡萄糖耐量低减者 20 例，餐后血糖均有明显下降。

【出处】《中医药学报》，2001，（5）：11。

118. 加味胃苓汤

【组成】苍术、白术、茯苓、猪苓各 10g，厚朴、陈皮各 6g，冬瓜皮、桑白皮、益母草、泽泻各 15g。

【功效】健脾化湿。

【主治】糖尿病证属脾虚湿盛者。症见头身困重，腹胀纳呆，大便不畅，舌苔厚腻，脉沉缓。

【临床运用】每日 1 剂，水煎服。治疗 42 例糖尿病患者，显效 13 例，好转 17 例，无效 2 例。

【出处】《新疆中医药》，2001，（2）：20。

119. 降糖 2 号方

【组成】黄芪 30g，山药 20g，茯苓 25g，鸡内金 15g，白术 15g，砂仁 15g，乌梅 10g，山楂 15g，槟榔片 8g。

【功效】健脾和胃，利湿化浊。

【主治】糖尿病证属脾虚湿盛者。

【临床运用】每日 1 剂，水煎服。

【出处】《中国中医药信息杂志》，2001，（4）：57。

120. 经验方

【组成】黄芪 50g，山药 20g，茯苓 20g，白术 15g，苍术 15g，葛根 10g，丹参 15g，西洋参 10g，砂仁 10g，鸡内金 10g，玄参 10g，泽兰 5g，天花粉 5g。

【功效】健脾化瘀。

【主治】糖尿病证属脾虚血瘀者。

【临床运用】每日 1 剂，水煎服，分 2 次服。临床加减：合并胸闷、心悸、心前区时有疼痛可加瓜蒌 15g，薤白 10g，半夏 10g，川芎 10g；合并双手、双足疼痛麻木加木瓜 10g，桃仁 10g，天麻 10g，白芍 10g，甘草 10g。

【出处】《长春中医学院学报》，2002，（1）：19。

121. 健脾降糖饮

【组成】生黄芪 30g，黄精 15g，山药 30g，白术 15g，枸杞子 15g，天花粉 15g，丹参 15g。

【功效】益气健脾活血。

【主治】2 型糖尿病证属脾虚血瘀者。

【临床运用】每日 1 剂，水煎服。分 2 次服。

【出处】《山东中医药大学学报》，2001，（3）：189。

122. 经验方

【组成】党参、白术、黄芪、山药、扁豆、鸡内金、茯苓、木香、天花粉、葛根、甘草。

【功效】健脾益气。

【主治】2 型糖尿病证属脾胃虚弱，中气不足者。症见纳少腹胀，食后尤甚，或大便溏薄。倦怠乏力，少气懒言，头晕目眩，舌淡苔白，脉细数。

【临床运用】每日 1 剂，水煎服。加减：口渴加麦冬；脾虚泻加苍术、厚朴。泄泻日久，舌质偏红，加乌梅炭、白芍、木瓜等。

【出处】《四川中医》，2002，（4）：3。

123. 经验方

【组成】柴胡、白芍、川芎、枳壳、香附、山药、枸杞子、女贞子、天花粉。

【功效】疏肝健脾。

【主治】2 型糖尿病证属肝郁脾虚者。症见精神抑郁或烦躁易怒，胸胁胀满疼痛，经前乳房胀痛，月经不调，脉弦等。

【临床运用】每日 1 剂，水煎服。若心烦不寐，胁肋胀闷，肢体酸软，多饮溲多，舌淡红，苔薄，脉弦，可选用柴胡疏肝散。

【出处】《四川中医》，2002，（4）：3。

124. 经验方

【组成】熟地黄、党参、白术、茯苓、山药、五味子、枸杞子、牡丹皮、菟丝子、附子、肉桂。

【功效】健脾补肾。

【主治】2 型糖尿病证属脾肾两虚者。症见面色㿠白，畏寒肢冷，头晕目眩，腰膝酸软，少气乏力，食欲不振，舌淡胖，苔白滑，脉细。

【临床运用】每日 1 剂，水煎服。分 2 次服。若舌质紫暗有瘀斑，可加桃仁、红花、益母草等活血化瘀药；若头晕目眩，烦渴，唇红，可去附子、肉桂加生脉散及牡蛎、龟甲。

【出处】《四川中医》，2002，（4）：3。

125. 经验方

【组成】生黄芪 30g，西洋参 5g，玄参 20g，山药 15g，苍术 10g，葛根 10g，麦冬 10g，熟地黄 10g，丹参 20g，水蛭 5g，白芍 10g，绿豆衣 10g，巴戟天 5g，补骨脂 5g，山茱萸 15g，泽泻 10g。

【功效】益气养阴，健脾补肾。

【主治】2 型糖尿病证属肾气阴两虚者。

【临床运用】每日 1 剂，水煎服。治疗 32 例 2 型糖尿病，显效 11 例，好转 16 例，无效 5 例。

【出处】《天津中医》，2001，（5）：21。

126. 经验方

【组成】太子参、山药、生地黄各 15g，葛根、麦冬、白术、桑椹、桑白皮各 10g，三七 5g。

【功效】健脾滋阴。

【主治】2 型糖尿病证属气阴两虚者。

【临床运用】每日 1 剂，水煎服。治疗 2 型糖尿病 116 例，显效 55 例，有效 43 例，无效 18 例。

【出处】《湖北中医杂地》，2001，（6）：17。

127. 雷氏芳香化浊方加味

【组成】藿香 15g，佩兰 15g，陈皮 10g，半夏 10g，厚朴 10g，大腹皮 10g，荷叶 10g，黄芩 15g，丹参 30g，鬼箭羽 15g。

【功效】芳香化浊，活血化瘀。

【主治】2 型糖尿病，证属痰湿型。

【临床运用】每日 1 剂，水煎服，分 2 次服。

【出处】《湖南中医杂志》，2001，（2）：16。

128. 健脾活血方

【组成】白术、山药、茯苓、黄芪、丹参、川芎、红花。

【功效】益气健脾活血。

【主治】2 型糖尿病，证属脾气虚弱，瘀血阻滞者。症见神疲乏力，气短懒言，自汗，头晕目眩，细小，腹胀便溏，或肢体麻木疼痛，舌淡暗，脉细涩。

【临床运用】每日 1 剂，水煎服。分 2 次服。

【出处】《四川中医》，2002，（4）：15。

129. 健脾滋膵汤

【组成】太子参 30g，黄芪 30g，山药 30g，白术 15g，生猪胰 1 两（切片），茯苓 15g，黄精 15g，鸡内金 6g，桔梗 10g。

【功效】益气健脾。

【主治】2 型糖尿病证属脾气虚弱者。

【临床运用】每日 1 剂，水煎服。分 2 次服。

【出处】《中医药研究》，2001，（1）：17。

130. 翻白草合剂

【组成】翻白草 50g，黄芪 30g，苍术 15g，白术 15g，山药 30g，葛根 50g，天花粉 30g，地骨皮 15g，何首乌 15g，决明子 15g，益母草 15g，五味子 6g。

【功效】健脾益气。

【主治】2 型糖尿病证属脾气不足兼有血瘀者。

【临床运用】每日 1 剂，水煎服，分 2 次服。

治疗2型糖尿病80例，显效率为56.25%，有效率为93.75%。

【出处】《山东中医杂志》，2001，（10）：588。

131. 化湿降糖饮

【组成】山药、生薏苡仁各30g，茯苓、白扁豆各15g，半夏、陈皮、苍术、白术、厚朴各10g。

【功效】健脾化湿。

【主治】2型糖尿病证属脾虚湿盛者。

【临床运用】每日1剂，水煎服，分2次服。若头晕，血压高者加天麻、钩藤各10g；血脂高加丹参30g，大黄10g；痰多加瓜蒌30g，紫苏子10g；湿热互结加黄连、黄芩各10g。

【出处】《湖北中医杂志》，2002，（1）：30。

132. 消渴基本方

【组成】白芍、山药各50g，茯苓、猪苓、金银花、黄芪、白术、泽泻各15g，当归、皂角刺各8g，桂枝9g，鸡内金、布渣叶各12g。

【功效】消食化滞、健脾化湿、消炎散结。

【主治】糖尿病。

【临床运用】每日1剂，水煎服。现代药理实验表明，黄芪能增强机体免疫功能；茯苓有降血糖作用；泽泻给实验兔皮下注射浸膏6g/kg，有轻度的降血糖作用。

【出处】《新中医》，2000，32（11）：59。

133. 四妙散加减

【组成】苍术、怀牛膝各30g，薏苡仁24g，黄柏、佩兰、鸡内金、丹参、荔枝核各12g，黄连3g。

【功效】健脾祛湿清热。

【主治】糖尿病。

【临床运用】每日1剂，水煎服。

【出处】《四川中医》，2000，18（6）：19。

134. 增胰降糖散

【组成】黄芪15g，人参5g，丹参15g，葛根15g，苍术12g，玄参12g，肉桂3g，鸡内金10g，僵蚕12g，山药15g，升麻6g，熟大黄6g，黄连12g，地骨皮12g。

【功效】补脾养阴，清热利湿，活血化瘀。

【主治】2型糖尿病肥胖亚型。

【临床运用】每日1剂，分早、中、晚3次内服，连服2周后改为散剂内服，每次9g，每日3次，饭前30分钟服用。

【出处】《河南中医药学刊》，2000，15（6）：27–28。

135. 健脾升清饮

【组成】黄芪60g，山药、太子参各30g，白术、茯苓、葛根各15g，苍术、金樱子、鸡内金各10g。

【功效】健脾升清。

【主治】糖尿病。

【临床运用】每日1剂，水煎服。若阴虚者加生地黄、玄参、麦冬，胃热者加石膏、知母、天花粉，血瘀者加丹参、红花、蜈蚣，湿热者加黄连、白豆蔻、紫苏叶。

【出处】《浙江中医杂志》，2000，35（2）：52。

136. 七味白术散加减

【组成】人参9～12g，炒白术15g，茯苓15g，木香12g，葛根18g，藿香12g。

【功效】健脾益气。

【主治】糖尿病属脾胃气虚型。

【临床运用】每日1剂，水煎服。

【出处】《糖尿病（消渴病）中医诊治荟萃》。

137. 自拟益气健脾汤

【组成】党参、山药、茯苓、葛根各15g，黄芪30g，白术、苍术、炒鸡内金各15g，藿香6g。

【功效】健脾益气化湿。

【主治】2型糖尿病属脾虚湿困型。

【临床运用】每日1剂，水煎服。

【出处】《糖尿病（消渴病）中医诊治荟萃》。

138. 经验方

【组成】石菖蒲15g，白豆蔻10g，黄连10g，黄芩10g，滑石15g，茵陈15g，苍术15g，白术15g，葛根15g，薏苡仁20g，升麻10g，天花粉10g，连翘15g。

【功效】清化湿热，醒脾和胃。

【主治】湿热蕴阻，脾阳不振型糖尿病，口

虽渴而饮水不多，常见大便黏滞不爽，小便短黄，头晕，倦怠乏力，口苦口臭甚至口腔溃疡，牙龈肿，脘闷纳呆，呕恶，舌苔腻，脉濡缓。

【临床运用】水煎服。

【出处】《吉林中医药》，1999，（6）：5。

139. 经验方

【组成】白豆蔻、茵陈、黄芩、黄连各10g，藿香、木通、连翘、射干、苍术、佩兰各15g，滑石30g，石菖蒲、法半夏、茯苓各20g。

【功效】清热除湿。

【主治】糖尿病，口渴多饮，小便频数，口淡无味，脘腹胀闷，纳呆，头昏重，全身困倦乏力，大便稀溏，咽部微痛，舌尖红苔黄腻，脉濡数。

【临床运用】水煎服。

【出处】《四川中医》，1999，17（8）：17。

140. 经验方

【组成】苍术15g，桃仁10g，海蛤壳15g，白术24g，鸡内金15g，葛根15g。

【功效】化瘀祛痰。

【主治】糖尿病。

【临床运用】气虚明显加黄芪40g，瘀甚加桂枝6g，川芎9g，燥热甚加地骨皮12g，天花粉10g。水煎服，每日1剂，分3次服用。

【出处】《四川中医》，1999，17（6）：33。

141. 经验方

【组成】白豆蔻、杏仁、黄连各10g，薏苡仁、滑石各30g，藿香、厚朴、木通、佩兰、苍术各15g，法半夏20g。

【功效】清热利湿。

【主治】糖尿病。口渴喜饮，纳呆，身困倦，头昏重，尿少，大便稀溏，舌淡苔白腻，脉濡数。

【临床运用】水煎服。

【出处】《四川中医》，1999，17（8）：17。

142. 经验方

【组成】人参6g，白术10g，木香9g，砂仁9g，沉香3g（后下），炒麦芽15g。

【功效】温中健脾，降气和胃。

【主治】中焦虚寒型糖尿病胃排空延迟。食入之后，停留胃中，脘腹胀满，或嗳气呕吐，吐出宿谷不化，吐出后即觉舒适，伴神疲乏力，面色少华，舌淡苔薄，脉细缓无力。

【临床运用】每日1剂，水煎早晚分服。

【出处】《山东中医杂志》，1999，18（3）：118。

143. 经验方

【组成】黄芪30g，太子参30g，苍术15g，白术15g，佩兰15g，山药30g，玄参12g，葛根15g，丹参20g，鸡内金15g，豨莶草20g，地锦草20g，地骨皮15g，菊花15g，谷精草15g。

【功效】益气健脾，清肝明目。

【主治】2型糖尿病。症见形体消瘦，疲乏无力，双手时作麻木，视物模糊，口干舌燥，舌淡红，苔中根微黄腻，脉细弱。

【临床运用】每日1剂，水煎服。

【出处】《吉林中医药》，1999，（4）：6。

144. 经验方

【组成】黄芪50g，茯苓15g，葛根20g，白术25g，扁豆15g，薏苡仁30g，泽泻10g，佩兰10g，知母10g。

【功效】健脾利湿，益气化水，升清降浊。

【主治】糖尿病。

【临床运用】每日1剂，水煎服。分2次服。

【出处】《吉林中医药》，1999，（2）：14。

145. 经验方

【组成】灸黄芪30g，党参20g，白术12g，茯苓10g，山药10g，桂枝6g，丹参15g，降香8g，山楂15g。

【功效】益气健脾，化瘀通脉。

【主治】糖尿病心脾阴虚兼气滞血瘀型。

【临床运用】随症加减，每日1剂，水煎分早、中、晚服。60剂为1个疗程。

【出处】《河北医学》，1999，5（8）：84。

146. 经验方

【组成】天花粉30g，知母10g，黄芪20g，山药20g，生地黄15g，牡丹皮10g，麦冬15g，五味子10g，党参25g，桃仁10g，红花10g，丹参20g，茯苓20g。

【功效】健脾益气，养阴生津。

【主治】2型糖尿病中医辨证属气阴两虚兼血瘀证。

【临床运用】气虚夹湿，加苍术、薏苡仁、玄参；痰浊内蕴，加半夏、合瓜蒌；湿热下注加黄柏；视物昏朦，加枸杞子、女贞子、菊花。每月1剂，水煎成100mL，每日1次。

【出处】《现代中西医结合杂志》，1999，8（10）：1652。

147. 经验方

【组成】鲜青果20个，陈皮3g，桑叶6g，石斛9g。

【功效】导泄郁热，和胃健脾。

【主治】糖尿病阴亏津伤、脾胃不和者。症见口干舌燥，胸膈不畅，脊背发热，不思饮食。

【临床运用】将青果捣烂，与后药共加水800mL，烧沸后，煎煮30分钟，取滤液代茶饮。

【出处】《验方》。

148. 经验方

【组成】苦石莲20g，太子参15g，茯苓20g，黄芪15g，地骨皮10g，麦冬10g，车前子10g（包煎）。

【功效】益气健脾，清心利尿。

【主治】糖尿病气虚肾亏，心火上炎者。症见口干舌燥，遗精淋浊，血崩带下，五心烦热。

【临床运用】每日1剂，水煎分2次服。

【出处】《验方》。

149. 经验方

【组成】山药20g，天花粉20g，粳米30g。

【功效】补益脾胃，清热生津。

【主治】糖尿病脾胃阴虚者。症见口干舌燥，食欲减退，脘腹胀满，大便秘结。

【临床运用】将山药、天花粉洗净打碎，与粳米共熬粥，每日分2次吃完。

【出处】《验方》。

150. 经验方

【组成】薏苡仁粉30g，粳米50g。

【功效】健脾渗湿，利水消肿。

【主治】糖尿病脾虚湿阻，水肿者。症见口干不思饮，腹胀腹泻，脚气水肿，脉濡细。

【临床运用】加水适量，熬粥，早晚食用，10天为1个疗程。

【出处】《验方》。

151. 经验方

【组成】山药45g，薏苡仁45g。

【功效】健脾利湿。

【主治】糖尿病。

【临床运用】煮粥常服。

【出处】《糖尿病及其并发症的中医药研究进展》。

152. 经验方

【组成】生黄芪30~60g，山药9g，生地黄、枸杞子各9~15g，山茱萸9g，女贞子12~15g，补骨脂9g，葛根15g，丹参、鸡内金各9g，甘草6g。

【功效】健脾益肾。

【主治】老年糖尿病。

【临床运用】瘀血证则根据瘀血部位，程度不同，在该方基础上加入红花、桃仁、川芎、泽兰、刘寄奴，重者以虫类药物活血通络，常选用水蛭；脾虚痰湿、饮邪者，常选苍术、佩兰、荷叶、黄连、天麻、桑白皮、葶苈子、冬葵子、茯苓、猪苓、冬瓜皮；伴畏寒者加肉桂；肢体麻木疼痛者加桃仁、红花、苏木、水蛭；泄泻者加苍术、薏苡仁、罂粟壳等；大便秘结者加大黄、当归；视物昏花者加白菊花、石斛、白芍；皮肤瘙痒者加红花、白鲜皮、地肤子；疮疖痈肿者加金银花、忍冬藤、蒲公英、紫花地丁、马齿苋；呕恶不欲食者加黄连、佩兰、陈皮等。

【出处】《河北中医》，1999，21（6）：359。

153. 经验方

【组成】黄芪30g，党参、山药、葛根、丹参各15g，白术、鸡内金、泽泻、桑白皮、僵蚕各10g，三七粉3g（冲服）。

【功效】健脾益气，化痰祛瘀。

【主治】纠正磺脲类降糖药继发失效。

【临床运用】患者仍按原量继续服用磺脲类降糖药，另加以上汤药。水煎服，每日1剂，分2次服。1个月为1个疗程，连续2~3个疗程，病情得到控制后可酌情减少磺脲类降糖药用量。

【出处】《实用中医杂志》，1999，15（7）：9。

154. 运脾化湿汤

【组成】人参、黄芪各 20g，山药、茯苓各 15g，薏苡仁 25g，砂仁 6g，苍术、泽兰、佩兰、法半夏、白芥子、莱菔子、枳实各 10g。

【功效】补气运脾，化湿解困。

【主治】肥胖型 2 型糖尿病。

【临床运用】痰瘀互结者加川芎、赤芍各 10g，僵蚕 6g；痰气交阻者加柴胡、桑白皮各 10g，陈皮 6g；脾肾阳亏，痰浊内盛者加肉桂 5g，熟附子 6g。上药每日 1 剂，水煎 400mL，分 2 次服。2 个月为 1 个疗程，治疗期间停用任何其他治疗糖尿病的中西药物。

【出处】《实用中医药杂志》，1999，15（6）：15。

155. 健脾活血方

【组成】黄芪 30g，党参 15g，苍术 10g，玄参 15g，三七参 6g（冲服），丹参 15g，水蛭粉 3g（冲服）。

【功效】健脾活血。

【主治】2 型糖尿病。

【临床运用】每日 1 剂，2 周为 1 个疗程，连续治疗 2 个疗程。

【出处】《中医研究》，1999，12（2）：26。

156. 经验方

【组成】半夏、陈皮、苍术、白术、泽泻各 12g，茯苓 15g。

【功效】燥湿化痰。

【主治】痰湿型糖尿病。

【临床运用】每日 1 剂，15 天为 1 个疗程，随证加减。

【出处】《上海中医药杂志》，1999，（2）：8。

157. 化痰降浊方

【组成】泽泻 15g，冬瓜皮 30g，大黄 8g，瓜蒌 15g，半夏 10g，丹参 30g，枳实 10g。

【功效】化痰降浊。

【主治】2 型糖尿病及葡萄糖耐量低减者。症见形盛体胖，身体重着，困乏神疲，晕眩，胸闷，口干，舌质暗、苔腻或黄腻，脉沉弦。

【临床运用】每日 1 剂，水煎服，分 2 次服。

【出处】《中国糖尿病防治特色》。

158. 经验方

【组成】党参 12g，白术 12g，茯苓 12g，炙甘草 9g，天花粉 20g，石斛 6g。

【功效】益气健脾。

【主治】糖尿病。

【临床运用】每日 1 剂，水煎服。

【出处】《河北民间验方》。

159. 经验方

【组成】苍术 30g，生地黄 30g，生黄芪 30g，玄参 15g，绿豆 12g，五味子 9g。

【功效】益气滋阴健脾。

【主治】糖尿病。

【临床运用】水煎服。

【出处】《陕西民间验方》。

160. 经验方

【组成】玉米须 30g，猪胰 20g。

【功效】健脾利水。

【主治】糖尿病脾虚水肿者。症见面浮肢肿，口渴多饮，四肢困重。

【临床运用】猪胰切小块，与玉米须共置锅内，小火煮 2 小时，加入佐料即可。1 次 50g，每日 2 次。

【出处】《验方》。

161. 经验方

【组成】赤小豆 15g，薏苡仁 30g，玉米须 15g。

【功效】健脾利水，清热解毒。

【主治】糖尿病合并水肿湿重者。症见面浮肢肿，皮肤发痒，心烦口渴。

【临床运用】先煎玉米须，取煎液加水适量，将赤小豆、薏苡仁熬成粥。每日 1 剂，7 天为 1 个疗程。

【出处】《验方》。

162. 经验方

【组成】山药 60g，生薏苡仁 60g，柿霜饼 24g，粳米 80g。

【功效】补脾益肺，养阴除烦。

【主治】糖尿病肺脾阴亏者。症见口干舌燥，饮食懒进，虚热劳嗽。

【临床运用】共熬成粥，分早晚服用，每日1剂。

【出处】《验方》。

163. 经验方

【组成】黄连6g，山药15g。

【功效】清热燥湿，补脾益肾。

【主治】糖尿病阴虚燥热者。症见口渴心烦，口苦咽干，腹胀纳差。

【临床运用】每日1剂，水煎服，分2次服。

【出处】《验方》。

164. 降糖宁

【组成】黄芪40g，葛根、菝葜各30g，山药、鸡内金各10g，白术、丹参各15g，五味子6g，肉桂2g。

【功效】益气生津，健脾益肾，清热育阴。

【主治】2型糖尿病脾肾两虚者。症见口渴多饮，多食多尿，形体消瘦，疲乏，便干，舌红苔薄黄，脉沉细。

【临床运用】共治疗32例，显效18例，有效10例，总有效率87.5%。

【出处】《湖南中医杂志》，1995，（5）：32。

165. 消渴基本方

【组成】生地黄、麦冬、天花粉、葛根、五味子、甘草、党参、黄芪、山药、枸杞子、糯米。

【功效】健脾益气养阴。

【主治】糖尿病。

【临床运用】合并高血压者加海蛤壳、怀牛膝；血脂高加何首乌、桑寄生、山楂；出现蛋白尿者重用党参、黄芪；皮肤瘙痒者加金银花、白蒺藜；月经不调者加何首乌、当归、白芍；视力障碍者加玉竹，菊花；口渴甚者加石膏，知母。

【出处】《验方》。

166. 经验方

【组成】玄参15g，黄芩15g，茵陈20g，滑石20g，猪苓15g，茯苓20g，大腹皮20g。

【功效】清热利湿。

【主治】2型糖尿病证属湿热中阻型。

【临床运用】热重于湿加黄芪、栀子、牡丹皮；湿重于热加苍术、石菖蒲、陈皮、半夏、厚朴；若兼有表证加藿香、佩兰。每日1剂，水煎服。

【出处】《河南中医》，1999，19（4）：31。

167. 燥湿化痰汤

【组成】半夏20g，陈皮15g，茯苓15g，苍术10g，葛根10g（先煎），黄连10g，山药15g，甘草6g。

【功效】健脾燥湿，化痰清热。

【主治】葡萄糖耐量低减者。

【临床应用】水煎服，每日1剂。

【出处】《江苏中医药》，2011，（1）：44。

168. 甘露饮

【组成】天冬12g，麦冬12g，生地黄12g，石斛10g，黄芩10g，茵陈18g，枇杷叶24g，枳壳10g，炙甘草6g。

【功效】健脾燥湿、清利湿热。

【主治】糖尿病证属湿热困脾者。

【临床应用】水煎服，每日1剂。

【出处】《北京中医药》，2008，（10）：797。

169. 葛根虎杖温胆汤

【组成】葛根30g，虎杖30g，黄芩15g，法半夏15g，佩兰15g，茯苓15g，郁金10g，石菖蒲20g，陈皮6g，枳壳10g，竹茹10g，甘草6g。

【功效】清胆化痰，理气和胃，利湿化瘀。

【主治】糖尿病。

【临床应用】水煎服，每日1剂。

【出处】《中医学报》，2014，（11）：1573。

170. 化浊清热汤

【组成】苍术30g，茯苓30g，半夏10g，泽泻30g，滑石30g，猪苓30g，枳壳10g，陈皮12g，豆蔻6g，鸡内金30g，砂仁6g，黄连12g，草果6g，乌梅15g，葛根18g，黄芪24g。

【功效】健脾利湿，清热化浊。

【主治】糖尿病证属湿热困脾者。

【临床应用】水煎服，每日1剂。

【出处】《中医杂志》，2011，（16）：1390。

171. 荔箭汤

【组成】荔枝核 16g，鬼箭羽 16g，藿香 16g，佩兰 16g，苍术 13g，积雪草 13g。

【功效】芳香化湿。

【主治】糖尿病。

【临床应用】水煎服，每日 1 剂。

【出处】《辽宁中医杂志》，2012，（10）：1968。

172. 自拟降糖散

【组成】黄芪 40g，山药、葛根、黄精、玉竹、地骨皮、山楂、丹参各 20g，陈皮、黄连各 8g。

【功效】健脾益气，升清降糖。

【主治】糖尿病。

【临床应用】水煎服，每日 1 剂。

【出处】《广西中医药》，2001，（5）：12。

173. 芪精丹兰汤

【组成】黄芪 15g，黄精 15g，丹参 15g，佩兰 15g，太子参 15g，怀山药 20g，薏苡仁 30g，苍术 15g，茯苓 20g，葛根 15g，山楂 15g，僵蚕 10g，鬼箭羽 15g

【功效】益气健脾，除湿化痰。

【主治】2 型糖尿病脾虚证。

【临床应用】水煎服，早晚 2 次饭后口服。

【出处】《光明中医》，2017，（11）：1547–1548。

173. 升清降糖方

【组成】葛根 30g，黄芪、太子参、白术、川芎各 10g，升麻 5g。

【功效】升发清阳。

【主治】2 型糖尿病胰岛素抵抗者。

【临床应用】加水煎煮 2 次，每日 1 剂，分早晚 2 次服用。

【出处】《北京中医》，2006，（9）：546–548。

（五）疏肝理气方

1. 经验方

【组成】生地黄、牡丹皮、醋香附各 10g，玄参、地骨皮、决明子各 30g，山药、白芍各 12g，天花粉、夜交藤各 30g，当归、郁金各 9g，菊花 15g。

【功效】滋肾养阴，清肝疏郁。

【主治】糖尿病肝郁阴虚者。

【临床运用】每日 1 剂，水煎服。

【出处】《黑龙江中医药》，1982，（2）：26。

2. 经验方

【组成】当归、白芍、柴胡、茯苓、山药、香附、牡丹皮、栀子、菊花、枸杞子、合欢皮、茵陈、地骨皮、泽泻。

【功效】疏肝解郁，养阴降糖。

【主治】糖尿病肝郁阴虚者。

【临床运用】每日 1 剂，水煎服。服上方肝郁解除后，可改服“养阴疏肝降糖汤”：生地黄、牡丹皮、香附各 10g，玄参、地骨皮、天花粉、决明子、夜交藤各 30g，山药、白芍各 12g，当归、郁金各 9g，菊花 15g。

【出处】《广西中医》，1983，（4）：42。

3. 经验方

【组成】柴胡、当归、白芍、玉竹、薄荷、五味子、山茱萸、黄芪、牡丹皮、鸡内金、枸杞子、菊花、天花粉。

【功效】疏肝解郁，滋肾清肝。

【主治】中老年糖尿病肝郁化火，津液被耗者。

【临床运用】每日 1 剂，水煎服。

【出处】《四川中医》，1985，（6）：23。

4. 经验方

【组成】柴胡、当归、白芍、薄荷、玉竹、瓜蒌、甘草、黄芪、牡丹皮、鸡内金。

【功效】疏肝解郁，健脾降糖。

【主治】糖尿病肝郁脾虚型。

【临床运用】每日 1 剂，水煎服。

【出处】《新中医》，1985，（8）：1。

5. 经验方

【组成】醋柴胡、醋白芍各 9g，黄芪 50g，玄参、知母、生龙骨、生牡蛎、天花粉各 30g，牡丹皮、生地黄、山茱萸各 20g，桑螵蛸、五味子、熟附子各12g，苍术6g。

【功效】舒肝解郁，益气养阴，温补下元。

【主治】糖尿病，肝郁化火，气阴两伤者。症见形体消瘦，皮肤晦暗，口唇干燥，胸胁疼痛，盗汗耳鸣，视物昏花，牙周红肿，大便时干时溏，小便清长，脉沉弦。

【临床运用】每日1剂，水煎服。

【出处】《新中医》，1986，（11）：12。

6. 经验方

【组成】柴胡、醋白芍、黄芪、玄参、知母、生龙骨、牡蛎、天花粉、牡丹皮、生地黄、山茱萸各20g，桑螵蛸、五味子、附子各12g，苍术6g。

【功效】疏肝解郁，益气养阴。

【主治】糖尿病肝郁化火，气阴两伤者。

【临床运用】每日1剂，水煎服。

【出处】《新中医》，1986，（11）：39。

7. 经验方

【组成】牡丹皮18g，栀子10g，龙胆草6g，柴胡6g，白芍20g，生牡蛎30g，玄参15g，玉竹20g，山药30g，石斛15g，生甘草6g。

【功效】清泻肝火，滋养肺胃。

【主治】糖尿病肝郁化火灼阴，脾为肝木所乘，胃火燔灼者。

【临床运用】每日1剂，水煎服。

【出处】《四川中医》，1986，（8）：46。

8. 经验方

【组成】柴胡、白芍、郁金各15g，生地黄、黄芪各20g，熟地黄、茯苓、甘草各10g，鸡内金、当归各10g。

【功效】养血疏肝，滋阴降火。

【主治】糖尿病肝郁化火者。

【临床运用】每日1剂，水煎服。

【出处】《湖北中医》，1987，（4）：42。

9. 泻肝清胃汤

【组成】钩藤18g，生石膏18g，知母12g，天花粉12g，黄连5g，淡竹叶5g，龙胆草6g，甘草3g。

【功效】泻肝清胃，生津止渴。

【主治】消渴，肝火灼胃，津伤作渴。症见烦渴饮冷，气躁易怒，胸脘闷热，口苦咽干，小便色黄，舌红苔黄，脉弦数。

【临床运用】每日1剂，水煎服。

【出处】《湖南中医杂志》，1987，（11）：19。

10. 抑肝消渴饮

【组成】生白芍、生龙骨、生牡蛎、熟地黄各30g，玄参、玉竹、山药各20g，麦冬15g。

【功效】抑肝养阴。

【主治】糖尿病及其合并症，证属肝阳失制者。

【临床运用】阴虚热盛加生石膏；气阴两虚加生黄芪、墨旱莲；阴阳两虚加山茱萸、制附子。共治疗42例，临床治愈31例，显效5例，有效4例，无效2例。

【出处】《中医研究》，1990，3（1）：34–35。

11. 经验方

【组成】柴胡、夏枯草、白蒺藜各20g，栀子、川楝子各6g，生地黄、山药、生龙骨、生牡蛎各30g，牡丹皮、白术、茯苓各12g，沙参、麦冬、天花粉、知母、白芍、枸杞子各15g，蚕茧10g，五味子5g，甘草3g。

【功效】疏肝降火，育阴潜阳，清滋肺胃，益肾固关。

【主治】糖尿病肝郁化火，肺胃阴伤。

【临床运用】每日1剂，水煎服。

【出处】《中医药研究》，1990，（1）：28。

12. 经验方

【组成】柴胡、白芍、当归、白术、茯苓、牡丹皮、栀子、生龙骨、生牡蛎、生石膏、山药、沙参、麦冬、知母、酸枣仁。

【功效】疏肝解郁，滋阴生津。

【主治】糖尿病肝郁津伤者。

【临床运用】每日1剂，水煎服。

【出处】《江苏中医杂志》，1990，（10）：4。

13. 经验方

【组成】柴胡8g，当归10g，白术12g，白芍、生地黄、枸杞子各10g，茯苓、香附、川芎各9g，知母30g。

【功效】疏肝理脾，养阴清热。

【主治】适用于因肝郁或肝郁化火引起的糖尿病。

【临床运用】每日1剂，水煎服。渴饮无度加生石膏、天花粉；易饥多食加黄连；小便频数加桑螵蛸、覆盆子、菟丝子；便干秘结加瓜蒌仁；便溏腹泻加苍术、地榆、秦皮；面肢浮肿加猪苓、泽泻；手足麻木加鸡血藤、丹参；阳痿腰酸加胡芦巴、仙灵脾；视物模糊加青葙子、决明子、茺蔚子；头晕头痛者加夏枯草、钩藤、生龙骨、菊花。治疗60例，理想控制15例，一般控制42例，控制不良3例，总有效率为95%。

【出处】《北京中医院学报》，1991，(3)：36。

14. 经验方

【组成】黄芪、瓜蒌、山药、葛根、柴胡、鸡内金、麦芽、玄参、川芎、丹参。

【功效】益气疏肝，育阴理脾，活血化瘀。

【主治】糖尿病肝失疏泄证。症见形体丰腴，忧郁不乐，倦怠乏力，胁肋隐痛绵绵，舌苔薄白或腻，质暗或舌下静脉青紫怒张，脉弦或数。

【临床运用】每日1剂，水煎服。

【出处】《中医药研究》，1991，(2)：64。

15. 经验方

【组成】黄芪、山药各30g，牡丹皮、枸杞子、山茱萸各20g，玄参、天花粉、菊花各15g，柴胡、苍术、当归、白芍各12g，甘草6g，薄荷3g。

【功效】疏肝解郁，滋阴清热，益气化瘀。

【主治】糖尿病肝郁化火，气虚血瘀者。

【临床运用】每日1剂，水煎服。血压高者加夏枯草、葛根、丹参、石斛各15g。

【出处】《实用中医内科杂志》，1991，(4)：38。

16. 经验方

【组成】白芍、生龙骨、生牡蛎、玉竹、玄参、山药、鸡内金、赤芍、生地黄、熟地黄、丹参、葛根、山茱萸。

【功效】养阴抑肝，活血化瘀。

【主治】糖尿病肝泄太过。症见消瘦，口渴甚，多食易饥，尿多，头昏烦躁，夜寐多梦，双目干涩，神疲乏力，月经不调，大便艰涩，少苔而干燥，扪之少津或糙焦，舌质暗红，脉细且数。

【临床运用】每日1剂，水煎服。热盛者加知母、栀子；眩晕者加决明子、槐花；视物不清加谷精草、菊花、白蒺藜；痈疽加金银花、蒲公英、菊花。

【出处】《中医药研究》，1991，(2)：64。

17. 经验方

【组成】熟地黄、山药、山茱萸、茯苓、泽泻、牡丹皮、柴胡、当归、白芍、栀子、酸枣仁。

【功效】滋养肾阴，疏肝理气。

【主治】糖尿病阴虚肝郁者。

【临床运用】每日1剂，水煎服。

【出处】《新疆中医药》，1992，(3)：60。

18. 经验方

【组成】生地黄、玄参、丹参、天花粉各20g，麦冬、葛根各10g，白芍、何首乌各15g，甘草6g。

【功效】养阴柔肝，生津降糖。

【主治】糖尿病阴虚肝旺型。症见口干喜饮，易于急躁，脉弦细。

【临床运用】每日1剂，水煎服。

【出处】《中医杂志》，1992，(4)：24。

19. 滋肾清肝饮

【组成】黄芪、生地黄、山药各30g，山茱萸、茯苓、泽泻、栀子、当归、白芍、玄参、仙灵脾各12g，牡丹皮、苍术、柴胡各9g。

【功效】滋肾清肝。

【主治】糖尿病证属肾虚肝旺者。

【临床运用】偏上消加北沙参、玉竹、麦冬；偏中消加生石膏、知母；偏下消者加肉苁蓉、龙骨；血糖不降加生石膏、黄精；白内障加谷精草、木贼草；高血压加夏枯草、牛膝、钩藤、菊花、石决明；周围神经病变加鸡血藤、木瓜；冠心病加丹参、瓜蒌、薤白、半夏；尿中出现酮体加黄芩、黄连；腰痛加桑寄生、续断、杜仲；乏力加太子参、白术；失眠心悸加柏子仁、酸枣仁、五味子。共治疗70例，临床治愈22例，有效24例，好转19例，无效5例。

【出处】《陕西中医》，1992，13(6)：241。

20. 经验方

【组成】柴胡、枳壳、枳实、葛根各10g，赤芍、白芍、天花粉各30g，厚朴、黄连各6g，玄参20g，生大黄8g。

【功效】疏肝解郁，清热生津。

【主治】糖尿病肝郁化热型。症见“三多”，口苦咽干，胸胁苦满，胸闷太息，头晕目眩，大便秘结，舌质暗红，舌苔粗黄，脉弦细数。

【临床运用】每日1剂，水煎服。

【出处】《中医杂志》，1992，（4）：24。

21. 经验方

【组成】柴胡、白芍、白术、枳实、当归、薄荷、沙参、麦冬、天花粉、枸杞子、黄精、何首乌、黄柏、女贞子、香橼、肉苁蓉。

【功效】疏肝解郁，养阴降糖。

【主治】糖尿病肝病及脾。症见胸胁撑胀，嗳气则舒，精神抑郁，大便时硬时溏，继而多食易饥，或“三多”不明显，舌淡脉弦。

【临床运用】每日1剂，水煎服。

【出处】《山东中医杂志》，1992，（2）：9。

22. 加味逍遥散

【组成】柴胡10g，当归10g，白芍10g，白术12g，茯苓12g，甘草6g，薄荷6g，生黄芪50g，枸杞子15g。

【功效】理气解郁。

【主治】消渴并发症属肝郁型。症见胸闷胀满，太息，口苦咽干，急躁易怒；舌红脉弦。

【临床运用】加减：纳呆加鸡内金，生麦芽，砂仁；不寐加酸枣仁、黄连、肉桂；尿频加山茱萸，桑螵蛸；有热加金银花、蒲公英、牛膝；腰痛加金毛狗脊、桑寄生、杜仲；眩晕加天麻、钩藤、蝉蜕；眼睑浮肿加桑叶、菊花；牙龈出血加仙鹤草；泄泻加乌梅、山药、芡实；大便干去白术、茯苓，加玉竹、全瓜蒌。本方治疗60例，痊愈22例，显效18例，好转14例，无效6例，总有效率90%。

【出处】《时珍国药研究》，1993，4（4）：8。

23. 经验方

【组成】柴胡、白芍、天花粉、当归、红花、川楝子、穿山甲、知母、玉竹、枸杞子、黄芪、山药、菟丝子、甘草。

【功效】滋阴疏肝，活血降糖。

【主治】糖尿病肝郁血滞。症见头晕头痛，胁痛如锥刺，痛处固定不移，夜重于昼，按之痛甚，四肢麻木，面色晦暗，肢体浮肿，困倦乏力，舌质暗红有瘀斑，脉弦涩。

【临床运用】每日1剂，水煎服。

【出处】《湖北中医杂志》，1993，（5）：40。

24. 经验方

【组成】柴胡、杜仲、泽泻、狗脊、五味子、山茱萸、苍术、山药、生地黄、熟地黄、黄芪、白芍、玄参、桑螵蛸。

【功效】滋肾疏肝。

【主治】糖尿病肝郁肾亏。症见胁肋胀满，头晕心悸，视物不清，腰痛肢软，疲乏无力，精神不振，形体消瘦，小便频数或淋沥，脉虚弦，舌质红，苔薄黄或少苔。

【临床运用】每日1剂，水煎服。

【出处】《湖北中医杂志》，1993，（5）：40。

25. 经验方

【组成】柴胡10g，当归9g，白芍根9g，川芎9g，白术9g，茯苓12g，荔枝核20g，葛根9g，荷叶6g，黄芪15g，鬼箭羽12g，马齿苋12g。

【功效】疏肝调气。

【主治】2型糖尿病。

【临床运用】肝郁脾虚者，明显乏力者，加人参6g，黄芪加至30g；肝郁化火者，加栀子6g，牡丹皮8g；郁热伤阴者，加地骨皮15g，再加六味地黄丸；渴甚者，加珠子参12g；瘀血者，加丹参15g，桃仁12g；阳虚浮肿或尿蛋白阳性者，合附桂八味丸；手足麻木疼痛者，加桑枝30g；皮肤瘙痒者，加地肤子、苦参各10g；若有皮肉溃烂者，用金黄散外敷。每日1剂，水煎2次，早晚分服，30天为1个疗程，连服4个疗程。治疗期间原口服西药降糖药物一律撤减直至停用。服药期间忌辛辣刺激性食物。

【出处】《上海中医药杂志》，1999，（7）：19。

26. 经验方

【组成】醋柴胡12g，黄芩10g，半夏6g，生黄芪30g，牡丹皮20g，生地黄30g，天花粉15g，炒白芍12g，焦栀子、全当归、炒苍术各10g，生甘草6g。

【功效】和解少阳，清泄胆热。

【主治】糖尿病胆火灼津型。症见口渴欲饮，多食易怒，咽干口苦，或见寒热往来，胸胁苦满，目眩，大便干结，小便黄赤，舌红苔黄，脉弦。

【临床运用】每日1剂，水煎服。

【出处】《中医药研究》，1993，（1）：21。

27. 经验方

【组成】柴胡、郁金、川芎、沙苑子各15g，白芍、知母各20g，天花粉30g。

【功效】疏肝解郁，生津止渴。

【主治】糖尿病肝气郁结型。

【临床运用】每日1剂，水煎服，8周为1个疗程。

【出处】《辽宁中医杂志》，1993，（4）：27。

28. 经验方

【组成】龙胆草、牡丹皮、栀子、生地黄、柴胡、黄芩、乌梅、白芍、川楝子、生石膏、知母。

【功效】清肝降火，生津降糖。

【主治】糖尿病肝火炽盛者。

【临床运用】每日1剂，水煎服。

【出处】《新中医》，1993，（4）：13。

29. 经验方

【组成】柴胡、白芍、白术、茯苓、香附、佛手、薄荷、枳壳、山药、甘草。

【功效】疏肝理气，健脾降糖。

【主治】糖尿病，肝郁脾虚者。

【临床运用】每日1剂，水煎服。

【出处】《新中医》，1993，（4）：13。

30. 经验方

【组成】醋柴胡12g，白术、白芍各15g，当归、茯苓各12g，制香附10g，生地黄30g，肉桂、吴茱萸各6g，生龙骨、生牡蛎各30g，郁金12g，山茱萸20g。

【功效】疏肝理气，暖肝降糖。

【主治】糖尿病肝寒气郁型。症见口渴喜热饮，以夜间尤甚，消谷善饥，胸胁苦闷，思睡，疲倦无力，视物昏花，时吐清涎，大便或溏，小便频数，舌淡嫩苔薄白，脉弦无力者。

【临床运用】每日1剂，水煎服。

【出处】《中医药研究》，1993，（1）：21。

31. 经验方

【组成】柴胡、白芍、知母、天花粉、桑白皮、菟丝子、生石膏、生地黄、葛根、麦冬、蝉蜕。

【功效】舒肝清肺，养阴生津。

【主治】糖尿病肝郁灼肺。症见口渴多饮，善食易饿，小便频数，皮肤瘙痒，胁肋胀痛，脉弦大而数，舌红苔黄燥者。

【临床运用】每日1剂，水煎服。

【出处】《湖北中医杂志》，1993，（5）：40。

32. 降糖饮Ⅱ号

【组成】柴胡、白芍、川楝子、荔枝核、天花粉、黄连、生地黄、黄芪、山药、黄精、白术、葛根。

【功效】调肝和阴，健脾益气。

【主治】糖尿病证属肝郁脾虚者。

【临床运用】每日1剂，水煎服。

【出处】《山东中医杂志》，1994，13（2）：86。

33. 自拟消渴方

【组成】白芍15g，乌梅15g，天花粉15g，玉竹15g，石斛15g，生地黄15g，牡丹皮10g，黄连10g，甘草10g。

【功效】泻肝清热，养阴生津，疏肝凉血化瘀。

【主治】消渴其并发症，表现为口渴多饮，消谷善饥，小便数量，两胁疼痛，眩晕耳鸣，口苦易怒，心惕易惊，视物昏花，多太息。

【临床运用】烦渴多饮，消谷善饥加石膏15～30g，知母15g，天花粉重用至30～60g；小便量多加山茱萸15g；眩晕耳鸣加生牡蛎15～30g，石决明15～30g；脾气虚弱，短气乏力者加太子参15g，山药10g，玉竹增至30g；便秘者加生栀子10g，芒硝10g，郁李仁15g；纳呆腹胀加鸡内金10g；肢体麻木加天麻10g，桑枝15g，姜黄 10g；皮肤瘙痒加蝉蜕 10g，地肤子 10g，苦参 10g；血瘀者加丹参 15g，川芎 10g；视物昏花、白内障、眼底出血加枸杞子 15g，夜明砂 10g，三七 3g；兼见疮疡、痈疽者加金银花 15～30g，忍冬藤 15g；若消渴日久，阴损及阳，肾阳虚亏，症见水肿，小便不利者加炙附子 6～12g，车前草 15g。每日 1 剂，水煎分 2 次服。病情稳定后可接上方配制成水丸，每次服 10g，每日 2～3 次以巩固疗效，1 个月为 1 疗程，可服 1～3 个疗程。

【出处】《四川中医》，1994，12（2）：24。

34. 降糖舒肝汤

【组成】仙鹤草 50g，柴胡 30g，青皮 20g，姜黄 10g，天竺黄 10g，僵蚕 20g，炒麦芽 50g。

【功效】疏肝解郁，化痰清热。

【主治】消渴肝郁化火，火灼津液，炼液为痰，痰滞脏腑而症见焦虑，多愁善感；精神抑郁，萎靡不振，心烦易怒，胸胁胀痛，妇女则乳房发胀，月经不调者。

【临床运用】本方治疗 66 例。

【出处】《河北中医》，1994，16（2）：17。

35. 加味一贯煎

【组成】沙参 30g，玄参 20g，山药 30g，麦冬 12g，生地黄 24g，当归 15g，枸杞子 15g。

【功效】滋阴疏肝，生津止渴。

【主治】消渴其并发症，属肝郁津伤者。症见多饮多食，多尿，口咽干燥，心烦失眠，头晕舌淡无苔，脉细数。

【临床运用】烦渴多饮加天花粉、黄芩、川贝母；多食易饥加黄芩、石膏、知母；尿频量多，混浊如脂膏者加桑螵蛸、益智仁、五味子；伴困倦乏力气短者，加党参、黄芪；舌质暗或有瘀斑者，加丹参、桃仁、红花。本方治疗 24 例，治愈 13 例，显效 6 例，好转 4 例，无效 1 例，总有效率 95.83%。

【出处】《山东中医杂志》，1994，13（1）：27。

36. 加减滋水清肝饮

【组成】熟地黄、山药各 30g，山茱萸、酸枣仁、麦冬、牡丹皮各 10g，枸杞子、白芍各 12g，柴胡、栀子各 6g，天花粉、葛根各 15g。

【功效】滋水清肝，生津润燥。

【主治】2 型糖尿病症见烦躁易怒，头晕目眩，口干口苦，情志不畅，胸胁满痛，舌红苔薄黄，脉弦细。

【临床运用】肾阴虚损较甚加黄柏、知母各 10g；气虚明显加黄芪 20g，白参 10g；肢体麻木加豨莶草、牛膝各 10g，鸡血藤 20g；皮肤瘙痒加苦参、白鲜皮各 10g；视物模糊加白菊花 10g，沙苑子 15g；高脂血症加山楂 12g，决明子 10g；胸闷胸痛加薤白、枳实各 10g，丹参 15g。

【出处】《湖南中医学院学报》，1995，（2）：18。

37. 柔肝益脾汤

【组成】天花粉 20g，荔枝核 15g，石斛 10g，玉竹 10g，山药 10g，白芍 10g，扁豆 10g，莲子 10g，佛手 10g，玫瑰花 10g，代代花 10g。

【功效】柔肝益脾，滋阴清热。

【主治】2 型糖尿病及其并发症属脾阴受损、肝胃燥热者。症见眩晕，渴喜冷饮，烦躁口苦，小便频数，大便不干，舌边尖红，苔薄黄，脉弦数。

【临床运用】肝郁火胆者加芦荟 10g，青黛 8g，菊花 30g，黄芩 10g；肺胃燥热加芦根 10g，栀子 10g，生石膏 10g；阴虚内热加地骨皮 10g，秦艽 10g，鳖甲 10g，银柴胡 10g；肾阴亏损加山茱萸 10g，生地黄 10g，牡丹皮 10g，知母 10g；血瘀加血竭 6g，水蛭 6g，赤芍 10g；气阴两虚加黄芪 15g，麦冬 10g，太子参 10g，龟甲 10g，五味子 10g，何首乌 10g。治疗 61 例，临时控制 12 例（19.7%），显效 6 例（9.8%），有效 33 例（54.1%），无效 10 例（16.4%），总有效率 3.6%。

【出处】《山西中医》，1995，11（1）：30。

38. 加味龙胆草泻肝汤

【组成】黄芩、黄连、龙胆草、栀子、泽泻、木通、车前草、生地黄、柴胡、防已、蚕沙、莲子心。

【功效】清热降火，分清湿浊。

【主治】糖尿病及其并发症属湿热熏蒸者。症见肥胖体型，口渴多饮，头晕目眩，口苦咽干，倦怠无力，夜间多尿，舌质暗红或红，苔薄黄腻或黄腻，脉弦滑数。

【临床运用】共治疗36例，临床痊愈28例，显效5例，好转3例。

【出处】《中医药学报》，1995，(4)：45。

39. 经验方

【组成】黄连2g，吴茱萸3g，半夏10g，陈皮6g，茯苓10g，竹茹10g，郁金5g，代赭石10g，旋覆花10g。

【功效】疏肝和胃，降逆止呕。

【主治】糖尿病并发呕逆。久病阴津耗伤，肝气失敛，横逆犯胃，致使和降失司，发为呕逆，每当情志不畅，肝气怫郁之时而呕逆甚者。

【临床运用】每日1剂，水煎服。

【出处】《山东中医学院学报》，1996，(1)：29。

40. 经验方

【组成】柴胡15g，白芍15g，枳壳10g，香附10g，郁金10g，佛手10g，紫苏梗10g，葛根10g。

【功效】疏肝理气，畅津布达。

【主治】消渴。症见口干不甚渴饮，小便频数，形体消瘦，精神抑郁，意志消沉，胸胁苦满，食纳呆滞或肢体疼痛，舌淡苔白，脉弦者。

【临床运用】每日1剂，水煎服。

【出处】《光明中医》，1996，(6)：5。

41. 加味逍遥散

【组成】柴胡、薄荷、当归、白芍、荔枝核、玫瑰花等。

【功效】疏肝达郁养营。

【主治】消渴肝失疏泄，津乏输化者。症见咽干口苦，多饮多食，尿冷频多，孤僻欲寐，暖急太息，胁肋脂满，舌淡红，苔薄黄，脉弦细。

【临床运用】每日1剂，水煎服。

【出处】《河南中医》，1995，15(5)：296。

42. 加味四逆散

【组成】柴胡、玄参、葛根各10g，赤芍、白芍、丹参各20g，枳壳、枳实、黄连各8g，厚朴6g，天花粉20g。

【功效】疏肝解郁，调理气机。

【主治】糖尿病及其合并症，证属肝郁气滞者。症见胸闷太息，脘腹胀满，两胁不舒，急躁易怒或情志抑郁，口苦咽干，舌暗红苔薄黄，脉弦。

【临床运用】口渴喜冷饮，苔黄，加生石膏、寒水石各30g；大便秘结，加生大黄或番泻叶各10g；心悸气短加太子参20g，麦冬、五味子各10g；尿少浮肿者，加石韦、猪苓各30g，泽泻、泽兰各15g；血压偏高加天麻、三棱、莪术各10g，牛膝12g；夜寐不安，加炙远志10g，酸枣仁20g；合并眼病，早期加枸杞子、石斛，中期加何首乌、青葙子；合并肾病，早期加芡实、金樱子、山茱萸、黄精、猪苓，中期加熟大黄，晚期增加番泻叶；合并心病，早期加紫苏梗、佛手、香橼、川芎，中期加太子参、麦冬、五味子，晚期加葶苈子、大枣、桑白皮、车前子，早搏加牡丹皮、赤芍；周围神经病变，早期加狗脊、续断、木瓜、牛膝、秦艽，中期加威灵仙、羌活、独活、土鳖虫、蜈蚣、巴戟天、刺猬皮，晚期加蕲蛇、乌梢蛇、附子、肉桂；夜间腹泻用炒车前子、炒山药，甚者加罂粟壳；皮肤病变，早期加地肤子、白鲜皮，中期加苦参、蛇床子。共治疗34例，临床缓解8例，显效14例，有效10例，无效2例，总有效率达到94.1%。

【出处】《上海中医药杂志》，1997，(5)：12。

43. 疏肝汤

【组成】柴胡、当归、白芍、川芎、白术、葛根各9g，茯苓、鬼箭羽、马齿苋各12g，荔枝核20g，荷叶6g，黄芪15g。

【功效】疏肝理气，和血柔肝。

【主治】2型糖尿病及其合并症，证属肝气郁结者。

【临床运用】乏力加人参6g，黄芪增加至30g；肝郁化火加栀子6g，牡丹皮9g；郁热伤阴加地骨皮及六味地黄汤；渴甚加芦根12g；胸闷胸痛加丹参15g，桂枝9g，山楂9g；浮肿合八味肾气丸；手足麻木疼痛加桑枝30g，麻黄6g；眼疾加车前子12g，白蒺藜15g，菊花9g。共治疗245例，临床痊愈32例，显效64例，有效122例，无效27例，总有效率88.97%。可明显降低空腹血糖，提高血清胰岛素水平（$P<0.05$）；降低血清总胆固醇和甘油三酯水平（$P<0.05$、0.01）。

【出处】《河北中医》，1997，19（2）：19–20。

44. 降糖煎

【组成】僵蚕、郁金、沉香、西洋参、茯苓、天花粉、黄芪、鬼箭羽、鸡内金、山茱萸、生地黄、黄连、川芎、当归、牡丹皮。

【功效】平肝降气，滋阴补气活血。

【主治】2 型糖尿病患者存在情志失调，烦躁易怒等肝失疏泄症状者。

【临床运用】治疗 1000 例，每疗程 60 天，观察 1 ~ 3 个疗程，临床痊愈 467 例，有效 481 例，无效 52 例，总有效率 94.8%。本方可明显缓解临床症状（口渴多饮、多食善饥、周身乏力、气短自汗、心烦易怒、五心烦热、失眠、两目干涩等），升高空腹及餐后胰岛素水平（$P<0.05$），增加 C 肽的分泌量（$P<0.05$）。

【出处】《山东中医杂志》，1997，16（2）：50–60。

45. 经验方

【组成】柴胡、白芍 10g，丹参 15g，山药 15g，茯苓 15g，白术 10g，焦栀子 10g，郁金 10g，当归 6g。

【功效】疏肝解郁。

【主治】糖尿病肝气郁滞型。症见口渴多饮，多食善饥，尿多口苦，胁胀满痛。

【临床运用】每日 1 剂，水煎服。

【出处】《糖尿病及其并发症的中医药研究进展》。

46. 酸味愈消汤

【组成】五味子 9g，山茱萸 12g，金樱子 9g，乌梅 9g，白芍 12g，山楂 15g，木瓜 6g，五倍子 6g，黄芪 15g，山药 12g，白术 9g，甘草 6g。

【功效】酸甘化阴，柔肝健脾补肾。

【主治】2 型糖尿病。

【临床运用】加减：气虚重者加大黄芪用量；阴虚显著加玄参、天冬、麦冬；肝肾亏虚明显者加枸杞子、巴戟天；热偏重者加知母、黄芩；口渴引饮加天花粉，芦根；多食善饥加生地黄、黄精；视物不清加枸杞子、菊花，四肢麻木加川芎、当归。本方治疗 60 例，治疗期间停用其他任何降糖中医药，结果治愈 13 例，好转 39 例，无效 8 例，总有效率 86.7%，治疗前平均血糖 12.1 ± 4.2mmol/L，治疗后血糖平均值 7.5 ± 2.9mmol/L（均为空腹血糖）。

【出处】《辽宁中医杂志》，1998，25（1）：24。

47. 经验方

【组成】柴胡、枳实、枳壳、桃仁、红花、当归各 10g，赤芍 15g，川芎 15g，葛根 15g，丹参 30g，牛膝 12g，生地黄 30g，甘草 6g。

【功效】疏肝解郁，活血化瘀。

【主治】糖尿病，肝郁气滞，瘀血阻络者。症见口干饮水不多，纳少，胸胁少腹胀疼，得温则舒，情志抑郁，周身皮肤窜痛，口唇色暗，脉沉细涩。

【临床运用】每日 1 剂，水煎服。

【出处】《中国糖尿病医案选》。

48. 经验方

【组成】沙参 12g，生地黄 24g，炒川楝子 9g，枸杞子 12g，川贝母 9g，柴胡 9g，白芍 12g，女贞子 24g，墨旱莲 24g，桑螵蛸 15g，杜仲 9g，鸡内金 9g，炒五灵脂 12g，生龟甲 60g（先煎），生鳖甲 30g，鸡血藤 18g，薤白 12g，紫草 24g，九香虫 9g，鲜车前草 30g，三七粉 3g（冲服）。

【功效】育阳潜阳，疏肝解郁。

【主治】糖尿病，阴虚阳亢，肝郁气滞者。症见多饮多尿，混浊如脂膏，夜尿增多，失眠眩晕，烦躁易怒，皮肤瘙痒，牙齿脱落，腰骶疼痛，舌质绛，舌苔如镜，脉弦细数。

【临床运用】每日 1 剂，水煎服。

【出处】《中国糖尿病医案选》。

49. 经验方

【组成】柴胡、白芍、苍术各 9g，黄芪 50g，知母、天花粉各 30g，五味子 12g，山茱萸 20g，生龙骨、生牡蛎各 30g，桑螵蛸 15g，玄参 30g，牡丹皮 30g，生地黄 30g，附子 9g。

【功效】舒肝解郁，益气滋阴。

【主治】糖尿病，肝郁化火，气阴两伤者。症见咽干口渴，善食易饥，小便频数量多，大便干燥，口腔溃烂，牙周红肿，两目干涩，肝区隐疼，疲乏无力，盗汗，脉弦数。

【临床运用】每日 1 剂，水煎服。

【出处】《糖尿病的中医治疗》。

50. 经验方

【组成】醋柴胡、醋白芍、当归各9g，茯苓12g，黄芪50g，五味子12g，山茱萸、牡丹皮、玄参各20g，生龙骨、生牡蛎各30g，桑螵蛸15g，苍术6g，细辛3g。

【功效】舒肝健脾，益气补肾。

【主治】糖尿病，肝郁脾虚，气虚肾亏者。症见口渴易饥，便频，疲乏无力，烦躁不寐，两胁胀满，时而隐痛，头晕，午后潮热，脉弦大。

【临床运用】每日1剂，水煎服。

【出处】《糖尿病的中医治疗》。

51. 经验方

【组成】柴胡、枳壳、枳实、陈皮、半夏、竹茹、厚朴、丝瓜络各10g，赤芍、白芍、猪苓、茯苓各15g，天花粉30g，木瓜30g。

【功效】疏肝解郁，化痰除湿。

【主治】糖尿病，肝郁气滞，痰湿内阻者。症见胸胁苦满，口干口苦，神疲乏力，卧寐不安，大便不调，舌暗红，苔厚腻，脉弦滑。

【临床运用】每日1剂，水煎服。

【出处】《中国糖尿病医案选》。

52. 经验方

【组成】柴胡12g，白芍15g，当归12g，玉竹30g，黄芪50g，生山药60g，五味子9g，山茱萸20g，牡丹皮30g，瓜蒌15g，玄参15g，生地黄30g，知母15g，生龙骨、生牡蛎各15g。

【功效】疏肝解郁，益气养阴。

【主治】糖尿病，肝郁化火，气阴两伤者。症见多饮多食多尿，疲乏无力，胁下胀满，下肢酸软，视物昏花，口渴欲饮，口苦，大便干，脉弦数。

【临床运用】每日1剂，水煎服。

【出处】《糖尿病的中医治疗》。

53. 疏肝活血降糖饮

【组成】炒柴胡10g，炒黄芩10g，川楝子10g，炒栀子6g，当归15g，杭白芍30g，佛手10g，枳壳10g，葛根30g，生黄芪30g，桃仁10g，红花6g，天花粉20g，生地黄20g。

【功效】疏肝理气活血。

【主治】糖尿病属肝郁血瘀者。

【临床运用】每日1剂，水煎服。分2次服。临床加减：①并发周围血管神经炎，表现肢体（特别是在下肢）对称性疼痛或感觉异常，呈刺痛、难以盖被，甚则有麻木、蚁走、虫感等。降糖饮去炒黄芩、荷顶、栀子，加秦艽30g，威灵仙15g，石楠叶30g。②并发眼底视网膜病变：降糖饮减炒黄芩、葛根，加菊花10g，牡丹皮30g，石斛30g。③并发感染，常见的有呼吸系统感染、泌尿系统感染、皮肤感染。其中呼吸系统感染，宜降糖饮减葛根、荷顶、佛手，加金银花15g，连翘20g，芦根30g；泌尿系统感染，宜降糖饮减葛根、荷顶、佛手，加瞿麦15g，萹蓄10g，车前子15g；皮肤感染，宜降糖饮减葛根、荷顶、佛手，加蒲公英20g，野菊花15g，紫花地丁20g。

【出处】《实用中医内科杂志》，2001，(1)：23。

54. 疏肝养阴汤

【组成】柴胡10g，赤芍、白芍各20g，川芎10g，木香12g，知母10g，葛根15g，乌梅10g，黄芪15g，当归10g。

【功效】疏肝养阴。

【主治】糖尿病证属阴虚肝郁者。

【临床运用】每日1剂，水煎服。分2次服。临床加减：心悸胸闷者，加苍术10g，远志6g，或生脉散（沙参15g，麦冬10g，五味子6g），柏子仁10g；下肢酸软麻木者，加续断10g，桑寄生10g，鸡血藤30g；上肢麻痛者，加姜黄10g，桂枝10g；血压高、眩晕者，加生龙骨、生牡蛎各30g，珍珠母30g；视瞻昏渺者，加牡丹皮10g，木贼草12g，白蒺藜12g；有蛋白尿者，加覆盆子10g，金樱子10g，菟丝子15g。

【出处】《安徽中医临床杂志》，2001，(2)：81。

55. 经验方

【组成】柴胡10g，当归10g，白芍10g，川芎10g，白术10g，茯苓12g，荔枝核20g，葛根20g，黄芪15g，荷叶6g，鬼箭羽15g，马齿苋15g。

【功效】理气活血。

【主治】糖尿病证属气滞血瘀者。

【临床运用】每日1剂，水煎服。临床加减：肝郁脾虚加人参10g，黄芪加至30g；肝郁化火加炒栀子10g，牡丹皮10g；郁热伤阴加地骨皮15g；渴甚加芦根15g，山楂10g；手足麻木加桑枝20g，天麻10g；并发眼疾加白蒺藜15g，菊花10g。治疗2型糖尿病146例，临床症状改善，血糖明显降。

【出处】《湖南中医药导报》，2001，(4)：171。

56. 疏肝健脾活血方

【组成】柴胡6g，郁金30g，佛手10g，赤芍、白芍各30g，三棱10g，丹参30g，白术10g，山药30g，枳壳10g，黄精15g。

【功效】疏肝健脾，活血化瘀。

【主治】2型糖尿病证属肝郁脾虚血瘀者。

【临床运用】每日1剂，水煎服。分2次服。

【出处】《河北中医》，2001，(2)：105。

57. 清肝泻心片

【组成】栀子、黄连、柴胡、黄芩、百合、知母、天花粉、生地黄。

【功效】清肝泻心。

【主治】2型糖尿病证属肝郁热者。

【临床运用】上药制成片剂，每次5片，每日3次，治疗50例，总有效率为84%，疗后症状改善，空腹血糖、餐后2小时血糖明显降低。

【出处】《湖南中医学院学报》，2002，(1)：57。

58. 舒肝健脾活血汤

【组成】薄荷6g(后下)，苍术10g，木瓜、乌梅各12g，黄芪、山药、醋白芍、云参、白蒺藜、丹参、益母草、地锦草各30g。

【功效】舒肝健脾，活血通络。

【主治】2型糖尿病。

【临床运用】每日1剂，水煎分早晚两次温服。1个月为1个疗程，治疗3个月后，显效20例，有效26例，无效4例，总有效率92%。

【出处】《湖南中医药导报》，2000，6(12)：15。

59. 自拟方

【组成】柴胡、白芍、当归各12g，黄芪30g，山药15g，玄参20g，苍术10g，枸杞子10g。

【功效】疏肝调气。

【主治】2型糖尿病。

【临床运用】每日1剂，水煎日2分服。若偏肺热津伤加天花粉、知母；偏胃热炽盛者加石膏、黄连、栀子；偏肾阴虚，加山茱萸、五味子、桑螵蛸等；偏肾阴阳两虚者，酌加附子、肉桂、五味子、山茱萸；有血瘀酌加赤芍、桃仁、红花；视物昏花加菊花；手足麻木疼痛加丹参、鸡血藤、五加皮。治疗30天，63例患者显效32例，有效28例，无效6例，总有效率90.5%。

【出处】《中医函授通讯》，2000，19(6)：51。

60. 龙胆草温肝汤加减

【组成】龙胆草15g，栀子15g，黄芩10g，柴胡15g，生地黄30g，生甘草6g，当归15g，木通3g。

【功效】清利肝胆湿热。

【主治】消渴肝胆湿热型。主症：全部患者均有不同程度的多饮、多食、多尿症状，消瘦情况视个体而异。并发症以高脂血症和周围神经病变为主。尚无一例并发脑血管意外。患者自觉口苦，咽干，胸胁作胀疼痛，善太息。舌苔黄腻，脉弦滑数。

【临床运用】每日3次，水煎服。每1~2日1剂，连服10剂为1个疗程，同时配合饮食疗法。加减：因消渴尿多，木通用量宜从轻，以防伤津耗液。阴虚烦热者加知母25g，黄柏15g，醋龟甲15g，以滋阴清热；胸闷不舒者加郁金9g，瓜蒌15g，以宽胸开膈；善太息加木香15g，白芍15g，以疏肝解郁；便溏加白术15g，陈皮10g，以补中健脾；表虚汗多加黄芪30g，防风15g，以益卫固表；口渴甚加天花粉25g，葛根10g，西洋参10g(另煎和服)，以生津止渴；饮食特多者加玉竹30g，石膏35g，以清胃生津；兼血瘀者，酌加丹参、藏红花等活血化瘀之品。治疗结果：本组126例，经5~10个疗程治疗后，病情达到理想控制45例，占35.7%，较好控制62例，占49.2%，一般控制10例，占7.9%，控制差9例，占7.2%。

【出处】《中国乡村医生杂志》，2000，（12）：30。

61. 益气生津舒肝汤

【组成】太子参 15g，麦冬 10g，生地黄 10g，葛根 10g，天花粉 10g，柴胡 10g，枳壳 6g，赤芍 15g，白芍 15g，丹参 30g，生甘草 3g。

【功效】益气养阴，疏肝理气。

【主治】消渴气阴两虚，肝气不舒者。症见自汗盗汗，周身乏力，气短，自汗，两胁胀满，性情急躁，易怒，舌暗，或有瘀点、瘀斑，苔薄，脉弦细。

【临床运用】每日 1 剂，水煎服。

【出处】《中国医刊》，2000，35（3）：57。

62. 养阴清热舒肝方

【组成】生地黄 15g，山药 15g，山茱萸 10g，牡丹皮 10g，柴胡 10g，枳壳 6g，枳实 6g，赤芍 15g，白芍 15g，甘草 3g。

【功效】养阴清热，疏肝解郁。

【主治】用于治疗消渴肝肾阴虚，肝郁气滞者。症见口干欲饮，手足心热，腰膝酸软，头晕目眩，胁肋胀满，舌瘦，暗红，有瘀点或瘀斑，脉弦细。

【临床运用】每日 1 剂，水煎服。

【出处】《中国医刊》，2000，35（3）：57。

63. 清热利湿舒肝方

【组成】黄柏 6g，苍术 10g，牛膝 15g，生薏苡仁 15g，炒薏苡仁 15g，茯苓 10g，泽泻 8g，柴胡 6g，枳壳 6g，赤芍 15g，白芍 15g。

【功效】清热利湿，舒肝解郁。

【主治】治疗消渴湿热内蕴，肝郁气滞者。症见口干或口黏、口苦，纳食不香，小便黄，大便不爽，两胁胀满，舌质暗或有瘀点、瘀斑，苔黄腻，脉弦滑。

【临床运用】每日 1 剂，水煎服。

【出处】《中国医刊》，2000，35（3）：57。

64. 逍遥散加减

【组成】柴胡 9g，当归 9g，白芍 9g，川芎 9g，白术 9g，茯苓 12g，荔枝核 20g，葛根 9g，黄芪 15g，荷叶 6g，鬼箭羽 12g，马齿苋 12g。

【功效】疏肝解郁，养血健脾。

【主治】2 型糖尿病。

【临床运用】每日 1 剂，水煎服。肝郁脾虚，乏力明显加人参 6g，黄芪加至 30g；肝郁化火加栀子 6g，牡丹皮 9g；郁热伤阴加地骨皮 15g，渴甚加芦根 12g，山楂 9g；手足麻木加桑叶 30g，麻黄 6g；眼疾患者加蒺藜 15g，菊花 9g。

【出处】《广东医学》，2000，21（11）：979。

65. 两肉地黄汤

【组成】乌梅 30g，山茱萸 15g，生山药 30g，生地黄 30g，生白芍 15g，菊花 15g，女贞子 15g，墨旱莲 15g，黄柏 10g，肉桂 3g，丹参 20g。

【功效】滋水平肝，佐以清降。

【主治】糖尿病属肾阴虚肝阳亢型。

【临床运用】每日 1 剂，水煎服。

【出处】《糖尿病（消渴病）中医诊治荟萃》。

66. 制过克消汤

【组成】乌梅 30g，五味子 10g，生地黄 30g，炒白芍 15g，山茱萸 15g，生甘草 10g，丹参 30g，焦栀子 6g。

【功效】敛肝润燥，佐以清热。

【主治】糖尿病属肝之疏泄太过，三焦燥热内生，灼耗肺胃之阴津。

【临床运用】每日 1 剂，水煎服。

【出处】《糖尿病（消渴病）中医诊治荟萃》。

67. 经验方

【组成】柴胡 6g，黄芩 10g，栀子 10g，龙胆草 15g，土茯苓 20g，青黛 10g，枳实 10g，泽泻 8g。

【功效】清热利湿，疏肝理气。

【主治】肝胆湿热型糖尿病。

【临床运用】每日 1 剂，水煎服。

【出处】《中国中西医结合杂志》，1999，19（9）：521。

68. 经验方

【组成】柴胡 15g，黄芪 30g，党参 30g，白术 15g，茯苓 15g，泽泻 30g，合欢皮 30g，陈皮 15g，法半夏 15g，丹参 30g，葛根 15g，甘草 10g。

【功效】疏肝理气，健脾益气。

【主治】肝郁脾虚型2型糖尿病，乏力，口干，纳差，便溏，情绪波动大，肥胖，高脂血症。

【临床运用】水煎服。

【出处】《四川中医》，1999，17（1）：2。

69. 经验方

【组成】醋柴胡6～10g，醋白芍、山药、熟地黄、生地黄、玄参、牡丹皮各10～30g，葛根10～20g，黄芪30～50g，生龙骨、生牡蛎各15～30g，苍术6～15g。

【功效】疏肝滋阴。

【主治】2型糖尿病。

【临床运用】口渴多饮，多食加生石膏、知母；尿多者加桑螵蛸、五味子；肢体麻木疼痛者加丹参、桃仁、赤芍；头晕、血压高者加菊花、夏枯草、石决明等。每日1剂，水煎300mL，早晚分服，20天为1个疗程。

【出处】《四川中医》，1999，17（3）：16。

70. 经验方

【组成】茵陈、蒲公英各30g，飞滑石20g，黄芩、川黄连、连翘、柴胡、藿香、虎杖、郁金、生栀子、炒白术、薏苡仁、生甘草各10g，白豆蔻6g。

【功效】清肝泄热，利湿运脾。

【主治】肝郁湿热型糖尿病，多见于慢性活动型肝炎合并糖尿病者。症见纳呆食少，而不甚消瘦，腹胀乏力，胁肋胀痛，甚或身目黄、小便色黄，其色鲜明，渴不引饮，或口干欲饮而不思多饮，小便短黄而无多尿，口苦，舌质红，苔黄腻，脉濡数或弦数。

【临床运用】纳呆食少明显者加炒麦芽、鸡内金；脘痞恶心加法半夏、石菖蒲。

【出处】《四川中医》，1999，17（10）：16。

71. 经验方

【组成】柴胡、枳壳、制香附、当归、炒白术、炒白芍各10g，黄芪、制苍术各20g，葛根、天花粉各30g，甘草6g。

【功效】疏肝理气，和胃健脾。

【主治】糖尿病肝气郁滞型，多见于慢性肝炎、肝硬化合并糖尿病而无黄疸者。症见胁肋胀痛，胸闷喜太息，心烦易怒，脘腹胀满，纳呆食少，大便干硬不调，口不渴饮或渴不多饮，小便清长，多见肝病面容、肝掌、蜘蛛痣，舌质红苔薄白，脉细弦。

【临床运用】小便短赤加茵陈、滑石；肝掌，蜘蛛痣明显加牡丹皮、生地黄；便溏者加炒山药、薏苡仁。

【出处】《四川中医》，1999，17（10）：16。

72 经验方

【组成】柴胡10g，白芍15g，生黄芪30g，知母15g，葛根10g，生山药15g，生地黄15g，枸杞子12g，菊花10g，生龙骨、生牡蛎、柏子仁各15g，甘草6g。

【功效】疏肝解郁，益气养阴，潜阳润肠。

【主治】糖尿病并发肠病，证属肝郁化火，气阴两伤者。症见精神抑郁，消瘦乏力，大便5日未行，胸胁、少腹胀痛，口干口苦，多饮多尿，头晕目干，眠差梦多，脉弦细无力。

【临床运用】每日1剂，水煎服。

【出处】《山西中医》，1991，（2）：26。

73. 舒肝清胃方

【组成】柴胡10g，枳实10g，丹参20g，茵陈15g，葛根12g，天花粉30g，生地黄20g，玄参20g，白芍15g，何首乌12g。

【功效】疏肝清胃。

【主治】糖尿病及葡萄糖耐量低减者，证属肝郁胃热者。症见口干口苦，食欲旺盛，大便干结，易于急躁，两胁发胀，舌红、苔黄或白，脉弦滑。

【临床运用】每日1剂，水煎服，分2次服。

【出处】《中国糖尿病防治特色》。

74. 舒肝清热方

【组成】柴胡10g，赤芍、白芍各15g，枳壳、枳实各10g，葛根10g，黄连6g，生大黄8g，甘草6g。

【功效】舒肝清热。

【主治】糖尿病证属肝郁化热者。

【临床运用】每日1剂，水煎服，分2次服。

【出处】《中国糖尿病防治特色》。

75. 经验方

【组成】鲜白菊花瓣 500g，炼蜜 100g。

【功效】凉肝明目。

【主治】糖尿病肝肾阴虚，肝火上炎者。症见两目干涩，腰膝酸软，口渴多饮，大便秘结。

【临床运用】水煎两次，炼蜜收膏，每次 10g，每日 2 次，10 天为 1 个疗程。

【出处】《验方》。

76. 疏肝化湿汤

【组成】柴胡 12g，黄连 6g，白芍、白术、当归、茯苓、泽泻、川芎各 10g，葛根、黄芪各 15g，荔枝核、苍术、鬼箭羽各 12g。

【功效】疏肝行气、健脾除湿。

【主治】糖尿病肝郁痰湿型。

【临床应用】水煎服，每日 1 剂。口渴明显加天花粉 15g；大便秘结加枳壳 10g，决明子 20g；乏力气短加党参 15g；高血压眩晕者加夏枯草 15g；身体困重加厚朴 10g；汗多加煅牡蛎 15g，浮小麦 15g；腰膝酸软加熟地黄 15g，杜仲 10g。

【出处】《江苏中医药》，2008，（10）：47。

77. 丹鸡逍遥散

【组成】丹参 20g，鸡血藤 20g，杭白芍 15g，柴胡 10g，香附 10g，茯苓 10g，炒白术 10g，当归 15g，炒枳壳 10g，甘草 6g。

【功效】疏肝补血。

【主治】糖尿病属血虚肝郁者。

【临床应用】水煎服，每日 1 剂。

【出处】《光明中医》，2005，（6）：20。

78. 降糖饮

【组成】丹参 20g，鸡血藤 20g，杭白芍 15g，柴胡 10g，香附 10g，茯苓 10g，炒白术 10g，当归 15g，炒枳壳 10g，甘草 6g。

【功效】疏肝开郁，和胃泄热。

【主治】糖尿病伴代谢综合征。

【临床应用】水煎服，每日 1 剂。

【出处】《中医杂志》，2007，（10）：911。

79. 舒肝化痰益肾活血冲剂

【组成】柴胡 9g，赤芍、白芍各 15g，枳壳 10g，生甘草 6g，陈皮 9g，苍术 9g，茯苓 12g，黄芪 15g，女贞子 15g，山茱萸 9g，仙灵脾 9g，知母 9g，丹参 15g，虎杖 15g，葛根 15g

【功效】舒肝化痰，益肾活血。

【主治】2 型糖尿病胰岛素抵抗气滞血瘀、肾虚痰阻证。

【临床应用】水冲服，每次 1 袋，每日 3 次。

【出处】《北京中医药大学学报》，2007，（7）：501–502。

80. 疏肝降糖汤

【组成】薄荷 6g，柴胡 10g，佛手 10g，荔枝核 10g，香橼 10g，葛根 15g，白芍 15g，茯苓 15g，山茱萸 15g，枸杞子 20g，怀山药 20g。

【功效】疏肝调气，柔肝活血。

【主治】糖尿病

【临床应用】以水煎服，取汁 200mL，1 剂 / 日，分早晚 2 次服用。

【出处】《光明中医》，2016，（16）：2396–2398。

（六）活血化瘀方

1. 经验方

【组成】生黄芪、山药、苍术各 15g，玄参 25g，生地黄、熟地黄各 15g，党参、麦冬、五味子、补骨脂、玉竹各 10g，生牡蛎 30g，五倍子 6g，茯苓、葛根、丹参各 15g。

【功效】益气养阴，活血化瘀。

【主治】糖尿病，气阴两伤，兼有血瘀者。症见多饮多食多尿，倦怠无力，眠差，腰酸疼，舌质暗，舌下静脉怒张，脉弦细。

【临床运用】每日 1 剂，水煎服。另用生黄芪、绿豆煎汤代茶饮。

【出处】《新中医》，1977，（1）：11。

2. 经验方

【组成】生黄芪 50g，山药、苍术各 15g，玄参 25g，桃仁、红花、当归、川芎、赤芍、地龙各 10g，丹参、葛根、茯苓各 15g，五倍子 6g，生牡蛎 30g。

【功效】活血化瘀，益气养阴。

【主治】糖尿病，气阴两伤，血脉不和者。

症见多饮，多食，多尿，消瘦乏力，胸闷心慌，舌质暗红，苔薄白，脉沉细。

【临床运用】每日1剂，水煎服。

【出处】《新中医》，1997，（11）：11。

3. 经验方

【组成】木香、当归、川芎各10g，益母草、丹参各30g，赤芍、葛根、生地黄、熟地黄各15g。

【功效】滋阴养血，活血化瘀。

【主治】糖尿病血瘀型。症见面有瘀斑，上下肢痛，心前区痛，肢体麻木，半身不遂，月经血块多，舌黯有瘀斑，舌下静脉怒张者。

【临床运用】每日1剂，水煎服。

【出处】《新医药学》，1978，（5）：8。

4. 经验方

【组成】玄参36g，麦冬12g，生地黄24g，黄芪30g，当归10g，赤芍12g，地龙、桃仁、红花、川芎各10g，麦冬12g，山药30g，天花粉30g。

【功效】益气养阴，活血化瘀。

【主治】糖尿病。

【临床运用】每日1剂，水煎服。

【出处】《广西中医药》，1980，（4）：47。

5. 活血降糖汤

【组成】当归、丹参、山药各30g，赤芍、川芎、泽兰、五倍子、生鸡内金各10g，苍术、白术、莲子各12g，红花、枳实各6g。

【功效】活血化瘀，健脾除滞。

【主治】糖尿病脾虚瘀滞型。症见病程迁延，“三多”症状并不严重，尿糖、血糖增高，形体消瘦，乏力，肌肤甲错，或身体微胖，头昏头痛有定处，舌质淡暗红，有瘀斑或瘀点，脉沉涩者。

【临床运用】每日1剂，水煎服。

【出处】《江苏中医药》，1981，（2）：6。

6. 活血降糖方

【组成】木香、当归、川芎各10g，益母草、丹参各30g，赤芍、葛根、生地黄、熟地黄各15g。

【功效】活血化瘀，养阴降糖。

【主治】糖尿病及其合并症，证属瘀血内阻型。

【临床运用】转氨酶升高加茵陈30g，土茯苓、板蓝根各15g；黄疸加黄芩15g，茵陈30g；肝脾肿大加合欢皮、白蒺藜各10g；冠心病胸闷刺痛加红花、川芎、羌活各10g，赤芍、菊花各15g；蛋白尿加白花蛇舌草30g，续断10g，加大黄芪用量至60g；镜下血尿加生荷叶、生艾叶、侧柏叶、大蓟、小蓟各10g，墨旱莲、车前草、血余炭各15g；尿浊、尿频、尿急、尿痛加萆薢30g，石菖蒲、乌药、车前子、滑石各15g，石韦15g；合并末梢神经炎加鸡血藤、络石藤、海风藤、钩藤各15g，威灵仙10g；合并脉管炎加苏木、刘寄奴、地龙、红花各10g，穿心莲15g，鸡血藤30g；合并视网膜病变加青葙子、谷精草各10g，决明子30g，枸杞子10g，菊花12g；眼底出血加茺蔚子10g，大蓟、小蓟各15g或云南白药口服；合并皮肤感染者加黄芩、黄柏各10g，黄连6g，蒲公英、马齿苋各30g。

【出处】《上海中医药杂志》，1982，（6）：6。

7. 经验方

【组成】玄参15g，麦冬10g，生地黄、熟地黄各15g，赤芍、牡丹皮、桃仁各10g，红花5g，山药30g，枸杞子、菊花各10g。

【功效】滋阴润燥，活血化瘀。

【主治】糖尿病，燥热血瘀型。症见头痛失眠，视物模糊，大便干结，面色黧黑，舌质暗有瘀斑，脉细涩。

【临床运用】每日1剂，水煎服。

【出处】《辽宁中医杂志》，1982，（12）：16。

8. 经验方

【组成】木香、当归、益母草、赤芍、川芎。

【功效】理气养血，活血化瘀。

【主治】糖尿病。

【临床运用】每日1剂，水煎服。

【出处】《辽宁中医杂志》，1983，（5）：35。

9. 经验方

【组成】柴胡、当归、红花、穿山甲、大黄各9g，桃仁12g，甘草3g，玄参、麦冬、生地黄、天花粉各30g。

【功效】活血化瘀，滋阴生津。

【主治】糖尿病，血瘀阻络型。症见口渴，善食易饥，乏力，烦躁易怒，低热，失眠多梦，小便混浊，大便干燥，舌紫暗有瘀斑，脉沉涩。

【临床运用】每日 1 剂，水煎服。

【出处】《新中医》，1983，（12）：11。

10. 活血降糖方

【组成】生黄芪、玄参、益母草、丹参各 30g，山药、苍术、葛根、生地黄、熟地黄各 15g，当归、赤芍、川芎、木香各 10g。

【功效】活血降糖。

【主治】糖尿病有其并发症属瘀血内阻型。

【临床运用】肺胃火盛，烦渴，饥饿感明显加天花粉、玉竹、石膏各 30g，知母 10g；肾阳虚加肉桂、附子各 10g，或配以金匮肾气丸；头晕头痛，血压高者加夏枯草、石决明各 30g，菊花、槐花、钩藤各 15g；伴有视网膜病变、视物不清者加青葙子、枸杞子、决明子各 15g，女贞子、菊花各 10g；伴疮疡痈疽者加金银花、蒲公英、紫花地丁各 30g，黄芩 10g。共治疗 20 例，6 例症状消失，11 例血糖明显下降，另外 3 例疗效不稳定。

【出处】《北京中医学院学报》，1986，9（5）：27。

11. 经验方

【组成】黄芪、山药、桃仁、红花、地龙、川芎、当归、赤芍、苍术、玄参、丹参、茯苓。

【功效】益气养血，活血降糖。

【主治】糖尿病气滞血瘀型。症见“三多”症状，舌紫暗或淡暗，有瘀点，舌下静脉怒张，或面部有瘀斑，身有刺痛感者。

【临床运用】每日 1 剂，水煎服。

【出处】《福建中医》，1986，（3）：27。

12. 抗自身免疫一号方

【组成】当归、益母草、赤芍、白芍、川芎、木香。

【功效】活血行气。

【主治】糖尿病证属血瘀者。

【临床运用】燥热或烘热加黄芩、黄连；渴饮加知母、石膏；渴饮无度加浮萍 30g；多食加重生地黄、熟地黄之用量为 30g，玉竹 15g；全身瘙痒加白蒺藜、地肤子；腰膝痛加鸡血藤、桑寄生；足跟痛加青黛、木瓜；眼目昏花加川芎配白芷、谷精草配菊花两对药；胆固醇增高重用决明子 30g，何首乌 15g；兼有冠心病加生脉散；胸痛加厚朴配郁金；大便干加麻子仁、郁李仁，必要时可用大黄；气急、胸腹胀满加枳壳、桔梗、杏仁、薤白；阳痿加仙茅、仙灵脾、阳起石、蜈蚣；眼底出血加大蓟、小蓟，三七粉；高血压加夏枯草、紫石英或三石汤（生石膏、石决明、代赭石）；少数患者血糖不降者重用黄芪 60g，生地黄、熟地黄各 30g。

【出处】《中医杂志》，1986，（6）：410。

13. 经验方

【组成】玄参、麦冬、生地黄、赤芍、牡丹皮、黄芪、山药、桃仁、红花、柴胡。

【功效】益气养阴，润燥活血。

【主治】糖尿病血瘀者。症见多饮、多食、多尿，舌紫暗或有瘀斑。

【临床运用】每日 1 剂，水煎服。

【出处】《辽宁中医杂志》，1987，（12）：16。

14. 经验方

【组成】党参 15g，丹参 30g，玄参 10g，玉竹 12g，沙参 10g，乌梅 30 个。

【功效】益气养阴，活血生津。

【主治】糖尿病气虚血瘀者。

【临床运用】2 日 1 剂，水煎服。

【出处】《山西中医》，1988，（4）：18。

15. 经验方

【组成】黄芪、当归、川芎、红花、桃仁、赤芍、地龙、党参、白术、茯苓、甘草。

【功效】益气健脾，活血化瘀。

【主治】糖尿病气虚血瘀型。

【临床运用】每日 1 剂，水煎服。

【出处】《陕西中医学院学报》，1988，（2）：14。

16. 经验方

【组成】玄参 15g，女贞子、墨旱莲、丹参、益母草、葛根、石决明各 30g，赤芍 15g，当归 15g，木香 6g，生三七粉 2g（冲服）。

【功效】滋阴活血。

【主治】糖尿病，阴虚血瘀型。症见口干渴饮，消谷善饥，大便秘结，五心烦热，胸中刺痛，眼眶青紫，舌红少津，脉弦细数。

【临床运用】每日1剂，水煎服。

【出处】《云南中医学院学报》，1988，（3）：39。

17. 经验方

【组成】生黄芪60g，赤芍20g，当归12g，川芎、地龙各15g，桃仁、红花各10g，全蝎6g，蜈蚣1条，丹参15g，生地黄、玉竹各12g。

【功效】益气活血。

【主治】糖尿病气虚血瘀者。

【临床运用】每日1剂，水煎服。治疗30例，显效12例，有效14例，无效4例。

【出处】《浙江中医杂志》，1989，（4）：178。

18. 经验方

【组成】黄芪30g，生地黄、黄精、天花粉、益母草各20g，太子参、当归、赤芍、白芍各15g，川芎、木香、虎杖各10g。

【功效】益气养阴，活血化瘀。

【主治】糖尿病，气阴两虚夹血瘀者。症见多食多尿，倦怠乏力，自汗，失眠多梦，心慌气短，偶有胸疼，耳聋耳鸣，视物不清，下肢麻木疼痛，舌质紫暗，脉弦。

【临床运用】每日1剂，水煎服。

【出处】《浙江中医杂志》，1989，（8）：366。

19. 经验方

【组成】生地黄、熟地黄各30g，黄连、牡丹皮各8g，天花粉、黄精、丹参、虎杖各20g，赤芍、益母草各15g，山茱萸、僵蚕各10g。

【功效】滋阴清热，活血化瘀。

【主治】糖尿病阴虚热盛，炼血成瘀型。

【临床运用】每日1剂，水煎服。

【出处】《浙江中医杂志》，1989，（8）：366。

20. 经验方

【组成】生黄芪、生地黄、熟地黄、茯苓、桑寄生、鸡血藤、菟丝子各30g，葛根15g，丹参、桂枝、牡丹皮各20g，制附子、泽泻、山药、五味子、枸杞子、菊花各10g，仙灵脾12g。

【功效】益气温阳，补肾活血。

【主治】糖尿病，阴阳两虚兼血瘀型。症见多食明显，乏力，气短自汗，唇暗舌紫，舌下静脉青紫，苔白微腻。

【临床运用】每日1剂，水煎服。

【出处】《北京中医》，1989，（4）：3。

21. 经验方

【组成】生黄芪45g，山药18g，苍术10g，玄参20g，桃仁9g，红花6g，当归、川芎、赤芍、地龙各9g，丹参15g，茯苓10g，生牡蛎30g（先煎）。

【功效】活血化瘀，益气养阴。

【主治】糖尿病，气阴两虚，血脉不和者。症见多饮多食多尿，神疲乏力，四肢倦怠，胸闷心悸，舌紫暗，有瘀斑，脉沉细无力。

【临床运用】每日1剂，水煎服。

【出处】《北京中医》，1989，（4）：3。

22. 经验方

【组成】生黄芪30g，山药、苍术、茜草、赤芍各15g，玄参、丹参、葛根、益母草、天花粉各30g，川芎、当归、木香各10g。

【功效】益气养阴活血。

【主治】糖尿病，气阴两伤，血脉瘀阻者。症见多饮多食多尿，面部麻木，全身乏力，口腔溃疡，大便干燥，舌质暗红，脉沉细。

【临床运用】每日1剂，水煎服。

【出处】《北京中医》，1989，（4）：3。

23. 经验方

【组成】生地黄、熟地黄各30g，黄连、牡丹皮各8g，天花粉、黄精、丹参、虎杖各20g，赤芍、益母草各15g，山茱萸、僵蚕各10g。

【功效】滋阴清热，活血化瘀。

【主治】糖尿病，阴虚热盛，瘀血内阻者。症见五心烦热，口渴，失眠多梦，心烦易怒，口臭舌痛，牙龈出血，舌质暗红，边有瘀斑，脉弦数。

【临床运用】每日1剂，水煎服。

【出处】《浙江中医杂志》，1989，（8）：366。

24. 经验方

【组成】桃仁、大黄、桂枝、牡丹皮、赤芍、黄芪、麦冬、党参、五味子。

【功效】益气养阴，活血化瘀。

【主治】糖尿病瘀血内阻型。症见病久屡治不愈，日渐消瘦，或胸闷疼痛，或头晕头痛，或肢体麻木疼痛，舌有瘀斑，舌下静脉怒张，脉细涩。

【临床运用】每日1剂，水煎服。头晕头痛者加川芎、决明子；胸闷疼痛者加三七、丹参；肢体疼痛者加鸡血藤、威灵仙、玉竹。

【出处】《新中医》，1990，（2）：41。

25. 经验方

【组成】黄芪15g，党参15g，丹参15g，灵芝10g（研末冲服），生地黄30g，天冬15g，麦冬15g，鬼箭羽60g，生蒲黄10g，水蛭10g（后下），徐长卿15g。

【功效】益气化瘀。

【主治】老年糖尿病，气虚瘀阻型。

【临床运用】每日1剂，水煎服。

【出处】《浙江中医杂志》，1991，（8）：20。

26. 益气活血汤

【组成】黄芪、丹参、玄参各30g，牛膝、鸡血藤、生地黄、赤芍、山药各15g，川芎10g。

【功效】益气活血。

【主治】2型糖尿病属气虚血瘀型。

【临床运用】每日1剂，水煎服。

【出处】《糖尿病（消渴病）中医诊治荟萃》。

27. 活血化瘀汤

【组成】泽兰、川芎、赤芍、地骨皮各15g，丹参10g，水蛭10g，鬼箭羽、天花粉、生地黄、黄芪各20g。

【功效】活血化瘀。

【主治】糖尿病及其合并症，证属瘀血内阻型。

【临床运用】共治疗57例，显效30例，好转19例，无效8例，总有效率86.0%。本方可降低血糖，减少24小时尿糖定量，降低血脂，改善血液流变学指标，提高静脉血氧含量。

【出处】《中国中西医结合杂志》，1992，12（1）：43。

28. 活血祛瘀汤

【组成】生地黄、熟地黄、当归、赤芍、白芍、川芎、丹参、桃仁、红花。

【功效】活血化瘀。

【主治】糖尿病营血瘀滞型。症见口燥咽干，时欲饮水，食纳渐增或减退，身倦困怠，午后尤甚，舌紫暗有瘀点或瘀斑，脉细涩。

【临床运用】心前区疼痛加延胡索、檀香、瓜蒌仁、瓜蒌皮；心悸不安加黄芪、五味子、柏子仁；四肢麻木加桑寄生、何首乌、鸡血藤；两目干涩模糊加女贞子、墨旱莲、枸杞子。

【出处】《安徽中医学院学报》，1992，11（4）：31。

29. 经验方

【组成】鹿角霜30～50g，生地黄、熟地黄各20g，枸杞子15g，鳖甲15g，黄芪30g，苍术10g，丹参30g，川芎10g，桃仁10g。

【功效】益气温肾，化瘀降糖。

【主治】糖尿病肾虚血瘀者。

【临床运用】每日1剂，水煎服。治疗28例，显效15例，有效11例，无效2例，总有效率为93.85%。

【出处】《中医杂志》，1992，（6）：36。

30. 经验方

【组成】黄芪、黄精、白术、熟地黄、当归、赤芍、川芎、红花、桃仁、丹参、鳖甲、穿山甲、天花粉、麦冬、女贞子。

【功效】益气滋阴，活血生津。

【主治】糖尿病脾虚肺燥兼瘀血型。症见血尿糖高，肢体游走性刺痛，或慢性肝病，舌紫暗，或有瘀点瘀斑，脉涩者。

【临床运用】每日1剂，水煎服。

【出处】《山东中医杂志》，1992，（2）：9。

31. 经验方

【组成】黄芪30g，葛根25g，天花粉25g，生地黄、太子参、山药各20g，玄参、丹参各15g。

【功效】益气养阴，活血降糖。

【主治】糖尿病气虚血瘀者。

【临床运用】每日1剂，水煎服。30天为1个疗程。气虚用四白散加黄芪、鸡内金各15g，炖猪胰脏；阴虚用白蜗牛肉炖猪瘦肉；气阴不足用黄芪、山茱萸各15g，山药、生地黄各30g，炖猪胰脏，加西洋参3g炖瘦肉；肾精亏虚加黄芪、枸杞子、山茱萸各15g炖甲鱼，或冬虫夏草6g炖母鸡；津伤口渴引饮，用乌梅10g炖猪胰脏。治疗42例，治愈17例，显效18例，无效7例。总有效率83.33%。

【出处】《福建中医药》，1992，(3)：12。

32. 经验方

【组成】当归、川芎、益母草、丹参、赤芍、葛根、生地黄、熟地黄、桃仁、红花、五灵脂。

【功效】滋阴养血，活血化瘀。

【主治】糖尿病血瘀型。症见小便频数量多，形体消瘦，面色黧黑，肌肤甲错，舌紫暗有瘀斑，苔白，脉沉。

【临床运用】每日1剂，水煎服。

【出处】《陕西中医》，1992，(6)：283。

33. 化瘀降糖方

【组成】丹参、山药、桑螵蛸各15g，当归、白芍、红花、桃仁、茯苓、玉竹、天花粉、乌药各10g，川芎6g。

【功效】活血化瘀。

【主治】2型糖尿病证属瘀血阻滞型者。症见多饮多尿，体重减轻，舌暗红有瘀点，脉细涩。

【临床运用】每日1剂，水煎服。

【出处】《天津中医》，1993，(4)：26。

34. 化瘀降糖汤

【组成】丹参、当归、生地黄、麦冬、天花粉、石斛、牡丹皮各20g，桃仁、赤芍、川芎、牛膝、枳壳各15g。

【功效】活血化瘀。

【主治】糖尿病证属瘀血内阻者。症见烦躁口渴，多食多饮，尿频量多，口唇色暗，舌尖红，苔薄黄，脉弦。

【临床运用】阴虚内热明显加黄柏、知母；胃热津伤明显加沙参、玉竹；气滞明显加降香、陈皮。共治疗36例，显效6例，有效28例，无效2例，总有效率94%，血糖平均降低4.2mmol/L。

【出处】《陕西中医》，1993，14(10)：435。

35. 丹参汤

【组成】丹参30g，当归12g，水蛭、麦冬、天花粉各10g，山楂15g。

【功效】活血化瘀，滋阴清热。

【主治】糖尿病及合并症以瘀血证候为主要表现者。症见胸闷刺痛，四肢麻木或疼痛，舌质黯红有瘀斑，苔薄白，脉细涩。

【临床运用】气虚加黄芪；饥饿难忍加熟地黄、玉竹；血糖不降加人参；尿糖不降加乌梅；尿中出现酮体加黄连。共治疗50例，显效18例，有效20例，无效12例，总有效率76%。

【出处】《河北中医》，1993，15(4)：14–15。

36. 经验方

【组成】水蛭粉、苍术各10g，大黄、生黄芪各30g，生地黄、丹参、玄参各20g，葛根、石斛各15g。

【功效】益气，活血，养阴。

【主治】糖尿病气虚血瘀者。

【临床运用】每日1剂，水煎服。治疗20例，显效11例，好转6例，无效3例，总有效率85%。

【出处】《湖南中医杂志》，1993，(6)：2。

37. 经验方

【组成】黄芪、山药、丹参各30g，天花粉、知母各15g，红花、川芎、仙灵脾、三七粉（冲服）、苦瓜仁（研末冲服）各10g，人参、全蝎（研末冲服）各6g。

【功效】益气活血。

【主治】糖尿病气虚血瘀者。

【临床运用】每日1剂，水煎服。治疗46例，显效18例，有效24例，无效4例，总有效率91.3%。

【出处】《陕西中医》，1993，(1)：3。

38. 经验方

【组成】桃仁、红花各10g，当归15g，丹参、山楂各30g，太子参15g，黄芪30g，山药20g，白术10g，天花粉20g。

【功效】活血化瘀，益气降糖。

【主治】糖尿病瘀血内阻，气不布津。

【临床运用】每日1剂，水煎服。

【出处】《江苏中医杂志》，1993，(3)：23。

39. 消渴降糖丹Ⅲ号

【组成】水蛭6g，蜈蚣4g，山药30g，枸杞子15g，泽兰18g，鸡内金、龟甲、木香各10g，肉桂5g，巴戟天、桑螵蛸各12g，山茱萸24g。

【功效】活血固本。

【主治】糖尿病证属肾虚血瘀型。症见夜尿频多，腰膝酸软，耳鸣耳聋，两目昏花，肢体麻木或半身不遂，舌紫暗或有瘀斑瘀点，脉涩者。

【临床运用】每日1剂，水煎服。

【出处】《新中医》，1994，26（2）：21。

40. 经验方

【组成】西洋参5g，生黄芪30g，苍术10g，生地黄15g，沙参15g，地骨皮15g，丹参30g，川芎10g，生山药15g。

【功效】益气养阴活血。

【主治】糖尿病气虚血瘀者。

【临床运用】每日1剂，水煎服，1个月为1个疗程。治疗97例，理想控制19例，较好控制38例，一般控制30例，未控制10例，总有效率89.69%。多食加生石膏、知母；多饮加天冬、麦冬；多尿加桑螵蛸、益智仁；血瘀加鸡血藤、地龙；肝郁加郁李仁、延胡索。

【出处】《山西中医》，1994，（1）：14。

41. 经验方

【组成】丹参、桃仁、红花、鬼箭羽、川芎、赤芍、牛膝、山楂、益母草、血竭、三七、蒲黄、水蛭、三棱、莪术、郁金。

【功效】养血活血，化瘀降脂。

【主治】糖尿病兼有瘀血者。

【临床运用】每日1剂，水煎服。

【出处】《成都中医学院学报》，1994，（4）:1。

42. 经验方

【组成】黄芪20～30g，当归20g，山药、沙参、牡丹皮各15g，赤芍、川芎、麦冬各12g，甘草6g。

【功效】益气养阴，活血化瘀。

【主治】糖尿病气虚血瘀者。

【临床运用】每日1剂，水煎服。配服格列本脲（优降糖）每日2～3次，每次服2.5mg。

【出处】《天津中医》，1993，（6）：16。

43. 经验方

【组成】川芎、玉竹、石斛各15g，当归20g，白芍（酒炒）、益母草、沙参各30g，丹参45g，葛根、荔枝核各25g。

【功效】益气养阴，活血降糖。

【主治】糖尿病气虚血瘀者。

【临床运用】每日1剂，水煎分3次服，3个月为1个疗程。治疗84例，显效57例（症状基本消失，空腹及餐后2小时血糖分别＜6.1和7.2mmol/L，24小时尿糖总量＜5g），有效21例，无效6例，血糖平均下降2.54±0.25mmol/L。

【出处】《云南中医杂志》，1994，（6）：4。

44. 经验方

【组成】黄芪20～30g，党参、山茱萸各15g，山药、何首乌、枸杞子、当归、赤芍、泽泻、牡丹皮各12g，天花粉、丹参各30g，麦冬、红花9g，生地黄20g。

【功效】益气活血，滋补肝肾。

【主治】糖尿病气虚血瘀者。

【临床运用】每日1剂，水煎服。治疗82例，显效34例，有效35例，无效13例，总有效率84.2%。

【出处】《河北中医》，1994，（6）：45。

45. 经验方

【组成】黄芪60g，当归、赤芍、桃仁、地龙各10g，川芎、红花各6g，丹参20g，玄参15g。

【功效】益气养血，活血化瘀。

【主治】糖尿病气虚血瘀型。症见气短乏力，烦渴欲饮，胸闷刺痛，或四肢麻木刺痛，伴头痛或见肢端暗红，皮肤瘀斑，舌质暗红或紫暗，边有瘀斑，苔黄或白腻，脉沉涩。

【临床运用】每日1剂，水煎服。心前区痛甚加瓜蒌、薤白；四肢麻木困痛甚者加丝瓜络、牛膝。

【出处】《甘肃中医》，1994，（1）：10。

46. 经验方

【组成】奇可力、天花粉、山楂、丹参。

【功效】活血化瘀，生津止渴。

【主治】糖尿病血瘀者。

【临床运用】上药制成颗粒，装入胶囊，每日3次，每服9g，2个月为1个疗程。治疗42例，显效11例，有效25例，无效6例，总有效率85.7%。

【出处】《山东中医学院学报》，1994，（4）：243。

47. 经验方

【组成】黄芪20~30g，当归12g，赤芍12g，地龙9g，桃仁9g，红花9g，全蝎9g，生地黄30g，天花粉30g，葛根30g，丹参30g。

【功效】益气养阴，活血化瘀。

【主治】糖尿病气虚阴亏，血行涩滞，久而成瘀。症见口干乏力，多饮，下肢麻木疼痛，或胸闷刺痛，舌质暗红或有瘀斑，苔薄白，脉弦细涩。

【临床运用】每日1剂，水煎服。

【出处】《山东中医杂志》，1994，（2）：1。

48. 活血化瘀方

【组成】丹参30g，赤芍15g，川芎15g，泽兰15g，水蛭10g，生地黄20g，黄芪20g，天花粉20g，黄连6g，苍术10g，山药20g。

【功效】活血化瘀，养阴清热。

【主治】糖尿病血瘀津伤者。症见口渴多饮、多食、多尿、形体消瘦，舌质暗或有瘀斑、瘀点，脉细涩。

【临床运用】共治疗28例，显效6例，有效18例，无效4例，总有效率85.71%。本方可较好地改善糖、脂肪代谢，改善血液流变学及高黏状态。

【出处】《福建中医药》，1995，26（5）：10。

49. 活血化瘀方

【组成】牛膝30g，丹参30g，三七粉5g（冲服）。

【功效】活血化瘀。

【主治】糖尿病及其合并症，证属血瘀证者。

【临床运用】肝肾阴虚加核桃仁30g，山茱萸、熟地黄、山药各15g，麦冬20g；阴虚燥热加天花粉30g，黄连、葛根、牡丹皮、麦冬各20g，生地黄15g。共治疗103例，有效91例，总有效率达88.4%。

【出处】《国医论坛》，1995，（3）：36。

50. 加味桃红四物汤

【组成】生地黄、赤芍、川芎、桃仁、红花、当归等。

【功效】活血通络，和营。

【主治】糖尿病久治未愈，属燥热内蕴，灼血成瘀者。症见咽干口燥，时欲饮水，食纳渐增，尿量偏多，心悸健忘，少眠多梦，形体消瘦，身倦乏力，舌紫暗有瘀点或瘀斑，舌下静脉粗大而长，脉细涩。

【临床运用】每日1剂，水煎服。

【出处】《河南中医》，1995，15（5）：296。

51. 糖脉宁

【组成】黄芪、水蛭、葛根、丹参、山药、川芎、黄芩、黄连。

【功效】活血化瘀，养阴清热。

【主治】糖尿病及其合并神经血管并发症出现口渴多饮，消谷善饥，溲赤便秘，倦怠乏力，手足麻木，肢体瘙痒或疼痛，肢端青紫，皮肤溃烂，视物昏花，急躁易怒，腹泻，小便量多等症状者。

【临床运用】共治疗145例，显效105例，有效28例，无效12例，总有效率93.41%。本方可明显提高神经传导速度（$P<0.01$），改善甲皱微循环，降低血糖和红细胞山梨醇含量（$P<0.01$）。

【出处】《北京中医》，1996，（4）：19-20。

52. 行瘀化湿方

【组成】白茅根30g，当归15g，川芎10g，红花10g，白术、桑椹、葛根、泽泻各30g。

【功效】活血化瘀，兼以利湿。

【主治】2型糖尿病合并眼、周围神经、肾、皮肤、心脑血管等合并症，证属血瘀证者。

【临床运用】共治疗40例，显效15例，有效14例，无效11例，总有效率72.5%。本方可能明显降低血糖和血脂水平（$P<0.05$、0.01），改善血流变性指标，抑制血小板聚集。

【出处】《北京中医》，1996，（4）：15-16。

53. 蚂蚁活血汤

【组成】蚂蚁50g，黄精、柴胡、葛根、白芍、木香、川芎、桃仁、红花各 10g，赤芍、当归各 15g，生地黄 20g。

【功效】活血疏肝，补肾益气。

【主治】糖尿病证属肾虚血瘀型。症见口渴不欲饮，消谷善饥，头晕耳鸣，眼目昏花，尿频量多，肢体疼痛麻木，舌有瘀斑，少苔，脉沉涩。

【临床运用】每日 1 剂，水煎服。

【出处】《江苏中医》，1995，17（2）：12。

54. 活血化瘀方

【组成】丹参、川芎、赤芍、牡丹皮各 12g，益母草、葛根、墨旱莲各 15g。

【功效】活血化瘀。

【主治】2 型糖尿病证属瘀血痹阻脉络。症见口干口渴不欲饮，多食多尿，形体消瘦，面色晦暗，四肢疼痛，五心烦热，夜间尤甚，舌质青紫，脉细涩。

【临床运用】精神不振，倦怠乏力加黄芪、太子参、薏苡仁；口干口苦，消谷善饥明显加生石膏、玉竹、知母；头晕耳鸣，腰酸膝软加枸杞子、芡实、女贞子。共治疗 32 例，显效 22 例，有效 8 例，无效 2 例，总有效率 94.8%。每日 1 剂，水煎服。

【出处】《国医论坛》，1996，11（4）：31。

55. 泽兰汤

【组成】泽兰 15g，当归、赤芍、川芎、黄连各 10g，鬼箭羽 30g，生地黄、天花粉各 20g，桃仁 20g，红花 6g，黄芪 30g。

【功效】活血化瘀，益气生津。

【主治】2 型糖尿病证属瘀血内停型。

【临床运用】共治疗 58 例，显效 31 例，有效 21 例，无效 6 例，总有效率 89.7%。本方可降低全血比黏度和血浆比黏度，降低血沉、红细胞压积，减少纤维蛋白原含量（$P<0.05$）。

【出处】《实用中西医结合杂志》，1996，9（6）：342。

56. 抑渴汤

【组成】鬼箭羽、葛根、桑椹、生白术各 30g，川芎、红花各 10g，当归 15g。

【功效】活血化瘀，生津止渴。

【主治】2 型糖尿病及其合并肾、脑、心、眼、周围神经、皮肤等并发症，属瘀血内阻型者。

【临床运用】共治疗 40 例，显效 15 例，有效 14 例，无效 11 例，总有效率 72.5%。本方可降低血糖、血脂水平，改善血液流变学指标，降低血小板聚集率，降低过氧化脂质水平。

【出处】《辽宁中医杂志》，1996，23（3）：126–127。

57. 降糖方

【组成】天花粉、丹参、苍术、黄芪、益母草、山楂各 30g，竹茹 12g，山药 24g，玄参、红花、陈皮各 12g，生甘草 6g。

【功效】化痰逐瘀。

【主治】2 型糖尿病证属痰瘀内停型。症见形体肥胖，肢体麻疼，胸闷疼痛，头痛头晕，半身不遂，女子月经多块，面色黯，舌体胖大，舌质紫暗或有瘀斑，苔滑腻。

【临床运用】气阴两虚加麦冬、太子参、五味子、生地黄；阴虚血瘀加当归、生地黄、川芎、红花；冠心病加枳实、石菖蒲、檀香、桂枝；高血压加天麻、牛膝、龙骨、牡蛎、钩藤；周围神经病变加苏木、地龙、桑枝、鸡血藤；中风后遗症加黄芪、胆南星、石菖蒲、地龙；白内障加菊花、茺蔚子、枸杞子、熟地黄。

【出处】《中医药研究》，1996，（3）：19–20。

58. 加减补阳还五汤

【组成】黄芪 60g，山药 30g，当归、赤芍、川芎、地龙、知母各 15g，黄精 30g。

【功效】活血益气。

【主治】2 型糖尿病及其合并脑、心、周围神经、植物神经等并发症，属瘀血内阻型者。

【临床运用】共治疗 56 例，2 个月 1 个疗程，经 1～2 个疗程后，显效 35 例，有效 15 例，无效 6 例，总有效率为 89.3%。本方可降低空腹血糖，24 小时尿糖定量（$P<0.001$），降低血清甘油三酯、总胆固醇、β 脂蛋白水平（$P<0.05$、0.01）。

【出处】《中医药学报》，1996，（3）：10。

59. 经验方

【组成】茯苓、熟地黄、瓜蒌、赤芍各 15g，白术、陈皮、半夏、山茱萸、黄精、薤白、红花各 10g，丹参、太子参、黄芪各 20g。

【功效】滋养脾肾，活血化瘀。

【主治】糖尿病脾肾阴虚兼血瘀者。

【临床运用】每日1剂，水煎服。治疗54例，显效（症状消失，连续3次空腹血糖4.45～6.67mmol/L，尿糖阴性）19例，有效31例，无效4例，总有效率92.6%。

【出处】《辽宁中医杂志》，1996，（4）：161。

60. 经验方

【组成】枸杞子、葛根各15g，菊花、女贞子、桃仁、红花、墨旱莲、虎杖各10g，天花粉、玄参、丹参各20g。

【功效】滋养肝肾，活血化瘀。

【主治】糖尿病肝肾阴虚兼血瘀者。

【临床运用】每日1剂，水煎服。

【出处】《辽宁中医杂志》，1996，（4）：161。

61. 经验方

【组成】生黄芪、玄参、生地黄、丹参各30g，苍术25g，葛根15g，党参、五味子各10g。

【功效】益气养阴，活血降糖。

【主治】糖尿病气虚血瘀者。

【临床运用】每日1剂，水煎服。3个月为1个疗程。血糖不降加人参、生石膏、知母；高血压加夏枯草、生山楂；失眠加酸枣仁、女贞子；便溏加芡实、莲子；便干加大黄；瘀血加赤芍、川芎。治疗36例，显效（自觉症状基本消失，尿糖阴性，空腹血糖基本正常）19例，有效12例，无效5例，总有效率86.1%。

【出处】《中国乡村医生》，1996，（4）：20。

62. 经验方

【组成】菊花、大黄、栀子、牡丹皮、虎杖、桃仁各10g，生地黄、丹参各20g，赤芍15g。

【功效】清泄肺胃，活血化瘀。

【主治】糖尿病肺胃郁热兼瘀血者。

【临床运用】每日1剂，水煎服。3个月为1个疗程。

【出处】《辽宁中医杂志》，1996，（4）：161。

63. 活血化瘀方

【组成】川芎、当归、赤芍、白芍、桃红、红花各15g，地龙、葛根、黄芪各25g，山药、苍术、玄参各20g，木香5g。

【功效】活血化瘀。

【主治】老年糖尿病证属瘀血内停者。表现为胸闷、胸痛，肢体麻疼，肢端暗红，半身不遂，舌质暗红、暗淡、紫暗，或舌有瘀斑点，或舌下静脉瘀滞怒张。

【临床运用】肺胃蕴热加生石膏、天冬、麦冬、石斛、黄连；气阴两虚加生地黄、天花粉、五味子、太子参；肾阴亏损加山茱萸、枸杞子、女贞子；肾阳虚加党参、巴戟天、附子、肉桂。共治疗74例，显效22例，有效43例，无效9例，总有效率87.8%。活血化瘀方药可直接或间接地纠正糖、脂肪及蛋白质代谢的紊乱，抑制血小板聚集，降低全血和血浆比黏度，纠正血液流变学的异常，改善微循环等。

【出处】《黑龙江中医药》，1997，（1）：38～39。

64. 逐瘀降糖方

【组成】当归、赤芍、泽兰、五倍子、鸡内金、川芎各12g，苍术、白术各10g，莲子、丹参各15g，红花、枳壳各9g，山药30g。

【功效】活血化瘀，健脾除滞。

【主治】糖尿病血瘀型。症见“三多”不突出，尿糖、血糖增高，形体消瘦，乏力，肌肤甲错，头昏头痛，舌暗有瘀斑，脉沉涩。

【临床运用】每日1剂，水煎服。

【出处】《湖北中医杂志》，1997，19（2）：36。

65. 桃红汤

【组成】红花、赤芍各12g，丹参、鸡血藤、大枣、石斛各15g，红景天9g，川芎6g，桃仁10g。

【功效】活血化瘀，益气生津。

【主治】糖尿病症见多饮，多食，多尿，消瘦，头痛头晕，腰酸耳鸣，面黯唇青，四肢麻木，舌质黯红或有瘀点、瘀斑，脉涩。

【临床运用】共治疗40例，临床治愈21例，好转17例，无效2例，总有效率95%。

【出处】《湖南中医杂志》，1997，13（2）：5。

66. 莪棱消渴方

【组成】三棱、莪术各8g，桃仁、牛膝、生黄芪各 15g，生龙骨、生牡蛎、丹参各 30g，牡丹皮 10g。

【功效】活血化瘀。

【主治】糖尿病瘀血证候者。

【临床运用】肺热津伤症见烦渴多饮，口干舌燥，尿量频多，形体渐瘦，舌边尖红，脉数而洪，加生石膏 30g，天花粉 20g，葛根、知母各 10g；胃热炽盛症见大便干燥，形体消瘦，苔黄燥，脉滑实有力，加生石膏 30g，生地黄 20g，焦栀子 10g；肾阴亏虚症见尿频量多，手足心热，舌质红，脉细数，加山茱萸、山药各 10g，熟地黄、生地黄各 15g；阴阳两虚症见小便频数，饮一溲二，形寒肢冷，小便浑浊，舌质淡，苔薄白，脉沉细无力，加肉桂、桂枝各 6g，补骨脂、熟地黄各 10g，山药 15g。共治疗 32 例，8 周后临床治愈 11 例，好转 16 例，无效 5 例，总有效率 84.37%。

【出处】《陕西中医》，1997，18（5）：195-196。

67. 经验方

【组成】黄芪、丹参、玄参各 30g，牛膝、鸡血藤、生地黄、赤芍、怀山药各 15g，牡丹皮、川芎各 10g。

【功效】益气活血。

【主治】糖尿病气虚血瘀者。症见胸闷胸痛，肢体麻木疼痛，脉沉涩。

【临床运用】每日 1 剂，水煎服。

【出处】《糖尿病及其并发症的中医药研究进展》。

68. 经验方

【组成】丹参、莪术、穿山甲、水蛭、生黄芪、生地黄、枸杞子、地骨皮。

【功效】活血通络，益气养阴。

【主治】糖尿病血瘀者。

【临床运用】每日1剂，水煎服。治疗201例，显效 105 例，有效 84 例，无效 12 例。

【出处】《首届世界传统医学优秀成果汇编》。

69. 经验方

【组成】生黄芪、山药、薏苡仁、丹参、益母草各 30g，猪苓、茯苓各 20g，当归 10g，泽泻 10g，炒白术 15g，川芎 15g，苍术 10g，玄参 12g。

【功效】健脾活血化湿。

【主治】糖尿病，脾虚瘀滞型。症见口干欲饮，多尿，胸闷，四肢沉重，神疲体倦，双下肢水肿，口唇紫暗，有瘀斑，脉沉细缓。

【临床运用】每日 1 剂，水煎服。

【出处】《中国糖尿病验案选》。

70. 经验方

【组成】地龙 10g，猪苓 10g，甘遂 10g，硼砂 10g，生姜 50g。

【功效】活血通络，利水消肿。

【主治】糖尿病瘀血内阻，脾虚水肿者。症见面浮肢肿，心烦口渴，脘腹胀满。

【临床运用】上药研为细末，每次取 5g，加生姜汁、食醋调和成膏，敷脐中，每日换药 1 次。

【出处】《验方》。

71. 经验方

【组成】水蛭 50g，冰片 10g。

【功效】活血化瘀。

【主治】糖尿病气滞血瘀证。症见两目干涩，胸闷胸痛，头晕目眩，半身不遂，舌面瘀斑。

【临床运用】两药分别研成细粉，取 6g，用黄酒拌和成膏，敷贴于脐窝，以胶布固定，每天换药 1 次，10 天为 1 个疗程。

【出处】《验方》。

72. 经验方

【组成】僵蚕 10g，丹参 30g，天花粉 30g，薏苡仁 30g，水蛭 10g，桃仁 10g，郁金 10g，土鳖虫 10g，桔梗 10g，白术 30g，泽泻 18g，川芎 6g，白芥子 10g。

【功效】活血化瘀。

【主治】2 型糖尿病证属瘀血阻滞者。

【临床运用】每日 1 剂，水煎服。加减：气虚加黄芪、西洋参；阴虚加麦冬、天花粉、玄参；气阴两虚加黄芪、山药、苍术、玄参等；阳虚加枸杞子、仙灵脾、巴戟天等；内热加黄连、知母、石膏等；阳亢加生龙骨、生牡蛎、石决明等；水肿加茯苓、车前子等；肢麻肢痛加鸡血藤、姜黄、忍冬藤、乳香、没药。

【出处】《实用中医内科杂志》，2002，（1）：23。

73. 滋阴清热活血方

【组成】天花粉、黄连、生地黄、藕汁、葛根、麦冬、牛膝、丹参、赤芍。

【功效】滋阴清热，活血化瘀。

【主治】2 型糖尿病证属阴虚燥热血瘀证。症见口干咽燥，或烦渴多饮，盗汗，体重减轻，舌红少苔，或舌暗红，脉弦细或数。

【临床运用】每日 1 剂，水煎分 2 次服。

【出处】《验方》。

74. 降糖丸

【组成】黄芪 8g，葛根 8g，黄连 8g，栀子 4g，血竭 4g，牡丹皮 6g，赤芍 6g，全瓜蒌 6g，半夏 4g，胆南星 4g。

【功效】清热化痰，益气活血。

【主治】2 型糖尿病。

【临床运用】制成浓缩水丸，每次 4g，每日 3 次。治疗 2 型糖尿病 105 例，显效 71 例，有效 27 例，无效 7 例。

【出处】《河南中医》，2002，（3）：40。

75. 经验方

【组成】陈皮、半夏、茯苓、甘草、贝母、薏苡仁、丹参、川芎、水蛭、地龙、僵蚕。

【功效】祛湿化痰，活血化瘀。

【主治】2 型糖尿病证属脾虚、痰湿血瘀型。

【临床运用】每日 1 剂，水煎分 2 次服。

【出处】《四川中医》，2002，（4）：15。

76. 血府逐瘀汤

【组成】当归、生地黄、桃仁、红花、枳壳、牛膝。

【功效】理气活血。

【主治】2 型糖尿病证属气滞血瘀者。症见胸胁胀闷，或刺痛，情志抑郁或急躁易怒，舌暗红或有瘀点，苔薄黄，脉弦数。

【临床运用】每日 1 剂，水煎分 2 次服。

【出处】《四川中医》，2002，（4）：15。

77. 降糖胶囊

【组成】山楂、赤芍、水蛭、苍术、地龙、人参、麦芽。

【功效】活血化瘀。

【主治】2 型糖尿病证属瘀血阻滞者。

【临床运用】制成胶囊，每次 4～6 粒，日 3 次。

【出处】《河南中医药学刊》，2001，（4）：36。

78. 滋阴活血方

【组成】珠儿参 15g，生地黄 30g，枸杞子 15g，山茱萸 10g，知母 30g，黄柏 15g，桃胶 50g，赤芍 15g，桃仁 15g，红花 10g。

【功效】滋阴活血。

【主治】2 型糖尿病证属阴虚血瘀者。

【临床运用】每日 1 剂，水煎服。加减：口干甚加麦冬 30g，天花粉 30g；善饥消谷加生石膏 50g，黄连 3g，生甘草 3g；小溲频数加覆盆子 30g，金樱子 15g；神疲倦怠加生黄芪 30g。治疗 2 型糖尿病 62 例，显效 26 例，有效 29 例，无效 7 例，总有效率 88.7%。

【出处】《河北中医》，2001，（6）：419。

79. 血府逐瘀加减

【组成】桃仁 12g，红花 15g，川芎 9g，赤芍 12g，当归 9g，柴胡 6g，枳壳 6g，桔梗 6g，川牛膝 12g，天花粉 15g，山药 20g。

【功效】活血化瘀，养阴生津。

【主治】糖尿病。

【临床运用】每日 1 剂，水煎早晚分服，1 个月为 1 个疗程。口渴甚者加生地黄、葛根；消谷善饥加生石膏；多尿者加山茱萸、益智仁；倦怠乏力加黄芪。

【出处】《河南中医药学刊》，2000，15（3）：12–13。

80. 活血化瘀汤

【组成】丹参 30g，赤芍 15g，川芎 15g，泽兰 15g，水蛭 10g，生地黄 20g，生黄芪 20g，天花粉 20g，黄连 6g，苍术 10g，山药 20g。

【功效】活血化瘀，养阴清热。

【主治】消渴血瘀伤津者。症见口干多饮，多尿，多食，消瘦，舌暗有瘀斑或瘀点，脉细涩。

【临床运用】共治疗 28 例，显效 6 例（21.43%），有效 18 例（64.29%），无效 4 例（14.29%）。本方能较好地改善糖及脂肪代谢，改善血液流变学及高黏状态。

【出处】《福建中医药》，1995，26（5）：10。

81. 桃红四物汤加减

【组成】桃仁 9g，红花 9g，当归 12g，赤芍 15g，牡丹皮 12g，丹参 30g，川芎 15g。

【功效】活血化瘀。

【主治】糖尿病属瘀血内阻型。

【临床运用】每日 1 剂，水煎服。

【出处】《糖尿病（消渴病）中医诊治荟萃》。

82. 自拟方

【组成】丹参 30g，生地黄 30g，山药 30g，赤芍 10g，当归 10g，人参 10g，麦冬 20g，川芎 10g，水蛭 10g，泽兰 15g。

【功效】活血化瘀。

【主治】2 型糖尿病。

【临床运用】每日 1 剂，水煎服，1 个月为 1 个疗程。

【出处】《糖尿病（消渴病）中医诊治荟萃》。

83. 经验方

【组成】党参、丹参、玄参、水蛭、山茱萸、葛根等 12 味中药。

【功效】活血通络。

【主治】2 型糖尿病并发大血管病变。

【临床运用】水煎服。

【出处】《中国医药学报》，1999，14（2）：37。

84. 经验方

【组成】生地黄 20g，桃仁 15g，红花 15g，赤芍 15g，枳壳 15g，柴胡 15g，川芎 15g，半夏 15g，胆南星 10g，苍术 15g，石菖蒲 15g，黄连 10g，丹参 20g，葛根 20g，玄参 15g，黄芪 20g，太子参 15g。

【功效】活血祛瘀，消化痰浊。

【主治】气阴血虚，血瘀痰蓄型糖尿病，多见肥胖，舌质紫有瘀斑，舌下静脉青紫，头昏眩或兼高血压、高血脂，血液黏度增加，高血凝黏浓聚。

【临床运用】便秘加大黄 10g，何首乌 20g，生山楂 15g；如兼视网膜病变，加决明子 20g，木贼 15g，白蒺藜 15g。

【出处】《吉林中医药》，1999，（6）：4。

85. 经验方

【组成】鬼箭羽 40g，丹参 30g，赤芍 20g，当归 15g，黄芪 20g，石斛 20g，黄精 15g，仙灵脾 15g，生地黄 20g，山茱萸 15g，何首乌 30g。

【功效】化瘀生津，平补阴阳。

【主治】2 型糖尿病。口渴多饮，多食善饥，尿频量多，形体消瘦，初起“三多”症状不显著，并发眩晕、肺痨、胸痹、中风、雀目、疮疡等。

【临床运用】水煎服，每日 1 剂，日服 3 次，1 个月为 1 个疗程。胸胁胀满加柴胡 15g，枳壳 10g；夜尿频数加桑螵蛸 15g，五味子 15g；皮肤瘙痒加苦参 20g，白鲜皮 15g；五更泄泻加补骨脂 15g，肉豆蔻 15g；耳鸣、耳聋加枸杞子 15g，菊花 15g；失眠健忘加远志 15g，炒酸枣仁 20g，龙骨 20g；高血压加夏枯草 20g，钩藤 15g；冠心病加瓜蒌 40g，三七 5g；四肢麻木刺痛者加鸡血藤 20g，丝瓜络 15g。

【出处】《吉林中医药》，1999，（1）：17。

86. 经验方

【组成】柴胡 15g，天花粉 15g，当归 10g，红花 10g，穿山甲 10g，大黄 10g，丹参 20g，山药 20g，白术 15g。

【功效】活血祛瘀，疏肝通络。

【主治】2 型糖尿病血瘀证。体形肥胖或消瘦、头晕目眩、心悸失眠、少气懒言、胸胁胀闷、倦怠纳呆、口干咽燥，肢体麻痹乏力或偏瘫，下肢浮肿，尿少，大便时烂时结，舌淡暗或瘀斑（点），苔薄白，脉弦细或涩。

【临床运用】每日 1 剂，水煎服。高脂血症者加葛根 30g，白芍 12g，山楂 10g，郁金 10g；脑血管病者加水蛭 10g，地龙 10g，黄芪 30g；肾病变者加车前子 10g，黄芪 30g，益母草 15g，墨旱莲 15g 等。

【出处】《吉林中医药》，1999，（2）：13。

87. 经验方

【组成】水蛭 10g，血竭 6g，川芎 10g，丹参 10g，桃仁 10g，三棱 10g，莪术 10g，黄芪 30g，天花粉 30g，黄精 30g。

【功效】活血化瘀。

【主治】2 型糖尿病。

【临床运用】每日 1 剂，水煎分 3 次服。

【出处】《宁夏医学杂志》，1999，21（8）：508。

88. 经验方

【组成】川芎 30g，丹参 12g，赤芍 12g，牡丹皮 12g，益母草 15g，水蛭 9g，葛根 15g，墨旱莲 15g。

【功效】活血化瘀。

【主治】2 型糖尿病瘀血痹阻脉络。

【临床运用】兼有精神不振，倦怠乏力者加黄芪、党参、薏苡仁健脾益气；口干、口苦，消谷善饥明显者加生石膏、玉米、知母以益阴清胃；兼见头晕、耳鸣、腰膝酸软者加枸杞子、芡实、女贞子以滋阴补肾；心慌、胸闷甚于胸痛者加五加皮；视物模糊者，加谷精草、夏枯草；肢体麻木者，加威灵仙、鸡血藤；并发痈疮者，加金银花、紫花地丁、连翘等。每日 1 剂，水煎，早晚 2 次温服。腹胀、恶心呕吐，甚至口臭大便干结者，可用大黄附子细辛汤保留灌肠。

【出处】《现代中西医结合杂志》，1999，8（11）：1841。

89. 经验方

【组成】消渴五虫方：蚕蛹、僵蚕、蜈蚣、水蛭、全蝎、乌梢蛇，组成比例为 3∶2∶1∶1∶1。

【功效】活血祛瘀，疏经通络。

【主治】2 型糖尿病及其并发症。

【临床运用】3 个月为 1 个疗程，共 1～2 个疗程，研粉分装胶囊，每次 10g。另取蚕茧壳 30g，煎汤，一日 3 次，送胶囊吞服。

【出处】《上海中医药杂志》，1999，（8）：18。

90. 经验方

【组成】生黄芪、生地黄、丹参、葛根、水蛭、菟丝子、女贞子、桂枝。

【功效】益气养阴，活血通络。

【主治】糖尿病。

【临床运用】每粒相当生药 2g，每次 5 粒，每日 3 次，餐后半小时服用。

【出处】《中国中西医结合杂志》，1999，19（9）：518。

91. 经验方

【组成】生黄芪 15g，生地黄 15g，麦冬 10g，党参 12g，牡丹皮 10g，赤芍 10g，桃仁 10g，白芍 10g。

【功效】益气养阴，活血通络。

【主治】气阴两虚，脉络不和型糖尿病。

【临床运用】水煎服。

【出处】《中国中西医结合杂志》，1999，19（9）：521。

92. 经验方

【组成】黄芪 30g，丹参 20g，三七 3g，山楂 15g，知母 10g，益母草 10g，大黄 45g，葛根 10g，生地黄 15g。

【功效】益气活血。

【主治】糖尿病。

【临床运用】水煎服，每日 1 剂。

【出处】《中国中西医结合杂志》。

93. 活血降糖方

【组成】生黄芪 30g，山药 15g，苍术 15g，玄参 30g，当归 10g，赤芍 10g，川芎 10g，益母草 30g，丹参 30g，葛根 15g，生地黄 15g，熟地黄 15g，木香 10g。

【功效】益气养阴，理气活血。

【主治】消渴并发病，证属瘀血内阻型。症见易饥咽干，饮水量一般，乏力心慌，头晕失眠，肢体麻疼。合并有高血压、冠心病，及视物模糊、肌肤甲错等病症，舌暗或见瘀斑。

【临床运用】加减：肺胃火盛，烦渴饥饿明显者加天花粉 30g，玉竹 30g，石膏 30g，知母 10g；肾阳虚加肉桂 10g，附子 10g，或辅以金匮肾气丸；头晕头痛血压高者加夏枯草 30g，石决明 30g，菊花 15g，钩藤 15g；视网膜病变加青葙子 15g，枸杞子 15g，决明子 15g，女贞子 15g，菊花 10g；疮疡痈疽者加金银花 30g，蒲公英 30g，紫花地丁 30g，黄芩 10g。本方治疗 20 例，6 例症状消失，11 例血糖明显下降，另 3 例重型患者波动较大。

【出处】《北京中医学院学报》，1986，9（5）：29。

94. 益气养阴活血汤

【组成】黄精 30g，生黄芪 30g，太子参 15g，麦冬 12g，五味子 10g，生地黄 20g，玄参 30g，丹参 30g，当归 10g，桃仁 10g，葛根 15g，天花粉 30g，生大黄 6～10g，枳实 10g。

【功效】益气养阴，活血化瘀。

【主治】消渴，气阴两虚兼瘀型。症见“三多”症状不明显，口干乏力，心悸气短，眩晕耳鸣，肢体麻痛，视物不清，胸闷胸痛，或双下肢肿，或中风偏瘫，舌体胖，舌质暗有瘀斑，脉沉细。实验室检查常有血流变学异常，血小板聚集增强，甲皱微循环异常。

【临床运用】合并高血压者加天麻 6g，钩藤 15g，珍珠母 30g，川牛膝 15g；合并末梢神经病变者加秦艽 10g，狗脊 15g，川牛膝 15g，木瓜 15g，全蝎 10g，蕲蛇 10g；眼底渗出者加三七粉 2g（冲服），谷精草 10g，青葙子 10g，昆布 12g；合并糖尿病肾病者，加济生肾气丸加减。

【出处】《中国糖尿病防治特色》。

95. 祛瘀降糖饮

【组成】丹参 30g，生地黄 30g，地骨皮 30g，山药 30g，赤芍 10g，人参 10g，当归 10g，麦冬 20g，川芎 6g。

【功效】活血化瘀，滋阴益气。

【主治】2 型糖尿病。

【临床运用】每日 1 剂，水煎服，1 个月为 1 个疗程。本方治疗 62 例，显效 19 例，有效 35 例，无效 8 例，总有效率 87%，明显高于服用黄连素的对照组。

【出处】《新中医》，1998，30（4）：26。

96. 益气养阴活血汤

【组成】生黄芪 45g，天花粉 30g，何首乌 30g，枸杞子 20g，当归 12g，丹参 30g，赤芍 15g，葛根 15g，山楂 15g，生地黄 20g，全蝎 12g。

【功效】益气养阴，活血化瘀。

【主治】老年糖尿病兼有冠心病、陈旧性心梗、高血压、白内障、视网膜病变、中风、末梢神经炎、周围血管病、肾病、高脂血症等合并症有瘀血证候者。

【临床运用】共治疗 46 例，显效 16 例，有效 27 例，无效 3 例，总有效率 93.5%。本方可明显降低空腹及餐后血糖，减少 24 小时尿糖定量（$P<0.01$）；降低血脂水平（$P<0.05$）；改善血流变（$P<0.05$、0.01）。

【出处】《实用中西医结合杂志》，1997，（1）：53。

97. 益气活血降糖方

【组成】黄芪、葛根各 20g，党参、丹参、麦冬、天花粉、知母或石膏各 15g，山药、牡丹皮、山茱萸各 12g，红花 6g。

【功效】益气养阴，活血化瘀。

【主治】2 型糖尿病或合并有视网膜病变、高脂血症、冠心病、下肢血管病变等合并症。

【临床运用】口渴甚加石斛 15g；饥饿明显加重石膏用量；尿多加覆盆子 15g，金樱子 12g；痰多形体肥胖加竹茹 6g，浙贝母 12g；阴虚阳亢并视物昏朦加用枸杞子 15g，菊花 12g；血脂偏高加山楂、桑寄生各 15g，决明子 12g。共治疗 43 例，痊愈 26 例，好转 11 例，无效 6 例，总有效率 86%。

【出处】《四川中医》，1997，15（5）：19。

98. 降糖粉

【组成】苦荞麦、山药、人参、黄芪、生地黄、玄参、天花粉、丹参、川芎、赤芍、僵蚕。

【功效】益气养阴，活血化瘀。

【主治】2 型糖尿病证属气阴两伤，瘀血阻滞。

【临床运用】治疗 56 例，3 个月后临床控制 20 例，显效 13 例，有效 20 例，无效 3 例，总有效率 94.65%。本方可改善患者临床症状，使全血比黏度、血浆比黏度、血脂、血糖明显下降，表明有直接或间接纠正糖、脂肪、蛋白质代谢紊乱的作用。

【出处】《陕西中医》，1997，18（10）：463。

99. 益气养阴化瘀汤

【组成】生地黄 30g，玄参 25g，石斛、黄芪、丹参各 30g，玉竹、天花粉各 20g，黄精、太子参、虎杖、当归、赤芍各 15g。

【功效】益气养阴，活血化瘀。

【主治】2 型糖尿病合并有血管并发症，属气阴两虚夹有瘀血者。症见胸闷气短，乏力自汗，咽干口燥，视力模糊或减退，肢体麻木，舌黯有瘀斑，舌下静脉青紫或怒张，脉细数。

【临床运用】共治疗56例，显效29例，有效17例，无效10例，总有效率83.9%。

【出处】《黑龙江中医药》，1988，（4）：21–22。

100. 经验方

【组成】黄芪、沙参、天花粉、地龙、枸杞子、生地黄、山药、地骨皮、夜交藤、鸡血藤、益母草、丹参、当归、赤芍、知母、红花。

【功效】益气养阴，活血化瘀。

【主治】糖尿病气阴两虚兼血瘀者。

【临床运用】每日1剂，水煎服。

【出处】《浙江中医杂志》，1986，（10）：444。

101. 自拟方

【组成】黄芪40g，川芎、丹参各20g，红花、赤芍各15g。

【功效】益气活血。

【主治】糖尿病。

【临床运用】每日1剂，水煎分2次口服。

【出处】《辽宁中医杂志》，2000，27（6）：256。

102. 益气养阴化瘀汤

【组成】太子参、生地黄、天花粉、葛根、益母草、山楂各15g，黄芪30g，川芎、水蛭各10g。

【功效】益气养阴，活血化瘀。

【主治】2型糖尿病证属气阴两虚兼有瘀血者。

【临床运用】共治疗200例，显效108例，有效62例，无效30例，总有效率85.2%。本方可明显改善口渴多饮、多食善饥、多尿、乏力等症状，降低空腹血糖（$P<0.01$），降低全血比黏度和血浆比黏度（$P<0.05$）。

【出处】《实用中西医结合杂志》，1997，（15）：1439–1441。

103. 降糖方

【组成】生黄芪30～60g，丹参、生地黄、葛根、鬼箭羽、天花粉各30g，僵蚕10g，当归12g，山茱萸10～30g，何首乌15～30g，黄连3～5g。

【功效】益气养阴，清热化瘀补肾。

【主治】糖尿病及其血管、神经合并症，证属气阴两虚者。

【临床运用】阴虚为主加女贞子、墨旱莲；肾虚为主加仙灵脾、菟丝子、枸杞子、肉苁蓉；气阴两虚为主加生脉散；血瘀为主加川芎、赤芍、桃仁、红花；血糖持续不降加人参白虎汤；夹痰湿加苍术、桑白皮或二陈汤；并发神经病变加鸡血藤、威灵仙、络石藤、全蝎、水蛭。

【出处】《实用中西医结合杂志》，1997，10（17）：1701。

104. 益气养阴活血汤

【组成】人参3～5g，黄芪、山药、葛根、天花粉各30g，知母15g，川芎、桃仁、红花各10g。

【功效】益气养阴，活血化瘀。

【主治】糖尿病或合并有高脂血症、脑血管病、高血压、冠心病、肾病、下肢坏疽等，证属气阴两虚夹有瘀血者。

【临床运用】血压升高加杜仲、川牛膝各15g，代赭石30g；水肿加茯苓、白术各15g，车前子10g；形寒肢冷加附子、肉桂各10g；下肢坏疽加广木香10g，倍用黄芪。共治疗35例，显效17例，有效13例，无效5例，总有效率为85.7%，对各种慢性血管并发症均有明显缓解，可明显降低空腹血糖和甘油三酯水平（$P<0.05$），改善血流变参数（$P<0.05$）。

【出处】《成都中医药大学学报》，1997，20（2）：14–16。

105. 益气养阴活血方

【组成】太子参30g，五味子10g，麦冬12g，生黄芪30g，山药30g，生地黄15g，丹参15g，葛根15g。

【功效】益气养阴，活血化瘀。

【主治】2型糖尿病气阴两虚夹瘀者。

【临床运用】热象明显加生石膏、知母、黄连；易饥加熟地黄、玄参；口渴明显加芦根、天花粉；尿多清长加桑螵蛸、菟丝子；视力减退加菊花、谷精草；皮肤瘙痒者加白鲜皮、地肤子；手足麻木加鸡血藤、忍冬藤；高血压加石决明、夏枯草；高脂血症加生山楂、虎杖；尿糖下降缓慢者重用生地黄，加玄参；血糖下降缓慢者重用黄芪，加生石膏。共治疗32例，显效8例，有效21例，无效3例，总有效率达90.6%。

【出处】《黑龙江中医药》，1997，（5）：39–40。

106. 益气养阴活血汤

【组成】太子参15g，黄芪30g，生地黄30g，玄参20g，山药30g，苍术15g，丹参15g，知母10g，葛根20g，赤芍10g。

【功效】益气养阴，活血化瘀。

【主治】2型糖尿病证属气阴两虚夹有瘀血者，尤其是合并有心、脑血管并发症宜用。

【临床运用】治疗28例，显效15例，有效13例，总有效率100%。

【出处】《黑龙江中医药》，1997，（3）：19–20。

107. 降糖汤

【组成】黄芪、山药、生地黄、玄参各30g，丹参、苍术各20g，枸杞子、赤芍各10g。

【功效】益气养阴，化瘀活血。

【主治】2型糖尿病症见疲倦乏力，口干舌燥，腰膝酸软，舌质暗苔薄白，脉弦细。

【临床运用】血糖不降加山茱萸、知母各10g；尿糖不降加天花粉30g，五味子10g；兼见高血压加夏枯草20g，白蒺藜15g；高血脂加生山楂15g，泽泻10g；能食善饥加熟地黄20g，黄连6g；口渴多饮加生石膏30～60g，麦冬10g；腰腿疼加桑寄生30g，续断10g；大便溏泻去生地黄、玄参，加芡实30g，白术10g；心悸失眠加龙骨、牡蛎各20g；下身瘙痒加黄柏、知母各10g；全身瘙痒加苦参、地肤子各10g；尿频有脂膏加桑螵蛸、益智仁各15g。共治疗76例，30天后显效28例，有效43例，无效5例，总有效率为93.42%。

【出处】《上海中医药杂志》，1997，（4）：19。

108. 益气活血汤

【组成】黄芪30g，五味子、天花粉、山茱萸、生地黄各20g，当归、赤芍各10g，苍术20g，桃仁12g，红花6g。

【功效】益气养阴，补肾活血。

【主治】2型糖尿病及合并症，证属气阴两伤，内有瘀血者。

【临床运用】治疗50例，显效30例，有效18例，无效2例，总有效率96%。

【出处】《内蒙古中医药》，1997，（3）；27。

109. 降糖口服液

【组成】黄芪、白术、山药、天花粉、生地黄、山茱萸、桑螵蛸、知母、丹参、川芎、黄连。

【功效】益气养阴，活血化瘀，补虚生津。

【主治】2型糖尿病及合并症（如高血压、高血脂、冠心病、视网膜病变等），或继发降糖药治疗失败，证属气阴两伤夹有瘀血者。

【临床运用】共治疗60例，较好控制30例，一般控制22例，控制不好8例，总有效率86.7%。

【出处】《河北医科大学学报》，1997，18（3）：155–156。

110. 加味玉液汤

【组成】生山药、生黄芪、天花粉、丹参各15g，知母8g，葛根、五味子、山茱萸各10g，益母草、当归各12g，川芎9g，生鸡内金9g，川牛膝12g，水蛭粉3g（冲服）。

【功效】益气养阴，活血化瘀。

【主治】2型糖尿病血瘀证。症见口渴欲饮，多食，消瘦乏力，舌质紫暗，少苔，舌下静脉曲张，脉细涩。

【临床运用】共治疗38例，每4周1个疗程，治愈18例，好转14例，无效6例，总有效率为84.1%。

【出处】《江苏中医》，1997，18（9）：13–14。

111. 降糖汤

【组成】太子参、山药、天花粉各30g，黄芪、枸杞子、生地黄、白术各20g，葛根、丹参、玄参各15g，制大黄5～9g，黄连5g。

【功效】益气养阴，化瘀清热。

【主治】2型糖尿病气阴虚夹瘀型。症见“三多一少”，消瘦乏力等。

【临床运用】烦渴，多食，多尿，舌红少苔，脉数有热象加石膏、知母；善饥多食加熟地黄；小便清长而频，尺脉弱酌加肉桂、附子、桑螵蛸。共治疗38例，治愈9例，好转25例，无效4例，总有效率 89.5%。

【出处】《中国厂矿医学》，1997，10（4）：270–271。

112. 血府逐瘀汤加减

【组成】当归 10g，生地黄 15g，桃仁 10g，红花 10g，枳壳 6g，柴胡 6g，甘草 6g，桔梗 6g，牛膝 10g，川芎 10g。

【功效】活血化瘀。

【主治】糖尿病，血瘀者。症见口唇舌暗，舌体瘀斑，舌下脉络瘀曲怒张。

【临床运用】加减：气虚者加黄芪、山药、人参；阴虚加沙参、天花粉、玉竹；心阳不足加西洋参、百合、酸枣仁；肾阴不足加山茱萸，山药，枸杞子；肺胃燥热者加石膏，玄参；痰热互结加胆南星，瓜蒌，大黄。本方治疗 27 例，显效 12 例，有效 14 例，无效 1 例，总有效率 96.3%。活血化瘀类中药能改善微循环，降低血液黏稠度。

【出处】《北京中医》，1998，（3）：26。

113. 经验方

【组成】桂枝 6g，细辛 2g，制川乌 9g，制草乌 6g，当归 10g，赤芍 10g，丹参 12g，木瓜 15g。

【功效】温阳，活血通络。

【主治】阳虚血瘀型糖尿病。

【临床运用】水煎服。

【出处】《中国中西医结合杂志》，1999，19（9）：521。

114. 活血化瘀方

【组成】牛膝 30g，丹参 30g，三七粉（冲服）5g。

【功效】活血化瘀。

【主治】消渴其并发症兼血瘀证者。

【临床运用】采用中西医结合法治疗，西药采用对症疗法。肝肾阴虚者加核桃仁 30g，山茱萸 15g，熟地黄 15g，山药 15g，麦冬 20g；阴虚燥热者加用天花粉 30g，黄连 20g，葛根 20g，牡丹皮 20g，生地黄 15g，麦冬 20g。本方治疗 100 例，有效 91 例，有效率 88.3%。

【出处】《国医论坛》，1995，（3）：36。

115. 葛根丹参玉竹汤

【组成】葛根 30g，玉竹 20g，丹参 30g，桔梗 15g，黄芪 20g，山楂 10g，三七粉 10g。

【功效】活血化瘀通络，益气养阴润燥。

【主治】糖尿病。

【临床应用】水煎服，每日 1 剂。

【出处】《湖南中医杂志》，2008，（1）：10。

116. 经验方

【组成】水蛭 10g，血竭 6g，川芎 10g，丹参 10g，桃仁 10g，三棱 10g，莪术 10g。

【功效】活血化瘀。

【主治】糖尿病。

【临床应用】水煎服，每日 1 剂。

【出处】《长春中医药大学学报》，2008，（6）：686。

117. 加减抵当汤

【组成】法半夏 9g，生白术 12g，水蛭 6g，桃仁 10g，熟大黄 15g，茯苓 20g，陈皮 10g。

【功效】活血化瘀。

【主治】糖尿病证属痰瘀者。

【临床应用】水煎服，每日 1 剂。

【出处】《河北中医》，2015，（11）：1667。

118. 自拟基本方

【组成】紫草 30g，白薇 12g，大青叶 15g，丹参 15g，生地黄 20g，黄芪 30g，五味子 10g。

【功效】凉血活血。

【主治】2 型糖尿病。

【临床应用】以上消为主者加天花粉、石斛、芦根；以中消为主者加黄连、石膏、大黄；以下消为主者加金樱子、芡实、山药。每日 1 剂，水煎服。

【出处】《湖北中医杂志》，2007，（4）：44。

119. 经验方

【组成】桃仁 9g，红花 6g，川芎 9g，当归 9g，丹参 15g，赤芍 15g，牛膝 15g，郁金 10g。

【功效】活血化瘀。

【主治】糖尿病血瘀型。症见头痛，胸痛，肢体麻木疼痛，半身不遂，面色黧黑，肌肤甲错，月经量多或减少，有血块，眩晕，失眠健忘，胸闷心悸，耳鸣耳聋，雀目内障，毛发稀疏干枯，舌质有瘀斑，舌下静脉青紫，舌色紫暗，脉沉细涩或结代等。

【临床应用】瘀血甚者加三棱 9g，莪术 9g，穿山甲 10g；兼气虚者加党参 15g，黄芪 30g；兼阴虚者加葛根 15g，天花粉 30g；热甚者加黄芩 9g，黄连 6g；夹痰者加半夏 9g，枳实 9g；兼气滞者加佛手 9g，陈皮 9g。

【出处】《福建中医药》，2007，38（6）：31。

（七）单方

1. 桃胶

【组成】桃胶 30g。

【功效】和血益气。

【主治】糖尿病。

【临床应用】洗净煮食，每日 1 剂。

【出处】《验方》。

2. 仙鹤草

【组成】仙鹤草 60g。

【功效】清热生津。

【主治】糖尿病，尤其口干渴，易疲劳者。

【临床应用】每日 1 剂，水煎两次分服。

【出处】《验方》。

3. 地骨皮

【组成】地骨皮 20g。

【功效】养阴清热。

【主治】糖尿病。

【临床应用】水煎服。

【出处】《河南民间验方》。

4. 芹菜

【组成】鲜芹菜 500g。

【功效】生津止渴。

【主治】糖尿病。

【临床应用】先将芹菜捣烂，取汁，再煮沸内服，每日 2 次。

【出处】《陕西民间验方》。

5. 经验方

【组成】截叶铁扫帚 200g，母鸡 1 只。

【功效】益气养阴。

【主治】糖尿病。

【临床应用】先将鸡去毛及内脏，再把截叶铁扫帚装入鸡腹内煮熟，每日 2 次，酌量食鸡肉并服药液。

【出处】《湖北、福建、安徽民间验方》。

6. 淡竹叶

【组成】淡竹叶 50g。

【功效】清热解毒，利水通淋。

【主治】糖尿病湿热下注，小便不通者。症见心烦口渴，小便淋沥作痛，下肢酸胀。

【临床应用】开水冲泡，代茶频饮。

【出处】《验方》。

7. 玉米秆

【组成】玉米秆适量。

【功效】生津止渴。

【主治】糖尿病。

【临床应用】水煎，代茶饮。

【出处】《陕西、宁夏民间验方》。

8. 野蔷薇根

【组成】野蔷薇根 15g。

【功效】滋阴清热。

【主治】糖尿病。

【临床应用】水煎服。

【出处】《广东民间验方》。

9. 菝葜乌梅散

【组成】菝葜 60g，乌梅 1 枚。

【功效】养阴生津。

【主治】糖尿病。

【临床应用】水煎服。

【出处】《安徽民间验方》。

10. 验方

【组成】鲜玉米须 30g，天花粉 30g。

【功效】生津止渴。

【主治】糖尿病。

【临床应用】水煎服。

【出处】《河南民间验方》。

11. 糯稻根

【组成】糯稻根 200g。

【功效】养阴生津。

【主治】糖尿病。

【临床应用】水煎，代茶饮。

【出处】《江苏民间验方》。

12. 仙人掌

【组成】仙人掌 30g。

【功效】清热解毒。

【主治】糖尿病。

【临床应用】将仙人掌去皮、刺，切碎，捣烂取汁，每日 2 次，开水送服。

【出处】《河南民间验方》。

13. 猪胰莲须丸

【组成】猪胰脏 1000g，莲须 200g。

【功效】养阴清热。

【主治】糖尿病。

【临床应用】将猪胰脏文火焙干，再同莲须共研为细末，炼蜜为丸，1 次 9g，每日 3 次，开水送服。

【出处】《江苏、河北民间验方》。

14. 紫茉莉根汤

【组成】紫茉莉块根 100g。

【功效】清热养阴。

【主治】糖尿病。

【临床应用】水煎服。

【出处】《广西、辽宁民间验方》。

15. 五味子

【组成】五味子 10g。

【功效】滋阴敛肝。

【主治】糖尿病。

【临床应用】水煎、代茶饮。

【出处】《验方》。

16. 翻白草

【组成】翻白草 50g。

【功效】清热利湿。

【主治】糖尿病。

【临床应用】水煎，代茶饮。

【出处】《验方》。

17. 南瓜多糖颗粒

【组成】南瓜多糖提取物。

【功效】降低血糖。

【主治】2 型糖尿病。

【临床应用】南瓜多糖提取物制成颗粒剂，每次 10g，每日 2 次。治疗 2 型糖尿病 30 例，显效 16 例，有效 10 例，无效 4 例。实验研究表明，南瓜多糖对于四氧嘧啶引起的血糖升高大鼠有明显的降糖作用。

【出处】《中成药》2001，（7）：495。

18. 南瓜

【组成】鲜南瓜 500g。

【功效】补中益气。

【主治】糖尿病轻型。症见口干，无明显多饮，有饥饿感，腰酸乏力，大便正常，形体适中，脉沉细。

【临床应用】每日 1 剂，水煎分 3 次服。

【出处】《中国糖尿病医案选》。

19. 猪胰山药膏

【组成】山药 60g，猪胰 1 具。

【功效】益肾养阴。

【主治】糖尿病肾虚津亏者。症见口干舌燥，烦渴多饮，腰膝酸软，小便频数。

【临床应用】猪胰洗净，剖开后去掉里面的筋膜，切块，与山药共煮 2 小时，至猪胰熟透，加入佐料即成。每日 2 次，每次 100g，喝汤吃药。

【出处】《验方》。

20. 经验方

【组成】藕实仁 250g（去皮），薄荷 1 把，莼菜 250g。

【功效】清心止渴。

【主治】糖尿病心阴亏虚者。症见口干舌燥，心烦多饮，头晕目眩。

【临床应用】薄荷、莼菜洗净切成细条，藕实仁捣烂如泥状，共置锅内，添加豆豉煮羹，加入佐料即可。每日 1 剂，经常食用。

【出处】《验方》。

21. 经验方

【组成】鲜竹节草 200g。

【功效】清热生津。

【主治】糖尿病。症见口干多饮，多尿，乏力，腰膝酸软，尿后淋痛，脉细数。

【临床应用】每日 1 剂，水煎服。

【出处】《浙江中医杂志》，1991，（7）：310。

22. 猪胰茉莉根汤

【组成】紫茉莉根汤 60 个，猪胰 1 个。

【功效】养阴清热。

【主治】糖尿病。

【临床应用】将紫茉莉块根切成薄片，同猪胰共炖汤，每日分 2 次，食胰饮汤。

【出处】《福建民间验方》。

23. 醋鸡蛋

【组成】米醋 30mL，鲜鸡蛋 1 个。

【功效】滋阴敛阴。

【主治】糖尿病。

【临床应用】先将米醋加热，沸后打入鸡蛋，1 次服下，每日 1 剂。

【出处】《河南民间验方》。

24. 猪胰兔针汤

【组成】鬼针草 40g，猪胰 1 个。

【功效】养阴清热。

【主治】糖尿病。

【临床应用】将上药共用水炖熟，每日 2 次，食胰服汤。

【出处】《河南民间验方》。

25. 猪肚豆豉

【组成】淡豆豉 30g，猪肚子 1 个。

【功效】养阴清热。

【主治】糖尿病。

【临床应用】将猪肚子洗干净后内装淡豆豉，用线缝住口，置水中用文火煮烂，每日 2 次，饮汤并食猪肚子。

【出处】《福建民间验方》。

26. 五倍子散

【组成】五倍子。

【功效】燥湿止渴。

【主治】糖尿病。

【临床应用】研为细末，每次 3g，每日 3 次，温水冲服。

【出处】《糖尿病及其并发症的中医药研究进展》。

27. 地骨皮饮

【组成】地骨皮 50g。

【功效】清虚热。

【主治】虚热消渴。

【临床应用】水煎代茶饮。

【出处】《糖尿病及其并发症的中医药研究进展》。

28. 冰糖地龙汤

【组成】地龙 2 条，冰糖 10g。

【功效】清热养阴。

【主治】糖尿病。

【临床应用】水煎服。

【出处】《福建民间验方》。

29. 猪胰芡实汤

【组成】猪胰 1 个，芡实 30g。

【功效】养阴敛阴。

【主治】糖尿病。

【临床应用】将上药共用水炖熟，每日分 2 次服。

【出处】《安徽民间验方》。

30. 胎盘粉

【组成】猪胎盘适量。

【功效】滋阴补肾。

【主治】糖尿病。

【临床应用】先将猪胎盘洗净，晒干，置新瓦上焙至黄焦为度，再研为细末，每次 12g，每日 1 次，开水冲服，连服 14 天。

【出处】《福建民间验方》。

31. 蔗眼汤

【组成】蔗眼 120g。

【功效】生津止渴。

【主治】糖尿病。

【临床应用】水煎服。

【出处】《福建民间验方》。

【注】蔗眼即蔗鸡，为禾本科植物甘蔗（Saccharum sinensis roxb）节上所生之嫩芽。

32. 千里光汤

【组成】千里光 60g，冰糖适量。

【功效】清热生津。

【主治】糖尿病。

【临床应用】水煎服。

【出处】《福建民间验方》。

33. 沙苑子

【组成】沙苑子 60g。

【功效】养阴补肾。

【主治】糖尿病。

【临床应用】水煎服。

【出处】《北京民间验方》。

34. 豆腐灯心草汤

【组成】灯心草 30g，豆腐 180g。

【功效】清热养阴。

【主治】糖尿病。

【临床应用】水煎服，食豆腐并服汤。

【出处】《福建民间验方》。

35. 猪肚胭脂花根

【组成】白胭脂花根 30g，猪小肠适量。

【功效】清热养阴。

【主治】糖尿病。

【临床应用】将上药共用水炖熟，每日分 2 次食肠服汤。忌食酸辣、芋头等刺激性食物；白胭脂花根为紫茉莉科植物紫茉莉的块根。

【出处】《福建民间验方》。

36. 玉米须

【组成】玉米须 30g。

【功效】生津止渴。

【主治】糖尿病。

【临床应用】水煎服。

【出处】《湖北、河南、上海、辽宁、河北民间验方》。

37. 琼花饮

【组成】琼花 2 朵，冰糖适量。

【功效】清热养阴。

【主治】糖尿病。

【临床应用】水煎服。

【出处】《福建民间验方》。

【注】琼花为仙人掌科植物昙花的花。

38. 天冬青

【组成】天冬 300g。

【功效】强身滋阴。

【主治】糖尿病阴津亏虚者。症见口干舌燥，干咳无痰，消谷善饥，小便频数。

【临床应用】加水 1000mL，文火煎 1 小时，取滤液，加白蜜，文火熬成膏。每日 2 次，每次 1～2 匙，开水调服。

【出处】《验方》。

39. 蚕茧菊花茶

【组成】蚕茧 50g，菊花 10g。

【功效】泻火止渴。

【主治】糖尿病热伤阴亏者。症见口渴多饮，消瘦易饥，尿频尿多。

【临床应用】将蚕茧刺破，去掉蚕蛹，与菊花共置锅中，水煎，代茶饮，每日 1 剂。

【出处】《验方》。

40. 沙参粳米粥

【组成】豆浆汁 500g，北沙参 50g，粳米 50g。

【功效】补虚润燥。

【主治】糖尿病肺胃阴伤者。症见口渴多饮，心烦多梦，消谷善饥。

【临床应用】北沙参加水 500mL 煮 30 分钟，取滤液与豆浆、粳米共煮，熬稠即可。每日 1 剂，分早晚两次温服。

【出处】《验方》。

41. 沙参鲫鱼汤

【组成】北沙参 30g，活鲫鱼 250g，豆腐 250g。

【功效】养阴和胃。

【主治】糖尿病阴虚胃弱者。症见口干舌燥，胃脘胀满，小便清长，形体消瘦。

【临床应用】将鱼去鳞，剖肚去内脏，洗净，油煎至两面发黄，将豆腐切块，沙参用纱布袋盛之。上药共置锅内炖 30 分钟，加入调味品即成。趁热喝汤，吃豆腐和鱼，连用 3 天。

【出处】《验方》。

42. 百合粥

【组成】百合 80g，糯米 60g。

【功效】润肺和胃，宁心安神。

【主治】糖尿病阴虚津伤者。症见口干舌燥，心烦不安，咳嗽少痰，舌红少苔，脉细数。

【临床应用】共熬成粥，温热服食，20 天为 1 个疗程。

【出处】《验方》。

43. 虫草甲鱼汤

【组成】冬虫夏草 5g，甲鱼 500g。

【功效】益肾养阴。

【主治】糖尿病肾亏阴虚者。症见口干舌燥，头昏耳鸣，潮热盗汗，腰膝酸软，小便清长。

【临床应用】将甲鱼置沸水锅内烫死，剁去头，揭去鳖甲，除去内脏，切成 $1cm^2$ 的方块，与冬虫夏草共置锅内，大火烧沸后，加姜、葱等调料，炖至肉熟即成，食肉喝汤。

【出处】《验方》。

44. 地黄酒

【组成】干地黄 60g，白酒 500g。

【功效】滋阴养血，舒筋活血。

【主治】糖尿病阴血不足、筋脉失养者。症见面色无华，口干舌燥，肢体麻木。

【临床应用】上药共置罐内，密封，每天摇动 10 分钟，浸泡 7 天即可。每次饮 10g，每日 1 次。

【出处】《验方》。

45. 蚕茧枣茶

【组成】蚕茧 7 个，红枣 7 个。

【功效】滋阴清热。

【主治】糖尿病。

【临床应用】水煎，代茶饮。

【出处】《湖北、上海民间验方》。

46. 天花粉饮

【组成】天花粉 30g，白糖 3g。

【功效】生津止渴。

【主治】糖尿病。

【临床应用】水煎服。

【出处】《湖北、河北民间验方》。

47. 竹叶丝瓜汤

【组成】竹叶 5g，豆腐 250g，丝瓜 250g。

【功效】清热生津。

【主治】糖尿病阴虚有热者。症见烦渴多饮，尿赤尿频，口苦咽干。

【临床应用】丝瓜削去皮，洗净切块，豆腐切成小块，加入竹叶及水适量，水煮 15 分钟，放入调味品即可。随时食用。

【出处】《验方》。

48. 天冬饮

【组成】天冬 60g，白酒 500g。

【功效】滋润五脏，调和血脉。

【主治】糖尿病肾阴不足，浮火上炎而感受外风、血脉失和者。症见口干舌燥，肢体麻木、疼痛等。

【临床应用】将天冬洗净后，以纱布袋盛，与白酒共置罐中密封，每天振摇 1 次，浸泡 30 天即可。每日 2 次，每次饮 10g。

【出处】《验方》。

49. 玉竹猪肉汤

【组成】玉竹 15g，猪瘦肉 100g。

【功效】养阴生津。

【主治】糖尿病阴虚津亏者。症见烦渴多饮，消瘦易饥，舌红苔黄，脉细数。

【临床应用】将猪肉切成块状，与玉竹共煮 2 小时，加入佐料，食肉喝汤。每日 1 剂。

【出处】《验方》。

50. 百合梨膏

【组成】百合 120g，梨汁 250g，蜂蜜 50g。

【功效】润肺清热。

【主治】糖尿病阴虚热盛者。症见口干舌燥，口渴多饮，干咳无痰。

【临床应用】百合加水 2000mL，煎煮 1 小时，滤出药液，加入梨汁、蜂蜜熬成膏。每次服 10g，每日 2 次。

【出处】《验方》。

51. 经验方

【组成】糯稻草中节适量。

【功效】清热生津。

【主治】糖尿病。

【临床应用】烧灰存性，每次 3g，每日 2 次，开水冲服，连服 15 剂。

【出处】《江苏民间验方》。

52. 经验方

【组成】猪胰 1 个，玉米须适量。

【功效】养阴生津。

【主治】糖尿病。

【临床应用】将上药用水炖熟，每日 2 次，食胰服汤。

【出处】《安徽民间验方》。

53. 百合绿豆汤

【组成】绿豆 260g，百合 200g。

【功效】清热养阴。

【主治】糖尿病阴虚有热者。症见口干舌燥，心烦多饮，两目干涩。

【临床应用】将百合煎煮，绿豆研粉，以百合水送服绿豆粉，每次 5g，每日 2 次。

【出处】《验方》。

54. 山药散

【组成】生山药适量。

【功效】益气健脾。

【主治】糖尿病。

【临床应用】将生山药 50g 研为细末，做成熟粥，食之。

【出处】《河南、陕西、宁夏民间验方》。

55. 枸杞子茶

【组成】鲜枸杞子叶 6g。

【功效】补肾养阴。

【主治】糖尿病。

【临床应用】泡水，代茶饮。

【出处】《安徽民间验方》。

56. 芡实梨膏

【组成】香水梨 1000g，芡实 500g。

【功效】清热降火，润肺凉心。

【主治】糖尿病阴虚火旺者。症见面色潮红，咽干舌燥，干咳无痰，心烦多饮，脉细数。

【临床应用】将梨切碎榨汁，芡实烘干磨粉，共置锅内，入蜜少许，小火熬成膏。每日 1 剂，开水冲服，5 天为 1 个疗程。

【出处】《验方》。

57. 天花粉冬瓜饮

【组成】天花粉 20g，西瓜皮 20g，冬瓜皮 20g。

【功效】清热生津。

【主治】糖尿病阴津亏虚者。症见口干舌燥，心烦口渴，尿黄尿频，舌边尖红。

【临床应用】水煎服，日 1 剂。

【出处】《验方》。

58. 西洋参

【组成】西洋参 3g。

【功效】益气生津，润肺清热。

【主治】糖尿病气阴两虚者。症见神疲乏力，口干舌燥，口渴喜饮，舌红少津，脉细数。

【临床应用】切成薄片，开水浸泡代茶饮。

【出处】《验方》。

59. 荔枝核散

【组成】荔枝核。

【功效】生津止渴。

【主治】糖尿病。症见口干舌燥，渴欲饮水，多食善饥，多尿乏力，喜卧嗜睡，头晕心悸，身痒多汗，脉沉缓。

【临床应用】每日 3 次，每次 10g，研末冲服。

【出处】《辽宁中医杂志》，1986，（8）：31。

60. 黄连素片

【组成】黄连提取物。

【功效】清热止泻。

【主治】糖尿病。

【临床应用】黄连素片，每次2片，每日3次，可与胰岛素联合应用，可增强降糖作用。

【出处】《验方》。

61. 桑白皮

【组成】桑白皮 30g。

【功效】清热化痰。

【主治】糖尿病。

【临床应用】水煎服。

【出处】《实用糖尿病学》。

62. 夏枯草

【组成】夏枯草 30g。

【功效】平肝清热。

【主治】糖尿病。

【临床应用】水煎服。

【出处】《验方》。

63. 亚腰葫芦

【组成】亚腰葫芦 50g。

【功效】利水消肿。

【主治】糖尿病。

【临床应用】水煎服，日 1 剂。

【出处】《验方》。

64. 苦瓜

【组成】苦瓜

【功效】清热泻火。

【主治】糖尿病。

【临床应用】将苦瓜粗提物制成片剂，每次 4 片，日 3 次。研究表明，苦瓜粗提物具有显著降低血糖作用，有类似胰岛素的作用。

【出处】《中国糖尿病防治特色》。

65. 番石榴

【组成】番石榴叶或果 30g。

【功效】清热生津。

【主治】糖尿病。

【临床应用】水煎代茶饮。研究表明，番石榴叶有效成分为黄酮苷，有促进胰岛素与靶细胞膜上专一受体结合的作用，能调整糖、脂代谢，有降低血糖、降低血压、调整血脂的作用。

【出处】《中华食物疗法大全》。

66. 桑椹

【组成】桑椹 30g。

【功效】滋阴补肾。

【主治】糖尿病。

【临床应用】水煎，代茶饮。

【出处】《实用糖尿病学》。

67. 仙人掌浸膏片

【组成】仙人掌

【功效】活血化瘀。

【主治】2 型糖尿病。

【临床应用】将仙人掌制作成浸膏，后烘干制成片剂，每片 0.5g，每次 4 片，每日 3 次。

【出处】《中国中医药科技》，1999，6（5）：334。

68. 圆羊齿

【组成】圆羊齿 90 ~ 180g。

【功效】清热生津。

【主治】糖尿病。

【临床应用】水煎服，代茶饮。

【出处】《福建民间验方》。

（八）食疗方

粥　类

1. 山药粥

【组成】生山药 60g，粳米 60g，酥油、白蜜适量。

【用法】粳米加水如常法煮粥。山药去皮为糊后，用酥油密炒，令凝，用匙揉碎，放入粥内拌匀，可作早点食用。

【功效】润肺健脾，益气固肾。

【主治】气阴两虚或阴阳两虚型糖尿病。

【出处】《中国糖尿病防治特色》。

2. 葛根粉粥

【组成】葛根 30g，粳米 50g。

【用法】将葛根切片，水磨，澄取淀粉，粳米浸泡一宿，与葛根同入砂锅内，加水 500mL，文火煮至粥稠服用。

【功效】清热除烦，生津止渴。

【主治】葛根有降低血糖作用，并能扩张心脑血管，具有温和的降压作用。

【出处】《中国糖尿病防治特色》。

3. 生地黄粥

【组成】鲜生地黄 150g，粳米 50g。

【用法】鲜生地黄洗净捣烂，纱布挤汁。先

用粳米，加水500mL，煮成稠粥后，将生地黄煮汁冲入，文火再煮一沸，即可食用。每日1～2次。

【功效】清热凉血，养阴生津。

【主治】阴虚热盛型糖尿病，生地黄具有加强心肌收缩、利尿和降低血糖作用。

【出处】《中国糖尿病防治特色》。

4. 萝卜粥

【组成】新鲜白萝卜100g，粳米100g。

【用法】常法煮为稀粥，早晚温服。

【功效】祛痰消食，降气宽中。

【主治】糖尿病腹胀便秘者。

【出处】《中国糖尿病防治特色》。

5. 枸杞子粥

【组成】枸杞子叶30g，枸杞子30g，粳米50g。

【用法】杞叶洗净后浸泡，枸杞子去杂质后浸泡。先以粳米和杞叶加水常法煮粥，半熟时再加入枸杞子，熟后加少许白糖调匀，早晚服食。

【功效】滋补肝肾，益精补血。

【主治】肝肾阴虚型糖尿病患者。

【出处】《中国糖尿病防治特色》。

6. 天花粉粥

【组成】天花粉30g，大麦槎子60g。

【用法】温水浸泡天花粉2小时，后加水200mL，煎至100mL，去渣留汁，入大麦槎子，加水400mL，煮至米花粥稠即可服食。

【功效】清热生津止渴。

【主治】天花粉历代称为“消渴药”，至今仍是治疗糖尿病的常用药物。临床研究表明，天花粉有较好的降糖作用。

【出处】《中国糖尿病防治特色》。

7. 山药龙眼肉粥

【组成】山药30g，龙眼肉15g，荔枝10g，粳米100g，五味子10g。

【用法】如常法加水煮粥食。

【功效】健脾滋肾，养血安神。

【主治】气阴两虚，心悸失眠的糖尿病患者。

【出处】《中华食物疗法大全》。

8. 芹菜粥

【组成】新鲜芹菜60g，粳米100g。

【用法】将芹菜洗净切碎，常法煮粥，每日早晚温服。

【功效】清热平肝，利尿降压。

【主治】糖尿病合并高血压者。

【出处】《中国糖尿病防治特色》。

9. 小麦粥

【组成】小麦50g，粳米50g。

【用法】常法煮烂成粥，每日早晚温服。

【功效】除烦热，止消渴。

【主治】糖尿病有烦渴，四肢沉重麻木者。

【出处】《糖尿病综合治疗与康复》。

10. 薏苡仁粥

【组成】薏苡仁50g，粳米50g。

【用法】常法煮粥。

【功效】除烦热，利肠胃，健脾益气，解烦渴。

【主治】糖尿病口渴，四肢沉重者。

【出处】《糖尿病综合治疗与康复》。

11. 赤小豆粥

【组成】赤小豆50g，粳米25g，黍米25g。

【用法】常法煮粥。

【功效】利小便，消水肿，止消渴，解毒排脓。

【主治】糖尿病有水肿者。

【出处】《糖尿病综合治疗与康复》。

12. 山药粥

【组成】山药50g，粳米50g。

【用法】煮粥。

【功效】健脾强肾。

【主治】糖尿病脾肾两虚，大便溏泻者宜食。因山药含大量淀粉，故不易多食。

【出处】《糖尿病综合治疗与康复》。

13. 芡实粥

【组成】芡实粉25g，粳米25g，薏苡仁25g。

【用法】常法煮粥。

【功效】固肾益精，聪耳明目。

【主治】糖尿病伴眩晕、耳鸣，筋骨酸痛者。

【出处】《糖尿病综合治疗与康复》。

14. 白菜粳米粥

【组成】白菜 50g，粳米 50g。

【用法】白菜洗净切碎，常法煮粥。

【功效】清热利气，止渴除烦。

【主治】糖尿病口渴，咳嗽有黏痰，大便干者。

【出处】《糖尿病综合治疗与康复》。

15. 荠菜粳米粥

【组成】荠菜 50g，粳米 50g。

【用法】煮粥。

【功效】利肝明目，补诸不足。

【主治】糖尿病视力欠佳者。

【出处】《糖尿病综合治疗与康复》。

16. 薏苡仁粥

【组成】薏苡仁 150g，薄荷 15g，荆芥 15g，葱白 15g，豆豉 50g。

【用法】将薄荷、荆芥，葱白择洗干净，入锅加水 1500mL，烧沸后，文火煎 10 分钟，滗出原汁，盛于碗内。将薏苡仁洗后入锅，加入芡汁，置中火上，煮至薏苡仁开花蒸烂。食用时加食盐调味即可。

【功效】健脾、祛湿、通络。

【主治】糖尿病脾虚湿盛者。症见食少纳呆，便溏，神疲乏力。

【出处】《糖尿病饮食治疗学》。

17. 竹叶粥

【组成】竹叶 50g，石膏 90g，粳米 60g。

【用法】将竹叶洗净，切成 3～5cm 长条，同石膏一起入锅加水 2000mL，熬 20 分钟，滗出药汁，澄清放凉后，滗出上层汁液备用。将粳米洗净，加入药汁和水煮粥，文火煮 30 分钟即成。

【功效】清热除烦，益胃生津。

【主治】肺胃热盛，气阴两伤者。症见口干口渴，心烦失眠，大便秘结。

【出处】《糖尿病饮食治疗学》。

18. 人参粥

【组成】人参粉 3g，粳米 100g。

【用法】粳米洗净置砂锅内，加水适量，放入人参粉，用武火烧沸，改文火煎熬至熟，加少量蜂蜜即可食用。

【功效】益气生津。

【主治】糖尿病气阴不足者。

【出处】《糖尿病饮食治疗学》。

19. 石膏粥

【组成】石膏 60g，粳米 60g。

【用法】石膏捣碎入砂锅内，加水煎 15 分钟，滤其渣，加入粳米，熬煮至熟即成。

【功效】清热除烦，生津止渴。

【主治】糖尿病胃火炽盛而见口渴多饮，消谷善饥，形体消瘦，大便秘结等。

【出处】《糖尿病饮食治疗学》。

20. 黄芪粥

【组成】生黄芪 60g，粳米 60g，蜂蜜少许。

【用法】将生黄芪切片，放入铝锅内，加水适量，煎成汁，放入粳米，连用生黄芪汁，并加水适量，武火烧沸后，文火煮熟成粥即可。

【功效】补气生津，利水消肿。

【主治】糖尿病及并发症，属气虚明显者。症见神疲乏力，口渴、自汗、浮肿，尿少。

【出处】《糖尿病饮食治疗学》。

21. 葛根粉粥

【组成】葛根粉 30g，粳米 60g。

【用法】将葛根洗净切片，加水磨成浆，取淀粉晒干，葛根粉备用。将粳米放入锅内加水，武火烧沸，文火煮至半熟时，加葛根粉，煮熟即可。

【功效】清热生津，活血化瘀。

【主治】糖尿病属气阴不足而见口干烦渴等症，或有血瘀症状者。

【出处】《糖尿病饮食治疗学》。

22. 山药扁豆粥

【组成】山药 30g，白扁豆 15g，粳米 15g。

【用法】将粳米、白扁豆入锅加水，武火烧沸，再用文火煮至八成熟时，加山药片，继续熬煮至熟。

【功效】补益脾胃。

【主治】糖尿病脾胃气阴不足者。

【出处】《糖尿病饮食治疗学》。

23. 肉苁蓉粥

【组成】肉苁蓉 15g，羊肉 100g，粳米 100g，食盐、葱、生姜适量。

【用法】将肉苁蓉放入砂锅内，加水适量，煮沸 20～30 分钟，去渣留汁。放入羊肉片、粳米、姜、葱、食盐，武火煮沸后，文火熬熟即成。

【功效】补肝肾，益精血。

【主治】糖尿病肝肾不足者。症见阳痿，腰膝冷痛，筋骨痿弱，便秘等。

【出处】《糖尿病饮食治疗学》。

24. 何首乌粥

【组成】制何首乌 30g，粳米 100g，红枣 3 枚。

【用法】将何首乌入锅，加水浓煎取汁，入粳米及红枣，加水煮粥。

【功效】滋补肝肾。

【主治】糖尿病肝肾不足。症见头晕耳鸣，腰膝酸软，阳痿。对高脂血症也有效。

【出处】《糖尿病饮食治疗学》。

25. 参芪薏苡仁粥

【组成】党参 12g，生黄芪 20g，炒薏苡仁 60g。

【用法】将料备齐洗净，用冷水泡透，一起入锅，加清水，文火煮成粥。

【功效】补中益气，健脾祛湿。

【主治】糖尿病脾虚湿盛者。

【出处】《糖尿病饮食治疗学》。

26. 葛根薏苡仁汤

【组成】粉葛根 120g，生薏苡仁 30g，粳米 30g。

【用法】常法煮粥。

【功效】清热祛湿降脂。

【主治】糖尿病痰湿阻闭，郁而化热者。

【出处】《糖尿病饮食治疗学》。

27. 黄精粥

【组成】黄精 50g，粳米 100g。

【用法】将黄精清水泡后捞出，切碎备用。同粳米同入锅内，煮至粥熟。

【功效】补虚损，益气阴。

【主治】糖尿病气阴不足，血糖持续偏高者。

【出处】《糖尿病饮食治疗学》。

28. 枸杞子羊肾粥

【组成】鲜枸杞子 500g，羊肾 1 对（250g），大米 250g，生姜、葱、五味子各适量。

【用法】将枸杞子洗净，羊肾洗净切碎，加大米入锅，加水适量，以文火煨烂成粥。食前加葱、姜、五味子等调料。

【功效】补肝肾，壮腰健骨。

【主治】糖尿病或其并发症。症见腰膝酸软，神疲乏力，头晕耳鸣，阳痿等。

【出处】《糖尿病饮食治疗学》。

29. 山药小麦粥

【组成】怀山药 60g，小麦 60g，粳米 30g。

【用法】将怀山药、小麦、粳米洗净，入砂锅，加清水，武火煮沸后，文火熬煮至熟。

【功效】养心阴，止烦渴。

【主治】糖尿病属心阴虚者。

【出处】《糖尿病饮食治疗学》。

30. 枸杞子粥

【组成】枸杞子 30g，粳米 100g。

【用法】煮粥。

【功效】补肾养肝明目。

【主治】糖尿病肝肾不足而见腰膝酸软，头晕目眩，视物昏花等症者。长期服用对糖尿病并发视网膜病变有较好疗效，也可用于糖尿病脂肪肝病变。

【出处】《糖尿病饮食治疗学》。

31. 麦冬粥

【组成】麦冬 20g，粳米 100g，蜂蜜少许。

【用法】将麦冬煎汤取汁，加入粳米和蜂蜜，加水适量，煮粥。

【功效】润肺养胃。

【主治】糖尿病肺胃阴虚者。症见口干欲饮，虚劳烦热。

【出处】《糖尿病饮食治疗学》。

32. 泽泻粥

【组成】泽泻粉 10g，粳米 50g。

【用法】加水500mL，先用武火将粳米煮粥，米开花后，调入泽泻粉，文火稍煮数沸即可。每日2次。

【功效】降血糖，降胆固醇，抗脂肪肝形成。

【主治】糖尿病高脂血症者。

【出处】《中国糖尿病防治特色》。

33. 荷叶绿豆粥

【组成】绿豆20g，大米50g。

【用法】先将绿豆泡发，加水煎至豆开花，大米常法煮稀粥，半熟时加入绿豆汤，共煮粥熟后，放鲜荷叶一张，盖于粥锅上，15分钟后取出，即可食用。

【功效】降血脂。

【主治】糖尿病高脂血症者。

【出处】《中华食物疗法大全》。

34. 山楂粥

【组成】山楂15g，粳米50g，砂糖少许。

【用法】将山楂炒至棕黄色，加温水泡片刻，煎汁150mL，再加水400mL左右，入粳米、砂糖，煮熟即可。

【功效】健脾开胃，化瘀散结止痛。

【主治】糖尿病高脂血症，动脉硬化者。山楂具有扩张血管、降压、降胆固醇作用。

【出处】《粥谱》。

35. 海带粥

【组成】海带30g（或干品20g），粳米50g。

【用法】将海带浸泡去咸水，切细。加米，常法煮粥食。

【功效】海带中含有藻酸素，具有明显降低血压和血脂的作用。

【主治】糖尿病。

【出处】《中国糖尿病防治特色》。

36. 何首乌粥

【组成】大米50g，大枣2枚，何首乌粉25g。

【用法】将大米、大枣常法煮粥，半熟时，加何首乌粉搅匀，至黏稠可食。

【功效】滋补肝肾，润肠通便。动物试验可减少胆固醇的吸收，防止胆固醇在肝内沉积，抗动脉硬化形成。

【主治】糖尿病。

【出处】《验方》。

37. 黄芪地龙桃仁粥

【组成】黄芪60g，桃仁10g，地龙2条，粳米50g，白糖适量。

【用法】先煮煎黄芪、桃仁，取汁150mL，与米同煮成粥，地龙研成粉，调入药粥中，放糖调味。以上为1日量，1个月为1个疗程。

【功效】益气，活血，化瘀。

【主治】糖尿病中风恢复期，属气虚血瘀型者。

【出处】《中国糖尿病防治特色》。

38. 山药扁豆莲子粥

【组成】山药15g，白扁豆15g，莲子15g，粳米50g。

【用法】常法煮粥。

【功效】健脾止泻。

【主治】糖尿病性腹泻。

【出处】《中国糖尿病防治特色》。

39. 五品粥

【组成】生薏苡仁50g，赤小豆50g，大芸豆30g，白扁豆30g，高粱米40g。

【用法】加水煮粥，每日早晚各食一小碗。

【功效】健脾利湿消肿。

【主治】糖尿病。

【出处】《中国糖尿病防治特色》。

40. 萝卜粥

【组成】大萝卜250g，粳米50g。

【用法】将萝卜洗净煮熟，碎浆备用。米洗净后，加萝卜浆及水，煮粥食用。

【功效】清热下气止渴。

【主治】消渴见舌焦口燥，口渴欲饮，小便频，腹胀痞满者。肥胖人宜常食，有减肥消脂的作用。

【出处】《糖尿病饮食治疗学》。

41. 玉米刺梨粥

【组成】玉米30g，刺梨15g，粳米60g。

【用法】将玉米洗净捣碎，刺梨去皮，切片，粳米洗净，一起入锅，加水文火煮成粥。

【功效】补虚降脂，抗衰老，健脾。

【主治】糖尿病。

【出处】《糖尿病饮食治疗学》。

42. 甜浆粥

【组成】鲜豆浆500g，粳米50g。

【用法】先洗净后，加入豆浆煮粥食用，早餐食用较为适宜。

【功效】补中益阴。

【主治】糖尿病，体虚，久嗽，口干多饮，便燥等。可作常用保健食用。

【出处】《糖尿病饮食治疗学》。

43. 珠玉二宝粥

【组成】生山药60g，生薏苡仁60g，柿霜饼30g。

【用法】先将薏苡仁加水煮至烂熟，而后将山药捣碎，柿饼切成小丁，继续煮片刻即成糊粥。食时可酌加白糖，早晚为宜。

【功效】补肺健脾，甘润益阴。

【主治】适用于脾胃虚弱，饮食减少，便溏腹泻；妇女脾虚带下；肺阴津不足，干咳短气，痰少而稠，消渴口干、烦热、盗汗等病症。

【出处】《食药本草》。

44. 白果圆子羹

【组成】糯米小圆子30只，白果90g，生梨30g，苹果30g，香蕉2根，橘子1个，红枣30g，白糖40g，菠萝蜜、桂花适量。

【用法】①将蜜饯用刀切成粒；将香蕉等水果也切成颗粒（即小丁）。②将糯米洗净，放入容器中，加入冷水，浸泡至用手指碾搓能成粉时，然后带水放入石磨中，研磨成细腻的浆，装入布袋中，扎牢布袋口，平放在木头蒸架上，布袋上压适当重的石块，压至浆结块，使之不粘手为止。取其一团，搓成圆长条形，摘成小块，揉成碗形，中间放入馅心包拢，搓圆搓光，即成糯米小圆子。③将锅洗净，放入一大碗水，加入白糖置武火烧开，投入糯米小圆子，煮至变色（熟色形），浮在水面时，即放入白果、水果、桂花，烧滚，洒上湿淀粉（分几次撒入），用手勺推匀，待其成厚芡，出锅装在汤碗中，即可食饮。每日2次，每次吃糯米小圆子6~8个，随意喝汤。

【功效】滋阴润肺。

【主治】适用于肺阴虚所致干咳短气，痰少而稠，消渴咽干，声音嘶哑，烦热，盗汗，大便秘结等病症。

【出处】《中药保健食谱》。

45. 地黄花粥

【组成】地黄花80g，粟米100g。

【用法】将地黄花阴干，捣碎为末，每次用50g粟米煮粥熟，加入地黄花末，搅匀，再煮至沸即可，每日1次，每次服用30g。

【功效】益脾胃，养肾气，除烦热。

【主治】脾胃虚热，反胃呕吐或脾虚泄泻；烦热消渴，口干症。

【出处】《验方》。

46. 菊芋粥

【组成】菊芋50g，粳米100g，猪肉末50g，精盐3g，味精1g，麻油15g，清水1000g。

【用法】①将菊芋洗净，切成细丝。②麻油下锅加热，下猪肉末，菊芋丝炒散，放入精盐，味精，炒拌入味，装入碗内。③粳米淘洗干净，下锅加清水上火烧开，熬煮成粥，倒入菊芋等佐料，稍煮片刻即可。每日1次，佐餐食用。

【功效】益脾胃，除烦渴。

【主治】脾胃虚弱，体倦乏力，少食腹泻；气虚自汗；消渴口干等病症。

【出处】《食疗粥谱》。

47. 猪脾粥

【组成】猪脾1条，熟猪肚50g，粳米100g，白萝卜100g，胡椒粉1g，精盐3g，味精1g，料酒3g，麻油15g，姜葱末3g，清水1000g。

【用法】①将粳米洗净，沥干水。②脾清洗后，切成豆粒丁。猪肚、白萝卜也切成豆粒大小的丁。③麻油下锅，加入联贴，猪肚、萝卜炒散，烹入料酒并加上精盐、清水、粳米、葱姜末烧开，煮成粥。调入味精、胡椒粉即可。每日1次，佐餐食用。

【功效】益气健脾，除烦渴。

【主治】神疲乏力，气短懒言，纳少，腹胀，大便稀溏；脾胃阴伤，胃气不足，口干渴烦闷等病症。

【出处】《食疗粥谱》。

48. 兔肉粥

【组成】兔肉120g，水发香菇50g，粳米100g，精盐3g，胡椒1g，猪油15g，味精1g，葱姜末3g，清水1000g。

【用法】①将兔肉、香菇分别切成豆粒大小的丁块。②粳米淘净下锅，加清水上火烧开。再加上兔肉、香菇、精盐、猪油、葱姜末，熬煮成粥，调入味精，胡椒粉即成。每日2次，早晚佐餐食用。

【功效】补脾益气，清热止渴。

【主治】脾虚气弱或营养不良，体倦乏力，食少；脾胃阴虚，消渴口干；胃肠有热，呕逆，便血等病症。

【出处】《食疗粥谱》。

49. 鲇鱼粥

【组成】鲇鱼250g，粳米100g，香菜末9g，麻油9g，精盐3g，味精1g，胡椒粉1g，清水1000g。

【用法】①鲇鱼去内脏。清洗干净，粳米淘净，沥干水。②炒锅内放入清水，下鲇鱼烧开煮熟，捞起鱼，剔去鱼骨、刺，留下鱼肉。③鱼汤内放入粳米煮成粥，加入精盐、味精、鲇鱼肉、麻油、香菜末、胡椒粉稍煮即成。每日2次，每次吃鲇鱼肉30g。

【功效】滋阴开胃，催乳利尿，消水肿。

【主治】倦怠乏力，口渴欲饮，消瘦，产后乳汁不足，腰膝软弱，下肢浮肿等病症。

【出处】《食疗粥谱》。

50. 胡萝卜粥

【组成】胡萝卜120g，糯米100g，香菜6g，猪油9g，精盐3g，味精1g，清水1000g。

【用法】①将胡萝卜削洗干净，切成细丝。②把香菜剁成细末。③糯米淘洗干净，入锅加清水，胡萝卜丝上火烧开，转用小火慢慢熬成粥，加入精盐、味精、猪油、香菜末，拌和即可，每日2次，早晚佐餐食用。

【功效】补脾健胃，宽中下气。

【主治】食欲不振，消化不良，腹胀，消渴口干。有降压、降糖等作用。

【出处】《食疗粥谱》。

51. 藕粥

【组成】嫩藕150g，糯米100g，白糖20g，清水1000g。

【用法】①将嫩藕洗刷干净，切成细丝。②糯米淘洗干净，放入铝锅内，加清水，藕丝上火烧开熬煮成粥，然后加入白糖拌匀即可食用。每日1次，佐餐食用。

【功效】解渴消暑，除烦开胃，止泻。

【主治】烦热口渴，食少，腹胀，痰热咳嗽，热淋，赤白痢疾等病症。

【出处】《食疗粥谱》。

52. 玉米粥

【组成】玉米粉150g，山药100g，清水1000g。

【用法】①将山药上笼蒸熟后，再剥皮切成小丁块。②玉米粉用沸水调成厚糊。③炒锅内放入清水，上火烧开，用竹筷拨入玉米糊，文火慢慢熬煮至熟后加入山药丁块，一同煮成粥即可食用。每日2次，佐餐食用。

【功效】益肺宁心，调中开胃，利水消肿。

【主治】心悸失眠，神疲乏力，汗出气短，食少，腹胀，腰部以下肿甚等病症。

【出处】《食疗粥谱》。

53. 竹笋米粥

【组成】鲜竹笋一个，粳米100g。

【用法】将鲜竹笋脱皮切块，与粳米同煮成粥。每日1次，早餐食用。

【功效】清肺除热，利湿。

【主治】口干咽燥，烦渴多饮，久泻久痢，脱肛等病症。

【出处】《民间食谱》。

54. 南瓜粥

【组成】南瓜500g，籼米100g，清水1000g。

【用法】①将老南瓜削去皮，先切成薄片，再切成细丝。②籼米淘洗干净，入锅，加南瓜丝，清水上火烧开，转用小火熬煮成粥即可。每日1次，连服数日。

【功效】补中益气。

【主治】神疲乏力，气短懒言，纳少，腹胀，脾胃阴伤，胃气不足，口干渴等病症。

【出处】《秘验方大全》。

55. 菠菜根粥

【组成】鲜菠菜根 250g，鸡内金 15g，大米 100g。

【用法】将菠菜根洗净切碎，与鸡内金加水适量煎煮半小时，再加入淘净的大米，煮烂成粥。每日 2 次，佐餐食用。

【功效】清热除烦，生津止渴。

【主治】适用于胃热烦渴、消渴多饮；老人大便涩滞不通、肠燥便秘等病症。

【出处】《民间食谱》。

56. 水鸭扁豆粥

【组成】白扁豆 30g，水鸭肉 100g，精盐 5g，白菜 80g，葱花 5g，绍酒 10g，酱油 10g。

【用法】把水鸭肉切成长宽各 2cm 的块；白菜洗净切 3cm 长段；葱切花，白扁豆洗净，将水鸭肉放入碗中，加入葱花、盐、绍酒、酱油腌渍 3 分钟。把白扁豆放入锅中，加水 1000mL，放入水鸭肉、姜、葱。然后将锅置武火烧沸，再用文火炖煮 1 小时即成。每日 1 次，每次吃鸭肉 50g。

【功效】滋阴养胃、补脾益气。

【主治】脾胃阴不足所致口干咽燥，饥不饮食，消渴多饮，呃逆；脾胃之气不足所致少气懒言，四肢倦怠，自汗，目眩头晕等病症。

【出处】《验方》。

57. 山药猪肚粥

【组成】山药 30g，猪肚 10g，大米 50g。

【用法】①猪肚用紫苏碎、陈皮碎、杭菊碎、葱碎、薄荷碎、食盐等反复搓揉，洗净腥味，切成 3cm 长、2cm 宽的块，大米淘洗干净。②将猪肚、大米同放电饭煲内，加水 800mL，煲熟即成。每日 1 次，早餐食用。每次吃猪肚 30～50g。

【功效】补脾胃，止烦渴。

【主治】脾胃虚弱所致体倦乏力，少食腹泻；脾胃阴伤致胃津不足，口渴欲饮等病症。

【出处】《药膳食疗全录》。

58. 牛乳粥

【组成】鲜牛奶 250g，粳米 60g，蜂蜜 50g，清水 1000g。

【用法】将粳米淘洗干净，下锅加清水，上火烧开，熬煮成粥，冲入新鲜牛奶，再煮，并调入蜂蜜。每日 1 次，早餐食用。

【功效】补虚损，益脾胃，生津止渴，润肠通便。

【主治】用于虚损羸瘦；脾虚少食，食后胀满；胃阴不足，唇舌干燥，消渴口干，大便燥结等病症。

【出处】《食疗粥谱》。

59. 苹果粥

【组成】苹果 200g，粟米 100g，白糖 10g，清水 1000g。

【用法】①将粟米淘净，浸泡，捞起沥干。②苹果去核皮，切成黄豆大小的丁块。③取清水下锅上火，加入白糖、粟米，烧开煮至粥糊状即可。每日 2 次，早晚食用。

【功效】益脾胃，养肾气，除烦热，利小便。

【主治】脾胃虚热，反胃呕吐或脾虚泄泻；胃阴不足所致唇舌干燥，烦热消渴；肾气虚所致神疲，腰膝酸软无力，小便频数而清，或遗尿失禁等病症。

【出处】《验方》。

60. 蚕蛹粥

【组成】蚕蛹茧 12 个，大米 60g。

【用法】用蚕蛹茧煎水，取汁去茧，然后加入大米共煮成粥。每日 2 次，早晚佐餐食用。

【功效】益脾胃，除烦渴。

【主治】神疲乏力，气短懒言，食少；脾胃阴伤，胃气不足，口干渴等病症。

【出处】《验方》。

61. 小麦米粥

【组成】小麦米 50g，糯米 100g，龙眼肉 12g，红枣 6 枚，白糖 10g，清水 1000g

【用法】①红枣去籽，与龙眼肉一同切成碎米粒状。②将小麦米与糯米分别浸泡发胀，淘洗干净放进锅内，加清水上火烧开后，转用小火慢慢熬煮，待米粒将要开花时，加入龙眼肉、红枣、白糖继续熬煮，熟烂即成。早晚佐餐食用。

【功效】养心益脾，除烦止渴。

【主治】心悸健忘，失眠多梦，饮食减少，腹胀；烦热消渴，口干，或妇女脏躁，精神不安等病症。

【出处】《食疗粥谱》。

62. 豌豆粥

【组成】豌豆 100g，粳米 100g，清水 1000g。

【用法】将豌豆与粳米分别淘洗干净，放入锅内加清水，上火烧开后用小火慢慢熬煮，待米粒熟烂成粥时即可。每日 2 次，佐餐食用。

【功效】益脾和胃，生津止渴。

【主治】食欲不振，纳少，食后胀满，消渴口干，大便秘结等病症。

【出处】《食疗粥谱》。

63. 豇豆粥

【组成】豇豆 100g，粳米 100g，清水 1000g。

【用法】将豇豆浸泡发胀，与粳米分别淘洗干净，放入锅内，加清水，上火烧开后转用小火熬煮，直至米、豆烂熟成粥即可。以上为 1 日量，早晚食用。

【功效】益气健脾，生津止渴，渗湿利尿。

【主治】脾胃虚弱，不欲饮食，体倦乏力，脾胃阴伤，胃气不足，口干渴；脾虚湿盛带下量多色白，或湿热小便不利等病症。

【出处】《食疗粥谱》。

64. 山药粥

【组成】山药 120g，籼米 100g，白糖 10g，清水 1000g。

【用法】①将山药削洗干净，蒸熟剥皮，切成小丁块。②籼米用清水淘洗干净，放入锅内加清水，上火烧开后转用小火熬煮成粥，再加入熟山药块、白糖稍煮片刻即成。每日 2 次，早晚服用。

【功效】健脾补肺，滋肾益精，固肠止泻。

【主治】脾胃虚弱，纳差，便溏腹泻；肺虚久咳咽干；肾虚遗精，尿频，消渴多饮。

【出处】《中国药膳大全》。

65. 野鸡粥

【组成】净野鸡肉 150g，糯米 100g，猪五花肉 50g，芥菜 50g，橘皮 9g，葱姜末 6g，料酒 6g，精盐 6g，胡椒粉 1g，麻油 15g，味精 1g，肉汤 1000g。

【用法】①将野鸡肉、猪肉、橘皮分别切成小丁块。②芥菜洗净，开水烫后切成小段。③将糯米用清水淘洗干净。④炒锅下麻油、野鸡肉、猪肉煸炒，加入料酒、葱、姜、橘皮、肉汤、糯米，烧开后转用小火熬成粥。再调入精盐，胡椒粉，味精，芥菜，稍煮片刻即可。每日 1 次，每次吃鸡肉 30g。

【功效】补脾益气，润燥止渴。

【主治】脾胃虚弱，纳少，食后胀满，四肢倦怠，消瘦；消渴口干，小便频数等病症。

【出处】《验方》。

66. 猪肚粥

【组成】熟猪肚 150g，粳米 100g，白萝卜 100g，葱姜末 9g，香醋 6g，胡椒粉 1g，花椒粉 1g，精盐 6g，味精 1g，料酒 9g，麻油 15g，清水 1000g。

【用法】①将熟猪肚、白萝卜分别切成细丝。②麻油下锅，加入白萝卜、猪肚丝煸炒，烹入料酒及香醋、葱姜末、胡椒、精盐、味精，炒拌入味，盛入碗内。③将粳米淘净，加水煎煮成粥，碗内倒入猪肚丝等料，撒上花椒即可。每日 2 次，早晚佐餐食用。

【功效】益气健脾，除烦渴。

【主治】食少纳呆，食后脘腹胀满，四肢倦怠；脾胃阴伤，胃气不足，口渴烦闷等病症。

【出处】《食疗粥谱》。

67. 白茯苓粥

【组成】白茯苓粉 20g，粳米 100g，精盐 2g，味精 1g，胡椒粉 0.6g。

【用法】将粳米淘洗干净，加茯苓粉，放锅内加水适量，置于灶上，先用武火烧开，后移文火上，煎熬至米烂即成。每 2 日 1 次，食用时当饭吃，常服有效。

【功效】益脾胃，除烦渴。

【主治】脾胃虚弱所致饮食不振，便溏腹泻；胃阴虚之噎膈反胃，消渴口干，唇舌干燥；脾虚湿盛所致水肿，小便不利等病症。

【出处】《民间食谱》。

68. 田螺粥

【组成】活田螺 100 只，糯米 100g。

【用法】先将糯米煮成稀粥，冷定后，倒入活田螺中，使螺食粥尽，吐出末后，收其汁饮用。每日 2 次，早晚佐餐饮用。

【功效】补脾胃，益肺气。

【主治】脾胃虚弱，体倦乏力，少食腹泻；胃阴不足，口渴饮水或欲呕；气虚不固之气虚自汗等病症。

【出处】《民间食谱》。

69. 番石榴粥

【组成】番石榴 30g，大米 100g。

【用法】①大米洗净，番石榴洗净，去皮，切薄片。②把大米、番石榴放入锅内，加水 500mL。将锅置武火烧沸，再用文火煮 40 分钟即成。每天 1 次，每次喝粥 50g，每天 1 次。

【功效】生津止渴，益气健胃。

【主治】胃阴不足，口渴咽干，食欲不振，倦怠乏力，脘痞不畅，大便干结，小便短少等病症。

【出处】《验方》。

70. 山药黄芪粟米粥

【组成】怀山药 9g，黄芪 12g，粟米 100g。

【用法】①把粟米淘洗干净，怀山药、黄芪切片，将粟米和黄芪、怀山药都放入锅内，加水 500mL。②把锅置武火烧沸，再用文火煮 40 分钟即成。每日 1 次，当早餐食用。

【功效】健脾胃，补气血，止消渴。

【主治】适用于脾胃虚弱，饮食减少，便溏腹泻；胃阴虚所致噎膈反胃，消渴口干，干呕呃逆，或气血不足之少气懒言，倦怠乏力等病症。

【出处】《民间验方》。

71. 枸杞子粥

【组成】枸杞子叶 150g，粳米 100g，精盐 6g，豆豉汁 60g，猪肉末 50g，麻油 9g，味精 1g，清水 1000g。

【用法】①枸杞子嫩叶拣洗干净，切成细丝。②粳米洗净后，放入锅内，加清水上火烧开，待米粒煮至开花时，加入猪肉末、豆豉汁、枸杞子叶、精盐、味精、麻油煮成粥即成。每日 2 次，早晚服用。

【功效】降血糖，降血压，坚筋骨，补精气，明目安神。

【主治】肝肾虚损，精血不足，腰膝酸软，头晕耳鸣，遗精；肾虚精亏，消渴口干，尿频；精血不能上济于目，眼目昏花，视力减退等病症。

【出处】《食疗粥谱》。

72. 枸杞子叶粥

【组成】鲜枸杞子叶 100g，糯米 60g，白糖适量。

【用法】取枸杞子叶洗净加水 300g，煮至 200g 时去叶，入粳米、白糖，再加水 300g 煮成稀粥即成。每日 1 次，早餐食用。

【功效】补虚益精，清热明目。

【主治】用于精血不足，腰膝酸软，头晕耳鸣，遗精；肾虚精亏，消渴口干，尿频舌红等病症。

【出处】《民间食谱》。

73. 猪胰乌鸡膏粥

【组成】猪胰 1 具，乌鸡膏 30g，粳米 100g，葱 10g，姜 3g，精盐 3g。

【用法】先将猪胰洗净切片，再将粳米加水煮粥，粥熟后加入猪胰片、乌鸡膏（油）、葱、姜、盐等，稍煮 5 ~ 10 分钟即可食用。每日 1 次，空腹服食。

【功效】养阴、退热、补中。

【主治】阴虚瘦弱，消渴烦热，骨蒸潮热，赤白带下，遗精等病症。

【出处】《糖尿病治疗学》。

74. 怀山枸杞子粥

【组成】枸杞子 10g，怀山药 15g，大米 50g。

【用法】把枸杞子、怀山药洗净，切薄片；大米洗净，放入怀山药、大米、枸杞子，加水 500mL。然后把锅置武火烧沸，再文火煮 35 ~ 40 分钟即成。每日 1 次，早餐食用，每次喝粥 50g。

【功效】补肝肾，益精血。

【主治】肝肾虚损所致腰膝酸软，头晕耳鸣，遗精；肾虚精亏，消渴口干，尿频，烦热，盗汗，或女子月经量少等病症。

【出处】《中医内科学》。

75. 桂黄浆粥

【组成】肉桂 6g，熟地黄 10g，韭菜汁适量（或新鲜韭菜 30g），粳米 100g。

【用法】先将肉桂、熟地黄煎取浓汁，分 2 份与粳米煮稀粥，粥沸后加入韭菜汁或新鲜韭菜，（洗净切丝）精盐少许，煮成粥食。每日 1 次，佐餐食用。

【功效】温阳补肾，固涩。

【主治】下消症：小便频，数量多，混浊如脂膏，腰膝酸软，甚则阳痿等病症。

【出处】《食疗百味》。

76. 鸽肉粥

【组成】鸽肉 200g，粳米 100g，猪肉末 60g，葱姜末 9g，料酒 6g，胡椒粉 1g，麻油 9g，味精 1g，清水 1000g。

【用法】①将鸽子去毛与内脏，洗净放碗内，加猪肉、葱姜、盐、料酒，上笼蒸至能拆除骨刺为度。②粳米淘洗干净，下锅，加水上火烧开，加入鸽肉等共煮成粥，再调入麻油，味精，胡椒粉等每日 2 次，早晚餐食用。

【功效】补肝肾，益气血。

【主治】头晕目眩，失眠，咽干口燥，烦渴欲饮，胁痛，腰膝酸软，或女子月经量少等。

【出处】《糖尿病中医治疗学》。

77. 羊肾粥

【组成】羊腰子一对，糯米 100g，料酒 6g，精盐 6g，胡椒粉 1g，麻油 9g，白萝卜 60g，胡萝卜 60g，豆豉 6g，葱姜末 3g，清水 1000g。

【用法】①将羊腰子劈开，去掉中间的腰臊，与白萝卜、胡萝卜分别切成细丝。②糯米淘净下锅，加清水上火烧开，加入羊腰丝、白萝卜丝，胡萝卜丝、料酒、精盐、豆豉、葱姜一同煮成粥，再调入味精、胡椒粉、麻油稍拌和即成。每日 1 次，佐餐食用。

【功效】补血益气，温中暖肾。

【主治】气血不足，少气懒言，四肢倦怠，消瘦；脾胃虚冷，腹痛，食后作吐；肾虚阳衰，腰膝酸软，尿频量多等病症。

【出处】《糖尿病中医治疗学》。

78. 田螺桑椹粥

【组成】桑椹 15g，田螺肉 50g，大米 50g，精盐 5g。

【用法】把桑椹洗净，去杂质；田螺肉洗净，切成小颗粒，大米淘洗干净。将桑椹、田螺肉、大米同放电饭煲（或锅内），加水 500mL，如常规煲熟加盐混匀即成。每日 1 次，与早餐食用。

【功效】补肝肾，清烦热。

【主治】用于肝肾阴虚，腰膝酸软，或顺发早白；阴虚血少，消渴口干，或阴血不足，头晕目眩，耳鸣心悸，烦躁失眠等病症。

【出处】《民间食谱》。

79. 首乌芝麻粥

【组成】何首乌 10g，黑芝麻 10g，大米 100g。

【用法】①把大米、黑芝麻洗净，何首乌润透切片。②把大米、何首乌、黑芝麻同放入锅内，加水 600mL。③把锅置武火烧沸，再用文火煮 50 分钟即成。每日 1 次，早餐食用。

【功效】补肝肾，益精血，润肠燥。

【主治】肝肾虚损，精血不足，须发早白，眩晕耳鸣，腰膝酸软，四肢无力，产后血虚，乳汁不足；肾虚精亏，消渴口干，肠燥便秘等病症。

【出处】《药膳学》。

80. 栗子粥

【组成】栗子肉 50g，粳米 50g，白糖适量。

【用法】将米洗净，和栗子一起加水煮粥；粥成后再加白糖，早晚食用。

【功效】补肾气，强筋骨，健脾胃。

【主治】肾气亏虚所致神疲，腰膝酸软，小便频数，遗尿，女子白带清稀；脾胃虚弱或脾肾阳虚，便溏腹泻等病症。

【出处】《验方》。

81. 海参粥

【组成】水发海参 100g，粳米 100g。

【用法】水发海参剖洗干净，切成小丁，与洗净的米一起加水适量煮成粥。每日 2 次，早晚服用。食用时可酌加精盐、味精。

【功效】补肾益精，养血。

【主治】肾虚，精血亏损，头晕耳鸣，腰膝

酸软，尿频量多，烦热消渴，低热盗汗，遗精等病症。

【出处】《中医内科治疗学》。

82. 山药薏苡仁粥

【组成】山药粉 60g，薏苡仁 30g。

【用法】将上 2 味，共煮成稀粥。每日 2 次，早晚温热食用。

【功效】益肾健脾。

【主治】用于肾虚型糖尿病患者。

【出处】《中药保健食谱》。

83. 马奶粥

【组成】马奶 100mL，大米 50g。

【用法】①把大米淘洗干净，放入锅内，加水 500mL。②把锅置武火烧沸，再用文火煮 35 分钟后，把马奶加入，烧沸即成。每日 1 次，早餐食用，每次食粥 50g。

【功效】补气血，止烦渴。

【主治】糖尿病。

【出处】《实用中医糖尿病学》。

84. 经验方

【组成】红枣 10 枚，鲜山药 100g，粳米 60g。

【用法】将山药切块，与红枣、粳米共熬成粥，每日 2 次。

【功效】补养气血。

【主治】糖尿病中后期气血亏虚者。症见神疲乏力，口干舌燥，心烦失眠，舌淡苔白，脉濡细。

【出处】《验方》。

85. 葛根粉粥

【组成】葛根粉 30g，粳米 100g。

【用法】葛根粉是将葛根切片，经水磨而澄取淀粉。用时取葛根粉与粳米加水共同煮成稀粥。每日 1 次，早餐食用。

【功效】清热，生津，止渴。

【主治】热病烦渴、斑疹不透、老年性糖尿病、高血压、冠心病、心绞痛、夏令口渴多饮等病症。

【出处】《验方》。

86. 冬瓜粥

【组成】大冬瓜 500g，粳米 100g，火腿 60g，葱、姜末各 6g，麻油 9g，精盐 3g，清水 1000g。

【用法】①将冬瓜去皮，切成约 0.6cm 大小的丁块。②将火腿洗净，蒸熟，切成碎米粒状。③粳米淘洗干净，沥干待用。④炒锅上火，下麻油与冬瓜煸炒，加入火腿末、粳米、清水，精盐烧开后，转用小火熬煮成粥，放入葱姜末拌和即可。每日 1 次，佐餐食用。

【功效】清热化痰，除烦止渴，利尿消肿。

【主治】痰热喘咳，热病烦渴或消渴，水肿，小便不利等病症。

【出处】《食疗粥谱》。

87. 沙参玉竹粥

【组成】沙参 15g，玉竹 15g（鲜品可用 30～60g），粳米 100g，冰糖少许。

【用法】先将新鲜沙参、玉竹洗净，去掉根须，切碎煎取浓汁后去渣，或用于沙参，玉竹煎汤去渣，入粳米，加水适量煮为稀粥，粥成后放入冰糖，稍煮 5～10 分钟即可。每日 2 次，早晚服用。

【功效】滋阴润肺，生津止渴。

【主治】口干舌燥，烦渴，阴虚低热，并可用于心脏病、心功能不全的辅助食疗。

【出处】《验方》。

88. 地骨皮粥

【组成】地骨皮 30g，桑白皮 15g，麦冬 15g，面粉 100g。

【用法】先煎三味药，去渣取汁，与面粉共煮为稀粥。每日 1 次，早餐食用。

【功效】清肺，生津，止渴。

【主治】阴虚内热，咳嗽咽干，口渴便秘，心烦不宁，盗汗等病症。

【出处】《民间食谱》。

89. 天花粉粥

【组成】天花粉 30g，粳米 100g。

【用法】先煎天花粉，去渣取汁，再入米煮成粥。每日 2 次，佐餐食用。

【功效】清热生津，除烦渴。

【主治】热病伤津，口渴多饮，肺热干咳，尿频量多等病症。

【出处】《验方》。

90. 玉竹粥

【组成】玉竹20g（鲜品用30～60g），粳米100g，冰糖10g。

【用法】先将新鲜玉竹洗净，去掉根须，切碎煎取浓汁后去渣，或用于玉竹煎汤去渣，入粳米，加水适量煮为稀粥，粥成后放入冰糖，稍煮一二沸即成。每日2次，早晚佐餐食用。

【功效】养阴润燥，生津止渴。

【主治】肺胃燥热，干咳，干呕，口渴便秘，低热不退等。并可用于各种类型心脏病、心功能不全的辅助食疗。

【出处】《药膳疗法》。

91. 百合粥

【组成】百合12g，大米150g，葛根10g。

【用法】①将百合洗净，撕成瓣状；葛根切片；大米淘洗干净。②葛根放入锅内，加水500mL，煎煮30分钟，除去葛根，放入大米、百合，再用武火烧沸，文火煮30分钟即成。每日1次，每次食粥50g，分3次吃完。

【功效】补肺清热，止渴。

【主治】肺燥咳嗽，肺虚久咳，痰中带血，发热，咽痛口渴，急躁易怒等病症。

【出处】《药膳食谱》。

92. 鳅鱼粥

【组成】大鳅鱼150g，粳米100g，火腿末30g，葱姜末9g，料酒6g，胡椒粉1g，精盐6g，味精1g，清水1000g。

【用法】①将大鳅鱼用开水烫死，去内脏，清洗干净放入碗内，加上葱姜、料酒、精盐、火腿，上笼蒸至烂熟，除去鱼刺、头、骨。②淘净粳米下锅，加水上火煮成粥，加入碗内鱼肉等物及味精、胡椒粉、猪油，稍煮入味即可食用。每日2次，早晚佐餐食用。

【功效】滋阴润燥、除烦渴。

【主治】肺燥咳嗽，干咳痰少，咽喉干痛，消渴多饮，小便量多，大便干燥等病症。

【出处】《中西医结合治疗糖尿病》。

93. 萝卜粥

【组成】大萝卜500g，粳米100g，猪肉末50g，精盐3g，味精1g，麻油9g，清水1000g。

【用法】将萝卜削洗干净，切成萝卜丝，与猪肉末同入锅中，加清水上火烧开，煮成粥后调入精盐，味精，麻油即可。每日2次，早晚佐餐食用。

【功效】清热生津，凉血止血，化痰止咳，利小便。

【主治】口干舌燥，烦渴多饮；鼻衄、咯血；痰热咳嗽，咽痛；热淋、石淋、小便不利等病症。

【出处】《食疗粥谱》。

94. 生芦根粥

【组成】新鲜芦根120g，竹茹20g，粳米60g，生姜片3g。

【用法】鲜芦根洗净，切成小段，与竹茹同煎取汁，去渣，入粳米煮粥，粥欲熟时加入生姜，稍煮即可。每日2次，每次服30～50g。

【功效】清热生津，除烦止渴。

【主治】心烦口渴，唇舌干燥；胃热呕吐或呃逆不止；肺热咳嗽等病症。

【出处】《食医心鉴》。

95. 白茅根粥

【组成】白茅根200g，粳米60g，冰糖20g。

【用法】将鲜白茅根去节间小根，洗净切碎，入砂锅内煎煮取汁，去渣；入粳米、冰糖煮至粥熟即可。每日2次，佐餐食用。

【功效】凉血止血，清热利尿。

【主治】多种热病所致口干烦渴，吐血、衄血、肺热咳嗽，热淋，小便不利等。

【出处】《饮膳正要》。

96. 麦冬生地黄粥

【组成】麦冬10g，生地黄10g，大米100g。

【用法】把大米淘洗干净，生地黄洗净切片，麦冬洗净去心。把大米、生地黄、麦冬同放锅内，加水1000mL。然后将锅置武火烧沸，文火炖煮50分钟即成。每日1次，早餐服用，每次喝粥50g，随意吃生地黄、麦冬。

【功效】滋阴凉血，生津止渴。

【主治】肺阴虚消渴。

【出处】《验方》。

97. 羊胰粥

【组成】羊胰1具，大米100g，绍酒15g，葱段5g，精盐3g。

【用法】把羊胰（或猪胰）洗净，切成长宽各3cm的块状；大米淘洗干净。把大米、羊胰放入锅内，加水600mL，加入葱、盐、绍酒。然后把锅置武火烧沸后，用文火煮30分钟即成。每日1次，当早餐食用。每次吃羊胰30～50g。

【功效】益脾胃，止消渴。

【主治】消渴脾胃阴伤，胃气不足所致食欲不振，泄泻，呕吐；咽干，口渴，舌红少津等病症。

【出处】《糖尿病中医治疗学》。

98. 车前玉米粥

【组成】车前子15g（布包），玉米粉50g，粳米50g。

【用法】车前子水煎去渣，入粳米煮粥，玉米粉用冷水溶和，调入粥内煮熟即成。每日1次，早餐食用。

【功效】清热利湿，降血压。

【主治】糖尿病性高血压属下焦湿热者。

【出处】《验方》。

99. 松花蛋粥

【组成】松花蛋1枚，淡菜50g，大米80g，精盐2g。

【用法】将松花蛋去皮，淡菜浸泡洗净，同大米共煮成粥，加盐少许调味。食蛋喝粥，早餐食用。

【功效】养肝益肾，降血压。

【主治】糖尿病性高血压患者。

【出处】《糖尿病饮食治疗学》。

100. 猪肺粥

【组成】猪肺150g，大米100g，薏苡仁50g，料酒15g，葱段10g，生姜5g，精盐2g，味精0.6g。

【用法】将猪肺洗净，加水适量，放入料酒，煮至七成熟即捞出，切成肺丁，同淘净的大米、薏苡仁一起放入锅内，并放入葱、姜、盐、味精、料酒，先置武火烧沸，然后文火炖至米熟烂即可。每日2次，早晚餐食用。经常食用效果显著。

【功效】补肺润燥，止咳平喘。

【主治】糖尿病并发气管炎属肺气虚弱者。

【出处】《验方》。

101. 车前子粥

【组成】车前子15～30g，粳米100g。

【用法】将车前子用布包好后煎汁，再将粳米入煎汁中同煮为粥。每日2次，早晚温热食用。

【功效】健脾祛湿，化痰止咳。

【主治】糖尿病并发气管炎属脾虚湿盛者。

【出处】《糖尿病中医治疗学》。

102. 花生粥

【组成】花生仁30g，粳米100g。

【用法】将花生仁、粳米同煮成粥即可。每日2次，供早晚餐食用。

【功效】滋阴润肺。

【主治】糖尿病并发气管炎属阴虚肺燥者。

【出处】《验方》。

103. 葱白糯米粥

【组成】糯米60g，葱白20g，生姜5片，米醋5mL。

【用法】将葱白、糯米、生姜共煮粥，粥成后加米醋5mL即成。每日2次，供早晚餐，趁热食用。

【功效】宣肺散寒，止咳平喘。

【主治】糖尿病并发气管炎属风寒犯肺者。

【出处】《糖尿病中医治疗学》。

104. 通草粥

【组成】通草6g，生地黄30g，小米50g。

【用法】先煎前二味，去渣取液，后入米煮粥即成。每日1次，空腹食用。

【功效】清热利尿通淋。

【主治】糖尿病并发肾盂肾炎属湿热内盛者

【出处】《民间验方》。

105. 麻雀粥

【组成】麻雀5只，小米30g，黄酒1杯，葱白10g，调味品适量。

【用法】麻雀去毛及肠肚，用黄酒煮麻雀肉15分钟，加水，下米煮粥，欲熟时放入葱白及调味品即可。每日1次，晚餐食用。

【功效】补肾助阳。

【主治】肾阳虚衰型糖尿病性肾病。症见形瘦、浮肿，腰酸畏寒，阳痿者。

【出处】《糖尿病中医治疗学》。

106. 黑豆鸡蛋粥

【组成】大黑豆 30g，小米 90g，鸡蛋 2 枚。

【用法】将 3 味同煮，至蛋熟。每日 1 次，晚上服食。

【功效】补脾益肾。

【主治】脾肾两亏型糖尿病性肾病。

【出处】《糖尿病中医治疗学》。

107. 眉豆大米粥

【组成】眉豆 50g，大米 100g，油、盐各适量。

【用法】将上 2 味加水煮粥，用油、盐调味即可。每日 2 次，早晚餐食用。

【功效】补益脾肾。

【主治】脾肾两虚型糖尿病性肾病。症见腰膝或少腹冷痛，下利清谷，或五更泄泻，小便不利等。

【出处】《验方》。

108. 黄芪桂枝五物粥

【组成】黄芪 30g，生姜 15g，炒白芍 12g，桂枝 10g，粳米 60g，大枣 4 枚。

【用法】将黄芪、白芍、桂枝、生姜煎浓汁去渣，粳米、大枣煮粥，粥成时入药汁，调匀。每日 1 次，早餐食用。

【功效】调和营卫，养血通络。

【主治】糖尿病性脑血栓形成，属营卫不和者。

【出处】《本草纲目》。

109. 生地黄益母草粥

【组成】鲜益母草汁 10g，鲜生地黄汁 40g，鲜藕汁 40g，粳米 100g。

【用法】先以粳米煮粥，待米熟时，加入上述诸药汁，煮成稀粥即可。

【功效】滋阴化瘀，解渴除烦。

【主治】糖尿病妇女月经不调，功能性子宫出血、产后血晕，瘀血腹痛以及吐血、咳血等病症。

【出处】《验方》。

110. 山药萸肉粥

【组成】怀山药 60g，山茱萸 30g，粳米 100g。

【用法】先将怀山药、山茱萸煎取浓汁，去渣，再与粳米煮成稀粥。每日 1 次，佐餐食用。

【功效】滋阴固肾。

【主治】消渴小便频数，量多，混浊如脂膏，或尿甜，口干舌燥等病症。

【出处】《食疗百味》。

111. 莲子萝卜薏苡仁粥

【组成】莲子 15g，薏苡仁 15g，萝卜 100g，大米 50g。

【用法】把莲子、薏苡仁、大米淘洗干净，萝卜切块共同放入电饭煲内，加水适量，煲熟即成。每日 1 次，早餐食用。

【功效】除湿健脾，涩肠固精。

【主治】脾胃虚弱，便溏腹泻，或妇女带下病；脾虚湿盛水肿，小便不利；肾虚尿频量多，遗精、腰膝酸软等病症。

【出处】《民间食谱》。

112. 滑石粥

【组成】滑石 30g，瞿麦 10g，粳米 30～60g。

【用法】先将滑石用布包扎，再与瞿麦同入水中煎煮，取汁去渣，加入粳米煮稀粥即成。每日 1 次，空腹食用。

【功效】清热利尿。

【主治】糖尿病并发肾盂肾炎属湿热者。

【出处】《验方》。

113. 萆薢粳米粥

【组成】萆薢 12g，粳米 150g，赤小豆 30g，车前子 10g。

【用法】将车前子（用布袋另包），萆薢、赤小豆同置于砂锅内，加水适量，先以武火烧沸后改用文火，慢煮半小时后，倾出药液，去渣。复将药液与粳米同放于砂锅内，加水适量，并以文火慢煮至粥熟烂即可。每日 2 次，供早晚餐食用。

【功效】清热除湿，止痒。

【主治】糖尿病并发外阴炎属湿热下注者。

【出处】《民间方》。

114. 薄荷粥

【组成】鲜薄荷 30g（或干薄荷 10g），粳米 50g，冰糖少量。

【用法】先将薄荷煮沸 5 分钟，去渣留汁备用。再将粳米煮粥，待粥熟后，兑入薄荷汁，再煮片刻，加入少量冰糖即成。每日 1 次，早餐食用。

【功效】疏散风热。

【主治】糖尿病并发风热型感冒。症见发热，咽痒明显者。

【出处】《验方》。

115. 竹叶石膏粥

【组成】淡竹叶 20g，生石膏 30g，粳米 80g，金银花 15g，生大黄 3g。

【用法】将生石膏先煮 25 分钟，下淡竹叶、金银花，同煮约 15 分钟，生大黄煎 1～2 分钟。将以上各味细筛滤汁，与粳米同煮至熟即可。每日 1 次，早餐食用。

【功效】清热利湿，生津通便。

【主治】湿热内阻，以热为主之肥胖型糖尿病。

【出处】《验方》。

116. 仙人粥

【组成】制何首乌 30g，粳米 100g，红枣 6 个。

【用法】将何首乌切片，提取何首乌浓缩汁。将粳米、红枣洗净一起煮粥，粥将成时加入何首乌浓缩汁，稍煮片刻即可。每天早晚各服 1 次。连服 7～10 天后，间隔 3～5 天再服。

【功效】补气血，益肝肾。

【主治】肝肾亏损，须发早白；血虚头晕耳鸣，腰膝软弱；肾虚精亏，遗精，消渴，尿频等病症。

【出处】《药膳食谱》。

117. 芡实粥

【组成】芡实 50g，粳米 100g，白糖适量。

【用法】先煮芡实，煮烂后再与粳米同煮。粥成后加白糖，分 2 次食用。

【功效】固肾涩精，除湿。

【主治】消渴肾虚遗精，尿频，遗尿及妇女带下病等病症。

【出处】《民间方》。

118. 阳起石牛肾粥

【组成】牛肾 1 个，阳起石 30g，粳米 50g，食用油 15g，精盐 1.5g，葱白 10g。

【用法】将牛肾洗净，切成小块。阳起石用 3 层纱布包好，加适量水煮 1 小时，取澄清煎液，然后加入牛肾及粳米煮粥，加油、盐、葱调味。每日 1 次，供晚餐食用。

【功效】温肾益精。

【主治】肾虚型糖尿病性阳痿者。

【出处】《百病自我疗法》。

119. 猪肝肾子粥

【组成】猪肝 100g，猪肾 1 个，大米 150g，调味品适量。

【用法】将猪肝切片，猪肾对半切开，除去筋膜，洗去异味，切花成块，盛汤碗内调味。粥煮好后，反复将部分沸粥水舀入水碗内，待肝、肾烫至八成熟后，加调味品，倒入粥内一沸即成。每日 2 次，早晚佐餐食用。

【功效】滋肝益肾止痒。

【主治】糖尿病并发外阴炎属肝肾两虚者。症见头晕目眩，健忘失眠，咽干口燥，腰膝酸软，烦热等病症。

【出处】《秘验方全书》。

120. 黄芪山药粥

【组成】黄芪 30g，山药 30g。

【用法】先将黄芪煎汁 300mL，去渣，加入山药粉，搅拌煮熟成粥，每日 1 次。

【功效】健脾益肾。

【主治】糖尿病脾肾两虚型。

【出处】《食疗、药膳》。

121. 柏子仁粥

【组成】柏子仁 20g，粳米 80g。

【用法】将柏子仁去皮壳杂质，捣烂，与粳米共熬成粥，每日服食 2 次，7 天为 1 个疗程。

【功效】养心安神，润肠通便。

【主治】糖尿病阴血亏虚者。症见心烦不眠，怔忡惊悸，肠燥便秘。

【出处】《验方》。

122. 白扁豆粥

【组成】白扁豆 60g，粳米 150g。

【用法】先煮白扁豆，至五成熟时加入粳米，小火熬至粥成。

【功效】健脾养胃。

【主治】糖尿病脾胃虚弱者。症见脘腹胀满，慢性久泻。

【出处】《验方》。

茶、饮、汤类

1. 生津茶

【组成】青果 5 个，金石斛 6g，甘菊 6g，竹茹 6g，麦冬 9g，桑叶 9g，鲜藕汁 10g，黄梨 2 个，荸荠 5 个，鲜芦根 2 支。

【用法】水煎代茶饮。

【功效】生津止渴润燥。

【主治】糖尿病。

【出处】《慈禧光绪医方选议》。

2. 消渴茶

【组成】鲜番石榴叶 500g。

【用法】水煎代茶。

【功效】生津止渴。

【主治】糖尿病。

【出处】《中华食物疗法大全》。

3. 瓜皮饮

【组成】西瓜皮、冬瓜皮各 30g，天花粉 15g。

【用法】水煎服，日 1 剂。

【功效】清热生津，利水消肿。

【主治】糖尿病。

【出处】《中国糖尿病防治特色》。

4. 消渴速溶饮

【组成】鲜冬瓜皮、鲜西瓜皮各 1000g，栝楼根 250g，白糖 100g。

【用法】将瓜皮削去硬皮，切成薄片。栝楼根捣碎以冷水泡透，同入锅内加水适量，煎煮 1 小时，去渣，再以文火煎煮浓缩，至稠黏将干锅时，停火待温，加入干燥的白糖粉，拌匀，晒干，压碎，装瓶备用。每次 10g，用沸水冲化，频饮代茶，每日数次。

【功效】养阴清热，生津止渴。

【主治】一般糖尿病者。

【出处】《食疗食饮》。

5. 菊花茶

【组成】菊花 6g，槐花 6g，决明子 10g，龙井茶 3g。

【用法】白开水泡茶饮。

【功效】清肝明目。

【主治】糖尿病高血压伴眼底出血者。

【出处】《中国糖尿病防治特色》。

6. 菊楂决明饮

【组成】菊花 3g，生山楂片 15g，草决明 15g。

【用法】备齐放入保温杯内，以沸水冲泡半小时，代茶饮。

【功效】糖尿病，高血压，高脂血症患者。

【主治】平肝明目，清热消食。

【出处】《中国糖尿病防治特色》。

7. 枸麦饮

【组成】枸杞子 1g，麦冬 15g。

【用法】煎水代茶饮。

【功效】补肾滋阴。

【主治】肾虚络阻型糖尿病脑血管意外后遗症。

【出处】《中国糖尿病防治特色》。

8. 山楂荷叶茶

【组成】山楂、荷叶、谷精草、海带各 6g。

【用法】水煎代茶饮。

【功效】清肝明目，活血散结。

【主治】糖尿病视网膜病变者。

【出处】《验方》。

9. 山茱萸茶

【组成】山茱萸 12g，五味子 10g，黄芪 15g。

【用法】水煎汤代茶饮。

【功效】益气养阴，滋阴敛汗。

【主治】糖尿病植物神经病变多汗症。

【出处】《中国糖尿病防治特色》。

10. 脊瓜汤

【组成】狗脊 15g，川牛膝 12g，秦艽 10g。

【用法】水煎服，一日 2 次。

【功效】强腰固肾，清热止痛。

【主治】糖尿病腰腿酸痛者。

【出处】《中国糖尿病防治特色》。

11. 龙眼西洋参饮

【组成】龙眼肉30g，西洋参6g，蜂蜜10g。

【用法】将龙眼肉、西洋参、蜂蜜放入盆内，加水适量，置沸水锅内蒸40~50分钟即成。

【功效】养心血，宁心神。

【主治】糖尿病，证属心阴不足者。表现为心悸、失眠、健忘、多梦。

【出处】《糖尿病饮食治疗学》。

12. 人参核桃饮

【组成】人参6g，核桃肉10g。

【用法】将人参切片，核桃肉掰成两块，入锅内，加水，武火烧沸后，文火煮1小时即成。

【功效】益气固肾。

【主治】糖尿病肺肾气虚者。症见尿频，喘息，自汗，动则喘甚，形体羸瘦。

【出处】《糖尿病饮食治疗学》。

13. 一味薯蓣饮

【组成】生山药120g，蜂蜜15g。

【用法】将山药洗净去皮，切成厚0.2cm的片，放锅内，加水，武火烧沸，文火上熬煮40~50分钟，捞起山药，留汁，待稍凉后放入蜂蜜，搅匀，装罐内。

【功效】润肺补脾，益肾固阴。

【主治】糖尿病肺肾脾阴虚。

【出处】《糖尿病饮食治疗学》。

14. 山楂麦芽饮

【组成】生山楂10g，炒麦芽10g。

【用法】将生山楂洗净，切片，与麦芽一同放入杯中，冲入沸水，盖好盖子，泡3分钟即可。

【功效】消食导滞。

【主治】糖尿病患者出现消化不良症状者。山楂有活血化瘀之功，与麦芽同服，有良好的降脂、降血糖作用。长期服用对血管并发症的防治有良好作用。

【出处】《糖尿病饮食治疗学》。

15. 三汁饮

【组成】麦冬10g，生地黄15g，藕80g。

【用法】将麦冬、生地黄洗净，切片，一同放入锅内，加水，武火烧沸后，文火煮20分钟，滤过去渣，留汁待用。藕切成0.2cm的厚片，放入锅内加水，武火烧沸后，文火煮30分钟。两汁合用，装罐。

【功效】清热生津，润燥止渴。

【主治】糖尿病肾阴不足，胃有虚火。症见口干口渴，小便多，遗精盗汗，或有潮热，口舌生疮，牙龈肿痛。

【出处】《糖尿病饮食治疗学》。

16. 石膏乌梅饮

【组成】石膏150g，乌梅20枚（约50g），蜂蜜6g。

【用法】将石膏捣碎，包纱布中，与乌梅同煎，过滤取汁，调入蜂蜜。

【功效】清热泻火，生津止渴。

【主治】糖尿病中上消证。见口渴多饮，汗多，消谷善饥，形体消瘦，舌红苔黄，脉数。

【出处】《糖尿病饮食治疗学》。

17. 栝楼根饮

【组成】天花粉、麦冬、芦根、白茅根各30g，生姜6g。

【用法】将上味放入砂锅，加水煎汁，代茶饮。

【功效】清热生津，润燥止渴。

【主治】糖尿病燥热明显者，见口渴多饮，消谷善饥，小便频数等。

【出处】《糖尿病饮食治疗学》。

18. 苦瓜茶

【组成】大鲜苦瓜1个，茶叶30g。

【用法】将苦瓜洗净，截断去瓤，装入茶叶，再将苦瓜接合，用绳悬挂于通风阴凉处阴干研末。每次取6~9g，水煎或沸水冲泡代茶饮用。

【功效】清热祛暑，生津止渴。

【主治】糖尿病肺胃热盛者。症见多饮，多食，多尿，形体消瘦等。

【出处】《糖尿病饮食治疗学》。

19. 山药黄连饮

【组成】山药 15g，黄连 15g。

【用法】将二味入锅加水同煎，去渣取汁为饮。

【功效】补气养阴，清热解毒。

【主治】肺胃燥热，肺肾阴虚之糖尿病。也可治疗高血压、高脂血症。

【出处】《糖尿病饮食治疗学》。

20. 五味枸杞子饮

【组成】醋炙五味子 100g，枸杞子 100g。

【用法】将五味子、枸杞子放入耐热的容器内，加入沸水 1500mL，盖严。浸泡 3 天，代茶饮。

【功效】补肝肾，宁心神。

【主治】糖尿病患者出现心悸、失眠、健忘，多梦等，也可用于合并周围神经炎、视网膜病变者。

【出处】《糖尿病饮食治疗学》。

21. 天花粉茶

【组成】天花粉 125g。

【用法】将天花粉加工制成粗末，每日 15～20g，沸水冲泡，盖盖焖几分钟即成。

【功效】清热，生津，止渴。

【主治】糖尿病肺胃燥热而见口渴多饮，身热，大汗，消谷善饥，小便频数等。代茶饮，久服效果明显。

【出处】《糖尿病饮食治疗学》。

22. 菟丝子茶

【组成】菟丝子 15g。

【用法】碾碎后纱布包好，放入杯中，沸水冲泡。

【功效】补肾益精。

【主治】糖尿病肝肾阴虚型。见口渴多饮、腰膝酸软，遗精，盗汗，五心烦热。

【出处】《糖尿病饮食治疗学》。

23. 养胃茶

【组成】北沙参 15g，麦冬 15g，生地黄 15g，玉竹 5g。

【用法】将四味药碾成粗末，加清水适量，煎汤代茶饮。

【功效】益胃生津。

【主治】糖尿病胃火炽盛而损伤阴津之上消证。多见于口渴多饮，消谷善饥，心烦失眠等。

【出处】《糖尿病饮食治疗学》。

24. 桑根白皮饮

【组成】桑白皮 30g。

【用法】洗净切丝，晒干备用，每日煎汤，代茶饮用。

【功效】宣肺利水，降糖降压。

【主治】糖尿病、高血压者，及素体肥胖、痰湿浮肿者。

【出处】《糖尿病饮食治疗学》。

25. 二子茶

【组成】枸杞子 10g，五味子 3g。

【用法】将枸杞子、五味子以沸水冲泡，加盖焖一会儿，即可代茶饮。

【功效】益气养阴，生津止渴。

【主治】糖尿病肝肾不足，肺胃阴虚者。症见消渴多饮，多尿等病症。夏日伤暑，汗多，心烦口渴等也可选用。

【出处】《糖尿病饮食治疗学》。

26. 枇杷根茶

【组成】枇杷根 30g。

【用法】将枇杷根洗净，切片，以水煎汤代茶。每日 1 剂，不拘数量，频饮。

【功效】降糖利尿。

【主治】糖尿病血糖持续偏高者。

【出处】《糖尿病饮食治疗学》。

27. 山楂槐花葛根煎

【组成】山楂 20g，槐花 10g，葛根 12g。

【用法】水煎代茶饮。

【功效】消食导滞，活血。

【主治】适用于糖尿病性心脏病，伴高血压、高脂血症者。

【出处】《中国糖尿病防治特色》。

28. 槐花枸杞子茶

【组成】槐花 3g，茉莉花茶 3g，枸杞子 10g。

【用法】入保温杯，以沸水冲泡，代茶饮，每日数次。

【功效】补肝肾，降压明目。

【主治】糖尿病视网膜病变早期，属肝肾阴虚者。

【出处】《验方》。

29. 菊楂决明饮

【组成】菊花 3g，山楂 3g，决明子 10g。

【用法】将菊花、山楂、决明子放入保温杯，沸水冲泡，焖半小时，饮用。可连泡数次。

【功效】平肝息风，清肝明目。

【主治】肝阳上亢的高血压及早期糖尿病视网膜病变。

【出处】《中华食物疗法大全》。

30. 猪排玉米须汤

【组成】猪排骨 100g，玉米须 50g，调味品适量。

【用法】常法煮汤。饮汤食肉。

【功效】滋阴清热利湿，降低血糖。

【主治】一般糖尿病者。

【出处】《糖尿病综合治疗与康复》。

31. 桑白皮茶

【组成】桑白皮 30g。

【用法】将其洗净切丝，晒干备用。每日煎汤代茶饮。

【功效】宣肺利水，降血糖、降血压。

【主治】糖尿病伴有高血压者，及素体肥胖，痰湿浮肿等患者。长期服用有良效。

【出处】《糖尿病饮食治疗学》。

32. 猪胰末饮

【组成】猪胰 2 具。

【用法】将猪胰洗净，蒸熟焙干研末，贮于瓶中备用。每次服 6～9g，开水冲服，每日 3 次。猪胰与适当的药物食物同服，效果更好。

【功效】降血糖。

【主治】各型糖尿病。

【出处】《验方》。

33. 芸豆汤

【组成】芸豆（四季豆）100g。

【用法】将芸豆洗净切碎，煎汤内服。每日 2～3 次，任意服之。

【功效】养阴润肺，止消渴。

【主治】肺热津伤所致烦渴多饮，口干舌燥，干咳少痰，痰黏难咳等病症。

【出处】《经验方》。

34. 猪肉玉米须汤

【组成】瘦猪肉 100g，玉米须 90g，天花粉 30g。

【用法】用清水炖猪肉，待熟时，加玉米须及天花粉，文火煎。

【功效】滋阴润燥，清热止渴。

【主治】糖尿病肺阴虚燥热所致干咳少痰，痰黏难咳，口咽干燥，烦渴多饮，烦热、盗汗等病症。

【出处】《民间食谱》。

35. 清汤燕窝

【组成】燕窝 80g，鸡汤 1000g，精盐 3g，味精 1g。

【用法】①将燕窝放入容器内，用 50℃温水浸泡至松软时，清水洗净，沥干水分，盛到炖盅内，加入沸水，待其胀发。②将发好的燕窝盛在汤碗内，加入鸡汤、精盐、味精，上屉蒸 1 小时左右，取出便成。每日 2 次，早晚佐餐饮用。

【功效】滋阴清热，补益脾胃。

【主治】肺热或肺燥咳嗽，痰黏难咳；或咳痰带血，以及胃阴虚所致的噎膈反胃，消渴口干、潮热、盗汗等病症。

【出处】《药膳食谱》。

36. 乌梅茶

【组成】乌梅 20g。

【用法】用开水浸泡乌梅与茶饮用。每日 1 剂，数次饮之。

【功效】养阴生津，止消渴。

【主治】烦渴多饮，口干咽燥，干咳短气，痰少而稠，盗汗等病症。

【出处】《验方》。

37. 冰糖梅花莲子汤

【组成】莲子 150g（去心），银耳 25g，冰糖 30g，桂花卤少许

【用法】①莲子用水浸泡，胀发后用温水洗两三遍，倒入碗中加上开水，以漫过莲子为宜，上屉蒸 50 分钟左右，取出备用。②将银耳放在碗

里，用温水泡软，待其胀发后，择去黄根，洗净，掰成小瓣，上屉蒸熟备用。③取锅置于火上，倒入清水 1500g，加入冰糖、桂花卤烧开，撇净浮沫，放入银耳略烫一下，捞在大汤碗内。然后将蒸熟的莲子滗去原汤，也倒在汤碗内，将锅内的冰糖汁浇在汤碗内即成。

【功效】滋阴润肺，补脾安神。

【主治】消渴心烦失眠，干咳少痰，咽干口渴，倦怠乏力等病症。

【出处】《药膳良方》。

38. 桑菊饮

【组成】桑叶 6g，菊花 6g，玉米须 30g，女贞子 30g，竹茹 6g。

【用法】上述药物洗净，放入炖锅内，加水 300mL。把炖锅置中火上烧沸，用文火煮 25 分钟即成。代茶饮用。

【功效】清肺热，止烦渴。

【主治】肺热所致汗出、头痛、消渴口干，咽喉红肿疼痛，咳嗽，痰黄黏稠等病症。

【出处】《中西医结合内科学》。

39. 怀山冬瓜汤

【组成】怀山药 10g，冬瓜 300g。

【用法】①把冬瓜洗净，去瓤去皮，洗净，切成长宽各 3cm 的块状；怀山药洗净，切成片。将怀山药、冬瓜放入炖锅内，加水 600mL。②将锅置武火烧沸，再用文火炖煮 35 分钟即成。每日 1 次，单独食。每次喝汤时吃 100g 冬瓜。

【功效】补脾胃，清肺热。

【主治】适用于脾胃虚弱，食欲不振、食后脘腹胀满，便溏腹泻；邪热犯肺，热灼津伤所致咳喘息粗，痰黏难咳，烦热、口渴喜饮，咽喉肿痛，大便秘结等病症。

【出处】《本草纲目》。

40. 鸡内金菠菜汤

【组成】鸡内金 10g，菠菜（带根）100g，精盐 5g，食醋 5g，葱节 5g，蒜 5g。

【用法】①鸡内金烘干，打成细粉；菠菜洗净，切成 5cm 长的段；大蒜去皮，切片，葱切花。把炒勺置武火烧热，加入素油 20g，烧六成热时，下入姜、葱、大蒜煸香，加入清水 500mL。②把锅置武火烧沸，投入菠菜，撒入鸡内金粉，加醋、盐，煮 8 分钟即成。每日 1 次，佐餐食用。

【功效】清热除烦，生津止渴，润燥滑肠。

【主治】胃热烦渴，消渴多饮，虚人，老人大便涩滞不通，肠燥便秘或痔瘘等。

【出处】《民间验方》。

41. 葫芦汤

【组成】鲜葫芦 60g。

【用法】水煎饮汤。每日 2 次，代茶随意饮用。

【功效】清热润肺，利水通淋。

【主治】肺燥咳嗽，痰黏难咳，消渴咽干；水肿，小便不利，热淋，以及黄疸等病症。

【出处】《民间食谱》。

42. 粉皮汤

【组成】西瓜皮 15g，冬瓜皮 20g，天花粉 12g。

【用法】将西瓜皮、冬瓜皮洗净切碎，与天花粉水煎成汤。每日 2 次，食用 2 周。

【功效】清热化痰，除烦止渴，利尿消肿。

【主治】痰热喘咳，热病烦渴或消渴，水肿，小便不利等病症。

【出处】《验方》。

43. 冬瓜饮

【组成】冬瓜 100g。

【用法】将冬瓜略加水煮熟，绞取汁即可服用。每日 3 次，需经常服用。

【功效】清热润肺，生津止渴。

【主治】适用于肺胃热盛型糖尿病，口干口渴者。

【出处】《验方》。

44. 米花白皮汤

【组成】爆糯米花 30g，桑白皮 30g。

【用法】将上二味水煮，去渣，即可服用。每日 2 次，疗程不限。

【功效】清肺消肿。

【主治】肺热水肿型糖尿病患者。

【出处】《验方》。

45. 五汁饮

【组成】梨 100g，荸荠 100g，藕 100g，麦冬 50g，鲜芦根 100g。

【用法】梨、荠、藕、麦冬及鲜芦根，分别绞碎如泥，用布拧汁，或压榨挤汁。若麦冬及芦根不易挤汁时，可在绞碎后加等量凉开水，浸润半小时后再挤汁，将五汁混合均匀。凉饮不拘时。每次服用 30 ~ 50g 为宜。

【功效】生津止渴，润燥化痰。

【主治】热病津伤，消渴心烦口渴，胃阴虚之噎膈反胃，大便干燥；肺热和痰热咳嗽，痰稠等病症。

【出处】《验方》。

46. 加减古方五汁饮

【组成】蜜柑 100g，鲜藕 120g，荸荠 150g，青果 100g，生姜 6g。

【用法】蜜柑去皮、核，藕去皮、节，荸荠去皮，青果去核，生姜去皮。共捣如泥，用布拧汁或压榨挤汁。每日 2 次，早晚饭后饮用。

【功效】清肺利咽，生津解热。

【主治】咽肿目赤，烦渴咳嗽，纳呆欲呕等病症。

【出处】《验方》。

47. 生津代茶饮

【组成】青果 5 个，金石斛 6g，甘菊 6g，荸荠 5 个，麦冬 9g，鲜芦根 2 支，桑叶 9g，竹茹 6g，鲜藕 10 片，黄梨 2 个。

【用法】荸荠、黄梨去皮，同石斛、芦根切碎，青果掰开去核。混合，加水 2000g，小火煎煮 1 小时，静置片刻，汁液滤过。代茶饮，不喜凉者，可重汤炖温服。

【功效】生津止咳，凉血解毒。

【主治】热病津伤，心烦口渴，咳唾白沫，黏滞不爽者；血热便血，痔疮或痢疾便血，妇女崩漏等病症。

【出处】《验方》。

48. 生津滋胃饮

【组成】绿豆 15g，鲜青果 20 个，竹叶 3g，橙子 1 个。

【用法】鲜青果去核，橙子带皮切碎。绿豆等同置锅内，加水 700g，水煎 1 小时，静置片刻。每日 2 次，每次饮用 30 ~ 50g，以温服为宜。

【功效】生津滋胃，清胃肠之热。

【主治】凡口中干渴，食少气逆，或肺热咽喉肿痛，消渴，膈烦热，皆可为常用食疗饮汁。

【出处】《验方》。

49. 生津和胃饮

【组成】大梨 3 个，藕 1 支，荷梗 1 米长，橘络 3g，甘草 2.5g，生姜 3 片，莲子心 10 根，玄参 6g。

【用法】将梨、藕及姜分别去皮捣汁，荷梗切碎，玄参切片，与橘络、甘草、莲心一起，加水共煎半小时，放温，滤过药汁，与梨、藕、姜汁混合。每日 2 次，宜温服。每次饮用 40 ~ 60g。

【功效】清热止咳，生津和胃。

【主治】肺热或痰热咳嗽，痰黏难咳；或胃燥伤津液而引起的咽干口渴，消渴反胃不畅，大便干结，小便短少等病症。

【出处】《药膳食疗学》。

50. 西瓜饮

【组成】西瓜 1 个（不拘重量）。

【用法】西瓜用水洗净，擦干。切碎捣烂，以洁净纱布挤取汁液。日 2 次，每次饮用 50g。

【功效】清热解暑，生津利尿。

【主治】中暑内热，心烦口渴，小便短赤及糖尿病消渴者。

【出处】《药膳窟谱》。

51. 荸荠豆浆

【组成】豆浆 200g，荸荠 100g。

【用法】荸荠洗净，捣碎，用干净的纱布绞汁；生豆浆放在铝锅内小火烧沸后，兑入荸荠汁，待再沸后即可。每日 1 次，温服。

【功效】清热生津，凉血解毒。

【主治】消渴肺热咳嗽，咳吐黄稠痰，咽痛口渴；血热便血，痔疮或痢疾便血等。

【出处】《饮食疗法》。

52. 茉莉银耳汤

【组成】银耳 30g，茉莉花 26 朵，清汤 1200g，精盐 3g，味精 0.5g，料酒 15g。

【用法】①银耳用凉水浸泡，待发胀后择去根和变色部分，用凉水洗二三遍，用开水氽一遍，再放入凉水漂凉待用。将茉莉花去蒂，用清水洗净，叩在盘中（以防失去香味）待用。②锅中放入清汤，下入料酒、盐、味精。汤开后撇去浮沫，盛大汤碗中，随后把泡银耳的水滗去，用开水将银耳氽透，放入汤碗中，再将茉莉花撒在碗中即可。每日1次，中午佐餐饮用。

【功效】滋阴润肺，益胃生津。

【主治】肺热或肺燥咳嗽，痰黏或无痰，咽痛，消渴口干；胃阴不足，口舌干燥，干呕呃逆，脘痞不畅，大便秘结等病症。

【出处】《药膳食疗全书》。

53. 清汤银耳

【组成】银耳（干）30g，清汤1000g，香菜60g，精盐2g，料酒10g，味精0.6g。

【用法】①银耳用温水泡开，去掉根蒂，用清水洗净，在开水锅中氽透，捞出控出水分。锅中放入清汤，加入料酒、精盐和味精，把银耳放入汤内，汤烧开撇去浮沫，盛入大汤碗中。②香菜洗净切成末，分两碟装，随银耳汤一同食用。每日2次，早晚佐餐食用。

【功效】生津润肺，益气滋阴，止血。

【主治】肺热咳嗽，痰中带血；胃阴不足，消渴口干，脘痞不畅，大便秘结；咯血、吐血、便血、妇女崩漏等病症。

【出处】《药膳食疗全书》。

54. 银耳乌龙汤

【组成】银耳15g，水发海参150g，清汤1000g，料酒15g，精盐2g，味精1g。

【用法】①银耳用水泡开，去掉根蒂，用清水洗净。海参洗净，切成小抹刀片。把银耳、海参片一起放入开水锅中氽透，捞出，控去水分。②锅中放入清汤250g，精盐0.5g，味精和料酒，把银耳、海参片放入汤内，用小火煨5分钟，捞入大瓷汤碗中。③另起锅，放入清汤600g，盐、味精和料酒，汤烧开后撇去浮沫，倒入盛银耳与海参片的大瓷汤碗中即成。每日2次，早晚佐餐食用。

【功效】滋阴润肺、补肾益精。

【主治】消渴肾气不固，尿频，阳痿、腰膝酸软等病症。

【出处】《验方》。

55. 苦瓜石榴汤

【组成】苦瓜1条，鲜番石榴5个。

【用法】将上2味洗净，用水煎服即可。每日2次，需经常服食。

【功效】清热生津，润肺止渴。

【主治】糖尿病烦渴多饮，口干咽燥，咳喘息粗，烦热、盗汗等病症。

【出处】《验方》。

56. 山药玉竹黄瓜汤

【组成】山药15g，玉竹12g，黄瓜100g。

【用法】①把黄瓜洗净、切成3cm长的块；玉竹洗净，切成4cm长的段；山药洗净、切薄片。②把黄瓜、山药、玉竹放在炖锅内，加水600mL，置武火烧沸，再用文火煮35分钟即成。每日1次。

【功效】补脾胃，润肺热。

【主治】糖尿病胃虚热，饮食减少，便溏腹泻，或妇女脾虚带下；阴虚燥热之干咳无痰，或痰少而黏，烦渴多饮，急躁易怒，口苦，盗汗，大便干燥等。

【出处】《验方》。

57. 人参汤圆

【组成】人参10g，干糯米粉30g，茯苓20g，山药30g，豆沙泥30g，白糖适量，熟猪油30g。

【用法】①将人参、茯苓、山药洗净，蒸熟，捣成泥，与豆沙泥、白糖、熟猪油共同拌匀，搓成拇指头大的丸子，备用。②将干糯米粉放在盘中，然后放上人参、茯苓、山药、豆沙丸子，将盘子左右摆动，让丸子粘上糯米粉（粘均匀）。再将粘有糯米粉的丸子逐个蘸水，再放进盘子滚动，让其再次粘上干糯米粉，如此反复操作三四次，便成为汤圆。然后将汤圆投入沸水锅中煮熟，即可食用。每日2次，每次食汤圆6~8个，随意喝汤。

【功效】补脾健胃，益气补肾。

【主治】糖尿病胃虚弱，消化不良，气短懒言，便溏腹泻；肾虚腰膝酸软，遗精，小便频数等病症。健康人经常食用能使精力旺盛，步履轻盈，增进食欲，益寿延年。

【出处】《奇效良方》。

58. 葱豉豆腐汤

【组成】豆腐200g，淡豆豉12g，葱白15g，精盐2g，食用油15g。

【用法】先将豆腐切成小块，油煎，后加入豆豉，放水同煮，煮沸10分钟，再入葱白、盐，略煮片刻即成。每日2次，早晚佐餐饮用。

【功效】辛散解表，清热润燥。

【主治】糖尿病并发风热型感冒。症见发热，口渴者。

【出处】《验方》。

59. 荷叶田鸡汤

【组成】鲜荷叶半张，苦瓜100g，田鸡（青蛙）100g，葱节10g，生姜5g，精盐3g，绍酒15g，胡椒粉2g。

【用法】①把苦瓜洗净，切成小块；田鸡去皮、内脏及爪，切成4大块；鲜荷叶洗净，切成8大块；葱切段，姜拍松。②把田鸡、葱、姜、绍酒，胡椒粉同放碗内，腌渍30分钟。③把炖锅置于中火上，加入苦瓜、荷叶、田鸡，注入清水800mL，烧沸，再用文火炖煮35分钟，除去荷叶即成。每日1次，佐餐食用。

【功效】清热解毒，生津止渴。

【主治】热病烦渴，咳喘息粗，痰少而稠，口咽干燥消渴，烦热、盗汗；胃阴虚所致噎膈反胃，呃逆，呕吐；肝热目赤或疼痛等。

【出处】《本草拾遗》。

60. 薤白饮

【组成】薤白15g，三七粉3g，桂枝9g，沙参30g，黄酒适量。

【用法】将前3味用水煎去渣，然后把三七粉倒入药中搅匀即可。用黄酒冲服，每日2次，连服数日。

【功效】通阳益阴，宣痹散寒。

【主治】糖尿病性冠心病属心阳闭阻者。

【出处】《糖尿病中医治疗学》。

61. 黑鱼芪菇汤

【组成】黑鱼1条（约200g），黄芪20g，香菇300g，葱段10g，精盐2g，料酒15g，水淀粉10g，味精0.6g，生姜5g。

【用法】黑鱼去鳞、头及内脏等，切成薄片，加盐、姜、葱后用水淀粉上浆备用。黄芪水煎取汁100mL。先轻炒香菇片，加黄芪汁，煮开后加入黑鱼片，滴数滴料酒，加入少许葱、姜、盐等，起锅时加入味精即成。每日1次，佐餐食用。

【功效】益气扶正。

【主治】糖尿病性冠心病并发慢性心衰，肢体浮肿等。

【出处】《糖尿病饮食调养》。

62. 小豆冬瓜汤

【组成】赤小豆30g，冬瓜100g。

【用法】先将赤小豆煮烂，后入冬瓜，待冬瓜熟时，即可食用。每日2次，可常食用。

【功效】利水解毒。

【主治】糖尿病并发水肿，或皮肤有痈疖者。

【出处】《验方》。

63. 鲫鱼猪蹄汤

【组成】新鲜鲫鱼1条（约100g），猪蹄1只，调味品适量。

【用法】将鲫鱼收拾干净，同猪蹄一起放入锅中同煮汤，烂熟后，加调味即可。每日1次，食肉饮汤。

【功效】清热利湿，止痒。

【主治】糖尿病并发外阴炎属湿热下注者。

【出处】《中草药手册》。

64. 猪肉鹿茸羹

【组成】瘦猪肉30g，鹿茸0.15g，鹌鹑蛋5枚，淀粉，调味品各适量。

【用法】鹿茸加开水适量，隔水炖至溶化。瘦猪肉剁成肉末。待鹿茸汤煮沸后，加猪油末，煮熟后，将鹌鹑蛋去壳调匀加入其中，再用淀粉勾芡成羹，调味即可。每日1次，佐餐食用。

【功效】温肾助阳，益精补血。

【主治】肾阳不足，精血亏损型糖尿病并发性冷淡者。

【出处】《验方》。

65. 雪梨豆根汤

【组成】雪梨1个，山豆根粉1g，白砂糖少许。

【用法】先将雪梨洗净去皮，切成片状，置于盅内，加清水100mL，煎至50mL时，放入白砂糖少许调味，然后在雪梨中调入山豆根粉即成。每日服3次，每次服20～30g。

【功效】清热解毒，生津润燥。

【主治】糖尿病并发咽炎属风热者。

【出处】《验方》。

66. 养肝明目汤

【组成】猪肝100g（羊肝、鸡肝均可），枸杞子30g，女贞子12g，车前子10g，蒺藜子12g，菟丝子15g，白菊花10g，精盐2g。

【用法】将以上各味（除猪肝及盐外）分别进行清洗、干燥，研为细末，混合均匀，装入瓶中备用。每用15g药末，取猪肝100g洗净切为薄片，二者煮汤服或蒸服均可，服时加盐少许调味。每日1次，佐餐食用。

【功效】滋阴明目。

【主治】糖尿病并发视网膜病变属肝肾不足者。

【出处】《药膳食谱》。

67. 金银花饮

【组成】金银花50g，菊花50g，山楂50g，精制蜂蜜300g。

【用法】将金银花、菊花及山楂（切片）一起放入锅内，加水2000g，煎煮半小时，滤过煎汁，再以同样条件煎煮1次。合并两次煎汁，复置火上，加入蜂蜜搅匀，烧至微沸即可。每日2次，冷却后饮用，每次服用30～50g。

【功效】清热除烦，平肝阳。

【主治】肺经有热，咽痛口渴，咳喘息粗，烦热，大便秘结；肝经有热，目赤多泪，或肝阳上亢，眩晕头痛等。也可作为治疗糖尿病、高血压、高血脂、冠心病等患者的保健饮料，同时还是夏季暑热期间很好的清凉饮料。

【出处】《验方》。

68. 山楂核桃饮

【组成】核桃仁150g，山楂50g，白糖适量。

【用法】①核桃仁加入水少许，用石磨或绞肉机将其磨（绞）成浆。装入容器中，再加适量凉开水调成稀浆汁。②山楂去核，切片，加500g水煎煮半小时，滤过煎汁，再以同样条件煎煮1次。两次山楂汁合在一起，复置火上，加入白糖搅拌，待溶化后，再缓缓地倒入核桃仁浆汁，边倒边搅匀，烧至微沸即可。每日1次，温服为宜。

【功效】补肺肾，润肠燥，消食积。

【主治】消渴肾虚腰痛，两脚痿软，小便频数，遗精阳痿；肺气虚弱或肺肾两虚，消渴喘咳短气，肠燥便秘，大便干涩；受纳失职之腹胀满疼痛厌食等病症。也可作冠心病、高血压、高脂血症及老年便秘等患者的保健饮汁。

【出处】《验方》。

69. 降脂饮

【组成】枸杞子10g，何首乌15g，草决明12g，山楂20g，丹参20g。

【用法】将上各味以文火水煎，取汁约1500mL，储于保温瓶中即成。每日2次，每次服用30～50g。

【功效】滋补肝肾，降低血脂。

【主治】肥胖型糖尿病伴血脂增高，肝肾阴虚之腰膝酸软，头昏耳鸣，遗精，不孕症；肾虚精亏，消渴口干等病症。

【出处】《民间食谱》。

70. 香菜葱根紫苏汤

【组成】香菜15g，葱根12g，紫苏叶10g。

【用法】以上三味水煎服，每次煎服量为60g，连续煎煮两次，倒入大碗中即成。

【功效】散寒解表。

【主治】糖尿病并发风寒型感冒者。

【出处】《验方》。

71. 姜葱鸡蛋汤

【组成】生姜10g，葱白10g，鸡蛋2枚，梨50g。

【用法】将生姜、葱白、梨3味同煎汤。取鸡蛋2枚，打入碗内搅匀，用煮沸的药汁趁热时冲入。

【功效】宣肺解表散寒。

【主治】糖尿病并发风寒型感冒。

【出处】《验方》。

72. 核桃葱姜茶

【组成】核桃仁 30g，葱白 15g，生姜 10g，茶叶 15g。

【用法】将前 3 味捣烂，同茶叶一同放入砂锅内，加冰 1000g 煎煮，去渣即成。每日 1 次，每次服用 30～50g。

【功效】宣肺散寒解表。

【主治】糖尿病并发风寒型感冒。

【出处】《验方》。

73. 当归生姜羊肉汤

【组成】精羊肉 100～200g，生姜 60g，葱白 10g，当归 15g，素油 15g，精盐适量。

【用法】先将羊肉切片，素油炒过，兑汤 2 碗（约 1000mL）加入姜、葱及当归，煮 30 分钟，再加盐适量即成。每日 2 次，早晚佐餐食用。

【功效】散寒解表，宣肺。

【主治】糖尿病并发风寒型感冒。

【出处】《验方》。

74. 薏苡仁莲子番茄汤

【组成】薏苡仁 20g，莲子 20g，番茄 100g，葱节 10g，生姜 5g，绍酒 10g，素油 50g，味精 3g，鸡蛋 2 只。

【用法】把薏苡仁、莲子发透，莲子去心；番茄洗净，切成薄片；葱切段，姜拍松。把薏苡仁、莲子用武火蒸熟，待用。把炒锅置中火上烧热，加入素油，烧六成熟时，打入鸡蛋，两面炒黄，加入清水 800mL，加入熟薏苡仁、莲子，放入姜、葱和番茄，煮沸后 5 分钟即成。每日 1 次，佐餐食用。

【功效】健胃消食，生津止渴。

【主治】脘腹胀痛，厌食，腹泻；胃热口渴喜冷饮，唇舌干燥，大便秘结等病症。

【出处】《药膳食疗全书》。

75. 怀山南瓜汤

【组成】怀山药 10g，南瓜 200g，葱 10g，精盐 6g，素油 30g。

【用法】把南瓜洗净，切成宽 2cm、长 4cm 的条块；怀山药洗净、切片；葱切花。把炒勺置武火烧热，放入素油，六成热时，加入葱花炸香，加入清水 1000mL，把南瓜、怀山药放入。用武火烧沸，文火煮 35 分钟即成。每日 1 次，佐餐食用。

【功效】益气血，止消渴。

【主治】适用于脾胃气虚所致神疲乏力，气短懒言，饮食减少，便溏腹泻；肾虚遗精，尿频量多，腰膝酸软等病症。

【出处】《饮食疗法》。

76. 补阴养胃汤

【组成】怀山药 10g，北沙参 15g，玉竹 15g，鹅肉 250g，蘑菇 30g，绍酒 10g，精盐 5g，生姜 5g，葱节 8g。

【用法】把鹅肉洗净，去骨；北沙参发透切片；玉竹洗净切成 4cm 的段；蘑菇发透，去梗蒂；姜拍松，葱切段。将山药、北沙参、玉竹、鹅肉、蘑菇、绍酒、盐、姜、葱放入炖锅内，加水 800mL，先用武火烧沸，再文火炖煮 1 小时即成。每日 1 次，每次食 50g 鹅肉，喝汤。

【功效】益气补虚，和胃止渴。

【主治】脾胃气虚所致气短懒言，四肢乏力，饮食减少，肠鸣腹胀；脾胃阴伤所致唇舌干燥，消渴多饮，噎膈反胃，便秘等。

【出处】《验方》。

77. 消渴汤

【组成】生猪胰子 10g，生地黄 30g，山药 25g，山茱萸 15g，黄芪 20g。

【用法】①将山茱萸、山药、生地黄、黄芪置于干砂锅中，加水适量，浸泡 1.5～2 小时后，用文火煎至 40 分钟后，用纱布滤取药液，再加入热水同煎 30 分钟，而滤取药液，合并 2 次药液。②将生猪胰洗净，加入 2 次药液煮熟即成。每日 1 次，食肉饮汤。

【功效】补脾胃，益肺肾。

【主治】消渴脾胃虚弱，食少，便溏腹泻；妇女脾虚带下；肺虚久咳咽干；肾虚遗精，尿频量多等病症。

【出处】《民间食谱》。

78. 猪胰汤

【组成】猪胰子 1 个，薏苡仁 30g，黄芪 60g，怀山药 120g。

【用法】先将猪胰子洗净，置于干砂锅中，

加适量水，煮15分钟后，再把用纱布包着的薏苡仁、黄芪、怀山药放入，同煮1小时即可。每日2次，取汁饮用，每次服用30～50g。

【功效】益气健脾，润燥止渴。

【主治】神疲乏力，气短懒言，自汗，气不化津而致气津两虚之消渴。

【出处】《验方》。

79. 淡兔汤

【组成】兔子1只（约3斤），黄酒10g，酱油6g。

【用法】将兔子宰杀，剥皮，去爪，剖腹去内脏，洗净，切大块，放入砂锅内，加冷水使肉块浸没，先用中火烧开，加入黄酒，再用小火炖煮3小时，至肉烂骨离即成。每日3次，食肉，饮汤。

【功效】补脾益气，止渴清热。

【主治】脾虚气弱或营养不良，神疲乏力；脾胃阴虚，消渴口干；胃肠有热，呕逆等。

【出处】《验方》。

80. 石斛生地黄茶

【组成】石斛9g，生地黄10g，熟地黄10g，天冬9g，麦冬10g，沙参10g，女贞子9g，茵陈9g，生枇杷叶9g，炒黄芩6g，炒枳实3g，西瓜汁100mL。

【用法】①把以上药物用纱布袋装好，扎紧口，放入锅内，加水800mL，煎煮2次，每次20分钟，合并煎液，过滤，除去药渣。②将西瓜挖出瓤，用纱布绞出汁液，把药汁与西瓜汁混匀即成。每日2次，每次饮50～100mL。

【功效】清胃养阴，止渴通便。

【主治】适用于糖尿病多食易饥、身体消瘦，口干欲饮，头昏无力，腰痛，尿频，便秘等。

【出处】《药膳食疗》。

81. 龙杞燕窝汤

【组成】燕窝50g，冰糖250g，枸杞子20g，龙眼肉20g。

【用法】将燕窝洗净，放入碗内，加清水150g，入旺火开水蒸笼内蒸30分钟后，龙眼肉、枸杞子用温水浸泡几分钟后洗净。冰糖、枸杞子、龙眼肉盛入大碗内，加开水500g，入笼蒸化，去掉沉淀物，倒入装燕窝的大汤碗内即成。每日1次，佐餐食用。

【功效】补脾益胃，滋阴养血。

【主治】脾胃虚弱，食欲不振，体虚乏力；肺阴虚所致潮热，盗汗，干咳短气，消渴口干；气血虚所致的视物昏花，心悸失眠等病症。

【出处】《中医药膳秘录》。

82. 鸽子汤

【组成】雏鸽2只，枸杞子30g，精盐5g，料酒6g，胡椒粉1g，葱10g，姜3g。

【用法】①将鸽子去毛，爪和内脏，洗净，每只剁成5～6块，投入开水中汆透；枸杞子用适量温水洗净备用。②将鸽肉块盛于蒸碗中，放入已洗净的枸杞子和葱段、姜丝，添加适量的鸡汤，入笼蒸约1小时至熟。③除去葱、姜，加入盐、胡椒粉调味即成。每日2次，佐餐食用。

【功效】补气血，益脾胃，滋阴固肾。

【主治】脾胃气虚，气血生化不足所致四肢倦怠，少气懒言，食少，食后胀满；肾虚精亏，消渴口干，尿频舌红等病症。

【出处】《民间食谱》。

83. 枣莲猪骨汤

【组成】猪脊骨1具，大枣150g，莲子100g，木香3g，甘草6g。

【用法】将猪脊骨洗净砍碎，大枣和莲子去核去心，木香、甘草用纱布包好。同放砂锅内，加水适量，文火炖煮3个小时，即可分顿食用。每日2次，早晚佐餐食用。

【功效】补中益气，滋阴养血。

【主治】口渴多饮、倦怠乏力、气短懒言、多尿、气阴两虚的糖尿病患者。

【出处】《民间食谱》。

84. 猪胰荠菜汤

【组成】荠菜50g，猪胰1具，绍酒10g，鸡蛋1个，生粉20g，精盐5g，葱段10g，生姜5g，酱油10g，素油30g。

【用法】①把荠菜洗净；猪胰洗净，切成薄片；姜切丝，葱切花。②把猪胰片放碗内，加入绍酒、生粉、盐、酱油、鸡蛋，加清水拌成稠状。③把锅置中火上烧热，加入素油，六成熟时，下入姜、葱煸香，加入上汤500mL，烧沸；下入猪胰，加入荠菜煮5分钟即成。每日1次，每次食猪胰50g，随意吃荠菜喝汤。

【功效】滋阴补血，止消渴。

【主治】热邪伤津，口渴喜饮；肺燥咳嗽，干咳痰少，咽喉干痛，便秘等病症。

【出处】《验方》。

85. 马奶二冬饮

【组成】麦冬15g，天冬10g，马奶200mL。

【用法】①把天冬洗净，切薄片；麦冬洗净去心，一起放入炖杯内，加清水50mL，用武火烧沸，文火煎煮25分钟，除去药渣，留药液。②将马奶用中火煮沸，同二冬药液合并，搅匀即成。每日2次，每次饮100mL。

【功效】养阴清热，生津止渴。

【主治】糖尿病肺热或燥热咳嗽，痰黏难咳，咽痛口渴，鼻燥咽干，大便秘结，小便短赤等病症。

【出处】《民间验方》。

86. 冬瓜番薯叶瘦肉汤

【组成】番薯叶50g，冬瓜10g，猪瘦肉50g，生粉20g，鸡蛋1个，酱油10g，盐5g，葱段10g，生姜5g。

【用法】①把猪肉洗净，切成薄片，加入生粉、盐、酱油、鸡蛋，加水拌成稠状。②冬瓜去瓤洗净，切成薄片；番薯叶洗净，切生丝；葱切花、姜切末。③把炒勺置武火，加入素油30g，烧六成熟时，把葱、姜放入爆香，加水500mL，烧沸；加入冬瓜片，煮20分钟后，下入番薯叶，烧沸，放入猪瘦肉，煮熟即成。每日1次，佐餐食用，每次吃瘦肉30～50g。

【功效】清热化痰，除烦止渴。

【主治】痰热喘咳，热病烦渴或消渴；或肺燥咳嗽，干咳痰少，咽喉干痛等病症。

【出处】《验方》。

87. 健胃鲗鱼汤

【组成】砂仁3g，白豆蔻3g，沙参6g，鲗鱼（乌贼）200g，番茄50g，豆腐100g，葱段10g，淡奶200块，精盐3g，素油30g，生姜3g。

【用法】①把鲗鱼去腮、肠，洗净；豆腐切成长4cm、宽3cm的块状；砂仁、白豆蔻去壳打粉；沙参打粉。炒勺置中火上，把鱼及豆腐的两面均煎成黄色，加入盐。②将淡奶加入煮至沸，再加入200mL清水，文火煮30分钟。放入葱、番茄，烧沸即成。每日1次，佐餐食用，每次吃鱼50g。

【功效】健脾胃，益气血。

【主治】糖尿病脾虚气弱，食少不化，脘闷呕吐，腹痛泄泻，气短懒言；胃阴虚之口渴，咽痛，舌干，呃逆，呕吐等病症。

【出处】《经验良方》。

88. 土茯苓猪骨汤

【组成】猪脊骨500g，土茯苓50g。

【用法】将猪脊骨洗净剁成几块，加清水放入锅中炖约2小时，熬成3碗，撇去浮油和骨头，加入土茯苓，再煎炖至2碗即成。每日1次，佐餐食用。

【功效】清胃泻火，养阴增液。

【主治】糖尿病中消证，胃阴不足之饮食不振，口舌干燥，消渴多饮，脘痞不畅，大便干结等病症。

【出处】《中药保健食谱》。

89. 鸽肉银耳汤

【组成】白鸽肉半只，银耳15g。

【用法】将鸽肉切块，放入砂锅煮后，再放银耳及调味品。煮熟后食肉和银耳，饮汤。

【功效】益气补虚。

【主治】糖尿病。

【出处】《糖尿病综合治疗与康复》。

90. 兔肉山药汤

【组成】兔1只，怀山药100g，葱、姜、蒜、酱油、味精适量。

【用法】将兔去皮、爪和内脏，与山药、调料共煮，待肉熟，分次食肉饮汤。

【功效】补五脏，强筋骨。

【主治】糖尿病口渴，乏力，消瘦者。

【出处】《糖尿病综合治疗与康复》。

91. 猪胰汤

【组成】猪胰1只，生薏苡仁30g，黄芪30g，山药30g。

【用法】猪胰洗净切碎块，薏苡仁先浸泡一夜，山药切片，黄芪布包。同入锅内煮汤，熟后稍加调料。

【功效】益气健脾，润燥止渴。

【主治】气阴两虚型糖尿病。

【出处】《糖尿病综合治疗与康复》。

92. 葛根饮

【组成】葛根 9g，麦冬 9g，牛奶 50g。

【用法】葛根、麦冬洗净，用 100mL 水煎煮 25 分钟，滗出汁液，再加入 50mL 水煎煮 25 分钟，除去葛根和麦冬。然后把药液与牛奶搅匀，上中火烧沸即成。每日 1 次，早餐饮用。

【功效】滋阴益胃，生津止渴。

【主治】阴虚内热，咳嗽咽干，心烦不宁；胃阴不足，噎膈反胃，消渴口干，饥不欲食，大便燥结等病症。

【出处】《民间食谱》。

93. 全鸭冬瓜海参汤

【组成】白鸭肉 1200g，冬瓜 1000g，瘦猪肉 100g，水发海参 50g，芡实 30g，薏苡仁 30g，鲜荷叶 1 张，姜片 10g，葱节 15g，精盐 10g，酱油 20g，味精 2g，花椒 2g，麻油 30g，绍酒 20g。

【用法】将鸭肉洗净，入开水中汆二三分钟，捞起，放入冷水中漂一下。猪瘦肉、水发海参、芡实、薏苡仁、荷叶、姜、葱洗净。猪肉、海参切成片。冬瓜刮去粗皮，去籽切成厚条片。砂锅置旺火上，掺清水，放入鸭子烧开，撇去血泡，加葱、姜、薏苡仁、芡实、绍酒、花椒、猪肉，改用中火煮约 50 分钟，再加冬瓜烧开后，移至小火上，烧至上色时加海参、精盐，待鸭肉稍软后，加上酱油、麻油即成。每日 1 次，佐餐食用。

【功效】健脾益气，滋阴补虚。

【主治】消渴，气短懒言，食少，便溏，水肿；肾虚不固所致尿频量多，遗精等病症。亦可作老人及病后体虚者调补之品。

【出处】《验方》。

94. 西洋参茶

【组成】西洋参 10g，枸杞子 15g。

【用法】①把西洋参洗净，切片；枸杞子洗净去杂质。②将西洋参，枸杞子放入炖杯内，加清水 200mL。③把炖杯放置中火上烧沸，文火煎煮 10 分钟即成。代茶饮用。

【功效】补肾益气，生津止渴。

【主治】肾虚所致神疲，腰膝酸软，小便频数，眩晕耳鸣，健忘少寐，消渴口干，烦热、盗汗、遗精等病症。

【出处】《验方》。

95. 枸杞子腰片汤

【组成】枸杞子 15g，猪腰子 1 只，绍酒 10g，精盐 5g，葱段 6g，姜块 5g，胡椒粉 3g，菜胆 80g，素油 20g。

【用法】把猪腰一切两半，除去白色臊腺，洗净，切成片；枸杞子洗净；菜胆洗净，切成 4cm 长段；姜拍松，葱切段。将炒勺放在中火上，加入素油，把葱、姜放入爆香，加入上汤或鸡汤 300mL。烧沸，加入猪腰片、枸杞子、菜胆、盐、绍酒、胡椒粉，煮熟即成。每日 1 次，佐餐食用，每次吃猪腰 30～50g。

【功效】滋阴补肾，止渴明目。

【主治】肾阴不足所致眩晕耳鸣，健忘失眠，腰膝酸软，消渴口干，烦热，盗汗，遗精；精血不能上济于目所致眼目昏花、视力减退等病症。

【出处】《民间方》。

96. 西芹白菜枸杞子汤

【组成】枸杞子 15g，西芹 20g，白菜 100g，瘦肉 50g，绍酒 10g，葱段 10g，姜块 5g，精盐 5g，生素油 30g。

【用法】①把猪瘦肉洗净，切薄片；西芹，白菜切段；枸杞子洗净，去杂质；葱切段，姜切丝。②把炒勺置中火上烧热，加入素油，烧六成熟时，加入葱、姜煸香，加入上汤 300mL，烧沸，加入瘦猪肉、枸杞子、白菜、绍酒、盐，烧煮 15 分钟即成。每日 1 次，佐餐食用。

【功效】滋阴补肾，生津止渴。

【主治】肝肾虚损，精血不足，腰膝酸软，头晕耳鸣，阳痿，遗精；肾虚精亏，消渴口干，尿频舌红等病症。

【出处】《药膳学》。

97. 萝卜羊肾汤

【组成】白萝卜 200g，羊腰 2 只，绍酒 10g，葱段 10g，生姜 5g，精盐 5g。

【用法】①把萝卜洗净，切成长宽各 3cm 的块；羊肾洗净，一切两半，除去白色臊腺，切片；姜拍松，葱切花。②把炒勺置中火上烧开，加入素油 20g，烧六成熟时，入姜、葱煸香，加入上汤 800mL，烧沸，下入萝卜，煮 25 分钟后，加入羊腰、盐，烧沸，5 分钟起锅即成。每日 1 次，随意吃羊腰，喝汤。

【功效】补肝肾，止烦渴，补气血。

【主治】肝肾虚损所致腰脊疼痛，足膝痿弱，耳聋，消渴，阳痿，遗精；气血不足之虚劳羸瘦，脾胃虚冷，腹痛，少食或欲呕，少气懒言，大便溏薄等病症。

【出处】《秘方大全》。

98. 银耳鸽蛋汤

【组成】银耳 10g，鸽蛋 5 只，葱节 5g，精盐 3g。

【用法】把银耳发透，去蒂根，撕成瓣状；葱切花。炖锅内放入清水，加入银耳，用中火炖煮 50 分钟后，下入葱、盐，打入鸽蛋，煮熟即成。每日 1 次，早餐食用。

【功效】滋补肝肾。

【主治】肝肾阴虚所致腰膝酸软，头晕目眩，耳鸣如蝉，消渴饮水，遗精，女子月经量少等病症。

【出处】《验方》。

99. 生地黄石斛饮

【组成】生地黄、鲜石斛、鲜芦根、梨、甘蔗。

【用法】上药绞汁服。

【功效】清胃泻火，养阴生津。

【主治】胃热炽盛型糖尿病。

【出处】《验方》。

100. 胡辣海参汤

【组成】水发海参 500g，鸡汤 600g，香菜 20g，酱油 8g，精盐 3g，味精 1.5g，胡椒粉 1.6g，香油 15g，料酒 20g，葱段 10g，姜末 5g，猪油 25g。

【用法】①把海参放入清水中，洗净；再把海参片成大抹刀片，在开水锅中氽透，捞出控去水分；葱切成丝，香菜洗净切成寸段。②锅中放入猪油烧热，放入葱丝，胡椒粉稍煸，烹入料酒，加入鸡汤，精盐、酱油、味精和毛姜水。把海参片放入汤内，汤开撇去浮沫，调好口味，淋入香油，盛入大海碗中，撒入葱丝与香菜段即成。每日 2 次，早晚佐餐饮用。

【功效】益精气，补肾气，润肠燥。

【主治】消渴精血亏损，虚衰瘦弱；或妇女经闭；肾虚不固，遗精，尿频，或肾虚阳痿；阴血虚亏，肠燥便结等。

【出处】《验方》。

101. 枸杞子雏鸽汤

【组成】雏鸽 3 只，枸杞子 30g，鸡汤 1200g，精盐 3g，糖 5g，料酒 5g，葱节 10g，生姜 5g，胡椒粉 2g，味精 1g。

【用法】①将雏鸽去毛，开膛洗净。每只剁为 4 块，然后入开水氽透捞出，洗去血沫，备用。枸杞子用温水洗净。②将鸽块盛放在盘子里，放入葱段，姜片，加入鸡汤和枸杞子。盖严后上屉蒸 2 小时左右，取出拣去葱、姜，加入调料，调好味即成。每日 1 次，佐餐饮用。

【功效】补肝肾，益精血。

【主治】肝肾虚损，精血不足，头晕眼花，视力减退，腰膝酸软，烦热口渴，盗汗，遗精，或女子月经量少等病症。

【出处】《验方》。

102. 莲子芡实雪蛤汤

【组成】莲子 12g，芡实 10g，雪蛤膏 5g，精盐 5g，鸡汤 200g，葱段 5g，胡椒粉 3g。

【用法】①把雪蛤膏放温水内发 2 小时，胀大后，择去黑仔和筋膜；莲子浸泡去心；芡实浸泡 2 小时洗净；葱切花，姜切片。②把芡实、莲子放入炖锅内，加水 200mL，煮 50 分钟后，加入雪蛤、葱花、盐、鸡汤，再炖熬 25 分钟即成。每日 2 次，早晚餐食用。

【功效】补脾益胃，涩肠固精，养心安神。

【主治】脾胃虚弱，食欲减退，或泻痢不能食；脾虚腹泻或小便淋浊；消渴肾虚尿频量多，遗精；心失所养，虚烦不眠等。

【出处】《经验方》。

103. 滋肾肝膏汤

【组成】猪肝 250g，鸡蛋清 2 个，熟地黄

20g，枸杞子 10g，桑椹 l0g，菟丝子 6g，酒炒女贞子 10g，车前子 6g，胡椒面 1g，精盐 5g，味精 1g，绍酒 2g，熟鸡油 8g，鸡汤 600g，葱节 10g，姜片 10g。

【用法】①将熟地黄、桑椹、女贞子、菟丝子、车前子烘干研成细末。枸杞子用温开水泡胀，猪肝除去白筋，用力背捶成茸，盛入碗内，加清水 150g 调匀，用筛子滤去肝渣不用。姜片、葱节放入肝汁中浸泡 10 分钟后，拣去不用。加入鸡蛋清，精盐 2g，胡椒粉 1g，绍酒 1g 及中药粉末，在汤碗内调拌均匀，入笼，用旺火开水蒸 l5 分钟左右，使肝汁、药汁互相结合成膏至熟。②炒锅置旺火上，倒入清汤，加盐，胡椒面，绍酒后烧开，入味精，并取出肝膏，注入清汤，撒上枸杞子，滴上鸡油即成。每日 1 次，佐餐食用。

【功效】滋补肝肾。

【主治】肝肾不足，精血亏虚所致的视物昏花，两目干涩，头晕，耳鸣，消渴，遗精，腰膝酸软等病症。

【出处】《验方》。

104. 猪胰麦芽汤

【组成】生猪胰 15g，麦芽 300g。

【用法】煎成 600mL，每服 200mL，代茶饮。

【功效】滋阴补胰，健胃降糖。

【主治】糖尿病。

【出处】《经验方》。

105. 滋膵猪胰汤

【组成】生地黄 20g，枸杞子 18g，五味子 6g，山药 15g，黄芪 12g，天花粉 18g，猪胰 1 条，猪肝 50g，绍酒 10g，鸡蛋 1 个，生粉 20g，精盐 3g，酱油 10g，味精 2g，生姜 3g，葱段 10g，生素油 30g，鸡汤 500mL。

【用法】①把以上六味药用药包（纱布）装好，扎紧口；猪胰、猪肝洗净，去血水沥干，切成薄片；姜拍松，葱切花。②把猪肝、猪胰放入碗内，加入生粉、鸡蛋、盐、绍酒、酱油、味精腌渍，加水调成稠状待用。③把药包放锅内，加水 1000mL，用武火烧沸，文火煮 25 分钟后，除去药包，加入鸡汤，烧沸，投入猪肝，猪胰，煮 5 分钟。每日 1 次，佐餐食用，每次吃猪胰，猪肝 30～50g。

【功效】滋补肝肾，生津止渴。

【主治】消渴虚损，精血不足，腰膝酸软，头晕目眩，健忘失眠，耳鸣，消渴口干，尿频，遗精，女子月经不调等病症。

【出处】《经验方》。

106. 二胰猪肝汤

【组成】猪胰 1 只，羊胰 1 只，猪肝 200g，生粉 20g，绍酒 10g，葱段 10g，生姜 5g，精盐 3g，鸡蛋 1 个，鸡汤 500mL，绿叶蔬菜 200g。

【用法】①把猪胰、羊胰、猪肝洗净，切成薄片，与生粉、绍酒、葱花、姜、盐、鸡蛋同放入碗内，拌成稠状可适量加入清水，待用。②把锅置中火上，加入素油 30g，烧六成熟时加入姜，葱爆香，加入鸡汤，烧沸后，加入猪胰、羊胰、猪肝和绿叶蔬菜，煮断生即成。每日 1 次，佐餐或单食，每次吃猪胰、羊胰、猪肝共 30～50g。

【功效】补肝肾，止消渴。

【主治】肝肾阴虚所致头晕目眩，健忘，耳鸣，烦热口渴，盗汗，腰膝酸软，遗精，或女子月经量少等病症。

【出处】《中国药膳学》。

107. 苦瓜茶

【组成】鲜苦瓜 1 条，绿茶少许。

【用法】将苦瓜上端切开，去瓤，装入绿茶，把瓜挂于通风处。阴干后，将外部洗净，擦干，连同茶叶切碎，混匀即成。每日 1 次，每次 10g，以沸水冲泡，盖严温浸半小时，频频饮用。

【功效】清三消，降血糖。

【主治】适用于糖尿病。口渴，多饮，多食，多尿明显者。

【出处】《民间食谱》。

108. 山药枸杞子滑鸡煲

【组成】山药 15g，枸杞子 15g，胡萝卜 100g，西芹 100g，仔鸡 100g，葱段 10g，生姜 5g，大蒜 10g，素油 50g，精盐 6g。

【用法】①把鸡肉洗净，切成长宽各 3cm 的块；山药润透切片，枸杞子洗净，去杂质；胡萝卜切成长宽各 3cm 的块；将西芹切成 3cm 的段；姜切丝，葱切段，大蒜去皮，切片。把炒勺置中火上，加入素油，烧六成熟时，把鸡肉放入，滑透，用漏勺捞起沥干油。②锅内加素油10g，将姜、葱下锅煸香，投入滑过的鸡肉，山药、枸杞子、胡萝卜、西芹、蒜、盐炒匀，加入300mL鸡汤，用文火煲30分钟即成。每日1次，佐餐食用，每次吃鸡肉30~50g。

【功效】益肾气，补脾胃。

【主治】肾气亏虚所致腰膝酸软，小便频数，尿后余沥，夜尿频多，肾阴不足之眩晕耳鸣，视力减退，咽干舌燥，消渴口干，遗精；脾胃虚弱所致饮食减少，便溏腹泻等病症。

【出处】《经验集锦》。

109. 黄芪山药胰片汤

【组成】黄芪30g，山药20g，天花粉10g，麦冬10g，生地黄15g，猪胰1只，绍酒15g，葱段10g，生姜5g，精盐5g。

【用法】把猪胰洗净，切成薄片；将药物除生地黄、山药外，装入纱布袋中；姜拍松，葱切段。把猪胰、药包、山药、生地黄、姜、葱、盐、绍酒同放炖锅内，加上汤或鸡汤1000mL。然后把炖锅置武火烧沸，再用文火炖煮50分钟即成。每日1次，每次吃猪胰30~50g，喝汤。

【功效】补脾胃，益肺肾。

【主治】脾胃虚弱所致食欲不振，纳少、食后胀满，四肢倦怠，消瘦；肺肾阴虚所致咳嗽痰少，或痰中带血，口燥咽干，烦热少寐，消渴多饮，腰膝酸软，遗精等病症。

【出处】《民间方》。

110. 玉米须猪胰汤

【组成】玉米须30g，新鲜猪胰1具。

【用法】将猪胰洗净切块，放入砂锅中，玉米须煎碎，撒于猪胰表面，加水适量，用文火炖煮40分钟即成。每日1剂，10日为1个疗程。

【功效】滋阴润燥，清热止咳。

【主治】消渴口渴喜饮；肺燥咳嗽，干咳痰少，咽喉干痛等病症。

【出处】《验方》。

111. 玉山鸽肉汤

【组成】玉竹15g，山药30g，净白鸽1只，精盐及调料各适量。

【用法】将鸽子洗净，去爪和内脏，把肉切成块，放入砂锅中，加入玉竹、山药、精盐及调料，再加水500mL，用文火炖煮1小时至肉熟烂即可。每日1次，佐餐食用。

【功效】健脾益气，滋阴止渴。

【主治】气阴两虚型消渴的辅助食疗，也可用于慢性萎缩性胃炎的补养。

【出处】《民间食谱》。

112. 山药兔肉汤

【组成】野兔1只，山药200g，精盐、调料各适量。

【用法】将兔去掉皮及内脏，洗净切块，与山药共放入砂锅中，加调料、盐及水，用文火炖煮，至兔肉熟烂汤汁浓稠即可。每日1次，佐餐食用。

【功效】滋阴益气，生津止渴。

【主治】消渴倦怠乏力，自汗，气短懒言，消渴多饮，口舌干燥，大便干结等病症。

【出处】《民间食谱》。

113. 双耳汤

【组成】银耳15g，黑木耳20g，冰糖30g。

【用法】①将银耳、黑木耳用温水发泡，并摘除蒂柄，除去杂质，洗净，放入碗内并将冰糖放入，加水适量。②将盛木耳的碗置于蒸笼中，蒸1小时，待木耳熟透时即成。每日2次，吃木耳喝汤。

【功效】滋阴润肺，益胃生津。

【主治】肺热或肺燥咳嗽，痰粘或无痰，或痰中带血；胃阴不足，消渴口干，噎膈反胃，大便秘结等病症。

【出处】《验方》。

114. 沙参二冬茶

【组成】沙参15g，天冬15g，麦冬15g，生地黄30g，生石膏30g，天花粉20g，黄芩12g，知母12g，玄参12g，葛根9g，五味子9g，石斛9g，普洱茶30g。

【用法】①把以上药物洗净，装入纱布袋内，与茶叶同放茶壶内，加水1000mL。②把茶壶置武火烧沸，用文火蒸煮15分钟，滗出汁液；再加入清水600mL，煎煮10分钟，滗出汁液，合并两次煎液，用纱布过滤即成。每日3次，每次饮三分之一，1天饮完。

【功效】滋阴润肺，清热生津。

【主治】肺热炽盛，耗伤阴津所致的干咳短气，痰少而稠，消渴口干，咽痛，烦热，盗汗等病症。

【出处】《药膳食疗全书》。

115. 红枣猪胰汤

【组成】红枣5枚，猪胰100g，葱10g，生姜5g，精盐5g，菜胆80g。

【用法】①把猪胰洗净，切成长宽各1cm的块；红枣去核；葱切成花，姜切成丝；菜胆洗净，切成5cm长的段。将猪胰、红枣、姜、葱盐放入炖锅内，加水600mL，用武火烧沸，文火炖煮30分钟，下入菜胆，煮5分钟即成。每日1次，即可佐餐，每次吃猪胰30～50g。

【功效】养阴润燥，益胃止渴。

【主治】肺燥咳嗽，痰少而稠，咽喉干痛，消渴口干，大便秘结等病症。

【出处】《内科病治疗学》。

116. 西洋参生鱼汤

【组成】西洋参10g，红枣7枚，生鱼300g。

【用法】①将生鱼洗净，去内脏；西洋参洗净切成片，红枣去核。把生鱼放入炖锅内，加上汤500mL，放入红枣。②将炖锅置武火，用武火烧沸，文火炖煮25分钟即成。每日1次，佐餐食用，每次吃鱼30～50g。

【功效】生津止渴，清热消肿。

【主治】消渴，口渴汗多，气息虚弱；胃热偏盛所致消谷善饥，口臭，或牙龈肿痛，齿衄等病症。

【出处】《经验良方》。

117. 蒲公英瘦肉汤

【组成】蒲公英15g，猪瘦肉150g，绍酒10g，生姜5g，葱节10g，精盐3g，红枣5枚。

【用法】①把瘦肉洗净，切成长宽各4cm的块；蒲公英洗净；红枣洗净去核；姜拍松，葱切段。②把瘦肉、蒲公英、姜、葱、绍酒、盐、红枣同放入炖锅内，加入上汤1000g，武火烧沸，文火煲50分钟即成。每日1次，佐餐或单食均可，每次吃猪肉30～50g。

【功效】清肺热，止烦渴。

【主治】消渴干咳痰少，咽喉肿痛，身热，烦渴引饮，大便秘结，小便短赤等病症。

【出处】《中医治疗糖尿病》。

118. 益胃汤

【组成】北沙参15g，麦冬15g，生地黄15g，玉竹6g。

【用法】①把以上药物洗净，北沙参润透，切成片；麦冬洗净去心；生地黄切成片；玉竹切成3cm长的片。②把药物放入炖锅内，加水500mL。置中火烧沸，文火炖煮15分钟即成。每日代茶用之。

【功效】滋阴养胃，止烦渴。

【主治】糖尿病胃津不足，口舌干燥，口渴欲呕，食少体倦，大便干结等病症。

【出处】《药膳食谱》。

119. 天冬南瓜汤

【组成】天冬15g，南瓜80g。

【用法】把南瓜洗净，切成3cm宽、5cm长的块，可不去皮；天冬洗净，一切三片。把南瓜、天冬放入炖锅内，加入清水600mL，武火烧沸，文火炖煮50分钟即成。每日1次，当主食或菜肴食用，每次吃南瓜30g。

【功效】养阴清热、生津止渴，补气。

【主治】阴虚内热所致口燥咽干，消渴，干咳少痰，咯血，或痰中带血，便秘；脾虚气弱之食少，食后胀满，少气懒言，身倦乏力，泄泻及呕吐等病症。

【出处】《民间食谱》。

120. 黄瓜番薯叶冬瓜汤

【组成】黄芪20g，鲜番薯汁50g，冬瓜100g，精盐10g。

【用法】把冬瓜洗净，不去皮，去瓤，切成3cm宽、5cm长的块；黄芪润透切片；番薯叶洗净切成3cm段。将冬瓜、黄芪、鲜番薯叶、盐放入炖锅内，加入清水500mL。热后把锅置武火烧沸，文火炖煮50分钟即成。每日1次，吃冬瓜、番薯叶，喝汤。

【功效】清热化痰，除烦止渴，利水消肿。

【主治】痰热喘咳；热病烦渴或消渴；水肿、小便不利等病症。

【出处】《中医内科学》。

121. 玉蝴蝶鸡蛋汤

【组成】玉蝴蝶 10 只，鸡蛋 1 个。

【用法】将玉蝴蝶浓煎取汁，用此沸药汁冲鸡蛋即可。每日 2 次，早晚服用。

【功效】补气养阴，清热润肺。

【主治】气阴两虚型糖尿病并发肺结核者。

【出处】《饮食治百病》。

122. 海带汤

【组成】海带 30g，薏苡仁 30g，鸡蛋 3 枚，精盐 2g，食用油 10g，味精 1g，胡椒粉 1g。

【用法】将海带洗净，切成条状，薏苡仁洗净，共放入锅内，加水煨炖至极烂，连汤备用。锅置旺火上，放入食用油，将打匀的鸡蛋炒熟后，即将海带、薏苡仁连汤倒入，加盐、味精、胡椒粉即成。每日 2 次，早晚佐餐食用。

【功效】清热利湿，利尿降压。

【主治】糖尿病性高血压属湿热者。症见口苦纳呆，呕恶腹胀，大便不调，小便短赤等。

【出处】《验方》。

123. 冬瓜青鱼汤

【组成】冬瓜 500g，青鱼 250g，食用油 15g，调味品适量。

【用法】先用油将洗净的青鱼段煎至金黄色，入冬瓜，加调味品炖汤。佐餐食用，2 日食完。

【功效】清热利水，解毒生津。

【主治】糖尿病性高血压属肝火炽盛者。

【出处】《糖尿病中医治疗学》。

124. 黄梨荸荠竹沥汤

【组成】黄梨 100g，鲜竹叶 100 片，荸荠 50 个，陈皮 12g，鲜芦根 20g，鲜竹沥 30mL。

【用法】黄梨取汁，鲜竹叶煎汁，鲜芦根取汁，陈皮煎汁，荸荠取汁，诸汁与鲜竹沥一同慢火浓缩即可。每日服 3 次，每次服 20mL。

【功效】润肺清热，生津止渴。

【主治】阴虚肺热型糖尿病合并肺结核者。

【出处】《验方新编》。

125. 天麻鱼汤

【组成】天麻 25g，川芎 10g，茯苓 15g，鲜鲫鱼 250g 左右，葱段 10g，生姜 5g，清盐 2g，酱油 10g，味精 1g。

【用法】将川芎、茯苓、天麻一同放入米泔水中，浸泡 4～6 小时，弃去茯苓、川芎，捞出天麻，置米饭上蒸透，切片；再将天麻片放入鱼腹（去鳞、腮及内脏）中，置盆中，加入姜、葱、清水，蒸 30 分钟；再按常规方法调味做羹汤，浇于鱼上即成。每日 2 次，早晚佐餐食用。

【功效】平肝潜阳，健脾祛痰。

【主治】糖尿病性高血压属肝阳上亢者。症见眩晕耳鸣，头痛目胀，面红目赤，急躁易怒，健忘心悸，饮食减少，腹胀便溏，或大便不调等。

【出处】《验方》。

126. 莪术猪心汤

【组成】莪术块根 25g，猪心 1 具，调味品适量。

【用法】将莪术块根洗净切片，与猪心加水适量煮熟，血入少许调味品即成。每日 1 剂，连用数日。

【功效】行气化瘀，活血补血。

【主治】糖尿病性冠心病，属气滞血瘀兼心血不足者。

【出处】《民间食谱》。

127. 黄芪百部甲鱼汤

【组成】黄芪 30g，地骨皮 25g，生地黄 20g，百部 50g，甲鱼 200g，精盐 3g。

【用法】将前 4 味煎汤去渣，加入甲鱼炖熟，加盐调味服。每日 1 剂，7 日为 1 个疗程。

【功效】补益肺肾，滋阴降火。

【主治】肺肾阴虚糖尿病并发肺结核者。症见咳嗽痰少，或痰中带血，口燥咽干，腰膝酸软，烦渴多饮，盗汗、遗精等病症。

【出处】《糖尿病饮食调养》。

128. 花鱼姜枣汤

【组成】花鱼 1 条，生姜 3 片，红枣 5 枚。

【用法】将花鱼去肠脏，加生姜、红枣，用水 7 碗，煮成 2 碗即成。每日 1 次，早餐食用。

【功效】补肺益肾，滋阴降火。

【主治】肺肾阴虚型糖尿病并发肺结核。症见消瘦，咯血，低热，心烦少寐，盗汗，消渴口干，或女子月经量少等病症。

【出处】《糖尿病饮食调养》。

129. 荔枝红枣汤

【组成】荔枝核 7 枚，红枣 5 枚。

【用法】将上二味加水浓煎取汁即可。每日 2 次，早晚空腹服用。

【功效】补肺肾，养阴血。

【主治】肺肾阴虚型糖尿病并发肺结核。症见咳嗽痰少，或痰中带血，口燥咽干，腰膝酸软，心烦少寐，盗汗者。

【出处】《糖尿病饮食调养》。

130. 梨藕柿饼汤

【组成】鲜梨 2 个，鲜藕去皮 500g，柿饼（去蒂）1 个，大枣（去核）10 枚，鲜白茅根 50g。

【用法】鲜梨去核，柿饼、大枣、鲜白茅根用水泡过后，加梨，煮开锅后再煮半小时即成。每日 2～3 次，每次服用 30～50g。

【功效】养阴清肺止咳。

【主治】阴虚肺热型糖尿病并发肺结核。症见咳嗽，咯血，口咽干燥，声音嘶哑，烦热口渴，盗汗者。

【出处】《验方》。

131. 豆浆粥

【组成】黄豆浆 500mL，糯米 50g，冰糖少量。

【用法】用新鲜的黄豆浆同糯米煮成粥，加入少量冰糖即成。每日 2 次，早晚餐食用。

【功效】益气滋阴。

【主治】气阴两虚型糖尿病并发肺结核者。

【出处】《民间方》。

132. 石膏乌梅汤

【组成】石膏 150g，乌梅 20 枚，白蜜适量。

【用法】将石膏捣碎，纱布包裹，与乌梅同煎，过滤取汁，去渣，调入白蜜适量即成。每日 2 次，每次用 30～50g。

【功效】清肺化痰，生津止渴。

【主治】糖尿病并发肺炎属痰热犯肺者。症见寒战，发热，咳嗽，口渴者。

【出处】《糖尿病防治问答》。

133. 萝卜橄榄饮

【组成】鲜萝卜 120g，芦根 30g，青橄榄 7 枚，葱白 7 茎。

【用法】将上四味煮汤即成。代茶饮，连服 3 日。

【功效】清热化痰止咳。

【主治】糖尿病并发肺炎属热邪犯肺者。

【出处】《本草汇编》。

134. 荷叶丝瓜扁豆茶

【组成】鲜荷叶边 6g，丝瓜皮 12g，鲜扁豆花 15g，金银花 15g，鲜竹叶心 10g。

【用法】将上方水煎取汁即成。每日 1～2 剂，频饮。

【功效】清热化痰平喘。

【主治】糖尿病并发肺炎属热邪犯肺者。症见咳喘息粗，咳吐黄稠痰，咽痛口渴多饮，大便秘结，小便短赤等病症。

【出处】《民间验方》。

135. 苋菜苏子饮

【组成】苋菜 100g，紫苏子 12g，萝卜子 15g。

【用法】将以上三味用水煎服即可。每日 1 剂，7 日为 1 个疗程。

【功效】清热平喘止咳。

【主治】糖尿病并发肺炎，属肺经热邪壅盛者。

【出处】《糖尿病的饮食》。

136. 菠根银耳汤

【组成】鲜菠菜根 150g，银耳 30g。

【用法】将菠菜根去杂质，洗净，银耳用冷开水浸泡至变软，将二者共同放入锅中，加适量水煮 30 分钟即可。每日 1 次，食银耳，饮汤。

【功效】滋阴润燥，软化血管。

【主治】糖尿病兼有脑血管硬化的患者，可作为平素食疗调补之用。

【出处】《验方》。

137. 黄芪鲤鱼汤

【组成】鲤鱼 250g，黄芪 15～30g，赤小豆

30g，砂仁 6～10g，生姜 10g，葱白 3 茎。

【用法】将鱼去内脏洗净，上三味药合在一起，装入纱布缝成的口袋里。将姜、葱、鱼、药入锅，加适量水同煎，不入盐，沸后以文火炖 30～40 分钟之后，拣出药袋即可。每周 1～3 次，吃鱼喝汤，疗程视病情而定。

【功效】益气健脾，利水。

【主治】气阴两虚型糖尿病性肾病，而以气虚为主者。

【出处】《验方》。

138. 附子羊肉汤

【组成】炮附子 15～30g，羊肉 100g。

【用法】将炮附子用开水煮 2～3 小时，再加羊肉炖至烂熟即可。每日 2 次，早晚佐餐食用。饮汤吃肉。

【功效】温肾助阳。

【主治】肾阳虚型糖尿病性肾病者。症见腰膝酸冷，阳痿，腹部胀满，精神不振，尿频，或妇女宫寒不孕等。

【出处】《秘验方全书》。

139. 鲤鱼赤小豆汤

【组成】鲤鱼 1 条，赤小豆 120g，陈皮 6g。

【用法】将上 3 味，煲烂即成。每 3 日 1 次，吃肉喝汤，连用 7 次。

【功效】清热解毒，利水消肿。

【主治】热毒内蕴型糖尿病性肝硬化伴腹水者。

【出处】《民间验方》。

140. 泥鳅木耳汤

【组成】泥鳅 150g，黑木耳 25g，黄花菜 15g，调味品适量。

【用法】将泥鳅洗净切片，与黄花菜、黑木耳共加水适量煮熟，加入适量调味品即成。每日 1 次，佐餐食用。

【功效】补益气血，润肺益胃。

【主治】糖尿病脂肪肝属气血虚弱，缠绵难愈者。

【出处】《民间方》。

141. 四仁茶

【组成】杏仁 10g，松子仁 9g，火麻仁 10g，柏子仁 10g。

【用法】将上 4 味药共捣烂，放杯内用开水冲泡，加盖片刻即可。每日 3 次，代茶饮用，每次服用 30～50g。

【功效】滋阴润肠，通便。

【主治】阴亏燥结型糖尿病便秘者。

【出处】《圣济总录》。

142. 山楂薏苡仁茶

【组成】荷叶 60g，生山楂 20g，生薏苡仁 12g，陈皮 6g。

【用法】将以上 4 味药共研成细末，混匀，放入热水瓶中，沸水冲泡后即可饮用。每日 1 剂，连续服用 20 天左右。

【功效】祛浊降脂。

【主治】糖尿病性高脂血症属湿浊瘀阻者。

【出处】《和剂局方》。

143. 海带决明汤

【组成】海带 9g，草决明 15g，生藕 20g，调味品适量。

【用法】草决明水煎去渣，加海带及生藕，加调味品即成。每日 1 次，佐餐食用，连用 15 日。

【功效】益心散瘀。

【主治】糖尿病性冠心病，属心血瘀阻者。症见心悸怔忡，心胸憋闷或刺痛等。

【出处】《民间验方》。

144. 猪胰菠菜汤

【组成】猪胰 50g，鸡蛋 1 个，菠菜 60g。

【用法】将猪胰切成薄片，加水煮熟，放入菠菜，打入鸡蛋，服之。

【功效】滋阴补肾。

【主治】糖尿病。

【出处】《河南民间验方》。

145. 松皮猪骨汤

【组成】松树白皮 60g，猪骨适量。

【用法】上药洗净，煮汤饮之。

【功效】养阴清热。

【主治】糖尿病。

【出处】《贵州民间验方》。

146. 金银花茶

【组成】金银花 20g，茶叶 6g。

【用法】将上二味水煮即可。每日 2 次，每次饮用 30 ~ 50g。

【功效】辛凉发散，清热除烦。

【主治】糖尿病并发风热型感冒。症见发热、烦渴明显者。

【出处】《验方》。

147. 地瓜葛根汤

【组成】鲜地瓜 100g，葛根（干品）50g。

【用法】将地瓜洗净切片，和葛根一起加水适量煮之，去渣即成。每日 1 次，顿服。

【功效】清热宣肺。

【主治】糖尿病并发风热型感冒。症见发热，汗出，头痛，口干而渴，咽喉红肿疼痛，咳嗽，痰黄黏稠者。

【出处】《民间食谱》。

148. 母鸡白果海参汤

【组成】老母鸡肉 200g，白果仁 50g，海参 20g，生姜 5g，葱段 10g，精盐 2g，味精 1g。

【用法】海参水发；白果先氽备用。将老母鸡肉用刀背拍松切块，入姜、葱下锅先炖，至六成熟，加入海参、白果仁，文火再炖半小时，加入盐、味精即成。每日 2 次，早晚佐餐食用。

【功效】补气益阴，止血敛汗。

【主治】气阴两虚型糖尿病并发肺结核。症见咯血，自汗，盗汗，倦怠乏力，气短懒言，低热明显者。

【出处】《民间食谱》。

149. 沙参鳖汤

【组成】南沙参 50g，鳖 1 只。

【用法】鳖杀后去头足、骨、鳖甲及内脏，洗净后与沙参(加水适量)文火炖，煮成稠厚羹汤，加葱姜盐调味，饮汤食肉。

【功效】滋补肝肾，养阴生津。

【主治】肝肾阴虚型糖尿病。南沙参有很好的降糖作用。

【出处】《中国糖尿病防治特色》。

150. 蚌肉苦瓜汤

【组成】蚌肉 100g，苦瓜 250g。

【用法】将活蚌用清水养 2 天，去泥味后，取肉与苦瓜加水共煮成汤，经油盐调味。

【功效】清热解毒，除烦止渴，降血糖。

【主治】阴虚热盛型糖尿病。

【出处】《中国糖尿病防治特色》。

151. 山药玉竹白鸽汤

【组成】山药 30g，玉竹 30g，麦冬 30g，白鸽 1 只。

【用法】将鸽去脏杂，洗净，切块，同药一起入砂锅内，加水，武火煮沸后，文火煮 2 小时，调味即可。随意食用。

【功效】滋补脾肺，生津止渴。

【主治】糖尿病属脾肺虚损者。

【出处】《糖尿病饮食治疗学》。

152. 人参鸡肉石膏汤

【组成】人参 10g，生石膏 30g，粳米 30g，鸡肉 60g，生姜、葱、食盐、味精各适量。

【用法】鸡肉洗净，同药一起放入锅内，加水，武火烧沸后，文火煮 2 小时，加调料。

【功效】清热生津，益气止渴。

【主治】糖尿病肺胃燥热，气阴不足者。

【出处】《糖尿病饮食治疗学》。

153. 巴戟天狗肉汤

【组成】巴戟天 9g，肉苁蓉 24g，狗肉 60g，小茴香 6g，生姜、食盐、葱、黄酒、味精各适量。

【用法】将狗肉切块，生姜切片，洗净，后入油锅煎炒片刻，铲起。同药一起放砂锅内，加水，武火烧沸后，文火煮至肉熟烂为度，调味即可。

【功效】补肾壮阳。

【主治】糖尿病肾阳不足。见阳痿者。伴腰膝酸软，头晕耳鸣，夜尿频多，畏寒肢冷。

【出处】《糖尿病饮食治疗学》。

154. 桑夏瘦肉汤

【组成】桑寄生 90g，夏枯草 15g，猪瘦肉 90g，生姜、葱、黄酒、味精、食盐适量。

【用法】将料一起放入砂锅内，加水，武火

烧沸，文火煮烂。加入调料即可。

【功效】平肝潜阳。

【主治】糖尿病肝阳上亢，高血压者。

【出处】《糖尿病饮食治疗学》。

155. 桑寄生老母鸡汤

【组成】老母鸡半只（约500g），桑寄生30g，玉竹30g，红枣9g，生姜6g，食盐、味精适量。

【用法】老母鸡宰杀，去毛、肠及肥油，取半只切块。起油锅，用姜爆香，将药及鸡肉入锅，加清水适量，武火煮沸后，文火煮3小时，调味即可。

【功效】养血祛风，补虚柔肝。

【主治】糖尿病并发脑血管病而属血虚者。症见面色苍白，眩晕，肢麻。

【出处】《糖尿病饮食治疗学》。

156. 山楂枸杞子兔肉汤

【组成】兔肉250g，枸杞子15g，山楂30g，怀山药30g，红枣9g，生姜、盐、黄酒、味精适量。

【用法】兔肉用开水洗去血水，同药一起放入锅内，加水，武火煮沸后，文火煲2~3小时，调味即可。

【功效】补阴养血，活血化瘀。

【主治】糖尿病并发冠心病，动脉硬化属阴虚血瘀型。症见眩晕耳鸣，五心烦热，失眠健忘，胸闷不适，甚至胸痛。

【出处】《糖尿病饮食治疗学》。

157. 龙眼肉桑椹兔肉汤

【组成】兔肉250g，龙眼肉30g，桑椹15g，枸杞子15g，生姜、食盐、黄酒、味精各适量。

【用法】将兔肉开水洗去血水，同药一起放入锅内，加水，武火煮沸，文火煮2~3小时。

【功效】滋阴补血，养心安神。

【主治】糖尿病并发冠心病心律失常，属阴血不足者。

【出处】《糖尿病饮食治疗学》。

158. 沙参心肺汤

【组成】沙参15g，玉竹15g，猪心肺1具，葱25g，食盐3g。

【用法】沙参、玉竹洗净后，纱布全袋装好备用。将猪心肺冲净，挤尽血水，与药同入砂锅内，加水，武火烧煮沸后，再用之火炖1.5小时，加盐少许调味即可食用。

【功效】滋阴润肺，养胃生津。

【主治】糖尿病肺胃阴虚。症见口干口渴，干咳无痰，消谷善饥，大便燥结，舌红少苔，脉细数。长期服用有较好的降血糖作用。

【出处】《糖尿病饮食治疗学》。

159. 灵芝山药生鱼汤

【组成】生鲤鱼250g，灵芝12g，山药30g，生姜6g，食盐、黄酒、味精各适量。

【用法】将鲤鱼活杀，去鳞、内脏及鳃，切段，洗净，同药一起入锅，加清水，武火煮沸后，文火煮1~2小时，调味可食。

【功效】滋阴养肝，补气健脾。

【主治】糖尿病并发脂肪肝，属气阴两虚者。症见右肋隐痛，乏力肢倦，口干咽燥。

【出处】《糖尿病饮食治疗学》。

160. 土茯苓黄芪猪骨汤

【组成】猪脊骨500g，土茯苓60g，黄芪30g，姜、葱、黄酒、盐、味精各适量。

【用法】备齐入锅，煮炖1~2小时。

【功效】健脾益气，利水消肿。

【主治】糖尿病肾病属脾虚湿盛者。症见水肿，小便不利，四肢乏力，食少神疲。

【出处】《糖尿病饮食治疗学》。

161. 黄芪川芎兔肉汤

【组成】兔肉250g，黄芪60g，川芎10g，生姜6g，盐、味精、黄酒各适量。

【用法】同入锅煮烂。加调味即可。

【功效】补气活血通络。

【主治】糖尿病并发中风，气虚血瘀者。

【出处】《糖尿病饮食治疗学》。

162. 菠菜汤

【组成】菠菜200g，鸡蛋一个。

【用法】将菠菜洗净切碎，煮汤，沸后打入鸡蛋，加调料，即可饮用。

【功效】润肠通便。

【主治】糖尿病便秘。

【出处】《中国糖尿病防治特色》。

163. 玉米须冬瓜汤

【组成】玉米须 15g，冬瓜 100g。

【用法】将玉米须洗净布包，与冬瓜加水同煮成汤，去玉米须，吃瓜喝汤。

【功效】利湿消肿。

【主治】糖尿病肾病水肿者。

【出处】《中国糖尿病防治特色》。

164. 猪胰止渴汤

【组成】猪胰 1 只，黄芪 15g，山药 30g，天花粉 12g，葛根 12g。

【用法】上药洗净，加调料，以水煎汤饮。

【功效】益气补阴，生津润燥。

【主治】消渴气阴两虚者。

【出处】《糖尿病饮食治疗学》。

165. 蘑菇冬瓜汤

【组成】蘑菇 50g，冬瓜 100g，盐适量。

【用法】将冬瓜去瓤，切成薄片，蘑菇洗净切丝，加水同煮，将熟时加盐即可。

【功效】清热降脂，补虚利水。

【主治】糖尿病。

【出处】《糖尿病饮食治疗学》。

166. 桑皮兔肉汤

【组成】兔 1 只，桑白皮 100g，食盐少许。

【用法】兔去皮及内脏，洗净切块加桑白皮，同煮至烂熟为度，调食盐少许，食肉饮汤。

【功效】补虚清热止渴。

【主治】肺热津伤型糖尿病。多有烦渴多饮，口干舌燥，尿频量多，身体消瘦，舌边尖红，苔薄黄，脉洪数。

【出处】《验方》。

菜肴类

1. 枸杞子炒肉丝

【组成】枸杞子 60g，瘦猪肉 120g，淀粉、料酒、酱油、味精、植物油适量。

【用法】先煸炒枸杞子，油沸时加肉丝；出锅前放入已煸炒的枸杞子，再将淀粉水调，料酒、味精、酱油放入。

【功效】养肝明目，健脾补肾。

【主治】糖尿病。

【出处】《糖尿病饮食治疗学》。

2. 黄精煲猪胰

【组成】黄精 30g，玉竹 15g，猪胰 1 只。

【用法】用砂锅将洗净的猪胰、黄精、玉竹、葱、姜、盐放入，并加适量的水，慢火煮，大约 30 分钟，煮熟出锅前放入味精，即可食用。

【功效】益气养阴。

【主治】糖尿病。

【出处】《糖尿病饮食治疗学》。

3. 凉冻绿豆肘

【组成】猪肘子 1 个，绿豆 250g，葱段、姜块、盐适量。

【用法】将刮净的猪肘子和绿豆加白矾用微火慢煮。至八成熟时，捞出肘子，除去绿豆过滤，用原汤继续煮肘子，到完全烂时放凉。然后放入冰箱，到汤成肉冻时取出，切成片放少许酱油、醋、花椒油、蒜泥食用。

【功效】清热解毒，滋补生津。

【主治】糖尿病有口渴心烦者。

【出处】《糖尿病饮食治疗学》。

4. 竹笋肚片

【组成】猪肚 250g，竹笋 100g，蒜头一瓣，黄酒、盐、味精适量。

【用法】将猪肚洗净，切成薄片经沸水冲洗，竹笋切片用水炒熟，蒜蓉用油拌香，加入肚片，黄酒炒熟，再加入笋片调味即可食用。

【功效】补中益气。

【主治】各型糖尿病患者。

【出处】《验方》。

5. 枸杞子炖兔肉

【组成】枸杞子 30g，兔肉 100g。

【用法】加水适量，文火炖熟后加姜葱盐调味，饮汤食兔肉。枸杞子滋肾润肺，《本草纲目》载“兔肉治消渴”。

【功效】滋补肝肾。

【主治】肝肾阴虚型糖尿病。

【出处】《验方》。

6. 玉米须炖龟肉

【组成】玉米须100g（干品50g），乌龟1只，葱、盐、黄酒各适量。

【用法】将乌龟去头、爪及内脏，洗净，玉米须装纱布袋中，入锅后加姜、葱、盐、黄酒、水，文火炖熟。

【功效】滋阴清热，消渴，降压。

【主治】肝肾阴虚型糖尿病。

【出处】《家庭食疗手册》。

7. 香菇炒芹菜

【组成】香菇150g，芹菜150g，胡萝卜50g。

【用法】植物油、盐、葱、姜、味精各适量常法炒食。

【功效】有一定的降压及降血糖作用。

【主治】糖尿病。

【出处】《中国糖尿病防治特色》。

8. 炒苦瓜

【组成】苦瓜100g，葱、植物油、盐、味精各适量。

【用法】用常法炒熟。

【功效】清热泻火，除烦止渴，降血糖。

【主治】糖尿病。脾胃虚寒者不宜用。

【出处】《中国糖尿病防治特色》。

9. 炒洋葱

【组成】洋葱头1~2个，葱、盐、味精、植物油适量。

【用法】常法炒食，以嫩脆为佳，不可过烂。洋葱所含挥发油具有较好的降低血糖作用，糖尿病患者可经常食用洋葱。

【功效】降血糖。

【主治】糖尿病。

【出处】《中国糖尿病防治特色》。

10. 沙参玉竹煲老鸭

【组成】南沙参60g，玉竹50g，老雄鸭1只，葱、姜、盐、味精各少许。

【用法】老鸭去毛及内脏洗净后，与沙参、玉竹、葱、姜等加水武火烧煮沸后，转文火焖煮1小时以上，后加调料，汤及肉分次食用。野鸭最好。

【功效】滋阴生津。

【主治】老年糖尿病患者。

【出处】《中国糖尿病防治特色》。

11. 黄精蒸鸡

【组成】黄精30g，党参30g，怀山药30g，仔母鸡1只，生姜、川椒、盐、味精适量。

【用法】将鸡宰杀切块，放入沸水锅内烫3分钟捞出，洗净血沫，装入汽锅内，加黄精、党参、山药及各调味品，上笼蒸3小时取出，即可食用。

【功效】益气补虚，滋阴润燥。

【主治】糖尿病脾胃虚弱，肺肾阴虚者。症见体倦乏力，腰膝酸软。降压、降脂，增加冠脉血流量，减轻动脉硬化，长期服用有一定降血糖作用。空腹食用为宜，一般每次50~100g。

【出处】《糖尿病饮食治疗学》。

12. 归芪蒸鸡

【组成】炙黄芪100g，当归20g，仔母鸡1只，绍酒30g，味精、胡椒粉、食盐各3g。

【用法】将鸡宰杀去内脏，剁去爪，放沸水中氽透捞出，沥净水分。将当归、黄芪装入鸡腹内，放入罐子内，摆上姜片、葱段，注入清汤，加食盐、绍酒、胡椒粉后，罐口封严，上笼用沸水旺火蒸约2小时取出。加入味精调味即可。

【功效】补气养血。

【主治】糖尿病患者气血不足者。症见神疲乏力，头晕，心悸。

【出处】《糖尿病饮食治疗学》。

13. 归参山药猪腰

【组成】当归10g，党参10g，山药10g，猪腰子250g，酱油、生姜、蒜、醋、芝麻油、盐、味精各适量。

【用法】将猪腰子剔去筋膜、臊腺，洗净，放入锅内，当归、党参、山药装入布袋内扎紧，放入锅内，加水，武火煮沸后，移至文火上烧熬至熟，捞出猪腰子，待冷，切薄片。加调味品即成。

【功效】益气，养血，补肾。

【主治】糖尿病气血亏损而见心悸，气短，腰膝疼痛，失眠健忘，自汗等。

【出处】《糖尿病饮食治疗学》。

14. 杜仲腰花

【组成】杜仲 12g，猪腰子 250g，绍酒 250g，葱 50g，酱油 30g，醋 10g，豆粉 20g，大蒜 10g，生姜 10g，食盐 5g，花椒 1g，植物油 3g，味精 1g。

【用法】将杜仲加水煎浓汁 50mL。去药渣，加淀粉及调料，总成芡汁待用。猪腰切成腰花，放入盘中，调入芡汁 1 份，放入烧热油锅翻炒，将熟时，倒入芡汁。

【功效】补肝肾，健筋骨，降血压。

【主治】糖尿病肾虚者。

【出处】《糖尿病饮食治疗学》。

15. 玉竹麦冬鸭

【组成】玉竹 50g，麦冬 50g，老母鸭 1 只（约 1500g），黄酒、食盐、味精、生姜各适量。

【用法】将玉竹、麦冬装于布袋，扎牢袋口，放于冷水中泡 3 分钟，取出备用。鸭杀后洗净、滤干，放入盆内，鸭背朝下，并将药袋及内脏先后放入鸭肚内，用白线在鸭身上扎几圈。用旺火隔水蒸 4 小时，至鸭肉酥烂。

【功效】生津止渴，清肺润燥。

【主治】糖尿病阴虚口渴，大量饮水仍不解之上消证。

【出处】《糖尿病饮食治疗学》。

16. 清蒸枸杞子鸽

【组成】枸杞子 30g，鸽子 1 只，黄酒、食盐各适量。

【用法】将枸杞子洗净滤干，将鸽杀死，去毛剖腹洗净，将枸杞子放入鸽腹内，沸上黄酒 1 匙，冷水 2 匙，用白线扎几圈后放入盆内，鸽背朝下，不盖盖儿，用旺火隔水蒸 2 小时即成。

【功效】补肾益精，养肝润肺，补血明目。

【主治】糖尿病上中下消。

【出处】《糖尿病饮食治疗学》。

17. 何首乌煮鸡蛋

【组成】何首乌 100g，鸡蛋 2 个。

【用法】将鸡蛋及何首乌洗净同煮，蛋熟后去壳，再煮片刻。吃蛋饮汤。

【功效】补益肝肾，平肝潜阳。

【主治】糖尿病并发高脂血症、动脉硬化者。最适于虚不受补患者使用。

【出处】《糖尿病饮食治疗学》。

18. 五味子炖蛋

【组成】鸡蛋 2 个，五味子 15g。

【用法】先用水煎煮五味子，水开后，鸡蛋破壳入汤成荷包蛋，炖熟即可。

【功效】收敛固涩，安神定志。

【主治】糖尿病并发植物神经功能紊乱而见自汗，心悸，失眠，健忘，多梦易惊者。

【出处】《糖尿病饮食治疗学》。

19. 毛冬青炖猪脚

【组成】毛冬青 150g，猪脚 1 只（200g），生姜、葱、绍酒、味精各适量。

【用法】物备齐，洗净同入锅内，加水，武火烧沸后，文火烧熬 4 小时即可，加调料。

【功效】活血通脉，解毒托疮。

【主治】糖尿病并发痈疽，属热毒痰瘀阻络者。

【出处】《糖尿病饮食治疗学》。

20. 杜仲五味炖羊肾

【组成】羊肾 2 个，杜仲 15g，五味子 6g，生姜、食盐、黄酒、味精各适量。

【用法】主料备齐同入炖盅内，加开水适量，炖盅加盖，文火隔开水炖 1 小时，调味即可。

【功效】温肾涩精，强筋健骨。

【主治】糖尿病肾病变，肝肾虚寒者。

【出处】《糖尿病饮食治疗学》。

21. 三七鳖甲炖瘦肉

【组成】猪瘦肉 120g，三七 10g，鳖甲 30g，红枣 9g，生姜、食盐、煮酒、味精适量。

【用法】将肉切块，同药一起放入锅内，加开水，炖熟，调味即可食用。

【功效】活血化瘀，软坚散结。

【主治】糖尿病脂肪肝，属血瘀者。症见右胁发胀，形胖，乏力，大便不调，舌有瘀点等。

【出处】《糖尿病饮食治疗学》。

22. 鸡血藤首乌卤黑豆

【组成】鸡血藤250g，制何首乌250g，黑豆500g，黄酒适量。

【用法】将鸡血藤、制何首乌快速洗净，用水浸泡2小时。黑豆洗净滤干。将浸药汁及药用小火煎1小时，约剩一大碗时，滤去头汁，再加水2~3碗，将药汁与黑豆一同倒入锅内，加黄酒适量，文火煮2小时，使药汁渗入豆内，至黑豆烧烂，药汁将干为好。冷却后，将黑豆烘干或晒干，装瓶。

【功效】补养脾肾，活血通脉。

【主治】糖尿病并发心脑血管疾病，属脾肾不足，血脉阻滞者。

【出处】《糖尿病饮食治疗学》。

23. 香附红花豆

【组成】黄豆500g，香附100g，红花50g，川芎50g，黄酒、食盐适量。

【用法】将黄豆与药一同倒入大砂锅内，加冷水浸没，泡1小时后，用武火煮沸，加黄酒、食盐后，再以文火慢煨2~3小时，至药汁渐渐烧开，黄豆酥熟，离火。冷却后，倒入竹制容器内，拣去药渣，将黄豆烘干或晒干，装瓶。

【功效】理气活血，化湿降浊。

【主治】糖尿病并发高血压、高脂血症、冠心病，属气滞血瘀，痰浊闭阻者。尤其是糖尿病并发冠心病，平素营养不良，心前区阻塞及闷痛者，常服有良效。

【出处】《糖尿病饮食治疗学》。

24. 清蒸茶鲫鱼

【组成】活鲫鱼500g，绿茶10g。

【用法】将鱼活杀，去鳞、肠及鳃，将茶叶入鱼腹内，置盘中，上锅清蒸，不加食盐。

【功效】鲫鱼健脾补肾，茶叶除烦止渴。此方补虚损，止消渴。

【主治】各型糖尿病，烦渴饮水不止。

【出处】《药膳食谱锦》。

25. 猪胰海参蛋

【组成】海参、猪胰，鸡蛋各1只。

【用法】先将海参泡发，切片与胰同炖，熟烂后将鸡蛋去壳放入，加酱油调味，每日1次。

【功效】补肾益精，养阴润燥。

【主治】消渴，肾阴不足者显效。

【出处】《家庭饮食疗法》。

26. 枸杞子炒苦瓜

【组成】枸杞子30g，苦瓜200g。

【用法】苦瓜洗净去籽切丝，常法炒熟，做菜食用。

【功效】清热滋阴。

【主治】糖尿病患者，肝肾阴虚型。

【出处】《验方》。

27. 素炒芹菜

【组成】芹菜300g，胡萝卜50g，水发冬菇50g，植物油30g，调味品适量。

【用法】常法少食用。

【功效】降压降脂。

【主治】糖尿病合并高血压、高血脂者。

【出处】《中国糖尿病防治特色》。

28. 枸杞子炒苦瓜

【组成】枸杞子30g，苦瓜200g，油、盐、葱适量。

【用法】枸杞子及苦瓜同时入锅，油盐葱适量。常法炒食。

【功效】补肝肾，降血糖。

【主治】糖尿病肝肾阳虚者。

【出处】《验方》。

29. 猪胰蘸山药

【组成】猪胰1具，干山药30g

【用法】将猪胰洗净后，用水煮熟。将干山药研末，用熟猪胰蘸上药末食用，每日服3次，每料服3日，10日为1个疗程。

【功效】滋阴润燥。

【主治】糖尿病肺胃阴虚者。

【出处】《糖尿病饮食调养》。

30. 冬瓜鲫鱼

【组成】冬瓜1000g，砂仁30g，鲫鱼1条（约250g），盐少许。

【用法】活杀鲫鱼，去肠杂，同煮。入盐少许。隔日1天，连服10~20天（也可不加盐）。

【功效】利水消肿，健脾肾。

【主治】糖尿病水肿，属脾肾两虚者。

【出处】《食疗、药膳》。

31. 韭菜炒鲜虾

【组成】韭菜 250g，虾 250g（去壳），盐、葱、姜、黄酒、植物油适量。

【用法】常法炒食。

【功效】降血糖。

【主治】糖尿病腰膝酸软，阳痿。

【出处】《中国糖尿病防治特色》。

32. 拌黄瓜

【组成】黄瓜 250g，盐、味精、香油适量。

【用法】将黄瓜切丝凉拌，入调味品。

【功效】清热生津。

【主治】糖尿病。

【出处】《验方》。

33. 炒黄豆芽

【组成】豆芽 200g，大蒜、葱、盐、植物油少许。

【用法】常法炒食。

【功效】利湿消肿，润肌活血。

【主治】糖尿病。

【出处】《验方》。

34. 黄瓜拌海蜇

【组成】海蜇 200g，黄瓜 250g，香油 3g，酱油、盐、醋、蒜末各适量。

【用法】将泡好的海蜇洗净，切细丝摆在盘中。黄瓜烫洗净切丝，放在海蜇上，浇佐料拌匀即可食用。

【功效】有一定降血糖作用。

【主治】糖尿病。

【出处】《验方》。

35. 拌肚丝

【组成】猪肚 200g，白菜 150g，酱油、醋、盐、香菜、葱、姜各适量。

【用法】将猪肚用盐和醋洗好，放盐煮开捞出，刮去油脂，再加水煮至熟烂，捞出切丝。白菜切丝放在盘中，摆上肚丝，调入其他佐料即可食用。

【功效】有一定降血糖作用。

【主治】糖尿病。

【出处】《验方》。

36. 白菜烩豆腐

【组成】白菜 200g，北豆腐 250g，植物油 9g，盐、味精适量。

【用法】将白菜洗净切成寸段，豆腐切成方块。油烧热后煸炒白菜，半熟后稍加水煮开，放入豆腐及佐料，烧熟即成。

【功效】有一定降血糖作用。

【主治】糖尿病。

【出处】《验方》。

37. 西红柿炒扁豆

【组成】新鲜扁豆 200g，西红柿 100g，植物油 9g，酱油、盐、蒜片适量。

【用法】将扁豆切成寸段，西红柿切瓣。起油锅，炒扁豆，稍加温水焖软后加入西红柿及其他佐料，炒熟即可。

【功效】有一定降血糖作用。

【主治】糖尿病。

【出处】《验方》。

38. 地黄海参

【组成】水发海参 250g，熟地黄 40g，山茱萸 10g，山药 15g，泽泻 10g，茯苓 15g，牡丹皮 9g，猪肥瘦肉 120g，菜心 200g，绍酒 25g，蒜苗 50g，酱油 40g，湿淀粉 5g，精盐 2g，味精 2g，清汤 800g。

【用法】①将上药加工烘干成末。水发海参洗净，切成斧形片。肥瘦肉洗净，剁成细粒。豆瓣剁细，蒜苗洗净切成大粗花。菜心洗净。②炒锅置小火上，加清汤 250g，海参、绍酒、精盐煨 30 分钟捞起，倒去锅内汤汁。照此法再煨二三次。熟猪油 50g 下锅，烧至四成热时，放入肉粒、绍酒、盐，炒散后盛于盘内。再加入猪油 50g 烧至五成热时，下菜心、绍酒、盐，烧至断生入盘。再下猪油 50g，下豆瓣炒香，油呈红色掺入清汤，药粉烧开，撇去浮渣，下海参、肉粒，加绍酒、酱油、味精、蒜苗花同烧，烧至亮汁，下湿淀粉勾成稀芡汁，加入麻油炒匀，舀在菜心上面即成。每日 2 次，早晚佐餐食用。

【功效】滋阴降火。

【主治】糖尿病。肾阴不足，虚火上炎所致腰膝酸软，骨热酸痛，头目眩晕，耳鸣耳聋，消渴，足跟痛等病症。

【出处】《验方》。

39. 枸杞子鸡丁

【组成】鸡脯肉250g，枸杞子15g，青笋50g，葱花10g，精盐2g，酱油10g，菜油150g，湿淀粉15g，醋1g，绍酒10g。

【用法】①鸡胸脯肉同青笋一样切成丁。鸡丁加精盐，湿淀粉9g拌均匀。将醋、酱油、湿淀粉兑成滋汁待用。枸杞子用温热水洗干净晾凉。②炒锅置旺火上，下菜油烧至六成热，下鸡丁炒散，加绍酒、青笋炒匀，再烹入滋汁炒匀，撒入葱花，枸杞子炒匀起锅入盘。每日1次，佐餐食用，10～15天为1个疗程。

【功效】滋养肝肾，益气补虚。

【主治】肝肾虚损所致体虚气弱，头晕眼花，腰膝酸软，四肢无力；肾虚精亏，消渴口干，尿频舌红等病症。

【出处】《验方》。

40. 山药烧甲鱼

【组成】甲鱼1只（800g），怀山药60g，枸杞子30g，女贞子20g，熟地黄30g，猪肥瘦肉100g，独蒜30g，姜块10g，葱节10g，熟猪油60g，酱油15g，精盐3g，味精1g，胡椒面1g，肉汤1000g。

【用法】①将甲鱼剥去甲壳和内脏，用清水洗净，切去脚爪，横切成6cm长的块，再入开水中煮5分钟去其腥味捞出。将猪肉洗净切成块，入开水中汆几分钟。中药洗净切成片，装入纱布袋中封口。②将炒锅置旺火上，下熟猪油烧至六成热，放入姜、葱，炒出香味，加猪肉炒几下，再放精盐、酱油、绍酒15g，肉汤、中药包烧开，倒入砂锅内加盖，置于小火上，放入甲鱼，胡椒粉炖至鱼粑软。大蒜洗净入笼蒸熟。将砂锅放置旺火上，加入蒸熟的大蒜，待汤汁收浓至100g时，拣出姜、葱、药包不用，加入味精，淋麻油搅匀即成。每日2次，早晚佐餐食用。

【功效】益脾胃，补气血。

【主治】肝肾阴虚所致的腰酸痛，消渴，遗精，头晕目眩，健忘失眠等病症。

【出处】《中草药手册》。

41. 枸杞子滑熘里脊片

【组成】猪里脊肉250g，枸杞子50g，水发木耳20g，水发笋片25g，豌豆20g，蛋清1个，水淀粉15g，葱节5g，蒜片5g，生姜3g，猪油50g，精盐3g，米醋6g，味精1g，清汤2勺，菜油750g（实耗70g）。

【用法】①将枸杞子分为2份，一份25g按水煮提取法，提取枸杞子浓缩汁25mL；另一份25g用清水洗净，放小碗中在笼屉内蒸半小时（蒸熟）备用。②将里脊肉抽去白筋，切成4.5cm长、2.5cm宽的片，用蛋清、水淀粉、盐少许抓匀浆好。将锅坐火上烧热，加入植物油，待油温后，将浆好的里脊片下入油锅滑开，滑透，倒入漏勺控油。再将锅放火上，加入猪油。油热时，将配料和葱蒜等下锅，用勺煸炒，加入调料、清汤、枸杞子浓缩汁及蒸熟的枸杞子，再将里脊片下锅，用勺搅匀，勾小流水芡，翻一个身即成。每日2次，早晚餐食用。

【功效】补益肝肾，滋阴润燥。

【主治】肝肾虚损所致腰膝酸软，头昏耳鸣，遗精；肾虚精亏，消渴口干，尿频；肺燥咳嗽，干咳痰少，咽喉干痛等病症。

【出处】《民间食谱》。

42. 枸杞子煎烹肉丝

【组成】猪瘦肉300g，枸杞子30g，鸡蛋1个，香菜9g，葱节10g，生姜8g，酱油6g，精盐2g，味精1g，白糖6g，米醋6g，菜油700g（耗75g），香油15g。

【用法】①将枸杞子30g用水洗净，其中一半用水煮提取法，提取枸杞子浓缩汁15mL，另外一半置于小碗内，上屉蒸熟备用。②将肉切丝，放入碗里、加鸡蛋、淀粉、精盐浆拌均匀。葱、姜切丝，香菜切段。③取小碗，加入酱油，白糖、米醋、味精、清汤及枸杞子浓缩汁，兑成清汁备用。④勺内加菜油，烧至三四成热，将肉丝下油勺中滑开，倒入漏勺。勺内留少许底油，将肉丝下勺，两面煎至金黄色，放入葱、姜、香菜，再放清汁及蒸熟的枸杞子，加明油、香油即成。每日 1 次，佐餐食用。

【功效】补肾益精，滋阴润燥。

【主治】虚损羸瘦，病后体弱乏力，肾虚所致小便频数，遗精，耳鸣，消渴口干；肺燥咳嗽，口咽干燥，咽痛等病症。

【出处】《民间食谱》。

43. 枸杞子汁大排

【组成】猪排骨 1000g，枸杞子 30g，番茄酱 10g，料酒 20g，酱油 30g，清汤 30g，湿淀粉 10g，白糖 6g，味精 2g，葱段 20g，姜末 6g，香油 10g，植物油 750g（实耗 50g）。

【用法】①将枸杞子洗净，按水煮提取法，提取枸杞子浓缩汁 30mL。②将大排骨洗净，控干水，用刀剁成 6～7cm 宽的扇面块，再用刀背将排骨的两面拍过，使肉松软。拍好后用刀将排骨轻轻拍一下，在排骨的下端用刀切一小口，以防油炸时排骨卷缩。③将开好的排骨放入搪瓷容器中，加入料酒、酱油、葱段（用刀拍过）、姜末拌匀腌渍半小时，取出控去酱油汁待用。④将锅上火烧热，加入植物油，烧至七成热时，放入排骨，用手勺推散，并不停地翻动，炸呈金黄色，用手一按感到肉质发硬即好，捞出，控干油、装盘。⑤另取一锅上火，加入香油烧热，加入白糖，番茄酱，枸杞子浓缩汁及清汤少许，烧开后用湿淀粉勾流水芡，浇入装盘的排骨上即成。每日 2 次，早晚佐餐食用。

【功效】补益肝肾，养阴凉血。

【主治】肝肾阴虚之头晕目眩，健忘失眠，耳鸣，消渴口干，烦热，遗精，腰膝酸软；或阴虚血热出现鼻衄，牙龈出血等。

【出处】《中草药手册》。

44. 荠菜旱莲炖鱼翅

【组成】荠菜花 15g，墨旱莲 12g，鱼翅 25g，菜胆 100g，绍酒 6g，盐 5g，大蒜 5g，葱段 5g。

【用法】①将墨旱莲、荠菜花洗净，加清水 50mL，蒸 30 分钟，除去药渣。把鱼翅发透，撕成条状；大蒜去皮、切片，葱切花。②把药液、鱼翅、菜胆、大蒜、葱、绍酒、精盐同放于蒸杯内，加鸡汤 100mL。然后将蒸杯放入蒸笼内，蒸 30 分钟即成。每 3 日 1 次，每次 1 杯。

【功效】滋阴补肾，降压降脂。

【主治】肝肾阴虚所致头晕目眩，健忘失眠，耳鸣如蝉，消渴多饮，咽干口燥，腰膝酸软，遗精，月经量少等病症。

【出处】《民间方》。

45. 归参山药炖猪腰

【组成】猪腰 250g，党参 20g，当归 10g，山药 20g，酱油 6g，醋 8g，姜丝 5g，葱末 10g，麻油 15g。

【用法】①将猪腰剔去筋膜、臊腺，并洗净。加入当归、党参、山药清炖至熟。②将猪腰取出用冷开水漂一下，切成腰花状装盘，然后浇些酱油、醋，加姜丝、蒜末、麻油等调料即可。每日 1 次，佐餐食用。每次食肉 30～50g。

【功效】补血，益气，补肾。

【主治】脾胃气血不足所致饮食减少，食后胀满，少气懒言，便溏腹泻；肾虚精亏之消渴多饮，腰膝酸软，遗精等病症。

【出处】《中药保健菜谱》。

46. 经验方

【组成】生地黄汁 500g，白蜜 125g，粳米 100g，酥油少许。

【用法】还可加山药，芡实研末同煮。

【功效】滋阴固肾，清热润燥、生津。

【主治】肾阴亏虚型糖尿病，常有尿频量多或混浊如脂膏，口干舌燥，形体消瘦，腰酸耳鸣。

【出处】《验方》。

47. 经验方

【组成】干银耳 50g，鸽蛋 20 个。

【用法】先将银耳用水发胀，去蒂及杂质，撕拆，熬烂备用。将鸽蛋分别打入抹有猪油的 20 个酒盅内，小火蒸 5 分钟，取出鸽蛋放入烧开的银耳羹内，加盐少许，同煮沸后即可。分 6 次食用。

【功效】补肺益气，养阴润燥。

【主治】糖尿病气阴两虚者。症见烦渴多饮，多食消瘦，神疲乏力，干咳无痰，小便频数。

【出处】《验方》。

48. 经验方

【组成】兔1只（约750g），荷叶1张。

【用法】将荷叶洗净，切条备用。将兔剥去皮爪，剖腹去除五脏，清洗干净，置锅内，加入荷叶及水适量，文火煮至兔骨肉相离，加入佐料即成。

【功效】补中益气，解毒凉血。

【主治】糖尿病气阴两虚、阴虚火旺者。症见口舌干燥，形体消瘦，小便不禁，尿赤涩。

【出处】《验方》。

49. 经验方

【组成】金银花50g，野鸡1只。

【用法】将鸡宰杀后，去毛及内脏，置锅内，加入金银花及适量的水，文火炖1小时，至肉烂，加入佐料即成。

【功效】补中益气，清热生津。

【主治】糖尿病气阴两虚者。症见神疲乏力，口干舌燥，心烦口渴，夜寐多汗，小便频数。

【出处】《验方》。

50. 经验方

【组成】山楂10g，麦芽10g。

【用法】上药烘干研碎，水煎或开水冲泡代茶饮，每日1剂。

【功效】消食导滞。

【主治】糖尿病食积不化者。症见口干舌燥，脘闷腹胀，食欲不振。

【出处】《验方》。

51. 八宝糯米鸡

【组成】母鸡1只，芡实15g，鲜豌豆70g，绿色鲜菜30g，糯米60g，精盐3g，熟火腿18g，味精1g，虾仁10g，湿淀粉15g，水发香菇18g，奶油240g，薏苡仁15g，熟鸡油3g，莲子15g。

【用法】①将鸡去毛，去内脏，整鸡出骨（要求形体完整，开口处不能过大，不伤皮，肉不烂，骨不带肉），洗净，沥干水。将鲜豌豆放入开水中焯一下，捞出，在清水中漂冷，除去内皮，糯米泡胀。莲子去皮，去心。薏苡仁、芡实洗净，泡胀。虾仁用开水泡一下，与香菇、火腿切成豌豆大小的丁。以上各料装入碗内上笼蒸熟与鲜豌豆，盐拌匀，装入鸡腹内（勿装得过多），开口与肛门处用竹签封严。②将鸡翅翻扭在鸡背上盘好，放入开水锅中烫一下捞起，鸡头翻压在鸡翅下，盛入蒸钵内，加奶汤60g，隔水蒸2小时至粑，取出，翻叩在汤盘内，抽去竹签，原汤沥干锅内，加入奶汤180g、盐3g，烧开，放入绿色鲜菜稍煮，捞出，围在鸡的周围，汤用湿淀粉勾成薄欠，加入鸡肉、味精，淋在鸡上即成。每日1次，佐餐食用。

【功效】补脾祛湿，益肺滋肾。

【主治】脾胃虚弱，便溏腹泻，或妇女带下病，脾虚湿盛水肿，小便不利，或湿热腰痛；肺肾气虚所致咳喘，气短，小便频数，腰膝酸软，夜尿频多，遗精，或肾虚精亏之消渴口干，烦热、盗汗等病症。

【出处】《食疗全书》。

52. 清蒸哈士蟆

【组成】干哈士蟆油15g，火腿10g，鸡清汤1500g，白糖15g，精盐3g，味精1g，料酒15g。

【用法】①哈士蟆油用温水泡3小时，使其胀发，挑去黑筋，洗净。火腿蒸熟切成1～2cm长的薄片。②将蒸发好的哈士蟆油放入钵里，加满鸡清汤，下料酒，盐蒸2小时，把蛤士蟆油完全蒸烂。最后放味精、白糖，把火腿撒在上面即成。每日2次，早晚佐餐食用。

【功效】补肾益精，养阴润肺。

【主治】肝肾不足，眩晕耳鸣，健忘失眠，五心烦热，腰膝酸软；肾虚精亏，消渴口干，遗精，尿频；阴虚肺燥，咳嗽咯血，口干咽燥等病症。

【出处】《验方》。

53. 枸杞子龙眼肉饭

【组成】枸杞子15g，龙眼肉12g，五味子6g，怀山药12g，大米80g。

【用法】①把大米淘洗干净，枸杞子洗净，去杂质；龙眼肉切小颗粒；五味子洗净；怀山药洗净，切小颗粒。②把大米、龙眼肉、五味子、怀山药、枸杞子同放电饭煲内，加清水适量，如煲米饭一样煲熟即成。每日1次，当主食食用。

【功效】补脾胃，固肾腰。

【主治】用于脾胃虚弱，食欲不振，或气血不足，体虚乏力；肾虚精亏，消渴口干，腰膝酸软，遗精等病症。

【出处】《民间食谱》。

54. 玉竹枸杞子蒸乳鸽

【组成】玉竹 15g，枸杞子 12g，乳鸽 1 只，葱节 10g，生姜 5g，精盐 5g，菜胆 80g。

【用法】①把乳鸽宰杀后，去毛及内脏；玉竹洗净，切 4cm 长段；枸杞子洗净，去杂质；姜切片，葱切段。把乳鸽、玉竹、姜、葱、盐、菜胆，同放蒸盆内，加入鸡汤 300mL。然后将蒸盆置蒸笼内，用武火大气蒸 45 分钟即成。每日 1 次，每次吃四分之一的鸽肉，喝汤吃菜胆。佐餐食用。

【功效】滋阴补肾。

【主治】肾阴不足所致眩晕健忘，耳鸣，腰膝酸软，消渴口干，烦热盗汗，遗精，女子经少、经闭等病症。

【出处】《实用中医保健》。

55. 山药面

【组成】白面粉 300g，山药粉 100g，鸡蛋 6 个，生姜 5g，豆粉 150g，食盐 2g，味精 1g，胡椒粉 15g，猪油 10g，葱段 6g。

【用法】将白面粉、山药粉、豆粉放入盆中，加鸡蛋、水、食盐适量，揉成面团，擀成薄面片，切成面条。将锅内加水适量，放入猪油、葱、生姜烧开，再将面条下入，煮熟，放入味精，食盐即成。每 2 日 1 次，可当作主食服用。

【功效】健脾固肾。

【主治】消渴脾虚，饮食减少，便溏腹泻，肾虚尿频量多，腰膝酸软，遗精等病症。

【出处】《饮膳正要》。

56. 清蒸山药炉鸭

【组成】烤鸭 1 只（约重 1300g），山药 200g，白菜 300g，精盐 2g，料酒 12g，味精 2g，葱节 10g，生姜 5g，清汤 700g。

【用法】①烤鸭剁成长宽各 3cm 的块，鸭脯面朝下放在大碗内。白菜切成长 3cm、宽 2cm 的块，山药刮去皮切成滚刀块。白菜和山药均用开水烫过，放在鸭块上面。葱切成斜段，姜切成片，放在鸭碗内，加大料，料酒 6g，精盐 2g，味精 1g，再放上少许汤，上笼蒸透，然后合在鸭池内（专盛鸭子的一种器皿）。②把炒勺置于旺火上，加入原汁、清汤、精盐、味清、料酒，调好味，煮沸后浇在鸭池中即可食用。每日 1 次，佐餐食用，每次吃鸭肉 30～50g。

【功效】补肺健脾，固肾益精。

【主治】骨蒸劳热，食欲不振、脾虚腹泻，虚劳咳嗽，遗精早泄，消渴尿频，神经衰弱等病症。

【出处】《药膳食谱》。

57. 人参黄芪蒸甲鱼

【组成】人参 9g，黄芪 15g，天花粉 10g，白术 10g，怀山药 15g，甲鱼 1 个（500g），绍酒 15g，葱段 10g，生姜 5g，精盐 3g，味精 2g，酱油 10g，鸡汤 300mL。

【用法】①将甲鱼宰去头尾，去内脏，切成八大块；将人参、黄芪、天花粉、白术、怀山药切片；葱切花姜切片。②把甲鱼放入蒸盆内，在甲鱼身上抹绍酒，盐，味精，酱油，放入姜、葱，把以上药物放在甲鱼上，盖上鳖甲，加鸡汤。③将甲鱼放置在蒸笼内，用武火蒸约 35 分钟即成。每日 1 次，佐餐食用，每次吃甲鱼 30～50g。

【功效】滋肾阴，补气血，止消渴。

【主治】肾阴不足所致眩晕耳鸣，视力减退，腰膝酸软，消渴口干，潮热，盗汗，遗精，气血不足所致纳少，气短懒言，倦怠乏力，消瘦，或产后乳汁缺乏等病症。

【出处】《验方》。

58. 雪花莲子

【组成】莲子 125g，鸡蛋清 125g，冰糖 30g。

【用法】①莲子放入容器里，去掉莲心。将莲子用清水洗净，放入碗中，加入适量水，上屉用旺火蒸酥待用。②将鸡蛋清置于汤盆中，用竹筷使劲向一个方向搅打（不要间歇），直打到竹筷能直立于鸡蛋清中即好。③将锅上火，加入清水 700g，放入冰糖和莲子。烧开后，放入打好的鸡蛋清，用手勺将它切成大块，倒入汤碗中即成。每日 1 次，佐餐食用。

【功效】补脾益胃，涩肠固精。

【主治】脾胃虚弱，食欲不振，少气懒言；阴血不足，失眠烦躁，消渴口干，心悸；肾虚所致的小便频数，遗精，耳鸣耳聋，月经不调等病症。

【出处】《验方》。

59. 山东海参

【组成】水发海参700g，猪里脊肉200g，蛋皮1张，海米25g，香菜10g，清汤600g，酱油10g，料酒15g，米醋10g，精盐5g，葱段10g，生姜3g，味精1g，香油25g。

【用法】①将海参片成大抹刀片，在开水锅中氽透，捞出控去水分。海米在凉水中洗净，用温水泡开，猪里脊肉切成薄片。葱段切成丝，姜切成末，香菜洗净切成小段，蛋皮切成象眼片。猪里脊片放碗里，用葱姜末、酱油、料酒、盐和香油拌匀入味。②锅内放入清汤250g烧开，将里脊片、海参片分别放入汤内氽一下（汤微开），捞入汤碗中。葱丝、蛋皮片和香菜段放在一起，放在里脊片与海参片上面，再把海米码在各料之上。③在氽里脊片与海参片的汤内，加入350g清汤，烧开撇去浮沫，加入味精和醋，随即把汤倒入汤碗中即成。每日1次，佐餐食用。

【功效】补肾益精，养血润燥。

【主治】肝肾亏损，精血不足引起的眩晕耳鸣，腰酸乏力，梦遗滑精，小便频数，消渴口干等病症。对于因阴血，津液亏虚所致的肺痨咳嗽，潮热咯血，食少羸瘦，或产生便秘等症，也是理想的食疗补品。

【出处】《验方》。

60. 虫草扒鸭

【组成】填鸭1只（1500g），冬虫夏草20g，水发玉兰片20g，油菜心20g，葱25g，姜片10g，鸡汤500g，湿淀粉10g，精盐6g，绍酒30g，味精2g，熟鸡油30g。

【用法】①将杀好的填鸭去掌，取出内脏洗净，再入开水锅中煮至从成熟，除去全部鸭骨架，保持鸭的完整。冬虫夏草用温水洗净去根。玉兰片切成薄片。油菜心洗净，切段；葱用15g切成3cm长的段，用10g切成末；姜去皮，10g切成片，5g切成末。鸭脯朝上，放于砧板上，在鸭脯两边横着放冬虫夏草20个，露出头和尾，放入蒸碗内，鸭脯朝碗底，放葱段、姜片、绍酒25g、精盐5g和鸡汤，蒸至熟透，②熟鸡油25g入锅，置旺火上烧热，入葱末，姜末炒去香味，倒入蒸鸭的原汤，烧开后撇去浮沫，加盐2.5g，绍酒5g和味精、玉兰片，用湿淀粉调稀勾芡汁，加入油菜心，淋入鸡油15g，浇在鸭身上即成。每日2次，早晚佐餐食用，每次吃鸭肉30～50g。

【功效】补肺肾，疗虚损，止咳喘，消水肿。

【主治】肺肾两虚所致的骨蒸潮热，盗汗，咳嗽，消渴，咽干；肾虚所致的阳痿，遗精，腰膝酸痛等病症。

【出处】《验方》。

61. 清汤鸽蛋

【组成】鸽蛋10个，芦笋10条，熟火腿6片，水发香菇25g，味精2g，精盐3g，清汤1000g。

【用法】①将鸽蛋洗净放在碗内，加入冷水，上屉蒸熟取出，剥去壳，盛在汤碗内，加入清汤50g。芦笋切成4cm长的段，整齐地排在碗内。香菇去蒂洗净，下开水锅氽一下，取出待用。②临吃时，将鸽蛋、芦笋同时上屉蒸热取出，滗去汤汁。将鸽蛋和芦笋相拼放入汤碗内，然后将香菇面向上覆在汤碗的四周，火腿片覆盖在鸽蛋，芦笋的中间，加入味精、精盐，倾入沸清汤即成。每日1次，佐餐食用。

【功效】补肝肾，益气血。

【主治】肝肾不足所致头晕耳鸣，记忆力减退，腰膝酸软，瘦乏无力，气血虚亏，四肢倦怠，消瘦；肾虚精亏，消渴口干，遗精等病症。

【出处】《糖尿病饮食学》。

62. 清蒸虫草白花鸽

【组成】白花鸽两只（约重250g），冬虫夏草3g，水发香菇15g，笋片15g，火腿片10g，味精1g，料酒50g，清汤1000g。

【用法】①冬虫夏草用清水洗净备用。鸽子剖腹，取出内脏，洗净，下开水锅氽一氽后取出。②将氽过的鸽腹向上，放在汤碗内，放入料酒、味精、精盐、清汤、冬虫夏草、香菇、笋片、火腿片，铺在鸽面上，随即上屉蒸2小时左右，待鸽酥烂后取出即成。每日1次，佐餐食用。

【功效】补虚损，益气血，填精髓。

【主治】肾虚所致的阳痿，遗精，消渴口干，腰膝酸软，气短乏力，记忆力衰退，自汗盗汗等虚弱症，以及病后久虚不复等患者食用。

【出处】《中药保健食谱》。

63. 黄芪蒸乳鸽

【组成】肥乳鸽2只，黄芪15g，枸杞子15g，水发口蘑30g，鸡蛋清1个，精盐2g，料酒10g，味精1.5g，葱节8g，生姜5g，湿淀粉15g，猪油50g。

【用法】①黄芪切成薄斜长片，枸杞子用清水洗净。将乳鸽宰杀放血，去毛，开膛取出五脏，剁去头、脚，切成长宽各1.5cm的块，在凉水中泡去血沫，捞出控干水分。口蘑洗净。②把鸽子肉块和口蘑用鸡蛋清、湿淀粉、精盐、猪油、味精、姜葱末和料酒拌匀，盛入碗内。枸杞子码在碗底及碗的四周，黄芪片放在鸽子肉上，上屉蒸烂，取下装入盘中即成。每日1次，佐餐食用。

【功效】滋补肝肾，益精血。

【主治】肝肾虚弱所引起的头昏眼花，视力减退，腰腿酸软，阳痿，遗精，肾虚精亏，消渴口干，失眠，健忘等病症。

【出处】《验方》。

64. 枸杞子炖牛肉

【组成】牛肉小腿肉250g，怀山药20g，枸杞子20g，龙眼肉6g，葱段6g，精盐3g，姜片5g，味精2g，料酒20g，花生油10g，白开水500g。

【用法】①将怀山药，枸杞子，龙眼肉洗净，放入盅内。把牛肉放入沸水锅中滚（氽）约3分钟后捞起，切成厚约4cm的肉片。铁锅烧热，下花生油，倒入牛肉片爆炒，烹黄酒10g，炒匀后放进盅内，姜、葱放在上面。②白开水、盐、料酒共同倒入盅内，隔水蒸2小时，至牛肉软烂取出，去掉姜葱，加入味精。即成。每日2次，早晚佐餐食用。

【功效】补肝肾，益精血，明目。

【主治】肝肾虚损，精血不足所致头晕耳鸣，视力减退，腰膝酸软，阳痿、遗精；肾虚精亏之消渴口干，尿频舌红等病症。

【出处】《中药保健全书》。

65. 枸杞子炸烹大虾

【组成】净大虾肉500g，枸杞子30g，青蒜段50g，鸡汤50g，料酒15g，酱油少许，味精1.5g，精盐3g，米醋适量，葱段10g，姜块5g，蒜瓣6g，湿淀粉150g，香油5g，植物油1000g（实耗100g）。

【用法】①枸杞子30g洗净，其中15g，用水煮提取法，提取枸杞子浓缩汁15mL，其余15g放入小碗中，上屉蒸熟，备用。②将大虾洗净，均匀切成三段，用精盐1g，料酒5g稍腌，再用稠湿淀粉挂上厚糊。③葱、姜丝，蒜片和青蒜段放入碗内，加入鸡汤，精盐1.5g，酱油10g，料酒10g，枸杞子浓缩汁和味精调成汁。④锅中放入植物油烧至六成热，把虾段逐段放入油内，炸至外皮已脆，浮起呈金黄时，倒在漏勺内滤去油。原锅留底油烧热，倒入炸好的虾段，烹入兑好的汁及熟枸杞子，翻几次，淋入香油，再淋入米醋即成。每日1次，佐餐食用。

【功效】滋补肝肾，益精血。

【主治】肝肾不足，精血不能上注于目，眼目昏花，视力减退；肾虚精亏之消渴口干，腰膝酸软，遗精，尿频等病症。

【出处】《民间方》。

66. 黄芪蒸乌鸡

【组成】黄芪10g，乌鸡1只（约重600g），大枣7枚，莲子10g，绍酒10g，葱段10g，生姜3g，精盐3g。

【用法】①把黄芪润透切片；乌鸡宰杀后去毛、内脏和爪；姜拍松，葱切段；大枣去核，莲子去心。②把乌鸡放在蒸盆内，身上抹上盐，把莲子、黄芪、大枣、姜、葱放入鸡腹内，在鸡身上抹上绍酒，加入上汤500mL。③把乌鸡上笼蒸武火蒸1小时即成。每日2次，每次食乌鸡30～50g，随意喝汤。

【功效】补肝肾，清虚热。

【主治】肝肾阴虚所致头晕目眩，健忘失眠，消渴口干，腰膝酸软，骨蒸潮热，盗汗，遗精，或女子月经量少等病症。

【出处】《验方》。

67. 参麦甲鱼

【组成】活甲鱼1只（约重1500g），麦冬15g，人参6g，姜片5g，葱节10g，料酒15g，味精 1g，精盐 3g，胡椒粉 1.5g，鸡清汤 200g。

【用法】①将宰杀好的甲鱼放沸水中煮约 15 分钟后取出，顺裙边，剖开盖，撕去剖下之甲鱼盖上粗皮，去头，掏去内脏，洗净后宰成小块，将人参、麦冬洗净。②把人参、麦冬、姜片、葱节、盐及料酒放入大碗内，放好宰好的甲鱼块，盖上剖下的甲鱼壳，加入鸡清汤，上笼蒸约 1 小时，待上桌时，将汁倒出，加入味精，胡椒粉，尝好味后，重新回到甲鱼碗中，食用时揭去甲鱼盖。每日 1 次，佐餐食用。

【功效】滋补肝肾，养阴清热。

【主治】肝肾虚损，精血不足所致头晕耳鸣，腰膝酸软，消渴口干，烦热，盗汗，遗精；阴虚咳嗽，骨蒸潮热，咯血等病症。

【出处】《中药保健菜谱》。

68. 枣圆蒸甲鱼

【组成】活甲鱼 600g，龙眼肉 30g，水发莲子 50g，红枣 30g，精盐 3g，味精 1g，料酒 15g，清汤 50g，葱节 10g，生姜 3g，胡椒粉 1.5g。

【用法】①将活甲鱼喉管割断，用沸水烫一下，剥下硬壳，挖去内脏，斩去四爪，洗净后斩成块，出水；葱切段，姜切片备用。将莲子去皮，去心（鲜莲子最好），出水；红枣去核后洗净；将龙眼肉淘一下，并与宰好的甲鱼一同放入碗里，加清汤，葱段，姜片，并用精盐、料酒、味精、胡椒粉调好味，上笼蒸 2 小时。待甲鱼肉粑烂时取出，去甲鱼大胸骨，葱段，姜片后即可食用。每日 2 次，早晚佐餐食用。

【功效】补脾益胃，涩肠固精。

【主治】脾胃虚弱，食欲减退，或泻痢不能食；脾虚腹泻；肾虚精亏，消渴口干，遗精，尿频等病症。

【出处】《实用中药学》。

69. 湘莲红煨鸽

【组成】嫩鸽 1 只（250g），猪五花肉 150g，白莲子 150g，桂皮 15g，花生油 15g，料酒 10g，精盐 3g，冰糖 6g，酱油 10g，甜酒汁 15g，味精 2g，胡椒粉 1g，葱段 10g，生姜 3g，湿淀粉 15g，香油 15g。

【用法】将五花肉切成块，葱白切丝，并将余下葱和姜拍破。②发胀的湘莲去心煮熟，再用花生油酥一下。③将鸽子宰杀，去毛及内脏后洗净，下沸水锅中氽后捞起，抹上甜酒汁，下油锅炸成浅红色。④在砂锅中放入葱、姜、桂皮、五花肉、鸽子，再放入料酒、盐、味精、冰糖、酱油和适量水，在旺火上烧开撇去泡沫，移小火上煨，待九成烂时下白莲子，并煨至酥烂。⑤食用时，取出米、鸽子，翻入盘内，去葱、桂皮、五花肉后将原汁收浓，用湿淀粉调稀勾芡，加葱花、胡椒粉及香油在煨鸽肉上即成。每日 1 次，佐餐食用。

【功效】补肝肾，益精血。

【主治】老人或久病体虚，肝肾不足，气血虚亏，或消渴多饮等病症。

【出处】《中药保健全书》。

70. 枸杞子怀山鱼翅鲍

【组成】枸杞子 12g，怀山药 15g，鱼翅 50g，鲍鱼 30g，火腿 30g，菜胆 100g，精盐 3g，绍酒 10g，鸡汤 300mL。

【用法】①把鱼翅发透，撕成丝；鲍鱼切片；枸杞子洗净去杂质；怀山药、火腿切片；菜胆洗净，切 4cm 长的段。②把菜胆、火腿、鱼翅、鲍鱼、绍酒、盐、枸杞子、怀山药片同放入蒸杯内，加鸡汤 300mL。将蒸杯放入蒸笼内，用武火大气蒸 40 分钟即成。每日 1 次，即可佐餐又可单食，每次吃鱼翅、鲍鱼共 25g。

【功效】补肝肾，益气血。

【主治】肝肾虚损，精血不足，腰膝酸软，头昏耳鸣，遗精，不孕症；肾虚精亏，消渴口干，尿频舌红等病症。

【出处】《验方》。

71. 杜仲腰子蒸蚕茧

【组成】杜仲粉 15g，猪腰 2 只，带蛹蚕茧 10 枚，绍酒 10g，葱段 10g，生姜 5g，酱油 10g，精盐 5g，味精 2g，鸡汤 200mL。

【用法】①把猪腰洗净，除去白色臊腺，切成腰花；带蛹蚕茧洗净，葱切花，姜切片。②把猪腰花放入蒸盆内，加入杜仲粉、绍酒、盐、葱、姜、酱油、味精、鸡蛋、蚕茧，拌匀，加入鸡汤 200mL。③把蒸盆置于蒸笼内，用武火大气蒸 35

分钟即成。每日 1 次，佐餐食用，吃猪腰、蚕蛹共 30～50g，随意喝汤。

【功效】补益肝肾，止渴缩尿。

【主治】肝肾虚弱，精血不足，腰膝酸软无力，头晕耳鸣，遗精，或遗尿；肾虚精亏，消渴口干，尿频舌红等病症。

【出处】《验方》。

72. 南瓜煮猪肝

【组成】南瓜 200g，猪肝 50g，葱段 10g，精盐 5g，生姜 3g，酱油 6g，鸡蛋 1 只，生粉 20g。

【用法】①把南瓜洗净，去瓤，切成块；猪肝洗净，切成片；葱切花，姜切丝。②把猪肝装入碗内，加入盐、葱、姜、酱油腌渍 15 分钟，打入鸡蛋、生粉，加少量水调匀。③南瓜放入锅内，加水 1000mL，用武火烧沸，文火炖煮 40 分钟。再用武火烧沸，下入猪肝，煮至熟透即成。每日 1 次，佐餐食用，每次吃猪肝 30g。

【功效】补肝肾，止消渴。

【主治】肝肾虚损，腰膝酸软，头晕目眩，咽干口燥，烦热消渴；肾虚所致的小便频数，遗精，月经不调等病症。

【出处】《经验良方》。

73. 洋葱猪油菜

【组成】鲜洋葱 100g，瘦猪肉 50g，菜油 15g，酱油 6g，精盐 2g。

【用法】先将猪肉炒熟，再下洋葱共炒，放入酱油、盐等调味品即成。每日 2 次，早晚佐餐食用。

【功效】滋补肾阴，降血糖。

【主治】肾虚所致眩晕耳鸣，健忘少寐，消渴口干，潮热盗汗，遗精，腰膝酸软等病症。

【出处】《民间食谱》。

74. 扒五香仔鸽

【组成】褪毛鸽子 3 只，猪五花肉 100g，生姜 5g，葱段 10g，精盐 2g，酱油 6g，白糖 6g，八角 1g，丁香 1g，砂仁 2g，豆蔻 1g，花生油 15g，桂皮 0.6g，味精 1g，湿淀粉 10g，料酒 15g。

【用法】①将鸽子去毛及内脏，冲洗干净。猪五花肉切成厚片。葱切成段，姜拍破。②水烧开后，把鸽子和猪肉氽一下。③砂锅底垫上竹篾片，将鸽子码在竹篾片上，猪肉片放在鸽子上面，加葱、姜、料酒、盐，并加清水（淹过鸽身）。把桂皮、八角、丁香、砂仁、豆蔻洗净，用干净布包好，放入锅内，上火烧开，小火焖成快烂时，把鸽子取出，拆掉大骨（汤留下，其他不用），先把鸽脯取下（皮朝下），上蒸笼蒸烂。④将砂锅内的汁烧热，加味精，尝好味，用湿淀粉勾芡，淋入麻油，浇在鸽子上即成。每日 2 次，早晚佐餐食用。

【功效】健脾开胃，补益肝肾。

【主治】脾胃虚弱，中气不足所致食欲不振，纳少，气短懒言，倦怠乏力；肝肾不足所致头晕目眩，健忘，耳鸣，消渴，口干喜饮，烦热，盗汗，遗精等病症。

【出处】《中药保健全书》。

75. 枸杞子南瓜饭

【组成】枸杞子 15g，南瓜 100g，大米 100g。

【用法】把枸杞子洗净，去杂质，南瓜洗净，去皮，切成长宽各 1cm 的颗粒；大米淘净。②把大米、枸杞子、南瓜丁同放于电饭煲内，加水适量，如常规煲米饭一样，煲熟即成。

【功效】补肾明目，治疗消渴。

【主治】肾虚所致眩晕耳鸣，视力减退，健忘少寐，烦热，盗汗，消渴口干，遗精，或女子经少经闭等病症。

【出处】《验方》。

76. 冬虫夏草鸭

【组成】老雄鸭 1 只，冬虫夏草 250g，调味品适量。

【用法】先将鸭子去毛及肠杂，洗净，再将冬虫夏草纳入鸭腹内，加水适量放锅内隔水蒸熟，调味后食用。每 2 天 1 次，食用 15 日。

【功效】益肾利浊。

【主治】糖尿病下消，多尿，尿浊者。

【出处】《民间食谱》。

77. 砂锅人参鸡

【组成】嫩母鸡 1 只（约重 1200g），人参 3g，奶汤 1000g，猪油 75g，精盐 5g，料酒 15g，味精 2g，葱段 10g，姜块 8g。

【用法】①将人参切成精制薄片。母鸡去净

内脏，放入开水锅中氽透。②锅中放入猪油烧热，投入姜、葱（拍松）煸出香味，烹入料酒，加入奶汤、精盐、味精。汤开翻几次，拣出葱姜，倒入砂锅内。再把母鸡及人参放入锅内，用小火炖至肉烂，每日2次，早晚佐餐食用，每次吃鸡肉30～50g。

【功效】温中益气，补肾益精。

【主治】劳伤虚损，食少，泄泻，消渴，心悸，健忘失眠，小便频数，崩漏带下，产后乳汁少等一切气血津液不足等病症。

【出处】《验方》。

78. 枸杞子黄芪蒸仔鸡

【组成】枸杞子15g，黄芪20g，仔鸡1只（1000g），绍酒15g，葱段10g，生姜5g，盐5g。

【用法】将鸡宰杀后，去毛及内脏、爪；黄芪润透切片；姜拍松，葱扎成1小捆。把绍酒、酱油、盐抹在仔鸡身上，把葱、姜、黄芪、枸杞子放入鸡腹内，加清水或清汤300mL。然后把装鸡的蒸盆置武火用大气蒸45分钟即成。每2日1次，每次食用鸡肉30～50g。

【功效】补肝肾，益气血。

【主治】肝肾虚损所致腰膝酸软。头晕耳鸣，遗精，消渴口干，烦热，盗汗；气血不足所致食少便溏，胃脘胀闷，四肢乏力，神疲倦怠等病症。

【出处】《民间食谱》。

79. 五味鸡块

【组成】枸杞子12g，五味子10g，鸡肉60g，水发黑木耳30g，葱段10g，精盐5g，素油30g。

【用法】将五味子洗净；鸡肉洗净切块；木耳、枸杞子洗净，葱切花。把锅置中火上，加入素油烧六成熟时，将葱放入煸香，立即投入鸡块、五味子、枸杞子、黑木耳、盐，加上汤或清汤200mL。用中火烧至汁浓即成。每日1次，佐餐食用。每次吃鸡肉30～50g。

【功效】滋补肝肾，生津止渴。

【主治】头晕目眩，口咽干燥，烦热，多汗口渴，腰膝酸软，遗精、遗尿，小便频数，或女子月经量少等病症。

【出处】《民间食谱》。

80. 荷花荔枝鸭

【组成】水盆鸭1只（1200g），荔枝250g，猪瘦肉100g，鲜荷花2朵，熟火腿25g，姜片10g，葱节10g，精盐3g，绍酒15g，清汤600g。

【用法】①将鸭洗净，放入开水中氽一下，荷花洗净，掰下花瓣叠好，剪去两端，放入开水锅内氽一下捞起。荔枝洗净切成两半，去掉壳和核。②将火腿切成粒，猪肉切成小块。取蒸盆一个，先放入火腿，猪肉、鸭、葱、姜、盐、绍酒，再加开水500g，用湿绵纸封口，入蒸笼内蒸2小时至粑，去掉姜、葱、火腿、猪肉，撇去汤面油泡沫。将鸭、荔枝、荷花，加清汤蒸约30分钟即成。每日2次，早晚佐餐食用。

【功效】益阴血，补骨髓。

【主治】骨蒸劳热，消渴，腰膝酸软，盗汗，遗精等病症。

【出处】《民间验方》。

81. 枸杞子炖羊肉

【组成】羊腿肉500g，枸杞子20g，清汤1500g，葱段10g，生姜5g，精盐5g，味精2g，料酒10g，花生油20g。

【用法】①将羊肉整理干净后，整块入开水锅内煮透，切成3cm长的方块。葱切段，姜切片。②铁锅烧热后下羊肉、姜片煸炒，烹入料酒炝锅，炒透后，将羊肉同姜片一起倒入大砂锅内，放入枸杞子、清汤、盐、葱烧开，用小火炖。待羊肉炖烂，尝好咸淡，每日1次，佐餐食用。

【功效】补肾强筋，益精明目。

【主治】肾虚，精血不足之眩晕健忘，耳鸣，视力减退，腰膝酸软，形体消瘦，烦热消渴，咽干舌燥，盗汗等病症。

【出处】《中药保健食谱》。

82. 降血糖醋蛋方

【组成】鸡蛋5个，醋300g。

【用法】先将鸡蛋打碎，置碗中，加醋150g，调和后放置38小时，再加醋50g，搅匀即成。每日2次，早晚各服15g。

【功效】降血糖。

【主治】各类糖尿病。

【出处】《民间食谱》。

83. 枸杞子黄芪蒸膳片

【组成】枸杞子 15g，黄芪 20g，黄鳝 100g，绍酒 10g，葱段 10g，生姜 5g，精盐 5g，味精 5g，胡椒粉 3g，菜胆 100g。

【用法】把鳝鱼去骨及内脏，切片；枸杞子去杂质；黄芪润透切片；葱切段，姜拍松。把鳝片用沸水焯一下捞起，放入蒸杯内，加入枸杞子、黄芪、葱、姜、盐、味精、胡椒粉，拌匀。置武火大气蒸笼内蒸 50 分钟出笼。将菜胆放沸水锅内焯透断生，捞出沥干水分，放入蒸杯内拌匀即成。每日 1 次，佐餐食用。每次吃鳝鱼 30～50g，随意吃枸杞子，喝汤。

【功效】补气益血，固肾气。

【主治】脾胃气血不足所致食少，食后胀满，泄泻，倦怠乏力；肾虚精亏，视力减退，消渴口干，咽干舌燥，遗精等病症。

【出处】《药膳食疗全书》。

84. 经验方

【组成】沙参 15g，玉竹 15g，猪心肺 1 付。

【用法】猪心肺冲洗干净，同沙参、玉竹、葱一起放入锅内，加清水适量，大火煮沸，小火煮 2 小时，加食盐等调味品，佐餐食用，每日 2 次。

【功效】润肺养胃。

【主治】糖尿病肺胃阴虚者。症见咽干少津，口渴多饮，燥咳无痰，消谷善饥，大便燥结。

【出处】《验方》。

85. 玉竹蒸水鱼

【组成】玉竹 30g，水鱼 1 尾（250g），绍酒 10g，盐 5g，葱节 10g，生姜 5g，酱油 10g，味精 3g，大蒜 10g。

【用法】把玉竹洗净，切段；水鱼洗净去鳞、肠；大蒜去皮切片；葱切段，姜切片。将鱼放入蒸盆内，入酱油、绍酒、味精、盐、大蒜、葱、姜，腌渍 30 分钟，加入玉竹。然后把水鱼放入蒸笼内，用武火大气蒸 25 分钟即成。每日 1 次，每次食水鱼 30g。

【功效】滋阴润燥，生津止渴，补气血。

【主治】肺胃燥热之干咳少痰，痰黏难咳，干呕呃逆，脘痞不畅，消渴多饮，便秘；或脾胃气虚之食欲不振，食后胀满，少气懒言，面色萎黄等病症。

【出处】《药膳大全》。

86. 北沙参炖兔肉

【组成】北沙参 20g，兔肉 50g，胡萝卜 100g，绍酒 10g，盐 5g，葱 10g，姜 5g。

【用法】将北沙参润透切成片；兔肉洗净，切成块；胡萝卜切成块，将姜拍松，葱切段。把北沙参、兔肉、姜、葱、绍酒、盐放入炖锅内，加水 600mL。将炖锅置武火烧沸，再用文火炖煮 30 分钟即成。每日 1 次，佐餐食用。每次吃兔肉 30～50g。

【功效】益胃生津，润肺补血。

【主治】胃津不足，消渴，食少体倦，少气懒言；肺阴不足所致咳嗽咽干，痰少而稠，发热等病症。

【出处】《药膳食疗全书》。

87. 葛根山楂炖牛肉

【组成】葛根 10g，山楂 5g，牛肉 100g，绍酒 10g，精盐 3g，白萝卜 200g，葱段 6g，生姜 3g。

【用法】把葛根洗净，切成片；山楂切成片；牛肉洗净切块；白萝卜切块，将姜拍松、葱切花。把葛根、山楂、牛肉、绍酒、萝卜、姜、葱、盐放入炖锅内，加水 800mL，用武火烧沸，再用文火炖 1 小时即成。每日 1 次，佐餐食用，每次吃牛肉 30～50g。

【功效】养脾胃，清肺热。

【主治】消渴脾胃虚弱所致中气不足，体倦乏力，食少便溏，或热灼津伤之身热、口渴、咽痛、咳喘息促，目赤等病症。

【出处】《药膳食谱》。

88. 熟地黄党参炖鲍鱼

【组成】熟地黄 10g，党参 12g，鲍鱼 50g，菜胆 100g，鸡汤 100g，精盐 5g，味精 2g，葱节 6g，生姜 3g。

【用法】把熟地黄洗净，切成薄片；党参切成段；鲍鱼切成薄片；菜胆洗净，切成 5cm 的节，葱切成花，姜切成末。将熟地黄、党参、鲍鱼、菜胆、葱、姜、盐、味精放入炖锅内，加入鸡汤，用武火烧沸，文火炖煮 25 分钟即成。每日 1 次，佐餐食用。每次吃鲍鱼25～30g。

【功效】滋阴补血。

【主治】肾阴虚所致眩晕健忘，耳鸣，腰膝酸软，喘咳，消渴，骨蒸盗汗，阳痿遗精；脾气虚损之月经不调，胎产崩漏，便血及消瘦乏力等病症。

【出处】《验方》。

89. 玉竹扒豆腐

【组成】玉竹15g，豆腐80g，葱节10g，生姜5g，酱油10g，上汤160g，素油30g，生粉20g。

【用法】①把玉竹切成小颗粒，用沸水煮熟，沥干水分，豆腐切成方块；葱切成花，姜切成粒，生粉用水勾兑成浆。②把锅置中火上，烧热，加素油，六成熟时，下入葱、姜，煸香，下玉竹、豆腐，炒匀，下入上汤煮5分钟，用湿生粉勾芡，加入盐、酱油即成。每日1次，佐餐食用。

【功效】养阴润燥，生津止渴。

【主治】肺阴不足干咳短气，痰少而稠，口咽干燥；胃阴不足之心烦消渴，食欲不佳，干呕呃逆，大便秘结等病症。

【出处】《百病饮食疗法》。

90. 黄精煨肘

【组成】猪肘200g，黄精9g，党参15g，大枣10枚，冰糖10g，精盐3g，料酒15g，葱段10g，生姜5g。

【用法】①将黄精、党参切成片，装入纱布袋，扎口，大枣洗净。葱姜切成段。冰糖在砂锅内炒成深黄色糖汁。②把以上药物和食物同置于砂锅中，加入适量清水及调料，置旺火上烧沸，撇去浮沫。将冰糖汁、冰糖及大枣加入锅内，小火慢煨2小时，待肘子熟烂时，即成。每日1次，佐餐食用。

【功效】补脾气，润肺燥。

【主治】脾气不足，倦怠乏力，食欲不振，食后脘腹胀满；肺阴不足之咽干、消渴，干咳短气，痰少而稠，盗汗等病症。

【出处】《中医食疗》。

91. 百合沙参炖鱼翅

【组成】百合20g，沙参20g，鱼翅50g，清盐5g，菜胆100g。

【用法】①鱼翅发透、洗净，撕成条；百合洗净撕成瓣；沙参润透切成片；菜胆洗净，切成段。②把菜胆用盐水煮熟，百合、沙参放入炖锅内，加水100mL，用文火炖30分钟，再下入鱼翅，加入鸡汤100mL，再炖30分钟，下入熟菜胆、盐即成。每日1次，分2次吃，每次吃鱼翅25g。

【功效】润肺止咳，益胃生津。

【主治】肺燥咳嗽，肺虚久咳，痰中带血；胃津不足，消渴，食少体倦，便秘等病症。

【出处】《内科学》。

92. 山药炖萝卜

【组成】山药20g，白萝卜200g，胡萝卜200g，精盐10g，猪瘦肉100g，生姜5g，葱节10g。

【用法】①将白萝卜、胡萝卜洗净切块，山药切成片；猪肉切成长宽各3cm的块；将姜拍松，葱切成段。把猪瘦肉、胡萝卜、白萝卜、盐、葱、姜、山药同放炖锅内，加水1000mL。②把锅置武火烧沸，再用文火炖煮40分钟即成。每日1次，佐餐食用，每次吃猪肉30～50g。

【功效】健脾胃，清肺热。

【主治】消渴脾胃虚弱，饮食减少，食后脘腹胀满，少气懒言，大便溏泻；肺燥咳嗽，咽喉干痛，烦渴喜饮，发热等病症。

【出处】《经验良方》。

93. 莲子百合燕窝

【组成】莲子10g，百合15g，红枣10枚，燕窝10g。

【用法】把莲子发透去心；百合洗净，撕成瓣状；燕窝发透去燕毛；红枣去核。把莲子、百合、红枣、燕窝放入蒸杯内，加水70mL。把蒸杯置于蒸笼内，武火大气蒸50分钟即成。每日1次，单食，1次服完。

【功效】滋阴润肺，补益气血。

【主治】肺阴不足所致口咽干燥，声音嘶哑，干咳短气，消渴；食少，食后脘腹胀满；血虚萎黄，消瘦，大便溏薄等病症。

【出处】《民间验方》。

94. 山药薏苡仁炖猪胰

【组成】山药20g，薏苡仁20g，猪胰100g，绍酒15g，葱10g，精盐5g，味精2g，胡椒粉2g。

【用法】①把猪胰脏洗净，切成块；山药洗净切成片；薏苡仁洗净；将姜拍松，葱切段。②把猪胰脏、山药、薏苡仁、姜、葱、绍酒、精盐、胡椒粉放入炖锅，加水 1000mL。把炖锅置武火炖沸，再用文火煮约 50 分钟即成。每日 1 次，吃猪胰 30 ~ 50g，随意吃山药、薏苡仁，喝汤。即可佐餐又可单食。

【功效】清热解毒，止消渴。

【主治】肺热所致咳嗽息粗，痰黄而稠，消渴，肠道枯燥，大便秘结等病症。

【出处】《民间验方》。

95. 百合西芹炒乳鸽

【组成】百合 20g，西芹 100g，乳鸽 1 只，绍酒 10g，葱节 10g，生姜 5g，精盐 5g，酱油 10g，味精 2g，胡椒粉 1g，芝麻油 10g。

【用法】①把乳鸽宰杀后，去毛、内脏及爪；切成小颗粒，用酱油、盐、生姜腌渍 30 分钟。②西芹切成小颗粒，放炒锅内炒熟盛入盘内。将炒勺置中火上，加入素油 50g，烧六成熟时，加入乳鸽肉，爆炒至变色，洒入绍酒。③下入西芹，再把姜、葱、盐、味精、酱油、芝麻油加入炒匀即成。每日 1 次，佐餐食用，每次吃鸽肉 50g。

【功效】清热解毒，降压降脂。

【主治】肺燥咳嗽，肺虚久咳，痰中带血，口干，消渴多饮；肝经有热所致烦热不安，眩晕，神思恍惚，急躁易怒，失眠多梦等。

【出处】《验方》。

96. 薏苡仁青瓜拌海蜇

【组成】薏苡仁 30g，青瓜 300g，海蜇 150g，芝麻油 15g，味精 3g，酱油 10g，精盐 5g，生姜 3g，葱节 10g，绍酒 10g。

【用法】①薏苡仁洗净，煮熟，待用。将海蜇洗净，切成丝状，放入沸水锅中焯透，再用凉水散开，沥干水分。②将青瓜去皮去子，切成条，用盐浸渍，除去水分。把青瓜、海蜇、葱、姜、绍酒、酱油、芝麻油、味精一同拌匀即成。每日 1 次，佐餐食用，每次食海蜇 30g。

【功效】滋阴润肺，清热解毒。

【主治】肺阴不足所致口咽干燥，声音嘶哑，干咳短气，消渴多饮，或肺痈胸痛等病症。

【出处】《百病自疗》。

97. 玉竹沙参蒸龟肉

【组成】玉竹 15g，北沙参 20g，龟肉 50g，绍酒 10g，葱 10g，姜 5g，盐 5g。

【用法】把龟肉洗净，切成长宽各 4cm 的大块；北沙参润透切成片；玉竹洗净切成段；将姜拍松，葱切成段。把龟肉、玉竹、北沙参、姜、葱、盐、绍酒同放蒸盆内，拌匀，加鸡汤 100mL。然后将蒸盆置武火蒸 30 分钟即成。每日 1 次，佐餐食用。

【功效】滋阴补血，益胃止渴。

【主治】虚劳发热，潮热骨蒸，咳嗽上气；胃津不足，口舌干燥，或干呕呃逆，烦热口渴，小便短少，大便干结等病症。

【出处】《中医内科学》。

98. 薏苡仁百合蒸石斑

【组成】薏苡仁 30g，百合 30g，石斑鱼 250g，绍酒 10g，葱 10g，生姜 5g，香菇 20g，精盐 5g。

【用法】①把石斑鱼去鳞及鳃、内脏，洗净；薏苡仁、百合洗净；香菇发透去蒂，一切两半，葱切段，姜拍松。②把盐、绍酒抹在石斑鱼身上，将鱼放在蒸盆内，把香菇、薏苡仁、百合放在鱼身上，加清水 100mL。把蒸盆放入蒸笼内，用武火大气蒸 15 分钟即成。每日 2 次，佐餐食用，每次吃鱼 30 ~ 50g。

【功效】清热润肺，补气补血。

【主治】用于肺热劳嗽，消渴口干；脾胃虚弱所致食少纳呆，便溏腹泻，气短乏力，或妇女带下病等病症。

【出处】《中国药膳学》。

99. 黄精煲乌鸡

【组成】黄清 20g，乌鸡 1 只，绍酒 10g，葱 10g，姜 5g，精盐 3g。

【用法】①把黄精洗净，切片；乌鸡宰杀，去毛及内脏，葱切段，姜拍松。②将鸡放入炖锅内，把黄精、葱、姜，放入鸡腹内，盐和绍酒抹在鸡身上，加水 2000mL。把炖锅置武火烧沸，再用文火炖 40 次，佐餐食用。每次吃鸡肉 30 ~ 50g。

【功效】养阴润肺，补中益气。

【主治】烦热口渴，咳嗽咽干，盗汗；脾气不足所致少气懒言，四肢倦怠，腹泻或久痢等病症。

【出处】《中国药膳》。

100. 玉竹煲兔肉

【组成】玉竹 20g，香菇 15g，兔肉 100g，西芹 100g，火腿肉 50g，绍酒 10g，精盐 5g，葱节 8g，生姜 5g。

【用法】①玉竹洗净切成段；西芹洗净切成段；香菇发透、洗净去蒂，一切两半；火腿肉切薄片；姜榨成汁，葱切段；兔肉切成块。②煲锅内放入兔肉、玉竹、西芹、火腿、香菇、姜汁、葱、绍酒，加入鸡汤 500g，先用大火煮沸，放入盐，用文火煲 1 小时即成。每日 1 次，佐餐食用，每次吃兔肉 30 ~ 50g。

【功效】肺阴不足所致干咳少痰，口干咽燥，消渴，烦热，盗汗等病症。

【主治】润肺，生津，止烦渴。

【出处】《药膳食谱》。

101. 玉竹炒藕片

【组成】玉竹 20g，莲藕 200g，胡萝卜 50g，素油 50g，姜汁 10g，胡椒粉 5g，盐 5g。

【用法】①莲藕洗净，切薄片；胡萝卜削皮，切成丝；玉竹洗净，切成 3cm 长的段。②藕入沸水锅内，焯软身，取出沥干水分。③炒锅置武火烧热，加入素油，加入莲藕、玉竹、胡萝卜丝，炒至均匀，下入盐、姜汁、胡椒粉即成。每日 1 次，佐餐食用。

【功效】养阴润燥，生津止渴。

【主治】肺热阴虚，干咳短气，痰少而稠，口咽干燥，声音嘶哑，口渴欲饮，便秘，低热不退等病症。

【出处】《中医食疗》。

102. 虫草豆蔻炖金鸭

【组成】冬虫夏草 10g，白豆蔻 6g，老鸭 1 只（1000g），绍酒 10g，生姜 5g，葱节 6g，清盐 3g，胡椒粉 2g。

【用法】①鸭宰杀后，去毛，剁去爪，剖腹，去内脏，冲洗干净，在沸水锅内焯片刻，再捞出用凉水洗净；冬虫夏草用温水洗净泥沙，用酒浸泡 30 分钟；白豆蔻去壳、烘干、研粉；姜、葱洗净切成片和段。②将鸭头顺颈劈开，再取 8 ~ 10 枚冬虫夏草纳入鸭头内，再用棉线缠紧，余下的冬虫夏草同白豆蔻粉、姜、葱装入鸭腹内，放入炖锅内。再加入清水 2000mL，加入盐、绍酒、胡椒粉。③把炖锅置武火烧沸，再用文火炖煮 2 小时即成。每日 1 次，佐餐食用。每次吃鸭肉 30 ~ 50g，随意喝汤。

【功效】平补脾胃，滋阴补肺。

【主治】脾胃气虚所致食欲不振，食后胀满，少气懒言；肺气阴不足之神疲、咳喘、痰少而稠，消渴口干，咽喉痛，烦热等。

【出处】《验方》。

103. 生地黄麦冬炖猪肚

【组成】生地黄 10g，麦冬 10g，猪肚 100g，绍酒 10g，精盐 5g，葱节 10g，生姜 3g，胡萝卜 100g。

【用法】①猪肚用番石榴或食盐反复洗净，去腥臊味；麦冬洗净去心；生地黄切成片；萝卜洗净，切成块；猪肚洗净，切成长宽各 3cm 的块；将姜拍松，葱切段。②把猪肚、麦冬、生地黄、葱、盐、姜、绍酒、胡萝卜放入炖锅内，加清水 1000mL，用武火烧沸，文火炖煮 1 小时即成。每日 1 次，佐餐食用。

【功效】养阴润肺，益胃生津。

【主治】肺阴虚所致干咳短气，痰少而稠，口咽干燥，烦热消渴；脾胃阴虚之噎膈反胃，胃中嘈杂，干呕，大便秘结等病症。

【出处】《验方新编》。

104. 川贝母炖雪梨

【组成】川贝母 5g，雪梨 2 只，糯米 50g，陈皮 5g，冬瓜 30g。

【用法】①将川贝母打成细粉；雪梨去皮，切块；糯米淘洗干净；陈皮洗净切丝；冬瓜洗净，切成 4cm 长的块。②把冬瓜、陈皮、雪梨放入蒸碗底部，把糯米放在上面，加水淹过糯米。③把蒸碗置武火上，大气上蒸 50 分钟即成。每日 1 次，早餐食用。

【功效】润肺，生津，止渴。

【主治】消渴痰热咳嗽，痰稠不利，口咽干燥，心烦口渴，盗汗，大便干结等病症。

【出处】《饮食疗法》。

105. 沙参莲子蒸鲍鱼

【组成】沙参 10g，莲子 10g，鲍鱼 50g，葱 10g，姜 5g，精盐 3g。

【用法】①把鲍鱼洗净，切成薄片；沙参润透切成片；莲子水发后，去心；葱切成段，姜切成丝。把鲍鱼、葱、姜、绍酒、盐放在碗内，腌渍 30 分钟。②把鲍鱼、沙参、莲子放入蒸杯内，蒸 1 小时即成。每日 1 次，单食，2 次吃完。

【功效】滋阴生津。

【主治】消渴肺阴不足，咳嗽咽干，发热，口渴，食少，腹胀，大便干燥等病症。

【出处】《饮食疗法》。

106. 沙参天冬炖老鸭

【组成】沙参 10g，天冬 15g，黄精 10g，老鸭 1 只（1000g），绍酒 10g，葱节 10g，生姜 5g，精盐 3g，冬菇 20g。

【用法】①把老鸭宰杀后，去毛及内脏；冬菇用水发透，一切两半；天冬、沙参、黄精切片，将姜拍松，葱切段。②把老鸭、黄精、天冬、冬菇、姜、葱、盐、绍酒同放炖锅内，加水 2500mL。③将锅置武火烧沸，用文火炖 2 小时即成。每日 1 次，佐餐食用，每次吃鸭肉 30～50g。

【功效】滋阴补肺，祛热解毒。

【主治】消渴神疲少气，咳喘无力，自汗，烦热口渴，干咳气短，痰少而稠，大便秘结，小便短赤等病症。

【出处】《本草纲目》。

107. 薏苡仁冬瓜脯

【组成】薏苡仁 20g，草菇 30g，蘑菇 30g，精盐 5g，上汤 50g，生粉 25g，冬瓜 1000g。

【用法】①冬瓜切成大块，用沸水焯一下。②将整块冬瓜上蒸盆内，加入上汤，煮熟之薏苡仁，上笼蒸 35 分钟，取出待用。将草菇、蘑菇一切两半。③把炒勺置中火上烧热，加入油 50g，将草菇，蘑菇下锅略爆，加入盐、清水、生粉、芝麻油 3g，勾好芡，淋在冬瓜脯上即成。每日 1 次，佐餐食用。

【功效】清热解毒，利水消肿。

【主治】痰热喘咳，消渴；脾虚泄泻，水肿，小便不利等病症。

【出处】《饮食疗法》。

108. 山药炒豆芽

【组成】山药 12g，黄豆芽 100g，枸杞子 12g，素油 30g，葱段 10g，精盐 3g，食醋 3g。

【用法】①黄豆芽洗净，山药润透，切成丝；枸杞子洗净，葱切成花。②把炒勺置中火上烧热，加入素油，六成熟时，下入葱花爆香，随即下入豆芽、醋、枸杞子、山药丝，炒熟即成。每日 1 次，佐餐食用。

【功效】补肾明目，健脾除湿。

【主治】肾阴不足所致眩晕耳鸣，或阴津不能上注于目，故视力减退，目视昏花；肾虚精亏，消渴多饮，遗精；脾虚气弱，消瘦少食，或贫血，营养不良；湿盛拘挛，或水肿、小便不利等病症。

【出处】《验方》。

109. 天冬鲜藕煲兔肉

【组成】天冬 20g，鲜藕 200g，兔肉 200g，绍酒 10g，姜 5g，葱节 10g，精盐 5g，胡椒粉 2g。

【用法】①把天冬洗净，切片，鲜藕洗净切成 1cm 厚的块；兔肉洗净切成长宽各 3cm 的块；将姜拍松，葱切段。②把素油 50g 放入炒勺内加热，放入葱、姜煸香，加入兔肉炒变色，加水 600mL。加入绍酒、盐，用中火烧沸，用文火煲至汤浓稠时即成。每日 1 次，佐餐食用。每次吃兔肉 30～50g。

【功效】滋阴补肺，清热解毒。

【主治】消渴阴虚内热，口燥咽干，烦渴多饮，咳嗽吐血，盗汗，小便量多，大便干燥等。

【出处】《药膳大观》。

110. 生地黄葛根炖猪尾

【组成】生地黄 30g，葛根 9g，猪尾 200g，葱 10g，姜片 5g，绍酒 10g，盐 5g。

【用法】①将猪尾毛用镊子夹净，洗后，切成 3cm 长的段，葱切成段，姜切成片，生地黄切成片，葛根洗净。②把猪尾、姜、葱、绍酒、盐、葛根生地黄放入炖锅内，加上汤（或清水）1000g 入锅内，用武火炖沸，再用文火炖煮 1 小时即成。每日 1 次，佐餐食用。每次食猪尾 30～50g。

【功效】滋阴润肺，清热解毒。

【主治】消渴肺阴不足所致口干咽燥，烦渴

多饮，声音嘶哑，盗汗；或热伤肺络所致咳痰带血或咯血等病症。

【出处】《药膳学》。

111. 沙参燕窝

【组成】沙参 10g，燕窝 10g，鸡汤 60g，盐 3g。

【用法】①把燕窝放入 45℃温水中浸泡发透，用镊子夹去燕毛，洗净；沙参润透切成薄片。②把燕窝、沙参、鸡汤、盐放入蒸杯内。③将蒸杯置于武火上，大气蒸笼内蒸 40 分钟即成。每日 1 次，早餐食用。

【功效】滋阴润肺，清热生津。

【主治】消渴阴虚肺燥，咳嗽痰喘，烦渴多饮，咽干，急躁易怒，大便干燥等病症。

【出处】《药膳食谱》。

112. 葛粉汤圆

【组成】葛粉 300g，百果馅 200g，白糖 20g，清水 600g。

【用法】①把葛粉碾碎，用细筛筛一遍，放在盘中。②把百果馅心搓成 1 个个小丸子（直径 1cm），放在盘中先滚上一层葛粉，后用筛子筛出丸子，放在笊篱内，然后放入温水锅中一浸，捞出，放入葛粉内滚一滚，这样反复多次后，即可滚成葛粉汤圆的生胚。③把水和糖调好，放入锅中煮沸后，取出倒在大碗中，同时把葛粉汤圆放入沸水锅中煮熟，待其浮起时捞出，装在盛有糖水的大碗中即成。每日 2 次，每次吃汤圆 5～8 个。

【功效】生津止渴，解肌退热。

【主治】热病口渴，消渴。也可作为高血压、冠心病、心绞痛患者的辅助食疗。

【出处】《糖尿病中医治疗学》。

113. 酸梅藕

【组成】嫩藕 500g，乌梅 100g，白糖 20g，清水 500g。

【用法】①乌梅去核取肉，按水煮提取法，提取乌梅浓缩汁 75mL，趁热加入白糖，搅匀溶解，呈浓稠糖浆状。②嫩藕洗净，切成薄片，浸泡于冷开水中待用。③将藕片捞起，装在盘内，随后将冷却的酸梅汁分装成两碟，同藕片一起食用。每日 2 次，早晚佐餐食用。

【功效】清热生津，凉血止血。

【主治】热病津伤，烦热口渴，消渴喜饮；胃阴不足，噎膈反胃、衄血、吐血、便血；或脾胃虚弱。

【出处】《药膳食疗全书》。

114. 蜜汁鸭梨

【组成】鸭梨 2 个（约 250g），蜂蜜 20g，青梅 15g，京糕 15g，香油 10g，白糖 10g，香精（梨味）1 滴。

【用法】①将梨洗净削皮，切滚刀块，放入开水内稍烫捞出。②青梅、京糕切成筷头方丁。③锅内放香油和糖炒成金黄色，加水、蜂蜜烧开后，放入白梨用微火烤至梨烂。捞出放盘内，撒上配料丁，锅内的蜜汁加香精，浇在梨上即成。每日 1 次，每次吃鸭梨肉 30～50g，疗程为 10～15 天。

【功效】养阴清热，润肺止咳。

【主治】热病津伤，心烦口渴，或消渴口干，或噎膈反胃，大便干结；肺热或痰热咳嗽，咳喘息粗，痰黏难咳，鼻燥咽干等病症。

【出处】《药膳食谱》。

`115. 止消渴冲剂

【组成】鲜冬瓜皮 100g，西瓜皮 100g，栝楼根 250g，白糖 100g。

【用法】将鲜冬瓜皮，西瓜皮削去外层硬皮，切成薄片，栝楼根捣碎，先以冷水泡透以后同放入锅内，加水适量，煎煮 1 小时，捞去渣，再以小火继续加热煎煮浓缩，至较稠黏将要干锅时停火，待温后加入干燥的白糖粉，把煎液吸净，拌匀，晒干，压碎，装瓶备用。每日 2 次，每次 10g，以沸水冲化，频频代茶连服数日。

【功效】清热生津止渴，利尿消肿。

【主治】热病烦渴或消渴，口干咽燥，水肿，小便不利等病症。

【出处】《药膳疗法》。

116. 苦瓜炖蚌肉

【组成】苦瓜 250g，蚌肉 100g，香油 20g，清盐 2g。

【用法】将活蚌用清水养 2 日，清除泥味后，取出其肉，同苦瓜煮汤，用油、盐调味即成。每日 2 次，喝汤吃苦瓜和蚌肉。

【功效】清热润肺，生津止渴。

【主治】肺热或阴虚所致咳喘息粗，痰少而稠，或咯痰带血，消渴口干，咽痛，声音嘶哑，烦热，盗汗等病症。

【出处】《民间食谱》。

117. 经验方

【组成】黄芪、山茱萸各 15g，怀山药、生地黄各 30g。

【用法】上药炖猪胰脏常服。

【功效】益气，健脾，补阴。

【主治】糖尿病气阴不足者。

【出处】《糖尿病及其并发症的中医药研究进展》。

118. 经验方

【组成】西洋参 3g。

【用法】上药炖猪瘦肉服。

【功效】益气，养阴，生津。

【主治】糖尿病。

【出处】《糖尿病及其并发症的中医药研究进展》。

119. 经验方

【组成】枸杞子、山茱萸各 15g。

【用法】上药炖甲鱼服。

【功效】补肾滋阴。

【主治】糖尿病肾阴不足者。

【出处】《糖尿病及其并发症的中医药研究进展》。

120. 经验方

【组成】冬虫夏草 6g。

【用法】上药炖水鸭服。

【功效】滋阴补肾。

【主治】糖尿病。

【出处】《糖尿病及其并发症的中医药研究进展》。

121. 经验方

【组成】白蜗牛肉 4 枚，猪瘦肉 2g。

【用法】上药共炖服。

【功效】温阳散寒。

【主治】糖尿病阳虚为主。

【出处】《糖尿病及其并发症的中医药研究进展》。

122. 经验方

【组成】乌梅 10g，猪胰 1 条。

【用法】上药共炖服。

【功效】生津养阴。

【主治】糖尿病津伤口渴引饮。

【出处】《糖尿病及其并发症的中医药研究进展》。

123. 经验方

【组成】苦瓜、鲜藕各适量。

【用法】切片或丝，加调料拌匀食用，每日 1 次。

【功效】益阴止渴。

【主治】糖尿病。

【出处】《验方》。

124. 经验方

【组成】黑豆（去皮），荞麦（去皮）各适量。

【用法】煮熟服食，每次各 50g，每日 2 次。

【功效】滋阴补肾。

【主治】糖尿病。

【出处】《验方》。

125. 虫草红枣炖甲鱼

【组成】活甲鱼 1 只（约重 1000g），冬虫夏草 10g，红枣 6g，料酒 15g，葱节 6g，姜片 5g，蒜瓣 4 瓣，味精 0.6g，清盐 3g，鸡清汤 1000g。

【用法】将宰杀好的甲鱼切成 4 大块，放入锅中煮沸后捞出，将冬虫夏草、红枣，加入料酒、盐、葱节、姜片、蒜瓣和鸡清汤，上蒸笼蒸 2 小时后取出，拣去葱，姜即成。每日 1 次，佐餐食用。

【功效】滋阴益气，补肾固精。

【主治】消渴肾虚所致腰膝酸软，眩晕耳鸣，咽干舌燥，烦热口渴，遗精，尿频，或早泄，乏力，女子白带清稀等病症。

【出处】《中医治疗糖尿病》。

126. 参苓山药汤圆

【组成】人参 5g，茯苓 10g，山药 15g，干江米粉 100g，豆沙泥 50g，白糖 10g，熟猪油 10g。

【用法】①人参、茯苓、山药分别碎成细粉，与江米粉细度相似。②将人参、茯苓、山药细粉，与豆沙泥、白糖、猪油共同拌匀，揉搓成直径约 1cm 的丸子备用。③将干江米粉放在盘中，然后放上参苓山药豆沙丸子，让丸子粘上江米粉。这时再将粘有江米粉的丸子逐个蘸水，再放进盘中滚动，使其再粘上江米粉，如此反复操作三四次，使其成为汤圆。④将汤圆投入沸水锅中煮熟，再放白糖水，即可食用。每日 1 次，每次吃汤圆 6～10 个。

【功效】补脾健胃，益气补肾。

【主治】消渴脾胃虚弱，消化不良，气短懒言，四肢倦怠，便溏腹泻；肾虚腰膝酸软，尿频量多，遗精，咽干舌燥，烦热口渴等病症。

【出处】《饮食治百病》。

127. 蘑菇鹿鞭

【组成】新鲜鹿鞭 1 支，干贝 30g，金钩（即大海米）30g，香菇 30g，嫩母鸡 250g，猪肉 100g，罐头蘑菇 90g，鸡清汤 800g，料酒 10g，胡椒面 1g，湿淀粉 15g，鸡油 10g，葱段 15g，生姜 10g，精盐 3g，味精 1g。

【用法】①取鹿鞭 1 支用刀顺长剖开，将尿道层用刀削掉，再用开水将外皮烫掉，然后再去掉一层白皮，放锅内用开水煮 1 小时左右，用冷水洗净，放锅内，加清汤 500g，干贝、金钩、水发香菇、嫩母鸡、带皮猪肉、葱段、姜片少许，共炖烂。将炖烂的鹿鞭捞出，切成斜象眼片。②将铁锅（或炒勺）内倒入鸡汤少许，加入蘑菇 90g（大的劈四半，小的劈两半）、料酒、胡椒面、盐少许、湿淀粉，再把炖烂的鹿鞭加入同烩，最后加味精，淋上鸡油，即可食用。每日 2 次，早晚佐餐食用。

【功效】滋阴补阳，益肾固涩。

【主治】消渴肾虚尿频量多，口干舌燥，腰膝酸软，甚则阳痿，早泄及女子宫寒不孕等病症。健康人食用更能增强体质。

【出处】《中药保健全书》。

128. 虫草炖甲鱼

【组成】活甲鱼 500g，红枣 8 枚，冬虫夏草 10g，精盐 10g，味精 1g，姜块 10g，葱节 10g，大蒜 6g，清汤 1000g。

【用法】将甲鱼宰杀后，挖出内脏，去脚爪、嘴尖和尾，将甲鱼放入 70℃热水中浸泡 20 分钟，刮尽黑衣和黏膜，揭去背壳，切成四大块，入冷水锅中烧开，割开四肢，剥去腿油洗净。冬虫夏草、红枣洗净，入开水中浸泡。甲鱼块入汤碗中，加冬虫夏草、红枣、绍酒、精盐、葱条、姜块、大蒜和鸡清汤，用湿绵纸封住蒸碗，入笼蒸 2 小时至软烂，揭去湿绵纸，拣去姜、葱，加味精即成。每日 1 次，佐餐食用。

【功效】补阴阳，益气血。

【主治】阴阳双亏，气血不足所致骨蒸发热，盗汗，腰膝酸软，消渴，阳痿，小便清长，大便溏泻等疗。

【出处】《中草药手册》。

129. 莲子炖猪肚

【组成】猪肚 1 个，莲子 250g，芡实 200g，姜块 10g，葱节 20g，精盐 10g，麻油 20g，味精 2g，绍酒 30g，酱油 20g，姜汁 10g，蒜泥 6g。

【用法】①先将猪肚外表用清水冲洗净，再将其内翻出，用盐反复揉搓，洗净，最后用醋淋在猪肚上揉搓，继用温热水洗净，入开水中汆几分钟捞起。莲子用温水发胀，去皮。姜、葱洗净，芡实去灰渣。将莲子肉、芡实放入猪肚内。②将砂锅置旺火上，放入猪肚，加水烧开，加姜块、葱节、绍酒，改用中火烧约 30 分钟，又改用小火炖熟透捞出。待凉后，切成细丝或薄片。肚丝与莲子肉装入盘中，用精盐 2g，酱油、味精等料拌匀即可。每日 2 次，早晚佐餐食用。

【功效】健脾益胃，止泻，益肾固精。

【主治】虚劳瘦弱，消渴，泄泻，肾虚遗精，尿频，小儿疳积等病症。

【出处】《奇效良方》。

130. 淮杞炖牛肉

【组成】牛肉 200g，怀山药 300g，枸杞子 15g，龙眼肉 12g，姜片 10g，葱节 10g，精盐 5g，味精 2g，菜油 50g，绍酒 20g。

【用法】①将牛肉洗净切块。山药、枸杞子、龙眼肉洗净，放入大盅内。②炒锅置中火上烧热，下菜油，加入牛肉爆炒，烹入绍酒，炒匀后放入大盅内，姜放在上面。炒锅置中火上，加入开水、精盐、绍酒后，再倒入大盅内加盖，入蒸笼内蒸约1个小时即成。每日1次，佐餐食用。

【功效】补脾胃，益肺肾。

【主治】消渴脾胃虚弱所致的饮食减少，便溏腹泻；妇女脾虚带下；肺虚久咳咽干；肾虚遗精、尿频等病症。

【出处】《验方》。

131. 枸杞子凤尾菜

【组成】鸡脯肉100g，油菜300g，枸杞子25g，精盐3g，味精2g，胡椒面1g，清汤100g，葱段10g，生姜3g，淀粉15g，鸡油30g，鸡蛋2个，玉米粉15g。

【用法】①枸杞子用温水泡胀。油菜取其嫩心，洗净，沸水氽透后过凉水晾凉捞出。鸡脯肉用刀背砸成茸状，加入葱姜水调匀，再加盐搅拌成后待用。②将油菜心整齐地摆在案子上，菜头部分抹上蛋清糊（用蛋清和玉米粉调成），再将鸡茸抹在菜心上，撒上少许盐、味精，上笼蒸透蒸熟，取出码在菜盘中；然后将锅上火注入清汤和鸡油，加入盐，味精和胡椒粉、枸杞子，用淀粉勾芡浇在菜心上即成。每日1次，佐餐食用。每次吃鸡肉30～50g。

【功效】滋阴强身，降血糖，平血压。

【主治】糖尿病，高血压患者。

【出处】《中国药膳大观》。

132. 拔丝龙杞山药

【组成】山药250g，枸杞子100g，龙眼肉30g，白糖20g，花生油500g（耗80g）。

【用法】将山药洗净去皮，切成滚刀块，放入开水中烫过。枸杞子用温水洗净，龙眼肉与枸杞子捶成茸。炒锅置中火上，下油烧至五成热，放入山药炸至九成熟，皮呈黄色捞出。炒锅内下油50g，置小火上烧至四成热，加入龙杞肉茸、白糖，待炒至金黄色起泡时，倒入山药，将锅端离火口炒匀，使糖汁均匀地挂在山药上即成。每日1次，佐餐食用。

【功效】补脾胃，益肺肾，滋阴养血。

【主治】消渴脾胃虚弱所致消化不良，便溏，腹泻，肺虚久咳咽干；肾虚尿频量多，遗精及老人体弱，心悸，失眠，视物昏花等病症。

【出处】《验方》。

133. 羊心红花

【组成】羊心1个，红花6个，精盐1.5g。

【用法】将红花加水1杯浸泡。入盐少许，徐徐涂羊心上，炙熟食用。隔日1剂，连用数剂。

【功效】养血活血止痛。

【主治】糖尿病性冠心病，证属心血不足，心血瘀阻者。症见心悸健忘，失眠多梦，心胸憋闷或刺痛等。

【出处】《中医糖尿病学》。

134. 猪心炖二参

【组成】新鲜猪心1个，党参、紫丹参各30g，精盐1.5g。

【用法】将猪心剖开洗净，与党参、紫丹参同放入砂锅中，加水适量，文火炖熟，加盐少许，调匀即可。每日1次，饮汤食猪心，隔日1次。

【功效】益气养阴，活血通络。

【主治】糖尿病性冠心病属气阴两虚，瘀血痹阻者。

【出处】《糖尿病中医治疗学》。

135. 羊肉炖首乌黑豆

【组成】何首乌15g，黑豆30g，羊肉100g，植物油10g，精盐2g。

【用法】将羊肉洗净切碎，放入瓦锅内炝汁，用文火炒透，加入何首乌、黑豆，再加清水约3碗，先用旺火烧开，后用文火熬汤，最后加盐、油调味即成。每日2次，每次1碗，佐餐食用。

【功效】滋补肝肾。

【主治】糖尿病性冠心病属肝肾阴虚者。症见头晕目眩，视物昏暗，或须发早白；肾虚阴亏，消渴多饮，小便频数等。

【出处】《糖尿病中医治疗学》。

136. 地龙桃花饼

【组成】地龙30g，赤芍20g，红花15g，当归50g，川芎10g，桃仁15g（去皮尖，略炒），黄芪80g，小麦面100g，玉米面300g。

【用法】将地龙焙干研粉，将黄芪、红花、

当归、赤芍、川芎浓煎取汁，将地龙粉、玉米面混匀，并以药汁调和成面团，分制为20个小饼，将桃仁匀布饼上，入笼蒸熟(或用烤箱烤熟)即成。每日2次，每次食1个。

【功效】益气活血通络。

【主治】气虚血瘀型糖尿病性脑血栓形成后遗症者。

【出处】《糖尿病的饮食》。

137. 山楂猪肉方

【组成】去皮猪肉250g，去核山楂250g，葱节10g，生姜5g，花椒1g，酱油6g，黄酒10g，植物油15g。

【用法】先将山楂放入锅内，加水2000mL，将猪肉煮至七成熟捞出待凉，切成约3cm长的条，浸在用酱油、黄酒、葱、姜、花椒调成的汁中，1小时后沥干。在炒锅内放适量的植物油，用文火烧熟，放肉条炒至肉色微黄时，用漏勺捞出。再将煮锅内的山楂放油锅内略炒后，放入肉条同炒，用文火收干汤汁，起锅装盘即成。每日1次，佐餐食用。

【功效】祛瘀降脂。

【主治】糖尿病性高脂血症属湿浊瘀滞者。

【出处】《四川中草药》。

138. 爆炒三鲜

【组成】芹菜250g，玉米笋150g，香菇30g，植物油15g，食盐2g，葱段10g，生姜5g，胡椒粉0.6g，酱油3g，味精0.5g。

【用法】先将香菇泡好，芹菜择洗干净，切成段，葱、姜切成丝与香菇、玉米笋一同入锅，以植物油爆炒，待熟时加上盐等调料，翻炒几次即可。每日1次，佐餐食用。

【功效】调中开胃，降压祛脂。

【主治】糖尿病性高脂血症属脾胃失调、痰湿内蕴者。

【出处】《中医治疗学》。

139. 绿豆胡萝卜藕方

【组成】绿豆200g，胡萝卜125g，大藕6节。

【用法】将绿豆洗净，浸泡30分钟后滤干。将胡萝卜洗净，切碎，捣泥。藕洗净后，以刀切开靠近藕节的一端，切下部分留作盖，将混匀的绿豆萝卜泥塞入藕洞内，塞满为止。再将切下部分盖在原处，用竹签插牢，上锅隔水蒸熟即成。每日2次，早晚佐餐食用。

【功效】滋阴清热，降血脂。

【主治】糖尿病性高脂血症属虚阳上亢者。

【出处】《中草药手册》。

140. 补骨脂丸

【组成】补骨脂120g，肉豆蔻60g，大枣50枚，生姜120g，淡盐水适量。

【用法】补骨脂研粉，肉豆蔻生用研粉。将生姜、大枣同煮，枣烂去姜。以枣肉入补骨脂、肉豆蔻末，做丸如梧桐子大。每日2次，每次20丸，淡盐水送下。

【功效】健脾温肾，涩肠止泻。

【主治】糖尿病性五更腹泻，腰膝冷痛，阳痿遗精，小便频数等病症。

【出处】《医学衷中参西录》。

141. 山楂荞麦饼

【组成】荞麦面1000g，鲜山楂500g，陈皮12g，青皮10g，砂仁8g，枳壳10g，石榴皮10g，乌梅10g。

【用法】鲜山楂煮熟去核捣成泥状，加水1000mL。将各种药物放入水中煮30分钟，滤汁去渣。将荞麦面和药汁和成面团，山楂泥揉入面中，做成小饼，小火烙熟或烤熟即成。每日2次，每次食用1个即可。

【功效】舒肝健脾，和胃止泻。

【主治】糖尿病性腹泻属肝郁脾虚者。症见胸胁胀满疼痛，饮食减少，腹胀便溏等。

【出处】《中华本草》。

142. 破故豆腐蛋

【组成】鸡蛋2枚，补骨脂30g，肉豆蔻15g。

【用法】先将鸡蛋用清水煮1沸，捞出打破外皮，与补骨脂、肉豆蔻同煮20分钟即成。每日1次，趁热将鸡蛋1次吃完。

【功效】温肾健脾，涩肠止泻。

【主治】糖尿病性腹泻属脾肾两虚者；症见形寒肢冷，腰膝或少腹冷痛，下利清谷，五更泄泻等。

【出处】《内科治疗学》。

143. 豆蔻馒头

【组成】白豆蔻细粉 100g，面粉 500g，酵面 50g，碱水适量。

【用法】将面粉倒入盆中，加入酵面，揉匀成团，适当发酵后，加入适量碱水，撒入白豆蔻粉后开始揉面，以碱液均匀而无酸涩为度，做成每个约 60g 的生坯。将生坯入笼内摆好，水沸时上笼，武火蒸约 15 分钟即成。每日 2 次，每次 1 个，当主食食用。

【功效】调脾和胃，燥湿化浊。

【主治】脾胃不和型糖尿病性脂肪肝者。

【出处】《验方》。

144. 砂桂炖猪肚

【组成】猪肚 1 具（洗净），砂仁、肉桂各 3g，生姜 30g，精盐 2g，味精 0.6g。

【用法】将猪肚切块，与砂仁、肉桂、生姜同入砂锅内，加水适量，炖熟后加入盐，味精适量，稍炖即可。每日 1 次，佐餐食用。

【功效】健脾益气，和胃。

【主治】脾胃气虚型糖尿病性脂肪肝者。症见食少纳呆，食后脘腹胀满，少气懒言，四肢倦怠，大便溏薄等。

【出处】《民间方》。

145. 蘑菇炒肉

【组成】鲜蘑菇 250g，瘦猪肉 100g，花生油 25g，料酒 15g，精盐 2g，葱节 10g，生姜 5g，胡椒 0.6g，味精 0.8g。

【用法】将鲜蘑菇洗净，肉切成片备用。炒锅置于火上烧热，放入花生油，待热时炒肉片、鲜菇，再加上述调味品翻炒至熟即成。每 2 次，早晚佐餐食用。

【功效】补脾益气，润燥化痰。

【主治】气血虚弱型糖尿病性慢性脂肪肝者。症见脾胃虚弱，食欲不振，体倦乏力，或妇女乳汁减少，咳嗽气逆等。

【出处】《饮食疗法》。

146. 清肝膏

【组成】夏枯草 2000g，茵陈 2000g，蒲公英 1500g，炒苍术 300g，红枣 200g，陈皮 200g。

【用法】以清水 10 升，将上药共煎，去渣浓缩至 5 升左右，冷却装瓶即成。每日 3 次，每次服 20mL。

【功效】清利肝胆湿热，健脾理气。

【主治】肝胆湿热型糖尿病性脂肪肝者。症见胁肋胀痛，口苦纳呆，呕恶腹胀，大便不调，小便短赤等。

【出处】《中医保健》。

147. 泥鳅粉

【组成】活泥鳅 2000g。

【用法】先把活泥鳅放在清水中养一日，使其排净肠内污物，次日再把它放入干燥箱内烘干或焙干研末装瓶即可。每日 3 次，每次 15g，温开水送服，15 日为 1 个疗程。

【功效】祛湿解毒，滋阴清热，生津止渴。

【主治】湿热型糖尿病性脂肪肝者。

【出处】《验方》。

148. 骨草炖猪肉

【组成】鸡骨草 30g，大枣 10 枚，瘦猪肉 50g，调味品适量。

【用法】将前 3 味加水煎煮，去药渣，加调味品即成。每日 1 次，饮汤食肉，连用 15～20 日。

【功效】健脾益气，清热解毒。

【主治】糖尿病性脂肪肝属脾胃虚弱，兼有湿热者。

【出处】《民间方》。

149. 参杞烧海参

【组成】水发海参 300g，党参、枸杞子各 15g，玉兰片 50g，酱油 10g，料酒 10g，味精 1g，淀粉 25g，清汤 100g，植物油 15g，葱段 10g，椒油 10g。

【用法】①将党参切片，水煮，提取党参浓缩汁 10mL。枸杞子洗净，置小碗内，上屉蒸熟。将发好的海参切块，葱切丝，玉兰片切薄片，均先用沸水烫一下。②将炒勺加上油，待热时，加葱烹锅，将烫好的海参放入，加入酱油、料酒翻炒。汤沸时，移至小火煨烤，烤至汤汁适宜时，加入党参浓缩汁及玉兰片。用味精调好口味，再加上蒸熟的枸杞子，清汤用淀粉勾芡，加椒油浇上即成。每日 1 次，佐餐食用。

【功效】健脾益气，补肾益精，养血润燥。

【主治】糖尿病性慢性肝病脾肾虚弱者。

【出处】《民间食谱》。

150. 冬笋香菇

【组成】冬笋250g，香菇50g，酱油5g，醋3g，精盐2g，湿淀粉15g，花生油15g。

【用法】将冬笋去皮后洗净，切成滚刀块。将油烧热，把洗净的冬菇与笋同放于锅内翻炒20分钟，然后加汤少许，并加酱油、醋、盐煮沸，淀粉勾芡，再炒，汤汁稠浓即成。每日1次，佐餐食用。

【功效】化痰下气，清热除烦，通利二便。

【主治】糖尿病热痰咳嗽，胸膈不利；心胃有热，烦热口渴；小便不利，大便不畅等病症。

【出处】《民间食谱》。

151. 鳖甲散

【组成】醋炙鳖300g，酥龟甲200g，砂炒穿山甲100g。

【用法】将上3味药共研末，装瓶备用即成。每日2次，每次5g，饭后米汤送服。连用3日为1个疗程。

【功效】软坚散结，活血祛瘀。

【主治】瘀血内结型糖尿病性肝硬化者。

【出处】《中医治疗糖尿病》。

152. 胆豆粉

【组成】猪胆4个，绿豆300g，赤小豆280g。

【用法】将猪胆汁倒入瓷盆内，加入绿豆、赤小豆浸泡3日，加盖上锅隔水蒸3小时，待胆汁欲干时取出烘干，研粉，装瓶备用。每日2次，每次10g，温开水冲服，2个月为1个疗程。

【功效】清肝热，散恶血，利湿浊。

【主治】湿热型糖尿病性肝硬化者。症见五心烦热，鼻衄齿衄，蜘蛛痣等。

【出处】《四川中医》。

153. 黑鱼煨黑豆

【组成】黑鱼1条（约500g），黑豆500g，甘草15g，黄酒适量。

【用法】将黑鱼洗净，切块备用。黑豆入锅中加水煮1小时，倒入黑鱼块、甘草、黄酒，再慢慢煨2小时，至豆酥烂离火，弃甘草渣即可。每日1次，佐餐食用，3日食完。

【功效】益肝肾，消肿毒，利湿热。

【主治】肝肾阴虚、热毒蕴结型糖尿病性肝硬化，兼有腹水者。

【出处】《验方》。

154. 地耳草煮鸡蛋

【组成】鲜地耳草200g（干品100g），鸡蛋2枚。

【用法】将上2味共入锅中，加水煮至鸡蛋熟，去壳后再煮片刻即成。每日1次，吃蛋饮汤。

【功效】清热解毒，利尿消肿。

【主治】热毒内蕴型糖尿病性肝硬化伴腹水者。

【出处】《本草求新》。

155. 益脾饼

【组成】白术30g，干姜3g，鸡内金15g，红枣250g，面粉500g。

【用法】将白术、干姜用纱布包扎与红枣共煮1小时，去药包及枣核，继续小火煮，并把枣肉压成枣泥，冷后与鸡内金粉、面粉混匀，加水适量，和成面团，做成薄饼，以小火烙成饼即成。每日1次，佐餐食用。

【功效】温中健脾。

【主治】脾阳不振型糖尿病性肾病者。

【出处】《验方》。

156. 蚕豆煮牛肉

【组成】蚕豆100g，牛肉100g，盐少许。

【用法】将牛肉切片与蚕豆加水同煮，以盐少许调味即成。每日1次，佐餐食用。

【功效】健脾消肿。

【主治】脾虚型糖尿病性肾病。

【出处】《糖尿病中医治疗学》。

157. 火腿爪甲鸡内金方

【组成】陈年火腿爪甲40个，鸡内金15个。

【用法】将爪甲与鸡内金在瓦上焙干，研成细末即可，每日2次，每次服3汤匙，用温开水送下。

【功效】补气养阴，下气行水。

【主治】气阴两虚型糖尿病性肾病者。

【出处】《奇效良方》。

158. 鸡蛋蜈蚣方

【组成】蜈蚣 1 条，鸡蛋 2 枚。

【用法】蜈蚣去头、足，焙干研末。将鸡蛋开一小孔，加入蜈蚣粉搅匀，湿纸封口，用黄泥包裹，在炭火中煨熟即成。每日 1 枚，连服用 7～10 天。

【功效】健脾补肾，利水消肿。

【主治】脾肾两虚型糖尿病性肾病，而以下半身水肿，尿蛋白明显者。

【出处】《老中医经验汇编》。

159. 大黄黑槐鸡蛋方

【组成】大黄 2g，黑槐子 2g，鸡蛋 1 枚，面粉适量。

【用法】将前两味共研细末，将鸡蛋打一个小孔，然后将药末放入鸡蛋中搅匀，面粉糊口蒸熟即可。每日 1 次，每次服 1 枚，多饮开水，用 4 日，停 2 日。

【功效】清热凉血通淋。

【主治】糖尿病并发肾盂肾炎属湿热者。症见尿频量多，尿道疼痛及尿中带血者。

【出处】《验方新编》。

160. 五味子鸡蛋方

【组成】五味子 250g，鲜红皮鸡蛋 10 枚。

【用法】先将五味子煮汁待冷后，放入鸡蛋煮熟，浸泡 6～7 日即可食用。每日早晨用滚水或黄酒冲服鸡蛋一枚。

【功效】补益肺肾，纳气平喘。

【主治】糖尿病并发气管炎属肺肾气虚者。症见喘促短气，动则尤甚，自汗遗溺，或咽干口燥等病症。

【出处】《糖尿病饮食治疗学》。

161. 鲫鱼散

【组成】鲫鱼数条，姜半夏粉 3g，米汤适量。

【用法】将鲫鱼去肠杂洗净，放在瓦上焙干研碎。每日 3 次，每次服鱼粉 5g，同时兼服姜半夏粉 3g，用米汤送服。

【功效】利水祛湿，化痰平喘。

【主治】糖尿病并发气管炎属痰湿者。

【出处】《验方》。

162. 人参胡桃煎

【组成】人参 3g，核桃仁 20g。

【用法】人参、胡桃仁同时入锅，多加水煎煮 1 小时，煎汁约 150mL 左右。每日 2 次，早晚佐餐食用。饮汤后将人参、核桃肉嚼食。

【功效】补益肺肾，生津润肺。

【主治】糖尿病并发气管炎肺气虚弱者。

【出处】《民间验方》。

163. 鲜鸡血方

【组成】鲜鸡血适量。

【用法】取鲜鸡血生食即可。每日 3 次，每次一大汤匙，空腹食用。

【功效】清热化痰止咳。

【主治】糖尿病并发肺炎属热邪犯肺者，后期口渴，发热，咯痰脓浊者。

【出处】《糖尿病中医治疗学》。

164. 凉拌三鲜

【组成】竹笋 30g，荸荠 40g，海蜇 50g，调味品适量。

【用法】先将竹笋切成片，以沸水焯后沥干，将荸荠洗净切片。把泡发好的海蜇洗净切丝，用热水焯一下即可。在上三味中加调味品凉拌即可食用。每日 1 次，佐餐食用。

【功效】清热化痰，止咳平喘。

【主治】糖尿病并发肺炎属热邪犯肺者。症见热痰咳嗽，胸膈不利，咽痛口渴，大便秘结等病症。

【出处】《糖尿病防治问答》。

165. 鱼腥草鸡蛋方

【组成】鱼腥草 30g，鸡蛋 1 枚。

【用法】将鱼腥草煎取汁，冲鸡蛋 1 枚即成。每日 1 次。

【功效】清热平喘，止咳化痰。

【主治】糖尿病并发肺炎属痰热壅肺者。症见咳嗽胸痛，呼吸急促者。

【出处】《糖尿病饮食调养》。

166. 南杏桑白煲猪肺

【组成】南杏仁 15g，桑白皮 16g，猪肺 100g。

【用法】先将猪肺切片洗净，再与南杏仁、桑白皮一起放入瓦煲内，加水煲煮 1～2 小时，去药渣。每日 1 次，服汤食猪肺。

【功效】滋补肺阴。

【主治】肺阴虚亏型糖尿病并发肺结核者。症见干咳短气，痰少而稠，或咯痰带血，口咽干燥，烦热口渴等病症。

【出处】《验方》。

167. 水鱼山药龙眼羹

【组成】水鱼 1 条，怀山药 20g，龙眼肉 15g。

【用法】先用热水烫水鱼，切开洗净，去肠脏，然后将水鱼肉与壳，连同怀山药、龙眼肉放于炖盘内，加水适量，隔水炖熟即可。每日 2 次，早晚佐餐食用。

【功效】补肺气，养阴止血。

【主治】气阴两虚型糖尿病并发肺结核。症见低热，乏力，痰中带血明显者。

【出处】《验方》。

168. 虾仁韭菜

【组成】虾仁 30g，韭菜 150g，鸡蛋 1 枚，淀粉 15g，菜油 15g，精盐 2g，酱油 6g。

【用法】将虾仁洗净发胀，韭菜切约 3cm 的长段。鸡蛋，淀粉调成蛋糊，拌入虾仁，用菜油将蛋糊虾仁及韭菜炒熟后，放盐、酱油食用。每日 1 次，佐餐食用。

【功效】温肾助阳，补益气血。

【主治】糖尿病性阳痿属肾阳虚寒、命门火衰者。

【出处】《验方》。

169. 杜仲煨公鸡

【组成】未成熟的黑公鸡 1 只，杜仲 30g，调味品适量。

【用法】将鸡去毛及内脏，洗净，与杜仲一起文火煨至肉熟，加调味品即可。每周 1 只，2～3 日食完，连用 4 周。

【功效】温肾助阳，补益精力。

【主治】糖尿病性阳痿属肾阳虚寒者。症见形寒肢冷，腰膝酸冷，小便清少，阳痿早泄，精神不振等。

【出处】《糖尿病饮食治疗》。

170. 紫河车散

【组成】紫河车 2 具，参三七 25g，红参 40g，鹿茸 30g，黄酒适量。

【用法】前四味焙干，共研细末即可。每日 2 次，每次服 10g，用适量黄酒送服。

【功效】温肾助阳，补气益血。

【主治】糖尿病性阳痿属肾阳虚寒、气血不足者。

【出处】《名老中医经验集》。

171. 虾米煨羊肉

【组成】白羊肉 100g，虾米 25g，姜 5 片，调味品适量。

【用法】把白羊肉洗净，去脂膜，切成块，与虾米一起入锅，加水煮至肉熟，放姜及调味品即可。每周制作 1 次，分 3 次食完，连服 4 周。

【功效】温肾壮阳。

【主治】糖尿病性阳痿属肾阳虚寒者。

【出处】《糖尿病防治问答》。

172. 母鸡虫草蛋

【组成】老母鸡 1 只，冬虫夏草 10g，鹌鹑蛋 20 枚，姜 5g，葱段 10g，精盐 2g，味精 0.6g。

【用法】将鹌鹑蛋煮熟去壳备用。将老母鸡宰杀褪毛，开膛除去内脏，将冬虫夏草、去壳的鹌鹑蛋塞入母鸡腹内，入姜、葱，武火烧开，文火慢炖，待熟透放入盐、味精即成。每日 2 次，早晚佐餐食用。

【功效】补益气血，补肾益精。

【主治】阴阳两虚型糖尿病并发肺结核者。

【出处】《千金要方》。

173. 野兔黄花鱼方

【组成】野兔 1 只，黄花鱼 3～4 条，调味品适量。

【用法】将野兔去毛杂洗净后，连同收拾干净的黄花鱼一起，入调味品炖熟。

【功效】补肺益阴，润肺止咳。

【主治】气阴两虚型糖尿病并发肺结核者。

【出处】《验方新编》。

174. 麦麸猪肉方

【组成】小麦麸100g，瘦猪肉末200g，葱段10g，精盐2g，糯米粉15g。

【用法】将前4味拌成肉馅，以糯米粉包成汤团蒸熟即可。每日2次，早晚佐餐食用。

【功效】补肺益脾。

【主治】肺脾气虚型糖尿病并发肺结核者。

【出处】《中医内科学》。

175. 麻油拌菠菜

【组成】菠菜500g，麻油10g，精盐2g，葱丝6g，姜末3g，味精0.2g。

【用法】菠菜沸水中浸泡5分钟，用麻油、盐、葱、姜、味精拌匀即成。可长期佐餐食用，每日2次。

【功效】清热泻火，润燥和中。

【主治】糖尿病性高血压，属火盛津亏者。

【出处】《奇效良方》。

176. 盐渍三皮

【组成】西瓜皮200g，冬瓜皮300g，黄瓜皮400g，精盐、味精各适量。

【用法】将西瓜皮刮去蜡质外皮，冬瓜皮削去绒毛外皮，黄瓜去瓤心，均洗净。西瓜皮、冬瓜皮、黄瓜皮分别用不同的火候略煮熟。待凉后切成块，置容器内，用盐、味精适量腌渍12小时即可。每日2次，早晚佐餐食用，疗程为10～12天。

【功效】利水消肿。

【主治】肥胖型糖尿病兼浮肿者。

【出处】《验方》。

177. 莜麦面条

【组成】莜麦面粉60g，猪肉丝30g，菠菜叶50g，酱油10mL，麻油3mL，葱段6g，姜片3g，精盐1.5g，植物油10g。

【用法】用水调面粉成面团，用擀面杖擀成薄片，用刀切成面条。熬热油锅，先煸炒葱、姜，再下肉丝，炒热加水，煮开后放入切好的面条，并放入菠菜时，待面条煮熟，加入酱油、盐、麻油即成。每日1次，晚餐食用。

【功效】滋阴清热，泻火润燥。

【主治】肥胖型糖尿病，高血压、高脂血症、脑血管病等。

【出处】《民间食谱》。

178. 芹菜炒香菇

【组成】芹菜400g，水发香菇50g，精盐6g，味精1g，淀粉10g，植物油50g。

【用法】①芹菜择去叶，根洗净，剖开切成约2cm的长节，用盐拌匀约10分钟后，再用清水漂洗后沥干待用。香菇切片，与醋、味精、淀粉混合装在碗里，加水约50mL，兑成芡汁待用。②锅置旺火上烧热后，倒入油50g，待油冒烟时，即可下入芹菜，煸炒2～3分钟后，投入香菇片迅速炒匀，淋入芡汁速炒起锅即成。每日1次，佐餐食用。

【功效】益气健脾，清热除烦。

【主治】脾胃虚弱所致神疲乏力，气短懒言，头目眩晕，食欲不振，肝经有热，肝阳上亢，烦热不安等病症。本食方对于动脉粥样硬化、高血压、糖尿病等血脂过高的患者效果尤为显著。

【出处】《验方》。

179. 贝七蛋

【组成】川贝母粉1.5g，田七粉0.5g，鸡蛋1枚。

【用法】将鸡蛋开一小孔，倒出部分蛋清，加入上2味药搅和，用草纸封好孔，再用数层湿草纸包裹鸡蛋，在火上烤熟，去草纸及蛋壳即可。每日1枚，连用3～5日。

【功效】益心，散瘀，止痛。

【主治】糖尿病性冠心病属气虚血瘀者。

【出处】《民间食谱》。

180. 白果马齿苋鸡蛋方

【组成】鲜马齿苋60g，白果仁7枚，鸡蛋2枚。

【用法】将鸡蛋打碎，取其蛋清。将马齿苋、白果仁两味合捣成泥，入蛋清调匀，以极沸水冲之即可。每日空腹服1剂，连服4～5日。

【功效】清热利湿止痒。

【主治】糖尿病并发外阴炎属肝经湿热者。

【出处】《和剂局方》。

181. 何首乌蛋

【组成】鸡蛋2枚，何首乌60g。

【用法】将鸡蛋与何首乌加水同煮，蛋熟去壳再煮片刻即成。

【功效】滋阴生津，润肠通便。

【主治】阴亏燥结型糖尿病便秘者。

【出处】《糖尿病治疗学》。

182. 猪心炖参竹

【组成】沙参15g，玉竹20g，猪心1具，精盐少许，葱段20g。

【用法】将猪心洗净，同沙参、玉竹一起放入砂锅内，然后将葱洗净放入，加清水2000mL。先用武火烧沸，后改文火炖至心熟透即成，食时加盐少许。每日2次，佐餐食用，2～3日食完。

【功效】滋阴润肠，生津止渴。

【主治】阴虚津亏型糖尿病干咳，口渴，便秘，低热不退等病症。

【出处】《糖尿病饮食治疗》。

183. 金樱子蜜膏

【组成】金樱子200g，蜂蜜200g。

【用法】金樱子剖开去核，洗净，加蜂蜜，制备金樱子蜜膏。每日2次，每次服用10～15g，温开水冲服。

【功效】补肾益精。

【主治】消渴肾虚而引起的梦遗滑精，遗淋白浊，小便频数，遗尿，女子带下，并伴有神经衰弱、失眠、盗汗等症者。

【出处】《药膳食谱》。

184. 枸杞子蜜膏

【组成】枸杞子500g，白酒600g。

【用法】将枸杞子用上述白酒分3次浸泡，每次冬浸6日，夏浸3日，浸泡后的枸杞子，捣烂后以纱布挤取汁。酒液与汁合并，用小火熬成流膏，并加等量炼好的蜂蜜，放入净瓷瓶内保存，每次服10～15g，日服2次，温开水送下。

【功效】补肝肾，益精血，明目。

【主治】消渴肝肾虚损，精血不足所致腰膝酸软，头昏耳鸣，遗精；肾虚精亏，口干，尿频；精血不能上济于目之双目昏花、视力减退等病症。

【出处】《验方》。

185. 橄榄明矾方

【组成】橄榄12枚，明矾15g。

【用法】将橄榄洗净，用小刀在其上割数条纵纹，明矾研末揉入割纹内。每日5～6个。橄榄含口中，咀嚼食果肉，并随之咽下唾液。

【功效】滋阴降火，利咽。

【主治】糖尿病并发咽炎属虚火者。症见咽喉肿痛，吞咽不适者。

【出处】《药膳食谱》。

186. 胡椒鸡蛋方

【组成】老人须1g，白胡椒7粒，鸡蛋1枚。

【用法】老人须煅炭研末，白胡椒研末，鸡蛋破壳去黄取蛋清，三味调匀即可。每日2次，用极沸水冲之。

【功效】益气通淋。

【主治】糖尿病并发肾盂肾炎属气虚者。症见反复发作，迁延不愈者。

【出处】《验方》。

187. 鸡冠花煲蚌肉

【组成】蚌肉200g，鸡冠花30g，调味品适量。

【用法】将鸡冠花加水煎煮1碗半，去渣，加入鲜蚌肉煮沸至熟，再加调味品即成。

每日1次，饮汤食蚌肉，连续服用3～5日。

【功效】清热解毒，利湿止带。

【主治】糖尿病并发外阴炎属湿热下注者。

【出处】《太平圣惠方》。

188. 土茯苓马蹄炖猪骨

【组成】土茯苓片（鲜者更佳）、猪骨各500g，马蹄（荸荠）200g，调味品适量。

【用法】将土茯苓片与猪骨同煎，取汁留骨，然后加入马蹄（去皮）用文火慢炖半小时，加调味品即成。每日2次，早晚佐餐食用。

【功效】清热利湿，解毒。

【主治】糖尿病并发外阴炎属湿热下注者。

【出处】《验方》。

189. 茄子方

【组成】茄子1个（约100g）。

【用法】将茄子切成小方块，用水洗后用旺

火煮熟即成。每日 1 次，早餐食用。

【功效】散寒解表。

【主治】糖尿病并发风寒型感冒。症见鼻塞声重，喉痒，咳嗽，头痛身痛者。

【出处】《验方》。

190. 米酒公鸡

【组成】公鸡 1 只，糯米酒 100g，食用油、盐各适量。

【用法】将公鸡去毛、内脏，洗净剁块，加油及少量盐炒熟，盛大碗内加米酒，隔水蒸烂即成。每日 1 次，佐餐食用。

【功效】补肾益精。

【主治】肾虚精亏型糖尿病并发性冷淡者。

【出处】《医宗金鉴》。

191. 醋豆腐方

【组成】醋 50mL，豆腐 250g，植物油 2g，葱花 10g，精盐 2g。

【用法】将油烧熟后，倒入葱花，加少许盐，而后倒入豆腐，用铲将豆腐压成泥状后翻炒，加醋，再加少许水，继续翻炒，起锅即成。每日 1 次，佐餐食用。

【功效】宣肺散寒，止咳。

【主治】糖尿病并发气管炎属风寒犯肺者。

【出处】《验方》。

192. 雪梨黑豆方

【组成】大雪梨 1 个，黑豆 50g。

【用法】将梨削去表皮，在靠梨柄处切开留作梨盖，用小勺挖去梨核。将黑豆洗净，装入梨孔内，将梨柄盖上，用竹签插牢，放在瓷盅内，再将盅放在加水的锅内，置中火上徐徐蒸炖，水沸后 40 分钟将梨取出装入盘内即成。每日 1 次，适量食用。

【功效】清热生津，润燥化痰。

【主治】热病津伤，心烦口渴，或消渴口干，噎膈反胃，大便干结，肺热或痰热咳嗽等病症。

【出处】《民间食谱》。

193. 玉竹猪心

【组成】玉竹 250g，猪心 100g，生姜 5g，葱节 10g，花椒 1g，精盐 2g，味精 1g，麻油 15g。

【用法】①将玉竹洗净，切成节，用水稍润，煎熬 2 次，收取药液 1000mL。②将猪心破开，洗净血水，与药液、生姜、葱、花椒同置锅内，在火上煮到猪心六成熟时，捞出晾凉。③将猪心放在卤汁锅里，用文火煮熟捞起，揩净浮沫。在卤汁锅内放入盐、味精和麻油，加热成浓汁，将其均匀地涂在猪心里外即成。每日 1 次，午餐食用。

【功效】滋阴清热，生津止渴。

【主治】糖尿病性冠心病属热邪伤阴之干咳，干呕，口渴便秘，低热不退等病症。

【出处】《民间食谱》。

194. 薏苡仁拌豆芽

【组成】薏苡仁 12g，绿豆芽 200g，葱段 10g，芝麻油 10g，味精 2g，醋 3g。

【用法】①把薏苡仁洗净，用碗盛好，放入蒸笼内蒸 40 分钟，待用。②绿豆芽放沸水锅内焯熟，待用。③把薏苡仁、绿豆放入盆内，加入醋、葱花、芝麻油，拌匀即成。每日 1 次，佐餐食用。

【功效】清热解毒，生津止渴。

【主治】热病或暑热所致的心烦，口渴，发热；湿热瘀滞，食少体倦，小便不利等病症。

【出处】《医学衷中参西录》。

195. 松子豆腐

【组成】豆腐 500g，松子仁 50g，鸡汤 500g，香菜末 50g，葱段 l0g，生姜 6g，鸡油 15g，精盐 3g，味精 1g，白糖 10g。

【用法】①将整块豆腐切成豆腐丁，放入开水锅内烫煮至浮起，捞出控净水，②锅中放入葱姜油烧至六成熟，放入白糖，用小火炒成枣红色，烹入料酒，加入鸡汤，把松子仁放入汤内，再加入精盐、白糖和味精，放入豆腐丁，用小火烤。边烤边用牙签扎，使汤汁渗入豆腐丁，待汤收干豆腐胀起后，将香菜末撒在一边即成。每日 1 次，佐餐食用。

【功效】补虚益血，润肺滑肠。

【主治】血虚阴亏，虚羸少气；肺阴不足，干咳短气，痰少而稠，消渴口干，咽痛；肠燥便秘等病症。

【出处】《百病饮食疗法》。

196. 兔炖山药

【组成】兔1只，山药100g。

【用法】将兔去毛、爪、内脏，洗净切丝，与山药同煮熟即可。每日1次，早餐食用。

【功效】益气养阴，止消渴。

【主治】糖尿病口渴，乏力，消瘦，便溏腹泻等病症。

【出处】《民间食谱》。

197. 黄精面

【组成】黄精20g，菜胆50g，豆腐干50g，酱油10g，姜5g，葱节10g，大蒜8g，精盐3g，挂面100g。

【用法】首先将黄精洗净，切成小颗粒，豆腐干切成小颗粒；菜胆洗净切颗粒；大蒜去皮，切片；葱切花，姜切丝。②炒勺放在中火上，加素油50g，烧六成熟时，把大蒜、葱、姜下锅煸香，加入鸡汤或上汤300mL，投入黄精、豆腐干、菜胆，用文火煮20分钟即可，盛入碗内。将锅置武火，加清水1000mL烧沸，把挂面下入煮至熟透，捞起碗内，将豆腐干、黄精等调料全部倒在面上，拌匀即成。每日1次，主食服用。

【功效】滋阴补血。

【主治】脾阴不足所致食少，食后腹胀，手足烦热，消渴多饮，脾胃气血不足，所致倦怠乏力，气短，面黄肌瘦等病症。

【出处】《验方》。

198. 红枣鸽肉饭

【组成】肥鸽肉250g，怀山药60g，糯米200g，黄芪25g，水发冬菇30g，党参25g，绍酒15g，红枣5枚，酱油30g，生姜5g，白糖3g，味精2g，麻油30g。

【用法】①将党参、黄芪、怀山药洗净，水煎取药汁。鸽肉切成薄片。红枣去核，冬菇片成薄片，姜切成薄片。鸽肉片放入碗内，加入绍酒，姜片、酱油5g腌渍15分钟。②将糯米洗净，入锅加清水煮沸后加入药汁、鸽肉片、冬菇片、红枣放于饭面上加盖，用小火焖熟，将酱油、味精、芝麻油调成味汁即可食用。每日2次，早晚食用。

【功效】益气健脾，补肺肾。

【主治】脾胃气虚所致饮食减少，气短乏力，腹胀，或妇女脾虚带下；肾虚所致遗精，尿频；肺气虚咳喘无力，消渴口干等病症。

【出处】《糖尿病治疗学》。

199. 枸杞子豆腐炖鱼头

【组成】枸杞子12g，莲子12g，芡实12g，薏苡仁12g，豆腐200g，鲤鱼头1只，绍酒10g，大蒜5g，精盐3g，酱油10g，生姜3g，味精2g，胡椒粉2g。

【用法】①将枸杞子、莲子、芡实、薏苡仁去杂质洗净；豆腐洗净，切成块；鱼头去鳃洗净。②把酱油、绍酒、盐抹在鱼头上，腌渍20分钟，放入炖锅内，加入莲子、枸杞子、芡实、薏苡仁、大蒜、豆腐，加入上汤或鸡汤800mL。③把炖锅置武火烧沸，再用文火炖煮至莲子、薏苡仁熟透即成。每日1次，佐餐食用。每次食鱼头50g，喝汤。

【功效】补益脾胃，滋补肝肾，固摄止渴。

【主治】脾胃虚弱，食欲减退，或泻痢不能食；脾虚腹泻或小便淋浊，妇女带下；肝肾不足所致头晕目眩，健忘失眠，耳鸣，咽干口燥，消渴多饮，烦热，盗汗，遗精，女子月经量少等病症。

【出处】《药膳食疗大全》。

200. 贝母酿梨

【组成】川贝母15g，雪梨6g，冬瓜条100g，糯米100g，冰糖100g，白矾适量。

【用法】①将糯米淘洗干净，蒸成米饭；冬瓜条切成黄豆大颗粒，川贝母打碎；白矾溶化成水。②将雪梨去皮后，由蒂把处下刀切下一块为盖，用小刀挖出梨核，浸没在白矾水内，以防变白。然后将梨在沸水中烫一下，捞出放入凉水中冲凉，再捞出放入碗内；川贝母分成六等份，分别装入雪梨中，然后上笼，沸水蒸约50分钟，至梨烂后即成。③冰糖溶化收浓汁，待梨出笼时，逐个浇在雪梨上即成。每日2次，每次吃1个雪梨。

【功效】润肺消痰，清热生津。

【主治】肺热燥咳，咳吐黄稠痰，痰黏难咳，咽痛口渴，发热，大便秘结；或热伤津液，消渴口干；或噎膈反胃等病症。

【出处】《中药保健全书》。

201. 党参葛根蒸鳗鱼

【组成】党参15g，葛根15g，鳗鱼1尾（500g），绍酒10g，葱10g，生姜5g，精盐3g，酱油10g，味精2g。

【用法】①把鳗鱼洗净，去内脏；党参、葛根切成薄片；葱切成段，姜切成片。②把鳗鱼放在蒸盆内，加入盐、葱、姜、酱油、绍酒，拌匀腌渍30分钟，放入党参、葛根，加入上汤300mL。③把鳗鱼蒸盆置于蒸笼内，用武火大气蒸30分钟即成。每日1次，佐餐食用。

【功效】健脾益胃，益气补血。

【主治】消渴脾胃虚弱所致胸痞，食欲不振，泄泻及呕吐；热伤津液，身热口渴；气血不足之少气懒言，倦怠乏力等病症。

【出处】《验方》。

202. 海参猪胰蛋

【组成】海参5g，猪胰1具，鸡蛋1枚，酱油5g。

【用法】将海参泡发切片，与猪胰同炖，烂熟后，将鸡蛋去壳放入，加酱油调味。

【功效】滋阴清热，润燥。

【主治】消渴阴虚燥热型之口干咽燥，或烦渴多饮，小便量多，大便干燥，急躁易怒，盗汗等病症。

【出处】《民间验方》。

203. 砂仁怀山炒鲜藕

【组成】砂仁6g，山药10g，鲜藕200g，瘦肉50g，生粉15g，鸡蛋1个，精盐5g，酱油10g，葱段10g，生姜5g，素油30g。

【用法】①把藕洗净，切丝；山药洗净，发透切丝；砂仁去壳烘干，打成细粉，猪瘦肉洗净，切丝。把猪肉、生粉、盐、酱油、葱、姜同放碗内，加入鸡蛋、水，拌成稠状体。②把炒勺置武火，加入素油，烧六成熟时，加入猪肉炒变色，投入鲜藕丝，山药丝炒熟即成。每日1次，佐餐食用。

【功效】健脾胃，清肺热。

【主治】消渴脾胃虚弱，消化不良，少食腹泻，或妇女脾虚带下；热邪犯肺、阴津被伤致干咳无痰，或痰少而黏，咽干口渴，心烦不宁，盗汗等病症。

【出处】《饮食治百病》。

204. 虫草芡实炖老鸭

【组成】冬虫夏草10g，芡实30g，老鸭1只，葱段10g，生姜3g，绍酒10g，精盐2g。

【用法】①把老鸭宰杀后，除去毛和内脏及爪；芡实洗净，冬虫夏草用酒泡30分钟。②把绍酒、盐抹在老鸭身上，浸渍30分钟，然后把鸭放入炖锅内，把冬虫夏草、芡实放入鸭腹内，姜、葱也放入鸭腹，加入清水3000mL。④把炖锅置武火，用武火烧沸，再用文火炖煮90分钟即成。每日1次，每次吃鸭肉30～50g，喝汤，食冬虫夏草、芡实。

【功效】补肺肾，止消渴。

【主治】三消型糖尿病患者，体弱多尿，阴虚盗汗者食用更佳。

【出处】《验方》。

205. 二冬膏

【组成】天冬250g，麦冬250g，川贝母60g。

【用法】①天冬切碎，和麦冬一起加10倍量的水煮沸1小时，过滤药液，加6倍量水再煮沸半小时，过滤药液。合并两次药液，在小火上浓缩至稀流膏状（比重在1.20～1.25间）。另取蜂蜜加热，趁热用铜丝细罗（细罗在40～60目之间）过滤，先滤去死蜂等杂质，再置较大的容器中继续加热至沸，捞去浮沫及杂质，此时蜜的温度在105～110℃，蜜的颜色并无明显变化，只稍带黏性即可。②川贝母粉碎成细面（应全部通过80～100目）。先将川贝母面倒入稀流膏内，搅拌均匀，再将等量炼好的蜂蜜，边搅边加热，缓缓地倒入，煮沸后即成。每日2次，每次服用10～15g，温开水冲服。

【功效】养阴清热，润肺止咳。

【主治】消渴阴虚内热，咳嗽咽干，口渴便秘，心烦不宁，盗汗等病症。

【出处】《药膳大观》。

206. 五味子膏

【组成】五味子250g，蜂蜜适量。

【用法】五味子洗净，按二冬膏的制法，制备五味子膏。每日2次，每次服用10～15g，温开水冲服。

【功效】敛肺滋肾，生津涩精。

【主治】消渴肺气肾阴皆虚而引起的咳嗽无痰，喘息口渴，盗汗，多汗，遗精，遗尿等病症。

【出处】《药膳食谱》。

207. 加味枇杷膏方

【组成】黄梨100个，鲜竹叶100g，鲜芦根30支，老树橘红20片，荸荠50个，竹沥水适量。

【用法】黄梨、芦根、荸荠切碎，与竹叶、橘红混合一起，按二冬膏的制法，制备加竹沥水。每日2次，每次服用10～15g，用温开水冲服。

【功效】滋阴润肺生津，止咳化痰。

【主治】消渴肺热阴虚咳嗽，咽干口渴，音哑，干咳潮热有较好疗效。

【出处】《验方》。

208. 龙眼参蜜膏

【组成】党参250g，沙参125g，龙眼肉120g，蜂蜜适量。

【用法】将党参、沙参切片，与龙眼肉一起，按二冬膏的制法，制备龙眼参蜜膏。每日2次，每次服用10～15g，用温开水冲服。

【功效】补元气，清肺热。

【主治】体质虚弱，消瘦，消渴，干咳少痰，痰黏难咳，咽喉疼痛，大便秘结，小便短赤，声音嘶哑，无力身倦等症患者的滋补食疗。

【出处】《验方》。

209. 芙蓉燕窝

【组成】干燕窝25g，鸡蛋清18g，火腿丝10g，豆苗少许，鸡清汤500g，料酒10g，精盐2g，味精1g，鸡油6g，湿淀粉10g。

【用法】①将干燕窝泡开。②在鸡蛋清内加清汤200g，料酒3g，盐少许，搅匀，上蒸锅蒸熟。③做菜时用手勺把蒸好的芙蓉舀在深盘内垫底，把燕窝摆在上面。④把鸡汤90g烧开，加入味精适量，料酒6g，用湿淀粉10g勾芡浇上，撒上豆苗，火腿丝，淋上鸡油6g即可。每日2次，早晚佐餐食用。

【功效】滋阴补肺，补脾健胃。

【主治】阴虚肺燥之咳喘气逆，干咳无痰或痰少质黏，咳吐不利，失眠，消渴口干，潮热盗汗；脾虚所致纳食减少，语言气短，四肢乏力，胃脘痞满，嗳气作呃等病症。

【出处】《中药保健全书》。

210. 凉拌银耳

【组成】银耳20g，火腿丝15g，白糖6g，味精1g，精盐2g，葱段10g，香油10g。

【用法】①将银耳在凉水中洗净，发胀，并将火腿丝蒸熟。②在锅中，按1000g水1匙盐的比例，将水和盐加烧开，放入银耳，待水再开时捞出，沥干，加白糖、味精及火腿丝，拌匀。③食前加入葱花、香油少许即可。每日2次，早晚佐餐食用。

【功效】滋阴润肺，养胃阴，补虚损。

【主治】肺热或肺燥咳嗽，痰黏或无痰，或痰中带血；胃阴不足，消渴口干，大便秘结；或气血虚亏，气短懒言，倦怠乏力，消瘦等病症。

【出处】《中药保健菜谱》。

211. 消渴兔条冻

【组成】熟兔肉500g，猪肉糕100g，芦根30g，白茅根30g，沙参30g，麦冬15g，雪梨汁200g，洋菜9g，精盐3g，味精2g，酱油20g，姜汁5g，白胡椒粉1g，豆豉3g，麻油20g，冷清汤50g。

【用法】①将熟兔肉、肉糕切成条。洋菜洗净，切成短节。豆豉压成茸。精盐、酱油、胡椒粉、豆豉茸、姜汁、味精、麻油加鲜汤调成味汁。将四味中药洗净，煎成药汁，澄清去沉淀。②炒锅洗净置中火上，倒入药汁，加兔条烧开，捞入方瓷盘内，加入肉糕摆平。将洋菜、雪梨汁入锅中溶化后，慢慢淋入兔条上，待晾凉时即可。每日1次，佐餐食用，每次50g。

【功效】清胃泻热，养阴生津，止渴。

【主治】消渴胃热津伤所致口渴，以及肺热阴伤所致干咳等多种热邪伤阴之症。

【出处】《食疗大全》。

212. 清胃热冻兔

【组成】熟兔肉400g，雪梨汁150g，石膏30g，生地黄25g，知母8g，麦冬10g，牛膝10g，精盐2g，味精1g，酱油20g，麻油15g。

【用法】将熟兔肉，用刀切成薄片。将中药

煎成药汁，澄清去沉淀。将精盐、味精、麻油、清汤兑成味汁，香菜用冷水洗净，切成短节。②将锅置小火上，倾入药汁，加入兔片煮开，捞起兔片放入方瓷盘内，将兔片摆平，然后将装雪梨汁的锅移至小火溶化后，舀起淋在兔片面上，待晾凉后，置冰箱凝冻，淋上味汁即成。每日 1 次，每次吃兔肉 30g。

【功效】清胃滋阴。

【主治】消渴阴虚胃火炽盛所致烦热口渴，头痛，牙痛，吐血等病症。

【出处】《医宗金鉴》。

213. 沙参冬菇煲兔肉

【组成】南沙参 20g，冬菇 30g，兔肉 100g，绍酒 10g，酱油 10g，精盐 5g，葱节 10g，生姜 5g，马蹄 50g，鸡汤 300mL，素油 50g。

【用法】①把南沙参润透切片；冬菇发透洗净，切成片状；兔肉洗净，切成块；马蹄洗净，去皮；一切两半；葱切段，姜切片。②把锅置中火上，加入素油，六成熟时下入兔肉、绍酒、酱油、盐、葱、姜，炒片刻，加入马蹄、南沙参、冬菇，加入鸡汤，用文火煲至汤浓稠熟透即成。

【功效】润肺止咳，养胃生津。

【主治】肺阴不足所致咳嗽咽干，痰少而稠，或咳痰带血，烦热，盗汗；胃阴不足之食欲不振，噎膈反胃，消渴口干多饮，大便干结等病症。

【出处】《民间验方》。

214. 双耳滑鸡煲

【组成】白木耳 10g，黑木耳 10g，冬菇 20g，胡萝卜 100g，鸡肉 50g，素油 50g，绍酒 10g，精盐 5g，葱段 10g，生姜 3g，酱油 10g，鸡汤 300g。

【用法】①把白木耳、黑木耳发透，撕成瓣状；冬菇发透，一切两半；胡萝卜洗净，切成块；鸡肉切成块；姜切成片，葱切成花。②把素油放锅内，用中火烧六成熟时，加入鸡肉滑透捞起，然后下入葱、姜爆香，投下胡萝卜、白木耳、黑木耳，再把滑过油的鸡肉放入，加入酱油、绍酒、盐和鸡汤，用文火煲至汤稠即成。每日 1 次，佐餐食用，每次吃鸡肉 30～50g。

【功效】滋阴润肺，补益气血。

【主治】肺热或肺燥咳嗽，痰黏难咳，或痰中带血；胃阴不足，消渴口干，噎膈反胃，脘痞不畅，大便秘结，或气血不足之少气懒言，四肢倦怠等病症。

【出处】《民间验方》。

215. 菠菜姜丝

【组成】菠菜 300g，鲜生姜 25g，精盐 2g，酱油 5g，味精 0.5g，醋适量，香油 5g，花椒油 2g。

【用法】①菠菜洗净，切成段，鲜姜去皮，切细丝。②锅内加清水，置火上烧沸，加入菠菜段（略焯）。②把鲜姜丝及调料一起加入凉菠菜中，拌匀入味，即可食用。每日 2 次，早晚佐餐食用。

【功效】润燥滑肠，清热除烦，生津止渴，养肝明目。

【主治】虚人、老人大便涩滞不通，肠燥便秘；胃热口渴，消渴多饮；肝经有热，头昏烦热，眼目昏花；或夜盲症等。

【出处】《药膳食谱》。

216. 冰糖薏仁米

【组成】薏苡仁 100g，山楂糕 50g，冰糖 60g，桂花少许，细盐少许。

【用法】①先将薏苡仁用温水洗，加清水，放入笼中蒸熟，取出滗去汤汁待用。山楂切成小丁备用。②在锅中加清水 500g 左右，上火后加入冰糖、桂花、细盐、糖化汁浓时，将薏苡仁、山楂糕丁一起倒入，待漂在汤面上即成。每日 1 次，每次饮用 50g。

【功效】健脾益胃，清利湿热。

【主治】湿热留滞而引起的水肿，小便短少，或筋脉瘀阻疼痛，或白带，消渴，肺痈，腹泻等病症。

【出处】《中西医结合治疗糖尿病》。

217. 薏苡仁大蒜拌茄子

【组成】薏苡仁 20g，大蒜 15g，茄子 200g，醋 3g，盐 5g，酱油 10g，味精 2g，葱节 8g，黑芝麻油 10g。

【用法】薏苡仁上笼蒸熟；茄子洗净，切成两半，大蒜去皮，葱切花。然后把茄子放入蒸盆内，上笼蒸熟，约 30 分钟出笼，加入葱花、酱油、薏苡仁、大蒜茸、芝麻油，拌匀即成。每日 1 次，佐餐食用。

【功效】除湿健脾，清热和胃。

【主治】脾虚湿盛水肿，小便不利，呕恶厌食；唇舌干燥，消渴口干，脘痞不畅，大便秘结，小便短少等病症。

【出处】《药膳食疗全书》。

218. 南瓜煮牛肉

【组成】南瓜200g，牛肉100g，山药10g，葱10g，姜5g，绍酒15g，精盐3g，素油50g。

【用法】①将南瓜洗净，切成块；牛肉洗净，切块，姜拍松，葱切段。②把炒锅置中火上，烧热后，加入素油，把葱、姜加入炸香，随即投入牛肉，炒变色，入南瓜，加入上汤1000mL，用武火烧沸，再文火炖煮50分钟即成。每日1次，佐餐食用，每次吃南瓜50g，吃牛肉30～50g。

【功效】生津止渴，补益中气。

【主治】脾胃阴虚，咽干舌燥，消渴多饮，噎膈反胃；或脾胃虚弱所致食少，食后脘腹胀满，四肢倦怠，便溏腹泻等病症。

【出处】《验方》。

219. 南瓜薏苡仁米饭

【组成】薏苡仁20g，南瓜200g，大米50g。

【用法】把南瓜洗净，切成颗粒；薏苡仁洗净，大米淘洗干净。然后将大米、薏苡仁、南瓜同放电饭煲（或锅内），按常规煲成米饭即可。每日2次，当饭食用。

【功效】补中益气，止消渴。

【主治】脾胃虚弱所致食少，腹胀，气短懒言；脾胃阴伤所致噎膈反胃，消渴口干，大便燥结等病症。

【出处】《民间验方》。

220. 天冬黄精蒸白鸽

【组成】天冬20g，黄精20g，白鸽1只，绍酒10g，葱节10g，生姜3g，精盐5g，味精1g。

【用法】把白鸽宰杀去毛及内脏；天冬、黄精切片；葱切段，姜切丝。将绍酒、盐抹在白鸽身上，放入蒸盆内，放上黄精，加鸡汤或上汤200mL。用武火大气蒸40分钟即成。每日1次，每次食鸽肉30～50g，随意喝汤，吃黄精和天冬。

【功效】滋阴清热，滋补脾胃。

【主治】消渴阴虚内热，咳嗽咽干，口渴便秘，脾胃虚弱所致食少纳差，食后脘腹胀满，神疲乏力，头晕目眩等病症。

【出处】《百病自疗》。

221. 沙参天冬蒸鲫鱼

【组成】沙参10g，天冬10g，鲫鱼100g，绍酒10g，葱10g，姜5g，盐5g。

【用法】①把鲫鱼去腮、鳞、内脏洗净；沙参、天冬洗净切片；葱切段，姜切丝。②把天冬、沙参加水50mL，上笼蒸30分钟后取出。③将绍酒、盐抹在鱼身上，再把鱼放入蒸盆内，把天冬、沙参片放在鱼身上，连药液一同倒入鱼盆内；再把葱、姜放在鱼身上。蒸笼武火大气上蒸15分钟即成。每日1次，佐餐食用，每次吃鱼30～50g。

【功效】健脾和胃，利湿消肿。

【主治】消渴脾胃虚弱所致口渴，咽燥，大便干结；或脾虚水肿，小便不利等病症。

【出处】《验方》。

222. 补中益气糕

【组成】党参30g，黄芪25g，当归9g，白术9g，柴胡5g，升麻5g，陈皮9g，炙甘草6g，生姜5g，红枣10枚，白糖100g，鸡蛋6个。

【用法】将党参、黄芪、当归、陈皮、升麻、白术、柴胡、炙甘草、生姜、红枣去净灰渣，经过加工、烘干研成细末。②将鸡蛋打入盆内，用掸蛋机掸成泡，加入白糖继续掸泡，使蛋浆与白糖融为一体，再加入面粉、中药粉末继续掸泡，合为一体。③将蒸笼内垫上一层细草纸，安好蒸箱，将蛋浆倒入，擀平，盖上盖，用旺火蒸约15分钟，取出，翻于案板上，用刀划成20个条形方块即成。每日2次，早晚佐餐食用。

【功效】健脾益胃，益气补血。

【主治】脾胃虚弱之胸痞，食欲不振，疲倦乏力；消渴及热伤津液，气息虚弱等病症。

【出处】《食疗全书》。

223. 八宝糯米饭

【组成】糯米500g，薏苡仁30g，白扁豆50g，莲子50g，红枣20枚，核桃肉50g，龙眼肉50g，糖青梅20g，熟猪油50g，白糖50g。

【用法】①将薏苡仁、白扁豆、莲子肉用温热水泡胀，洗净；糯米淘洗干净，入笼蒸熟；红枣洗净，用温水发胀。②大蒸碗 1 个，用猪油 10g 抹入碗内，用糖青梅、龙眼肉、红枣、桃仁、莲子肉、白扁豆，薏苡仁捆成“喜”字形或“寿”字形，加入糯米饭，入笼蒸 20 分钟后，翻叩在大圆盘中间，再将熟猪油与白糖溶化后，淋在糯米饭上面即成。每日 2 次，早晚佐餐食用。

【功效】健脾养胃，滋肾益阴。

【主治】体弱，而见少食，腹胀，消渴，便溏，浮肿等症者。

【出处】《食疗宝典》。

224. 山药瓤苹果

【组成】怀山药 30g，鲜苹果 4 个，太子参 25g，糯米 60g，瓜条 150g，樱桃 100g，薏苡仁 20g，冰糖 100g，天花粉 15g。

【用法】将 4 个鲜苹果去皮，瓜蒂部揭盖，挖去核。太子参、天花粉、怀山药去净灰渣，经过加工干制成粉末。薏苡仁、糯米蒸熟。樱桃、瓜条切成小粒，共同拌制均匀，瓤入苹果中，入笼蒸熟透取出。同时，将冰糖加水熬化，淋在苹果上即成。每日 1 次，每次 30g，佐餐食用。

【功效】益气，滋阴，止渴。

【主治】脾胃虚弱或胃阴不足所致食欲不振，消化不良，腹泻，消渴口干，唇舌干燥等病症。

【出处】《经验良方》。

225. 山药蒸野鸡

【组成】野鸭 1 只（1000g 左右），怀山药 30g，党参 25g，鸡内金 15g，砂仁 10g，姜片 25g，炙甘草 6g，葱节 3 根，胡椒面 2g，绍酒 10g，清盐 10g，生鸡油 50g。

【用法】①将党参、砂仁、怀山药、鸡内金、炙甘草洗净，烘干制成粉末。将野鸭宰杀后，将血放尽，烫去毛，剖腹去内脏，洗净。②将精盐 5g，绍酒、中药末兑成汁，在鸭身内外抹均匀，放入蒸盆内，加姜片、葱节、胡椒面、鸡油，用湿绵纸封住盆口，置旺火开水笼内，蒸 2 小时至粑透即成。每日 2 次，每次吃鸡肉 30～50g，8～12 天为 1 个疗程。

【功效】补益脾胃，助消化。

【主治】脾胃气虚所致食欲不振，少气乏力，消渴，四肢倦怠，腹胀等病症。

【出处】《糖尿病治疗学》。

226. 八宝启脾蛋糕

【组成】党参 30g，白术 20g，茯苓 20g，陈皮 15g，山楂 15g，泽泻 15g，生猪油 200g，鸡蛋 300g，面粉 500g，酥桃仁 30g，樱桃 30g，黑芝麻 15g，莲子粉 50g，山药粉 50g，白糖 100g，蜜枣 50g。

【用法】①将七味中药烘干研成末。生猪油去皮，切成颗粒；蜜枣去核，与桃仁切成薄片；樱桃对剖。鸡蛋去壳打入缸内，加白糖，掸约 35 分钟，再将面粉、中药粉末、莲子粉、山药粉筛入，轻轻搅散，加入生猪油颗粒、桃片、樱桃和匀。②将木箱放入蒸笼内，箱内垫细草纸一层，舀入调好的蛋浆料，擀平，再嵌上枣片，撒上黑芝麻，用旺火沸水蒸熟。每日 2 次，早晚佐餐食用。

【功效】益气健脾，补阴益血。

【主治】脾胃虚弱所致食欲不振，倦怠乏力，大便泄泻；气阴不足所致气短懒言，消渴，心悸失眠，自汗等病症。

【出处】《药膳学》。

227. 山药包子

【组成】山药粉 100g，面粉 300g，白糖 100g，茯苓 50g，熟猪油 100g，蜜饯瓜条 50g，红橘饼 50g，发酵面 50g，苏打 5g。

【用法】①将山药粉、茯苓粉放入大碗内，加清水调成糊状，发胀后，入笼内蒸 30 分钟取出，与面粉、发酵面和清水反复揉成面团，用湿纱布盖上待其发酵，大约 2 小时，加入苏打于面团中反复揉匀，用纱布盖上约 30 分钟后，搓成长条，做成 50 个面剂，撒上面粉。②将红橘饼，瓜条切成小粒，与白糖、熟猪油揉成馅心，分成 50 个。包成包子，入笼蒸旺火开水蒸约 20 分钟即成。每日 3 次，每次吃包子 2 个。

【功效】益脾胃，补气阴，涩精气。

【主治】脾胃虚弱所致食少及消渴，尿频，遗精，遗尿等病症。

【出处】《中医食疗学》。

228. 兔肉馄饨

【组成】兔肉 120g，面粉 250g，鸡蛋 2 个，豆粉 10g，精盐 5g，味精 1g。

【用法】将兔肉剁成碎肉末，放入豆粉、鸡蛋、味精、食盐，调匀。将面粉放入盆内，加水适量，揉成面团，用擀面杖擀成薄片，切成长宽各5cm的面片。按常法包馄饨。将生馄饨放入锅内煮开后，3分钟即成。每日2次早晚佐餐食用。

【功效】补阴益血，止渴清热。

【主治】血虚所致的乳汁减少，或眩晕，夜盲；脾虚气弱或营养不良，体倦乏力；脾胃阴虚，消渴口干，便秘等病症。

【出处】《验方》。

229. 萝卜炖鲍鱼

【组成】鲜萝卜300g，干鲍鱼30g。

【用法】将鱼萝卜去皮和干鲍鱼加适量水炖熟。隔日食1次，6次为1个疗程。

【功效】滋阴清热，健脾和胃。

【主治】消渴口干咽燥，烦渴多饮，脘痞不畅，脾胃不和，饮食不消，反胃呕吐等病症。

【出处】《饮膳正要》。

230. 砂仁烧牛肉

【组成】牛肉500g，大米粉150g，党参15g，白术15g，砂仁6g，姜片5g，大枣6枚，胡椒面1g，香菜50g，蒜米20g，菜油200g，花椒面1g，姜米10g，绍酒20g，葱节10g。

【用法】①将党参、白术、砂仁加工烘干成末。大枣去核剁成茸，香菜切成短节。牛肉切成块，加精盐、绍酒、枣茸、中药末、大米粉调拌均匀。②炒锅置旺火上，下菜油烧至六成热，下肉炒炸成黄色，加鲜汤约1000g和姜米、胡椒烧开，移至小火上，待牛肉烧熟透，加葱、姜、味精、蒜米炒匀即成。每日2次，早晚佐餐食用。

【功效】补脾胃，益气血。

【主治】脾胃虚弱，消化不良，面浮足肿，或脾胃阴虚，消渴多饮等病症。

【出处】《糖尿病中医治疗学》。

231. 茼蒿炒萝卜

【组成】白萝卜200g，茼蒿100g，菜油20g，精盐2g，味精0.6g。

【用法】先将白萝卜切条，茼蒿切段，放入热油锅中，炒萝卜条七成熟时加入茼蒿，加盐、味精，熟透后即可。每日1次，佐餐食用。

【功效】健脾补中，行气消食。

【主治】肥胖型糖尿病脾虚气滞之食欲不振，纳少，食后胀满，脘腹胀痛，反胃呕吐；消渴口干，小便不利等病症。

【出处】《验方》。

232. 猪胰煲黄芪

【组成】猪胰1具，黄芪100g。

【用法】先将黄芪煎汤取汁，再与猪胰同煮，熟后调味服食。每日1剂，食肉喝汤，服7天。

【功效】补气养阴。

【主治】倦怠乏力，气短懒言，尿频量多的糖尿病患者。

【出处】《民间食谱》。

233. 猪肚黄连丸

【组成】猪肚1个，黄连200g。

【用法】将猪肚洗净去脂膜，把黄连研末放入猪肚中，用麻线扎紧，加水炖煮，至猪肚熟透，放置臼中捣烂如泥，搓成黄豆大小的药丸，晒干备用。每日3次，每次6～10g，用温水送服，半月为1个疗程。

【功效】清热补肾。

【主治】胃热型糖尿病。

【出处】《验方》。

234. 赤豆鲤鱼

【组成】赤小豆50g，陈皮10g，草果6g，鲤鱼1尾（约500g），葱段10g，姜片3g，胡椒粉3g，精盐5g。

【用法】将鲤鱼去鳞、鳃及内脏洗净，把赤豆、陈皮、草果洗净后，塞入鱼腹内，再放入盆内，加姜、葱、胡椒、盐，灌入鸡汤，上笼蒸约1.5小时，鲤鱼蒸熟可出笼。另将葱丝或绿叶蔬菜用汤略烫，投入鱼汤中即可食用。每日2次，吃鱼喝汤。

【功效】健脾解毒，利水消肿。

【主治】消渴水肿，以及黄疸脚气，小便频数等病症。

【出处】《药膳疗法》。

235. 青蛤氽鲫鱼

【组成】活鲫鱼1条（重约500g），青蛤

500g，鲜牛奶100g，香菜50g，精盐6g，料酒15g，白糖6g，米醋10g，味精1g，葱段10g，生姜5g，水淀粉15g，鸡清汤700g，熟鸡油10g，植物油200g。

【用法】①鲫鱼去鳞、鳃及内脏，洗净，用刀在鱼脊背上剞两斜刀，然后在两面抹水淀粉。取锅上旺火烧热，倒入植物油。待油烧至七成热时下大鲫鱼，两面稍煎一下，不能上色，即刻倒入鸡清汤，加入料酒、精盐、葱、姜（拍松），然后用旺火煮开，煮约15分钟后，转微火继续余煮。②将青蛤用小刷子刷洗干净后，下入开水锅中余烫一下，捞出掰开去壳，肉用凉水冲洗干净，下大鲫鱼锅内一同余煮。③待鲫鱼、青蛤肉煮熟时，下入味精、白糖、鲜牛奶。开锅后，起锅淋熟鸡油，盛入鱼盘中，加上姜、米醋和香菜即可食用。每日1次，佐餐食用，每次吃鱼肉30～50g。

【功效】温中补虚，滋阴利水。

【主治】久病体虚，腹胀水肿，消渴，小便不利等患者食用。

【出处】《经验良方》。

236. 胰脏方

【组成】猪胰30g，山药20g，何首乌15g，腐皮3块。

【用法】将猪胰切成小块，用腐皮包裹，如豌豆大小，置温水中略浸湿；另用生山药、何首乌煎汤。每日1次，用药汤送服猪胰块。

【功效】健脾益肾，以脏补脏。

【主治】脾胃虚弱，饮食减少，便溏腹泻，妇女脾虚带下；肾虚遗精，尿频量多，或遗尿，小儿疳积等病症。

【出处】《药膳疗法》。

237. 参芪清蒸羊肉

【组成】熟羊肋条肉500g，党参15g，黄氏15g，水发香菇一个，玉兰片3片，葱段8g，姜片5g，花椒2g（布包），精盐5g，味精2g，料酒15g，胡椒粉6g，鸡油20g，清汤200g。

【用法】①党参、黄芪切片，按水煮提取法提取党参、黄芪浓缩汁30mL。②将羊肉切成片。取碗一个，玉兰片、香菇、加入盐和调料，兑入清汤适量及党参、黄芪浓缩汁。用盘叩住，在旺火上蒸30分钟取出。揭去盘盖，余汁倒在锅内，锅内添入清汤，浇在羊肉上即成。每日1次，佐餐食用。每次食肉30～50g。

【功效】温中益气，健脾利水，气血双补。

【主治】脾胃虚弱，气血两亏，体倦乏力，食少，口渴，久泻，脱肛，消渴，遗精，贫血等病症。

【出处】《民间食谱》。

238. 参枣米饭

【组成】党参30g，大枣20g，江米200g，白糖60g。

【用法】①提取党参、大枣水煮浓缩汁50mL。②将大枣放在大瓷碗底，上面放淘洗干净的江米，加水适量，上屉蒸熟，叩在盘中。将党参、大枣液缩汁加白糖，溶化成浓汁，倒在枣饭上即成。每日1次，中午正餐食用。

【功效】健脾益气。

【主治】脾胃虚弱所致体倦乏力，食少，食后腹胀，腹泻；胃阴不足，噎膈反胃，消渴口干，大便干结等病症。

【出处】《中医治疗学》。

239. 凉拌鱼腥草

【组成】鱼腥草50g，味精3g，葱段10g，精盐3g，酱油10g，芝麻油5g。

【用法】①把鱼腥草洗净，用盐腌渍30分钟。②葱切花，把腌渍好的鱼腥草放入碟内，加入葱花、酱油、芝麻油、味精，拌匀即成。每日1次，佐餐食用。

【功效】清热解毒。

【主治】上下消型糖尿病患者。肺热盛，口渴明显者吃之尤宜。

【出处】《民间验方》。

240. 红枣炖兔肉

【组成】红枣20枚，兔肉200g。

【用法】选色红、肉质厚实的大红枣洗净备用。将兔肉洗净，切块，与红枣一起放入瓦锅内，隔水炖熟即可食用。每日2次，早晚佐餐食用。

【功效】补益脾胃，补血止血。

【主治】脾胃阴虚所致的身体瘦弱，消渴乏

力，四肢倦怠以及吐血，便血等病症。

【出处】《中药保健食谱》。

241. 山药炒田螺

【组成】山药 20g，田螺 50g，绍酒 10g，生姜 5g，葱节 10g，精盐 5g，酱油 10g，味精 2g，韭菜 20g，素油 30g。

【用法】①取出螺肉，洗净、切片，山药润透切丝，姜切丝，葱切段，韭菜切段。②把炒勺放中火上，加素油烧热，葱、姜先下锅内爆炒，然后加入田螺、韭菜、酱油、绍酒、盐、山药丝，炒熟加入味精即成。每日 1 次，佐餐食用。

【功效】健脾利尿，清热止渴。

【主治】脾胃气虚所致食少腹胀，水肿，小便不利，大便稀溏；胃热偏盛所致消渴喜饮水，口臭，牙龈肿痛等病症。

242. 黄酒焖鸭

【组成】鸭 1 只（约重 1600g），黄酒 150g，葱段 15g，姜块 5g，精盐 5g，味精 2g，白糖 6g，胡椒面 2g，湿淀粉 5g，酱油 30g，植物油 750g（实耗 70g）。

【用法】①用植物油把鸭子炸成黄色。②用一竹垫放在铝锅底，把鸭子肚向下放在竹垫上，加入葱、姜、黄酒、胡椒面、糖、清水，先用旺火烧开，撇去浮沫，再移小火煨烤约 3 小时。翻叩盘内，把汁收浓，勾少量水淀粉浇在鸭上即可。每日 1 次，佐餐食用。

【功效】补气健脾，养胃生津。

【主治】脾胃虚弱所致食少，食后胀满，少气懒言，四肢倦怠；或胃阴不足之唇舌干燥，消渴，呕吐，大便干结等病症。

【出处】《验方》。

243. 白扁豆丸

【组成】白扁豆 60g，蜂蜜 15g。

【用法】将白扁豆浸泡去皮为末，炼蜜为丸，如梧桐子大。每日 3 次，每次 20 丸，豆汁送下。

【功效】健脾化湿。

【主治】脾虚型糖尿病患者。

【出处】《验方》。

244. 怀山枸杞子煲苦瓜

【组成】怀山药 15g，枸杞子 12g，苦瓜 100g，葱 10g，生姜 5g，清盐 3g，酱油 10g，猪瘦肉 50g，味精 3g，鸡汤 300mL，素油 50g。

【用法】①把怀山药、枸杞子洗净；苦瓜去瓤，切块；瘦肉洗净，切块，葱块段，姜切丝。②把锅置中火上，加入素油，烧六成熟时加入猪肉，炒变色，下入苦瓜、怀山药片、枸杞子、葱段、姜丝、盐、酱油、鸡汤，用文火煲至汤稠。③起锅前加入味精拌匀即成。每日 1 次，佐餐食用，每次吃猪肉 30～50g。

【功效】补脾胃，益肺肾。

【主治】脾胃虚弱，食欲不振，纳少，食后胀满，便溏腹泻；肺虚久咳咽干；肾虚遗精，消渴多饮，尿频等病症。

【出处】《验方》。

245. 神仙鸭

【组成】净鸭 1 只（约重 1500g），莲子 50g，白果 20g，大枣 20g，人参 2g，料酒 10g，酱油 10g，精盐 3g，味精 1g，清汤 500g。

【用法】①莲子用水发胀，去外皮及心；大枣洗净去核，白果去壳，人参切薄片。将净鸭剁去脚，酱油和料酒混合后，搽在鸭的表皮和腹内，放置 2～3 小时。②将大枣、莲子、白果混合，填入鸭腹内。再把鸭子放在大海碗里，加入清汤放上人参片，上屉蒸 2.5～3 小时，鸭熟后出屉即成。每日 2 次，早晚佐餐食用，每次吃鸭肉 30～50g。

【功效】益气健脾，补气血。

【主治】脾虚食少，乏力，腹泻，血虚眩晕，心悸，或产后乳汁缺乏；胃阴虚之消渴口干，胃中嘈杂，干呕呃逆等病症。

【出处】《验方》。

246. 红杞炖鲫鱼

【组成】枸杞子 15g，活鲫鱼 3 尾（750g），香菜 6g，葱段 10g，料酒 15g，胡椒粉 2g，姜末 5g，精盐 3g，味精 2g，香油 15g，猪油 20g，清汤 600g。

【用法】①将活鲫鱼除去鳞、鳃和内脏后洗净，在鱼身上斜刀切成十字花刀；香菜切成段；香菇切成对开；姜、葱、蒜洗净后备用。将炒锅置武火，放入花生油，烧至六成熟，下鲫鱼炸成金黄色，捞出，去油。②将炒锅置武火，放入猪油、白糖炒成枣红色，下炸好的鲫鱼，同时下枸杞子、香菜、料酒、姜、葱、盐及适量清汤，烧开后移文火上煨。待汤汁已浓，鱼已熟透时将鱼捞出，放在鱼盆内，再把笋片、香菇放入汤勺内，调入味精，烧开后，撇去油沫，用水豆粉勾芡，淋上猪油，浇在鲫鱼上面即成。每日2次，早晚佐餐食用，每次吃鱼肉30～50g。

【功效】补脾开胃，益肝肾。

【主治】脾胃虚弱，少食乏力，呕吐或腹泻；脾虚水肿，小便不利；肝肾虚损，精血不足所致头晕耳鸣，腰膝酸软；肾虚精亏，消渴口干，尿频舌红等病症。

【出处】《中药保健菜谱》。

247. 泥鳅荷叶粉

【组成】泥鳅10条，干荷叶3张。

【用法】将泥鳅阴干，去头尾，烧灰，研为细末，干荷叶也研末，等量混匀。每日3次，每次10g。

【功效】滋补肾阴，生津止渴。

【主治】尿频量多，混如膏脂，头昏耳鸣的肾精亏虚型糖尿病患者。

【出处】《验方》。

248. 山药汤圆

【组成】生山药150g，糯米粉250g，白糖80g，胡椒面适量。

【用法】①将生山药蒸熟，剥皮，盛于大碗中加白糖、胡椒面，拌成泥状。②将糯米粉揉成软料，将山药馅泥成汤圆，煮熟即可。每日1次，佐餐食用。

【功效】滋阴补肾，益脾胃。

【主治】肾虚精亏，腰膝酸软，消渴口干；脾胃虚弱，体倦乏力，少食腹泻等病症。

【出处】《中药保健食谱》。

249. 太白鸭子

【组成】水盆鸭1200g，猪瘦肉80g，枸杞子10g，龙眼肉20g，鸡蛋2个，黄酒50g，面粉75g，胡椒面2g，味精2g，葱节10g，姜块10g，鲜汤800g，精盐5g。

【用法】①老肥鸭洗净，入开水内煮至断生，捞出，入蒸盆内，加姜块、葱节、枸杞子、龙眼肉、黄酒、胡椒面、鲜汤，精盐5g，用棉纸封住盆口，用旺火蒸至熟透。②将猪瘦肉剁成茸与鸡蛋、精盐（0.5g）、味精（0.3g）和清水拌制成馅，包成20个饺子煮熟。揭去湿棉纸，拣出姜、葱，加入味精，水饺围在鸭子四周即成。每日2次，早晚佐餐食用，每次食肉50g。

【功效】滋补肝肾，益心健脾。

【主治】肝肾虚损，精血不足，头昏耳鸣，健忘，失眠；肾虚精亏，消渴口干，尿频；心悸、烦躁，气短懒言，疲倦乏力等病症。

【出处】《食疗宝典》。

250. 参杞哈士蟆

【组成】干哈士蟆仁70g，党参20g，青豆25g，枸杞子15g，冰糖30g，甜酒汁30g，葱节10g，姜片10g。

【用法】①将干哈士蟆仁洗净，放入大碗内，加水500g，甜酒汁25g及葱、姜，放入蒸笼内蒸约2小时，使其发透。取出哈士蟆仁上面的黑色筋膜，大的分成小块入碗中，加清水500g，甜酒汁25g，上笼蒸2小时，再使其发透，取出放入大汤碗中。枸杞子洗净，党参烘干加工成末。②将冰糖放入大碗内，加开水350g，党参、枸杞子同入，上笼蒸化，取出除去沉淀物，倾入哈士蟆碗内，加青豆即成。每日2次，早晚佐餐食用。

【功效】补气养血，滋阴补肾。

【主治】体虚乏力，气短懒言，失眠健忘；肾虚精亏，腰膝酸软，消渴口干，尿频舌红等病症。

【出处】《食疗良方》。

251. 枸杞子蒸蛋

【组成】枸杞子15g，鸡蛋2个，熟猪油40g，精盐2g，酱油6g，味精1g，湿淀粉10g，鲜汤120g。

【用法】新鲜鸡蛋，破壳入碗中搅散，加精盐、味精、湿淀粉，用冷酸汤调散成蛋糊。枸杞子用温开水浸胀。将装蛋糊之碗放入蒸笼，用旺火开水蒸约10分钟，撒上枸杞子再蒸5分钟。熟猪油与酱油一起蒸化，淋在蛋面上即成。每日1次，佐餐食用。

【功效】补肝肾，益精血。

【主治】消渴，两目干涩，失眠多梦，腰痛，膝关节疼痛等病症。

【出处】《民间验方》。

252. 辟谷仙方

【组成】黑豆 350g，火麻仁 200g，糯米 300g。

【用法】将黑豆洗净后，蒸三遍，晒干去皮。火麻仁浸泡一宿，滤出晒干，去皮淘洗 3 遍，与黑豆淘碎为末，用糯米合成团如拳大，入甑蒸 3～5 小时后，停火冷却 5 小时，再取出，放入瓷器贮存，不令风干。每日服 1 团，当馒头食用。

【功效】健脾补肾，清热润便。

【主治】肥胖型糖尿病脾肾两虚，兼大便秘结者。

【出处】《验方》。

253. 山药枸杞子蒸鸡

【组成】净母鸡 1 只（约重 1500g），山药 30g，枸杞子 30g，水发香菇 25g，火腿片 25g，笋片 25g，料酒 50g，味精 2g，精盐 3g，清汤 1000g。

【用法】①山药、枸杞子洗净备用。净鸡去脚爪，下开水锅氽一氽取出，洗净血秽。②将鸡腹向上放在汤碗内，加入料酒、味精、清盐、清汤、山药、枸杞子，将香菇、笋片、火腿片铺在鸡面上，随即上笼蒸 2 小时左右，鸡酥烂后即成。每日 2 次，早晚佐餐食用，每次吃鸡肉 30～50g。

【功效】补肝肾，益精血，健脾胃。

【主治】肝肾虚损所致头晕耳鸣，两目干涩，腰膝酸软，肾虚精亏，消渴口干，尿频舌红；脾胃气虚所致少气懒言，四肢倦怠，食少，食后胀满等病症。

【出处】《民间验方》。

254. 五圆全鸡

【组成】净母鸡 1 只（约重 1200g），龙眼肉 15g，荔枝肉 15g，乌枣 15g，莲子肉 15g，枸杞子 15g，冰糖 20g，精盐 5g，料酒 20g，胡椒粉 2g，葱 10g，姜 5g。

【用法】将净母鸡腹部朝上放在大碗中，将龙眼肉、荔枝肉、乌枣、莲子肉、枸杞子放在碗的四周，再加上冰糖、精盐、料酒、葱、姜及清水少许，上笼蒸 2 小时，取出调好味，撒上胡椒粉即成。每日 2 次，早晚佐餐食用。

【功效】补血养阴，生津止渴。

【主治】阴血不足所致头晕目眩，耳鸣心悸，烦躁失眠，胃阴不足，消渴咽干，多食易饥，大便秘结等病症。

【出处】《经验良方》。

255. 山药炒猪腰

【组成】山药 15g，猪腰 1 只，葱 5g，生姜 5g，绍酒 15g，酱油 10g，生粉 10g，素油 30g。

【用法】①把猪腰一切两半，把白色臊腺除去，切成腰花；山药润软，切丝；葱切花，姜切丝。将猪腰放入碗内，加入生粉，水调成稠状，放入盐、绍酒。②炒锅置武火，加素油，用中火烧六成熟时。下大葱、姜，煸香，放入猪腰、山药丝，炒熟即成。每日 1 次，佐餐食用。每次吃猪腰 30～50g。

【功效】滋阴润燥，补肝滋肾。

【主治】肝肾虚所致眩晕耳鸣，健忘失眠，咽干口燥，胁痛，腰膝酸软；肾虚精亏，消渴，尿频量多，遗精，女子经少经闭，烦热，盗汗等病症。

【出处】《药膳食疗全书》。

256. 菟丝子猪肝膏

【组成】菟丝子 12g，猪肝 100g，鸡蛋 1 个，盐 5g。

【用法】把菟丝子研成末；猪肝洗净，切成薄片，用纱布绞取肝汁液。将鸡蛋打入碗内，加入猪肝汁液和菟丝子粉，加清水适量，加盐搅匀，然后把鸡蛋、猪肝汁液置蒸笼内，用武火大气蒸 25 分钟即成。每 3 天 1 次，佐餐食用。

【功效】滋补肝肾。

【主治】肝肾阴亏之头晕目眩，健忘，耳鸣，咽干口燥，消渴，腰膝酸软，遗精，烦热，盗汗等病症。

【出处】《药膳食谱》。

257. 枸杞子炒芹菜

【组成】枸杞子 20g，芹菜 200g，素油 20g，酱油 10g，精盐 5g，葱段 8g。

【用法】将枸杞子洗净，去杂质；芹菜洗净，切成段，葱切花。将炒勺置中火上，加入素油，烧热六成熟时，下入葱花煸香，随即加入芹菜、枸杞子、酱油、盐，炒熟即成。

【功效】滋补肾阴，降压降脂。

【主治】肾阴不足所致眩晕耳鸣，视力减退，腰膝酸软，形体消瘦，咽干舌燥，消渴多饮，尿频；肝经有热、肝阳上亢所致燥热不安，头痛目胀，心悸健忘等病症。

【出处】《民间食谱》。

258. 黄精蒸海参

【组成】黄精 12g，水发海参 50g，火腿肉 20g，红枣 5 枚，水发冬菇 20g，酱油 10g，盐 3g，鸡汤 200g。

【用法】把水发海参洗净，顺着切成长条；红枣洗净去核；黄精、火腿、冬菇切薄片。把海参装入蒸盆内，抹上盐、酱油，把冬菇、红枣、黄精放在海参上面，火腿放在海参旁边，加入鸡汤。然后把海参盆置蒸笼内，用武火大气蒸 45 分钟即成。每 3 日 1 次，佐餐食用，每次吃海参 25～30g。

【功效】滋补肝肾。

【主治】肾虚精亏所致消渴口干，神疲，腰膝酸软，消瘦，尿频，遗精等病症。

【出处】《普济方》。

259. 枸杞子韭菜炒虾仁

【组成】枸杞子 20g，虾仁 30g，韭菜 100g，精盐 5g，酱油 10g，生素油 30g。

【用法】将枸杞子洗净，韭菜洗净切段；虾仁洗净。把炒锅置武火烧热，加入素油，烧六成熟时，下入虾仁、韭菜、酱油、盐，炒匀，下入枸杞子盛起即成。每日 1 次，佐餐食用。

【功效】补肝肾，益气血。

【主治】消渴肝肾虚损所致头晕目眩，耳鸣，视力减退，健忘少眠，腰膝酸软，消渴口干，烦热，男子遗精，女子月经量少等。

【出处】《验方》。

260. 玉参焖鸭

【组成】鸭子 1 只（约重 1800g），玉竹 20g，沙参 20g，精盐 6g，料酒 10g，味精 2g，白糖适量，葱 10g，生姜 8g，淀粉少许，鸡汤 150g，鸡油 70g。

【用法】①用水煮提取法，提取玉竹、沙参浓缩液 40mL。将鸭子从背部劈开洗净，鸭腹向下放在瓷盆内，加入盐 5g，料酒、葱各 5g，上笼蒸 1 小时左右取出。②将鸭子脯向下放入锅内，加原汤、鸡汤、玉竹、沙参浓缩汁及调料，上火焖 5 分钟，取出后脯向上叩在圆盘内。再将汤用鸡油加淀粉勾成汁，浇在鸭子上面即成。每日 1 次，佐餐食用。

【功效】补肺滋阴。

【主治】肺阴虚咳喘、糖尿病和胃阴虚的慢性胃炎，津亏肠燥引起的大便秘结等病症。

【出处】《饮食疗法》。

261. 苦瓜菜

【组成】苦瓜 100g。

【用法】将苦瓜洗净切成丝状。每日 2 次，每次食用 50g。

【功效】除烦热，止消渴。

【主治】用于热病烦渴或暑热烦渴。

【出处】《民间食谱》。

（九）针灸方

1. 经验方

【组成】四肢末端井穴、十宣、脾俞、胰俞、肾俞。

【功效】行气活血。

【主治】糖尿病周围神经病变证属气滞血瘀型。症见局部触压痛，皮肤发紫，舌体有瘀斑，脉涩。

【临床应用】上肢重者取合谷、曲池或内关、八风；下肢重者取足三里、内庭、三阴交、八邪。主穴点刺放血。

【出处】《针灸学报》，1993，(1)：10。

2. 经验方

【组成】大椎、曲池、太溪、养老、肝俞、膈俞、胰俞、脾俞等。

【功效】清利湿热。

【主治】糖尿病周围神经病变属湿热浸淫型。

症见手足心热，心中烦热，口中烦渴，舌红苔黄腻，脉濡而数。

【临床应用】心中烦热加用大陵、内关；肝气郁滞加用太冲、悬钟。大椎、曲池用泻法先刺，太溪、养老后刺用补法。

【出处】《针灸学报》，1993，(1)：10。

3. 经验方

【组成】八风、八邪、三阴交、足三里、合谷、外关、关元、气海、脾俞、胰俞。

【功效】温阳补虚。

【主治】糖尿病周围神经病变属寒凝血虚型。症见周身畏寒，手足发冷，色青，遇寒则疾病加重，或面色苍白，舌淡少苔，脉细缓涩。

【临床应用】主穴先刺后灸，或用温针法，也可单用灸法。配穴用灸法或温针刺。

【出处】《针灸学报》，1993，(1)：10。

4. 经验方

【组成】腰俞、环跳、秩边、殷门、承山、悬钟、太溪。

【功效】通经活络，止痛。

【主治】糖尿病性坐骨神经损害。

【临床应用】环跳、秩边两穴用3～5寸针或芒针，找出针感后注意引导感传下传至足趾为佳。

【出处】《针灸学报》，1993，(1)：10。

5. 经验方

【组成】足三里、上巨虚、下巨虚、中脘、内关、胃俞、脾俞。

【功效】健脾和胃。

【主治】糖尿病致胃肠功能紊乱。症见吞咽困难，腹胀，呕吐，泄泻或便秘等。

【临床应用】除呕吐或便秘用泻法外，余均用补法，中脘用灸。腹泻重灸关元、气海；腹胀重加四满、天枢。

【出处】《针灸学报》，1993，(1)：10。

6. 经验方

【组成】关元、下巨虚、别浊平（在上巨虚下1寸）。上消加少商；中消加中脘；下消加太溪。

【功效】益气养阴。

【主治】糖尿病。

【临床应用】关元快速进针0.5寸，得气后行捻转补法；下巨虚垂直进针1.2寸，得气后，大拇指向前、食指向后捻至最大限度留针；别浊平同下巨虚；少商进针0.2寸后不施手法；中脘针尖方向向下进针1.5寸，得气后行捻转补法；太溪进针后向前捻针重，拇指向后捻针轻，捻针九次后留针。每10分钟重复上述手法1次。共治疗73例，2周1个疗程，3个疗程后痊愈31例，显效41例，无效1例，总有效率98.6%。

【出处】《中国针灸》，1997，(11)：673-674。

7. 经验方

【组成】肾俞（双）、关元、足三里（双）、三阴交（双）。

【功效】益气健脾养阴。

【主治】2型糖尿病。

【临床应用】共治疗2型糖尿病25例，10天1个疗程，3个疗程后显效20例，有效3例，无效3例，无效2例，总有效率92%。用平补平泻法，得气后留针30分钟，取针后每穴再灸10分钟。

【出处】《中国针灸》，1997，16(7)：56。

8. 经验方

【组成】肾俞、肝俞、脾俞、胃俞、涌泉、大敦、隐白、厉兑。

【功效】益气养阴。

【主治】2型糖尿病。

【临床应用】共治疗26例，10天1个疗程，8个疗程后，临床痊愈19人，好转6人，无效1人。肾俞配涌泉，肝俞配大敦，脾俞配隐白，胃俞配厉兑。四组穴位交替使用，每天使用两组，每天1次。

【出处】《湖北中医杂志》，1994，16(5)：34。

9. 经验方

【组成】关元、气海、中极、三阴交、膀胱、肾、肾上腺、尿道。

【功效】益气养阴。

【主治】糖尿病神经源性膀胱。症见排尿障碍，尿潴留，排空困难，易继发尿路感染。

【临床应用】治疗25例，全部病例经治疗2

小时左右，均自行解小便，其中最快者40分钟后小便自解。由气海进针，刺透关元至中极，用泻法强刺激捻转5分钟，留针30分钟；三阴交行快速强刺激手法，得气后留针30分钟，每5～10分钟用强刺激手法行针1次；耳穴施疾捻针2分钟，留针20分钟。

【出处】《针灸临床杂志》，1997，13（3）：16。

10. 经验方

【组成】双侧肺俞、胰俞、肾俞、内关、足三里。

【功效】益气养阴。

【主治】糖尿病。

【临床应用】共治疗29例，可明显降低血糖值。均用速刺进针法，背部俞穴以0.5～0.8寸为宜，四肢部腧穴以1.5～2.5寸为佳。留针20分钟，隔5分钟行针1次，手法用平补平泻法。

【出处】《中国针灸》，1994，（3）：9。

11. 经验方

【组成】右耳取内分泌、肺、胃、胰、缘中、肾上腺、渴点；左耳取内分泌、肺、肾、三焦、屏尖、肌点。

【功效】补益肺肾，滋阴止渴。

【主治】糖尿病。

【临床应用】共治疗86例，经1～3个月治疗后，近愈35例，显效28例，进步19例，无效4例，总有效率达95.3%。用30号1寸不锈钢毫针缓慢进针，得气后留针1小时，半小时捻针1次，每次针单侧，两耳交替，隔日1次。

【出处】《中国针灸》，1993，（1）：7。

12. 经验方

【组成】气海隔姜灸，以大炷行九阳数；三阴交针刺，平补平泻手法，留针30分钟。真阴不足，肺肾气虚配针刺照海、太渊、太溪，行补法；真阴亏损，肾阳虚衰加灸关元、命门各九壮。

【功效】益气养阴。

【主治】糖尿病神经源性膀胱。

【临床应用】共治疗41例，痊愈20例，显效12例，好转5例，无效4例。

【出处】《陕西中医》，1997，18（4）：176。

13. 经验方

【组成】三阴交。

【功效】养阴止渴。

【主治】糖尿病及其合并症。

【临床应用】多饮多渴加刺肺俞、三焦俞；多食易饥加刺足三里；腰酸痛，多尿，烦热耳鸣加刺太溪、肾俞。进针后平补平泻，以得气为度，留针30分钟，中间行针1次。共治疗30例，显效8例，好转19例，无效3例。针刺三阴交，对生理功能正常的胰脏有调节胰岛素分泌的作用，对机体的免疫功能具有一定的影响，调节血糖水平恢复正常。

【出处】《浙江中医杂志》，1993，（9）：411。

14. 经验方

【组成】足三里、三阴交、曲池。

【功效】滋阴，清热。

【主治】糖尿病及其合并症。

【临床应用】肺胃燥热，口渴多饮取鱼际、合谷，用泻法；气阴两虚，脾胃虚弱，乏力倦怠者，取中脘，气海，平补平泻法；肝肾阴虚，头晕耳鸣，取太冲、血海；阴阳两虚，多梦遗精者，取关元、中极，用补法。共治疗366例，显效179例，有效153例，无效34例。本针法对性功能、脂肪代谢、心血管功能有一定调节作用。

【出处】《浙江中医杂志》，1993，（12）：557。

15. 经验方

【组成】肺俞、脾俞、胰俞、太渊、太白、太溪。

【功效】益气养阴。

【主治】糖尿病及其合并症。

【临床应用】多饮，烦渴，口干者，泻肺俞；多食易饥便结者加泻胃俞；视力模糊加肝俞；兼有血瘀证，血糖高加膈俞；皮肤瘙痒加心俞、膈俞；自汗不止加心俞、合谷、复溜。背俞穴不留针，原穴留针15分钟，手足左右交叉配穴，留针期间行针1次。共治疗48例，显效10例，良效19例，改善12例，无效7例，总有效率85.4%。本组处方可促进胰岛素分泌，改善神经传导速度和动脉血管弹性，降低其紧张度，扩张血管，增加血流量，改善微循环。

【出处】《甘肃中医学院学报》，1987，（4）：26。

16. 经验方

【组成】足三里（双侧）、三阴交（双侧）、曲池（双侧）、肾俞、气海。

【功效】滋阴，清热。

【主治】糖尿病及其合并症。

【临床应用】口渴加支沟；善食易饥加中脘、天枢；多尿加关元。采用轻度的捻转，得气后留针30分钟，配合灸法，每穴灸5分钟，每日1次，1个月1个疗程。共治疗246例，显效154例，有效83例，无效9例，总有效率为96.3%。本组穴位的针刺疗法可直接促进胰岛β细胞的恢复，调节胰岛神经功能，降低血糖和尿糖，改善临床症状。

【出处】《中国针灸》，1991，（1）：5。

17. 经验方

【组成】曲池、阳陵泉、三阴交、关元。

【功效】养阴，清热。

【主治】糖尿病及其合并症。

【临床应用】上消加鱼际、复溜；中消加中脘、内庭；下消加带脉。平补平泻法，得气后留针20分钟，每日1次。共治疗115例，显效55例，有效40例，无效20例，总有效率达82.4%。本组穴的针刺可降低血糖，减少尿糖、尿酮，使睾丸酮、β脂蛋白下降。对患者性功能低下、排尿困难、尿潴留及心悸、血压升高等并发症有一定治疗作用，对性激素、脂肪代谢、心血管功能有一定调节作用。

【出处】《针灸学报》，1990，（1）：4。

18. 经验方

【组成】脾俞、膈俞、足三里、肺俞、胃俞、肾俞、中脘、曲池、阴陵泉、地机、丰隆、三阴交、复溜。

【功效】益气养阴，活血化瘀。

【主治】糖尿病及心脑血管并发症。

【临床应用】共治疗14例，显效7例，良效3例，改善3例，无效1例，平补平泻。本组穴位针刺可促进纤溶活性增加，降低血糖，改善微循环，纠正脂肪代谢紊乱。

【出处】《中国针灸》，1986，（1）：7。

19. 经验方

【组成】脾俞、膈俞、足三里。

【功效】健脾益气，活血化瘀。

【主治】糖尿病及其合并症。

【临床应用】多饮、烦渴口干，加肺俞、意舍、承浆；多食易饥，便结，加胃俞、丰隆；多尿，腰痛，耳鸣，心烦，潮热盗汗，加肾俞、关元、复溜；神疲乏力，少气懒言，腹泻头胀，肢体困重，加胃俞、三阴交、阴陵泉。以得气为度，留针15分钟，出针前重复运针1次再指压。共治疗24例，显效11例，良效4例，改善4例，无效5例，总有效率79.17%。本组穴治疗后可调节血糖水平复常，可调整胰岛素分子水平功能，调整中枢神经系统的控制作用，增强胰岛靶细胞受体的功能。

【出处】《中国针灸》，1983，（1）：1。

20. 经验方

【组成】气海、列缺、照海、水道、会阳、中膂、委阳。

【功效】益气养阴，利尿。

【主治】糖尿病神经源性膀胱。

【临床应用】共治疗30例，显效20例，有效7例，无效3例，总有效率90%。灸气海，余穴均用补法，留针或熏灸15分钟。本组穴可促进逼尿肌收缩，从而使膀胱内压升高，膀胱缩小，改善尿肌括约肌协调功能，从而使残余尿减少甚至消失，膀胱感觉恢复。

【出处】《上海针灸杂志》，1983，（3）：10。

21. 经验方

【组成】左耳：胰、胆、内分泌、肾、三焦、肺、脾、胃、神门；右耳：胰、胆、缘中、内分泌、肾上腺、三焦、渴点。

【功效】益气养阴，止渴。

【主治】糖尿病。

【临床应用】共治疗30例，近期痊愈15例，显效8例，进步5例，无效2例，总有效率达94%。左耳穴常规消毒，王不留行贴压，每日3次；右耳穴常规消毒，30号0.5寸针得气后留针1小时，10分钟捻针1次。

【出处】《云南中医药杂志》，1995，（1）：54。

22. 经验方

【组成】胰胆、内分泌、缘中、肾上腺、交感等。结合上、中、下消配用肺、脾、肾等。

【功效】健脾益气，滋阴止渴。

【主治】糖尿病。

【临床应用】共治疗69例，显效12例，良效15例，好转27例，无效15例，总有效率78.26%。每次选5～6穴，耳毫针捻入穴中，留针1～2小时，每隔30分钟运针1次，每次1分钟，两耳交替，隔日1次。刺激胰胆穴可通过迷走神经使胰β细胞分泌胰岛素，使完全不分泌的胰岛被激活；肾上腺、交感、肝、内分泌等穴可使胰岛素对抗胰高糖素、肾上腺β受体及交感神经的刺激，肝糖原分解的抑制加强，糖原分解减少；缘中穴相当于诺基尔的脑垂体部位。上组穴位可调整胰岛素的分子水平功能，重新调整中枢神经系统对该部的控制作用。

【出处】《甘肃中医学院学报》，1995，12（2）：40。

23. 经验方

【组成】胰俞。

【功效】滋阴清热，止渴。

【主治】糖尿病。

【临床应用】共治疗45例，显效23例，有效18例，无效4例，总有效率达91.1%。阴虚热盛型配肺俞、胃俞、大椎、合谷；气阴两虚型配肺俞、脾俞、三阴交；阴阳两虚型配脾、肝、肾俞、三阴交。除大椎、合谷用泻法外，余穴用补法，并加用艾灸。本组针法可使血清皮质醇水平不降，趋向于正常人。

【出处】《江苏中医》，1996，（1）：28。

24. 经验方

【组成】肺俞、脾俞、肾俞。

【功效】养阴益气。

【主治】非胰岛素依赖性糖尿病。

【临床应用】共治疗78例，临床治愈25例，显效35例，进步14例，无效4例，总有效率达94.9%。平补平泻，留针20分钟。

【出处】《针灸临床杂志》，1996，12（3）：20。

25. 经验方

【组成】脾俞、膈俞、足三里。

【功效】健脾益气，活血化瘀。

【主治】糖尿病。

【临床应用】共治疗24例，显效11例，良效和改善各4例，无效5例。多饮，烦渴口干加肺俞、意舍、承浆；多食易饥，便秘加肾俞、丰隆；多尿，腰痛，耳鸣，心烦，潮热，盗汗，加肾俞、关元、复溜；神倦乏力，少气懒言，腹泻头胀，肢体困乏，加胃俞、三阴交、阴陵泉。

【出处】《中国针灸》，1983，（1）：1。

26. 经验方

【组成】风池、曲池、内关、三阴交、太冲。

【功效】养阴清热，通经活络。

【主治】糖尿病性脑卒中。

【临床应用】共治疗50例，基本痊愈17例，显效27例，无效6例，总有效率88%。上肢瘫加肩三针、合谷；下肢瘫加环跳、风市、阳陵泉、足三里、昆仑；面瘫加阳白、地仓、颊车、合谷；言语謇涩加廉泉、照海、通里；阴虚阳亢加肝俞、肾俞、行间、侠溪；痰湿明显加丰隆、内关、中脘。平补平泻，或透刺及缪刺，每次留针20～30分钟。

【出处】《针灸临床杂志》，1996，12（5）：27-28。

27. 经验方

【组成】合谷、足三里、三阴交。

【功效】滋阴清热，健脾益气。

【主治】糖尿病。

【临床应用】共治疗43例，显效28例，有效13例，无效2例，总有效率达95.35%。肺热津伤加曲池、内关；胃热炽盛加内庭、地机；肾阴亏虚加阴陵泉、然谷。每次选3～4穴，交替针刺，留针30分钟，行针2次。

【出处】《湖南中医药导报》，1997，3（5）：16。

28. 经验方

【组成】大椎、合谷、足三里、三阴交、肾俞、肝俞、脾俞、膈俞、胰俞（第8胸椎棘突下，旁开 1.5 寸）、太渊、太溪、中脘。

【功效】补虚泻实，益气养阴，活血祛瘀。

【主治】2 型糖尿病。

【临床应用】①膈俞穴采用刺血拔罐，每周 1 次，以三棱针点刺 3 下，闪火法拔罐 15 分钟。②患者仰卧位。中脘、足三里、三阴交穴用 28 号 1.5 寸毫针，太溪、大渊穴用 30 号 1 寸毫针，均按常规方法刺入，提插使之有中度得气感，行捻转平补平泻手法 2 分钟，留针 30 分钟，其间行针 2 次；③患者俯卧位。大椎、合谷穴用 30 号 1.5 寸毫针，太溪穴用 30 号 1.0 寸毫针，均按常规方法刺入，胰俞、肝俞、脾俞穴用 30 号 3 寸毫针，针与皮肤成 45° 角，斜向脊椎刺入 1 ~ 1.5 寸，中度得气后，行捻转平补平泻手法 2 分钟，留针 30 分钟，其间行针 2 次。胰俞穴针柄上用 1 寸长艾条温针灸，每天治疗 1 次，20 次为 1 个疗程，仰卧位与俯卧位治疗分别隔日 1 次，疗程间隔 3 日。

【出处】《四川中医》，2002；（5）：72。

29. 经验方

【组成】水道（双）、三阴交（双）、太溪（双）、膀胱俞（双）、次髎（双）。

【功效】温补肾气，利水通闭。

【主治】糖尿病神经源性膀胱。

【临床应用】采用电针治疗，同时配合药物疗法。治疗时采用毫针双手夹持进针方法直刺进针，匀速提插捻转至患者有得气感（即有酸、麻、胀感觉）后，将 KW2-01 型康为智能电针仪的输出线分别夹持在针刺部位的毫针针柄上（腹部以双水道，同侧的三阴交、太溪各为一组线，共三组线。腰骶部以同侧的膀胱俞、次髎各为一组线，共两组线）。采用疏密波，频率为 15Hz，电流强度以患者能耐受而不痛为度。留针 30 分钟，采用疾出针，并按压针孔。每次治疗患者均取仰卧位，或俯卧位。治疗 35 分钟，5 分钟为进针、行针与出针时间，30 分钟为电针留针时间。每日治疗 1 次，5 次为 1 个疗程，共治疗 2 个疗程。两疗程间休息 2 天。药物疗法在严格控制血糖的基础上，给予患者膀胱排尿训练（耻骨上区轻叩法、屏气法、挤压法等），同时静脉运用川芎嗪 400mg/ 日，胞二磷胆碱 75mg/ 日，1 周为 1 个疗程，治疗 2 个疗程。参照国家中医药管理局 1994 年颁布的中华人民共和国中医药行业标准《中医病证诊断疗效标准》，结合 B 超检查。临床控制：自主排尿，尿潴留或尿失禁症状消失，B 超检查示膀胱内无残余尿；临床显效：自主排尿，尿潴留或尿失禁症状消失，B 超检查示膀胱内残余尿较治疗前减少 80%；临床好转：能自主排尿，但偶尔有尿潴留或尿失禁症状，B 超检查示膀胱内残余尿较治疗前仅减少 40%；无效：临床症状未有改变，B 超检查示膀胱内残余尿较治疗前无明显减少。治疗 20 例，临床控制 3 例，临床显效 11 例，临床好转 5 例，无效 1 例。

【出处】《四川中医》，2002，（5）：72。

30. 经验方

【组成】第 1 组：针刺天枢、关元、足三里止泻。针刺时直刺 1 ~ 1.5 寸，弱刺激得针感即可；取神阙穴隔盐灸法，具体方法：用食盐填平脐孔，再放上姜片（约 0.2cm 厚），上置艾炷施灸，为防皮肤灼伤，每次灸 1 炷即可。第 2 组：针刺脾俞、胃俞、肾俞、大肠俞，针法同前；取腰阳关，温针灸，方法：先直刺腰阳关穴，针尖稍向上，进针 1 寸，有针感后留针不动，剪 2cm 长艾条插入针尾，行温针灸。

【功效】温肾健脾。

【主治】糖尿病性腹泻。

【临床应用】每天上午行第 1 组治疗法，下午行第 2 组治疗法，针灸并用，针刺留针 30 分钟，7 天为 1 个疗程。治疗糖尿病性腹泻 36 例，2 个疗程内治愈 20 例，好转 14 例，无效 2 例，总有效率 94.4%。

【出处】《天津中医》，2001，（2）：56。

31. 经验方

【组成】天枢、足三里。

【功效】健脾和胃。

【主治】糖尿病性胃轻瘫。

【临床应用】患者取仰卧位，天枢穴用 1.5 寸毫针直刺，得气后，用捻转平补平泻法，不留针。足三里穴用 2 寸毫针直刺，得气后，提插捻转平补平泻法，留针 20 分钟。每日 2 次。

【出处】《湖北中医学院学报》，2001，（3）：40。

32. 经验方

【组成】手三里（双侧）、内关（双侧）、中脘、足三里（双侧）。

【功效】健脾和胃。

【主治】糖尿病性胃轻瘫患者。

【临床应用】针刺用补法，得气后留针 30 分钟，同时艾灸命门、关元穴，4 周为 1 个疗程。针灸同时配合吗丁啉口服，治疗糖尿病性胃轻瘫 25 例，获得较好疗效。

【出处】《湖南中医杂志》，2001，（2）：33。

33. 经验方

【组成】肺俞、脾俞、三焦俞、太渊、太白。

【功效】益气养血，培补脾肾。

【主治】糖尿病周围神经病变，证属气虚血痹型。症见肢体麻木不仁，肢凉刺痛，入夜疼痛加剧，得寒痛甚，得热痛减，面色不华，自汗气短，神疲倦息，舌淡苔白，脉虚细无力。

【临床应用】气虚较重加取气海、关元；血虚明显加取膈俞、血海。

【出处】《江苏中医药》，2002，（3）：30。

34. 经验方

【组成】肝俞、肾俞、脾俞、膏肓俞、太冲、太溪、太白。

【功效】滋补肝肾。

【主治】糖尿病周围神经病变证属肝肾两虚型。

【临床应用】筋脉挛急作痛加阳陵泉、梁丘；腰酸膝软加关元俞、志室。

【出处】《江苏中医药》，2002，（3）：30。

35. 经验方

【组成】足三里（双侧）、天枢（双侧）、内关（双侧）、下巨虚（双侧）、中脘。

【功效】健脾和胃。

【主治】糖尿病性胃轻瘫。

【临床应用】操作：患者平卧位，穴位常规消毒后，根据穴位所在部位选取适当长度的毫针垂直刺入穴位，中等强度刺激，得气后接上海产 G6805 电针治疗仪，选用连续波，频率为 30Hz，强度以患者能耐受为度，留针 30 分钟。同时给予吗丁啉片 10mg，每日 3 次，餐前 30 分钟口服。治疗 60 例，总有效率为 93.33%。

【出处】《河北中医》，2001，（6）：413。

36. 经验方

【组成】头针感觉区上 1/5，中 2/5。

【功效】益气养阴，通经活络。

【主治】糖尿病周围神经病变。

【临床应用】头针治疗：取穴为头针感觉区上 1/5，中 2/5，选用双侧穴位。患者采取坐位或卧位。局部常规消毒后用 26～28 号的长 1.5 寸不锈钢毫针刺入头皮穴位，针与头皮呈 30 度左右夹角，用夹持进行针法刺入帽状腱膜下，达到该区的应有深度后再接上海医用电子仪器厂生产的 G6805-1 型治疗机通电 30 分钟，强度以患者可耐受为宜。每日 1 次，10 次为 1 个疗程。每个疗程后休息 2 天，再进行下 1 个疗程。配合穴位注射：取中脘、太溪、三阴交、足三里、关元穴。用药为维生素 $B_1$100mg、维生素 B_{12} 0.1mg，将两药混合备注。局部常规消毒后，取 5mL 注射器套上 6 号针头抽取上述药液在选定穴位处垂直刺入，上下缓慢提插，待有酸、麻、胀等针感，回抽无血即可缓慢注入药液。每穴注入 0.5mL，每次取穴位 2～3 个，上述穴位交替使用。每日 1 次，10 次为 1 个疗程，每个疗程后休息 2 天，再进行下 1 个疗程。治疗 40 例，显效 27 例，有效 9 例，无效 4 例。

【出处】《中国针灸》，2001，（4）：207。

37. 经验方

【组成】脾俞、腕骨、胰俞、足三里。

【功效】健脾益气。

【主治】2 型糖尿病。

【临床应用】上消（嗜饮）加承浆，中消（多食善饥）加胃俞、中脘；下消（多尿）加复溜，口干加金津玉液，血糖过高加太白、列缺，腹胀泄泻加灸天枢，四肢酸痛加灸曲池、阳陵泉。主穴中背俞穴用弱刺激，不留针。其余诸穴均用中强刺激，得气后留针 15 分钟，隔日 1 次，10 次为 1 个疗程。

【出处】《中国针灸》，2001，（5）：307。

38. 经验方

【组成】肺俞、鱼际、内庭、中脘、曲池。

【功效】清热生津。

【主治】2型糖尿病证属脾胃燥热者。

【临床应用】针刺用泻法，同时配合耳针治疗，耳针取肺、胃、内分泌，宜强刺激。

【出处】《天津中医》，2002，（1）：55。

39. 经验方

【组成】脾俞、胃俞、大肠俞、天枢、上巨虚、内庭。

【功效】滋阴通腑。

【主治】2型糖尿病证属肠燥津伤者。

【临床应用】俞穴用平补平泻法，余穴用泻法，配合耳针治疗，耳针治疗取大肠、肺、内分泌，宜强刺激。

【出处】《天津中医》，2002，（1）：55。

40. 经验方

【组成】中脘、天枢、内庭、阴陵泉、公孙。

【功效】清热化湿。

【主治】2型糖尿病证属湿热中阻者。

【临床应用】针刺用泻法，配合耳针治疗，耳针取脾、胃、胰胆、内分泌、宜中强刺激。

【出处】《天津中医》，2002，（1）：55。

41. 经验方

【组成】太冲、肝俞、合谷、三阴交。

【功效】疏肝理气，活血化瘀。

【主治】2型糖尿病证属肝郁气滞者。

【临床应用】肝俞用平补平泻法，余穴用泻法。配合耳针治疗，耳针取肝、胰胆、内分泌、肾上腺，宜用强刺激。

【出处】《天津中医》，2002，（1）：55。

42. 经验方

【组成】脾俞、阴陵泉、中脘、足三里。

【功效】健脾益气。

【主治】2型糖尿病证属脾胃气虚者。

【临床应用】阴陵泉用平补平泻法，余穴均用补法；脾俞、中脘可加灸。耳针治疗取脾、胃、胰胆、内分泌，用弱刺激。

【出处】《天津中医》，2002，（1）：55。

43. 经验方

【组成】太冲、太溪、肝俞、肾俞、三阴交。

【功效】滋补肝肾。

【主治】2型糖尿病证属肝肾阴虚者。

【临床应用】针刺用补法，耳针取肝、肾、胰胆、内分泌，宜弱刺激。

【出处】《天津中医》，2002，（1）：56。

44. 经验方

【组成】肾俞、命门、神阙、脾俞。

【功效】温补脾肾。

【主治】2型糖尿病。

【临床应用】神阙用艾条灸10分钟，余穴用补法，或用温针灸。耳针取脾、肾、胰胆、内分泌，以弱刺激为佳。

【出处】《天津中医》，2002，（1）：55。

45. 经验方

【组成】膈俞、脾俞、足三里、三阴交。

【功效】益气养阴。

【主治】糖尿病。

【临床应用】以上主穴每次必用，临床酌加配穴。配穴：上消，渴而多饮者，加肺俞、少商、意舍、承浆；中消，消谷善饥者，加胃俞、中脘、丰隆；下消小便频数者，加肾俞、命门、关元、复溜、水泉。针刺以得气为指标，待患者对针刺有较强反应时，留针20分钟，出针前重复运针1次，手法为平补平泻，每日针刺1次，14日为1个疗程。

【出处】《针灸临床杂志》，2001，（11）：7。

46. 经验方

【组成】上星、百会、印堂、肩髃、曲池、足三里、阳陵泉。

【功效】平肝息风。

【主治】糖尿病合并短暂脑缺血发作。

【临床应用】眩晕加头维、风池；夜眠不安加四神聪、神门；烦躁者加太冲、合谷。方法：上星平刺，百会直刺，印堂斜刺，施捻转补泻法，其余穴位直刺平补平泻法，每日1次，每次30分钟，2周为1个疗程。

【出处】《中国糖尿病防治特色》。

47. 经验方

【组成】内关、人中、三阴交、极泉、尺泽、委中。

【功效】育阴潜阳，平肝息风。

【主治】糖尿病合并中风经络。

【临床应用】上肢不能伸者加曲池；手指握固者加合谷、太冲。方法：先刺双侧内关，捻转提插相组合泻法，继刺人中，用雀啄手法。其他穴位用直刺平补平泻法，每日 1 次，每次 30 分钟，2 周为 1 个疗程。

【出处】《中国糖尿病防治特色》。

48. 经验方

【组成】内关、人中、十宣。

【功效】清热开窍。

【主治】糖尿病合并中风闭证。

【临床应用】内关、人中用泻法，十宣以三棱针点刺放血，每穴出血量 1～2mL。

【出处】《中国糖尿病防治特色》。

49. 经验方

【组成】内关、人中、气海、关元、神阙、太冲、内庭。

【功效】回阳救脱。

【主治】糖尿病合并中风脱证。

【临床应用】内关、人中用泻法，气海、关元、神阙施隔附子饼灸法，太冲、内庭施补法。

【出处】《中国糖尿病防治特色》。

50. 经验方

【组成】体征对侧运动区、足运感区、感觉区。

【功效】活血通络。

【主治】糖尿病性脑血管病。

【临床应用】偏侧运动障碍，取对侧运动区；下肢瘫取对侧运动区上 1/5，对侧足运感区；上肢瘫取运动区中 2/5；面部瘫，流涎，舌㖞斜，运动性失语，取对侧运动区下 2/5。偏身感觉障碍，取对侧感觉区；下肢感觉障碍，取对侧感觉区上 1/5，对侧足运感区；上肢感觉障碍，取对侧感觉区中 2/5；头部感觉障碍，取对侧感觉区下 2/5。

【出处】《中国糖尿病防治特色》。

51. 经验方

【组成】曲池、支沟、合谷、中脘、足三里、阴陵泉、丰隆、三阴交、血海、地机、太冲。

【功效】健脾祛湿，化痰降浊，活血祛瘀。

【主治】糖尿病。

【临床应用】曲池、合谷、丰隆、地机采用徐疾提插泻法；足三里、阴陵泉、三阴交采用徐疾提插补法；中脘、血海、太冲采用平补平泻法。阿是穴用点刺放血法，碘伏消毒后，用三棱针快速点刺 1～3 针，出血量为 1～2mL。

【出处】《辽宁中医杂志》，2012，（4）：723。

第三章　糖尿病合并症方

(一)糖尿病性心脏病方

1. 通脉理气汤

【组成】太子参15g，麦冬12g，五味子10g，生地黄12g，天花粉12g，白芍12g，香附10g，香橼10g，佛手10g，丹参20g，川芎10g，三七粉0.3g。

【功效】益气养心，理气通脉。

【主治】糖尿病合并冠心病、心绞痛、糖尿病心肌病证属心气阴虚，郁瘀阻脉者。症见心痛时作，心悸气短，胸憋，疲乏无力，口干欲饮，大便偏干，舌暗红少苔或薄白苔，脉细数或细弦数。

【临床应用】上药水煎服，日1剂，分2次服。

【出处】《糖尿病（消渴病）中医诊治荟萃》。

2. 疏化活血汤

【组成】紫苏梗10g，香附10g，乌药10g，厚朴10g，陈皮10g，半夏10g，草豆蔻10g，太子参12g，白术12g，茯苓12g，川芎10g，丹参20g，白芍12g。

【功效】疏气化痰，益气通脉。

【主治】糖尿病性心脏病证属心脾不足，痰气阻脉。症见心痛时作，心悸气短，乏力，胸胁苦满，脘腹痞胀，二便不爽，纳谷不佳，舌胖质淡暗，苔白厚腻，脉沉细而滑或弦滑。

【临床应用】上药水煎服，日1剂，分2次服。

【出处】《糖尿病（消渴病）中医诊治荟萃》。

3. 益气养心通脉汤

【组成】生黄芪15g，太子参（或人参）10g，麦冬12g，五味子10g，丹参20g，川芎10g，香附10g，香橼10g，佛手10g，白芍12g，天花粉12g。

【功效】益气养心，理气通脉。

【主治】糖尿病性心脏病心衰，证属心气阴衰，血脉瘀阻者。症见心悸，气短，气喘，活动多则诸症加重，舌暗红少津，苔薄白，脉细数。

【临床应用】上药水煎服，日1剂，分2次服。

【出处】《糖尿病（消渴病）中医诊治荟萃》。

4. 益气养心肃肺利水汤

【组成】生黄芪15g，太子参（或人参）10g，麦冬12g，五味子10g，丹参20g，川芎10g，桑白皮10g，葶苈子8g，泽泻12g，车前子12g（包煎），白芍12g，天花粉12g。

【功效】益气养心，活血通脉，泻肺利水。

【主治】糖尿病性心脏病心功能不全证属心气阴衰，血脉瘀阻，肺失肃降者。症见心悸，气短，咳喘，不能平卧，尿少，浮肿。舌暗红，苔薄白，脉细数。

【临床应用】上药水煎服，日1剂，分2次服。

【出处】《糖尿病（消渴病）中医诊治荟萃》。

5. 益气活血疏肝健脾汤

【组成】生黄芪15g，太子参10g，麦冬12g，五味子10g，丹参20g，川芎10g，香附10g，白术12g，茯苓12g，川楝子10g，泽泻12g，桃仁10g，红花10g，车前子12g，白芍12g，天花粉12g。

【功效】益气养心，活血通脉，疏肝健脾。

【主治】糖尿病性心脏病证属心气衰微，血脉瘀阻，肝失疏泄，脾失健运者。症见心悸，气短，胁胀痛，肋下痞块，脘腹胀满，下肢肿，尿少，大便溏或不爽，舌暗红，苔薄白，脉细数。

【临床应用】上药水煎服，日1剂，分2次服。

【出处】《糖尿病（消渴病）中医诊治荟萃》。

6. 补心益肾利尿汤

【组成】生黄芪15g，太子参15g，麦冬12g，五味子10g，丹参20g，川芎10g，生地黄12g，山茱萸10g，附子6g，肉桂6g，胡芦巴10g，车前子10g（包煎），泽泻12g。

【功效】补益心肾，通脉利水。

【主治】糖尿病性心脏病心功能不全，证属心气衰微，血脉瘀阻，肾失开合者。症见心悸，气短，咳喘不能平卧，尿少水肿，头晕，耳鸣，腰酸腿软，面目黧黑，甚则肢冷怕凉。

【临床应用】上药水煎服，日1剂，分2次服。

【出处】《糖尿病（消渴病）中医诊治荟萃》。

7. 天王补心丹加味

【组成】生地黄15g，玄参15g，天冬10g，麦冬10g，黄连6g，牡丹皮10g，当归10g，丹参30g，酸枣仁15g，远志10g，五味子10g，柏子仁10g，天花粉15g。

【功效】滋阴清热，养心安神。

【主治】糖尿病性心脏病证属阴虚燥热者。症见心悸易惊，心烦失眠，口干咽燥，大便干结，五心烦热，或烦渴多饮，或消谷善饥，舌红少苔，脉沉细数。

【临床应用】水煎服，日1剂，分2次服。心血亏虚，心气不足而见心动悸，脉结代者，可用炙甘草汤益气养血，滋阴复脉；肝肾阴虚，腰膝酸软，眩晕耳鸣者，可用一贯煎合酸枣仁汤滋养肝肾，养心安神；兼有肝郁气滞者加四逆散以疏肝理气；便秘加瓜蒌、酒大黄以通腑；口干多饮加生石膏、知母，倍用天花粉。

【出处】《糖尿病（消渴病）中医诊治荟萃》。

8. 生脉散加味

【组成】太子参15g，麦冬10g，五味子10g，生地黄15g，何首乌12g，黄精30g，丹参30g，葛根10g，天花粉20g，酸枣仁12g。

【功效】益心气，养心阴。

【主治】糖尿病性心脏病证属气阴两虚，心脉失养者。症见胸闷心悸，气短乏力，口干，便干或兼五心烦热，或自汗，舌胖质暗，苔白，脉沉细。

【临床应用】水煎服，日1剂，分2次服。若心绞痛发作时加降香、香橼、延胡索理气活血止疼；若气滞明显可加香橼、瓜蒌、玫瑰花、绿萼梅理气之品；若火邪热结胸中，心中灼痛，口干烦躁，大便不通者，可用小陷胸汤合增液承气汤；若心悸，烦躁，舌红，可加黄连、牡丹皮、栀子以清热除烦。

【出处】《糖尿病（消渴病）中医诊治荟萃》。

9. 生脉瓜蒌薤白汤

【组成】人参10g（另煎兑服），五味子10g，麦冬10g，瓜蒌20g，薤白10g，桂枝10g，陈皮10g，半夏10g，当归10g，丹参30g，佛手10g。

【功效】益气助阳，化痰祛瘀。

【主治】糖尿病性心脏病证属心阳虚，痰瘀互结者。症见胸闷心悸，或心前压痛，畏寒肢冷，气短乏力，舌胖暗，苔白腻，脉沉滑或结代。

【临床应用】水煎服，日1剂，日2次服。若痰浊化热者，可用黄连温胆汤加石菖蒲、郁金以清化痰热；若兼水肿，可加益母草、泽泻、猪苓、茯苓以活血利水消肿。

【出处】《中国糖尿病防治特色》。

10. 生脉葶苈利水方

【组成】人参10g，黄芪30g，麦冬10g，五味子10g，葶苈子30g，猪苓、茯苓各30g，泽泻15g，桑白皮12g，桂枝10g，当归10g，车前子15g。

【功效】益气养心，肃肺利水。

【主治】糖尿病性心脏病心功能不全。症见心悸气短，胸闷喘憋不得平卧，畏寒肢冷，腰膝酸软，双下肢水肿，舌胖淡暗，苔白滑，脉沉细数。

【临床应用】水煎服，日1剂，分2次服。

【出处】《中国糖尿病防治特色》。

11. 冠通汤

【组成】丹参9g，炒赤芍9g，桃仁9g，降香3g，生香附9～15g，广郁金15g，全瓜蒌15g，延胡索9g，远志3g，炙甘草3g。

【功效】活血化瘀，理气化痰。

【主治】糖尿病合并冠心病，证属痰瘀互阻，气滞血瘀者。

【临床应用】上药水煎服，日1剂，分2次服。

【出处】《当代名医临证精华》。

12. 益气活血方

【组成】生黄芪 40g，党参 30g，当归 20g，赤芍 20g，川芎 15g，红花 10g，丹参 15g，葛根 15g，麦冬 15g，五味子 10g。

【功效】益气养心，活血化瘀。

【主治】糖尿病性心脏病证属气虚血瘀者。

【临床应用】水煎服，日 1 剂，分 2 次服。

【出处】《当代名医临证精华》。

13. 定心汤

【组成】山茱萸 15g，麦冬 12g，五味子 10g，酸枣仁 15g，龙眼肉 15g，炒柏子仁 12g，生龙骨 30g，生牡蛎 30g，人参粉 6g，肉桂 3g，黄连 6g，牡丹皮 10g。

【功效】益气养阴，宁心安神。

【主治】糖尿病性心脏病。症见心悸、怔忡者。

【临床应用】水煎服，日 1 剂，分 2 次服。

【出处】《验方》。

14. 山楂槐花葛根煎

【组成】山楂 20g，槐花 10g，葛根 12g。

【功效】活血化瘀。

【主治】糖尿病性心脏病伴高血压、高脂血症者。

【临床应用】水煎代茶饮。

【出处】《验方》。

15. 经验方

【组成】生黄芪 30g，丹参 30g，灵芝 10g（研末冲服），生地黄 30g，天冬 15g，麦冬 15g，鬼箭羽 60g，生蒲黄 10g，水蛭 10g（后下），徐长卿 15g。

【功效】益气养阴，化瘀通络。

【主治】糖尿病并发冠心病、脉管炎等。

【临床应用】水煎服，每日 1 剂，分 2 次服。

【出处】《中华效方汇海》。

16. 经验方

【组成】太子参 15g，玄参 12g，生地黄 15g，生黄芪 30g，五味子 10g，麦冬 10g，丹参 30g，赤芍 15g，川芎 10g，佛手 12g，泽泻 10g，葛根 15g，天花粉 30g。

【功效】益气养阴，活血化瘀。

【主治】糖尿病性心脏病，糖尿病性视网膜病变。症见口干烦躁，视物不清，头晕，胸闷痛，时有心前区刺痛，气短乏力，倦怠，便溏，肢体疼麻，舌质紫暗，脉沉细无力。

【临床应用】水煎服，日 1 剂，分 2 次服。

【出处】《广西中医药》，1982，（1）：12。

17. 经验方

【组成】生地黄 30g，胡黄连 6g，牡丹皮 10g，生栀子 10g，玄参 18g，菟丝子 30g，知母 12g，天花粉 25g，生石膏 30g，五味子 10g，枸杞子 10g。

【功效】滋阴清热。

【主治】糖尿病合并冠心病。症见口渴乏力，多尿，胸闷胸痛，消瘦乏力，头晕耳鸣，脘腹胀痛，脉沉细。

【临床应用】水煎服，每日 1 剂，分 2 次服。

【出处】《广西中医药》，1982，（1）：122。

18. 自拟方

【组成】党参 25g，生地黄 25g，马尾连 10g，鸡血藤 10g，赤芍 18g，玉竹 18g，天花粉 18g，菟丝子 25g，红花 10g，泽泻 12g，降香 15g，郁金 18g，栀子 10g，乌梅 10g。

【功效】滋阴清热，理气活血。

【主治】糖尿病合并冠心病。症见胸闷气短，心悸水肿，口干多饮，舌红苔腻，脉弦细。

【临床应用】水煎服，日 1 剂，分 2 次服。

【出处】《杂病证治》。

19. 益气养阴活血汤

【组成】太子参 15g，生黄芪 30g，玄参 15g，生地黄 15g，五味子 10g，麦冬 10g，丹参 30g，赤芍 15g，川芎 10g，佛手 12g，泽泻 10g，葛根 15g，天花粉 30g。

【功效】益气养阴，活血化瘀。

【主治】糖尿病性心脏病，糖尿病性视网膜病变。症见口干烦躁，视物不清，头晕，胸闷痛，时有心前区刺痛，乏力气短，倦怠，便溏，肢体麻疼，面唇色暗，舌胖有齿痕，舌质紫暗，苔白，脉沉细无力。

【临床应用】水煎服，日 1 剂，分 2 次服。

【出处】《中国糖尿病医案选》。

20. 经验方

【组成】黄芪50g，山药30g，苍术12g，丹参30g，鸡内金12g，全瓜蒌30g，薤白15g，山茱萸20g，枸杞子30g，玄参30g，菊花20g，生龙骨30g，生牡蛎30g，蝉蜕12g。

【功效】益气化瘀，滋补肝肾。

【主治】糖尿病合并冠心病。症见胸闷胸痛，视物昏花，上肢及肩胛疼痛，疲乏无力，下肢酸软，小便频数，大便干燥，脉弦大。

【临床应用】水煎服，日1剂，分2次服。

【出处】《糖尿病的中医治疗》。

21. 经验方

【组成】黄连6g，瓜蒌10g，半夏10g，茯苓12g，太子参15g，丹参20g，赤芍15g，郁金10g，枳壳10g。

【功效】清心化痰，理气活血。

【主治】糖尿病合并急性心肌梗死，证属气阴两虚，痰瘀痹阻者。症见胸闷胸痛，心前区压榨痛，头晕乏力，汗出口干，心烦眠差，舌质暗红，脉细滑。

【临床应用】水煎服，日1剂，分2次服。

【出处】《中国糖尿病医案选》。

22. 自拟方

【组成】苍术10g，玄参10g，山药20g，黄芪20g，丹参15g，葛根10g。

【功效】益气养阴，活血化瘀。

【主治】糖尿病合并冠心病。

【临床应用】治疗21例，临床症状和心电图疗效分别为：显效10例、6例；有效7例、10例；无效3例、4例；加重1例、10例。有效率分别为80%、76.2%。

【出处】《中医药研究》，1994，（4）：25。

23. 自拟方

【组成】乌梅10g，天花粉12g，黄芪30g，黄精15g，黄连3g。

【功效】益气养阴，清热生津。

【主治】糖尿病合并冠心病。

【临床应用】头晕加石决明、天麻；心悸加麦冬、五味子；胸闷加瓜蒌皮、枳壳；高血压加山楂、丹参；皮肤感染加蒲公英、金银花；皮肤瘙痒加白癣皮、紫草；视力减退加菊花、蚕沙；性功能减退加杜仲、桑螵蛸；便秘加麦冬、生大黄；恶心呕吐加半夏；尿黄浊有热臭味加萆薢、车前草。

【出处】《浙江中医杂志》，1993，（2）：58。

24. 自拟方

【组成】太子参15g，麦冬12g，天冬12g，泽泻15g，葛根20g，天花粉12g，丹参20g，川芎10g，红花10g，生地黄12g，黄芪20g。

【功效】益气养阴，活血化瘀，通脉止痛。

【主治】糖尿病合并冠心病、心绞痛。

【临床应用】治疗糖尿病合并冠心病、心绞痛13例，11例心绞痛基本消失，2例症状减轻，5例缺血性ST–T改变恢复正常，8例病情稳定。

【出处】《中国医药学报》，1990，（2）：26。

25. 自拟方

【组成】太子参15g，党参10g，玄参12g，黄精12g，葛根20g，桃仁10g，枳实10g，大黄10g，皂角刺10g，红花10g，延胡索10g。

【功效】益气养阴，活血清热。

【主治】糖尿病合并冠心病。

【临床应用】治疗50例，血糖、血脂、血流变等指标及心功能治疗情况改善明显，显效14例，有效30例，无效6例，总有效率88%。

【出处】《中国医药学报》，1996，（3）：57。

26. 自拟方

【组成】玄参12g，麦冬12g，生地黄12g，枸杞子10g，川楝子10g，当归12g，川芎10g，酸枣仁10g，茯苓12g，怀山药12g，知母12g，黄连6g，地骨皮10g，天花粉12g，玉竹10g。

【功效】滋养肝肾，宁心安神。

【主治】糖尿病合并冠心病证属肝肾阴虚，心神不宁。症见形体消瘦，心悸失眠，五心烦热，头晕耳鸣，腰膝酸软，或急躁易怒，口干苦思饮，舌质红或暗红，脉弦细或细数。

【临床应用】水煎服，日1剂，分2次服。

【出处】《云南中医杂志》，1994，（3）：1。

27. 自拟方

【组成】党参12g，白术12g，茯苓12g，扁豆10g，怀山药12g，薏苡仁10g，桔梗10g，砂仁10g（打），陈皮10g，甘草10g，丹参20g，降香6g，山楂15g。

【功效】健脾益气，活血化瘀。

【主治】糖尿病合并心血管病，证属心脾气虚，心脉瘀阻者。

【临床应用】水煎服，日1剂，分2次服。

【出处】《中医杂志》，1988，（8）：64。

28. 自拟方

【组成】黄芪20g，当归12g，丹参20g，赤芍、白芍各12g，川芎10g，蚕茧10g，桃树胶10g，益母草10g。

【功效】益气养血，活血化瘀。

【主治】糖尿病合并心脑血管病。

【临床应用】水煎服，每日1剂，分2次服。

【出处】《山东中医杂志》，1983，（2）：11。

29. 自拟方

【组成】熟地黄12g，怀山药10g，山茱萸10g，茯苓12g，牡丹皮10g，泽泻12g，瓜蒌12g，天竺黄10g，丹参20g，五灵脂10g，蒲黄10g。

【功效】滋肾养阴，活血化瘀，通痹止痛。

【主治】糖尿病合并冠心病。

【临床应用】水煎服，每日1剂，分2次服。口干咽燥加天花粉、麦冬、五味子、太子参；心悸加磁石、龙骨；胸闷加郁金、檀香；早搏加茶树根、苦参；失眠加琥珀、夜交藤。

【出处】《辽宁中医杂志》，1986，（5）：19。

30. 自拟方

【组成】枳实10g，薤白10g，生地黄30g，熟地黄30g，何首乌15g，山茱萸10g，麦冬15g，玉竹10g，玄参15g，丹参15g，泽兰6g，川楝子6g，知母10g，天花粉30g。

【功效】滋补肝肾，温阳通脉。

【主治】糖尿病合并冠心病、心绞痛。

【临床应用】水煎服，每日1剂，分2次服，另加服延胡止痛散（玄参12g，丹参30g），每次服4.5g，每日3次。

【出处】《辽宁中医杂志》，1993，（8）：4。

31. 自拟方

【组成】黄芪15g，玄参12g，牡蛎10g，怀山药10g，苍术10g，丹参20g，党参10g，麦冬12g，五味子10g，茯苓12g，生地黄、熟地黄各12g，葛根10g。

【功效】益气通脉，活血降糖。

【主治】糖尿病并发冠心病。

【临床应用】水煎服，每日1剂，分2次服。另加服冠心Ⅱ号方（丹参30g，川芎15g，赤芍15g，红花15g，菊花15g，羌活10g）。

【出处】《新中医》，1986，（12）：9。

32. 自拟方

【组成】人参30g，麦冬、五味子各10g，丹参30g，赤芍10g，延胡索10g，生地黄20g，玉竹10g，玄参10g。

【功效】滋阴益气，活血降糖。

【主治】糖尿病合并急性心肌梗死。

【临床应用】兼阴虚者加天花粉、知母、黄芪、五味子、葛根、怀山药；夹寒痰者去生地黄、玉竹、玄参，加瓜蒌、薤白、半夏；夹痰热者加瓜蒌、黄连、半夏。

【出处】《北京中医》，1983，（4）：63。

33. 自拟方

【组成】黄芪、怀山药、玄参、益母草、丹参、葛根各30g，生地黄、熟地黄、杜仲、大芸、瓜蒌皮、薤白、枸杞子各20g，鸡内金、当归、苍术各15g，广木香、赤芍、川芎各10g。

【功效】益气养阴，活血降糖。

【主治】糖尿病性心脏病。

【临床应用】水煎服，每日1剂，分2次服。

【出处】《云南中医杂志》，1991，（3）：48。

34. 自拟方

【组成】黄芪15g，太子参15g，麦冬12g，五味子10g，丹参20g，葛根20g，生地黄12g，怀山药10g，川芎10g，熟地黄12g，牡蛎10g，浮小麦10g，大枣10g。

【功效】益气养阴，活血通脉，安神降糖。

【主治】糖尿病并发冠心病，气阴两虚，心脉瘀阻型。症见心悸，心烦不眠，口干思饮，五心烦热，盗汗，心前区憋闷疼痛，气短乏力，神倦，舌质暗红，少苔，脉细涩。

【临床应用】水煎服，每日1剂，分2次服。

【出处】《云南中医杂志》，1994，（3）：1。

35. 三消饮合三消散

【组成】三消饮：蚕壳20枚，黄芪30g，生地黄、益母草、赤芍各15g，干番石榴叶10g，煎汤代茶。三消散：丹参、炒黑豆、蚕蛹各200g，何首乌、枸杞子、炒核桃仁各100g，茯苓50g，川芎、鸡内金各30g，共研细末。

【功效】活血化瘀，滋养肝肾。

【主治】糖尿病合并心血管病。

【临床应用】三消散，每次20g，每日3次；三消饮冲服。合并疖肿者，合用温清饮或五味消毒饮；肢体麻木者加毛冬青、红花；心悸失眠加酸枣仁、石菖蒲、生龙骨、牡蛎；大便溏薄者加芡实、白术、怀山药、砂仁；视力模糊加菊花、谷精草、女贞子、夜明砂。

【出处】《浙江中医杂志》，1983，（9）：401。

36. 益气养阴化瘀汤

【组成】生地黄30g，玄参25g，石斛30g，玉竹20g，黄精15g，天花粉20g，黄芪30g，太子参15g，虎杖15g，丹参30g，当归15g，赤芍15g。

【功效】益气养阴，活血化瘀。

【主治】2型糖尿病合并有血管并发症，属气阴两虚兼有血瘀者。症见胸闷，气短，乏力，自汗，咽干口燥，视力模糊或减退，肢麻，舌黯有瘀斑，舌下静脉青紫或怒张，脉细数。

【临床应用】治疗56例，显效29例，有效17例，无效10例，总有效率83.9%。

【出处】《黑龙江中医药》，1988，（4）：21。

37. 消渴宁

【组成】玉竹20g，葛根20g，益母草20g，麦冬15g，炒麦芽15g，枸杞子12g，桑叶12g，牡丹皮12g，桔梗9g，泽泻9g，丹参18g。

【功效】滋阴生津，活血化瘀。

【主治】消渴血管并发症。

【临床应用】上方备齐，水煎服，日1剂，病情稳定后，可改散剂或装胶囊。本方经动物实验表明，此方可促进胰岛素分泌，明显降低血糖，降低血胆固醇，甘油三酯和β脂蛋白，增加高密度脂蛋白，明显降低各切变率下的全血黏度、血浆黏度、红细胞压积、血沉和纤维蛋白原，缩短红细胞电泳时间。

【出处】《陕西中医》，1994，15（7）：327。

38. 经验方

【组成】生黄芪、太子参、麦冬、五味子、丹参、川芎、生地黄、山茱萸、胡芦巴、肉桂、车前子、泽泻。

【功效】益气通脉，补肾利水。

【主治】糖尿病性心脏病合并心衰，证属心气衰微，血脉瘀阻，肾失开合者。症见心悸气短，咳喘不能平卧，尿少水肿，头晕，耳鸣，腰酸腿软，面目黧黑，甚而肢凉怕冷，舌质淡，脉沉细。

【临床应用】水煎服，日1剂，分2次服。

【出处】《糖尿病（消渴病）中医诊治荟萃》。

39. 保元肾气汤

【组成】人参、附子各6g，黄芪、生地黄、山茱萸、山药、茯苓、泽泻各20g，牡丹皮30g。

【功效】补气温阳，益肾调脾。

【主治】2型糖尿病合并无症状的心肌缺血。

【临床应用】共治疗38例，显效29例，有效4例，无效5例，总有效率86.8%。

【出处】《安徽中医临床杂志》，1997，9（5）：227–228。

40. 自拟方

【组成】丹参、生地黄各15g，赤芍、白芍、枳壳、当归、桃仁、郁金、延胡索、牛膝各10g，柴胡、红花、川芎、甘草各6g。

【功效】活血化瘀，通络止痛。

【主治】糖尿病并发冠心病、心绞痛。

【临床应用】水煎服，每日1剂。人参每日6g，水煎代茶频服。停服汤药，用人参30g，三七15g，自制成散剂，每次服3g，每日2次，以巩固疗效。

【出处】《实用中医药杂志》，1999，15（2）：42。

41. 化瘀养心汤

【组成】党参（或人参）、麦冬、五味子、黄芪、丹参、檀香、砂仁、当归、川芎、郁金、葛根、茯苓、炙甘草。

【功效】活血化瘀，益气养心。

【主治】糖尿病性冠心病证属气阴两伤，瘀阻心脉。症见心悸不安，寐少梦多，饥饿则心悸加重，胸闷、胸痛阵作，两胁撑作，四肢乏力，气短神疲，口干饮水不多，尿量一般，大便干，舌质暗红或有瘀点瘀斑，舌下静脉青紫纡曲，苔薄，脉细弱涩。

【临床应用】胸痛甚加失笑散、制乳香、制没药、三七粉；口渴多饮，大便干加知母、石斛、天花粉；头晕、血压高加牡蛎、牛膝；血糖高重用党参、黄芪、葛根，加山药。

【出处】《山东中医药大学学报》,1997,21(5):361。

42. 降糖生脉方

【组成】生黄芪 30g，生地黄、熟地黄各 30g，北沙参、生山楂各 15g，麦冬、五味子各 10g，天花粉 20g。

【功效】益气养阴，强心通脉。

【主治】糖尿病性冠心病、高血压，证属气阴两虚、心血不足、瘀血阻络者。症见胸闷憋气，心前区疼痛，肩背酸痛，心慌气短，头痛头晕或脉律不齐等。

【临床应用】血糖高加苍术、玄参；烘热汗出加黄芩、黄连；胸闷心痛加石菖蒲、郁金、羌活、菊花；血压高加牛膝、钩藤、夏枯草、黄芩；视物模糊加川芎、白芷、菊花、青葙子；肢体浮肿加防己、茯苓；下肢痛、麻木加鸡血藤、威灵仙；腰脊无力加狗脊、千年健。共治疗 50 例，疗程 2~4 个月，显效 25 例，有效 13 例，无效 12 例，总有效率为 76%。

【出处】《山西中医》，1997，13（2）：9。

43. 补心降糖方

【组成】红参、黄芪、葛根、苦参、当归、白芍、生地黄、麦冬、远志、炒酸枣仁。

【功效】益气养血，滋阴清热安神。

【主治】糖尿病性心功能异常，但无临床心脏病表现者。

【临床应用】治疗 50 例，获效满意。本方可明显改善糖尿病临床症状，增加心脏指数和射血分数，升高舒张早期最大血流速度，降低舒张晚期最大血流速度和射血前期 / 左室射血时间比值。

【出处】《中医药学报》，1997，25（5）：10。

44. 黄连调心汤

【组成】黄连 15g，西洋参、陈皮、当归各 12g，珍珠粉 1g（冲服），甘草 6g。

【功效】清心安神，健脾养阴。

【主治】治疗糖尿病并发心律失常，证属气阴两虚，阴阳互损者。

【临床应用】气阴两虚加黄芪 15g、麦冬 12g；血瘀痰阻加丹参 30g，石菖蒲 9g；脾胃虚弱而寒者加吴茱萸、党参各 15g。共治疗 24 例，显效 15 例，有效 7 例，无效 2 例，总有效率 91.66%。

【出处】《河南中医》，1992，12（2）：82。

45. 益气通脉汤

【组成】西洋参 8~10g，黄芪 30~60g，丹参 15~30g，麦冬 10~15g，五味子 10~15g，降香 10~15g，郁金 15~30g。

【功效】益气养阴，活血化瘀。

【主治】糖尿病并发冠心病。症见溲多色黄，善饥多食，心前区闷痛，动则加重，两下肢酸软无力，无明显多饮等病症。

【临床运用】胸痛剧者加五灵脂 10g，生蒲黄、乳香各 6g；脉沉细无力或结代，恶寒者加桂枝、炙甘草各 10g；口渴心烦，脉细数或舌干红少苔者，加生地黄 15g，知母、牡丹皮各 10g，天花粉 15g；头晕目眩者加益母草 15g，白蒺藜 12g。共治疗 30 例，3 个月后好转 17 例，显效 8 例，无效 5 例，总有效率为 85%。

【出处】《河北中医》，1990，12（3）：7–8。

46. 降糖疏心灵

【组成】炒苍术 1.25kg，甘草 2.75kg，丹参 1.75kg，怀牛膝 0.75kg，桑寄生 1.25kg，炒白芍 1.0kg，川芎 1.0kg，炙五味子 2.5kg，蒲公英 2.25kg，黄精 1.5kg，黄连 1kg，山药 1.25kg，炒白术 1.0kg，生地黄 1.5kg，泽泻 1kg，玄参 1.25kg，炒薏苡仁 1.25kg，柴胡 1.0kg，牡丹皮 1.0kg，枸杞子 1.25kg，麦冬 1.05kg，葛根 1.05kg，红参须 0.75kg，生石膏 1.25kg，茯苓 1.25kg，熟地黄

1.5kg，仙灵脾 1.25kg，黄芪 0.5kg，丹参 1.0kg，当归 1.25kg，石斛 1.0kg，山茱萸 1.25kg，知母 1.25kg，天花粉 1.5kg，沙参 1.25kg，黄芩 1.5kg。

【功效】滋阴润燥，补养心气，活血化瘀。

【主治】糖尿病合并心血管病属阴虚燥热者。

【临床运用】共治疗 40 例，临床基本治愈 4 例，显效 7 例，有效 18 例，无效 11 例，总有效率达 72.5%。

【出处】《辽宁中医杂志》，1984，(7)：32。

47. 参玉桃红汤

【组成】三七 8g，党参、黄芪、丹参、沙参各 15g，麦冬、浙贝母、天花粉各 10g，桃仁、红花各 5g，玉米须、怀山药、枳壳、杏仁各 10g。

【功效】益气养阴，化痰祛瘀。

【主治】糖尿病性冠心病、心绞痛。左前胸区疼痛，或心前区缩窄感，心悸气短，喉有痰阻，汗出，甚或四肢冰凉，舌质红，边有瘀斑瘀点，脉弦或数、结、代。

【临床运用】汗出脉微，阳欲脱之象去沙参、天花粉，加高丽参、焙附子、桂枝；痰热壅盛加安宫牛黄丸；胸闷阻塞加全瓜蒌、天竺黄；胸痛，倍三七，加蒲黄、五灵脂；口渴加西洋参，重用麦冬；口舌干燥加黄连、羚羊角。共治疗 80 例，显效 48 例，有效 28 例，无效 4 例，总有效率 95%。

【出处】《北京中医》，1996，(5)：17。

48. 糖心神煎汤

【组成】黄芪 20g，白芍、玄参、丹参、莪术各 10g，川芎、红花各 5g，制大黄 3g，生牡蛎 30g。

【功效】益气养阴，活血化瘀。

【主治】糖尿病心脏自主神经病变，证属气阴两伤者。

【临床运用】共治疗 30 例，显效 8 例，有效 14 例，无效 8 例，总有效率 73.3%。

【出处】《中国中西医结合杂志》，1997，17(10)：595。

49. 降糖益心饮

【组成】黄芪、黄精、人参、五味子、茯苓、麦冬、葛根、川芎、丹参、石菖蒲、酸枣仁。

【功效】益气养阴，活血益心。

【主治】糖尿病合并冠心病，证属气阴两虚夹瘀者。

【临床运用】气滞明显加香附、郁金、檀香；血瘀明显加赤芍、红花、桃仁；兼痰湿者加半夏、陈皮、白术；兼寒凝者加桂枝、薤白、瓜蒌皮。

【出处】《山东中医杂志》，1994，13(2)：87。

50. 降糖益心丸

【组成】炒苍术、甘草、丹参、怀牛膝、桑寄生、炒白芍、川芎、炙五味子、蒲公英、黄精、泽泻、黄连、山药、白术、生地黄、玄参、炒薏苡仁、柴胡、牡丹皮、枸杞子、麦冬、葛根、红参须。

【功效】滋阴益气，清热增液。

【主治】糖尿病并发心血管疾病。

【临床运用】共治疗 113 例，基本痊愈 23 例，显效 26 例，有效 46 例，无效 18 例，总有效率达 84.1%。

【出处】《天津中医》，1987，(1)：20。

51. 益气活血方

【组成】生黄芪 30g，茯苓、泽兰各 15g，怀山药、天花粉、丹参各 20g，葛根、川芎各 10g。

【功效】益气活血。

【主治】糖尿病无症状心肌缺血，表现为气虚及血瘀者。

【临床运用】气虚重加人参；有阴虚症状者加生地黄、麦冬、太子参；瘀血明显加丹参注射液 10~12mL 静脉点滴，每日 1 次。共治疗 18 例，显效 8 例，改善 8 例，无效 2 例，总有效率 88.69%。方可显著降低总胆固醇、甘油三酯，提高高密度脂蛋白水平，降低全血黏度、血浆比黏度、红细胞压积等。

【出处】《实用中西医结合杂志》，1994，7(1)：21。

52. 三消散（饮）

【组成】散—丹参、炒黑豆、蚕蛹各 200g，何首乌、枸杞子、炒核桃仁各 100g，茯苓 50g，川芎、炒鸡内金（研末）各 30g，每服 20g，每日 3 次。饮—蚕壳 20 枚，生黄芪 30g，生地黄、益母草、赤芍各 15g，干番石榴叶 10g，煎汤代茶饮。

【功效】养阴活血。

【主治】糖尿病心血管合并症。

【临床运用】疖肿频生，皮肤瘙痒加用温清饮或五味消毒饮；肢体麻木加毛冬青、红花；心悸失眠加酸枣仁、石菖蒲、生龙骨、生牡蛎；大便溏薄加芡实、白术、怀山药、砂仁；视力模糊加菊花、谷精草、女贞子、夜明砂。

【出处】《浙江中医杂志》，1983，18（9）：401。

53. 糖心宁胶囊

【组成】人参、黄芪、水蛭、天花粉、山药、黄连、山茱萸、荔枝核等。

【功效】益气养阴，活血通络。

【主治】糖尿病合并冠心病，证属气阴两虚，络脉瘀阻者。

【临床应用】制成浓缩胶囊服用。实验研究采用链佐菌素造高血糖大鼠模型，并对高血糖大鼠模型进行冠脉结扎术造心肌缺血模型。结果：糖心宁胶囊能显著降低高血糖模型大鼠空腹血糖，提高其胰岛素分泌能力，降低其总胆固醇（TC）、甘油三酯（TG）、低密度脂蛋白（LDL）水平，升高高密度脂蛋白（HDL）水平，并能够明显改善心肌缺血模型大鼠心肌缺血状态。结论：糖心宁胶囊具有清除脂质过氧化物、对抗或消除动脉粥样硬化斑块的作用；能显著改善冠脉左前降支结扎引起的心肌缺血大鼠的异常心电图，延长其存活时间。

【出处】《新中医》，2001，（7）：74。

54. 经验方

【组成】黄芪、山药、生地黄、玄参、丹参各30g，太子参、茯苓、白术、红花各10g，苍术、知母各15g，天花粉20g。

【功效】益气养阴活血。

【主治】糖尿病合并冠心病患者。

【临床应用】水煎服，日1剂。临床加减：烦渴多饮口干者，加沙参、麦冬；血糖较高而饥饿感明显者，加玉竹、熟地黄；尿频量多者，加益智仁、桑螵蛸；神疲乏力、气短者，重用黄芪，并可兼加人参；心烦失眠者，加五味子、酸枣仁、何首乌、钩藤、生石决明。

【出处】《湖北中医杂志》，2001，（8）：20。

55. 经验方

【组成】人参10g（或太子参20g）、麦冬、天花粉各12g，五味子、蒲黄、五灵脂各9g，生黄芪、丹参、葛根、生地黄、黄精各15g。

【功效】益气养阴，活血化瘀。

【主治】糖尿病性心脏病，证属气阴两虚，心脉瘀阻型。症见心悸气短，动则加剧，自汗乏力，口干少津，胸闷时有隐痛；或有五心烦热，失眠盗汗；舌质暗红，边有瘀点，少苔或无苔，脉沉细或细数。

【临床应用】水煎服，日1剂，临床加减：心胸痛闷甚者，可加檀香、延胡索、郁金以行气活血止痛；血瘀甚者可酌加红花、赤芍；潮热盗汗、失眠明显者，可酌情加知母、生龙骨、生牡蛎、酸枣仁等。

【出处】《实用中医药杂志》，2002，（5）：23。

56. 经验方

【组成】半夏、茯苓、枳实、蒲黄、五灵脂各10g，竹茹9g、厚朴各6g，脾虚甚者可加党参15g，白术10g，山药12g。

【功效】健脾燥湿化痰，活血祛瘀止痛。

【主治】糖尿病型心脏病，证属痰阻血瘀型。症见心胸疼痛，甚则痛引肩背，痛有定处，胸闷憋气，头晕倦怠，肢体重着，舌体胖舌质淡，苔白或厚腻，脉弦滑。

【临床应用】水煎服，日1剂。瘀血重加桃仁10g，延胡索12g；痰瘀化热可用黄连温胆汤加减。

【出处】《实用中医药杂志》，2002，（5）：23。

57. 经验方

【组成】麦冬、生地黄、丹参、郁金各15g，五味子6g，女贞子30g，山茱萸、牡丹皮各10g，山药12g；阴虚热盛加黄柏12g，知母10g。

【功效】滋阴活血，化瘀止痛。

【主治】糖尿病性心脏病，证属阴虚血瘀型。症见心悸怔忡，失眠多梦，口干咽燥，五心烦热，心胸憋闷疼痛，痛引肩痛。舌红少苔有瘀点，脉细数或结代。

【临床应用】水煎服，日1剂。心悸怔忡可用天王补心丹合炙甘草汤。

【出处】《实用中医药杂志》，2002，（5）：23。

58. 经验方

【组成】生地黄20g，五味子、人参、黄连、桔梗各6g，当归、天冬、麦冬、柏子仁、酸枣仁各10g，玄参12g，丹参15g，茯苓、远志各9g。

【功效】滋阴清热，养心安神。

【主治】糖尿病性心脏病，证属阴虚燥热，心神不宁型。症见心悸易惊，心烦失眠，口舌干燥，五心烦热，渴欲饮水，大便秘结，舌红少苔，脉沉细数。

【临床应用】水煎服，日1剂。虚热较甚可于方中加黄柏、知母以滋阴降火；心悸甚者可加用琥珀、朱砂以镇静安神；心血亏虚、心气不足而见其心动悸、脉结代者，可用炙甘草汤加减；心脾两虚而见其心悸气短，神疲乏力，纳呆便溏者，可用归脾汤加减。

【出处】《实用中医药杂志》，2002；（5）：23.

59. 经验方

【组成】茯苓、白术各30g，熟附子6g，泽泻、车前子各9g，桂枝12g。

【功效】温补心肾，活血利水。

【主治】糖尿病性心脏病，证属阴阳两虚，水气凌心型。症见胸闷憋喘，重则喘不能平卧，心悸水肿，精神萎靡，纳呆乏力，畏寒肢冷，舌质暗，舌体胖，苔白，脉沉细。

【临床应用】水煎服，日1剂。阳气衰危，四肢逆冷者可加用人参、肉桂以增强补气温阳之力；气虚失摄，阳气欲脱而见大汗淋漓，四肢厥冷，脉微欲绝者，可用参附龙牡汤以补气回阳固脱。

【出处】《实用中医药杂志》，2002，（5）：23。

60. 经验方

【组成】生黄芪、太子参（或人参）、麦冬、五味子、丹参、川芎、香附、香橼、佛手、白芍、天花粉。

【功效】益气养心，活血通脉。

【主治】糖尿病性心脏病合并心衰者。症见心悸，气短，气喘，动则加重，舌质暗红少津，苔薄白，脉细数。

【临床应用】水煎服，日1剂，分2次服。

【出处】《糖尿病（消渴病）中医诊治荟萃》。

61. 经验方

【组成】生黄芪、太子参（或人参）、麦冬、五味子、丹参、川芎、桑白皮、葶苈子、泽泻、车前子、白芍、天花粉。

【功效】益气养心，活血通脉，泻肺利水。

【主治】糖尿病性心脏病合并心衰者。症见心悸，气短，咳喘，不能平卧，尿少，浮肿。舌质暗红，苔薄白，脉细数。

【临床应用】水煎服，日1剂，分2次服。

【出处】《糖尿病（消渴病）中医诊治荟萃》。

62. 经验方

【组成】生黄芪、太子参、麦冬、五味子、丹参、川芎、香附、白术、茯苓、川楝子、泽泻、桃仁、红花、车前子、白芍、天花粉。

【功效】益气养心，活血通脉，疏肝健脾。

【主治】糖尿病性心脏病合并心衰。症见心悸，气短，胁肋胀痛，肋下痞块，脘腹胀满，肢肿，尿少，大便溏或不爽，舌质暗红，苔薄白，脉细数。

【临床应用】水煎服，日1剂，分2次服。

【出处】《糖尿病（消渴病）中医诊治荟萃》。

63. 丹参注射液

【组成】丹参提取物

【功效】活血化瘀，通脉养心。

【主治】糖尿病并合冠心病、心绞痛。症见胸闷，气短，心悸，心前区疼痛等。

【临床应用】每次用丹参注射液20mL，加入生理盐水溶液250mL静脉滴注，一日1次。

【出处】《新药说明书》。

64. 通心络胶囊

【组成】人参、水蛭、全蝎、土鳖虫、蜈蚣、蝉蜕、赤芍、冰片等。

【功效】益气活血，通络止痛。

【主治】糖尿病合并冠心病、心绞痛，证属心气虚乏、血瘀络阻者。症见胸部憋闷，刺痛，绞痛，固定不移，气短乏力，心悸自汗，舌质紫暗或有瘀斑，脉细涩或结代。亦用于糖尿病合并脑梗死恢复期，证属中风中经络，气虚血瘀络阻型，症见半身不遂，偏身麻木，口舌㖞斜。

【临床应用】每次服4粒，一日3次。

【出处】《新药说明书》。

65. 复方丹参滴丸

【组成】丹参、三七、冰片。

【功效】活血化瘀，理气止痛。

【主治】糖尿病合并冠心病，胸闷，心绞痛。

【临床应用】口服，每次 10 粒，一日 3 次，药理表明本药对心肌缺血有保护作用，可增加大鼠冠脉流量。

【出处】《新药说明书》。

66. 诺迪康胶囊

【组成】圣地红景天。

【功效】益气活血，通脉止痛。

【主治】胸痹，表现为胸闷、刺痛或隐痛，心悸气短，神疲乏力，少气懒言，头晕目眩等症，适用于糖尿病合并冠心病患者。

【临床应用】每次 1～2 粒，每日 3 次。药理研究表明，本药可：①降低心肌缺血程度和缺血范围，减少梗死面积；②改善心血管功能；③降低心肌耗氧量；④调节血液流变性，降低全血黏度；⑤抑制血小板聚集；⑥抗血栓形成；⑦降低高脂血症血清总胆固醇、甘油三酯、低密度脂蛋白，升高高密度脂蛋白。

【出处】《新药说明书》。

67. 香丹注射液

【组成】丹参、降香提取物主要成分：丹参酮、丹参素、原儿茶醛、β－没药烯等。

【功效】活血化瘀，通脉养心。

【主治】冠心病，心绞痛，脑梗死，急性脑血管病后遗症。糖尿病合并心脑血管病变也可使用。

【临床应用】静脉滴注，每次 20～30mL，用 5% 葡萄糖注射液 250～500mL 稀释后使用，血糖高者，可适量加入普通胰岛素以调整血糖。药理研究表明，本药可降低血黏度，减少血小板聚集，抑制血栓形成；抑制凝血，促进纤溶；扩张冠脉血管；改善微循环；保护心肌缺血缺氧和再灌损伤；降低血脂。

【出处】《新药说明书》。

68. 稳心降糖饮

【组成】太子参 30g，珍珠母 30g（先煎），炙甘草 15g，玄参 15g，生地黄 15g，葛根 15g，白芍 15g，五味子 15g，酸枣仁 15g，当归 15g，川芎 10g，黄连 6g。

【功效】清燥养阴，宁心安神。

【主治】糖尿病并发心律失常。

【临床应用】水煎服，每日 1 剂。气虚乏力者加黄芪、党参；脾失健运者加白术、茯苓；瘀血明显者加丹参、红花；痰浊中阻者加瓜蒌、半夏；胸阳不振者加桂枝、薤白。

【出处】《江苏中医药》，2005，（6）：20。

69. 稳心降糖饮

【组成】太子参 30g，珍珠母 30g（先煎），炙甘草 15g，玄参 15g，生地黄 15g，葛根 15g，白芍 15g，五味子 15g，酸枣仁 15g，当归 15g，川芎 10g，黄连 6g。

【功效】清燥养阴，宁心安神。

【主治】糖尿病并发心律失常。

【临床应用】水煎服，每日 1 剂。气虚乏力者加黄芪、党参；脾失健运者加白术、茯苓；瘀血明显者加丹参、红花；痰浊中阻者加瓜蒌、半夏；胸阳不振者加桂枝、薤白。

【出处】《江苏中医药》，2005，（6）：20。

70. 桂枝汤加减

【组成】桂枝 20g，白芍 20g，炙甘草 10g，生姜 10g，大枣 10g。

【功效】调和营卫。

【主治】糖尿病并发心脏自主神经病变。

【临床应用】水煎服，每日 1 剂。热毒损络者加黄连 12g，栀子 10g，牡丹皮 12g；心络瘀阻者加丹参 20g，川芎 15g，赤芍 15g；气阴两虚者加党参 15g，麦冬 20g，五味子 9g。

【出处】《中医杂志》，2016，（9）：753。

71. 经验方

【组成】丹参 20g，红花、地龙、当归、葛根各 10g，三七粉 3g，降香 6g，薤白、枳壳、太子参各 12g。

【功效】活血化瘀通络。

【主治】糖尿病合并冠心病、心绞痛。

【临床应用】水煎服，每日 1 剂。头晕目眩加天麻 12g，钩藤 20g；心胸烦闷加淡豆豉 15g，栀子 10g；失眠多梦者加酸枣仁 15g，合欢皮 12g；浮肿者加猪苓 12g，泽泻 10g。

【出处】《安徽中医学院学报》，2006，(6)：11。

72. 活血益气降糖汤

【组成】丹参 18g，黄芪 18g，川芎 12g，葛根 12g，党参 12g，麦冬 12g，熟地黄 12g，五味子 8g，白芍 8g，炙甘草 8g。

【功效】活血益气。

【主治】糖尿病合并冠心病。

【临床应用】水煎服，每日 1 剂。

【出处】《光明中医》，2017，(14)：2049。

73. 加味葛红汤

【组成】葛根 30g，红花 15g，川芎 15g，丹参 10g，当归 15g，赤芍 10g，菊花 10g，羌活 10g，党参 15g，麦冬 10g，五味子 10g，水蛭 15g。

【功效】益气宣痹，通络活血。

【主治】糖尿病合并心脏自主神经病变。

【临床应用】水煎服，每日 1 剂。

【出处】《中医杂志》，2011，(13)：1146。

74. 健脾益肾汤

【组成】党参 12g，黄芪 12g，萆薢 12g，墨旱莲 12g，山药 15g，熟地黄 15g，山茱萸 15g，白术 15g，知母 6g，黄柏 6g，陈皮 9g。

【功效】健脾益肾，逐瘀降浊。

【主治】糖尿病伴动脉粥样硬化。

【临床应用】水煎服，每日 1 剂。气虚者加太子参、黄芪各 30g；便秘者加沙参 9g，大黄 6g；头晕者加天麻 15g，半夏 9g，夏枯草 9g。

【出处】《福建中医药》，2015，(4)：22。

75. 自拟胸痹汤

【组成】瓜蒌 15g，薤白 15g，半夏 12g，熟附子 10g，先煎田七片 10g，先煎丹参 15g，人参 10g，大黄 6g，白术 15g，生姜 8g，茯苓 15g，芍药 15g。

【功效】温阳益气，化痰消瘀。

【主治】糖尿病心肾并病者。

【临床应用】水煎服，每日 1 剂。

【出处】《辽宁中医杂志》，2011，(5)：899。

76. 人参宁神汤

【组成】人参 10g，五味子 5g，茯神 15g，生地黄 15g，知母 20g，葛根 20g，天花粉 15g，竹叶 5g，甘草 5g。

【功效】养阴生津、除烦安神。

【主治】糖尿病心血管自主神经病变

【临床应用】心前区闷痛者去生地黄，加丹参 15g，红花 5g；心烦郁闭甚者去生地黄，加柴胡 5g，郁金 10g；梦寐不安、梦多者加龙骨 15g，牡蛎 15g。每日 1 剂，水煎，分 2 次服。

【出处】《湖南中医杂志》，2005，(3)：76。

77. 实脾饮加减

【组成】附子 6g，干姜 6g，茯苓 12g，白术 12g，木瓜 30g，厚朴 10g，木香 6g，草果仁 12g，大腹子 12g，甘草 6g。

【功效】温肾暖脾，行气利水。

【主治】糖尿病合并心衰脾肾阳虚证。

【临床应用】下肢肿甚加车前子 15g，冬瓜皮 30g，防己 12g，赤小豆 30g；喘逆甚者加杏仁 12g，葶苈子 15g；气短兼舌底脉络迂曲明显者加黄芪 30g，丹参 12g，桃仁 12g。诸药合煎 400mL，分 2 次餐后半小时温服，1 次 / 天。

【出处】《成都中医药大学学报》，2016，(4)：38–40。

78. 糖心平合剂

【组成】太子参 30g，麦冬 15g，五味子 9g，丹参 15g，杭白芍 18g，葛根 24g，酸枣仁 30g，芦荟 1.5g，黑郁金 9g。

【功效】益气养阴，活血通脉。

【主治】糖尿病心脏自主神经病变气阴两虚，心血瘀阻证。

【临床应用】日 1 剂，早晚分服。

【出处】《中医学报》，2010，(2)：294–296。

79. 滋膵通脉饮

【组成】北黄芪 30g，生地黄 15g，怀山药 15g，山茱萸 10g，天花粉 15g，紫丹参 15g，鬼箭羽 15g，生蒲黄 10g，酒洗地龙 10g，水蛭 5g，僵蚕 10g，全蝎（冲服）5g，北山楂 15g。

【功效】滋阴活血、通络止痛。

【主治】糖尿病性冠心病。

【临床应用】每日1剂，水煎服。

【出处】《湖南中医杂志》，2010，26（3）：9。

（二）糖尿病性脑血管病方

1. 育阴通络汤加味

【组成】生地黄20g，玄参15g，天花粉20g，石斛15g，钩藤30g，甘菊花10g，女贞子15g，桑寄生30g，枸杞子9g，赤芍、白芍各15g，丹参15g，广地龙15g。

【功效】育阴息风，化瘀通络。

【主治】糖尿病性脑血管病证属阴虚风动，瘀血阻络者。症见突发半身不遂，或偏身麻木，口角㖞斜，舌强语謇，烦躁不安，失眠，眩晕耳鸣，手足心热，烦渴多饮，易饥多食，尿赤便干，舌红绛少津或暗红，少苔或无苔，脉细数或弦细数。

【临床应用】水煎服，日1剂。若风象突出，表现较急，病情发展迅速，眩晕耳鸣者，可重用息风药，加天麻10g，潼蒺藜、白蒺藜各15g，生石决明15g；肝肾阴虚明显，失眠多梦，双目干涩，腰膝酸软无力者，可加龟甲胶10g，鹿角胶10g。

【出处】《中国糖尿病防治特色》。

2. 补阳还五汤加味

【组成】黄芪30g，党参15g，山药20g，玄参20g，麦冬15g，葛根9g，五味子15g，当归15g，川芎15g，桃仁10g，红花10g，赤芍、白芍各10g，鸡血藤30g，牛膝10g，桑寄生20g。

【功效】益气养阴，活血通络。

【主治】糖尿病性脑血管病证属气阴两虚，络脉瘀阻者。症见半身不遂，偏身麻木，或口角㖞斜，或舌强语謇，倦怠乏力，气短懒言，口干渴，自汗盗汗，五心烦热，心悸失眠，小便黄赤，大便干，舌体胖大，边有齿痕，舌苔薄或见剥脱，脉弦细无力或弦细数。

【临床应用】若气虚明显及阳虚者，可加鹿茸末1.5g冲服，以温阳化气；伴言语謇涩者，加九节菖蒲12g，郁金12g；手足肿胀加茯苓30g，桂枝10g，以健脾温阳通络。

【出处】《中国糖尿病防治特色》。

3. 化痰通络汤加味

【组成】法半夏10g，生白术10g，天麻10g，胆南星6g，丹参30g，香附15g，酒大黄5g。

【功效】化痰息风，活血通络。

【主治】糖尿病性脑血管病证属风痰瘀血痹阻脉络者。症见半身不遂，偏身麻木，口眼㖞斜，或舌强语言謇涩，头晕目眩，舌质暗淡。舌苔薄白或白腻，脉弦滑。

【临床应用】本方多用于糖尿性脑血管病急性期。病机为风痰瘀阻。故治宜化痰息风，活血通络。若风象突出，病情数变，肢体拘急不安，脉弦者，可加钩藤30g，白蒺藜10g，白僵蚕15g，以镇肝息风；若痰象明显，神志迷蒙，言语涩滞，苔白厚腻者加陈皮、茯苓、鲜竹沥以化痰，若瘀血征象明显，肢体瘫痪较重，唇舌紫暗，舌下脉络迂曲怒张，可加当归10g，川芎、赤芍、白芍、水蛭各15g，蛴螬6～10g，以破血行瘀。

【出处】《中国糖尿病防治特色》。

4. 通腑化痰汤加味

【组成】生大黄10g，芒硝10g，全瓜蒌30g，胆南星10g，丹参30g。

【功效】通腑化痰。

【主治】糖尿病性脑血管病证属痰热腑实，风痰上扰者。症见突发半身不遂，偏身麻木，口角㖞斜，言语謇涩，或神昏谵语，烦扰不宁，头晕或痰多，气粗口臭，声高气促，大便干结，三日以上未行。舌苔黄厚或黄褐而燥，脉弦滑，偏瘫侧脉弦滑而大。

【临床应用】本方用硝黄应视病情及体质而定，以大便通泻，涤除痰热积滞为度，不可过量，待腑气通后予清热化痰，活血通络，上方去硝黄加赤芍15g，鸡血藤30g；若头晕重者可加钩藤15g，珍珠母30g；若患者腑气已通，而见烦躁不安，彻夜不眠，舌红脉弦数者，可选用鲜生地黄15g，沙参10g，麦冬15g，夜交藤30g等育阴安神之品。

【出处】《中国糖尿病防治特色》。

5. 涤痰汤加味

【组成】法半夏10g，胆南星10g，枳实10g，橘红15g，党参10g，茯苓15g，石菖蒲12g，竹茹 12g，全瓜蒌 30g。

【功效】涤痰化湿，开窍醒神。

【主治】糖尿病性脑血管病变证属痰湿内蕴，蒙塞心神者。症见素体肥胖，病发神昏，半身不遂而肢体松懈瘫软不温，面白唇暗，痰涎壅盛，舌暗淡，苔白厚腻，脉沉滑或沉缓。

【临床应用】上药水煎服，送服苏合香丸 1 丸，日 2 次。若痰湿久蕴化为痰热内闭、神昏谵语，可用安宫牛黄丸冲服；若痰黄稠者加竹沥、黄芩、贝母等；若风痰闭阻，舌强语謇可加天麻、生石决明、钩藤、全蝎各 10g。

【出处】《中国糖尿病防治特色》。

6. 益气活血通络汤

【组成】生黄芪 60g，当归尾 15g，赤芍 15g，川芎 15g，桃仁 10g，红花 10g，川地龙 15g，丹参 30g，鸡血藤 30g，川牛膝 12g，炮穿山甲 10g，橘络 10g，片姜黄 10g，酒大黄 8g。

【功效】益气活血，通络活络。

【主治】糖尿病性脑血管病证属气虚血瘀者。症见半身不遂，肢体偏瘫，偏身麻木，口角㖞斜，口流清涎，言语謇涩，寡言少语，面色皖白，气短乏力，自汗出，心悸，大便溏，小便清长而多，手足肿胀，舌质暗淡，边有齿痕，舌下脉络紫暗，苔薄白或白腻，脉沉细或细弦。

【临床应用】若偏瘫肢体属低张力型，松弛无力，可加党参 30g，以增强益气乏力；病情重可加鹿茸粉 0.3g 冲服，蒸何首乌 15g，山茱萸、肉苁蓉各 10g，以补益肝肾，助阳化气；若语言不利者加石菖蒲、远志、郁金、茯苓各 10g 以祛痰开窍；若血瘀明显加活血散（三七、水蛭、蜈蚣按照 2：2：1 的比例）每服 3g，每日 3 次，以增强化瘀通络之功。

【出处】《中国糖尿病防治特色》。

7. 制豨莶至阴汤

【组成】豨莶草 30g，干地黄 9g，盐知母 12g，当归 3g，枸杞子 9g，炒赤芍 12g，龟甲 6g，牛膝 6g，甘菊花 9g，郁金 9g，丹参 9g，连翘、栀子、天花粉各 9g。

【功效】滋补肝肾，平肝潜阳，活血化瘀通络。

【主治】糖尿病合并脑血栓形成，属阴虚阳亢，内风暗动，经血瘀滞者。症见多尿，半身不遂，口角㖞斜，脉弦细而数。

【临床应用】水煎服，日 1 剂，分 2 次服。

【出处】《陕西新医药》，1977，（2）：20。

8. 补阳还五汤加减

【组成】黄芪 30g，桃仁、红花各 10g，地龙 30g，川芎、赤芍、当归各 15g，穿山甲、皂角刺各 10g，玄参 20g，木瓜 30g，片姜黄 10g，酒大黄 8g。

【功效】益气活血，滋阴通络。

【主治】糖尿病合并脑梗死，属气阴两虚，血脉瘀阻者。症见半身麻木，无肢体活动障碍，口干多饮，口苦黏腻，倦怠乏力，少气懒言，脉沉细无力。

【临床应用】水煎服，日 1 剂，分 2 次服。

【出处】《中国糖尿病医案选》。

9. 活血滋阴方

【组成】生黄芪 30g，山药 15g，苍术 15g，玄参 30g，当归 10g，赤芍 10g，川芎 10g，益母草 30g，丹参 30g，葛根 15g，生地黄、熟地黄各 15g，木香 10g，女贞子 12g，枸杞子 15g，菊花 10g，青葙子 10g。

【功效】益气养阴，滋补肝肾，活血通络。

【主治】糖尿病性脑血管病。症见肢体麻木，头晕，口干乏力，心烦易怒，视物不清，小便数，大便干，舌暗苔薄黄，脉细弦。

【临床应用】水煎服，日 1 剂，分 2 次服。

【出处】《中国糖尿病医案选》。

10. 清肝息风汤

【组成】羚羊角粉 2g（冲服），生地黄 20g，牡丹皮 10g，钩藤 30g，菊花 10g，石菖蒲 10g，鲜竹沥 10g，珍珠母 30g，怀牛膝 15g，水牛角 30g。

【功效】清肝息风，辛凉开窍。

【主治】糖尿病并发脑出血（急性期），证属肝阳上亢。症见突然昏仆，不省人事，面赤身热，躁扰不宁，脉弦滑。

【临床应用】每日 1 剂，水煎服，并将安宫牛黄丸溶化鼻饲。

【出处】《中国糖尿病医案选》。

11. 星蒌承气汤加减

【组成】全瓜蒌 15 ~ 30g，胆南星 6g，半夏

10g，生大黄 10g，怀牛膝 15g，钩藤 15g。

【功效】化痰通腑。

【主治】糖尿病并发脑血管病变，属痰热腑实者。症见突然昏仆，痰涎壅盛，肢体偏瘫，大便燥结，脉弦滑。

【临床应用】水煎服，每日 1 剂，分 2 次服。

【出处】《中国糖尿病医案选》。

12. 化痰活血方

【组成】全瓜蒌 30g，葛根 10g，天花粉 25g，石菖蒲、水蛭各 10g，丹参 30g，赤芍 15g，地龙 15g，鸡血藤 15～30g。

【功效】化瘀活血。

【主治】糖尿病并发脑血管病变，证属痰瘀阻络型。症见口眼㖞斜，舌强语謇，半身不遂，头晕耳鸣，脉弦细。

【临床应用】水煎服，日 1 剂，分 2 次服。

【出处】《中国糖尿病医案选》。

13. 益气养阴通络方

【组成】生黄芪 50g，太子参、生地黄、玄参各 15g，桃仁、红花各 10g，当归、赤芍、地龙各 12g，桑寄生、山茱萸、乌梢蛇、川牛膝各 10g。

【功效】益气养阴，活血通络。

【主治】糖尿病并发脑血管病变，证属气阴两虚血瘀者。症见口干乏力，半身不遂，肢软无力，口眼㖞斜，脉沉细无力。

【临床应用】水煎服，日 1 剂，分 2 次服。

【出处】《中国糖尿病医案选》。

14. 自拟方

【组成】生黄芪、山药各 40g，玄参 30g，苍术 15g，丹参 30g，葛根 20g，生地黄、天花粉各 30g，鸡血藤 25g，桑寄生 20g，赤芍、白芍各 15g，牛膝 25g，川芎 15g，茯苓 20g，桂枝 15g。

【功效】益气养阴，滋补肝肾，活血通络。

【主治】糖尿病并发脑血栓形成，糖尿病性视网膜病变，证属气阴两虚，肝肾不足，脉络痹阻者。症见消瘦乏力，少气懒言，头晕眼花，视物模糊，多汗心悸，口干多饮，小便频多，大便干结，半身不遂，下肢浮肿疼麻，脚趾凉色暗，脉弦细数。

【临床应用】水煎服，日 1 剂，分 2 次服。

【出处】《中国糖尿病医案选》。

15. 补肾活血方

【组成】山茱萸、生地黄、泽泻各 15g，牡丹皮、桃仁、红花、桔梗各 10g，柴胡 12g，当归 12g，茯苓 12g，赤芍 12g，山药 30g。

【功效】滋阴肝肾，活血通络。

【主治】糖尿病并发脑血栓形成，末梢神经炎，证属肝肾阴虚，脉络失和。症见多饮多尿，口干口渴，消食易饥，半身不遂，手足发麻，视物模糊，头晕耳鸣，脉弦细，四肢肘膝关节以下感觉麻木，伴有痛觉过敏。

【临床应用】水煎服，日 1 剂，分 2 次服。

【出处】《中国糖尿病医案选》。

16. 白虚汤加减

【组成】生石膏（先煎）、珍珠母（先煎）、钩藤各 30g，知母、菊花、党参各 10g，怀牛膝 15g，甘草 6g。

【功效】清热凉血生津，平肝息风。

【主治】糖尿病并发多发性脑梗死，证属肺胃燥热，风火上扰。症见半身不遂，口角㖞斜，头晕，心烦失眠，口干渴饮，多食，多饮，大便干结，舌红少津，脉弦。

【临床应用】水煎服，日 1 剂，分 2 次服。

【出处】《中医杂志》，1991，（10）：593。

17. 六味地黄合补阳还五汤加减

【组成】生黄芪 30g，党参 15g，生地黄 20g，山药 20g，山茱萸 16g，牡丹皮、泽泻、僵蚕、肉苁蓉各 10g，丹参 15g，荷根 15g。

【功效】益气养阴，通络活血祛风。

【主治】糖尿病并发脑梗死，证属气阴两虚，痰瘀痹阻。症见半身不遂，头晕，神疲乏力，大便干，胸闷气短，善太息，脉沉细数。

【临床应用】水煎服，日 1 剂，分 2 次服。

【出处】《中医杂志》，1991，（10）：593。

18. 知柏地黄汤加减

【组成】生地黄、熟地黄、山茱萸、牡丹皮各 10g，山药、黄芪各 15g，知母 12g，茯苓、泽泻各 20g，女贞子 6g。

【功效】滋阴清热，益气活血。

【主治】糖尿病并发脑血栓形成，证属气阴两虚，痰瘀阻络。症见半身不遂，头晕心烦，神疲乏力，口干口苦，多饮，多尿，脉沉细数。

【临床应用】水煎服，日 1 剂，分 2 次服。

【出处】《中国糖尿病医案选》。

19. 益气活血化湿方

【组成】当归 45g，川芎 15g，赤芍 10g，黄芪 30g，水蛭 10g（后下），半夏、茯苓、陈皮各 9g，川萆薢 15g，黄芩 9g，甘草 5g。

【功效】益气活血，补益肝肾，清化湿热。

【主治】糖尿病并发脑血栓形成，证属肝肾亏虚，气虚血瘀，兼夹湿热者。症见多饮多尿，倦怠乏力，胸中痞满，大便干结，脉弦细。

【临床应用】水煎服，日 1 剂，分 2 次服。

【出处】《中国糖尿病医案选》。

20. 经验方

【组成】生黄芪、山茱萸、丹参、党参、生地黄、怀山药、生地黄、牡丹皮、泽泻、僵蚕、大芸、荷梗。

【加减】阴虚火旺加知母、黄柏、玄参、地骨皮。

【功效】益气养阴，活血祛风。

【主治】糖尿病并发中风，气阴两虚，瘀血阻络。症见半身不遂，双腿酸软，行走不能，口角㖞斜，言语不利，面色皖白无华，头晕，神疲乏力，心情忧郁，胸闷气短，舌体瘦质红，苔薄黄少津，脉沉细数。

【临床应用】水煎服，日 1 剂，分 2 次服。

【出处】《中医杂志》，1991（10）：17。

21. 经验方

【组成】怀牛膝 30g，代赭石 30g，生龙骨 15g，生牡蛎 15g，龟甲 15g，白芍 15g，玄参 15g，天冬 15g，川楝子 6g，麦芽 6g，丹参 20g，葛根 30g，青蒿 6g。

【加减】语言謇涩加石菖蒲、远志；大便秘结加大黄。

【功效】镇肝息风。

【主治】糖尿病合并脑血管病。症见半身不遂、肢体麻木或言语不利，头痛，喉中痰鸣，多食易饥，舌体㖞斜，苔黄腻，脉弦。

【临床应用】水煎服，日 1 剂，分 2 次服。

【出处】《云南中医杂志》，1994，（3）：1。

22. 经验方

【组成】天麻、全蝎、僵蚕、钩藤、苏木、菊花、青皮、葛根、辛夷花、细辛、半夏、天花粉、沙参、知母、南星、丹参、鲜竹沥。

【功效】镇惊息风，化痰开窍。

【主治】糖尿病并发中风。症见神志昏迷，四肢瘫痪，呕吐痰涎，四肢厥冷，头痛如劈，面色苍白，脉细微，牙齿紧闭。

【临床应用】水煎服，日 1 剂，分 2 次服。

【出处】《山东中医杂志》，1993，（2）：44。

23. 双效降糖汤

【组成】黄芪、天花粉各 30g，赤芍、仙灵脾各 15g，地龙、土鳖虫各 9g，桃仁 6g，红花 10g，苍术 12g，水蛭 3g。

【功效】益气活血，化瘀通脉。

【主治】糖尿病并发脑梗死。

【临床应用】言语謇涩加石菖蒲、郁金；手足肿胀加茯苓、桂枝；便秘加枳实、大黄；阴虚口渴加沙参、麦冬；小便灼痛加地肤子、土茯苓、金银花、连翘；关节肌肉痛加伸筋草、千年健、桑枝、威灵仙；小便频数加益智仁、山茱萸、桑螵蛸。治疗 12 例，痊愈 6 例，显效 4 例，进步 2 例。

【出处】《中医药研究》，1993，（6）：24。

24. 经验方

【组成】沙参、天花粉、麦冬、玉竹、黄芩、黄连、丹参、泽兰、鬼箭羽。

【功效】清热解毒，养阴活血。

【主治】糖尿病合并血管病变。或肢体偏废，或半身麻木，心胸憋闷，眩晕欲仆者。

【临床应用】水煎服，日 1 剂，分 2 次服。服药时加服指迷茯苓丸。

【出处】《山西中医》，1994，（1）：5。

25. 经验方

【组成】钩藤、夏枯草、生石膏、知母、珍珠母、怀牛膝、菊花、牡丹皮、赤芍、僵蚕、葛根、党参、甘草。

【功效】清热凉血，平肝息风。

【主治】糖尿病并发中风，肺胃燥热，风火上扰。症见半身不遂，口角㖞斜，耳聋舌麻，语言欠流利。头晕，心烦失眠，口干渴饮。

【临床应用】水煎服，日1剂，分2次服。

【出处】《中医杂志》，1991，（10）：17。

26. 清肝息风汤

【组成】羚羊角粉2g（冲服），生地黄20g，牡丹皮10g，钩藤30g，菊花10g，石菖蒲10g，鲜竹沥10g，珍珠母30g，怀牛膝15g，水牛角30g。

【功效】清肝息风，辛凉开窍。

【主治】糖尿病合并脑出血证，属肝阳上亢者。症见突然昏仆，不省人事，面赤身热，躁扰不宁，脉弦滑。

【临床应用】水煎，将安宫牛黄丸溶化鼻饲。

【出处】《中国糖尿病医案选》。

27. 经验方

【组成】青竹叶60g，法半夏10g，浙贝母10g。

【功效】清热化痰。

【主治】糖尿病合并中风不语，证属热痰闭窍者。

【临床应用】水煎分数次服，每次40mL，每日1剂。

【出处】《验方》。

28. 经验方

【组成】乌梢蛇50g，大白花蛇50g，脆蛇10g，生地黄50g，白酒2000g。

【功效】祛风化湿，舒通筋骨。

【主治】糖尿病并发中风者，证属风湿阻络，气滞血瘀。症见口干舌燥，口眼㖞斜，半身不遂，骨节疼痛。

【临床应用】将三种蛇剁去头，用酒洗润，切段，干燥；生地黄洗净、切碎。共置酒坛中，密封，浸泡10天，每天振摇1次，用时加入熬冰糖汁，拌匀。每次10g，每日2次。

【出处】《验方》。

29. 经验方

【组成】水蛭50g，冰片10g。

【功效】活血化瘀。

【主治】糖尿病气滞血瘀证。症见两目干涩，胸闷胸痛，头晕目眩，半身不遂，舌面瘀斑。

【临床应用】将水蛭烘干后研为细粉，与冰片粉混匀，以黄酒调成厚膏，敷于脐窝，胶布固定，每日1次，10天为1个疗程。

【出处】《验方》。

30. 经验方

【组成】黄芪90g，羌活80g，威灵仙90g，乳香40g，没药40g，琥珀40g，肉桂10g。

【功效】益气活血，温经通络。

【主治】糖尿病合并中风者，证属气滞血瘀。症见头晕目眩，目眼㖞斜，半身不遂。

【临床应用】上药分别研为细粉，混匀，用醋调成糊状，炒热，敷脐中，外用胶布固定。每次用6g，睡前敷贴，次晨取下。

【出处】《验方》。

31. 苍蒺槐米汤

【组成】苍术13g，全蝎10g，刺蒺藜15g，赤芍、白芍各10g，僵蚕10g，槐米15g，三七粉3g（包煎），生蒲黄10g（包煎）。

【功效】健脾和肝，行瘀通络。

【主治】糖尿病性脑梗死。症见半身不遂或偏身麻木，口舌㖞斜，舌强言謇，或有多食易饥，口渴多饮，尿频量多，或有眩晕，痴呆，舌质暗红，舌底脉络暗紫且迂曲延长，舌苔白腻，脉弦滑。

【临床应用】眩晕明显加牛膝、怀山药、生赭石或生龙骨、生牡蛎；舌强言謇，痴呆症状明显加石菖蒲、郁金；肝肾阴虚，热象明显加用山茱萸、熟地黄、肉苁蓉、玄参，少用或不用三七粉；多食易饥，口渴多饮加天花粉、葛根、全瓜蒌、黄连、牡丹皮；尿频量多加熟地黄、泽泻、黄柏；偏瘫时久加生黄芪。

【出处】《河南中医》，1997，17，（4）：247。

32. 糖梗方

【组成】黄芪、天花粉、何首乌、泽泻、枸杞子、丹参、地龙、桃仁、红花、川芎。

【功效】益气养阴，清热生津，活血化瘀。

【主治】糖尿病并发脑梗死。

【临床运用】配合西医疗法，共治疗30例，治愈5例，显效13例，有效11例，无效1例，总有效率96.67%。可明显降低空腹血糖水平，降低全血黏度，减少纤维蛋白原的生成，降低总胆固醇及甘油三酯水平。

【出处】《山东中医杂志》，1997，16（11）：509-510。

33. 桑麻地黄汤

【组成】桑叶12g，黑芝麻12g，熟地黄、山茱萸各10g，山药、茯苓、葛根、鸡血藤、牛膝各15g，麦冬、牡丹皮各12g，甘草6g。

【功效】养阴活血通络。

【主治】糖尿病并发中风。症见口渴多饮，半身不遂，麻木或拘急，眼花耳鸣，舌红少苔或无苔，脉细。

【临床运用】痰盛腑实加番泻叶5～10g，或大黄末1g；急性期加水蛭、丹参、桃仁、红花；恢复期加牛膝、当归。

【出处】《山东中医杂志》，1997，16（5）：198-199。

34. 加减六补汤

【组成】熟地黄、山药、山茱萸、茯苓、丹参、黄芪、党参、赤芍、川芎、桃仁、红花、地龙、僵蚕。

【功效】益气养阴，化痰息风，活血化瘀。

【主治】糖尿病性中风证属气阴两虚、肝肾不足、痰瘀阻络。症见半身不遂，或僵硬不得屈伸，或痿软无力，口眼㖞斜，言语无力，面色少华，倦怠神疲，或有头晕，口干或口黏，便干，食不知饱或纳呆，小便混浊，舌瘦色红或舌胖苔厚，舌下静脉曲张，脉沉细弦或沉缓。

【临床运用】阴虚火旺加黄柏、知母、地骨皮、玄参；气虚甚重用黄芪；痰浊甚加苍术、清半夏、藿香、石菖蒲；血压高加生龙骨、生牡蛎、石决明、天麻、牛膝。

【出处】《山东中医药大学学报》，1997，21（5）：362。

35. 益气活血方

【组成】生黄芪30g，太子参、生地黄、麦冬各15g，当归、赤芍各12g，川芎9g，丹参20g，地龙10g，三七粉3g。

【功效】益气养阴，活血通络。

【主治】糖尿病并发腔隙性脑梗证属气阴两伤，瘀血阻络者。

【临床运用】眩晕加珍珠母30g，怀牛膝15g；语言謇涩加石菖蒲10g，郁金12g；肢体麻木加鸡血藤30g，姜黄12g；大便秘结加郁李仁12g，枳实10g。治疗32例，40天为1个疗程，基本痊愈6例，显效16例，好转7例，无效3例，总有效率为90.63%。

【出处】《山西中医》，1997，13（1）：19-20。

36. 通栓饮

【组成】太子参、当归、生黄芪各30g，玄参、生地黄、鳖甲、丹参、赤芍各15g，穿山甲、地龙各10g，水蛭6g（吞服）。

【功效】益气养阴，活血化瘀。

【主治】糖尿病并急性脑梗死证属气阴两虚，瘀血阻络者。

【临床运用】痰热腑实加胆南星、天竺黄、生大黄、芒硝，去黄芪；肝风内动者去黄芪，加天麻、钩藤、石决明、生牡蛎；血瘀化热加水牛角、牡丹皮、地骨皮。共治疗40例，基本治愈21例，显著进步10例，进步7例，无变化2例，总有效率95%。

【出处】《实用中医药杂志》，1997，（4）：16。

37. 双效降糖汤

【组成】黄芪、天花粉各30g，赤芍、仙灵脾各15g，地龙、土鳖虫各9g，桃仁6g，红花10g，苍术12g，水蛭3g。

【功效】益气养阴，活血祛瘀。

【主治】糖尿病性脑梗死证属气阴两虚，瘀血内停者。

【临床运用】言语謇涩加石菖蒲、郁金；手足肿胀加茯苓、桂枝；便秘加枳实、大黄；阴虚口渴加辽沙参、麦冬；小便灼痛加地肤子、土茯苓、金银花、连翘；关节、肌肉强痛加伸筋草、千年健、桑枝、威灵仙；小便频数加益智仁、山茱萸、桑螵蛸。共治疗12例，基本痊愈6例，显著进步4例，进步2例。

【出处】《中医药研究》，1993，（6）：25。

38. 加味地黄饮子

【组成】熟地黄、山茱萸、石斛、麦冬、五

味子、石菖蒲、远志、茯苓、肉苁蓉、桂枝、巴戟天、炮附子、薄荷、生姜、大枣。

【功效】滋阴潜阳，息风平肝。

【主治】糖尿病并发中风偏枯属阴虚阳亢，肝风内动者。

【临床应用】水煎服，每日1剂。

【出处】《中医杂志》，1995，36（4）：211。

39. 经验方

【组成】黄连3g，陈阿胶（烊化）、广地龙、玄参各9g，杭白芍、麦冬各15g，炙鳖甲（先煎）、生牡蛎（先煎）各18g，知母6g。

【功效】滋阴增液，息风通络。

【主治】糖尿病性脑梗死，证属燥伤津血、内风萌动型。症见头目眩晕，言语謇涩，口角㖞斜，半身不遂，舌红少苔，脉弦细。

【临床应用】水煎服，日1剂，分次服。服用上方同时，静脉点滴血塞通注射液疗效更好。

【出处】《验方》。

40. 经验方

【组成】竹沥、半夏、桑叶、菊花、石菖蒲、钩藤、远志、僵蚕、郁金各9g，天竺黄、陈皮、胆南星各9g，茯苓12g，全蝎4.5g（研粉分吞），羚羊角0.6g（研粉分吞）。

【功效】平肝息风，涤痰开窍。

【主治】糖尿病性脑梗死，证属肝风内动，痰浊阻络型。症见口眼㖞斜，半身不遂，言语含糊，神志昏蒙，舌质胖边有齿痕，苔浊厚腻，脉弦滑。

【临床应用】水煎服，日1剂，分2次服。服用本方配合血塞通注射液静脉点滴，治疗30例糖尿病性脑梗死患者，显效9例，好转17例。

【出处】《验方》。

41. 经验方

【组成】北黄芪30g，生地黄5g，怀山药15g，山茱萸10g，天花粉15g，丹参15g，川芎10g，地龙10g，水蛭粉5g，僵蚕10g，全蝎5g，麦冬15g，玄参15g，北山楂15g。

【功效】益气养阴，活血通络。

【主治】糖尿病性脑梗死。

【临床应用】水煎服，日1剂，分2次服。同时配合脉络宁静脉点滴，治疗糖尿病性脑梗死120例，总有效率93.3%。

【出处】《河南中医》，2002，（1）：36。

42. 经验方

【组成】生地黄、熟地黄各30g，黄精30g，山茱萸10g，山药15g，牡丹皮10g，枸杞子30g，麦冬10g，葛根30g，当归10g，桃仁10g，赤芍15g，川芎10g，牛膝20g，地龙20g。

【功效】补肾活血。

【主治】糖尿病性脑梗死。

【临床应用】水煎服，日1剂。临床加减：兼肾阳虚者加仙灵脾、附子；有痰浊者加瓜蒌、胆南星、半夏；气虚明显加西洋参、黄芪。治疗糖尿病性脑梗死70例，痊愈28例，显效21例，有效18例，无效3例。

【出处】《江苏中医药》，2002，（1）：17。

43. 抗糖Ⅰ号方

【组成】黄芪40g，山药20g，玄参15g，苍术12g，丹参20g，川芎12g，地龙12g，竹茹15g，牛膝12g，茯苓20g，粉葛根20g。

【功效】益气养阴，活血通络。

【主治】糖尿病并发脑血栓。

【临床应用】水煎服，日1剂，配合脉络宁静脉点滴，治疗糖尿病并发脑血栓30例，按照《中风病中医治疗标准》制定的疗效评定标准，基本痊愈22例，显效3例，有效5例。

【出处】《四川中医》，2002，（2）：39。

44. 降糖抗栓汤

【组成】天花粉15g，生地黄15g，麦冬12g，太子参15g，五味子15g，黄芪90g，当归15g，水蛭15g，地龙15g，牛膝15g，桂枝12g，石菖蒲15g。

【功效】滋阴养血，益气生津，活血通络。

【主治】糖尿病性脑梗死。

【临床应用】口服，每日1剂。治疗25例，有效22例，无效3例，总有效率88%。

【出处】《河南实用神经疾病杂志》，2000，3（5）：60。

45. 镇肝息风汤合天麻钩藤饮加减

【组成】白芍 12g，玄参天冬各 10g，生龙骨、生牡蛎各 30g（先煎），牛膝 10g，天麻 12g，钩藤 10g（后下），代赭石 20g（先煎），生地黄 15g，龟甲 12g。

【功效】育阴潜阳，镇肝息风。

【主治】糖尿病脑血管病。素有头晕头痛，耳鸣眼花，心烦健忘，失眠多梦，急躁易怒，肢体麻木，腰膝酸软，骤见口眼㖞斜，手抖舌颤，语言謇涩，舌红苔薄白，脉弦数，证属阴虚阳亢，风阳上扰。

【临床应用】水煎服，日 1 剂，痰多加天竺黄、川贝母、胆南星；头晕头痛甚加石决明、菊花、夏枯草；腰酸耳鸣重加灵磁石、桑寄生。

【出处】《辽宁中医杂志》，2000，27，（6）：241。

46. 半夏天麻汤加减

【组成】天麻、半夏各 10g，白术 12g，陈皮 6g，党参、茯苓各 12g，钩藤（后下）、地龙各 10g，全瓜蒌 15g。

【功效】健脾燥湿，化痰通络。

【主治】糖尿病脑血病，气虚痰盛，痰浊阻络可见眩晕，肢体麻木不仁，突然口眼㖞斜，口角流涎，舌謇语塞，半身不遂，意识尚清楚，舌淡苔白腻，脉弦滑。

【临床应用】水煎服，日 1 剂。眩晕较重伴恶心、呕吐加代赭石；胸闷心烦，口苦，舌苔黄腻加黄连；神昏嗜睡加石菖蒲。

【出处】《辽宁中医杂志》，2000，27（6）：242。

47. 四君子汤合桃红四物汤加减

【组成】党参 15g，白术 10g，茯苓 12g，甘草 5g，当归 12g，川芎 10g，生地黄 12g，丹参 15g，红花 6g，赤芍、白芍各 10g。

【功效】益气补血，活血通络。

【主治】糖尿病脑血管病，属于气血不足，脉络瘀阻，常见面色苍白，头晕目眩，气短懒言，健忘纳呆，肢体麻木，骤然半身不遂，口眼㖞斜，舌黯淡或有瘀斑，苔薄白，脉濡细。

【临床应用】日 1 剂，水煎服。气短乏力明显加黄芪；有明显的肌肤甲错加当归、川芎、三棱、莪术。

【出处】《辽宁中医杂志》，2000，27（6）：242。

48. 经验方

【组成】黄精、白术、山药、何首乌、天花粉、枸杞子、黄芪、玄参、生地黄、熟地黄各 20g，苍术 15g，葛根 12g。

【功效】益气养阴，润肺滋肾。

【主治】预防和治疗糖尿病并发中风。

【临床应用】每日 1 剂，水煎服，血脂高者重用黄精、黄芪，加山楂；血压高者重用玄参、生地黄；兼冠心病和肢体疼痛者加丹参、川芎、鸡血藤；胃肠道不适者加陈皮、半夏、生姜。

49. 经验方

【组成】葛根 60g，黄芪 30g，炒苍术 30g，菟丝子 30g，水蛭 10g，桃仁 12g，红花 10g，丹参 30g，川芎 12g，山药 12g。

【功效】活血通络，健脾益气。

【主治】糖尿病性脑梗死。

【临床应用】痰湿重加石菖蒲 12g，胆南星 10g；腹胀纳呆加炒神曲 12g，厚朴 12g；大便干燥加玄参 15g，大黄 5g。水煎 2 次，约 300mL，混合后分 4 次服，30 天为 1 个疗程。

【出处】《山东中医杂志》，1999，18（5）：207。

50. 经验方

【组成】桑叶 10g，黑芝麻 12g，何首乌 12g，生地黄 30g，茯苓 30g，牡丹皮 10g，泽泻 10g，山茱萸 12g，山药 30g，石菖蒲 12g，南星 10g，红花 12g，豨莶草 30g，全蝎 10g，甘草 6g。

【功效】滋阴，化痰，祛瘀。

【主治】糖尿病并发脑梗死。

【临床应用】若头胀面红，头痛加钩藤 20g，白蒺藜 10g，栀子 10g；肢体拘挛或僵硬加当归 18g，白芍 12g。对症用降压药、降糖药，循序渐进地进行康复功能锻炼，30 天为 1 个疗程。

【出处】《中医药研究》，1999，15（6）：22。

51. 经验方

【组成】黄芪 20g，党参 15g（或人参 15g），当归 12g，黄精 12g，白术 12g，丹参 30g，川芎

10g，冬虫夏草 10g，仙灵脾 8g

【功效】补脾温肾，活血化瘀。

【主治】糖尿病合并脑梗死。

【临床应用】每日 1 剂，水煎早晚服，2 周为 1 个疗程。

【出处】《糖尿病（消渴病）中医诊治荟萃》。

52. 降糖 4 号

【组成】黄精、白术、山药、何首乌、天花粉、枸杞子、黄芪、玄参、生地黄、熟地黄各 20g，苍术 15g，葛根 12g。

【功效】润肺，清胃，滋肾，清热生津，健脾益气。

【主治】糖尿病并发中风。

【临床应用】水煎服，日 1 剂，1 个月为 1 个疗程。血脂高者重用黄精、黄芪，加山楂；血压高者重用玄参、生地黄，加黄柏；兼冠心病和肢体疼痛者加丹参、川芎、鸡血藤；胃肠道不适者加陈皮、半夏、生姜。

【出处】《甘肃中医》，1999，12（5）：1–2。

53. 经验方

【组成】当归 12g，川芎 30g，赤芍 15g，生地黄 20g，葛根 15g，天麻 10g，蜈蚣 2 条。

【功效】活血化瘀。

【主治】糖尿病心脑血管病变。

【临床应用】水煎服。

【出处】《四川中医》，1999，17（1）：2。

54. 清开灵注射液

【组成】板蓝根、金银花、栀子、水牛角、珍珠母、黄芩苷、胆酸、猪去氧胆酸。

【功效】清热解毒，化痰通络，醒神开窍。

【主治】热病神昏，中风偏瘫，神志不清。糖尿病合并脑出血或脑梗死均可使用。

【临床应用】每日静脉滴注 40mL，用生理盐水注射液，按每 10mL 药液加入 100mL 溶液稀释后使用。药理研究本药有解热、镇静、抗惊厥及免疫调节作用；促进实验性家兔脑血肿及脑组织坏死的吸收；抗血小板聚集，使血栓长度缩短，延长凝血时间，使纤溶酶活性升高；对实验模型大鼠的血液高凝状态有对抗作用。

【出处】《新药说明书》。

55. 血塞通注射液

【组成】五加科人参属植物三七的有效部位提取物三七总皂苷。

【功效】活血祛瘀，通脉活络。

【主治】糖尿病脑梗死，中风偏瘫，瘀血阻络证。

【临床应用】静脉滴注，每日 400mg，以生理盐水注射液 500mL 稀释后缓慢滴注。15 天为 1 个疗程。药理作用：增加脑血管流量，扩张脑血管，改善血流动力学，降低脑缺血再灌损伤所致的卒中指数，减轻脑水肿，降低缺血脑组织 Ca^{2+} 含量，对脑缺血后海马 CAI 区的迟发性神经元损伤有明显的保护作用；能抑制血栓形成，提高 t–PA 活性，抑制 ADP 引起的家兔血小板聚集、花生四烯酸诱导的血小板聚集，有延长凝血时间的作用，对缺氧所致的脑损伤具有保护作用。

【出处】《新药说明书》。

56. 醒脑静注射液

【组成】麝香、郁金、栀子、冰片等。

【功效】开窍醒脑，行气活血，清热泻火，凉血解毒。

【主治】糖尿病合并脑出血、脑梗死、脑血栓以及恢复期。

【临床应用】每次 10 ~ 20mL，用氯化钠注射液 250 ~ 500mL 稀释后静脉滴注，一日 1 次。

【出处】《新药说明书》。

57. 牵正达络汤

【组成】石膏 15g（先煎），鲜竹茹 30g，龙胆草 4 ~ 5g，丝瓜络 3g，桑寄生 15g，桂枝尖 15g，全当归 9g，威灵仙 9g，金银花 30g，桃仁 10g，杏仁 9g，川芎 10g，地龙 9g，知母 6g，鲜荷叶 1 个，紫雪丹 1.2g（冲服）。

【功效】清热化痰，活血通络。

【主治】糖尿病合并中风后遗症，口眼㖞斜，脉浮滑而细数。

【临床应用】水煎服，日 1 剂。

【出处】《验方》。

58. 秦艽牵正汤

【组成】秦艽 15g，川芎 15g，当归 10g，白芍 15g，生地黄 18g，茯苓 15g，白附子 10g，僵蚕 10g，全蝎 10g，羌活 10g，防风 6g，白术 12g。

【功效】活血祛风。

【主治】糖尿病并发中风中经络。

【临床应用】水煎服，日 1 剂。

【出处】《学说探讨与临床》。

59. 补肾活血开窍方

【组成】肉苁蓉 10g，石菖蒲 5g，三七 2.5g。

【功效】补肾活血开窍。

【主治】糖尿病血管性痴呆。

【临床应用】水煎服，每日 1 剂。

【出处】《湖南中医杂志》，2014，（12）：6。

60. 补肾祛瘀益智汤

【组成】菟丝子 15g，枸杞子 15g，覆盆子 10g，桃仁 6g，红花 6g，熟地黄 15g，当归 12g，川芎 8g，制何首乌 15g，益智仁 15g，炙甘草 3g。

【功效】补肾祛瘀益智。

【主治】糖尿病认知功能障碍，证属肾阴亏虚，痰瘀阻络者。

【临床应用】水煎服，每日 1 剂。痴呆明显者，加郁金 10g，石菖蒲 8g；神志不宁者，加百合 15g，酸枣仁 12g，五味子 12g；肝阳偏亢急躁易怒者，加嫩钩藤 10g（后下），石决明 25g（先煎）；血瘀明显者，加益母草 15g，地龙 10g；兼阳虚者加仙灵脾 15g，肉桂 6g。

【出处】《辽宁中医杂志》，2010，（12）：2371。

61. 导痰汤合牵正散加减

【组成】水蛭 5g，红花 12g，地龙 12g，陈皮 12g，郁金 12g，当归 10g，厚朴 10g，茯苓 15g，山楂 15g，枳实 10g，清半夏 15g，丹参 15g，猪苓 15g，制天南星 5g，葛根 15g，黄芪 30g，伸筋草 15g，全蝎 3g，白附子 3g，桔梗 6g，防风 6g，僵蚕 8g，川芎 12g，白芍 12g。

【功效】化痰息风，活血化瘀。

【主治】糖尿病合并脑梗死。

【临床应用】水煎服，每日 1 剂。如果患者便秘，可加用大黄 7g；若患者中气不足可加用党参 5g；头晕者加天麻 10g，钩藤 10g。

【出处】《光明中医》，2017，（5）：673。

62. 加减血府逐瘀汤

【组成】桃仁 15g，红花 12g，当归 12g，生地黄 12g，川芎 10g，赤芍 9g，牛膝 10g，桔梗 10g，柴胡 9g，枳壳 9g，甘草 6g，水蛭 3g，麝香 0.1g（绢包），黄酒适量。

【功效】活血化瘀、运气活血。

【主治】糖尿病性脑梗死。

【临床应用】水煎服，每日 1 剂。

【出处】《光明中医》，2016，（3）：370。

63. 通络息风方

【组成】天麻 20g，川芎 20g，红花 20g，麦冬 20g，红参 10g，葛根 30g，甘草 6g。

【功效】息风通络，活血化瘀。

【主治】糖尿病合并急性脑卒中。

【临床应用】水煎服，每日 1 剂。气虚加黄芪、党参各 30g、白术 10g；瘀血加桃仁 20g，水蛭 10g，益母草 10g；痰多加半夏 10g，天南星 10g。

【出处】《吉林中医药》，2017，（2）：133。

64. 芪葛蛭丹通络汤

【组成】黄芪 30g，葛根 25g，水蛭 6g，丹参 30g，桃仁 10g，红花 10g，赤芍 15g，地龙 15g，银杏叶 15g，僵蚕 10g。

【功效】益气活血，化痰通络。

【主治】糖尿病性脑梗死。

【临床应用】头晕者加天麻 12g，钩藤 12g，石决明 12g；口渴喜饮者加麦冬 10g，天冬 10g，天花粉 12g；语言謇涩者加石菖蒲 12g，远志 12g。水煎服，每次 200mL，每日 2 次口服。

【出处】《湖南中医杂志》，2010，（4）：3-4。

（三）糖尿病性肾病方

1. 自拟方

【组成】黄芪 20g，苍术 10g，天花粉、玄参各 20g，制附子、桂枝各 5g，熟地黄、山药各 15g，茯苓皮 12g，大枣 10g，牡丹皮 8g，泽泻、牛膝各 10g，薏苡仁 10g，菝葜 30g。

【功效】阴阳双补，化气利水。

【主治】糖尿病性肾病，证属阴阳两虚兼水湿泛滥者。症见多食，小便频而浊如脂膏，伴头昏耳鸣，失眠多梦，盗汗，腰膝酸软无力，大便秘结，脉弦细。

【临床应用】每日 1 剂，水煎服。

【出处】《湖北中医杂志》，1984，（6）：33。

2. 杞菊地黄汤加减

【组成】枸杞子 12g，菊花 15g，生地黄 30g，山茱萸 12g，五味子 9g，山药、桑寄生各 15g，石决明、钩藤（后下）各 30g，泽泻 9g，知母 12g，天花粉 30g，牡丹皮 9g，丹参 15g。

【功效】滋阴潜阳，镇惊安神。

【主治】糖尿病性肾病，证属肝肾阴虚，虚阳上扰者。症见头晕头痛，耳鸣，心烦失眠，腰膝酸软，心前区疼痛，下肢灼痛，口干舌燥，舌红少苔，脉细数。

【临床应用】每日 1 剂，水煎服，30 天为 1 个疗程。

【出处】《山东中医杂志》，1986，（4）：16。

3. 参苓白术散合二陈汤加减

【组成】黄芪 30g，党参 15g，白术 12g，茯苓、猪苓各 15g，熟附子 9g，肉桂 6g，木香、砂仁、清半夏、陈皮、车前子各 9g。

【功效】健脾温肾，利水消肿，和胃降逆。

【主治】糖尿病肾病，慢性肾衰，证属脾肾阳虚。症见遍身浮肿，尿少，恶少呕吐，纳少便溏，倦怠乏力，脘腹闷胀，脉沉弱。

【临床应用】每日 1 剂，水煎服。

【出处】《山东中医杂志》，1986，（4）：16。

4. 肾气丸加味

【组成】熟地黄、怀山药、山茱萸、茯苓、牡丹皮、泽泻、肉桂、附子、牛膝、车前子、丹参、鬼箭羽。

【功效】温肾壮阳，利水消肿。

【主治】糖尿病肾阳虚衰而致水肿者。

【临床应用】每日 1 剂，水煎服。肾功能减退加黑大豆、生大黄；怕冷腰酸加杜仲、仙茅、牛膝；水肿甚可加大腹皮、猪苓、牵牛子等；尿中有蛋白重用黄芪、怀山药；恶心呕吐加竹茹、半夏；肝阳上亢，头晕耳鸣，烦躁易怒加石决明、菊花；若无阳虚症状，当去附子、肉桂。

【出处】《辽宁中医杂志》，1986，（5）：19。

5. 自拟方

【组成】生黄芪 40g，怀山药 25g，玄参 30g，苍术 15g，丹参 30g，葛根 20g，生地黄、天花粉各 30g，鸡血藤 25g，桑寄生 20g，赤芍、白芍各 15g，牛膝 25g，川芎 15g，茯苓 20g，桂枝 15g。

【功效】益气健脾，温阳补肾，活血降糖。

【主治】糖尿病合并肾病。

【临床应用】每日 1 剂，水煎服，分 2 次服。

【出处】《辽宁中医杂志》，1988，（10）：9。

6. 自拟方

【组成】桑椹、巴戟天、大芸、桑螵蛸、大枣、五味子、石菖蒲、茯苓、麦冬、远志、肉桂、附子、黄芪、大黄。

【功效】温阳补肾，益气降浊。

【主治】糖尿病合并肾病。

【临床应用】每日 1 剂，水煎服，分 2 次服。

【出处】《四川中医》，1990，（8）：34。

7. 自拟方

【组成】桂枝 9～12g，黄芪 45～60g。

【功效】温阳益气，活血化瘀。

【主治】糖尿病合并肾炎蛋白尿者。

【临床应用】每日 1 剂，水煎服。舌质偏红者加用白花蛇舌草 30g。

【出处】《河南中医》，1990，（2）：27。

8. 益气清热养阴汤

【组成】红参 15g，麦冬 15g，山茱萸 15g，生地黄 20g，山药 20g，天花粉 20g，丹参 20g，葛根 30g，白芍 30g，生石膏 30g，坤草 30g。

【功效】益气清热，养阴生津。

【主治】消渴肾病早期，属气阴两虚型。

【临床应用】热重者加川黄连 10g，知母 15g；阴虚甚者加龟甲胶 15g，枸杞子 20g，女贞子 20g；偏气虚加黄芪 25g，五味子 15g；大便稀溏者去生石膏，加苍术 15g，莲子肉 20g；尿蛋白增多者加黄芪 30g，金樱子 25g。

【出处】《北京中医》，1989，（2）：10。

9. 自拟方

【组成】附子、山茱萸、茯苓、怀山药、当归、何首乌、枸杞子、赤小豆、猪苓、葫芦、炮姜、熟地黄、党参、丹参、芡实、黄芪、益母草、五味子。

【功效】滋阴补阳，益气活血。

【主治】糖尿病合并肾病。

【临床应用】每日 1 剂，水煎服。本组治疗 80 例，对照组 40 例，中药组有效率 70%，对照组仅用西药对症处理，有效率为 30%。

【出处】《上海中医药杂志》，1991，（1）：1。

10. 补肾活血汤

【组成】附子 9g，山茱萸 9g，猪苓 9g，山药 9g，当归 9g，何首乌 9g，枸杞子 9g，赤小豆 9g，茯苓 9g，陈葫芦 9g，熟地黄 12g，党参 12g，丹参 12g，芡实 12g，黄芪 20g，益母草 20g，五味子 6g，炮姜 4.5g。

【功效】补肾活血。

【主治】消渴肾病。症见口干口渴，腰酸尿频量多，神倦乏力，浮肿，可见蛋白尿，舌淡红或暗红，脉沉细。

【临床应用】治疗 40 例，显效率 20%，总有效率 70%。

【出处】《福建中医药》，1991，22（6）：59。

11. 生脉散加味

【组成】生黄芪、玄参、丹参、生牡蛎各 30g，怀山药、党参、麦冬、五味子各 l0g，苍术、生地黄、熟地黄、葛根、茯苓各 15g，白花蛇舌草 30g，川续断 10g。

【功效】益气养阴，清热解毒，活血化瘀。

【主治】糖尿病合并肾病者。

【临床应用】血尿者加生荷叶、生艾叶、生侧柏叶、大蓟、小蓟各 10g，墨旱莲、车前草、血余炭各 15g；尿路感染加萆薢 30g，石菖蒲、乌药、车前子、滑石各 l0g，石韦 15g；肾阴虚遗精者加知母、黄柏；肾阳虚阳痿者加仙灵脾、阳起石；腰冷者加肉桂；尿淋沥不尽，夜尿多者加生白果、补骨脂各 10g。

【出处】《中医杂志》，1991，（6）：12。

12. 糖尿病肾病 1 号方

【组成】黄芪 30g，党参 20g，黄精 20g，枸杞子 15g，熟地黄 15g，牡丹皮 15g，生地黄 15g，墨旱莲 15g，益母草 20g，金樱子 20g。

【功效】益气养阴，补肾固精。

【主治】消渴肾病气阴两虚型。症见神疲乏力，五心烦热，头痛头晕，双目干涩，腰膝酸软，面足微肿，舌尖红，脉弦细。

【临床应用】每日 1 剂，水煎服。本方适用于糖尿病肾病初期，尿微量白蛋白持续升高，或 24 小时尿蛋白＞ 80mg，或合并高血压、视网膜病变等。

【出处】《山西中医》，1992，8（1）：17。

13. 自拟方

【组成】玄参、麦冬、黄精、太子参、生地黄、葛根、陈皮、半夏、赤芍、枳壳、枳实、丹参、天花粉、生大黄。

【功效】益气养阴，理气活血。

【主治】糖尿病合并肾病，气阴两虚型。

【临床应用】每日 1 剂，水煎服，分 2 次服。

【出处】《北京中医学院学报》，1992，（1）：46。

14. 自拟方

【组成】仙茅、仙灵脾、佩兰、天花粉、黄芪、生地黄、熟地黄、赤芍、白芍、川芎、当归、枸杞子、泽泻、葛根、丹参、薏苡仁、大黄。

【功效】滋阴补肾，益气温阳，活血降浊。

【主治】糖尿病合并肾病，阴阳两虚型。

【临床应用】每日 1 剂，水煎服。治疗 45 例，总有效率 77.8%。

【出处】《北京中医学院学报》，1992，（1）：46。

15. 糖尿病肾病 2 号方

【组成】党参 30g，黄芪 30g，茯苓 20g，白术 20g，泽泻 30 ~ 50g，坤草 30g，猪苓 20g，大腹皮 15g，仙灵脾 15g，菟丝子 20g，丹参 20g，厚朴 15g。

【功效】健脾温肾，利水消肿。

【主治】消渴肾病脾肾阳虚型。症见腰以下浮肿，脘腹胀满，乏力食少，畏寒肢冷，面色皖白，腰膝酸软，舌淡或胖大，苔白滑，脉沉缓。

【临床应用】水煎服，日 1 剂，分 2 次服，本方适用于糖尿病肾病中期，蛋白尿（+~++），慢性肾功能不全氮质血症期，低蛋白血症，多有浆膜腔积液。

【出处】《山西中医》，1992，8（1）：17。

16. 自拟方

【组成】白花蛇舌草、益母草、泽兰、泽泻、车前子、玉米须、丹参、川牛膝、墓头回、蜀羊泉。

【功效】清利化湿，活血化瘀。

【主治】糖尿病合并肾病，出现蛋白尿、浮肿、高血压者。

【临床应用】每日 1 剂，水煎服，分 2 次服。

【出处】《浙江中医杂志》，1992，（6）：242。

17. 糖尿病肾病 3 号方

【组成】附子 10g，桂枝 15g，砂仁 10g，半夏 15g，菟丝子 20g，生大黄 10g，黄连 10g，竹茹 10g，陈皮 15g，何首乌 30g，丹参 30g。

【功效】温补肾阳，和胃降浊。

【主治】消渴肾病心肾阳虚，湿浊内蕴型。症见神疲乏力，心悸胸闷，喘息不得卧，畏寒肢冷，恶心纳呆，周身痒，尿少浮肿，脘腹胀满，腰酸膝软，舌体胖大，苔白腻，脉沉细无力。本型多见糖尿病肾病晚期，慢性肾功能不全尿毒症期，或伴心衰等。

【临床应用】水煎服，日 1 剂，分 2 次服。同时配用中药保留灌肠，灌肠方：生大黄 3g，附子 20g，白头翁 15g，芒硝 30g，龙骨、牡蛎各 100g。

【出处】《山西中医》，1992，8（1）：17。

18. 益养调中汤

【组成】红参、砂仁、黄连各 10g，黄精、葛根、茯苓、山药、泽泻、丹参各 30g，龟甲胶、白术、猪苓、陈皮各 20g，半夏 15g。

【功效】益气养阴，调中。

【主治】糖尿病肾病证属气阴两虚者。

【临床运用】气虚甚加黄芪 30g；阴虚甚加女贞子、枸杞子各 20g；水肿甚加冬瓜皮 30g；尿蛋白增多加黄芪、金樱子各 30g；热甚加大黄 10g；阳虚甚加肉桂 6g，干姜 10g。共治疗 24 例，显效 10 例，好转 12 例，无效 2 例。总有效率 91.4%。

【出处】《中医药研究》，1992：（4）：37。

19. 经验方

【组成】生黄芪 15g，赤芍、当归各 10g，丹参 12g，益母草 30g，党参 15g，白术 12g，茯苓 15g，泽泻 15g，山药 10g，玉竹 15g，苍术 12g，厚朴 12g，白扁豆 15g。

【功效】益气活血，健脾利湿。

【主治】糖尿病性肾病，证属气虚血瘀，水湿内停者。症见周身浮肿，以双下肢明显，胸闷腹胀，倦怠乏力，便溏尿少，脉濡滑。

【临床应用】每日 1 剂，水煎服，分 2 次服。

【出处】《北京中医学院学报》，1992，（1）：59。

20. 经验方

【组成】龟甲胶、鹿角胶、仙茅、仙灵脾、熟地黄、怀山药、山茱萸、茯苓、泽泻、牡丹皮、附子、肉桂、车前子、牛膝。

【功效】滋阴补阳，利水消肿。

【主治】糖尿病肾病，阴阳两虚型。

【临床应用】每日 1 剂，水煎服，分 2 次服，兼血瘀者加丹参、鸡血藤、泽兰、桃仁、红花、川芎；夹水湿者可在扶正方中加牛膝、车前子、防已、冬瓜皮；夹湿浊者加黄连、竹茹；若湿浊上逆而口中尿臭明显者加大黄，或用大黄灌肠。

【出处】《中医杂志》，1992，（5）：54。

21. 益脾温肾汤

【组成】制附子 5g，炮姜 10g，白术 15g，茯苓 15g，怀山药 20g，芡实 15g，五味子 15g，黄芪 15g，扁豆 15g，赤小豆 15g。

【功效】温阳健脾，利水消肿，益气固摄。

【主治】糖尿病肾病证属脾肾阳虚型。症见面浮身肿，畏寒肢冷，头晕目眩，少气懒言，胸闷腹胀，食少，肠鸣便溏，口干不渴，腰酸，溲清而长，舌淡胖，脉沉细。

【临床应用】外感时加紫苏 15g，薄荷 20g；肢端发麻或麻木不仁，加丹参 30g，葛根 20g，鸡血藤 30g；视物模糊加枸杞子、杭菊花、石决明各 15g；尿频尿痛加金银花 30g，蒲公英、白花蛇舌草各 20g；胸闷、心悸加毛冬青 15g，红花 10g，太子参15g，降香10g；恶心欲吐加草果、旋覆花、吴茱萸各15g。

【出处】《辽宁中医杂志》，1993，(3)：19。

22. 补肝益肾汤

【组成】太子参15g，熟地黄15g，山药20g，麦冬15g，五味子15g，枸杞子15g，丹参15g，赤芍15g，泽泻15g，当归15g，坤草15g，大黄5g，降香10g，桑白皮15g，山茱萸15g。

【功效】壮水制火，活血利水。

【主治】消渴肾病证属肝肾阴虚型。症见头晕胸闷，心烦口渴，手足心热，舌燥咽干，悸忡阵发，或心前区隐痛，耳鸣腰酸，形瘦神疲，面足浮肿，而晨暮交替为重，夜寐不热而噩梦惊扰，舌淡紫少津无苔，脉弦细伴结代。

【临床应用】失眠多梦加酸枣仁15g；腹胀、腹痛去当归，加鸡内金、芍药各15g。

【出处】《辽宁中医杂志》，1993，(3)：19。

23. 益气养阴活血汤

【组成】太子参15g，黄芪15g，丹参15g，玄参15g，麦冬15g，葛根15g，茯苓15g，山药20g，白术15g，鸡内金15g，枸杞子15g，生地黄15g，桑椹15g，桑白皮15g，山茱萸15g。

【功效】补气健脾，滋阴养血以活血。

【主治】消渴肾病气阴两虚型。症见神疲乏力，自汗，口干舌燥，视物模糊，心悸气短，腹胀便溏，肢体浮肿，腰膝酸软，舌红少苔，脉细数。

【临床应用】津枯便燥加何首乌20g；气短导致阳虚加仙灵脾10g，肉桂5g；气虚导致气滞者加川楝子15g。

【出处】《辽宁中医杂志》，1993，(3)：19。

24. 育阴补阳汤

【组成】熟地黄15g，黄芪15g，山药15g，茯苓15g，人参10g，补骨脂15g，山茱萸15g，肉苁蓉15g，制附子10g，苍术15g，玄参15g，鸡内金20g，丹参30g。

【功效】育阴潜阳，补益元气。

【主治】消渴肾病阴阳两虚型。症见口咽干燥，腰膝酸软，肢痛麻木，视力减退，心悸，头晕目眩，畏寒肢冷，腹胀满，大便溏泻，夜尿次多，舌淡苔白滑，脉沉细无力。

【临床应用】头昏痛加草决明15g，红花15g；心悸怔忡加桂枝、远志各15g；视物模糊加菊花、青葙子、草决明各15g。

【出处】《辽宁中医杂志》，1993，(3)：19。

25. 养阴活血汤

【组成】生地黄、熟地黄各15g，当归10g，赤芍10g，川芎10g，木香10g，丹参30g，黄芪20g，太子参20g，三七粉20g。

【功效】益气养阴，活血补血。

【主治】消渴肾病瘀血内阻型。症见心前区疼痛，肢体麻木疼痛，目红，面有瘀斑，舌暗少苔，脉细代。

【临床应用】胸闷疼痛较剧加生蒲黄、生山楂各10g；肢体疼痛加鸡血藤、稀莶草、丝瓜络各15g。

【出处】《辽宁中医杂志》，1993，(3)：19。

26. 益气养阴清利汤

【组成】太子参15g，生黄芪15g，生地黄10～15g，牡丹皮10g，山药10g，茯苓15～30g，泽泻15～30g，天花粉15g，黄连6～10g，丹参15～30g，泽兰10g，益母草15～30g，白茅根15～30g，黄精10g。

【功效】益气养阴，活血清利。

【主治】消渴肾病，气阴两虚，湿热瘀互阻。症见神疲乏力，自汗，口干舌燥，腰膝酸软，面浮肿肢，胸闷心痛，肢体麻木，视物模糊，舌暗淡，或有瘀斑，苔黄，脉细无力。

【临床应用】气虚明显，重用黄芪，并改用党参；阴虚甚重用生地黄、黄精，加石斛、麦冬；瘀血甚加桃红、红花、川芎；夹水湿加牛膝、车前子、汉防己、赤小豆，冬瓜皮；湿热下注，加滑石、石韦、萆薢；夹湿浊加陈皮、半夏、竹茹；如湿浊上逆，口中尿臭明显，可加大黄，或合并使用大黄灌肠；痈疽加金银花、蒲公英、野菊花；网膜病加枸杞子、菊花；周围神经病变加当归、地龙、鸡血藤。本方治疗38例，显效14例（36.84%），有效16（42.11%），无效8例（21.05%），总有效率78.95%。

【出处】《辽宁中医杂志》，1993，(10)：18。

27. 补肾方

【组成】黄芪 30g，茯苓 30g，丹参 30g，益母草 30g，太子参 20g，山药 15g，麦冬 10g，五味子 10g，生地黄 10g，枸杞子 10g，山茱萸 10g，泽泻 10g。

【功效】益气养阴，补肾活血。

【主治】糖尿病肾病。

【临床应用】加减：阴虚明显者加天花粉 30g，沙参 10g；水肿明显加葶苈子 15g，桑白皮 15g，泽兰 50g；肝郁气滞加醋柴胡 10g，枳壳 10g，白芍 10g；阳气虚加肉桂 10g，仙灵脾 10g；大便不通者加熟大黄 10g，枳实 10g。

【出处】《北京中医学院学报》，1993，16（6）：59。

28. 补肾活血方

【组成】生地黄 15g，枸杞子 15g，太子参 15g，葛根 15g，赤芍 15g，玄参 30g，丹参 30g，天花粉 30g，山茱萸 10g。

【功效】补肾养阴，活血。

【主治】糖尿病早期肾病。症见口渴多饮，多食，夜尿频，腰膝酸软乏力，头晕耳鸣，目干视物不清，下肢稍肿或正常。化验尿中白蛋白偏高，尿素氮、血肌酐正常。

【临床应用】本方治疗 35 例，显效 14 例，有效 18 例，无效 3 例，总有效率 91.4%。

【出处】《浙江中医学院学报》，1993，17（6）：12。

29. 糖尿病肾病方Ⅰ号

【组成】黄芪 30g，太子参 30g，干地黄 20g，怀山药 20g，麦冬 20g，地骨皮 20g，玄参 20g，丹参 20g，山茱萸 9g，丝瓜络 9g。

【功效】益气养阴，行瘀通络。

【主治】适用于气阴两虚型糖尿病肾病。症见尿甜，口渴，腰膝乏力，心悸自汗，晨起偶见眼睑微红，舌质红或黯红而滞，苔薄，舌下筋系瘀紫，脉细数无力。

【临床应用】本方共治疗 14 例，显效 6 例，有效 6 例，无效 2 例，总有效率 85.7%。

【出处】《浙江中医杂志》，1994，29（9）：399。

30. 糖尿病肾病方Ⅱ号

【组成】炙附子 6g，煨益智仁 6g，丝瓜络 6g，肉桂 3g，生地黄 15g，熟地黄 15g，丹参 15g，山药 30g，茯苓 30g，泽泻 30g，山茱萸 10g。

【功效】滋阴补阳，行瘀通络。

【主治】阴阳两虚型糖尿病肾病。症见夜尿多，晨起睑肿，傍晚足肿，腰膝酸软，指趾麻木，精神萎靡，面色萎黄，口干舌燥，甚者泛恶呕吐，胸闷气促，尿少，舌淡体胖，苔薄或腻，舌下筋系瘀紫，脉弦细或沉细。

【临床应用】本方治疗 19 例，有效 8 例，无效 7 例，死亡 4 例，总有效率 42.1%。

【出处】《浙江中医杂志》，1994，29（9）：399。

31. 糖肾益泰汤

【组成】黄芪 30g，山药 30g，丹参 30g，天花粉 30g，地骨皮 20g，生地黄 20g，玄参 20g，猪苓 20g，茯苓 20g，当归 15g，苍术 15g，川芎 12g，葛根 12g，仙灵脾、补骨脂、制何首乌、枸杞子各 10～30g。

【功效】补肾活血，健脾利湿。

【主治】糖尿病肾病属脾肾两虚者。症见浮肿，腰膝酸软，头晕乏力，神疲懒言，肢体麻木疼痛。舌质暗或瘀斑，舌下静脉曲张，脉弦沉或结代。

【临床应用】与复方丹参注射液 20mL，加入 0.9% 氯化钠 500mL 中静滴合用。本方治疗 22 例，近期痊愈 17 例，显效 3 例，有效 1 例，无效 1 例，总有效率 95.5%。

【出处】《浙江中医杂志》，1994，29（2）：543。

32. 消渴益肾汤

【组成】熟附子 6g，仙灵脾 30g，山药 30g，白术 15g，薏苡仁 40g，丹参 30g，川芎 30g，赤芍 15g，坤草 30g，生地黄 15g，熟地黄 15g，山茱萸 20g，枸杞子 20g，芡实 30g，猪苓 20g，大腹皮 10g。

【功效】益肾化瘀，利水消肿。

【主治】消渴肾病属肾虚夹瘀型者。症见“三多一少”症状不明显，头晕耳鸣，腰膝酸软，畏寒肢冷，肢体水肿，麻木刺痛，胸闷痛，舌暗有紫点，脉沉细。

【临床应用】加减：口渴重者加地骨皮 30g；胸闷不适加淡豆豉 6g，降香 10g；血压偏高，头痛头晕加珍珠母 30g，豨莶草 30g；舌有瘀斑或质暗紫者，加水蛭粉每日 4g，分 2 次冲服。本方可改善微循环和血流变，抑制蛋白尿，改善肌酐和降低血液黏度。

【出处】《河北中医》，1994，16（5）：8。

33. 栝楼瞿麦汤

【组成】栝楼根、山药、茯苓各 60g，瞿麦 30g，附子 10g。

【功效】滋阴润燥，益气养阴，温下行水。

【主治】糖尿病肾病阴阳两虚证者。

【临床应用】共治疗 23 例，显效 17 例，有效 4 例，无效 2 例。本方可迅速消除水肿，减轻临床症状，控制蛋白尿，同时不致血糖升高，不加重肾功能损害。

【出处】《河南中医》，1994，14（6）：373。

34. 糖肾方

【组成】黄芪 20g，茯苓、丹参各 15g，白术、生地黄、天花粉、当归、赤芍、桃仁各 10g。

【功效】益气养阴，活血化瘀。

【主治】糖尿病肾病证属肾虚血瘀者。症见“三多一少”症状，水肿，纳差乏力，恶心呕吐，腰膝酸软，舌质红，苔薄白，脉沉细。

【临床应用】浮肿加猪苓、车前子；恶心呕吐加半夏、砂仁；纳差、腹胀加陈皮、木香；头晕头痛加菊花、钩藤；有感染加清热解毒之品。共治疗 10 例，显效 6 例，好转 4 例。

【出处】《内蒙古中医药》，1994，（1）：25。

35. 自拟方

【组成】茯苓、白芍、白术、桂枝、泽泻、附子、大黄。

【功效】温阳利水，健脾消肿。

【主治】糖尿病并发水肿者。

【临床应用】每日 1 剂，水煎服。

【出处】《成都中医学院学报》，1994，（4）：1。

36. 杞菊地黄丸加味

【组成】枸杞子、菊花、熟地黄各 15g，山茱萸、怀山药 30g，泽泻、牡丹皮、茯苓各 10g，黄芪 60g，太子参 20g，当归 20g。

【功效】滋补肝肾。

【主治】糖尿病合并肾病，肝肾阴虚型。症见面色不华，头昏耳鸣，目眩，神疲乏力，腰膝酸软，口干思饮，尿频，舌质淡少苔，脉弦细。

【临床应用】每日 1 剂，水煎服。

【出处】《云南中医杂志》，1994，（3）：1。

37. 自拟方

【组成】大黄 10g，川芎、丹参、益母草各 15g，水蛭 2g。

【功效】清热泄浊，活血化瘀。

【主治】糖尿病肾病伴肾功不全者。

【临床应用】每日 1 剂，水煎服。气阴两虚加党参、黄芪、麦冬、五味子；阴虚重加生地黄、沙参；阳虚重加仙茅、仙灵脾；水肿明显加泽泻、桑白皮、车前子。治疗 29 例，结果：患者收缩压、舒张压、尿素氮、血肌酐、尿蛋白定量均有不同程度的下降。

【出处】《浙江中医杂志》，1994，（2）：545。

38. 肾气丸加味

【组成】杜仲 10g，附子 3g，肉桂 3g，熟地黄 24g，怀山药 12g，山茱萸 12g，泽泻、茯苓、牡丹皮各 9g，黄芪 60g。

【功效】益气养阴，温肾壮阳。

【主治】糖尿病合并肾病，阴阳两虚，瘀血阻滞型。症见面色黧黑，四肢欠温，耳鸣，腰膝酸软，夜尿多，神倦乏力，舌质淡夹瘀，苔薄白，脉沉细而弱。

【临床应用】每日 1 剂，水煎服。

【出处】《云南中医杂志》，1994，（3）：1。

39. 自拟方

【组成】生黄芪 30g，桃仁、泽泻各 12g，生大黄、山药、桑螵蛸各 10g，生地黄、女贞子、仙灵脾、丹参各 15g。

【功效】益气活血，固肾降浊。

【主治】糖尿病并发显性肾病。

【临床应用】每日 1 剂，水煎服。阴虚加熟地黄、山茱萸；阳虚加菟丝子、肉桂；尿少水肿加车前子、益母草；伴眼底病变加枸杞子、菊花；伴神经病变加鸡血藤、地龙。治疗45例，显效21例，有效18例，无效6例，总有效率为86.6%。

【出处】《四川中医》，1994，(10)：27。

40. 生脉散加味

【组成】太子参、麦冬、五味子、当归、川芎、丹参、泽泻、葶苈子、大枣、熟大黄。

【功效】益气养心，活血降浊。

【主治】糖尿病合并肾病，心肾气虚，浊毒内留者。

【临床应用】每日1剂，水煎服。气郁中满者用柴胡、白芍、枳实、甘草、牡丹皮、栀子、当归、白术、厚朴、茯苓、熟大黄；血瘀者加桃仁、红花、三棱、莪术等；湿热中阻者茵陈五苓散合平胃散；湿热下注者加味四妙散；燥热不解用增液汤加葛根、天花粉、石斛；结热不除加石膏、寒水石、大生黄、番泻叶；热毒者加金银花、连翘、黄芩、黄连、紫花地丁；痰饮不去用补中益气合苓桂术甘汤；虚风内动加木瓜、钩藤、白芍、生甘草，甚者加羚羊角、生龙骨、生牡蛎、瓦楞子；浊毒攻心加人参、麦冬、五味子、丹参、川芎、葶苈子。治疗568例，早期268例，显效68例，好转163例，稳定37例，总有效率100%；中期200例，好转136例，稳定54例，加重8例，死亡2例，有效率95%；晚期100例，好转27例，稳定43例，有效率为70%，加重20例，死亡10例。

【出处】《中国医药学报》，1994，(4)：5。

41. 自拟方

【组成】人参10g，白术30g，生黄芪30g，炙黄芪30g，牛膝30g，茯苓15g，干姜10g，天花粉15g，炙甘草10g。

【功效】益气健脾，运土制水。

【主治】糖尿病合并肾病。症见水肿弥漫，自足至腹肿胀，甚至蔓延至胸，胸脘痞闷，纳食减少，神疲乏力等。

【临床应用】每日1剂，水煎服。

【出处】《中医杂志》，1995，(4)：13。

42. 自拟方

【组成】人参、黄芪各9g，白术、桂枝、猪苓、泽泻、茯苓各10g，川芎12g，地龙、六月雪各10g，生牡蛎30g，肉桂2g，甘草3g。

【功效】益气温阳，健脾补肾，利水消肿。

【主治】糖尿病合并肾病。症见面色皖白，精神委顿，畏寒肢冷，纳呆便溏，足肿或全身浮肿，蛋白尿。

【临床应用】每日1剂，水煎服。若服药前便干不畅，口苦干涩，或服药后水肿明显消退，而血肌酐不降者，加大黄、黄连。

【出处】《中医杂志》，1995，(8)：47。

43. 加味参芪地黄汤

【组成】生地黄20g，山药、益母草各15g，山茱萸、茯苓各12g，泽泻、牡丹皮、红花各10g，生黄芪、太子参、丹参、白茅根各30g。

【功效】补肾，活血化瘀。

【主治】糖尿病肾病证属脾肾气阴两虚夹瘀者。症见腰膝酸软，尿频尿多，头晕眼花，神疲乏力，下肢浮肿，肢体麻木，舌质淡暗或见瘀斑、瘀点，脉细涩。

【临床应用】脾虚湿困加苍术、白术各12g，砂仁10g；燥热加生石膏30g，知母12g，地骨皮30g；水肿加车前子20g，泽泻、茯苓加量至20~30g；失眠加夜交藤30g，酸枣仁15g，百合12g；眼底有新鲜出血去红花、丹参、益母草，加三七粉2g（冲服），生地黄加量至30g。共治疗42例，显效9例，良效28例，无效5例，总有效率88.1%。

【出处】《中医杂志》，1995，36（6）：347。

44. 六味地黄汤加味

【组成】桂枝8g，熟地黄15g，山茱萸10g，怀山药20g，泽泻10g，牡丹皮10g，茯苓10g，黄芪20g，苍术、白术各15g，牛膝10g，车前子10g，枸杞子10g，地骨皮15g。

【功效】温阳益气，健脾补肾。

【主治】糖尿病性肾小球硬化症。

【临床应用】每日1剂，水煎服。

【出处】《中医杂志》，1995，(7)：10。

45. 补肾活血汤

【组成】黄芪、黄精、生地黄、熟地黄各20g，茯苓12g，枸杞子、泽泻、红花各10g，玄参、丹参、川芎各15g。

【功效】滋阴补肾，活血化瘀。

【主治】糖尿病肾病终末期属肾阴虚衰，瘀血内停者。

【临床应用】共治疗 40 例，获效满意。本方可降低患者 24 小时尿蛋白定量、血肌酐、尿素氮、总胆固醇、甘油三酯、纤维蛋白原、全血比黏度等指标。

【出处】《新中医》，1996，28（10）：45。

46. 益气活血利水汤

【组成】黄芪 15g，党参 10g，桃仁 12g，红花 12g，当归 12g，鬼箭羽 20g，白茅根 30g，益母草 30g，泽兰 12g，郁金 12g，茯苓 15g，陈皮 9g。

【功效】益气活血，利水渗湿。

【主治】糖尿病肾病。

【临床应用】运用本方治疗 28 例，显效 9 例，好转 14 例，无效 5 例，总有效率 82%。

【出处】《河北中医》，1996，18（2）：42。

47. 温肾活血汤

【组成】仙茅 10g，仙灵脾 10g，补骨脂 10g，生地黄 10g，黄芪 10g，熟大黄 10g，山茱萸 10g，怀山药 15g，猪苓 15g，茯苓 15g，益母草 15g，当归 15g，丹参 15g，葛根 15g。

【功效】温肾活血。

【主治】糖尿病肾病。症见浮肿，小便混浊有甜味，形寒肢冷，面色无华，耳鸣，腰酸，视物模糊，阳痿早泄，舌体胖嫩，边有齿痕，脉沉细无力。

【临床应用】加减：虚寒甚加巴戟天 10g，龟甲 15g，鳖甲 15g；气虚重者黄芪加量至 30g，党参 15g；腰酸加杜仲 10g，川续断 10g；血瘀者加全蝎 2 条，蜈蚣 2 条，地龙 10g；水肿明显加防己 10g，车前子 10g。本方治疗 30 例，完全缓解 5 例，基本缓解 9 例，好转 11 例，无效 5 例，总有效率为 83.34%。

【出处】《安徽中医学院学报》，1996，15（2）：19。

48. 加味补阳还五汤

【组成】黄芪 30g，当归 10g，赤芍 10g，地龙 10g，川芎 10g，桃仁 10g，熟地黄 10g，玄参 10g。

【功效】益气养阴，活血通络。

【主治】糖尿病肾病。

【临床应用】本方治疗 34 例，近期显效 13 例，有效 6 例，无效 5 例，总有效率 85.3%。本方可明显降低患者 24 小时尿蛋白定量，改善肾功能；降低血 β_2-MG，显著降低全血比黏度和血浆比黏度，可提高红细胞电泳率。

【出处】《辽宁中医杂志》，1996，23（7）：311。

49. 自拟方

【组成】太子参、黄芪、生地黄、葛根、山茱萸、水蛭粉。

【功效】益气养阴，滋肾活血。

【主治】糖尿病并发肾病。

【临床应用】每日 1 剂，水煎服。治疗 32 例，对照组 17 例，用格列喹酮片 60～120mg，控制不佳者加用美迪康 0.75g，高血压用卡托普利片 37.5～150mg，两组患者均每日分 3 次口服。结果：两组分别显效（症状消失，早期患者 GFR 及尿蛋白恢复正常，中期患者 GFR 上升＞10%，尿蛋白定量下降＞1/3）16 例、3 例，有效 11 例、7 例，无效 5 例、7 例，总有效率分别为 84.38%、58.82%（$P<0.05$）。

【出处】《北京中医药大学学报》，1996，（1）：64。

50. 糖肾康

【组成】生黄芪、枸杞子、山茱萸、肉桂、山药、红花、牡丹皮、茯苓、泽泻、猪苓、桃仁、生地黄、熟地黄、熟大黄、马齿苋、路路通。

【功效】补肾健脾，活血利水。

【主治】糖尿病肾病。

【临床应用】本方治疗 60 例，总有效率 91.7%。

【现代研究】本方可降低血糖、血脂，降低血液黏稠度，改善微循环，消除或减轻水肿及蛋白尿，改善肾功能。

【出处】《山东中医杂志》，1996，15（5）：202。

51. 活血益肾汤

【组成】丹参、桃仁、赤芍、党参、益母草、何首乌、菟丝子、牛膝。

【功效】活血化瘀，益气补肾。

【主治】糖尿病肾病证属肾虚血瘀，出现舌下筋系瘀阻明显，舌质暗紫或有瘀斑等病症。

【临床运用】肝肾气阴两虚加枸杞子、熟地黄、山茱萸、茯苓、牡蛎；脾肾阳虚加黄芪、山药、仙灵脾、茯苓、泽泻；心肾两虚加附子、桂枝、山茱萸、冬虫夏草、茯苓等。共治疗35例，4周1个疗程，3个疗程后显效12例，有效15例，无效8例，总有效率77%。

【出处】《上海中医药杂志》，1996，(4)：18–19。

52. 糖肾康

【主治】黄芪2份，当归、丹参、桃仁、赤芍、川芎、益母草各1.5份。

【临床应用】益气活血，利水消肿。

【出处】糖尿病肾病。

【临床应用】本方治疗32例，显效10例，有效18例，无效4例，总有效率87.5%。

【现代研究】本方可升高有效肾血浆流量，降低肾小球滤过分数。

【出处】《中国中西医结合杂志》，1996，16（7）：398。

53. 自拟方

【组成】生黄芪20g，党参、白术各10g，厚朴6g，猪苓、茯苓各20g，仙灵脾、车前子（包煎）各15g，天花粉、丹参各30g，石斛、半夏、熟大黄各10g。

【功效】健脾温肾，利水消肿，活血养阴，化痰。

【主治】糖尿病性肾病，证属气血阴阳俱虚，瘀血痰浊。症见多饮口干，乏力腰痛，面部及下肢浮肿，视物不清，皮肤瘙痒，大便干结，尿少，脉弦滑。

【临床应用】每日1剂，水煎服。

【出处】《中国糖尿病医案选》。

54. 降糖益肾丸

【组成】黄芪、山药、生地黄、丹参、泽泻、熟大黄、益母草。

【功效】益气养阴，活血清热利湿。

【主治】糖尿病肾病。

【临床应用】本方治疗30例，显效8例，有效15例，无效7例，总有效率76.7%。

【出处】《湖南中医学院学报》，1996，16（2）：23。

55. 经验方

【组成】山茱萸、枸杞子、白术各10g，猪苓30g，太子参15g，麦冬、五味子、酒大黄各10g，丹参、益母草各30g，桑白皮10g。

【功效】补肾健脾，益气养心。

【主治】糖尿病肾病，属脾肾两虚，心脉瘀阻者。症见腰酸乏力，纳少便干，颜面及双下肢浮肿，头晕，视物不清，双下肢麻木，脉沉细。

【临床应用】每日1剂，水煎服。

【出处】《中国糖尿病医案选》。

56. 芪蝉地黄汤

【组成】黄芪30g，蝉蜕15g，熟地黄15g，山茱萸10g，茯苓15g，益母草15g，地龙10g，白茅根30g。

【功效】益气滋肾，利水消肿，活血化瘀。

【主治】糖尿病肾病。

【临床应用】加减：脾肾阳虚加鹿角霜30g，附子10g，仙灵脾20g；脾肾阴虚加生地黄15g，知母10g，牡丹皮10g，枸杞子15g，菊花10g；水肿明显加椒目10g，大腹皮15g，猪苓10g，小便涩痛不利者加车前子15g（另包），滑石30g（另包）；腰痛固定，舌紫有瘀点，加丹参30g，三棱10g，田三七10g；大便燥结者加大黄10g（后下）；脘闷纳呆减熟地黄，加法半夏10g，厚朴10g，麦芽30g。本方治疗54例，临床治愈34例，好转16例，无效4例，总有效率92.5%。

【出处】《湖南中医杂志》，1996，12（5）：10。

57. 益气活血方

【组成】黄芪30g，太子参25g，生地黄、黄精各20g，赤芍15g，丹参、益母草各20g，白茅根30g。

【功效】益气养阴，活血化瘀。

【主治】糖尿病肾病早期，证属气阴两虚夹瘀者。

【临床应用】气阴两虚明显加党参15g，葛根15g；兼血瘀加桃仁、红花各10g。共治疗23例，显效8例，有效10例，无效5例。可降低患者尿

β_2-MG水平和尿微量白蛋白定量水平。

【出处】《中国中西医结合杂志》，1996，16（6）：364。

58. 糖肾方

【组成】红参20g，白术、茯苓、枸杞子、菟丝子、熟大黄、丹参、益母草各15g，陈皮、水蛭、生甘草各10g，薏苡仁20g。

【功效】健脾益肾，泄浊化瘀。

【主治】糖尿病肾病证属脾肾不足，瘀浊内停。症见周身乏力，头晕，食少纳呆，脘腹胀闷，恶心呕吐，腰酸膝软，舌质淡或舌苔白腻，脉细弱。

【临床应用】胃气上逆加半夏、竹茹各15g，生姜10g；水肿合实脾饮或济生肾气丸；瘀象明显加桃仁、红花各10g。共治疗34例，显效14例，有效13例，无效7例，总有效率达79.4%。

【出处】《中医药学报》，1996，（6）：18。

59. 益气养阴方

【组成】黄芪20g，党参、茯苓、丹参、益母草、芡实、金樱子各15g，白术、泽泻、山茱萸、山药、川芎各12g，陈皮10g，熟地黄18g。

【功效】健脾益肾，养阴益气，化痰活血。

【主治】糖尿病肾病证属脾肾气阴两虚。症见口干饮水不多，易饥不多食或纳食不香，脘腹胀满，疲乏无力，面色黄滞，有时下肢浮肿，或大便不调，腰酸痛，舌质淡红或淡紫，舌体胖，苔黄或白，脉沉细或弦滑。

【出处】《内蒙古中医药》，1996，（3）：5。

60. 益气活血方

【组成】太子参、麦冬、五味子、玄参、天花粉、熟大黄、黄芪、女贞子、赤芍、丹参、益母草各15g，生地黄20g，山茱萸、山药、泽泻各12g。

【功效】益气活血，滋阴清热。

【主治】糖尿病肾病证属肝肾气阴两虚型。症见口干舌燥，多饮多尿，易饥多食，大便干燥，心烦易怒，头晕胸闷，形体消瘦，神疲乏力，视物模糊，耳鸣腰酸，足面微肿，舌瘦暗红，或淡紫少津无苔，脉弦细。

【出处】《内蒙古中医药》，1996，（3）：4。

61. 温肾健脾汤

【组成】附子6g，桂枝10g，熟地黄、山药、黄芪、仙灵脾、丹参、泽兰各15g，山茱萸、泽泻、茯苓、车前子、白术、半夏各12g。

【功效】温肾健脾，益气养阴活血。

【主治】糖尿病肾病证属脾肾阴阳两虚型。症见神疲乏力，少气懒言，头晕目眩，纳饮呆滞，畏寒肢冷，恶心呕吐，面浮身肿，腰以下为甚，四末发凉，胸闷憋气，或腹痛泄泻，舌淡紫或舌质暗，舌苔黄腻，脉细数。

【临床运用】口干舌燥加生地黄、天花粉；饥饿感明显加黄连、知母；尿多加龙骨、金樱子；水肿重加车前子、冬瓜皮、防己；腹泻不止加党参、白术、罂粟壳；阴虚阳亢加天麻、钩藤、白僵蚕；体胖苔腻加茵陈、栀子、泽泻等。

【出处】《内蒙古中医药》，1996，（3）：4。

62. 益肾活血汤

【组成】生地黄、太子参、绵黄芪、怀山药各20g，山茱萸、黄精各10g，枸杞子15g，紫丹参、益母草各30g，参三七粉2g（冲服）。

【功效】养阴益肾，活血化瘀。

【主治】糖尿病肾病证属肾虚血瘀者。症见不同程度的“三多一少”症状，腰膝酸软，身痒，视力减退，下肢浮肿等。

【临床运用】腰膝酸软，下肢浮肿加肉桂5g，仙灵脾10g；大量蛋白尿加芡实20g，玉米须30g。共治疗62例，显效15例，有效38例，无效9例，总有效率85.4%。

【出处】《浙江中医杂志》，1996，（7）：317。

63. 加味玉液汤

【组成】生地黄、生黄芪、麦冬、玄参各15g，葛根20g，天花粉9g，怀山药、太子参、丹参各30g，仙灵脾10g，五味子、知母、山茱萸、鸡内金各10g。

【功效】益气养阴，补肾活血。

【主治】糖尿病肾病早中期气阴两虚，肾虚血瘀型。

【临床运用】“三多”症状明显加生石膏、寒水石；便秘加大黄、枳实；气虚加人参、白术；双目干涩加石斛夜光丸；腰膝酸痛，四肢麻木加牛膝、全蝎、乌梢蛇；尿频尿急加小蓟、茜草、滑石。共治疗 31 例，显效 17 例，有效 12 例，无效 2 例，总有效率 93.6%。

【出处】《实用中西医结合杂志》，1996，9（11）：679。

64. 加味鹿茸丸

【组成】鹿茸片、麦冬、玄参、鸡内金、茺蔚子、巴戟天、肉苁蓉各 9g，补骨脂、生地黄、菟丝子、黑大豆、牛膝各 12g，黄芪、人参、茯苓、地骨皮各 30g，山茱萸、泽兰各 15g，五味子 3g。

【功效】益气养阴，调补肝肾，温阳利水，化瘀降浊。

【主治】糖尿病肾病。

【临床运用】共治疗 38 例，显效 20 例，有效 14 例，无效 4 例，总有效率达 89.47%。

【出处】《陕西中医》，1997，18（12）：541。

65. 参芪附黄汤

【组成】人参、黄芪、附子、大黄、玉米须、茯苓、蚕茧、肉桂、水蛭、益母草、当归。

【功效】温肾健脾，益气活血。

【主治】糖尿病肾病，证属脾肾阳虚，气血双亏者。症见倦怠乏力，头晕失眠，面色萎黄或苍白无华，纳呆便溏或见颜面及双下肢轻度浮肿，舌质暗，苔白，脉沉细。

【出处】《河南中医》，1997，17（1）：31。

66. 芪蛭二黄汤

【组成】黄芪、水蛭、大黄、黄连、玉米须、山茱萸、太子参、天花粉、麦冬、地骨皮、益母草。

【功效】滋补肝肾，益气活血。

【主治】糖尿病肾病证属肝肾气阴两虚。湿瘀内阻型，表现为口干多饮，尿频量多，头晕腰酸，神疲乏力，口咽干燥，视物模糊，或见四肢麻木疼痛，舌质暗红，少津苔白，脉弦细数。

【出处】《河南中医》，1997，17（1）：31。

67. 保肾降糖汤

【组成】黄芪 30g，太子参、苍术、山药、生地黄、茯苓、枸杞子、天花粉各 20g，泽泻、山茱萸、黄精、丹参各 15g。

【功效】补肾益气，止渴生津。

【主治】糖尿病肾病证属肾气虚型。表现为口渴多饮，尿频量多，神疲乏力，形寒肢冷，舌淡苔白，脉沉细。

【临床运用】阴阳两虚加石韦、白茅根、仙灵脾、附子、肉桂各 15g，益母草、菊花各 20g，去天花粉、黄精、太子参、苍术；肾虚则去苍术、生地黄、天花粉、黄精，加土茯苓 40g，车前子、半边莲各 20g，熟地黄 25g，菟丝子、何首乌、金樱子、鹿茸各 15g，桃仁、红花、大黄各 10g。共治疗 30 例，有效 16 例，无效 4 例，总有效率为 86.6%。可明显降低患者空腹血糖、血清肌酐、尿素氮及血 β_2 微球蛋白水平，减少 24 小时尿蛋白定量水平（$P<0.01$）。

【出处】《长春中医学院学报》，1997，13（1）：31。

68. 强肾汤

【组成】熟地黄 30g，山药 16g，泽泻、巴戟天各 20g，丹参、益母草各 25g，川芎、山茱萸、红花各 15g。

【功效】温阳利水，益气消肿。

【主治】糖尿病肾病脾肾阳虚型。症见多饮多食，怯寒神疲，全身水肿，下肢尤甚，按之没指，小便短少，舌淡苔白滑，脉沉细。

【临床运用】共治疗 13 例，完全缓解 5 例，基本缓解 5 例，部分缓解 1 例，无效 2 例。

【出处】《陕西中医》，1997，18（4）：155。

69. 肾衰颗粒

【组成】生大黄 8g，生水蛭 5g，冬虫夏草 3g。

【功效】益肾填精，活血泄浊。

【主治】糖尿病肾病伴肾功能不全。症见颜面及双下肢浮肿，纳差，恶心呕吐，头昏乏力，血压升高，血肌酐、尿素氮明显升高。

【临床运用】共治疗 37 例，3 个月后显效 11 例，有效 17 例，无效 9 例，总有效率 75.7%。本方可改善患者临床症状，显著降低血肌酐、尿素氮及 24 小时尿蛋白定量水平（$P<0.05$、0.01），同时可升高血浆白蛋白水平。

【出处】《陕西中医》，1997，18（4）：150。

70. 实肾饮

【组成】川芎 15g，丹参、山药、党参各 25g，当归、泽泻、仙灵脾各 20g，肉桂、附子各 10g。

【功效】滋阴润燥，益气壮阳，强筋壮骨。

【主治】糖尿病肾病阴阳俱虚型。症见面色苍白，耳轮焦干，形寒肢冷，腰酸脚软，阳痿尿短，头晕耳鸣，全身浮肿，舌淡苔白，脉沉细弱。

【临床运用】治疗 12 例，基本缓解 7 例，部分缓解 4 例，无效 1 例。

【出处】《陕西中医》，1997，18（4）：155。

71. 加味济生方

【组成】熟地黄、山药、山茱萸、茯苓、泽泻、熟附子、肉桂、牛膝、车前子、苍术、泽兰、益母草、丹参、赤芍、白芍、黄芪。

【功效】活血化瘀，温补脾肾。

【主治】糖尿病肾病证属脾肾阳虚，瘀血阻滞，水湿停聚。症见面色晦滞，乏力神疲，畏寒肢冷，头晕耳鸣，腰膝酸软，食少便溏，夜尿频多，面目及双下肢浮肿，口干不欲饮，舌质淡暗有瘀斑，舌体胖大，苔白腻或红光无苔，脉沉弱或沉弦涩。

【临床运用】肾虚浊泛，呕恶食少，加清半夏、生姜、大黄；舌红光无苔，加天冬、玄参；血压高加生牡蛎、白茅根。

【出处】《山东中医药大学学报》，1997，21（5）：362-363。

72. 活血润燥汤

【组成】当归 12g，防风、羌活、火麻仁各 10g，桃仁 10 ~ 15g，生大黄粉 6 ~ 9g（吞服），牛蒡子 10 ~ 30g。

【功效】活血祛瘀，润燥通便。

【主治】糖尿病肾病，主要表现为蛋白尿者。

【临床运用】共治疗 30 例，21 天为 1 个疗程，连服 2 个疗程，显效 4 例，有效 18 例，无效 8 例，总有效率为 73.33%。方中当归、桃仁扩血管、降压及抗血栓，抑制血小板凝集；火麻仁可降压降脂；大黄可抑制糖尿病大鼠肾脏肥大及系膜细胞、基质的增生，改善肾组织的高代谢状态，纠正糖、脂肪、蛋白质代谢异常，减轻氮质血症及肾小球硬化，减少尿蛋白排泄，并可降低肾组织糖基化产物形成；牛蒡子提取物可降血糖，减缓肝糖原代谢，并抑制肾病变所致的尿蛋白排泄。

【出处】《浙江中医学院学报》，1997，21（4）：32。

73. 糖肾康

【组成】蚕茧、玉米须、黄芪、人参、茯苓、丹参、水蛭、续断、益母草、大黄、黄连。

【功效】温肾健脾，益气养阴，活血利水。

【主治】糖尿病肾病，以尿浊、水肿、眩晕为主要特征。

【临床运用】肝肾气阴两虚，湿瘀内阻型加太子参、天花粉、山茱萸、黄精；脾肾阳虚，气血双亏型加仙茅、仙灵脾、肉桂、当归；阳虚水泛，浊阴上逆，气血阴阳俱虚型加附子、肉桂、车前子、葶苈子、泽泻；血压偏高加天麻、钩藤、石决明；大量蛋白尿，重用黄芪、续断，加白花蛇舌草、芡实、山药；血尿加小蓟、白茅根、墨旱莲；呕吐加姜半夏、陈皮、砂仁。共治疗 48 例，显效 15 例，有效 21 例，无效 12 例，总有效率 75%。

【出处】《辽宁中医杂志》，1997，24（1）：26。

74. 参芪地黄汤

【组成】太子参、枸杞子各 20g，生黄芪、生山药、川牛膝、益母草、猪苓各 30g，生地黄、山茱萸、茺蔚子、泽泻各 15g，当归、五味子各 12g，厚朴 10g。

【功效】益气养阴，活血化瘀。

【主治】糖尿病肾病气阴两虚型。症见神疲乏力，自汗心悸，咽干口燥，腰膝酸软，肢痛麻木，视物模糊，腹胀便溏，肢体浮肿，舌红少苔，脉细数。

【临床运用】瘀血明显加大黄、桃仁、红花、泽兰、丹参、益母草；氮质血症期加茯苓、半夏；高钾血症加泽泻、木通，饮食忌食韭菜、香椿、海鲜。

【出处】《中医研究》，1997，10（5）：28-29。

75. 糖肾Ⅱ号

【组成】黄芪、枸杞子、女贞子、菟丝子、川芎、丹参、红花、益母草。

【功效】益气养阴，补肾活血。

【主治】糖尿病肾病肾虚血瘀型。

【临床运用】共治疗25例，显效4例，有效11例，无效10例，总有效率60.0%，优于西药对照组的19.0%（$P<0.01$）。本方可降低患者尿白蛋白排泄率（$P<0.01$）；降低空腹血糖和糖基化血红蛋白水平（$P<0.01$）；降低平均动脉压（$P<0.01$）；血浆肾素活性上升，而血管紧张素Ⅱ和醛固酮活性下降（$P<0.01$）；可降低血清过氧化脂质水平（$P<0.01$）。

【出处】《中国中西医结合杂志》，1997，17（10）：622–623。

76. 芪丹饮

【组成】北黄芪、熟地黄、玉米须、白花蛇舌草各15g，红参、附子各6g，山茱萸、大黄各10g，丹参、益母草各30g。

【功效】补肾活血。

【主治】糖尿病肾病证属脾肾阳虚，瘀血内停者。

【临床运用】共治疗40例，获效满意。可明显降低血 β_2 微球蛋白、肌肝、尿素氮水平；降低24小时尿蛋白排出量、尿 β_2 微球蛋白、尿白蛋白水平（$P<0.001$）。

【出处】《中国中西医结合杂志》，1997，17（1）：53。

77. 经验方

【组成】太子参15g，黄精20g，生地黄、玄参各30g，麦冬10g，猪苓20g，五味子10g，天花粉30g，酒大黄、桃仁各10g，川芎15g，丹参30g，当归、山茱萸各30g。

【功效】滋补肝肾，兼以活血。

【主治】糖尿病肾病，证属肝肾气阴两虚，瘀血阻络。症见乏力，腰膝酸软，视物昏花，双下肢麻木，多饮多尿多食均不明显，脉弦细。

【临床应用】每日1剂，水煎服。

【出处】《中国糖尿病医案选》。

78. 糖肾汤

【组成】黄芪30g，太子参30g，山药15g，苍术15g，玄参15g，丹参15g，益母草15g，川牛膝10g，怀牛膝10g，地龙10g，当归10g，赤芍10g，白芍10g，泽兰10g，泽泻10g。

【功效】益气养阴，活血化瘀。

【主治】糖尿病肾病。

【临床应用】加减：血尿加白茅根、大蓟、小蓟；便干加生大黄；水肿加车前子、防己、猪苓、茯苓、鹿角霜；蛋白尿加大黄芪用量，益母草加倍；冠心病者加川芎、瓜蒌皮、桂枝、制半夏；眼底出血去丹参、益母草、泽兰，加三七粉、茜草炭、墨旱莲、生地黄。上方水煎服，日1剂，同时配以降糖药物和饮食治疗，服药3个月。本方加减治疗32例，显效9例，有效19例，无效4例，总有效率87.5%。

【出处】《湖南中医药导报》，1997，3（5）:9。

79. 经验方

【组成】太子参15g，黄芪25g，枸杞子10g，生地黄30g，玄参20g，麦冬10g，天花粉20g，葛根10g，丹参30g，益母草30g，赤芍、白芍各15g。

【功效】益气养阴，滋补肝肾，活血化瘀。

【主治】糖尿病肾病，证属肝肾气阴两虚，瘀血阻络者。症见双下肢浮肿，口干，神疲乏力，腰膝酸软，时有心悸，视物模糊，脉沉细。

【临床应用】每日1剂，水煎服。

【出处】《中国糖尿病医案选》。

80. 生脉散合增液汤加味

【组成】太子参、生地黄各15g，玄参20g，丹参30g，葛根15g，天花粉30g，麦冬、五味子（打）各10g。

【功效】益气养阴，活血。

【主治】糖尿病肾病，证属肝肾气阴两虚。症见双下肢浮肿，尿频尿急，胸闷憋气，双下肢麻木，多饮多尿，多食，消瘦乏力，脉沉细。

【临床应用】每日1剂，水煎服。

【出处】《中国糖尿病医案选》。

81. 经验方

【组成】生黄芪30g，当归10g，猪苓、茯苓各30g，陈皮、半夏、酒大黄、枳实、竹茹、车前子各10g，焦山楂、焦麦芽、焦神曲各15g，厚朴6g。

【功效】益气养血，和胃降浊，利水消肿。

【主治】糖尿病肾病尿毒症期，证属气血俱

虚，湿浊中阻者。症见腰膝酸软，神疲乏力，双下肢水肿，面色萎黄，畏寒肢冷，纳差腹胀，恶心呕吐时作，皮肤瘙痒，脉沉细无力。

【临床应用】每日 1 剂，水煎服。

【出处】《中国糖尿病医案选》。

82. 经验方

【组成】车前草 20g，冬瓜皮 30g，薏苡仁 30g，粳米 50g。

【功效】健脾利水。

【主治】糖尿病合并水肿者，证属脾虚湿阻。症见面浮肢肿，尿赤尿痛。

【临床应用】前两味加水 70mL，煎液加水适量，同后两味熬成粥，每日 1 剂，分 2 次服。

【出处】《验方》。

83. 降糖愈肾汤

【组成】何首乌、山药、墨旱莲、女贞子、芡实各 30g，山茱萸 12g，冬虫夏草 6g，水蛭 10g，赤芍 20g，甘草 5g。

【功效】滋阴补肾，活血通络。

【主治】糖尿病肾病肾阴亏虚，络脉瘀阻者。症见腰膝酸软，水肿尿浊，舌胖暗，脉沉细。

【临床应用】水煎服，日 1 剂，分 2 次服。兼脾肾阳虚加制附子 8g，肉桂 3g；下肢浮肿加白茅根 30g。治疗 48 例，总有效率达 90%。

【出处】《经验方》。

84. 丹芪益肾汤

【组成】丹参、黄芪各 50g，党参、沙参、石韦各 30g，生地黄、山茱萸、泽泻各 15g，水蛭 3g（研末吞服）。

【功效】益气养阴，活血通络。

【主治】糖尿病肾病，证属肝肾气阴两虚，络脉瘀阻者。

【临床应用】水煎服，日 1 剂，分 2 次服。若伴心烦不寐，面部红赤，加竹茹、枳实、山栀子各 10g；合并高血压眩晕者，加钩藤 15g，天麻 6g，磁石 30g（先煎）；合并高脂血症者，加山楂、茵陈各 15g，决明子 30g；伴有皮肤感染者，加金银花、紫花地丁各 30g，白癣皮、地肤子各 15g。现代药理学研究，丹参、水蛭具有抗凝血、抗血栓形成、抗血小板聚集的作用，从而能够改善糖尿病性肾病患者体内的高凝血状态，进而改善肾微血循环，增加肾小球的有效滤过压，缓解肾小球的高灌注、高滤过状态，保护肾小球微血管内皮细胞，延缓肾小球硬化，减少尿蛋白的排泄。实验研究表明，丹参还有降血糖作用，而黄芪对血糖具有双向调节作用，并对肾小球基底膜的电荷屏障和机械屏障均有保护作用，从而减轻通透性蛋白尿水平，对肾性蛋白尿有减轻和消除作用，且疗效确切。

【出处】《内蒙古中医药》，2001，（3）：9。

85. 补肾活血方

【组成】黄芪 30g，当归 20g，熟地黄 18g，山茱萸 12g，山药 12g，丹参 12g，三七 10g，赤芍 10g，牡丹皮 10g，大黄 10g，泽泻 10g。

【功效】益气养血，补肾活血。

【主治】糖尿病肾病，证属脾肾气阴两虚，瘀血阻滞者。

【临床应用】水煎服，日 1 剂，分 2 次服，治疗糖尿病肾病 21 例，显效 6 例，有效 12 例，无效 3 例。药理研究表明，大黄能改善氮质血症，使残余肾组织代偿能力增强，纠正脂代谢紊乱，降低蛋白尿水平，且熟地黄、山药、黄芪、山茱萸、泽泻均有降低血糖的作用，黄芪有很好的降低尿蛋白的作用。

【出处】《山西中医》，2001，（1）：33。

86. 糖肾丸

【组成】黄芪 20g，山药 15g，山茱萸 12g，五味子 12g，白芍 12g，枸杞子 12g，党参 15g，茯苓 20g，地骨皮 15g，黄连 10g，生地黄 15g，麦冬 12g，益母草 30g，白花蛇舌草 30g，大黄 12g。

【功效】滋阴补肾。

【主治】糖尿病肾病，证属肾气阴两虚者。

【临床应用】制成浓缩水丸，每次 6g，日 2 次。治疗早期糖尿病肾病 64 例，总有效率为 89%。

【出处】《山东中医杂志》，2002，（6）：333。

87. 滋阴益气活血方

【组成】熟地黄、黄芪、山茱萸、菟丝子、丹参、牛膝等。

【功效】滋阴补肾，益气活血。

【主治】糖尿病肾病，证属气阴两虚，肾络瘀阻者。症见腰酸乏力，气短懒言，口干喜饮，舌胖暗，脉沉细。

【临床应用】水煎服，日1剂，分2次服。治疗32例糖尿病患者，患者症状明显改善，尿微量白蛋白及24小时尿蛋白定量明显减少，肾功能明显改善。

【出处】《中国中医药信息杂志》，2001，（4）：44。

88. 益气养阴逐瘀汤

【组成】人参、桃仁、水蛭各10g，黄芪、何首乌、葛根各30g，生地黄、女贞子各20g，牡丹皮、知母、地龙各15g。

【功效】益气养阴，活血逐瘀。

【主治】糖尿病肾病证属气阴两虚，脉络瘀阻者。

【临床应用】水煎服，日1剂。临床加减：阴虚阳亢加枸杞子、菊花、白芍、龟甲；水湿内停加茯苓、泽泻、木瓜；湿热困脾加薏苡仁、苍术、黄连；痰阻气机加陈皮、半夏、瓜蒌；阳虚加肉桂、仙灵脾、菟丝子；热毒壅盛加金银花、蒲公英、紫花地丁。

【出处】《中医药学报》，2001，（6）：17。

89. 益气化瘀胶囊

【组成】益母草30g，生黄芪、当归各20g，太子参、苍术、白术、葛根、川芎、芡实各15g。

【功效】益气养阴，化瘀通络。

【主治】早期糖尿病肾病证属气阴两虚，肾虚血瘀者。

【临床应用】制成浓缩胶囊剂，每次4粒，每日3次。治疗34例，尿白蛋白明显减少，临床症状明显改善。

【出处】《中医药学报》，2001，（2）：15。

90. 经验方

【组成】太子参、黄芪、山药各15g，生地黄、丹参各20g，葛根、知母各10g，水蛭6g，大黄3g。

【功效】益气养阴，活血通腑。

【主治】糖尿病肾病证属气阴两虚，脉络瘀阻者。

【临床应用】水煎服，日1剂，分2次服，治疗早期糖尿病肾病31例，尿白蛋白明显减少。

【出处】《安徽中医学学报》，2001，（1）：16。

91. 经验方

【组成】黄芪30g，太子参30g，丹参20g，龙胆草10g，制何首乌15g，巴戟天15g，玉米须30g，冬虫夏草3g（冲服）。

【功效】益气，温阳补肾。

【主治】糖尿病肾病证属肾阳亏虚者。

【临床应用】水煎服，日1剂。临床加减：如见面色㿠白，精神萎靡，畏寒肢冷，纳呆便溏，全身浮肿者为脾肾阳衰，大黄减至3g，方中加附子5～10g，干姜5g，川黄连3g，沉香10g（后下），以温补肾阳，双补气血；伴恶心呕吐，不思饮食，口渴不欲饮，大便色黑者，酌加石斛10g，地榆15g，焦白芍20g，炒川黄连3g，紫苏叶10g，以健脾降浊，和胃降逆；经常感冒继发感染者，用银翘散加蝉蜕15g，浮萍15g以宣表，蒲公英15g、山豆根15g用以解毒，清除继发感染之病灶；伴头痛、眩晕、失眠健忘、腰膝酸软者，加服杞菊地黄丸以滋肾养阴，每次1丸，每日2次。

【出处】《中医药学刊》，2001，（3）：245。

92. 温阳利水汤

【组成】黄芪20g，党参15g，白术15g，熟地黄12g，山茱萸6g，茯苓10g，泽泻12g，附子6g，桂枝9g，车前子30g，牛膝12g。

【功效】温阳利水。

【主治】糖尿病肾病证属脾肾阳虚者。

【临床应用】水煎服，日1剂。治疗糖尿病肾病31例，显效7例，有效14例，无效9例。

【出处】《浙江中医学院学报》，2001，（5）：32。

93. 糖肾康

【组成】丹参30g，川芎20g，益母草20g，黄芪30g，太子参20g，山药20g，天麻15g，天花粉30g，黄芩15g，三七粉15g，五味子15g。

【功效】活血通络，益气养阴。

【主治】糖尿病肾病证属气阴两虚，络脉瘀阻者。

【临床应用】上方制散剂，每次20g，每日2

次。治疗32例糖尿病肾病患者，显效15例，有效13例，总有效率为87.5%。

【出处】《陕西中医函授》，2001，（5）：22。

94. 糖肾平汤

【组成】太子参20g，黄芪20g，山茱萸15g，生地黄15g，怀山药15g，桑螵蛸12g，金樱子15g，玉米须15g，茯苓12g，僵蚕10g，川芎15g，鬼箭羽12g，水蛭4g。

【功效】益气养阴，补肾活血。

【主治】早期糖尿病肾病。症见"三多"症状不明显，口干咽燥，伴有神疲乏力，头晕倦怠，腰膝酸软，或兼视力模糊，肢体麻痛，舌质红或暗红，脉沉细或细弦。

【临床应用】水煎服，日1剂。治疗早期糖尿病肾病32例，疗后血糖、尿白蛋白均较疗前有所降低。

【出处】《福建中医药》，2001，（5）：7。

95. 芪归参合剂

【组成】制附子、肉桂各6g，黄芪30g，当归、丹参、大黄、三七、西洋参各10g。

【功效】温补肾阳，活血化瘀。

【主治】糖尿病肾病证属脾肾阳虚，络脉瘀阻者。

【临床应用】水煎服，日1剂。治疗50例糖尿病肾病患者，尿 β_2 微球蛋白、24小时尿蛋白定量、血肌酐、尿素氮明显降低。

【出处】《湖北中医杂志》，2001，（10）：28。

96. 经验方

【组成】川芎、赤芍、当归、红花各10g，泽兰、益母草、丹参、黄芪各30g，川牛膝15g，水蛭5g。

【功效】活血化瘀。

【主治】糖尿病肾病。

【临床应用】水煎服，日1剂。临床加减：阴虚明显者，加生地黄、麦冬各20g；燥热盛者，加知母、葛根各15g；肾虚明显者，加枸杞子30g，炒杜仲20g；湿邪甚者加茯苓、大腹皮各15g。

【出处】《湖北中医杂志》，2001，（11）：21。

97. 益肾汤

【组成】黄芪、益母草各30g，熟地黄、玄参各15g，山茱萸、山药、茯苓、泽泻、牡丹皮各12g，丹参20g

【功效】益气养阴，活血化瘀。

【主治】糖尿病肾病证属气阴两虚络脉瘀阻者。症见神疲乏力，腰膝酸软，四肢沉重或浮肿，肢体麻木或头晕目眩，视物模糊，纳食欠佳，大便溏，面色不荣，舌胖有裂纹，脉沉细。

【临床应用】水煎服，日1剂。临床加减：偏重于气阴两虚加党参、麦冬、五味子；阴虚重者加生地黄、沙参；阳虚重者加仙茅、仙灵脾；水肿明显者加桑白皮、车前子。

【出处】《湖北中医杂志》，2001，（1）：10。

98. 溶栓克糖胶囊

【组成】人参、黄芪、丹参、山药、水蛭、鹿茸、黄精、龟甲、土鳖虫、地龙、当归、杜仲。

【功效】益气活血。

【主治】糖尿病肾病。

【临床应用】上药制成胶囊，每服4粒，每日3次，并辨证服用汤剂。①肝肾阴虚型，药用：熟地黄30g，山药15g，山茱萸15g，牡丹皮20g，泽泻15g，茯苓15g，当归20g，黄芪10g，牛膝30g，益母草30g。②阴阳两虚型，药用：生地黄24g，山药15g，山茱萸15g，牡丹皮20g，泽泻15g，茯苓15g，桂枝10g，附子10g，黄芪12g，牛膝24g，枸杞子30g。③肾元亏虚，水毒内闭型，药用：党参15g，白术15g，半夏9g，黄连6g，六月雪30g，枸杞子30g，绿豆30g，丹参30g，熟附子9g，生姜6g，当归20g，大黄20g。同时配合腰脐部外敷药，将熟地黄、山茱萸、鹿茸片、附子、枸杞子、太子参、茯苓、丹参、泽泻、山药适量，分别切碎装入12cm×12cm大小的布袋中，覆盖于神阙或命门、肾俞穴，连续佩带，中药3个月换1次。共治疗38例糖尿病肾病患者，治疗后尿蛋白减少，血肌酐、尿素氮明显降低。

【出处】《河北中医》，2002，（2）：103。

99. 经验方

【组成】人参10g，黄精30g，龟甲胶20g，葛根30g，白术20g，茯苓30g，山药30g，猪苓20g，泽泻12g，半夏10g，陈皮10g，砂仁10g，丹参30g，黄连10g。

【功效】益气养阴，调中开胃。

【主治】糖尿病肾病。

【临床应用】水煎服，日1剂。加减：气虚甚加黄芪30g；阴虚甚加女贞子20g、枸杞子20g；水肿甚加冬瓜皮30g；尿蛋白（++）以上加黄芪30g，金樱子30g；热毒甚加大黄10g；阳虚甚加肉桂6g、干姜10g。

【出处】《河北中医》，2002，（2）：105。

100. 中药灌肠方

【组成】生大黄15g（后下），生牡蛎30g，制附子12g，槐花12g，益母草30g，芒硝10g。

【功效】通腑泄浊。

【主治】糖尿病肾病，肾功能不全者。

【临床应用】上5味药浓煎200mL，滤渣加入芒硝溶解后灌肠。灌肠时应注意以下事项：灌肠前应嘱患者先排空大小便，肛管要细，适当增加插入深度，温度适宜，操作熟练，动作轻柔，速度要慢，灌入量适中，灌肠后尽量延长中药在肠腔的保留时间，以利吸收。若保留时间不足30分钟，应进行第2次灌肠；对疼痛敏感或有外痔者，可以肛周涂润滑剂，以减轻疼痛。共治疗47例，总有效率为83%。

【出处】经验方。

101. 益肾活血汤

【组成】制附子6g，炮姜5g，黄芪20g，怀山药15g，山茱萸15g，熟地黄12g，枸杞子15g，太子参15g，益母草40g，丹参15g，猪苓、茯苓各10g，当归10g，川芎8g，桃仁30g，赤小豆10g。

【功效】补肾活血。

【主治】糖尿病肾病。

【临床应用】水煎服，日1剂。加减：如鼻衄加牡丹皮15g，白茅根10g；胸闷加枳壳10g，桔梗10g，降香6g；血压偏高加珍珠母30g（先下），钩藤10g（后下）。

【出处】《黑龙江中医药》，2001，（3）：13。

102. 糖脉康

【组成】黄芪、生地黄、丹参、牛膝、麦冬、桑叶、赤芍、黄连、黄精、葛根、仙灵脾。

【功效】益气养阴，活血化瘀。

【主治】糖尿病肾病。

【临床应用】每次5g，每日3次，治疗30例，显效13例，有效15例，无效2例。

【出处】《黑龙江中医药》，2002，（1）：17。

103. 经验方

【组成】大黄、附子、党参、白术、荷叶、佩兰、薏苡仁、砂仁、鸡内金、车前子。

【功效】温阳利水，化浊降逆。

【主治】糖尿病肾病。

【临床应用】水煎服，日1剂。若恶心呕吐伴口苦便干，舌苔黄腻者，宜清热化湿，泄浊降逆，方用黄连温胆汤加味，常用陈皮、半夏、茯苓、枳实、竹茹、黄连、薏苡仁、大黄等。

【出处】《河北中医》，2001，（9）：682。

104. 糖肾宁

【组成】生黄芪30g，太子参15g，生地黄15g，大黄4.5g，丹参24g，川芎12g，益母草15g，天花粉12g，葛根12g，焦山楂15g。

【功效】益气养阴，活血化瘀。

【主治】糖尿病肾病。

【临床应用】水煎服，日1剂。治疗33例糖尿病肾病患者，血肌酐、尿素氮下降，尿白蛋白减少。药理研究表明，生黄芪、太子参等具有增强机体免疫功能、增加肾血流量、降低血压、消除尿蛋白的作用；丹参、川芎、大黄等具有减低血黏度、改善微循环、改善肾血流量、抗氧化等作用；葛根、天花粉、焦山楂等具有降血脂、降血糖、清除尿蛋白等作用。

【出处】《中华综合医学杂志》，2002，（1）：55。

105. 糖肾安

【组成】黄芪15g，黄精12g，白术10g，当归10g，女贞子12g，玉竹12g，丹参12g，牛膝9g。

【功效】益气养阴。

【主治】糖尿病肾病。

【临床应用】水煎服，日1剂。临床加减：阴虚内热者加知母、黄柏；肾阳虚者加仙灵脾、巴戟天；血糖高者加入人参、山药、天花粉；血压高者加杜仲、牡丹皮；呕吐、恶心者加黄芩、吴茱萸；水肿明显加茯苓、泽泻、猪苓。4周为1个疗程。

【出处】《中医研究》，2001，（4）：32。

106. 经验方

【组成】丹参、益母草各20g，牛膝、泽兰、牡丹皮、川芎各12g。

【功效】活血化瘀。

【主治】糖尿病肾病。

【临床应用】水煎服，日1剂。临床加减：偏阴虚加生地黄、玄参、南沙参；痰热重加黄芩、全瓜蒌；气虚加人参、黄芪，治疗糖尿病肾病80例，显效率38%，总有效率72%。

【出处】《时珍国医国药》，2001，（8）：721。

107. 经验方

【组成】黄芪30g，川芎、赤芍各12g，当归、天花粉、茯苓各20g，白术15g，桃仁、红花各10g。

【功效】益气活血。

【主治】糖尿病肾病。

【临床应用】水煎服，日1剂。临床加减：若兼口渴多饮，心悸气短，头晕无力，舌红，脉细者，加太子参、麦冬、生地黄以益气养阴；若兼见面浮身肿，按之凹陷不起，尿量减少，怯寒神疲，舌淡苔白，脉沉细者，加附子、干姜、仙灵脾、杜仲以温肾行气利水；尿素氮、血肌酐明显升高者，加生牡蛎、蒲公英、生大黄以清热降浊。

【出处】《四川中医》，2001，（6）：26。

108. 补肾活血方

【组成】女贞子30g，冬虫夏草3g，丹参、川芎、莪术各15g。

【功效】补肾活血。

【主治】糖尿病肾病。

【临床应用】水煎服，日1剂。临床加减：气阴两虚，加参芪地黄汤：西洋参6g，生地黄、山药、山茱萸、牡丹皮、茯苓、生黄芪各15g；脾肾气虚，加水陆二仙丹：金樱子、芡实各15g，加补中益气汤：党参、白术、山药、茯苓、生黄芪各15g；脾肾阳虚，加真武汤：附子6g，白术、茯苓、芍药各15g，生姜3g；肝肾阴虚，加二至丸、六味地黄丸：女贞子、墨旱莲、生地黄、山茱萸、茯苓、牡丹皮、山药各15g；阴虚阳亢，加二甲复脉汤、杞菊地黄汤；阴阳两虚，加桂附地黄汤、济生肾气丸、大补元煎之类；水肿加车前子、防己、赤小豆、冬瓜皮各15g；大便干燥，加大黄10g，枳壳15g；如恶心、呕吐，加竹茹6g，半夏10g，黄连15g。

【出处】《四川中医》，2001，（12）：33。

109. 桂枝茯苓丸

【组成】桂枝10g，茯苓15g，牡丹皮10g，赤芍15g，桃仁12g。

【功效】温肾泄浊，活血通经。

【主治】糖尿病肾病肾功能不全。

【临床应用】浓煎200mL，每次100mL，每日服2次。治疗20例糖尿病肾病肾功能不全者，疗后血肌酐、尿素氮明显降低，内生肌酐清除率明显升高。

【出处】《浙江中西医结合杂志》，2001，（9）：584。

110. 糖肾健胶囊

【组成】熟地黄、山药、山茱萸、猪苓、金樱子、芡实、丹参、红花。

【功效】补肾活血。

【主治】糖尿病肾病。

【临床应用】制成浓缩胶囊，每次3粒，每日3次。治疗糖尿病肾病100例，显效29例，有效67例。

【出处】《天津中医》，2001，（1）：6。

111. 益气复胰汤

【组成】柴胡10g，佛手10g，荔枝核20g，黄芪50g，怀山药30g，茯苓15g，山茱萸15g，丹参20g，枸杞子15g，三七15g。

【功效】疏肝调气，益气活血，健脾补肾。

【主治】糖尿病肾病。

【临床应用】日1剂，水煎早晚分服，3个月为1个疗程，共观察4个疗程。兼阳虚者加肉桂附子，兼阴虚者加牡丹皮、白芍。

【出处】《河南中医药学刊》，2000，15（3）：12。

112. 猪苓汤

【组成】猪苓 15g，茯苓 15g，泽泻 9g，阿胶 9g（烊化），大黄 9g，丹参 15g。

【功效】滋肾清热，化气行水。

【主治】糖尿病性肾病。

【临床应用】除阿胶外，将余药放入甘澜水 600mL 中浸泡 30 分钟，先以武火煮沸，继以文火煎 20 分钟。水煎 2 次，共取汁 400mL，烊化阿胶。每服 200mL，早晚分服。辨证加减：肝肾阴虚型可选用女贞子、黄芪、生地黄等；脾肾气虚型可选用太子参、山药、黄芪等；气阴两虚型可选用附子、生地黄、生龙骨、生牡蛎等。兼症加减：并发现视网膜病变，可选用枸杞子、菊花、密蒙花、三七等；血压较高者，可选用怀牛膝、夏枯草、钩藤、生龙骨、生牡蛎等；尿中蛋白阳性者，可选用黄芪、芡实、白茅根、车前子、蝉衣、坤草、冬瓜皮等。治疗达到临床控制者 6 例，占 17%；有效 24 例，占 68.2%；无效 5 例，占 15%。总有效率为 85.7%。

【出处】《河南中医药学刊》，2000，15（3）：34。

113. 糖肾停汤

【组成】大黄、水蛭、丹参、肉桂、仙鹤草各 10g，黄芪、山药各 15g。

【功效】化瘀祛浊，佐以益气温阳养阴。

【主治】糖尿病肾病。

【临床应用】日 1 剂，水煎服，治疗 42 例，显效 18 例，有效 19 例，总有效率 88.17%。通过临床观察，可得出以下几个结论：①糖肾停汤在降糖方面与格列喹酮片可起协同作用。②血流变学检查从侧面验证了本方的活血化瘀功能。③糖肾停对改善肾功能、降低尿蛋白有确切作用。④糖肾停对糖尿病肾病各期均有疗效，但从临床来看，似以早、中期更佳。⑤作为糖尿病肾病的有效治疗措施，应进行更深入的研究工作。

【出处】《中医药信息》，2000，（6）：35-36。

114. 经验方

【组成】黄芪 20g，党参、山药、苍术、茯苓、扁豆各 15g，丹参 20g，炒白术、制半夏各 10g，砂仁 6g（后下）。

【功效】健脾益气，除湿化痰。

【主治】糖尿病肾病。症见少气懒言，面色苍白，大便溏，舌胖有齿痕，舌苔濡白，脉沉细或滑。

【临床应用】水煎服，日 1 剂。

【出处】《浙江中西结合杂志》，2000，10（2）：9。

115. 经验方

【组成】熟地黄 12g，山药 15g，山茱萸、牡丹皮、赤芍各 10g，丹参 30g，益母草 15g，茺蔚子 10g，女贞子 10g，墨旱莲 30g。

【功效】滋益补肾，活血化瘀。

【主治】糖尿病肾病属肾虚血瘀型。症见腰膝酸软，下肢浮肿，阳痿，夜尿多，面色晦暗舌质暗红，脉细涩。

【临床应用】水煎服，每日 1 剂。

【出处】《浙江中西医结合杂志》，2000，10（2）：79。

116. 经验方

【组成】生地黄、山药、丹参、枸杞子各 15g，山茱萸、白芍、泽泻各 10g，龟甲 20g（先煎），菊花 10g，黄精 10g。

【功效】滋补肝肾。

【主治】糖尿病肾病属肝肾阳虚型。症见头晕耳鸣，失眠多梦，形体消瘦，口干欲饮，两目干涩，舌红少苔，脉弦细。

【临床应用】水煎服，日 1 剂。

【出处】《浙江中西医结合杂志》，2000，10（2）：79。

117. 经验方

【组成】生黄芪 30g，太子参 15g，黄精 20g，生地黄 15g，玄参 15g，麦冬 12g，五味子 10g，天花粉 15g，当归 15g，丹参 30g，红花 10g，酒大黄 6～10g。

【功效】益气养阴，活血通络。

【主治】糖尿病合并糖尿病肾病及视网膜病变。

【临床应用】日 1 剂，水煎服。加减用药：气郁胸胁胀满，加柴胡、白芍、枳壳；头晕、视物模糊，加菊花、枸杞子、白蒺藜；四肢麻木疼痛加木瓜、地龙。治疗1月后，显效8例，好转19例，无效3例，有效率90%。

【出处】《光明中医》，2000，15（90）：54。

118. 补肺汤、益胃汤加味

【组成】太子参10g，生黄芪15g，生地黄12g，五味子10g，桑白皮12g，北沙参、麦冬、玉竹各10g。

【功效】益气养阴，补益脾胃。

【主治】糖尿病肾病属肺胃气阴两虚型。

【临床应用】水煎服，日1剂。

【出处】《辽宁中医杂志》，2000，27（4）：146。

119. 人参归脾汤加减

【组成】党参、炒白术各10g，生黄芪20g，远志10g，炒酸枣仁12g，茯神15g，龙眼肉12g，木香10g，甘草6g，当归10g。

【功效】补益心脾。

【主治】糖尿病肾病，心脾气阴两虚型。症见失眠多梦，心悸健忘，头晕目眩，倦怠乏力，食纳不佳，舌淡，脉濡细。

【临床应用】水煎服，日1剂。

【出处】《辽宁中医杂志》，2000，27（4）：146。

120. 六君子汤合六味地黄汤加减

【组成】党参、炒白术各10g，茯苓、薏苡仁、山药各12g，山茱萸10g，熟地黄12g，大腹皮15g，炙甘草10g，炒扁豆12g，半夏10g，陈皮6g。

【功效】补益脾肾。

【主治】糖尿病肾病属脾肾气阴两虚型，纳呆乏力，胃脘胀满，腰膝酸软，耳鸣耳聋，面色萎黄，小便清长，大便溏薄，舌淡苔薄白，脉虚细。

【临床应用】水煎服，日1剂。

【出处】《辽宁中医杂志》，2000，27（4）：146。

121. 杞菊地黄汤加减

【组成】枸杞子、菊花各10g，生地黄、山药各12g，茯苓15g，山茱萸、牡丹皮、泽泻各10g，石决明、灵磁石各20g。

【功效】补益肝肾，滋阴潜阳。

【主治】糖尿病肾病属于肝肾阴虚型，头晕头痛，急躁易怒，腰酸耳鸣，五心烦热，面红目赤，舌红苔薄黄，脉弦细数。

【临床应用】水煎服，日1剂。

【出处】《辽宁中医杂志》，2000，27（4）：146。

122. 实脾饮加减

【组成】茯苓15g、苍术各10g，大腹皮15g，草豆蔻、厚朴、桂枝、木香10g，猪苓15g，制附子6g，木瓜10g。

【功效】温补脾阳，利水消肿。

【主治】糖尿病肾病属于脾阳不振，水湿停留型。症见面色萎黄，倦怠乏力，面目肢体浮肿，腰以下为甚，脘腹胀满，纳呆便溏，形寒肢冷，小便短少，舌体胖大，舌淡或黯淡，苔白腻，脉濡细。

【临床应用】水煎服，日1剂。

【出处】《辽宁中医杂志》，2000，27（4）：146。

123. 苓桂术甘汤合真武汤加减

【组成】附子10g，肉桂6g，党参、葶苈子各10g，茯苓15g，泽泻10g，大腹皮15g，五加皮、白术各10g，生姜、炙甘草6g。

【功效】温补肾阳，利水消肿。

【主治】糖尿病肾病属肾阳虚亏，水湿泛滥型。症见面色㿠白，灰滞无华，形寒怕冷，四肢欠温，周身悉肿，以下肢为甚，腰膝酸软，伴胸闷憋气，心悸气短，腹胀尿少，舌淡红或黯淡苔白腻，脉沉细无力。

【临床应用】水煎服，日1剂。

【出处】《辽宁中医杂志》，2000，27（4）：146。

124. 大黄附子汤加味

【组成】附子、生大黄、半夏各10g，生姜、砂仁各6g，藿香、木香、苍术、厚朴各10g。

【功效】温阳利水，逐毒降逆。

【主治】糖尿病肾病属于阳虚水泛，浊毒上逆型。症见全身悉肿，形寒肢冷，面色晦黯，精神萎靡，神疲嗜睡，胸闷纳呆，恶心呕吐，口有秽臭，大便溏泄，尿少或无尿，舌体胖大，舌黯红，苔白腻或垢腻，脉沉细无力。

【临床应用】水煎服，日1剂。

【出处】《辽宁中医杂志》，2000，27（4）：146。

125. 羚羊钩藤汤

【组成】羚羊角 1g（研末冲服），生地黄、钩藤各 15g，牡丹皮 10g，石决明 20g，菊花 10g，鳖甲、茯神各 15g，白芍、玄参各 10g，全蝎 6g。

【功效】育阴潜阳，平肝息风。

【主治】糖尿病肾病属肝肾阴竭，虚风内动型。症见头晕目眩，耳鸣心悸，五心烦热，神识不清，筋惕肉瞤，四肢抽搐，溲赤便秘，舌红少苔或剥苔，脉弦细或弦细数。治宜育阴潜阳，平肝息风，方以羚羊钩藤汤加减。

【临床应用】水煎服，日 1 剂。

【出处】《辽宁中医杂志》，2000，27（4）：146。

126. 自拟方

【组成】党参 20g，黄芪 50g，黄精 20g，黄连、茯苓、丹参、赤芍各 15g，枸杞子 20g，白术 15g。

【功效】健脾益肾活血。

【主治】糖尿病早期肾病。

【临床应用】每日 1 剂，分 3 次口服，4 周为 1 个疗程。

【出处】《辽宁中医杂志》，2000，27（2）：80。

127. 自拟方

【组成】生地黄 15～20g，太子参 12～15g，葛根 12～15g，玄参 9～15g，石膏 20～30g，知母 12～15g，麦冬 12～15g，天花粉 12～20g，玉竹 9～15g，红花 9～15g，丹参 20～30g。

【功效】养阴清热润燥，活血通络。

【主治】糖尿病肾病，阳虚燥热、血瘀阻络型。主症：烦渴多饮，多食善饥，形体消瘦，舌质红，边尖有瘀点，少苔，脉细数。

【临床应用】水煎服，日 1 剂。

【出处】《甘肃中医》，2000，（4）：22。

128. 自拟方

【组成】生地黄 15～20g，太子参 15～20g，葛根 12～15g，麦冬 9～15g，黄芪 20～30g，白术 9～12g，茯苓 15～20g，山药 12～20g，山茱萸 12～15g，泽泻 12～15g，女贞子 12～15g，墨旱莲 15～20g，川芎 6～9g，丹参 20～30g。

【功效】益气养阴，滋补肝肾，活血通络。

【主治】糖尿病肾病，气阴两虚、脉络瘀阻型。主症：口干舌燥，烦渴多饮，消瘦乏力，尿频清长，或尿浊且甜，腰酸腿软，舌黯红，少苔，脉细数。

【临床应用】水煎服，日 1 剂。

【出处】《甘肃中医》，2000，（4）：22。

129. 自拟方

【组成】党参 15～18g，黄芪 30～60g，白术 12～15g，茯苓 12～20g，熟地黄 12～15g，山药 12～15g，山茱萸 12～15g，泽泻 10～15g，牡丹皮 10～15g，猪苓 12～15g，川芎 6～9g，肉桂 3～6g，附子 3～6g，丹参 20～30g，甘草 6g。

【功效】健脾益气，温肾渗湿，活血化瘀。

【主治】糖尿病肾病，脾肾两虚、脉络瘀阻型。主症：小便频数清长或浑浊，夜尿增多或少尿，面色㿠白，腰膝酸软，肢体浮肿，舌淡胖，苔白腻，脉滑。

【临床应用】水煎服，日 1 剂。

【出处】《甘肃中医》，2000，（4）：22。

130. 自拟方

【组成】党参 15～18g，黄芪 30～60g，白术 12～15g，茯苓 12～20g，山药 12～18g，山茱萸 15～18g，熟地黄 15～20g，附子 3～6g，肉桂 3～6g，车前子 15～20g，陈皮 12～15g，半夏 9～12g，竹茹 9～12，丹参 30g，川芎 6g。

【功效】温补脾肾，降浊化瘀。

【主治】糖尿病肾病，阴阳俱虚、湿浊瘀阻型。主症：神疲乏力，胸闷憋气，纳呆恶心，头晕目眩，面色苍白，小便少，浑浊如脂膏，腰酸膝软，浮肿，舌淡胖，边有瘀点，苔黄腻，脉滑。

【临床应用】水煎服，日 1 剂。

【出处】《甘肃中医》，2000，（4）：22。

131. 益气养阴汤

【组成】冬虫夏草菌丝 10g，黄芪 30g，党参 20g，茯苓 20g，麦冬 15g，沙参 15g，枸杞子 10g，女贞子 15g，益母草 30g，丹参 30g。

【功效】益气养阴。

【主治】糖尿病肾病。

【临床应用】每日 1 剂，6～8 周为 1 个疗程。

【出处】《广东医学》，2000，21（1）：71。

132. 小柴胡颗粒

【组成】柴胡、人参各18g，熟地黄24g，黄芩、半夏、生姜、白术、茯苓、泽泻、猪苓、桂枝、白芍、川芎各10g，当归、甘草各6g，大枣3枚。

【功效】疏肝理气，通阳化气，利水渗湿，健脾益气。

【主治】糖尿病肾病。

【临床应用】水煎服，日1剂。研究表明本方具有改善肾内血流动力学异常，增加肾小球滤过率及有效肾血流量的作用，并可减少尿蛋白的排泄，同时具有降血脂、血黏度的作用，在一定程度上可阻止肾小动脉硬化，延缓糖尿病肾病的进展。方中柴苓汤抗氧化，清除氧自由基，减轻其对肾小球基底膜的损伤，抑制纤维细胞增生及纤维化有关的Ⅰ型、Ⅲ型胶原生成，阻止肾小球硬化发展。

【出处】《中国选刊》，2000，35（8）：43-44。

133. 自拟方

【组成】生地黄、怀山药、山茱萸、枸杞子、黄精、黄芪各20g，丹参40g，赤芍15g，田七10g，益母草15g。

【功效】补肾活血，消除蛋白尿，改善肾功能，改善微循环。

【主治】糖尿病肾病。

【临床应用】阴虚肿甚者，加熟附子10g，仙灵脾20g，玉米须20g；脾虚者去生地黄、黄精，加白术12g，党参15g，泽泻15g；湿浊犯胃者，加砂仁6g，紫苏叶10g，并用温胆汤；湿浊化热者加黄连10g，竹茹15g，法半夏12g；阴虚甚者重用生地黄50g，每天1剂，水煎服，21天为1个疗程。

【出处】《广东医学》，1999，20（5）：393。

134. 自拟方

【组成】黄芪30g，太子参30g，泽泻30g，丹参20g，枸杞子15g，冬虫夏草20g，白术15g，茯苓15g，白茅根20g。

【功效】益气养阴活血，补肾疏肝健脾。

【主治】糖尿病肾病。

【临床应用】阳虚者加菟丝子、仙灵脾、葛根15g；兼血瘀者加桃仁、赤芍、红花各10g，每日1剂，水煎分2次口服。

【出处】《中国中西医结合急救杂志》，1999，6（8）：370-371。

135. 自拟方

【组成】黄芪、丹参、大黄、山茱萸、葛根、蚕茧等。

【功效】益气养阴，活血化瘀。

【主治】糖尿病早期肾病。

【临床应用】每包相当于生药45g，浓缩成12g，每次1包，每日早晚2次口服。

【出处】《中国中西医结合杂志》，1999，19（10）：624。

136. 参苓白术散加味

【组成】生地黄15g，山茱萸15g，怀山药30g，太子参30g，白术15g，茯苓15g，木通15g，泽泻20g，益母草30g，川芎30g，黄芪30g，大黄10g（后下），蝉衣15g，甘草10g。

【功效】健脾固肾，利湿降浊。

【主治】糖尿病肾病。

【临床应用】水煎服。

【出处】《四川中医》，1999，17（1）：2。

137. 自拟方

【组成】生地黄、熟地黄、黄芪、益母草、补骨脂各20g，茯苓、杜仲、菟丝子各25g，怀山药18g，泽泻、玄参、天花粉、麦冬、女贞子、墨旱莲各15g，山茱萸12g，川芎10g。

【功效】健脾益气，滋阴补肾，活血化瘀。

【主治】糖尿病肾病。

【临床应用】肝肾阴虚加枸杞子25g，麦冬、女贞子、墨旱莲各15g；肾阳虚加熟附子9g，菟丝子、杜仲各25g，补骨脂20g；肾气虚加党参20g。

【出处】《四川中医》，1999，17（4）：27。

138. 自拟方

【组成】黄芪、熟地黄、枸杞子、苍术、玄参、葛根、丹参、茯苓、猪苓、泽泻、水蛭。

【功效】补肾降糖，活血利水。

【主治】糖尿病肾病。

【临床应用】每粒0.5g，每次3粒，每日3次，1个月为1个疗程。

【出处】《山西中医》，1999，15（6）：23。

139. 自拟方

【组成】熟地黄15g，山药15g，茯苓15g，山茱萸15g，五味子10g，枸杞子15g，女贞子15g，墨旱莲10g，益智仁15g，芡实10g，何首乌12g。

【功效】滋阴固肾，活血。

【主治】糖尿病肾病。

【临床应用】兼视物模糊者，加青葙子10g，菊花10g；兼头晕者，加杜仲15g，天麻10g；兼水肿者，加桂枝10g，车前子10g，泽泻20g；兼肾功能不全者，加大黄6g。每日1剂，水煎服，4周为1个疗程。并予血栓通注射液（为三七提取物的无菌水溶液）8～12mL，加入生理盐水250mL中静脉滴注，每天1次，2周为1个疗程，间隔1周。

【出处】《河北中西医结合杂志》，1999，8（4）：588。

140. 自拟方

【组成】柴胡、郁金、白僵蚕、黄芪、西洋参、白花蛇舌草、附子、水红花子、水蛭、白芥子、凤眼草。

【功效】解郁，健脾，补肾。

【主治】糖尿病肾病。

【临床应用】上药比例为1.5：1.5：1.7：20：1.5：1.5：1.0：1.0：1.5：1.5：1.0，按《中国药典》附录胶囊项要求灌装，每粒含生药2g。每日4～6粒，每次3次。

【出处】《河北中医》，1999，21（5）：265。

141. 自拟方

【组成】水蛭10g（研末，分3次生服），大黄6g，丹参30g，益母草30g，生黄芪50g，黄精20g，葛根10g，柴胡10g，白花蛇舌草30g。

【功效】活血化瘀。

【主治】糖尿病肾病。

【临床应用】阴虚内热的加天花粉、生地黄；肾阳虚的加附子、冬虫夏草、干姜；呕吐恶心者加半夏、黄连。4周为1个疗程。

【出处】《南京中医药大学学报》，1999，15（4）：253.

142. 自拟方

【组成】①太子参、生地黄、天冬、麦冬、枸杞子、菊花、山茱萸、怀牛膝、川续断、桑寄生等；②黄芪、太子参、生地黄、天冬、麦冬、五味子、茯苓、白术、川续断、桑寄生等。

【功效】滋补肝肾，益气养阴。

【主治】①2型糖尿病早期肾病肝肾阴虚型。症见口干渴欲饮，眩晕耳鸣，视物模糊，腰膝酸软，大便偏干，舌红少苔，脉弦细。②2型糖尿病早期肾病气阴两虚型。症见神疲气力，口干欲饮，腰膝酸困，小便稍多或正常，形体消瘦，舌质红，苔薄少津，脉细数。

【临床应用】如有手足麻木疼痛，舌质暗，舌下脉络瘀阻等症，可在上方中加入丹参、红花、赤芍、川芎等。

【出处】《中医药研究》，1999，15（3）：32。

143. 自拟方

【组成】太子参20g（或红参5g，配黄连），猪苓20g，白术6g，炙甘草6g，当归10g，川芎10g，白芍30g，生地黄30g，牛膝30g，熟大黄10g，芒硝3g，生大黄8g（另包后下，便溏后减量）。

【功效】滋阴降浊，益气养血。

【主治】晚期糖尿病肾病，证属肝肾气血，阴虚浊毒内停者。

【临床应用】水煎内服，日1剂。

【出处】《糖尿病（消渴病）中医诊治荟萃》。

144. 自拟方

【组成】生黄芪20g，当归10g，红参5g，猪苓20g，苍术10g，生甘草6g，川芎15g，熟地黄15g，砂仁15g，赤芍、白芍各15g，附子5g（或冬虫夏草2g），熟大黄8g。

【功效】益气养血，助阳降浊。

【主治】晚期糖尿病肾病，证属肺肾气血阳虚，浊毒内停。

【临床应用】水煎内服，日1剂。

【出处】《糖尿病（消渴病）中医诊治荟萃》。

145. 自拟方

【组成】黄芪 30g，当归 10g，白芍 20g，熟地黄 15g，红参 6g，苍术 6g，黄连 6g，黄柏 10g，猪苓 20g，牛膝 20g，山栀子 10g。

【功效】调补气血阴阳，降浊利水。

【主治】晚期糖尿病肾病，证属肝脾肾气血阴阳俱虚，浊毒内停。

【临床应用】水煎内服，日 1 剂。

【出处】《糖尿病（消渴病）中医诊治荟萃》。

146. 自拟方

【组成】桑白皮 20g，沙参 20g，黄芩 10g，麦冬 10g，五味子 10g，当归 10g，陈皮 10g，桃仁 10g，杏仁 10g，熟地黄 10g，冬虫夏草 3g。

【功效】调补气血阴阳，清肺益肾降浊。

【主治】晚期糖尿病肾病，证属肺肾气血阴阳俱虚，浊毒内停。

【临床应用】水煎内服，日 1 剂。

【出处】《糖尿病（消渴病）中医诊治荟萃》。

147. 经验方

【组成】太子参 20g，当归 10g，麦冬 10g，五味子 10g，丹参 30g，川芎 15g，泽泻 20g，葶苈子 20g，大枣 5 枚。

【功效】益气养心，活血降浊。

【主治】晚期糖尿病肾病，证属心肾气血阴阳俱虚，浊毒内停。

【临床应用】每日 1 剂，水煎分 3 次服。

【出处】《糖尿病（消渴病）中医诊治荟萃》。

148. 参苓白术散合防己黄芪汤加减

【组成】生黄芪 30g，党参 30g，茯苓 15g，炒白术 15g，生薏苡仁 30g，砂仁 9g，防己 12g，车前子 15g，冬瓜皮 30g。

【功效】健脾补气，利水消肿。

【主治】糖尿病肾病，证属脾肾亏虚。症见肢体红肿，而色萎黄，疲倦乏力，脘腹痞满，纳呆，大便溏薄，舌体胖有齿痕，舌质淡，苔白腻，脉细弱或细滑。

【临床应用】水煎内服，日 1 剂，脾虚伴有气滞者加木香、佛手、陈皮等；水肿甚或伴有腹水者，加大腹皮、猪苓以利水消肿；伴有舌质紧暗或有瘀斑、瘀点者，为兼有瘀血，可加桃仁、红花、益母草、泽兰等以活血利水。

【出处】《糖尿病（消渴病）中医诊治荟萃》。

149. 实脾饮加减

【组成】熟附子 9g，干姜 6g，黄芪 30g，白术 15g，茯苓 16g，厚朴 12g，木香 9g，车前子 15g，生姜 3g，大枣 10 枚。

【功效】温阳健脾，利水消肿。

【主治】糖尿病肾病脾阳虚衰型。症见水肿，腰以下为甚，按之凹陷不易恢复，神倦肢冷，纳减便溏，小便短少，舌质淡，舌苔白滑或白厚，脉沉缓。

【临床应用】水煎内服，日 1 剂。水湿内盛，脘闷腹胀，苔厚白腻者，加苍术；水肿甚者，加猪苓、泽泻、大腹皮，伴有肢体麻木或疼痛，舌质紫暗者，加桃仁、丹参；如脾病及肾，兼有肾阳不足者，可加服济生肾气丸治疗。

【出处】《糖尿病（消渴病）中医诊治荟萃》。

150. 杞菊地黄汤合四物汤加减

【组成】枸杞子 15g，菊花 12g，生地黄 15g，山药 12g，山茱萸 12g，牡丹皮 12g，泽泻 15g，丹参 15g，当归 12g，川芎 15g，赤芍 15g。

【功效】滋补肝肾，活血利水。

【主治】糖尿病肾病肝肾阳虚，瘀血内阻型。症见头晕耳鸣，腰膝酸软，手足心热，心烦口渴，失眠多梦，时有胸闷胸痛，面足微肿，舌质紫暗，少苔无津，脉细涩。

【临床应用】水煎内服，日 1 剂。头痛、头晕严重者，加天麻、钩藤、决明子以平肝潜阳；失眠、多梦者，加酸枣仁、百合以养阴安神；伴视网膜出血、视物模糊者，加三七粉冲服以活血止血。

【出处】《糖尿病（消渴病）中医诊治荟萃》。

151. 济生肾气丸加减

【组成】熟附子 9g，肉桂 9g，熟地黄 15g，山药 15g，山茱萸 12g，茯苓 15g，泽泻 15g，牡丹皮 12g，车前子 15g。

【功效】温肾利水。

【主治】糖尿病肾病肾阳衰微型。症见面目肢体水肿，甚则腹水，按之凹陷不起，心悸气短，四肢厥冷，面色苍白或灰滞，小便量少，舌质淡或暗，苔白，脉沉细或沉迟无力。

【临床应用】水煎内服，日1剂。心悸，气短，脉结代者，重用熟附子，酌加桂枝、炙甘草，加人参、蛤蚧、五味子以纳气平喘。

【出处】《糖尿病（消渴病）中医诊治荟萃》。

152. 真武汤合大黄附子细辛汤加减

【组成】熟附子15g，肉桂9g，白术15g，茯苓15g，黄芪30g，枸杞子12g，山茱萸12g，泽泻30g，车前子15g，石韦30g，大黄6g。

【功效】温肾壮阳，利尿泄浊。

【主治】糖尿病肾病命门火衰型。症见面目四肢俱肿，且有胸水及腹水，四肢厥冷，心悸气促，泛恶呕吐，口中有尿味或咸味，尿少或尿闭，精神极度萎靡，面色惨白，舌质淡，苔灰或黑，脉沉迟或沉细欲绝。

【临床应用】水煎内服，日1剂。恶心呕吐较重者，加竹茹、生姜以降逆止呕；尿量极少，或尿闭时，还可用大黄附子汤保留灌肠，以排出浊邪；肾阳虚衰时，常伴有脾阳不足，治疗时应注意酌加温运脾阳之品。

【出处】《糖尿病（消渴病）中医诊治荟萃》。

153. 三因鹿茸丸

【组成】鹿茸片9g，肉苁蓉9g，补骨脂12g，怀牛膝12g，生黄芪30g，珠儿参30g，茯苓30g，生地黄12g，麦冬9g，五味子3g，山茱萸15g，玄参9g，地骨皮30g，鸡内金9g，泽兰15g，茺蔚子9g，巴戟天9g，菟丝子12g，黑大豆12g。

【功效】益气养血，滋肾平肝。

【主治】糖尿病肾病。

【临床应用】水煎内服，日1剂。选择患者110例，显效43例，占39.1%；有效55例，占50%；无效12例，占10.9%；总有效率89.1%。

【出处】《糖尿病（消渴病）中医诊治荟萃》。

154. 真武汤加味

【组成】制附子10g（先煎），茯苓20g，白术15g，生姜5g，白芍20g，黄芪30g，山药20g，益母草30g，大黄10g，山茱萸15g，水蛭粉2g（冲服）。

【功效】温补肾阳，利水消肿。

【主治】糖尿病肾病。

【临床应用】水煎内服，日1剂。25例糖尿病肾病患者治疗3个月后，获显效者9例，占36%；有效12例，占48%；无效4例，占16%；总有效率为84%。

【出处】《糖尿病（消渴病）中医诊治荟萃》。

155. 糖肾病

【组成】黄芪45g，桂枝9g，细辛9g，黑附子9g，苍术、白术各9g，陈皮9g，半夏9g，茯苓9g，白芍30g，玉竹15g，桃仁9g，红花9g。

【功效】益气补肾，活血利水。

【主治】糖尿病肾病。

【临床应用】上方水煎内服，配合降低解毒汤：益母草、生大黄各15g，牡蛎30g灌肠。以2个月为1个疗程，治疗2个疗程后有效率为60.5%。

【出处】《糖尿病（消渴病）中医诊治荟萃》。

156. 经验方

【组成】太子参、黄芪各30g，干地黄20g，怀山药、地骨皮、丹参、玄参、麦冬各20g，山茱萸、丝瓜络各9g。

【功效】益气养阴，行瘀通络。

【主治】糖尿病肾病气阴两虚型。

【临床应用】水煎内服，日1剂。治疗14例，6例显效，2例无效，6例有效。

【出处】《糖尿病（消渴病）中医诊治荟萃》。

157. 自拟方

【组成】制附子、煨益智仁、丝瓜络各6g，肉桂3g，生地黄、熟地黄、丹参各15g，怀山药、茯苓、泽泻各30g，山茱萸10g。

【功效】滋阴补阳，行瘀通络。

【主治】糖尿病肾病阴阳两虚型。

【临床应用】水煎内服，日1剂。治疗19例，5例有效，7例无效，4例死亡。

【出处】《糖尿病（消渴病）中医诊治荟萃》。

158. 化痰活血方

【组成】苍术10g，胆南星10g，半夏10g，薏苡仁15g，佩兰10g，桔梗6g，僵蚕10g，地龙10g，川芎10g。

【功效】化痰，活血通络。

【主治】糖尿病肾病。

【临床应用】水煎内服，日1剂。痰湿重用姜半夏，加厚朴、砂仁；痰热重用桑白皮、黄芩、全瓜蒌；早期伴肝肾阳虚者，去胆南星、苍术、半夏，加何首乌、桑椹；中期伴脾肾两虚加太子参、白术、山茱萸、金樱子；晚期浊毒潴留加生大黄，伴水肿加茯苓皮、车前子、益母草。蛋白尿期67例患者中，显效10例，有效47例，无效10例，有效率为85.5%；肾衰期15例，显效0例，有效9例，无效6例，有效率60%；合计82例，显效10例，有效56例，无效16例，有效率80.4%。并可降低血黏度，24小时尿蛋白定量和尿NAG明显下降（$P<0.05$）。

【出处】《糖尿病（消渴病）中医诊治荟萃》。

159. 经验方

【组成】黄芪50g，党参30g，菟丝子20g，枸杞子20g，女贞子20g，杜仲15g，山药15g，仙灵脾15g，五加皮20g，熟地黄20g，茯苓20g，泽泻20g，浮萍草20g，丹参30g，红花20g，桃仁20g，冬虫夏草10g。

【功效】温阳滋肾固摄，利水活血化瘀。

【主治】糖尿病肾病。

【临床应用】每日1剂，一日2次，水煎服。治疗19例患者，显效9人，占47.4%；好转7人，占36.9%；无效3人，占15.7%；总有效率84.3%。

【出处】《糖尿病（消渴病）中医诊治荟萃》。

160. 自拟方

【组成】山茱萸10g，枸杞子10g，谷精草10g，生黄芪15g，太子参15g，生地黄15g，何首乌15g，麦冬10g。

【功效】滋补肝肾，益气养阴。

【主治】糖尿病肾病肝肾气阴两虚型。

【临床应用】水煎服，日1剂。

【出处】《糖尿病（消渴病）中医诊治荟萃》。

161. 益气养阴化瘀方

【组成】黄芪、葛根各30g，生地黄、山茱萸、枸杞子、五味子、天花粉、牡丹皮、桃仁、地龙各10g，水蛭3g。

【功效】益气补肾，活血化瘀。

【主治】早期糖尿病肾病。

【临床应用】每日1剂，水煎200mL，分2次服用，疗程3个月。共治疗32例，显效13例，有效15例，无效4例。

【出处】《中医杂志》，2011，52（3）：243-244。

162. 自拟方

【组成】仙茅15g，仙灵脾15g，白术15g，芡实15g，金樱子15g，猪苓、茯苓各30g，生黄芪30g，当归10g，陈皮10g，砂仁10g，制附子10g。

【功效】温肾健脾，益气养阴。

【主治】糖尿病肾病脾肾气血阳虚型。

【临床应用】水煎服，日1剂。

【出处】《糖尿病（消渴病）中医诊治荟萃》。

163. 自拟方

【组成】生黄芪30g，太子参15g，麦冬10g，五味子10g，山茱萸10g，桂枝10g，猪苓、茯苓各30g，白术10g，泽泻15g，葶苈子30g，大枣5枚。

【功效】益气养心，健脾益肾，肃肺利水。

【主治】糖尿病肾病属气血阴阳俱虚型。

【临床应用】水煎服，日1剂。

【出处】《糖尿病（消渴病）中医诊治荟萃》。

164. 经验方

【组成】山茱萸10g，枸杞子10g，谷精草10g，生黄芪15g，太子参15g，生地黄15g，何首乌15g，麦冬10g。

【功效】滋补肝肾，益气养阴。

【主治】糖尿病肾病，证属肝肾气阴两虚者。症见腰膝酸软，疲乏无力，头晕目眩，怕热，便干，双目干涩，视物模糊，舌红苔黄或白，脉弦细数。

【临床应用】水煎服，日1剂，分2次服。

【出处】《糖尿病（消渴病）中医诊治荟萃》。

165. 经验方

【组成】苍术10g，芡实15g，金樱子15g，黄芪15g，黄精15g，生地黄15g，猪苓30g，陈皮

10g，厚朴 10g，砂仁 10g。

【功效】健脾益肾，益气养阴。

【主治】糖尿病肾病证属脾肾气阴两虚证。症见腰膝酸软，疲乏无力，体重倦怠，纳呆腹胀，面足微肿，口干，便干，手足心热舌胖苔白，脉沉缓。

【临床应用】水煎服，日 1 剂，分 2 次服。

【出处】《糖尿病（消渴病）中医诊治荟萃》。

166. 经验方

【组成】仙茅 15g，仙灵脾 15g，白术 15g，芡实 15g，金樱子 15g，猪苓、茯苓各 30g，生黄芪 30g，当归 10g，陈皮 10g，砂仁 10g，制附子 10g。

【功效】温肾健脾，益气养血。

【主治】糖尿病肾病证属脾肾气血阳虚者。症见腰膝酸疼，神疲乏力，面色萎黄，纳少腹胀，面足水肿，大便溏，夜尿多，舌胖淡有齿痕，脉沉细无力。

【临床应用】水煎服，日 1 剂，分 2 次服。阳虚燥热者加生石膏 30g，知母 10g，葛根 10g，天花粉 30g；肝郁气滞加柴胡 10g，枳壳、枳实各 10g，赤芍、白芍各 15g，佛手 10g，香橼 10g；瘀血重加丹参 30g，川芎 12g，莪术 10g，益母草 15g 等；腑实便秘加大黄 10g，瓜蒌 15g，枳实 10g。

【出处】《糖尿病（消渴病）中医诊治荟萃》。

167. 经验方

【组成】生黄芪 30g，太子参 15g，麦冬 10g，五味子 10g，山茱萸 10g，桂枝 10g，猪苓、茯苓各 30g，白术 10g，泽泻 15g，葶苈子 30g，大枣 5 枚。

【功效】益气养心，健脾益肾，肃肺利水。

【主治】糖尿病肾病证属肾气血阴阳俱虚者。症见腰膝酸疼，神疲乏力，心悸气短，甚则喘憋不能平卧，尿少水肿，纳谷不香，口唇舌淡暗无华，脉沉细数。

【临床应用】水煎服，日 1 剂，分 2 次服。湿热中阻，苔白腻或黄腻，加藿香、佩兰各 10g，苍术 10g，陈皮 10g，半夏 10g，竹茹 10g，黄连 6g；膀胱湿热加石韦 30g，生地榆 15g，土茯苓 15g，车前草 15g；肝阳上亢加天麻 10g，钩藤 15g，杜仲 15g，牛膝 15g；浊毒瘀血加犀角粉（冲服）2g，三七粉 3g（冲服），生地黄 15g；血虚生风加黄芪 30g，当归 10g，白芍 30g，甘草 6g，薏苡仁 30g，木瓜 30g。

【出处】《验方》。

168. 经验方

【组成】马鞭草 60g，萱草根 60g，乌桕叶 60g，葱白 7 根，生姜 6 片。

【功效】利水消肿。

【主治】糖尿病合并肾炎水肿者，证属脾肾亏虚，水湿泛滥。症见两眼肿胀，四肢无力，脘腹胀满，舌淡胖嫩，脉濡细。

【临床应用】上药捣烂如泥，调和均匀，分作两份，每次取一份敷脐窝处，胶布固定，用热水袋熨 2 ~ 3 分次，每次 30 分钟，每日换药 2 次。

【出处】《验方》。

169. 经验方

【组成】石斛 12g，生地黄 12g，熟地黄 30g，北沙参 12g，玉竹 10g，天花粉 10g，黄连 10g，桑螵蛸 30g，山茱萸 12g，鲜兔肉 100g，冬瓜皮 30g，丹参 30g，当归 15g，益母草 15g。

【功效】养阴清热，健脾益肾，利水消肿，活血化瘀。

【主治】糖尿病肾病。

【临床应用】先加水煮兔肉及兔肉烂熟，取汤 1000mL，然后加入诸药煎煮，取汤 400mL，分 2 次服，日服 1 剂。

【出处】《徐州医学院学报》，1999，19（2）：129。

170. 经验方

【组成】生地黄 20g，太子参 15g，葛根 15g，玄参 10g，麦冬 10g，山茱萸 10g，桑椹 12g，川芎 6g，丹参 20g，茯苓 20g，泽泻 10g。

【功效】滋补肝肾，益气养阴，活血通络。

【主治】糖尿病肾病病变初期。症见腰膝酸软，倦怠乏力，眩晕耳鸣，五心烦热，两目干涩，口燥咽干，便秘溲赤，或视物模糊，双下肢微肿，肢体麻痛，舌暗红少苔，脉细数。

【临床应用】日 1 剂，水煎分 2 次服。

【出处】《河北中医》，1999，21（5）：292。

171. 自拟方

【组成】人参 10g，黄芪 30g，山药 20g，茯苓 20g，黑附子 6g，肉桂 6g，泽泻、猪苓、泽兰、仙灵脾各 10g，丹参 30g，牛膝 12g。

【功效】益气健脾，温补肾阳，活血化瘀。

【主治】糖尿病肾病病变中期。症见面色萎黄或晦滞，神疲乏力，腰膝酸软；眩晕耳鸣，食少腹胀，或小便不利，大便溏薄，下肢浮肿，或腹部胀痛，舌淡或紫，苔白腻，脉细弱或沉滑无力。

【临床应用】日 1 剂，水煎分 2 次服。

【出处】《河北中医》，1999，21（5）：292。

172. 自拟方

【组成】黑附子 10g，肉桂 10g，巴戟天 10g，茯苓 30g，白术 10g，山药 20g，熟地黄 10g，黄芪 50g，猪苓 10g，丹参 30g，车前子 30g，竹茹 10g。

【功效】温补脾肾，利水消肿，活血化瘀。

【主治】糖尿病肾病病变晚期。症见面白肢冷，腰酸乏力，全身浮肿，下肢尤甚，腹胀纳呆，或恶心，视物不清，肢体麻木掣痛。

【临床应用】日 1 剂，水煎分 2 次服。

【出处】《河北中医》，1999，21（5）：292。

173. 康肾方

【组成】丹参 30g，牛膝 10g，益母草 20g，熟地黄 20g，牡丹皮 10g，山茱萸 10g，山药 10g，泽泻 10g，茯苓 30g。

【功效】滋养肝脾肾之阴，活血祛瘀泄浊。

【主治】糖尿病肾病。

【临床应用】气阴两虚加人参 10g（另煎），黄精 20g；肝肾阴虚者加枸杞子 15g，知母 10g；脾肾阳虚型加肉桂 6g，金樱子 15g。水煎服，日 1 剂。

【出处】《验方》。

174. 糖肾水丸

【组成】生黄芪、太子参、生地黄、黄精、川芎、水蛭、大黄、半枝莲、僵蚕、益母草、蛇莓、茯苓。

【功效】益气养阴，活血通络。

【主治】主治早期糖尿病肾病。

【临床应用】制成丸剂，每次 8g，8 周为 1 个疗程。

【出处】《中国中医药信息杂志》，1999，6（12）：55。

175. 自拟方

【组成】黄芪 30g，生地黄 30g，熟地黄 30g，山茱萸 20g，枸杞子 20g，天花粉 30g，丹参 30g，茯苓 20g，太子参 20g，益母草 20g，水蛭粉 6g，肉桂 3g，甘草 10g。

【功效】补肾益气活血。

【主治】糖尿病早期肾病。

【临床应用】每日 1 剂，分 2 次口服，4 周为 1 个疗程。

【出处】《天津中医》，1999，16（2）：17。

176. 益气活血汤

【组成】太子参 15g，黄芪 15g，生地黄 12g，茯苓 10g，山药 12g，丹参 12g，当归 10g，益母草 30g，赤小豆 30g。

【功效】益气活血。

【主治】糖尿病肾病。

【临床应用】水肿明显加泽泻 10g，车前子 12g；恶心呕吐加半夏 10g，砂仁 6g；纳差、腹胀加陈皮 10g，木香 6g。水煎服，日 1 剂，分 2 次服。

【出处】《山东中医杂志》，1999，18（11）：495。

177. 经验方

【组成】生黄芪 30g，生薏苡仁 30g，赤小豆 15g，鸡内金 9g，金橘饼 2 枚，糯米 30g。

【功效】益肾补阳。

【主治】糖尿病合并慢性肾炎、蛋白尿，证属脾肾阳虚者。症见面浮肢肿，口干舌燥，腰膝酸软，尿少便溏。

【临床应用】先煎黄芪，取煎液加水适量，与后药共熬成粥。每日 1 剂，分 2 次用，食后嚼金橘饼。

【出处】《验方》。

178. 经验方

【组成】鲜白茅根 200g，粳米 100g。

【功效】清热解毒，利水消肿。

【主治】糖尿病合并水肿者，证属脾虚湿困，血热妄行。症见面浮肢肿，心烦口渴，鼻衄尿赤。

【临床应用】以水 600mL 煎鲜白茅根 30 分钟，去渣留液，加水适量，每日 1 剂，分次服用。

【出处】《验方》。

179. 经验方

【组成】沙梨皮 30g，五加皮 10g，陈皮 10g，桑白皮 10g，茯苓皮 15g，瘦猪肉 500g。

【功效】利水消肿。

【主治】糖尿病合并水肿者，证属脾失健运。症见面浮肢肿，腰膝酸软，口渴多饮，小便短少。

【临床应用】猪肉切成小块，共置锅内，加水煮烂后，加入佐料即成。每日 1 剂，分 2～3 次服。

【出处】《验方》。

180. 消肾方

【组成】茯苓 30g，赤芍 20g，丝瓜络 15g，金银花 20g，黄芪 30g，郁金 15g，白茅根 30g，怀牛膝 20g。

【功效】利湿化瘀通络。

【主治】糖尿病肾病早期蛋白尿。

【临床应用】水煎服，每日 1 剂。

【出处】《江苏中医药》，2016，（2）：44。

181. 益肾蠲毒汤

【组成】黄芪 30g，干晒参 12g，麸炒白术 12g，桑寄生 15g，生山药 15g，女贞子 20g，益智仁 15g，芡实 15g，丹参 30g，土鳖虫 10g，大黄粉 3g（另包冲服），泽泻 15g，炙甘草 6g。

【功效】益气滋阴，活血泄毒。

【主治】糖尿病肾病。

【临床应用】水煎服，每日 1 剂。血压高者加葛根 30g；血糖高者加地骨皮、桑叶各 30g；尿蛋白高者加玉米须 30g；浮肿、腹胀者加大腹皮 20g。

【出处】《江苏中医药》，2006，（11）：30。

182. 自拟方

【组成】生地黄 20g，玄参 20g，麦冬 15g，山茱萸 12g，山药 20g，枸杞子 15g，菊花 15g，决明子 10g。

【功效】滋补肝肾。

【主治】糖尿病肾病肝肾阴虚者。

【临床应用】水煎服，每日 1 剂。燥热者加石膏、知母；阳亢者加石决明、钩藤、磁石。

【出处】《光明中医》，2012，（9）：1815。

183. 自拟方

【组成】黄芪 30g，太子参 30g，生地黄 30g，山茱萸 12g，麦冬 15g，山药 20g，葛根 15g，五味子 10g。

【功效】益气滋阴。

【主治】糖尿病肾病气阴两虚者。

【临床应用】水煎服，每日 1 剂。热盛者加知母、黄柏、黄连；血瘀加丹参、当归、桃仁、红花；湿浊较甚加茯苓、泽泻、车前子、大黄。

【出处】《光明中医》，2012，（9）：1815。

184. 自拟方

【组成】黄芪 30g，党参 20g，黄精 15g，生地黄 20g，山茱萸 12g，葛根 15g，当归 15g，广木香 10g，桂枝 10g，车前子 15g。

【功效】培补脾肾，益气养阴。

【主治】糖尿病肾病脾肾阴虚者。

【临床应用】水煎服，每日 1 剂。有阳虚表现者，加制肉苁蓉、菟丝子；腹胀者加炒白术、茯苓、大腹皮。

【出处】《光明中医》，2012，（9）：1815。

185. 自拟方

【组成】制附子 10g，肉桂 15g，熟地黄 15g，山茱萸 12g，山药 20g，茯苓 30g，泽泻 15g，仙灵脾 15g，巴戟天 15g，当归 15g，车前子 15g。

【功效】阴阳双补，温肾利水。

【主治】糖尿病肾病阴阳两虚者。

【临床应用】水煎服，每日 1 剂。水肿重者加水蛭；恶心呕吐者加紫苏梗、黄连、法半夏、煅瓦楞。

【出处】《光明中医》，2012，（9）：1815。

186. 自拟方

【组成】黄芪 30g，白术 15g，茯苓 15g，山药 15g，当归 10g，丹参 20g，川芎 20g，石斛 15g，地骨皮 20g，煅牡蛎 20g，五味子 20g。

【功效】补肾活血。

【主治】糖尿病肾病。

【临床应用】水煎服，每日 1 剂。

【出处】《湖南中医杂志》，2015，（11）：70。

187. 补肾降浊汤

【组成】熟地黄 24g，山药 12g，山茱萸 12g，牡丹皮 9g，茯苓 9g，泽泻 9g，生黄芪 30g，党参 20g，杜仲 20g，桑寄生 20g，丹参 30g，菟丝子 20g，大黄 10g（后下），芡实 10g，金樱子 10g。

【功效】补肾降浊。

【主治】糖尿病肾病。

【临床应用】水煎服，每日 1 剂。

【出处】《光明中医》，2008，（9）：1312。

188. 参芪四黄汤

【组成】丹参 30g，黄芪 30g，熟地黄 30g，黄芩 10g，黄柏 10g，大黄 3g，白术 10g，茯苓 20g，红梅硝 10g，雷公藤 5g，甘草 6g。

【功效】滋阴降火，益气活血，利湿消肿。

【主治】糖尿病肾病。

【临床应用】水煎服，每日 1 剂。口渴明显加生地黄 20g，天花粉 10g；气虚明显加山药 20g；水肿明显加泽泻 20g；小便不利加石韦 10g；大便稀薄减大黄，加苍术 10g。

【出处】《光明中医》，2008，（3）：348。

189. 复方灵芝健肾汤

【组成】川芎 90g，灵芝 90g，冬虫夏草 60g，黄芪 60g。

【功效】益气补肾。

【主治】糖尿病肾病。

【临床应用】水煎服，每日 1 剂。

【出处】《光明中医》，2017，（11）：1543。

190. 葛根芩连汤合程氏萆薢分清饮

【组成】葛根 10g，黄芩 10g，黄连 10g，半夏 10g，萆薢 10g，黄柏 10g，白术 10g，茯苓 12g，车前子 15g，泽泻 10g。

【功效】清热祛湿。

【主治】糖尿病肾病。

【临床应用】水煎服，每日 1 剂。

【出处】《北京中医药》，2009，（9）：718。

191. 固肾解毒法

【组成】黄芪 30g，当归 10g，芡实 10g，金樱子 10g，黄连 10g，大黄 6g。

【功效】固肾解毒。

【主治】糖尿病肾病。

【临床应用】水煎服，每日 1 剂。

【出处】《北京中医药大学学报》，2011，（4）：286。

192. 黄蛭方

【组成】熟大黄 10g，水蛭 6g，丹参 20g，当归 15g，黄芪 30g，黄精 15g，白术 12g，白花蛇舌草 30g，山茱萸 15g。

【功效】活血化瘀，排毒降浊，益气养阴。

【主治】糖尿病肾病。

【临床应用】水煎服，每日 1 剂。兼湿热者加黄连 6g，黄柏 10g；兼阳虚者加仙灵脾 15g，巴戟天 15g；兼水湿者加茯苓 15g，白茅根 20g。

【出处】《河北中医》，2013，（5）：711。

193. 加味参芪二仙汤

【组成】太子参 20g，黄芪 20g，金樱子 15g，芡实 10g，六月雪 15g，金扁柏 15g。

【功效】补肾健脾、活血化瘀。

【主治】糖尿病肾病证属脾肾气虚夹瘀者。

【临床应用】水煎服，每日 1 剂。

【出处】《福建中医药》，2014，（6）：13。

194. 参芪地黄汤

【组成】太子参 20g，生黄芪 30g，生地黄 20g，山药 30g，川芎 20g，山茱萸 10g，牡丹皮 15g，茯苓 15g，泽泻 10g，益母草 15g。

【功效】益气养阴，益肾化瘀降浊。

【主治】糖尿病肾病。

【临床应用】水煎服，每日 1 剂。

【出处】《广西中医药》，2007，（4）：9。

195. 健脾凉血化瘀汤

【组成】黄芪 20g，党参 15g，丹参 10g，白术

10g，茯苓 10g，益母草 20g，薏苡仁 10g，白茅根 20g，石韦 15g。

【功效】益气养阴，益肾化瘀降浊。

【主治】糖尿病肾病。

【临床应用】水冲服，每日 1 剂。湿热甚者加黄连 6g；脾肾阳虚者加仙灵脾 10g，菟丝子 10g；肾阴虚者加女贞子 10g，墨旱莲 10g；大便干结者加大黄 6g，虎杖 10g，火麻仁 10g。

【出处】《河北中医》，2015，（3）：372。

196. 健脾益肾活血方

【组成】生黄芪 30g，党参 20g，生地黄 10g，山茱萸 20g，茯苓 15g，白术 15g，葛根 20g，山药 20g，丹参 10g，川芎 10g，菟丝子 15g，杜仲 10g，川续断 10g，陈皮 6g。

【功效】健脾益肾，活血化瘀。

【主治】糖尿病肾病。

【临床应用】水煎服，每日 1 剂。

【出处】《北京中医药》，2010，（8）：611。

197. 降糖滋肾汤

【组成】黄芪 20g，生地黄 15g，山药 15g，山茱萸 10g，泽泻 10g，益母草 10g，丹参 15g，牛膝 15g，泽兰 10g，菟丝子 10g，芡实 10g，甘草 5g。

【功效】益气养阴，补肾活血。

【主治】糖尿病肾病。

【临床应用】水煎服，每日 1 剂。

【出处】《湖南中医杂志》，2010，（3）：25。

198. 康肾汤

【组成】冬虫夏草孢子粉 6g，黄芪、太子参、玉米须各 30g，桑椹 20g，当归、丹参各 15g，熟大黄、川芎各 10g。

【功效】益气养阴，化瘀泄浊。

【主治】糖尿病肾病。

【临床应用】水煎服，每日 1 剂。湿热偏重者酌加温胆汤、二妙散；小便量少、浮肿明显者酌加茯苓、猪苓、泽泻、大腹皮；纳差者加谷芽、麦芽、神曲、山楂。

【出处】《湖南中医杂志》，2005，（9）：17。

199. 参芪丹糖肾消方

【组成】西洋参 5g，黄芪 15g，山药 20g，覆盆子 15g，芡实 10g，丹参 20g，牡丹皮 10g，鸡血藤 15g，僵蚕 10g，蝉衣 5g，牛膝 15g。

【功效】益气养血，温经散寒，活血化瘀，通络止痛。

【主治】糖尿病肾病证属气阴两虚夹瘀者。

【临床应用】水煎服，每日 1 剂。

【出处】《福建中医药》，2014，（4）：13。

200. 化浊益肾方

【组成】黄芪 40g，山药、茯苓、枸杞子、何首乌、女贞子、墨旱莲、金樱子各 15g，制半夏、泽泻、僵蚕、地龙各 10g，川芎 12g，炙甘草 6g。

【功效】益气养阴，化痰通络。

【主治】糖尿病肾病。

【临床应用】水煎服，每日 1 剂。

【出处】《广西中医药》，2011，（3）：8。

201. 芪苓消肿汤

【组成】黄芪 30g，茯苓 30g，生地黄 15g，山药 15g，山茱萸 15g，益母草 15g，王不留行 15g，车前子 15g，赤小豆 15g，怀牛膝 15g，知母 10g，木香 10g，金樱子 15g，芡实 30g。

【功效】补肾健脾，益气活血，行水消肿。

【主治】糖尿病肾病。

【临床应用】水煎服，每日 1 剂。

【出处】《湖北中医杂志》，2012，（1）：26。

202. 自拟双黄防己汤

【组成】大黄 10g，黄芪 50g，防己 6g，白术 10g，甘草 6g，补骨脂 10g，怀山药 15g，北细辛 3g，生姜 3g，大枣 2 枚。

【功效】健脾利水，温补肾阳，通络行瘀。

【主治】糖尿病肾病。

【临床应用】水煎服，每日 1 剂。

【出处】《光明中医》，2017，（4）：47。

203. 自拟糖肾方

【组成】生黄芪 30g，太子参 15g，麦冬 15g，五味子 10g，女贞子 15g，墨旱莲 15g，黄精 10g，芡实 20g，金樱子 20g，苍术 10g，白术 10g，茯苓 15g，泽兰 15g，泽泻 15g，丹参 30g，赤芍 30g。

【功效】益气养阴，健脾补肾，活血利水。

【主治】糖尿病肾病。

【临床应用】水煎服，每日1剂。

【出处】《北京中医》，2005，（5）：263。

204. 自拟滋肾汤

【组成】生黄芪30g，生地黄20g，菟丝子20g，川续断12g，山茱萸12g，芡实10g，益母草20g，丹参20g。

【功效】健脾补肾，益气养阴，活血化瘀。

【主治】糖尿病肾病。

【临床应用】水煎服，每日1剂。气虚甚者生黄芪加至40g，山药15g，党参15g；阴虚燥热甚者加麦冬20g，玄参10g，牡丹皮10g，天花粉20g；兼水肿者加茯苓15g，猪苓12g，泽泻10g；兼腹、脘闷纳呆甚者加砂仁10g，陈皮10g，鸡内金15g，焦山楂、焦麦芽、焦神曲各15g；兼手足麻木、疼痛者，加牛膝10g，红花10g，水蛭5g。

【出处】《北京中医》，2008，（3）：206。

205. 滋肾化瘀汤

【组成】鳖甲15g，玄参15g，丹参15g，生地黄10g，黄芪15g，地龙10g，川芎10g，赤芍10g，倒扣草20g。

【功效】补肾活血化瘀。

【主治】早期糖尿病肾病。

【临床应用】日1剂，水煎取汁300mL，分早晚2次温服。

【出处】《河北中医》，2013，35（12）：1797。

206. 六味地黄加黄芪当归汤

【组成】生地黄20g，山茱萸6g，山药10g，泽泻10g，茯苓10g，牡丹皮10g，黄芪15g，当归12g。

【功效】补肝益肾。

【主治】肝肾气阴两虚型糖尿病肾病。

【临床应用】阴虚火旺者，加黄柏10g，知母10g；阴虚阳亢者加龙骨、牡蛎各30g，龟甲10g，鳖甲10g；尿急、尿频、尿痛、下焦湿热者，加萹蓄10g，瞿麦12g，金钱草12g，海金沙10g；尿中蛋白较多者，加芡实10g，金樱子12g，五味子10g，桑螵蛸12g；口渴较甚者，加西洋参6g，沙参10g，知母10g，葛根12g，天花粉10g；若血糖不降，需加苍术10g，玄参10g；若尿糖不降，需加大黄芪、山药的用量，再加萆薢20g；若尿检中有白细胞，可加金银花15g，连翘12g；若尿检中有红细胞，可加大蓟、小蓟各30g，仙鹤草12g，白茅根15g。每日1剂，水煎，早晚分服。

【出处】《中华中医药杂志》，2009，（8）：1097–1098。

207. 自拟方

【组成】山茱萸10g，熟地黄10g，葛根10g，丹参10g，车前草15g，泽泻15g，姜黄10g。

【功效】用滋肾清利，活血通络。

【主治】早期糖尿病肾病。

【临床应用】每日1剂，水煎服。治疗26例，显效7例，有效17例，无效2例，总有效率92.31%；

【出处】《江苏中医药》，2013，45（6）；27。

208. 七芪地黄丸

【组成】熟地黄120g，山茱萸80g，山药80g，黄芪100g，茯苓60g，泽泻60g，金樱子80g，地龙80g，田七100g。

【功效】补益脾肾，益气养阴，化瘀通络。

【主治】糖尿病肾病气阴两虚证。

【临床应用】制成丸剂，每次6g，3次/天，饭后半小时温服。

【出处】《湖北中医杂志》，2013，（12）：8–9。

209. 芪归地黄汤

【组成】黄芪30g，当归15g，山茱萸15g，山药15g，牡丹皮15g，泽泻12g，熟地黄15g，茯苓30g，红花20g，木香12g，杜仲15g，丹参20g。

【功效】活血化瘀。

【主治】糖尿病肾病3期。

【临床应用】日1剂，水煎400mL，早晚空腹温服。

【出处】《光明中医》，2016，（17）：2528–2529。

210. 滋阴助阳地龟汤

【组成】熟地黄30g，龟甲20g，当归20g，黄芪30g，泽泻20g，石韦50g，山药20g，炙黄精20g，土茯苓40g，土大黄30g，熟附子9g（先煎），锁阳40g。

【功效】滋阴助阳益气，清热利尿消肿。

【主治】糖尿病肾病属肾阴阳两虚型。症见腰膝酸软，五心烦热，性欲减退，口干咽燥，头晕，耳鸣，失眠，动则气促，夜尿频多，下肢浮肿，舌质红，少苔，脉沉细。

【临床应用】水肿重者加茯苓皮、茯苓块各20g；尿热、尿痛者加淡竹叶10g，蒲公英15g；口渴引饮甚者加麦冬20g，玄参30g；目睛干涩、视物模糊者加石斛30g；腰痛、足跟痛者加续断20g，桑寄生30g；大便秘结者加酒大黄6g。水煎服，每日1剂，分早晚2次温服。

【出处】《北京中医药》，2012，31（3）：355。

211. 芪黄汤

【组成】西洋参15g，黄芪30g，山药20g，生地黄15g，山茱萸15g，枸杞子15g，当归10g，丹参20g，大黄10g，桃仁10g，盐黄柏15g，金银花15g，红景天15g。

【功效】健脾补肾，活血化瘀。

【主治】糖尿病肾病，气阴两虚兼瘀毒内阻证。

【临床应用】兼肝肾阴虚，肝风内动，去人参加羚羊角粉2g，钩藤15g，地龙15g；兼脾肾阳虚，痰瘀闭阻，去生地黄、黄柏、大黄，加制附子12g，制半夏12g，白术15g，茯苓20g，水蛭粉3g，穿山甲4g，葶苈子10g。每日1剂，分3次服用，每次150mL。

【出处】《湖北中医杂志》，2014，（6）：8–9。

212. 芪藿合剂

【组成】黄芪50g，仙灵脾30g，菟丝子10g，炮附子5g，生地黄15g，山茱萸10g，茯苓10g，白术15g，山药30g，覆盆子15g，芡实30g，金樱子15g。

【功效】健脾益肾，固摄精微。

【主治】脾肾气虚型早期糖尿病肾病。

【临床应用】取受试中药置于煎煮容器内，加相当于药材量5倍的冷水，浸泡1小时，煮沸30分钟，滤过，药渣加3倍量水继续煎煮，煮沸15分钟，滤过。合并2次煎出液，于6℃冰箱保存备用。

【出处】《中医学报》，2015，（9）：1267–1269。

213. 清热养阴活血组方

【组成】当归20g，生地黄10g，熟地黄10g，黄芩6g，黄连6g，黄柏6g，黄芪30g，山茱萸15g，茯苓15g，泽泻15g，牡丹皮10g，生大黄6g，牛膝20g，丹参20g。

【功效】清热养阴活血。

【主治】糖尿病肾病气阴两虚，瘀血阻络证。

【临床应用】阴虚口干明显者加玄参20g。日1剂，水煎取汁400mL，分早晚2次口服。

【出处】《河北中医》，2015，（3）：374–375，390。

214. 肾络安方

【组成】黄芪30g，生地黄10g，水蛭粉3g（冲服），地龙10g，鬼箭羽10g，山茱萸6g，川芎6g，蒲公英10g，丹参15g，芡实10g，泽泻6g。

【功效】解毒通络。

【主治】肥胖型早期糖尿病肾病，气阴两虚，痰瘀内阻证。

【临床应用】将上药煎煮，浓缩药液至400mL，分早晚2次温服，每日1剂。

【出处】《广州中医药大学学报》，2017，（2）：158–164。

215. 升降桂苓汤

【组成】白僵蚕10g，蝉蜕6g，姜黄6g，大黄10g，桂枝10g，桃仁10g，牡丹皮15g，赤芍16g，茯苓20g，黄芪15g。

【功效】清泄瘀热，畅达气机。

【主治】糖尿病肾病血瘀证。

【临床应用】日1剂，每剂加水700mL，两次水煎共取汁300mL，每次150mL，早晚分2次服。

【出处】《河北中医》，2008，（6）：573–574。

216. 生脉散合归脾汤加减

【组成】人参10g，黄芪30g，麦冬10g，山药20g，白术20g，茯苓10g，当归20g，酸枣仁15g，龙眼肉15g，木香10g，五味子6g。

【功效】益气养阴补血。

【主治】糖尿病肾病Ⅲ期气阴两虚证。

【临床应用】兼血瘀证者加三七粉3g（冲服），兼湿热证者加蒲公英10g。每日1剂，水煎分服。

【出处】《甘肃中医学院学报》，2012，（6）：33–35。

217. 健脾益肾方

【组成】黄芪 15g，白术 10g，茯苓 10g，菟丝子 6g，枸杞子 15g，熟地黄 6g，山药 12g，山茱萸 6g，仙灵脾 6g，巴戟天 6g。

【功效】健脾补肾。

【主治】糖尿病肾病。

【临床应用】每日 1 剂，水煎分 2 次温服，每次 200mL。

【出处】《光明中医》，2015，（5）：1036–1038。

218. 济生肾气丸加减

【组成】肉桂 5g，牛膝 10g，附子 5g（先煎），车前子 10g，熟地黄 40g，山茱萸 20g，牡丹皮 15g，山药 20g，茯苓 35g，泽泻 15g。

【功效】补肺滋肾，健脾疏肝，活血化瘀。

【主治】糖尿病性肾病。

【临床应用】水煎，每日 1 剂，早、中、晚分服。

【出处】《光明中医》，2016，（9）：1276–1277。

219. 糖宁益肾汤

【组成】黄芪 30g，益母草 20g，白花蛇舌草 20g，白茯苓 15g，鬼箭羽 15g，芡实 15g，金樱子 15g，半枝连 15g，泽兰 15g，猪苓 15g，牛蒡子 15g。

【功效】化瘀散结。

【主治】糖尿病肾病Ⅲ、Ⅳ期。

【临床应用】尿常规示尿蛋白在（++）以上者，配合应用疏血通 6mL，兑入 0.9% 盐水 200mL 中静点，每日 1 次，20 天为 1 个疗程；对肾功能异常者，配合应用中药灌肠（大黄 15g，牡蛎 30g，六月雪 15g，丹参 20g）。取汁 400mL，分 2 次口服，每日 1 剂，日 1 次。

【出处】《长春中医药大学学报》，2012，（6）：1066。

220. 自拟糖肾汤

【组成】生黄芪 30g，太子参 15g，熟地黄 15g，当归 15g，川芎 12g，赤芍 15g，茯苓 15g，泽泻 12g，丹参 15g，黄精 12g，白术 15g，苍术 10g，益智仁 15g，牛膝 12g。

【功效】益气养阴，活血祛湿。

【主治】糖尿病肾病气阴两虚，湿瘀互阻证。

【临床应用】水煎，每日 1 剂，早晚分服。

【出处】《北京中医药》，2009，（4）：289–290。

221. 糖肾丸

【组成】黄芪 30g，白术 15g，茯苓 15g，车前子 20g，生水蛭 10g，地龙 12g，僵蚕 10g，杏仁 12g，陈皮 10g，丹参 30g，生地黄 30g，葛根 20g，菟丝子 30g。

【功效】益气滋肾，活血通络，利水化痰，清热解毒。

【主治】糖尿病肾病肾气亏损，瘀血阻滞，痰热内蕴证。

【临床应用】浓缩水丸，每瓶 60g，每次 6g，日服 3 次。

【出处】《辽宁中医药大学学报》，2016，（11）：10–12。

222. 温阳益气活血方

【组成】制附子 10g（先煎），人参 10g，干姜 8g，白术 15g，茯苓 15g，柴胡 8g，枳壳 15g，赤芍 15g，丹参 20g，山茱萸 15g，桂枝 8g，炙甘草 10g。

【功效】温阳益气活血。

【主治】糖尿病肾病。

【临床应用】加减：阳虚较甚者，加巴戟天 10g，仙灵脾 10g；气虚较甚者，加黄芪 15g，山药 10g；血瘀较明显者，加鸡血藤 15g，田七片 6g；兼郁热者，加黄芩 8g，黄连 6g；气郁较甚者，加香附 8g，郁金 6g；痰湿明显者，加法半夏 8g，瓜蒌壳 10g。日 1 剂，早晚分温服，间隔饭前后 30 分钟以上。共治疗 110 例，痊愈 11 例，显效 24 例，有效 22 例，无效 13 例。

【出处】《辽宁中医杂志》，2013，40（8）：1601–1603。

223. 自拟安肾饮

【组成】乌梅 12g，黄芪 30g，天花粉 10g，黄连 6g，山茱萸 12g，枸杞子 20g，桑叶 10g，丹参

20g，葛根 30g，茯苓 15g。

【功效】补益肝肾，活血利湿降浊。

【主治】早期糖尿病肾病。

【临床应用】早晚各 200mL 温服，日 1 剂。

【出处】《光明中医》，2015，(6)：1225-1227。

224. 自拟黄芪消渴汤

【组成】黄芪 30g，天花粉 25g，生地黄 15g，山药 15g，山茱萸 15g，丹参 30g，茯苓 15g，泽泻 15g，益母草 30g，川芎 10g。

【功效】补气益阴，活血化瘀。

【主治】糖尿病肾病

【临床应用】水肿明显加车前子；血压较高加天麻、石决明、钩藤；视力模糊加菊花、青葙子；纳呆加焦山楂、焦神曲、炒麦芽、鸡内金；血脂偏高加草决明。水煎服，日 1 剂。

【出处】《辽宁中医杂志》，2007，(2)：184-185。

225. 自拟降浊汤

【组成】生黄芪 60g，黄精 15g，石斛 12g，枸杞子 12g，沙苑子 12g，仙灵脾 15g，巴戟天 12g，补骨脂 12g，杜仲炭 12g，灶心土 35g，茜草炭 12g，丹参 12g，鸡血藤 12g，甘草 12g。

【功效】温肾降浊，活血利湿。

【主治】糖尿病肾病、慢性肾衰竭，肾虚湿蕴、瘀浊内阻证。

【临床应用】腰膝酸软明显加川续断 12g，狗脊 12g，骨碎补 12g；血瘀明显者加益母草 12g，红花 12g，川芎 12g；下焦湿热加金钱草 15g，白茅根 15g，车前子 30g，白花蛇舌草 30g，地榆炭 12g，茜草 12g，灯心草 6g，猪苓 30g；大便不畅加熟大黄 12g，肉苁蓉 15g；恶心呕吐加炒白术 12g，茯苓 12g，炮姜炭 12g。

【出处】《中医杂志》(增刊)；2010，(2)：194-195。

226. 自拟芪贞六味益肾饮

【组成】生黄芪 30g，女贞子 10g，丹参 10g，葛根 30g，独活 10g，川芎 10g。

【功效】益气养阴，活血通络。

【主治】气阴两虚夹血瘀型糖尿病肾病。

【临床应用】水煎服，每日 1 剂。

【出处】《北京中医》，2006，(8)：480-481。

227. 自拟补肾活血方

【组成】生黄芪 90g，荠菜花 30g，草决明 30g，生大黄 30g，覆盆子 30g，土茯苓 30g，车前子 30g，车前草 30g，丹参 30g，川芎 60g，赤芍 30g，北五味子 60g，杜仲 30g，生地黄 30g，三棱 30g，莪术 30g，半枝莲 30g。

【功效】补肾活血。

【主治】糖尿病肾病属肾虚血瘀型。症见神疲体倦，少气懒言，腰膝酸软，肢体困重，形寒肢冷，舌淡胖，有齿痕，舌质暗，有瘀斑，舌苔白腻，脉沉细。

【临床应用】根据病情辨证加减。煎 1500mL，每次 250mL，3 日 1 剂，早晚分 2 次服，8 周为 1 个疗程。共治疗 52 例，显效 28 例，有效 14 例，无效 10 例，总有效率 80.8%。

【出处】《北京中医药大学学报》，2013，36(5)：353。

228. 自拟补肾活血汤

【组成】太子参、生黄芪、怀山药各 15g，玄参 10g，当归 15g，丹参 30g，川芎、穿山甲 2g，益母草 15g，芡实、金樱子各 6g，生大黄 2g，肉桂 2g。

【功效】益气养阴，活血通络。

【主治】糖尿病肾病气阴两虚兼血瘀型。

【临床应用】煎成 200mL，每日 1 剂，分 2 次早晚口服，治疗时间 3 个月。共治疗 30 例，临床治愈 4 例，显效 12 例，有效 6 例，无效 8 例，总有效率 53.3%。

【出处】《中华中医药杂志》，2009；24(8)：1102。

229. 补肾益气活血复方

【组成】丹参 15g，黄芪 15g，熟地黄 12g，山药 10g，生地黄 10g，山茱萸 8g，枸杞子 8g，太子参 5g，菟丝子 8g，五味子 5g，当归 5g，玄参 5g，益母草 5g，赤芍 5g，黄精 2g，金樱子 2g 等。

【功效】补肾扶正，健脾益肾，活血利水。

【主治】糖尿病早期肾病。

【临床应用】温浸 30 分钟后水煎服，早晚各 1 次。

【出处】《辽宁中医杂志》，41（5）：951。

230. 自拟方

【组成】附子10g，肉桂10g，山药30g，黄芪30g，茯苓30g，白术15g，泽泻15g，车前子30g，桃仁10g，丹参20g，益母草20g，鸡血藤20g，鸡内金20g。

【功效】温肾化瘀利水。

【主治】糖尿病肾病。

【临床应用】水煎服，日服1剂。有高血压者加牛膝、桑寄生以益肾平肝；冠心病者加檀香、枳壳、薤白以温运心阳；血脂高者加山楂、草决明以降脂化浊；视网膜病变者加三七粉以活血止血；泌尿系感染者加知母、萹蓄以通淋利水，瘀闭伴口中有浊味者，加大黄或牵牛子以通腑泄浊。

【出处】《光明中医》，2011，26（1）：92。

231. 益气养阴活血方

【组成】太子参30g，炙黄芪30g，生地黄25g，丹参30g，玄参15g，葛根15g，山药15g，苍术9g，女贞子15g，枸杞子15g，当归9g，酒大黄6g。

【功效】益气养阴，活血化瘀。

【主治】糖尿病肾病，气阴两虚兼夹血瘀证型。症见倦怠乏力，口燥咽干；气短懒言，多食易饥，口渴喜饮，五心烦热，心悸失眠，舌红少津苔薄，脉弦细或细数无力；疼痛，部位固定，肢体麻木，肌肤甲错，口唇紫黯，或舌质紫暗，有瘀点瘀斑，舌下脉络纡曲，脉弦或沉涩。

【临床应用】每日1剂，水煎服，分2次分别于早晚口服，连续治疗8周。共治疗32例，显效11例，有效15例，无效6例。

【出处】《福建中医药》，2011，42（6）：15-17。

232. 益气养阴化瘀通络方

【组成】黄芪30g，茯苓20g，瓜蒌15g，半夏10g，黄精15g，白芍15g，川芎15g，桃仁10g，女贞子15g，菟丝子15g，金樱子15g，覆盆子15g，地龙15g，桂枝15g，全蝎5g。

【功效】益气养阴，化瘀通络。

【主治】糖尿病肾病Ⅲ期、Ⅳ期。

【临床应用】每日1剂，水煎取汁300mL，分2次温服。共治疗30例，治愈2例，显效15例，有效12例，无效1例。

【出处】《中医药学报》，2015，43（2）：132-134。

233. 益气活血汤

【组成】黄芪20g，党参15g，茯苓10g，白术10g，川芎20g，赤芍10g，水蛭粉1g（冲服），当归10g，炙甘草6g。

【功效】化痰祛湿，固本培元，活血化瘀。

【主治】2型糖尿病及早期糖尿病肾病，辨证为脾肾不足、气阴两虚证，并伴瘀血、痰浊。

【临床应用】日1剂，水煎2次取汁300mL，分早晚2次服。共治疗45例。

【出处】《河北中医》，2017，39（5）：674-682。

（四）糖尿病眼部并发症方

1. 益气养阴汤

【组成】黄芪20g，生地黄30g，玄参20g，麦冬15g，天冬15g，玉竹20g，知母10g，生石膏30g，甘草5g。

【功效】养阴益气，清热生津。

【主治】糖尿病性视网膜病变，属气阴两伤，迫血妄行。症见视网膜出血，水肿、渗出，多饮多尿，多食易饥，形体消疲，舌质红，苔黄燥，脉弦数者。

【临床应用】每日1剂，水煎服。

【出处】《湖南中医学院学报》，1986，（4）：15。

2. 六味地黄汤

【组成】人参、附子、桂枝、熟地黄、怀山药、山茱萸、茯苓、泽泻、牡丹皮。

【功效】温补肾阳，益气明目。

【主治】糖尿病合并视力减退。

【临床应用】每日1剂，水煎服。或制成蜜丸，每服9g，早晚各服1次。

【出处】《新中医》，1981，（2）：46。

3. 经验方

【组成】生地黄 20g，沙参 15g，麦冬 10g，天冬 10g，天花粉 10g，玄参 15g，石斛 15g，枸杞子 15g，知母 10g，黄精 15g，五味子 10g，女贞子 10g，怀山药 15g，熟地黄 20g，芡实 20g，党参 15g。

【功效】益气养阴，滋补肝肾，明目退翳。

【主治】糖尿病并发白内障。

【临床应用】每日 1 剂，水煎服。

【出处】《中医杂志》，1981，（4）：18。

4. 增液汤加味

【组成】生地黄、玄参、麦冬、白芍、甘草、知母、玉米须、夏枯草、山楂、参三七。

【功效】养阴增液，消肃肺胃，降脂降压散瘀。

【主治】糖尿病性视网膜病变，证属肺胃燥热，阴液亏耗者。

【临床应用】每日 1 剂，水煎分 2 次服。

【出处】《上海中医药杂志》，1983，（9）：5。

5. 经验方

【组成】生黄芪 15g，茯苓 20g，白术 10g，甘草 10g，地龙 10g，怀牛膝、当归、赤芍各 10g，三七粉 3g（冲服）。

【功效】益气活血，通络明目。

【主治】糖尿病性视网膜病变（Ⅲ期），证属气虚血瘀，脉络受阻，血溢脉外。症见口干乏力，动则气短，多饮，脉细。

【临床应用】每日 1 剂，水煎服。

【出处】《上海中医药杂志》，1983，（9）：5。

6. 经验方

【组成】太子参 15g，生地黄 20g，麦冬 10g，玄参、天花粉各 20g，葛根、菊花、陈皮、枸杞子、当归、枳壳、枳实、黄芩、生蒲黄、炒蒲黄各 10g，白芍 20g，柴胡 6g，大黄 6g（后下），三七粉（冲服）、玄明粉（冲服）各 3g。

【功效】益气养阴，活血止血，柔肝疏肝，清火明目。

【主治】糖尿病性视网膜病变，证属气阴两虚，瘀血阻络，肝郁化火，灼伤目络。症见神疲乏力，多饮多尿，夜尿频数，大便干，双眼视物不清，烦躁易怒，腰膝酸软，双手麻木，脉弦细。

【临床应用】每日 1 剂，水煎服。

【出处】《上海中医药杂志》，1983，（9）：5。

7. 二至丸合知柏地黄丸

【组成】女贞子、墨旱莲各 20g，知母 10g，黄柏 10g，熟地黄 30g，山药、茯苓各 20g，泽泻、牡丹皮、山茱萸各 10g

【功效】补肾壮水，润燥生津。

【主治】糖尿病性视网膜病变，证属肾阴不足，虚火上炎者。症见视网膜出血、渗出、水肿或机化，多饮多尿，尿如膏脂，腰酸膝软，倦怠无力，脉细数。

【临床应用】每日 1 剂，水煎服。

【出处】《湖南中医学院学报》，1986，（4）：

8. 犀角地黄汤

【组成】犀角 2g，生地黄 30g，白芍 15g，牡丹皮 10g，丹参、麦冬、玄参各 15g，三七粉 3g（冲服）。

【功效】凉血活血，养阴生津。

【主治】糖尿病视网膜病变，证属营热血瘀者。症见消渴日久，视网膜出血，血色暗红，久不吸收，甚者玻璃体积血，面色黧黑，舌质紫暗，脉细涩。

【临床应用】每日 1 剂，水煎服。

【出处】《湖南中医学院学报》，1986，（4）

9. 六味地黄汤加味

【组成】参三七、丹参、熟地黄、怀山药、山茱萸、茯苓、牡丹皮、泽泻、炒槐米、枸杞子、菊花。

【功效】滋补肝肾，活血化瘀，明目降糖。

【主治】糖尿病合并视网膜病变。

【临床应用】每日 1 剂，水煎服。或制成蜜丸每次服 9g，1 日服 2 次。若阴亏火旺加栀子、知母、黄柏；出血甚加仙鹤草、十灰丸、熟大黄；视网膜水肿重用茯苓、泽泻。

【出处】《辽宁中医杂志》，1986，（5）：19。

10. 经验方

【组成】黄芪 50g，知母 30g，天花粉 30g，牡丹皮 20g，生地黄 30g，五味子 12g，枸杞子 20g，生石决明 30g，蝉蜕 10g，白蒺藜 12g，玄参 30g，淡竹叶 15g，广木香 6g。

【功效】益气滋阴，补肾清热。

【主治】糖尿病性白内障，证属气阴两虚，肾水亏虚者。症见口渴多饮，善食易饥，小便频数，视物模糊，心烦盗汗，脉小弦。

【临床应用】每日 1 剂，水煎服。

【出处】《糖尿病的中医治疗》。

11. 经验方

【组成】柴胡、香附、姜黄、葛根、麦冬、黄芩、当归、牛膝各 10g，天花粉、玄参、生地黄各 20g，白芍 15g。

【功效】疏肝泻火，滋养肝肾，生津止渴。

【主治】糖尿病性视网膜病变，证属肝肾亏虚，气郁化火。症见视物模糊，头晕目胀，口干舌燥，疲乏无力，脘腹胀闷，大便不畅，脉弦滑数。

【临床应用】每日 1 剂，水煎服。

【出处】《北京中医学院学报》，1986，（4）：20。

12. 经验方

【组成】蝉蜕 10g，石决明 30g，黄芪 50g，玄参、生地黄、天花粉、知母各 30g，五味子、刺蒺藜各 12g，枸杞子 20g，竹叶 15g，牡丹皮 20g，木香 6g。

【功效】益气养阴，补肾清肝，明目退翳。

【主治】糖尿病气阴两虚合并白内障者。

【临床应用】每日 1 剂，水煎服。

【出处】《新中医》，1986，（11）：39。

13. 经验方

【组成】生地黄、熟地黄、枸杞子、山茱萸、地骨皮、白芍、麦冬、知母、菊花、木贼草、青葙子、当归、夜明砂。

【功效】滋阴补肝肾，明目降糖。

【主治】糖尿病阴虚精亏型，并发眼疾，视力模糊者。

【临床应用】每日 1 剂，水煎服。

【出处】《湖南中医杂志》，1987，（2）：17。

14. 自拟方

【组成】当归、黄芪、川芎、赤芍、水蛭、半夏、茯苓、陈皮、黄芩、甘草。

【功效】益气活血，清热祛湿。

【主治】糖尿病合并动眼神经麻痹。症见眼睑下垂，眼眶胀痛，复视等。

【临床应用】每日 1 剂，水煎服。

【出处】《中医杂志》，1987，（4）：16。

15. 经验方

【组成】当归 45g，川芎 15g，赤芍 10g，黄芪 30g，水蛭 10g（后下），半夏、茯苓、陈皮、黄芩各 9g，甘草 5g。

【功效】益气活血，补益肝肾，清化湿热。

【主治】糖尿病性动眼神经麻痹，证属肝肾亏虚，气虚血瘀，兼夹湿热。症见眼睑下垂，眼眶胀痛，复视，手足发麻，头晕乏力，多尿。

【临床应用】水煎服，每日 1 剂。

【出处】《中医杂志》，1987，（4）：16。

16. 经验方

【组成】太子参 15g，生地黄 30g，玄参 30g，葛根 10g，天花粉 30g，柴胡、枳壳、枳实、全蝎、僵蚕、当归、川芎各 10g。

【功效】益气养阴，活血化瘀。

【主治】糖尿病性动眼神经麻痹，证属气阴两虚，气滞血瘀。症见急躁易怒，左侧头痛，左眼疼痛，不能睁开，心慌乏力，自汗，脉沉细弦。

【临床应用】每日 1 剂，水煎服。

【出处】《中医杂志》，1987，（4）：16。

17. 六味地黄汤加减

【组成】山茱萸、生地黄各 15g，牡丹皮、泽泻、桃仁、红花、柴胡、桔梗各 10g，当归、茯苓、赤芍各 12g，山药 30g。

【功效】滋补肝肾，活血通络。

【主治】糖尿病双侧动眼神经不全麻痹，证属肝肾阴虚，脉络阻滞者。症见多饮口干，双眼向内侧活动受限，眼睑下垂，复视，腰膝酸软，舌暗淡，苔薄白，脉细沉。

【临床应用】每日 1 剂，水煎服。

【出处】《四川中医》，1989，（5）：36。

18. 经验方

【组成】茺蔚子、决明子、枸杞子、菊花、山茱萸、熟地黄、怀山药、牡丹皮、蕤仁、川红花。

【功效】滋补肝肾，降糖明目。

【主治】糖尿病合并视网膜病变，视物昏朦。

【临床应用】每日1剂，水煎服。或制蜜丸，每服9g，早晚各服1次。

【出处】《新中医》，1990，（2）：41。

19. 经验方

【组成】何首乌、枸杞子、黄芪、怀山药、生地黄、玄参、白术、石斛、沙参、麦冬、茯苓、菊花、泽泻、牡丹皮、当归、金樱子。

【功效】益气养阴，滋肝明目。

【主治】糖尿病合并视网膜病。

【临床应用】每日1剂，水煎服。

【出处】《验方》。

20. 经验方

【组成】北沙参、麦冬、枸杞子、当归、川楝子各10g，丹参30g，生地黄、熟地黄各15g，葛根15g，青葙子、谷精草各10g，草决明30g，菊花12g。

【功效】滋阴明目，清热生津。

【主治】糖尿病合并视网膜病变。

【临床应用】每日1剂，水煎服。若眼底出血较重者，上方去丹参，加茺蔚子10g，大蓟、小蓟各15g；或云南白药口服，每日2次，每次0.5g。

【出处】《中医杂志》，1991，（6）：12。

21. 经验方

【组成】生黄芪、生地黄、玄参、丹参、苍术、葛根、菊花、谷精草、昆布、桃仁、红花、当归、牛膝、枳壳、陈皮、半夏、茯苓。

【功效】益气养阴，活血化瘀，软坚散结。

【主治】糖尿病性视网膜病变，证属气阴两虚，气滞血瘀，痰瘀互结者。症见疲乏无力，气短懒言，咽干口燥，“三多”症状不明显，五心烦热，自汗头晕，肢体麻痛。

【临床应用】每日1剂，水煎服。

【出处】《中西医结合眼科杂志》，1991，（4）：203。

22. 经验方

【组成】石膏20g，沙参15g，麦冬20g，天花粉30g，黄连10g，生地黄20g，葛根30g，黄芩10g，怀山药30g，丹参15g，知母10g，女贞子12g，菊花12g。

【功效】滋补肝肾，清肺胃热，明目退翳。

【主治】糖尿病合并白内障。症见视力模糊，口渴多饮，多食易饥，小便频数，形体消瘦，口苦黏腻，舌质红稍暗，舌苔厚微黄，脉弦略硬。

【临床应用】每日1剂，水煎服。

【出处】《山西中医》，1992，（6）：31。

23. 经验方

【组成】枸杞子、菊花、熟地黄、怀山药、山茱萸、牡丹皮、茯苓、泽泻、乌不宿、僵蚕、地骨皮、桑白皮、糯稻根。

【功效】滋补肝肾，降糖明目。

【主治】糖尿病合并眼部疾病，视物模糊。

【临床应用】每日1剂，水煎服。或制蜜丸服，每服9g，早晚各服1次。

【出处】《浙江中医杂志》，1992，（6）：242。

24. 滋阴补肾活血方

【组成】黄精30g，山药30g，沙参20g，生地黄15g，麦冬12g，枸杞子12g。

【功效】滋阴补肾活血。

【主治】糖尿病视网膜病变。

【临床应用】加减：气阴两虚加黄芪30g，白术12g；阴阳两虚加巴戟天15g，仙灵脾12g；眼底有新鲜出血或新鲜玻璃体积血者加生蒲黄30g，墨旱莲30g，丹参15g；眼底出血暗红或伴有渗出物者加丹参30g，赤芍15g，郁金15g，怀牛膝12g；有机化物，新生血管或陈旧性玻璃体积血者加丹参30g，怀牛膝15g，穿山甲、浙贝母、昆布、海藻各10g；伴视网膜水肿者加茯苓20g，薏苡仁30g；黄斑部有渗出者加山楂15g，鸡内金15g。本方治疗45只眼，显效16只，进步13只，无变化14g，恶化2只，总有效率64.4%。本方可明显降低血浆比黏度和胆固醇水平，改善眼部血液循环，加速出血的吸收，从而减轻其降解产物对视网膜的损害。

【出处】《中国中西医结合杂志》,1992,12(5):270。

25. 糖眼明

【组成】黄芪、生地黄、玄参、苍术、丹参、葛根、桃仁、当归、水蛭、三七、菊花、青葙子。

【功效】益气养阴，活血化瘀。

【主治】糖尿病性视网膜病变眼底出血。辨证属气阴两虚型。症见口干乏力，气短，自汗，舌胖，脉细数无力。

【临床应用】加减：渗出加海藻、昆布、贝母、夏枯草；水肿加茯苓，车前子、泽泻，薏苡仁；玻璃体积血加虎杖、郁金。本方治疗47只眼，显效27只，好转11只，无效9只，总有效率80.9%。本方可降血糖及血胆固醇、甘油三酯水平，缩短红细胞电泳时间，降低全血黏度、红细胞压积和纤维蛋白原，改善血液黏滞度，促进吸收和防止再出血。

【出处】《中国医药学报》，1992，7（6）：30。

26. 经验方

【组成】女贞子、何首乌、三七、黄芪、生地黄、玄参、葛根、天花粉、枸杞子、怀山药、山茱萸、赤芍、牡丹皮、郁金、丹参、桃仁、牛膝、当归、虎杖。

【功效】益气养阴，活血化瘀。

【主治】糖尿病合并视网膜病变。

【临床应用】脾虚湿盛者加茯苓、防己、泽泻、车前子、薏苡仁；视物模糊加菊花、谷精草、青葙子、木贼草、草决明；病久渗出不吸收者加半夏、贝母、夏枯草、昆布、海藻、鳖甲、牡蛎；兼肾阴者加知母、黄柏。

【出处】《中医杂志》，1992，（4）：58。

27. 桃仁四物汤加味

【组成】桃仁、红花、当归、白芍、川芎、熟地黄、黄芪、玄参、地骨皮、玉竹、丹参、郁金、枳壳、菊花。

【功效】益气养血，滋阴活血，疏肝明目。

【主治】糠尿病并发视网膜病。

【临床应用】上药经煎制、烘干、研磨制成冲剂，每日1剂，早晚冲服。60剂为1个疗程。增殖型去当归、白芍、川芎，加生山药、苍术、女贞子、仙鹤草、白茅根，或另加三七粉等。治疗单纯性26只眼，增殖型14只眼，结果视力进步分别有17、6只眼，无变化的分别有7、3只眼，进步的分别有2、5只眼。单纯型治疗后视力显著优于治疗前（$P<0.01$），两型眼底进步的分别有18、6只眼，无变化的分别有8、5只眼，退步的分别有0、3只眼。

【出处】《实用眼科杂志》，1992，（7）：436。

28. 杞菊地黄丸加味

【组成】当归、女贞子、熟地黄、怀山药、山茱萸、茯苓、牡丹皮、泽泻、枸杞子、菊花。

【功效】滋补肝肾，养血明目。

【主治】糖尿病并发视力模糊。

【临床应用】每日1剂，水煎服。或制成蜜丸，每服9g，早晚各服1次。

【出处】《中医杂志》，1992，（1）：14。

29. 养阴活血汤

【组成】黄精、生地黄、沙参、麦冬、枸杞子、葛根、天花粉各15～30g。

【功效】养阴生津活血。

【主治】糖尿病视网膜病变。

【临床应用】本方治疗36只眼，显效8只眼，有效15只眼，无效13只眼，总有效率63.8%。

【出处】《中国中医眼科杂志》，1992，（2）：70。

30. 糖网明

【组成】黄芪、太子参、白术、黄精、生地黄、丹参。

【功效】益气养阴活血。

【主治】糖尿病早期视网膜病变。

【临床应用】本方治疗38只眼，显效12只，有效20只，无效6只眼。

【出处】《中国中医眼科杂志》，1993，3（4）：212–214。

31. 经验方

【组成】女贞子、枸杞子、制何首乌、生黄芪、生地黄、葛根、丹参、苍术、玄参、川芎、白芷、当归。

【功效】滋补肝肾。

【主治】糖尿病合并视网膜病变新生血管。

【临床应用】每日 1 剂，水煎服。

【出处】《辽宁中医杂志》，1993，(8)：9。

32. 经验方

【组成】黄芪 25g，生地黄 15g，玄参 15g，苍术 10g，丹参 15g，葛根 15g，桃仁、当归各 15g，水蛭 1g，三七粉 1g（冲服），菊花 15g，青葙子 15g。

【功效】益气养阴，化瘀止血，清肝明目。

【主治】糖尿病并发眼底出血。

【临床应用】每日 1 剂，水煎服。渗出加昆布、海藻、夏枯草、贝母；视网膜前玻璃体积血加虎杖、郁金；水肿加茯苓、泽泻、车前子、薏苡仁。治疗 32 例（47 只眼），痊愈 15 只眼，显效 12 只眼，好转 11 只眼，无效 9 只眼。

【出处】《河南中医》，1993，(2)：4。

33. 经验方

【组成】防风、川芎、当归、芍药、大黄、芒硝、连翘、薄荷、麻黄各 10g，石膏、桔梗、黄芩各 20g，白术、栀子、荆芥穗各 5g，滑石 60g，甘草 40g。

【功效】清热泻火，疏风解表。

【主治】糖尿病合并视力减退。

【临床应用】每日 1 剂，水煎服。或制丸服，每服 6g。

【出处】《新中医》，1993，(9)：35。

34. 经验方

【组成】生地黄、熟地黄各 30g，何首乌 15g，山茱萸 10g，麦冬 15g，玉竹 10g，玄参、丹参、泽兰各 15g，川楝子 6g，知母 10g，天花粉 30g，菊花 10g，草决明、枸杞子各 15g。

【功效】滋补肝肾，降糖明目。

【主治】糖尿病合并视网膜病。

【临床应用】每日 1 剂，水煎服。伴眼底出血者加白茅根 3g，三七粉 3g（分 2 次冲服）。

【出处】《辽宁中医杂志》，1993，(8)：4。

35. 经验方

【组成】黄芪 20g，蒲黄 9g，当归 12g，赤芍、白芍 15g，川芎 9g，桃仁 10g，红花 6g，牡丹皮 12g，水蛭 6g，夏枯草 6g，川牛膝 15g。

【功效】补气养血，活血通络。

【主治】糖尿病瘀血阻络型眼底出血。症见面色晦暗，皮肤干燥无华，手足麻木疼痛，心悸气短，舌质紫暗或有瘀斑，舌底静脉迂曲，脉象弦细或细涩。

【临床应用】每日 1 剂，水煎服，20 天为 1 个疗程。治疗 58 例，痊愈 16 例，显效 20 例，有效 11 例。总有效率 85.3%。

【出处】《山东中医杂志》，1993，(5)：23。

36. 桃仁四物汤加减

【组成】当归 15g，红花 10g，全蝎 10g，黄芪 15g，赤芍 12g，地龙 12g，川芎 10g，桃仁 15g。

【功效】益气养血，活血化瘀。

【主治】糖尿病并发动眼神经麻痹。症见头痛，眼睑下垂，复视，伴失眠，口渴，多尿等。

【临床应用】每日 1 剂，水煎服。

【出处】《山东中医杂志》，1993，(6)：45。

37. 经验方

【组成】丹参 30g，黄芪 30g，当归 15g，桑白皮 30g，茯苓 15g，远志 9g，黄精 15g，酸枣仁 15g，木香 6g，生地黄 30g，苍术 20g，鸡内金 12g，甘草 6g。

【功效】健脾益气，化瘀摄血。

【主治】糖尿病脾气虚弱型眼底出血。症见双目视力下降，心悸气短，面色㿠白，头晕耳鸣，腰膝酸软，疲乏无力，懒言自汗，舌质淡，苔薄，脉细弱无力。

【临床应用】每日 1 剂，水煎服。

【出处】《山东中医杂志》，1993，(5)：23。

38. 经验方

【组成】天花粉 30g，玄参 15g，生地黄 15g，知母 15g，黄柏 12g，当归 12g，赤芍、白芍各 15g，丹参 30g，牡丹皮 12g，女贞子 15g，墨旱莲 10g，生蒲黄 6g，地骨皮 12g。

【功效】滋阴降火，凉血止血，养肝明目。

【主治】糖尿病阴虚内热型眼底出血。症见五心烦热，视物昏花，心悸不宁，失眠多梦，腰膝酸软，疲乏无力，舌红少苔或无苔，脉细数。

【临床应用】每日 1 剂，水煎服，20 天为 1 个疗程。

【出处】《山东中医杂志》，1993，（5）：23。

39. 杞菊地黄丸加味

【组成】黄芪、葛根、熟地黄、怀山药、山茱萸、茯苓、泽泻、牡丹皮、枸杞子、菊花。

【功效】滋补肝肾，益精补血，明目退翳。

【主治】糖尿病并发白内障。症见视物昏糊，眼前似有蝇蚊飞舞，或有烟雾，口干思饮，尿频，大便正常，舌淡苔薄白，脉细弦。

【临床应用】每日 1 剂，水煎服。

【出处】《云南中医杂志》，1994，（3）：1。

40. 降糖明目饮

【组成】生黄芪、山药、黄精、玄参、葛根、丹参、茜草、菊花、三七粉。

【功效】益气养阴，止血化瘀。

【主治】糖尿病视网膜病变。症见口渴多饮，乏力神疲，两目干涩，视物不清。眼底可见出血，渗出新生血管，纤维增殖，甚至视网膜脱离。

【临床应用】眼底新鲜出血加白茅根、藕节、槐花炭、仙鹤草、墨旱莲；陈旧出血不吸收加三七、薄黄、丹参、茜草、花蕊石；眼底出血稳定并有瘀血者加红花、川芎、郁金；视网膜水肿渗出明显加茯苓、泽泻、车前子；硬性渗出以及反复出血后形成机化物，结缔组织增生明显可用海蛤粉、生牡蛎、海藻、昆布、夏枯草、石决明、贝母、半夏、川芎、红花。视物模糊加密蒙花、菊花、木贼草；两目干涩加白芍、玄参、石斛、桑叶。

【出处】《山东中西杂志》，1994，13（2）：87。

41. 补肾活血方

【组成】何首乌 15g，黄精 15g，石斛 10g，仙灵脾 10g，葛根 10g，赤芍 10g，川牛膝 10g，三七粉 2g（冲服）。

【功效】益气养阴，温阳活血。

【主治】消渴视网膜病变，属气阴两虚，阴损及阳兼夹有血瘀者。

【临床应用】本方治疗糖尿病视网膜病变眼 58 只，显效 26 只（44.8%），好转 24 只（41.4%），无效 8 只（13.7%）。其中单纯型 33 只眼，显效 19 只（占 57.6%），好转 14 例（42.4%）。增殖型 25 只眼，显效 7 只（28%），好转 10 只（40%），无效 8 只眼（32%）。

【出处】《实用中医药杂志》，1994，10（3）：19。

42. 加味桃仁承气汤

【组成】桃仁、桂枝各 6～12g，大黄 6～9g，生地黄、熟地黄、玄参、泽泻、丹参各 12g，黄芪 30g，甘草 6g。

【功效】活血化瘀，益气养阴。

【主治】糖尿病视网膜病变早期，证属气阴两伤，瘀血内停者。

【临床应用】共治疗 62 例 124 只眼，显效 60 只眼，有效 50 只眼，无效 14 只眼，总有效率 88.71%。

【出处】《中国中医眼科杂志》，1994，4（2）：71。

43. 养阴益气活血方

【组成】生地黄 20g，牡丹皮 20g，黄精 15g，石斛 10g，牛膝 15g，白茅根 25g，黄芪 20g，三七粉 2g（冲服），山药 20g。

【功效】养阴益气活血。

【主治】糖尿病视网膜病变

【临床应用】加减：眼底出血加仙鹤草，槐花；增殖病变加赤芍、桃仁；机化者加地龙；口渴者加玄参。本方治疗 50 只眼，治疗 30 天，显效 14 例，好转 7 例，无效 5 例，总有效率 71.8%。

【出处】《吉林中医药》，1995，（5）：18。

44. 安络明目口服液

【组成】赤芍、白芍、三七、蒲黄、泽泻、木贼草等。

【功效】养血活血，散风化湿。

【主治】糖尿病视网膜病变。

【临床应用】本方制成口服液，治疗106只眼，3个月为1个疗程，治疗1个疗程后，显效13只，有效48只，无效9只，恶化3只，总有效率59.06%。

【出处】《中医研究》，1996，9（3）：32。

45. 双补活血方

【组成】山茱萸、山药、煅牡蛎各15g，丹参20g，赤芍、茯苓、泽泻、僵蚕各10g，制乳香、没药各6g。

【功效】健脾补肾，益气活血。

【主治】糖尿病性视网膜病变，证属脾肾两亏，气虚血瘀型。

【临床应用】共治疗104例203只眼，其中单纯型41例82只眼，显效36眼，有效40眼，无效6眼，总有效率92.68%%；增殖型63例121只眼，显效23只眼，有效71眼，无效27眼，总有效率77.69%。

【出处】《中国中医眼科杂志》，1995，5（1）：11。

46. 降糖明目胶囊

【组成】熟地黄、山茱萸、怀山药、茯苓、泽泻、牡丹皮、麦冬、墨旱莲、丹参、田七、牛膝。

【功效】滋肾养阴，活血明目。

【主治】单纯型糖尿病视网膜病变，证属肺肾阴虚夹瘀证。症见口干咽燥，五心烦热，腰膝酸软，失眠健忘，视网膜微血管瘤或出血灶，舌红少苔，舌质有瘀点，脉细数。

【临床应用】共治疗22例44只眼，血糖控制显效13例，有效4例，无效3例，恶化2例，总有效率77.3%；视力变化，显效2只眼，有效28只眼，无效13只眼，总有效率70.4%；眼底变化，显效9只眼，有效24只眼，无效9只眼，恶化2只眼，总有效率75%。

【出处】《中国中医眼科杂志》，1995：5（3）：160。

47. 明目Ⅰ号胶囊

【组成】丹参、生地黄、黄芪、黄精。

【功效】益气养阴活血。

【主治】糖尿病性视网膜病变。

【临床应用】共治疗30例，改善18例，无变化12例。

【出处】《中国中医眼科杂志》，1995，6（2）：90。

48. 经验方

【组成】密蒙花10g，怀山药15g，生地黄、山茱萸、五味子、麦冬、党参、牡丹皮、当归、玄参、郁金、黄精、枸杞子、地骨皮各10g，乌梅12g，白术、茯苓、菊花各11g。

【功效】滋肾益脾，补肝明目。

【主治】糖尿病合并白内障。

【临床应用】每日1剂，水煎服。

【出处】《中医杂志》，1995，（4）：14。

49. 复方栀子汤

【组成】栀子、牡丹皮、玄参、麦冬、决明子。

【功效】滋明清热，生津活血。

【主治】糖尿病性视网膜病变眼底出血。

【临床应用】共治疗75例105只眼，在45天内眼底出血灶全部吸收；因眼底出血而影响视力障碍62只眼，视力提高三行以上为22只眼，提高率为35.3%；1年随访期中，复发率为8.6%，低于对照组的40.4%。

【出处】《河北中西医结合杂志》，1996，5（3）：102。

50. 加减知柏地黄汤

【组成】知母、天花粉、金银花、连翘、茯苓、麦冬、沙参各12g，黄柏、黄连、牡丹皮、生地黄各10g，车前子、泽泻各9g。

【功效】滋阴清热，利水渗湿。

【主治】糖尿病并发虹膜睫状体炎，证属肾阴虚，内热湿浊上犯。症见眼痛，畏光流泪，视力减退，睫状体压痛阳性，睫状体充血或混合充血，角膜后壁沉着物，房水闪辉阳性，瞳孔缩小，虹膜肿胀，纹理不清，或有虹膜后部粘连。

【临床应用】共治疗9例9只眼，第22天全都临床治愈，有晶体前囊色素遗留者4例4只眼，虹膜后部粘连者3例3只眼。

【出处】《中国中医眼科杂志》，1996，6（2）：118。

51. 加味杞四汤

【组成】生地黄、枸杞子、菊花、牡丹皮、山茱萸、牡丹皮、山药、茯苓、丹参、赤芍、谷精草、草决明、三七粉。

【功效】补益肝肾，活血化瘀。

【主治】糖尿病性视网膜病变，证属肝肾阴虚，血瘀目络。症见头晕目眩，两目干涩，视物模糊，五心烦热，消瘦乏力，腰膝酸软，口渴易饥，便干溲赤，舌红略暗，或有瘀点瘀斑，舌下静脉纡曲，少苔，脉细数。

【临床应用】眼底出血初起加党参、白茅根、二至丸；出血久不吸收加泽兰、益母草、红花、花蕊石；恢复期加黄芪、牡蛎、夏枯草、海蛤粉、土贝母。

【出处】《山东中医药大学学报》，1997，21（5）：362。

52. 益气养阴活血方

【组成】生黄芪、山药、玄参各30g，茯苓、苍术、葛根、丹参、当归、郁金各15g。

【功效】益气养阴，活血化瘀。

【主治】糖尿病视网膜病变。

【临床应用】出血期加三七粉、生蒲黄、仙鹤草；阴虚加生地黄、天花粉、麦冬；气虚加太子参、白术；渗出明显，伴有增殖加海藻、昆布、浙贝母。共治疗10例17只眼，显效8只眼，有效6只眼，无效3只眼，总有效率82.3%。

【出处】《陕西中医函授》，1997，（5）：28–29。

53. 糖眼明

【组成】黄芪25g，生地黄15g，玄参15g，苍术10g，丹参15g，葛根15g，川芎10g，白芷、菊花各15g，青葙子15g，谷精草15g，草决明12g，木贼草10g，制何首乌15g，女贞子15g，白蒺藜10g。

【功效】益气养阴，活血化瘀。

【主治】糖尿病性视网膜出血、网膜前和陈旧性玻璃体积血，证属气阴两虚型。

【临床应用】视网膜出血加当归、牛膝、泽兰、水蛭、茺蔚子、茜草根；陈旧性玻璃体积血和玻璃体浑浊、纤维增殖加牛膝、穿山甲、泽兰、红花、虎杖、郁金、海藻、昆布、夏枯草、川贝母；伴有视网膜水肿加牛膝、泽兰、茯苓、薏苡仁；黄斑部见大量硬性渗出物或蜡板样黄白色渗出物者加山楂、鸡内金。

【出处】《中西医结合眼科杂志》，1997，15（1）：10–12。

54. 滋阴活血汤

【组成】黄柏、知母、牡丹皮、生地黄、茯苓、山药、山茱萸、泽泻、天花粉、丹参、葛根、玄参、地龙、茺蔚子。

【功效】滋阴补肾，活血祛瘀。

【主治】糖尿病视网膜病变证属肝肾阴虚者。

【临床应用】共治疗66例，显效42例，有效16例，无效8例，总有效率88%。

【出处】《河南中医药学刊》，1997，12（6）：27。

55. 糖血停

【组成】黄芪、生地黄、玄参、苍术、丹参、葛根、大蓟、小蓟、茜草根、槐花、三七。

【主治】糖尿病性视网膜前、玻璃体新鲜出血，证属气阴两虚，瘀阻眼络。

【临床应用】阴虚明显选加生地黄、熟地黄、麦冬、玄参、枸杞子、女贞子、知母、生牡蛎；肝郁化火，肝阳上亢者选加柴胡、白芍、夏枯草、龙胆草、栀子、牡丹皮、钩藤、牛膝、石决明、生龙骨、生牡蛎等。

【出处】《中西医结合眼科杂志》，1997，15（1）：10–12。

56. 加味知柏地黄汤

【组成】黄柏、知母、生地黄、牡丹皮、茯苓、山药、山茱萸、泽泻、天花粉、丹参、葛根、玄参、地龙、茺蔚子。

【功效】糖尿病视网膜病变，证属肝肾不足，瘀血阻络者。

【主治】滋补肝肾，活血化瘀。

【临床应用】共治疗 66 例，显效 42 例，有效 16 例，无效 8 例，总有效率 88%。

【出处】《河南中医药学刊》，1997，12（6）：26。

57. 加味杞菊地黄汤

【组成】枸杞子、生地黄、怀山药、山茱萸各 15g，菊花、牡丹皮、泽泻、茯苓、白余炭、仙鹤草、阿胶（分 2 次烊化冲服）各 10g，三七粉 3g（分 2 次冲服）。

【功效】滋阴养血，散瘀止血。

【主治】糖尿病并发视网膜出血。

【临床应用】水煎服，每日 1 剂，眼底无新生渗出时，宜滋阴养血，活血化瘀，加石决明 20g，丹参、赤芍、牛膝、当归尾各 10g。

【出处】《实用中医学杂志》，1999，（15）：43。

58. 眼底滋阴汤

【组成】石斛 10g，玉竹 10g，黄精 10g，生地黄 15g，山茱萸 10g，桑椹 20g，丹参 15g，柴胡 10g，五味子 10g，枸杞子 15g。

【功效】滋阴降火，生津明目，活血化瘀。

【主治】糖尿病视网膜新生血管病变。

【临床应用】加减：①早期（增殖型前期）加益气活血药：黄芪 20g，桃仁 10g，三七 5g，青葙子 10g。②中期（增殖型中期）加活血化瘀药：桃仁 10g，三七 5g，红花 10g，水蛭 10g。③后期（增殖型后期）加凉血止血药：水牛角 30g，赤芍 10g，大蓟、小蓟各 10g，白茅根 30g，生蒲黄 10g，香附 10g。本方每日 1 剂，分 2 次煎服，15 天为 1 个疗程。共治疗 32 例，3 个疗程后，显效 6 例，有效 17 例，无效 9 例，总有效率 71.87%。

【出处】《湖南中医杂志》1998，14（3）：24。

59. 糖障明

【组成】红参须、丹参、干地黄、决明子等。

【功效】益气养阴，活血通络。

【主治】糖尿病性白内障，证属气阴两虚，络脉瘀阻者。

【临床应用】制成无糖颗粒，每次 5g，每日 2 次。实验研究表明，糖障明颗粒可降低糖尿病大鼠血糖、糖化血清蛋白和丙二醛含量，提高超氧化物歧化酶和谷胱甘肽过氧化物酶的活性及血清胰岛素水平，抑制糖尿病性白内障形成方面，糖障明组均明显优于阴性对照组和阳性对照组（$P<0.05$）。结论：糖障明具有抑制糖尿病性白内障形成的作用，通过增强糖尿病大鼠抗氧化损伤能力，从而减轻晶状体的氧化损伤，这可能是糖障明抑制糖尿病性白内障形成的一个重要作用机制。

【出处】《中国中医眼科杂志》，2001，（1）：1。

60. 经验方

【组成】桃仁 10g，红花 10g，川芎 10g，生地黄 10g，赤芍 15g，丹参 30g，葛根 30g，墨旱莲 10g，女贞子 10g，丹参 10g。

【功效】活血化瘀。

【主治】糖尿病性视网膜病变。

【临床应用】水煎服，日 1 剂，分 2 次服。眼底出血，早期可加炒荆芥、茜草以凉血止血；虚热较甚可加生石膏，知母；脾虚气弱可加生黄芪、太子参；后期可加昆布、海藻等。

【出处】《长春中医学院学报》，2002，（1）：20。

61. 经验方

【组成】黄芪 30g，生地黄 15g，玄参 15g，丹参 20g，泽兰 15g，大蓟、小蓟各 15g，茜草根 12g，白茅根 12g，三七粉 3g（冲服）。

【功效】益气养阴，凉血止血。

【主治】糖尿病视网膜病变，证属气阴两虚，血热妄行而致眼底出血者。

【临床应用】水煎服，日 1 剂，分 2 次服。治疗 46 只眼，4 周后复查眼底荧光造影或检眼镜检查。治愈：出血吸收，无新鲜及陈旧性出血 15 例（32.6%）；显效：出血大部分吸收，视力提高明显 18 例（39.1%）；有效：有出血吸收，视力提高不明显 9 例（19.6%）；无效：积血无吸收，视力无提高或下降 4 例（8.7%）。

【出处】《内蒙古中医药》，2001，（3）：18。

62. 糖网明目汤

【组成】生黄芪、玄参、丹参、草决明各 30g，青葙子、女贞子、当归、密蒙花、谷精草、苍术、葛根、当归各 15g。

【功效】益气养阴，滋补肝肾，活血通络。

【主治】糖尿病视网膜病变，证属肝肾气阴两虚，络脉瘀阻者。

【临床应用】水煎服，日 1 剂，分 2 次服。加减：眼前有蚊虫移动者加茺蔚子、菊花、白芷；新鲜出血加大蓟、小蓟、茜草、炒槐花、牡丹皮、藕节；陈旧出血加昆布、海藻、牛膝、车前子。治疗 36 例，显效 16 例，有效 29 例，无效 1 例。

【出处】《陕西中医》，2001，(3)：131。

63. 降糖明目合剂

【组成】天花粉 30g，黄芪 24g，麦冬 30g，竹茹 18g，生地黄 24g，葛根 48g，白茅根 60g，太子参 60g，玄参 24g，当归 24g，山茱萸 24g，仙鹤草 24g，知母 18g，枸杞子 24g，五味子 18g，天冬 24g，沙参 24g，茯苓 24g，陈皮 24g，山药 48g，菊花 24g。

【功效】益气养阴，凉血止血。

【主治】糖尿病视网膜病变。

【临床应用】维生素 C 片 200mg，三磷酸腺苷片 40mg，均每日 3 次口服。稳定期 0.9% 生理盐水 500m1，加维脑路通针 400mg 静滴，每日 1 次；出血期加安络血片 25mg，每日 3 次口服；早期、中期肌注眼明注射液，每日 2mL；晚期肌注安妥碘注射液，每日 2mL。30 天为 1 个疗程，治疗时间最短者 30 天，最长者 60 天。治疗 58 例（116 只眼），显效 76 只眼，有效 36 只眼，无效 4 只眼。

【出处】《河南中医》，2002，(1)：39。

64. 经验方

【组成】桃仁 10g，赤芍 10g，大黄 10g，生地黄 12g，熟地黄 20g，玄参 12g，泽泻 12g，丹参 15g，黄芪 20g，甘草 5g。

【功效】益气养阴，活血通络。

【主治】单纯型糖尿病视网膜病变。

【临床应用】水煎服，日 1 剂，分 2 次服。观察组 80 只眼中，治疗后有 42 只眼视网膜出血、渗出吸收，微血管瘤减少；30 只眼出血；渗出部分吸收；6 只眼眼底无变化，2 只眼底病变加重。对照组 80 只眼中，治疗后有 35 只眼视网膜出血、渗出吸收，微血管瘤减少；27 只眼出血、渗出部分吸收；13 只眼眼底无变化，5 只眼底病变加重。观察组治疗前眼底荧光血管造影有毛细血管，或色素上皮荧光素渗漏的有 78 只眼，治疗后进行眼底荧光血管造影复查，其中 41 只眼荧光素渗漏消失，29 只眼荧光素渗漏减轻，6 只眼荧光素渗漏无变化，2 只眼荧光素渗漏加重。对照组治疗前眼底荧光血管造影有毛细血管，或色素上皮荧光素渗漏的有 79 只眼；治疗后进行眼底荧光血管造影复查，其中 35 只眼荧光素渗漏消失，26 只眼荧光素渗漏减轻，13 只眼荧光素渗漏无变化，5 只眼荧光素渗漏加重。观察组治疗后眼底变化、荧光素渗漏好转优于对照组。

【出处】《河南中医药学刊》，2002，(3)：31。

65. 经验方

【组成】蒲黄、墨旱莲、茜草各 15g，川芎、赤芍、桃仁、白及、生地黄各 12g，丹参 20g，红花 10g。

【功效】活血化瘀，兼以养阴。

【主治】糖尿病性视网膜病变。

【临床应用】水煎服，日 1 剂。伴阴虚者加开天花粉 15g，麦冬、玄参、黄柏、牛膝各 12g；伴气虚者加黄芪 18g，党参 15g，太子参、白术、山药各 12g；眼底见渗出者加山楂肉 30g，鸡内金、神曲各 12g，砂仁 10g；眼底见水肿者加茯苓 15g，车前子 12g，薏苡仁 30g。

【出处】《浙江中医杂志》，2000，35(4)：158。

66. 自拟方

【组成】白芍 30g，生地黄 40g，黄芪 30g，太子参 30g，墨旱莲 15g，阿胶珠 10g，生何首乌 30g，当归 12g，赤芍 10g，决明子 20g，茜草炭 10g，侧柏炭 10g，三七粉 6g。

【功效】敛阴益气，润肠通便。

【主治】糖尿病视网膜病变。

【临床应用】水煎服，日 1 剂。出血初期加仙鹤草 15g，出血久者加花蕊石 10g，伴高血压者加生龙骨、生牡蛎各 20g，1 个月为 1 个疗程。33 只眼中，显效 8 只眼，有效 20 只眼，无效 5 只眼，总有效率为 84.85%。疗程最短者 15 天，最长者 120 天，平均 58 天。

【出处】《中国选刊》，2000，35(9)：51。

67. 桃核承气汤加减

【组成】桃仁 6～12g，桂枝 6～12g，大黄

6～9g，生地黄、熟地黄各12g，玄参12g，泽泻12g，黄芪30g，甘草6g。

【功效】活血祛瘀，益气养阴。

【主治】糖尿病视网膜病变。

【临床应用】水煎服，每日1剂，分2次服用。2个月为1个疗程。62例124只眼经治疗后，显效60只眼，占48.39%；有效50只眼，占40.32%；无效14只眼，占11.29%；总有效率为88.71%。表明中西医结合对老年糖尿病视网膜病变具有较好的治疗效果。

【出处】《验方》。

68. 糖网胶囊Ⅰ、Ⅱ、Ⅲ号

【组成】糖网Ⅰ号：柴胡3g，龙胆草10g，白芍6g，生地黄6g，玄参6g，三七3g等12味。糖网Ⅱ号：鬼箭羽6g，泽泻6g，半夏6g，西洋参3g，大黄3g，白术10g等11味。糖网Ⅲ号：女贞子10g，枸杞子9g，葛根6g，山茱萸6g，黄芪9g，鬼箭羽6g等11味。

【功效】Ⅰ号：清肝柔肝，益阴凉血。Ⅱ号：健脾益气，祛瘀降浊。Ⅲ号：滋阴填精，补气活血。

【主治】糖尿病性视网膜病变。

【临床应用】以上3方均为1日量，浓缩制成胶囊，每粒0.5g，每次5粒，每天3次口服。

【出处】《中国中医药科技》，2000，7（3）：186–187。

69. 自拟方

【组成】生黄芪30g，白芷9g，菊花12g，青葙子9g，石斛15g，赤芍15g，木贼草9g，仙鹤草30g。

【功效】清肝明目，补气养血。

【主治】糖尿病性视网膜病变。

【临床应用】水煎内服，日1剂。气阴两虚加女贞子20g，党参15g，玄参15g，生地黄、熟地黄各20g；血压、眼压高者加灵磁石30g，草决明20g，葶苈子15g，夏枯草15g；肝郁易怒加柴胡12g，炒白蒺藜15g，枳壳12g，谷精草12g；眼底出血量多，经10天吸收不明显者加茜草18g，桃仁12g，白及9g，三七粉6g（冲服）。水煎服，日1剂，30天为1个疗程。以上药量可随症加减。

【出处】《验方》。

70. 经验方

【组成】桃仁6～12g，桂枝3～9g，大黄6～9g，生地黄、熟地黄各12g，玄参12g，泽泻12g，丹参12g，黄芪20g，甘草6g。

【功效】活血化瘀，益气养阴。

【主治】糖尿病性黄斑水肿。

【临床应用】水煎服，每日1剂，2个月为1个疗程。

【出处】《中国中医眼科杂志》，1999，9（4）：213。

71. 经验方

【组成】枸杞子、女贞子、山茱萸、黄精、当归、白芍、生地黄、玉竹、天花粉、麦冬等。

【功效】滋肺肾之阴而养肝血。

【主治】糖尿病性视网膜病变早期。

【临床应用】水煎服。

【出处】《四川中医》，1999，17（2）：7。

72. 经验方

【组成】大蓟、小蓟、茜草、侧柏叶、墨旱莲、白茅根、三七粉等。

【功效】凉血止血。

【主治】糖尿病视网膜病变增殖型。

【临床应用】水煎服。

【出处】《四川中医》，1999，17（2）：7。

73. 经验方

【组成】生地黄、天花粉、茺蔚子各30g，知母、麦冬、乌梅、地骨皮、牡丹皮、赤芍各15g，生山药60g，生石膏90g，玄参20～30g，丹参15～20g，草决明25g，菊花10g。

【功效】养阴清热，生津润燥，活血化瘀，清肝明目。

【主治】糖尿病性视网膜病变。

【临床应用】气虚加黄芪、太子参；皮肤瘙痒加白鲜皮、蝉衣；皮肤感染加金银花、连翘、蒲公英；渗出较多加苍术、白术、薏苡仁。水煎分2次服，30天为1个疗程。

【出处】《四川中医》，1999，17（3）：45。

74. 经验方

【组成】生黄芪 30g，黄精 15g，枸杞子 12g，葛根 10g，丹参 15g，参三七 3g。

【功效】益气养阴，化瘀止血。

【主治】糖尿病性视网膜病变。

【临床应用】上方制成合剂，每次 20mL，每日 3 次。

【出处】《南京中医药大学学报》，1999，15（5）：279。

75. 丹栀消遥散加减

【组成】柴胡 6g，当归 12g，赤芍、白芍各 10g，牡丹皮 10g，栀子 10g，丹参 15g，郁金 10g，红花 6g，木贼草 10g

【功效】疏肝清热，理气活血。

【主治】糖尿病视网膜Ⅰ～Ⅱ期微动脉瘤、视网膜静脉扩张等。症见视物昏朦，头痛目眩，口燥咽干，心烦易热，舌边红，脉弦细数。

【临床应用】水煎内服，每日 1 剂。肝肾不足目暗不明，加生地黄、枸杞子以养肝肾而明目。

【出处】《糖尿病（消渴病）中医诊治荟萃》。

76. 温胆汤加减

【组成】半夏 6g，陈皮 6g，茯苓 12g，枳实 9g，苍术 12g，竹茹 9g，丹参 15g，山药 15g。

【功效】健脾燥湿，化痰通络。

【主治】糖尿病性视网膜病变Ⅱ～Ⅲ期，视网膜动脉充血、迂曲、扩张，伴有白色鞘膜或有片状出血。症见头重头晕，眼花目眩，视物如云雾遮睛，伴胸闷胀满，肢重纳呆，便溏，舌质淡，苔白腻，脉濡滑。

【临床应用】水煎内服，日 1 剂。痰多，加胆南星；倦怠无力，加党参、黄芪；眼底出血兼有脾气不足之证，可加用补中益气汤。

【出处】《糖尿病（消渴病）中医诊治荟萃》。

77. 驻景丸加减

【组成】菟丝子 12g，楮实子 12g，茺蔚子 12g，车前子 12g，生地黄、熟地黄各 10g，山茱萸 6g，制何首乌 15g，三七粉 3g（冲服），五味子 6g。

【功效】补益肝肾，益精明目。

【主治】糖尿病视网膜后极部有聚集成片状黄色渗出斑，视网膜静脉迂曲扩张，有大量的新生血管形成。症见目眩耳鸣，腰腿酸软，五心烦热，失眠口干，初起自觉眼病有蚊蝇或云雾飘动，继则视物当红色，舌质红，少苔，脉细数。

【临床应用】水煎内服，日 1 剂，眼底出血，加牡丹皮、白茅根、墨旱莲、仙鹤草；出血日久不吸收，加桃仁、红花以祛瘀生新。

【出处】《糖尿病（消渴病）中医诊治荟萃》。

78. 八珍汤加减

【组成】党参 30g，白术 12g，当归 12g，甘草 6g，川芎 12g，赤芍 12g，熟地黄 15g，黄芪 30g，陈皮 9g，谷精草 12g。

【功效】补气益血，益精明目。

【主治】糖尿病视网膜病变Ⅳ～Ⅴ，有新血管生成和纤维增殖。症见面色苍白或萎黄，头晕目眩，倦怠气短，视物昏渺，或似雨雾飘动，舌淡苔白，脉沉细无力。

【临床应用】水煎内服，日 1 剂。肝肾亏损者加枸杞子、菟丝子、山茱萸。

【出处】《糖尿病（消渴病）中医诊治荟萃》。

79. 犀角地黄汤加减

【组成】水牛角 30g（先煎），生地黄 18g，赤芍 12g，牡丹皮 12g，山栀子 12gg，龙胆草 6g，石决明 30g（先煎），白茅根 24g，侧柏叶 12g。

【功效】清热凉血，平肝明目。

【主治】头晕目眩，急躁易怒，口苦咽干，面赤耳鸣，猝然目暗，或视物色红，或萤星满目，或黑影遮睛，舌边尖红或少苔，或苔薄黄，脉弦数。

【临床应用】水煎内服，日 1 剂。出血较多者，加三七粉以活血止血，或合用止血散；肝风内动者，加钩藤、僵蚕以平肝息风。

【出处】《糖尿病（消渴病）中医诊治荟萃》。

80. 经验方

【组成】薏苡仁 30g，白豆蔻 10g，杏仁 10g，苍术 10g，茯苓 15g，柴胡 15g，白芍 10g，木香 10g，香附 10g，甘草 3g。

【功效】健脾利湿，疏肝理气。

【主治】糖尿病视网膜病变湿邪困脾型。

【临床应用】水煎服，日 1 剂，

【出处】《云南中医中药杂志》，1999，20（5）：17。

81. 经验方

【组成】当归 15g，川芎 10g，赤芍 12g，丹参 20g，血竭 10g，牛膝 10g，郁金 10g，香附 10g，甘草 3g，牡丹皮 10g，生三七粉 2g。

【功效】活血化瘀，疏肝理气。

【主治】糖尿病视网膜病变肝气瘀结型。

【临床应用】日 1 剂，水煎服。

【出处】《云南中医中药杂志》，2000，20（5）：17。

82. 经验方

【组成】夏枯草 30g，香附 30g。

【功效】清肝明目。

【主治】糖尿病合并白内障、目痛者，证属肝肾亏虚，肝火上炎。症见两目干涩，目睛疼痛，视物不清，口苦咽干，口渴多饮，小便发黄。

【临床应用】上药共研为细末，加入茶叶适量，开水冲泡代茶饮，每日 1 剂。

【出处】《验方》。

83. 经验方

【组成】黄菊花 15g，冬瓜皮 20g，赤芍 12g。

【功效】清肝明目，利水消肿。

【主治】糖尿病合并白内障，证属肝火上炎，脾虚湿困。症见两目干涩，视力减退，面浮肢肿。

【临床应用】冬瓜皮去掉硬皮，三药水煎代茶饮，每日 1 剂。

【出处】《验方》。

84. 经验方

【组成】山药 30g，夜明砂 10g，菟丝子 10g，粳米 60g。

【功效】滋补肝脾。

【主治】糖尿病合并白内障者，证属肝脾两虚。症见两目干涩，视力减退，口干舌燥，腰膝酸软。

【临床应用】前 3 味水煎 40 分钟，取煎液加适量清水，熬粳米成粥。每日 1 剂，20 天为 1 个疗程。

【出处】《验方》。

85. 经验方

【组成】黄芪 50g，山药 30g，苍术 15g，肉桂 3g，玄参 30g，丹参 30g，三七 6g，泽兰 15g，益母草 15g，山楂 15g，泽泻 10g，决明子 10g，黄连 15g，瓜蒌 10g，枳实 10g，厚朴 10g，大黄 6g，密蒙花 10g。

【功效】益气养阴，降浊化瘀，通络明目。

【主治】糖尿病视网膜病变。

【临床应用】水煎服，每日 1 剂。便溏者加白术 15g；便秘者大黄加至 10g 或 15g；口干而渴者加乌梅、天花粉各 15g；失眠加夜交藤 30g。

【出处】《河北中医》，2017，（3）：381。

86. 二冬汤加减

【组成】天冬、麦冬、荷叶各 15g，人参、黄芩、知母各 10g，天花粉 20g，甘草 6g。

【功效】养阴润燥。

【主治】糖尿病视网膜病变。

【临床应用】水煎服，每日 1 剂。

【出处】《河北中医》，2013，（4）：574。

87. 自拟方

【组成】生地黄 10g，当归 10g，玄参 5g，金银花 2g，蒲公英 2g，丹参 5g，牡丹皮 5g，葛根 10g，枸杞子 5g，黄精 5g，牛蒡子 6g。

【功效】和营健脾，清热利水解毒。

【主治】糖尿病黄斑水肿。

【临床应用】水煎服，每日 1 剂。

【出处】《江西中医学院学报》，2013，（5）：32。

88. 自拟方

【组成】丹参 25g，谷精草 20g，密蒙花 20g，白蒺藜 20g，菊花 15g，决明子 15g，夏枯草 15g。

【功效】活血化瘀，通络明目。

【主治】糖尿病性视网膜病变。

【临床应用】水煎服，每日 1 剂。

【出处】《吉林中医药》，2005，（12）：18。

89. 通络明汤

【组成】黄芪 20g，沙参 12g，枸杞子 20g，黄精 15g，水蛭 3g，赤芍 12g，地龙 10g，葛根 15g，

决明子 10g。

【功效】益气养阴，化瘀通络。

【主治】糖尿病性视网膜病变。

【临床应用】水煎服，每日 1 剂。

【出处】《陕西中医药大学学报》，2016，（5）：71。

90. 通脉护目汤

【组成】黄芪 30g，白术 10g，枸杞子 15g，丹参 30g，女贞子 12g，山茱萸 10g，生大黄 6g，水蛭 4g，三七 10g（冲服），葛根 15g，桂枝 10g，决明子 15g。

【功效】化瘀生新，升清养目。

【主治】糖尿病性视网膜病变。

【临床应用】水煎服，每日 1 剂。

【出处】《河北中医》，2010，（10）：1533。

91. 自拟益气通脉汤

【组成】党参 10g，黄芪 15g，生地黄 10g，当归 10g，丹参 10g，牡丹皮 10g，葛根 10g，三七粉 3～6g（冲服）。

【功效】益气补血通络。

【主治】糖尿病性非增殖期视网膜病变。

【临床应用】水煎服，每日 1 剂。

【出处】《北京中医》，2005，（3）：162。

92. 密蒙花方

【组成】生黄芪 30g，女贞子 15g，黄连 6g，肉桂 3g，密蒙花 9g。

【功效】滋阴益气

【主治】糖尿病视网膜病变气阴两虚，瘀阻目络证。

【临床应用】日 1 剂，分 2 次温服。

【出处】《北京中医药大学学报》，2010，（11）：773–776。

93. 明目地黄汤

【组成】黄芪 30g，生地黄 20g，牡蛎 24g，浮小麦 15g，泽泻 12g，牡丹皮 15g，益母草 15g，山茱萸 15g，山药 15g，枸杞子 15g，茯苓 15g，葛根 15g，茺蔚子 15g，草决明 30g，丹参 15g，三七 6g。

【功效】益气，滋肾，祛瘀。

【主治】糖尿病视网膜病变肝肾阴虚证。

【临床应用】每天 1 剂，水煎 2 次，将药液混合后分 2 次服。

【出处】《广州中医药大学学报》，2009，（3）：225–227。

94. 滋阴通脉汤

【组成】熟地黄 15g，生地黄 15g，山药 10g，牡丹皮 12g，茯苓 15g，泽泻 12g，枸杞子 15g，菊花 10g，赤芍 10g，丹参 15g，川芎 15g，甘草 6g，葛根 20g，玄参 10g，谷精草 15g，密蒙花 15g，三七 3g，甘草 6g。

【功效】滋补肝肾，活血通络。

【主治】糖尿病视网膜病变。

【临床应用】中药配方颗粒，每剂中药分为 2 袋，早晚各 1 袋，100mL 热水冲服。

【出处】《河北中医》，2015，37（10）：1485。

95. 升清降浊通络明目方

【组成】黄芪 40g，苍术 15g，黄连 10g，肉桂 3g，丹参 30g，三七 6g，玄参 30g，泽兰 15g，益母草 15g，山药 30g，密蒙花 10g，决明子 10g，瓜蒌 10g，枳实 10g，大黄 6g。

【功效】健脾升清，荡涤痰瘀，通络明目。

【主治】2 型糖尿病视网膜病变。

【临床应用】口干而渴者加乌梅、天花粉各 15g，便溏者加白术 15g，便秘者大黄加至 10g 或 15g，失眠者加夜交藤 30g。每日 1 剂，水煎分 2 次服用。

【出处】《江苏中医药》，2013，（8）：33–34。

96. 糖络通颗粒

【组成】西洋参、生地黄、怀山药、山茱萸、牡丹皮、枸杞子、女贞子、菟丝子、肉苁蓉、当归、益母草、鬼箭羽、三七。

【功效】补益肝肾，活血明目。

【主治】糖尿病视网膜病变，中、重度非增殖性病变。

【临床应用】颗粒剂，每日 1 剂。

【出处】《辽宁中医杂志》，2016，43（10）：2089。

97. 杞菊地黄丸加减

【组成】枸杞子 15g，菊花 15g，当归 10g，白术 20g，川芎 15g，党参 15g，三棱 10g，莪术 10g，黄芪 30g，茯苓 30g。

【功效】补肺滋肾，健脾疏肝，活血化瘀。

【主治】糖尿病性视网膜病变。

【临床应用】水煎，每日 1 剂，早、中、晚分服，2 个月为 1 个疗程。若伴有腰膝酸软者，可加菟丝子 20g，杜仲 10g，续断 10g；伴有夜寐不安者，可加珍珠粉 15g，夜交藤 15g，合欢花 10g；伴有眼底出血者，可加白及 10g，仙鹤草 10g；伴有大便秘结者，可加大黄 5g，栀子 5g。

【出处】《光明中医》，2016，（9）：1276–1277。

98. 糖网明方

【组成】生黄芪 30g，太子参 15g，麦冬 12g，生地黄 20g，黄精 15g，当归 15g，丹参 15g，三七 3g，枸杞子 15g。

【功效】益气健脾，养阴生津。

【主治】糖尿病性视网膜病变。

【临床应用】气虚重于阴虚者，生黄芪用量加倍，或加用炙黄芪 20g；阴虚重于气虚者，加天冬 15g，沙参 15g；阳虚为主者，加川芎 10g，桂枝 10g；大便稀者，加仙灵脾 10g，苍术 10g；玻璃体混浊者，加黑芝麻 15g，桑叶 10g，夏枯草 10g。

【出处】《北京中医药》，2008，（5）：325–326。

99. 糖网方

【组成】熟地黄 10g，山药 10g，山茱萸 10g，泽泻 10g，茯苓 10g，牡丹皮 10g，墨旱莲 10g，大蓟 10g，小蓟 10g，三七粉 3g（冲服），石斛 10g，决明子 10g，密蒙花 10g，菊花 10g，茺蔚子 10g，槐花炭 10g，地龙 6g。

【功效】活血行气，补益气阴。

【主治】糖尿病视网膜病变。

【临床应用】口干，心悸气短，头晕，胸闷加太子参 20g，麦冬 15g；腰膝酸软，脉细弱加党参 15g，黄芪 15g，白术 15g；出血已久且不吸收加赤芍 10g，牛膝 10g，红花 10g；口干舌燥，多饮加黄柏 20g，知母 15g；出血已久加海藻 15g，昆布 15g。每日 1 剂，水煎取汁 300mL，分早晚 2 次服。

【出处】《河北中医》，2012，（6）：890。

100. 益气养阴化瘀汤

【组成】黄芪 30g，白术 10g，枸杞子 15g，丹参 30g，女贞子 12g，山茱萸 10g，生大黄 6g，水蛭 4g。

【功效】益气养阴，活血化瘀。

【主治】非增生性糖尿病视网膜病变。

【临床应用】每日 1 剂，水煎分早晚 2 次服。

【出处】《河北中医》，2008，30（8）：859。

101. 糖网汤

【组成】生地黄 20g，熟地黄 15g，黄芪 20g，白术 15g，山茱萸 10g，山药 10g，黄精 15g，蒲黄 10g，三七 3g，丹参 15g，地龙 6～15g。

【功效】益气养阴，活血通络

【主治】糖尿病视网膜病变增殖期，视力突然下降或眼前自觉有黑影；眼镜检查见玻璃体呈尘状、絮状及飘浮不定的混浊物，有散在的红细胞，眼底不易窥见；B 超提示玻璃体密集或散乱回声光点。

【临床应用】结合积血早、中、晚期辨证加减治疗，早期加白茅根 15g，仙鹤草 15g，侧柏叶 10g，荆芥炭 10g，茜草 10g；中期加郁金 10g，桃仁 6g，红花 6g，鸡血藤 15g，川牛膝 10g；晚期伴玻璃体机化条索者，加茺蔚子 10g，牡蛎 15g，海藻 10g，昆布 10g，鸡内金 10g。每日 1 剂，水煎 2 次，取汁 300mL，分早晚 2 次服。共治疗 55 例。

【出处】《河北中医》，2012，34（7）：1044–1046。

（五）糖尿病足方

1. 经验方

【组成】忍冬藤、玄参各 100g，赤芍 50g，当归、丹参各 30g，红花 10g。

【功效】清热利湿，活血通络。

【主治】糖尿病伴发坏疽。

【临床应用】每日 1 剂，水煎服。阴虚内热者加生地黄、麦冬、天花粉各 10g；气虚者加党参、白术、黄芪、茯苓各 10g；湿盛加苍术、黄柏、牛膝各 10g；疼痛甚者加延胡索 10g，全蝎 5g，蜈蚣 2 条和西黄丸。

【出处】《新中医》，1983，（2）：39。

2. 经验方

【组成】当归、丹参、赤芍、红花、玄参、忍冬藤。

【功效】养血活血，清热化瘀。

【主治】糖尿病并发肢端坏疽。

【临床应用】每日 1 剂，水煎服。阴虚加生地黄、麦冬、天花粉；气虚加黄芪、党参、白术、茯苓；湿热加黄柏、苍术、牛膝；疼痛严重加蜈蚣、全蝎、延胡索；若止痛效果不显，加犀黄丸内服。配合外敷一效膏：滑石粉 70g，炉甘石粉 10g，朱砂、淀粉各 5g，冰片 2g，共研细末，香油调膏敷。治疗 10 例，痊愈 8 例，好转 2 例。

【出处】《新中医》，1985，（4）：29。

3. 经验方

【组成】玄参 100g，忍冬藤 100g，当归 90g，赤芍 50g，丹参、天花粉、麦冬各 30g，牡丹皮、红花各 10g。

【功效】滋阴清热，活血解毒。

【主治】糖尿病性坏疽，证属阴虚血瘀，热毒内蕴者。症见口干欲饮，多食多尿，足趾溃烂、疼痛，夜间尤甚，彻夜不能入眠，形体肥胖，面红唇干，脉沉数。

【临床应用】每日 1 剂，水煎服。

【出处】《新中医》，1985，（4）：29。

4. 经验方

【组成】黄芪、当归、赤芍各 50g，桃仁、红花、川芎各 20g，牛膝、地龙各 15g，党参、白术、茯苓各 10g。

【功效】补气活血化瘀。

【主治】糖尿病性坏疽，证属气虚血瘀，阳气不达者。症见口干口渴，多食多尿，无力，体胖，脉沉缓，足趾溃烂，皮色紫暗。

【临床应用】每日 1 剂，水煎服。

【出处】《新中医》，1985，（4）：29。

5. 经验方

【组成】黄芪、当归、太子参、橘叶、砂仁、玄参、沙参、玉竹、黄精、柴胡、白芍、附子、肉桂。

【功效】温阳益气，滋阴降糖。

【主治】糖尿病并发脱疽。

【临床应用】每日 1 剂，水煎服。

【出处】《中医杂志》，1987，（3）：27。

6. 养阴化瘀方

【组成】熟地黄、山药、山茱萸、牡丹皮、茯苓、泽泻、黄柏、知母、薏苡仁、苍术、金银花、玄参、当归、黄芪。

【功效】养阴清热，益气化瘀。

【主治】糖尿病脱疽。

【临床应用】口渴甚加麦冬、石膏、生地黄，玄参加量；善饮加人参；心烦失眠加酸枣仁，知母加量；湿性坏疽加蒲公英、连翘，重用金银花、玄参；苔黄腻，脉滑数，黄柏、薏苡仁加量；干性坏疽加桃仁、红花、水蛭。共治疗 30 例，临床治愈 13 例，显著好转 9 例，好转 6 例，无效 2 例，总有效率为 93.3%。

【出处】《上海中医药杂志》，1987，（9）：8。

7. 内托生肌散

【组成】生黄芪 120g，甘草 60g，生乳香 45g，生没药 45g，杭芍 60g，天花粉 90g，丹参 45g，丹参 45g。

【功效】益气养阴，活血化瘀，托毒生肌。

【主治】消渴脱疽属正虚血瘀，热毒内蕴者。症见口渴多饮，小溲频数，头晕乏力，下肢麻木或疼痛，或皮肤发绀，甚则溃烂舌暗或紫暗，脉细涩或细弦。

【临床应用】为加强清热解毒，消肿生肌的作用，可酌加金银花、白蔹、白及；烦渴多饮，善饥多尿阴虚偏重者，加生地黄、知母、麦冬，重用天花粉；趾端发黑热毒偏重者，除用金银花、白蔹外，酌加蒲公英、紫花地丁、败酱草；兼阳虚加桂枝、附子；血瘀偏重加血竭、桃仁、红花、鸡血藤、失笑散等；疮面较多渗出物，甚或夹有浓液，湿热较甚者，加二妙丸、龙胆草、苦参；下焦火盛，肠道燥结加大黄、麻子仁。在内治的同时，局部予外科常规换药，并以敷以云南白药，效果更佳。

【出处】《中医杂志》（3）：199，1985。

8. 经验方

【组成】党参、白术、黄芪、山药、当归、陈皮、鸡内金、玄参、丹参、赤芍、葛根、柴胡、附子、升麻。

【功效】补中益气，活血通脉。

【主治】糖尿病合并血栓闭塞性脉管炎。

【临床应用】每日1剂，水煎服。

【出处】《新中医》，1990，（9）：23。

9. 经验方

【组成】忍冬藤100g，附子、桂枝各50g，丹参、黄芪各100g，乳香、没药各24g。

【功效】温阳益气，活血止痛。

【主治】糖尿病性趾端坏死。

【临床应用】上药加水5kg，水煎2次，将水倒入桶内，待温度降至50℃时，将患足放入药液中浸泡，药液可浸至膝部，每次30分钟，每晚1次，每剂药浸泡5天。治疗20例，最短浸泡半个月，最长浸泡80天，临床均获治愈。

【出处】《浙江中医杂志》，1990，（3）：116。

10. 经验方

【组成】赤芍、红花、党参、苏木、泽泻、当归、石斛、芡实、茯苓、黄芪、牡蛎、金银花。

【功效】益气活血，清热解毒。

【主治】糖尿病并发肢端坏疽。

【临床应用】每日1剂，水煎服。同时与四妙勇安汤交替煎服，并配合丹参静滴及高压氧治疗。治疗16例，其中14例肢体恢复，2例截肢。

【出处】《中西医结合杂志》，1990，（9）：554。

11. 五神四妙汤

【组成】金银花30g，丹参30g，鸡血藤30g，紫花地丁12g，川牛膝12g，茯苓12g，车前子12g，炒苍术12g，炒黄柏12g，赤芍12g，桃仁12g，红花12g，生薏苡仁24g。

【功效】清热利湿，活血化瘀。

【主治】消渴坏疽进展期，属湿热内蕴型者。症见局部红肿胀热，疼痛明显。

【临床应用】本方治疗9例患者，痊愈6例，基本愈合2例，无效1例。治疗过程中适当佐以降糖药，并进行外科清创、缝合、引流等辅助治疗。

【出处】《山东中医学院学报》，1988，12（2）：29。

12. 经验方

【组成】黄芪、山茱萸、水蛭、生地黄、熟地黄、党参、地龙、当归、鸡血藤、益母草、珍珠母。

【功效】益气养阴，活血化瘀。

【主治】糖尿病并发肢端坏疽。

【临床应用】每日1剂，水煎服。治疗11例，疗效较满意。

【出处】《福建中医药》，1991，（6）：58。

13. 糖尿病足Ⅰ号方

【组成】生黄芪15～30g，山茱萸10～20g，地龙6～15g，丹参30g，苍术6g，玄参15g，知母15g，茯苓15g，桑螵蛸15g，当归12g，白芍12g，生地黄20g，牡丹皮20g，枸杞子20g，益母草20g，肉桂3g。

【功效】滋阴泄热，活血化瘀。

【主治】糖尿病足，属阴虚火盛血瘀型。症见口渴喜饮，面色潮红，下肢浮肿疼痛，足趾红紫，时有灼热感，喜冷敷，入冬后尤喜伸露于被外，腰脚酸软，夜尿频数，舌体胖，舌质红嫩，舌苔黄，脉细数。

【临床应用】水煎服，每日1剂。

【出处】《湖北中医杂志》，1992，（4）：8。

14. 糖尿病足Ⅱ号方

【组成】生黄芪30～50g，党参18g，白术15g，牛膝15g，地骨皮15g，茯苓15g，三七5g，白芍20g，山药20g，山茱萸20g，赤芍12g，川芎15g，延胡索15g，蕲蛇10g，僵蚕6g，黄连6g。

【功效】益气养血化瘀。

【主治】糖尿病足，属气虚血瘀型。症见形体消瘦，肢体乏力，精神不振，面色萎黄，食欲不振，畏寒自汗，气短懒言，肌肉明显萎缩，皮肤干燥，趾甲生长缓慢或不生长，甚则出现干性坏死，溃疡久而不愈，分泌物清稀，舌质淡，舌体胖大，苔薄，脉虚细弱。

【临床应用】水煎服，日1剂，分2次服。

【出处】《湖北中医杂志》，1992，（4）：8。

15. 糖尿病足Ⅲ号方

【组成】生黄芪30～50g，丹参30g，益母草30g，山药30g，芡实10g，熟地黄10g，菟丝子15～30g，焦白术15g，干晒参9g，三棱9g，当归12g，白芍12g，苍术9～15g，附子6～12g，肉桂3～6g

【功效】温阳化瘀。

【主治】糖尿病足，属阳虚血瘀型。症见精神不振，面色无华，形体消瘦，口渴喜热饮，食则胃脘痛胀，乏力，动则汗出，四肢发冷，肿胀喜暖，跛行，足背颜色苍白，足趾皮色紫暗，足动脉减弱或消失，大便溏泻，日3～6次，舌淡胖，脉虚缓或虚细。

【临床应用】水煎服，每日1剂。

【出处】《湖北中医杂志》，1992，（4）：8。

16. 自拟方

【组成】毛冬青、四季青、青黛、青风藤、木鳖子、马钱子、五倍子、白及。

【功效】清热解毒，活络敛疮。

【主治】糖尿病合并肢端坏疽。

【临床应用】每日1剂，水煎熏洗。

【出处】《福建中医药》，1991，（6）：58。

17. 四虫散

【组成】水蛭、虻虫、䗪虫、地龙。

【功效】活血化瘀。

【主治】糖尿病性坏疽，证属瘀血内停者。

【临床应用】配合口服汤药（玄参、当归、金银花、土茯苓、土贝母）。共治疗14例，临床治愈12例，好转1例，截肢1例。

【出处】《天津中医》，1992，（2）：8。

18. 经验方

【组成】赤芍、穿山甲各20g，漏芦、苍术、荷叶、蝉蜕各15g，黄芪、丹参、生地黄、忍冬藤各30g，黄连、佩兰各10g。

【功效】益气养阴，清热解毒。

【主治】糖尿病并发坏疽。

【临床应用】每日1剂，水煎服。

【出处】《新中医》，1992，（9）：21。

19. 经验方

【组成】玄参、怀山药、天花粉、乌梅、丹参、当归、川芎、乳香、没药、黄芪、葛根。

【功效】益气滋阴，活血化瘀。

【主治】糖尿病合并脱疽。

【临床应用】每日1剂，水煎服。

【出处】《中医杂志》，1992，（2）：15。

20. 经验方

【组成】穿山甲、天花粉各30g，枸杞子20g，太子参、黄芪、熟地黄、生白芍各30g，蝉蜕、漏芦、白术各15g，延胡索10g，甘草5g。

【功效】益气养阴，活血通脉。

【主治】糖尿病并发坏疽。

【临床应用】每日1剂，水煎服。

【出处】《新中医》，1992，（9）：21。

21. 经验方

【组成】黄芪15g，葛根、乌梅、天花粉各10g，山药12g，玄参15g，丹参20g，当归、川芎各10g。

【功效】益气滋阴活血。

【主治】糖尿病性坏疽，证属气阴两虚血瘀者。症见消瘦日久，右足小趾末节干缩，黑紫，疼痛，口渴多饮，脉弦细。

【临床应用】每日1剂，水煎服。

【出处】《中医杂志》，1992，（2）：15。

22. 温经活血方

【组成】党参、当归各21g，桂枝3g，赤芍、木瓜各15g，鹿角霜、白芷、苍术、黄柏、地龙各10g，山药30g，制川乌、制草乌各5g。

【功效】温经活血。

【主治】糖尿病性坏疽，证属阳虚兼血瘀型。症见患趾怕冷、苍白、麻木，以致步履不便，继则疼痛剧烈，日久患趾坏死变黑，甚至趾节脱落，舌质暗，脉沉细无力。

【临床应用】夹湿加黄柏、苍术；夹痰加清半夏、白芥子；夹热加金银花、玄参；合并高血压加龙胆草、生龙骨、生牡蛎、菊花；合并冠心病加酸枣仁、菟丝子、川芎。共治疗27例，显效和有效18例，无变化5例，恶化4例。

【出处】《中医研究》，1993，6（3）：27。

23. 外浸方

【组成】桂枝、附子各50g，丹参、忍冬藤、生黄芪各100g，乳香、没药各24g。

【功效】活血化瘀，温经散寒，消肿止痛，益气生肌。

【主治】糖尿病性趾端坏死，证属阴寒凝滞，血脉瘀阻型。

【临床应用】上药加水5kg，文火煮沸后再煎20分钟，待温后浸患肢。共治疗20例，80天后均获临床治愈，破溃面愈合，疼痛消失。

【出处】《浙江中医杂志》，1994，25（3）：116。

24. 消渴脱疽汤

【组成】黄芪20g，苍术20g，牡丹皮20g，白术15g，山药15g，麦冬15g，玉竹15g，石斛15g，天花粉15g，知母15g，鸡血藤15g，百合15g，紫花地丁15g，金银花15g，龙胆草15g，蒲公英20g，桃仁20g，红花12g，甘草6g，蜈蚣2条。

【功效】益气养阴，活血化瘀，清热利湿解毒。

【主治】消渴脱疽，属气虚血瘀，湿热内蕴。症见神疲乏力，脱疽，面色萎黄，口渴多饮，小便短赤，舌紫暗，苔黄腻，脉弦滑者。

【临床应用】水煎服，日1剂。

【出处】《新中医》，1993，（8）：43。

25. 经验方

【组成】当归、鸡血藤各20g，黄芪30g，穿山甲、皂角刺、大黄、白及各10g，丹参15g。

【功效】益气活血，通脉解毒。

【主治】糖尿病合并肢端坏疽。

【临床应用】每日1剂，水煎服。另用“飞及蒲苓煎”：白及、虎杖各30g，五倍子50g，冰片1g，大飞扬100g，蒲公英、土茯苓、土牛膝各20g，水煎浸洗患处。

【出处】《四川中医》，1993，（3）：19。

26. 经验方

【组成】太子参、黄芪、麦冬、五味子、天花粉、牡丹皮、苍术、玄参、丹参、蒲公英、紫花地丁、酸枣仁、怀山药、益智仁。

【功效】益气养血，清热解毒。

【主治】糖尿病合并坏疽。症见足趾溃烂流水，口干不欲饮，消瘦乏力，嗜睡头晕，记忆力差，神呆少言，面色萎黄。

【临床应用】每日1剂，水煎服。

【出处】《河南中医》，1994，（2）：14。

27. 抗栓通络丸

【组成】仙灵脾、白芍、地龙、水蛭、僵蚕、守宫、何首乌、鸡血藤、土鳖虫、蝉蜕、金银花。

【功效】调补阴阳，化瘀祛痰。

【主治】糖尿病足证属正气虚损，血瘀痰阻者。症见胸闷，面紫，体胖乏力，患足肌肤甲错，瘀斑瘀点，僵硬，麻木。

【临床应用】可选择脉络宁、复方丹参、清开灵等静点，共治疗57例，临床痊愈46例，好转8例，无效3例。

【出处】《中国中西医结合杂志》，1994，14（2）：120。

28. 四妙勇安汤

【组成】当归60g，玄参、金银花各30g，甘草10g。

【功效】清热解毒，活血通脉。

【主治】糖尿病足。

【临床应用】每日1剂，水煎服。

【出处】《江苏中医》，1995，（5）：22。

29. 益气化瘀汤

【组成】黄芪、山药各30g，苍术、玄参、麦冬、川芎、益母草各10g，茯苓15g，水蛭10g。

【功效】益气养阴，活血化瘀。

【主治】糖尿病足，证属气阴两虚夹瘀者。

【临床应用】共治疗32例，显效25例，有效7例。

【出处】《安徽中医学院学报》，1996，15（6）：26–27。

30. 糖足方

【组成】金银花、蒲公英、野菊花、天冬、麦冬、白术、苍术、生地黄、熟地黄、赤芍、天花粉、玄参、黄芪、川楝子、延胡索、牛膝、鸡血藤、紫花地丁、山药。

【功效】清热解毒，滋补肾阴，活血通脉。

【主治】糖尿病坏疽证属阴虚毒热型。症见患肢趾端潮红，肿胀疼痛，趾端溃破，伤口恶臭，有大量分泌物，死骨外露，皮肤干燥，趾甲肥厚，小腿肌肉明显萎缩，口干舌燥，渴而多饮，头晕目眩，腰膝酸软，脉弦细数，舌红苔黄。

【临床应用】共治疗 32 例，临床痊愈 12 例，显效 11 例，有效 6 例，无效 3 例，总有效率达 90.63%。

【出处】《北京中医》，1996，(4)：17。

31. 加减顾步汤

【组成】黄芪、石斛各 10g，当归、牛膝、紫花地丁、党参、金银花、菊花、蒲公英、丹参、天花粉各 15g，甘草 6g。

【功效】益气养阴，清热解毒，活血化瘀。

【主治】糖尿病足，证属气阴不足，瘀热内停者。

【临床应用】烦渴喜饮，口干舌燥加葛根、麦冬各 12g，重用天花粉；疲乏无力加党参、黄芪至 15g（或西洋参 9g）；伤口溃烂加赤芍、生地黄各 15g。外用清热解毒，收敛生肌的三黄洗剂（大黄 30g，十大功劳叶 60g，黄柏、黄芩、明矾各 15g，苦参 30g）。共治疗 12 例，临床治愈 5 例，有效 2 例，显效 3 例，无效 2 例，总有效率 83.3%。

【出处】《广西中医药》，1996，19（4）：32-33。

32. 溶栓通脉丸

【组成】血竭、穿山甲、人参、何首乌、土鳖虫、蝉蜕、蜂蜡。

【功效】温经散寒，回阳通痹。

【主治】糖尿病性坏疽证属寒湿型。症见患肢冰凉，皮肤干燥，汗毛脱落，趾（指）甲变形增厚，肌肉萎缩，坏死部位干黑，边缘清楚，溃烂创面有白色质稀脓性分泌物，舌质淡，苔薄白，脉沉细无力。

【临床应用】共治疗 19 例，临床治愈 17 例，好转 2 例。

【出处】《内蒙古中医药》，1996，(1)：22-23。

33. 通脉解毒胶囊 I 号

【组成】马钱子、僵蚕、乌梢蛇、守宫、全蝎、地龙、水蛭。

【功效】活血化瘀，通络止痛。

【主治】糖尿病坏疽瘀滞型。症见患肢皮肤发紫，溃烂部位常伴有黄色分泌物，疼痛剧烈，舌质淡红，苔黄，脉沉迟。

【临床应用】共治疗 16 例，临床治愈 13 例，好转 2 例，无效 1 例。

【出处】《内蒙古中医药》，1996，(1)：22-23。

34. 通脉解毒胶囊 II 号

【组成】金银花、黄连、连翘、乳香、没药、牛黄、朱砂、石斛、蜈蚣。

【功效】清热解毒，消肿利湿，通络止痛。

【主治】糖尿病性坏疽证属热毒型。症见患肢局部皮色潮红、肿胀，持续性疼痛，彻夜难眠，溃烂坏死边缘不清，有黑色或黄色分泌物呈恶臭味，小便短赤，大便干燥，身热烦躁，神昏谵语，舌质红绛，苔黄腻，脉滑数。

【临床应用】共治疗 38 例，临床治愈 26 例，好转 8 例，无效 4 例。

【出处】《内蒙古中医药》，1996，(1)：22-23。

35. 通络活血汤

【组成】桃仁、红花、当归、黄柏各 15g，川芎 10g，牛膝、延胡索、地龙、金银花、赤芍各 20g，土茯苓 30g，蜈蚣 2 条。

【功效】通经活络，清热解毒。

【主治】糖尿病性坏疽，证属气血凝滞，经络阻遏。症见肢端坏死、疼痛，足部皮温低，足背动脉及胫后动脉搏动减弱或消失。

【临床应用】共治疗 12 例，治愈 7 例，显效 3 例，有效 1 例，无效 1 例，总有效率 91.63%。

【出处】《中医药信息》，1996，(2)：44。

36. 茵陈赤小豆汤

【组成】茵陈、薏苡仁、赤小豆各30g，苍术、黄柏、泽泻、生甘草各10g，防己、当归各6g，赤芍、白芍、牛膝各12g。

【功效】清热利湿，活血解毒。

【主治】糖尿病湿性足坏疽。

【临床应用】炎症加金银花或蒲公英各30g，连翘、黄柏各15g；虚证加黄芪15g，太子参或党参各10g；疼痛明显防己改为12g。共治疗18例，临床治愈10例，好转6例，无效2例，总有效率88.8%。

【出处】《山东中医杂志》，1996，15（12）：551。

37. 疮清液

【组成】金银花40g，红花20g，诃子10g，当归20g，大黄10g。

【功效】清热解毒，活血化瘀。

【主治】糖尿病足部坏疽。

【临床应用】共外用治疗18例，2个月为1个疗程，痊愈者10例，好转者8例。

【出处】《江苏中医》，1996，17（12）：20。

38. 益养活血汤

【组成】黄芪30～45g，桃仁、白芍、当归、虎杖、牛膝各12g，桂枝9～12g，熟地黄15～24g，玄参15g，知母15g。

【功效】益气养阴，活血通脉。

【主治】糖尿病足证属气阴两虚，血瘀阻络者。

【临床应用】气虚重加红参；患肢剧痛加穿山甲、漏芦；下肢浮肿加茯苓、泽泻；便秘加大黄；眼底出血加赤芍、牡丹皮；高血压加钩藤、葛根；冠心病加丹参、瓜蒌皮；糖尿病肾病加怀山药、益母草。共治疗14例，11例愈合，3例截肢。

【出处】《中国医药学报》，1996，11（1）：35。

39. 洗济方

【组成】红花、黄连、黄柏、桂枝各10g，五灵脂、甘草各15g，四季青20g。

【功效】清热解毒，疏通血脉，敛疮防腐。

【主治】糖尿病足。

【临床应用】上药煎汤外洗，共治疗30例，临床治愈25例，好转4例，无效1例，总有效率达96.7%。

【出处】《徐州医学院学报》，1996，16（1）：59。

40. 中药酒浸剂

【组成】生草乌、川芎、紫草各30g。

【功效】活血通络。

【主治】糖尿病足坏疽。

【临床应用】上药用60%酒精浸泡20天后过滤，每100mL滤液加10mL甘油备用。同时佐用内服方（党参、黄芪、天花粉、莪术、郁金、玄参、丹参、麦冬），湿性坏疽加蚤休、土茯苓；干性坏疽加忍冬藤、当归、延胡索。共治疗12例，经30～70天后均愈合。

【出处】《长春中医学院学报》，1996，12（3）：41。

41. 加味六藤水陆蛇仙汤

【组成】海风藤、青风藤、络石藤、忍冬藤、钩藤各30g，威灵仙、乌梢蛇各15g，鸡

血藤30g，水蛭10g，桃仁、红花各20g，桂枝20g，黄芪30g。

【功效】活血化瘀通络。

【主治】糖尿病肢体动脉硬化闭塞症。

【临床应用】水煎服，每日1剂。

【出处】《中医杂志》，2011，（15）：1324。

42. 自拟方

【组成】红花6g，桃仁10g，川芎10g，当归10g，穿山甲10g，赤芍10g，丹参15g，黄芪15g，党参15g。

【功效】活血通络，益气。

【主治】2型糖尿病并发坏疽、溃疡、脓肿者。

【临床应用】阴虚加生地黄、麦冬、石斛、天花粉、龟甲、鳖甲；热毒盛加蒲公英，金银花、黄连；阳虚加制附子，肉桂。日1剂，水煎服。同时配合降糖药物及饮食治疗，局部要清创，剪除坏死组织，用湿润烧伤膏外涂，并置引流条。15日为1个疗程。本方治疗42例，结果，治愈

24例，显效18例。

【出处】《新中医》，1997，29（10）：26。

43. 糖足内服方

【组成】黄芪、山药各30g，苍术、玄参、麦冬、川芎、益母草各10g，茯苓15g。

【功效】益气养阴，活血化瘀。

【主治】糖尿病足证属气阴两伤，瘀血停滞者。症见患足发凉、发麻、行走不便，固定痛或刺痛、灼痛、自发痛，夜间及寒冷时加重，皮肤色泽不润，暗红或青紫，下垂时更甚。垂者见足肿胀，皮肤菲薄而亮或色暗紫，或发黑，局部溃疡多呈湿性坏疽或局部水疱。

【临床应用】共治疗12例，显效8例，有效4例。

【出处】《实用中西医结合杂志》，1997.10（5）：42。

44. 糖足方

【组成】川芎、白芍、生地黄、玄参各15g，当归、姜黄、红花、党参、桂枝、地龙、连翘各10g，三七粉3g，黄芪20g，麻黄5g。

【功效】活血化瘀，益气养阴，助阳通脉。

【主治】糖尿病足。症见间歇性跛行，足部疼痛，肢体麻木，皮肤冷凉、苍白或紫暗，足背动脉搏动减弱或消失，严重者皮肤破溃、干枯、变黑。

【临床应用】瘀血重加土鳖虫、水蛭、全蝎各10g；内热重加金银花30g，紫花地丁20g，蒲公英10g；阴虚加天冬、麦冬各15g，龟甲、熟地黄各10g；阳虚加肉桂10g，附子10g，鹿角霜10g；气虚加人参、白术各10g，黄芪加至60g；痰湿重加木瓜15g，白芥子、威灵仙各10g。

【出处】《山东中医杂志》，1997，16（8）：353。

45. 加味芪补汤

【组成】黄芪、桂枝、当归、赤芍、白芍、黄精、生地黄、葛根、夜交藤、丹参、木瓜、川续断、牛膝、秦艽。

【功效】通痹止痛，活血化瘀。

【主治】糖尿病足证属气阴两伤，瘀血阻络。症见单侧或双侧下肢酸痛或抽痛，指（趾）麻木冷清而痛，或干黑或溃疡，口干舌燥，神疲乏力，睡眠不宁。小便混黄或多，大便干，饮食一般，舌质暗红，舌体胖，脉沉弦或细涩。

【临床应用】乏力甚加党参；口干加玄参；肢体痛加炒乳香、炒没药、地骨皮。

【出处】《山东中医药大学学报》,1997,21（5）：363。

46. 经验方

【组成】生藕汁、小蓟汁、生地黄汁、姜汁、蜂蜜、黄柏、薏苡仁、苍术、牛膝。

【功效】清热利湿，凉血通络。

【主治】糖尿病并发肢端坏疽，湿热型者（进展期）。

【临床应用】每日1剂，水煎服。若病情稳定，偏阴虚者用六味地黄汤加味；阴阳两虚者用金匮肾气丸，同时选加活血化瘀药。治疗9例，痊愈6例，基本治愈2例，无效1例。

【出处】《山东中医学院学报》，1998，（2）：29。

47. 外治方

【组成】伸筋草50g，苏木30g，川乌30g，草乌30g，穿山甲15g，皂角刺30g。

【功效】活血化瘀，祛腐生肌，止血散痛。

【主治】糖尿病性肢端坏疽。

【临床应用】上药加水4000～8000mL，武火煮沸后，再用文火煎20分钟，待水温适宜（以不烫伤皮肤为度），浸泡患足30分钟，每日1次。熏洗后，局部给予云南白药粉0.25g，先锋Ⅳ号粉0.25g，654-2针剂10mg调成糊剂，涂于患处。以敷盖完全为宜，每日换药1次，并结合基础治疗。同时654-2针剂10～20mg静滴，感染重者加抗生素。10天为1个疗程。本方治疗12例，经2～3个疗程后，痊愈8例，好转4例。

【出处】《中医外治杂志》，1998，7（1）：7。

48. 足浸泡方

【组成】大黄、金银花、红花、菊花、花椒、白芷、制乳香、制没药等。

【功效】清热解毒，活血生肌。

【主治】糖尿病足属瘀久化热，热毒瘀滞。

【临床应用】将上药研为粗末，加水5000mL，煮沸15分钟，凉至45℃左右，浸泡患足，每日1～2次，每次30分钟或1小时，20天为1个疗程。同时根据血糖、尿糖调整口服降糖药，重者用胰岛素，对坏疽伤口进行清创消毒。疗效：本组治疗36例，临床治愈21例，显效9例，好转3例，无效3例，治愈率58.4%，总有效率91.7%。

【出处】《中医杂志》，1998，39（3）：171。

49. 经验方

【组成】茵陈18g，赤小豆12g，生薏苡仁30g，泽泻、炒黄柏、炒苍术、栀子各9g，苦参12g，金银花30g，蒲公英30g，白豆蔻6g，佩兰9g，滑石30g，甘草3g。

【功效】清热利湿，滋阴降火。

【主治】糖尿病性坏疽，证属阴虚火旺，湿热下注者。症见多食善饥，尿多，体胖，发热，右脚背红肿，右足第二趾溃烂坏死，脉滑数。

【临床应用】每日1剂，水煎服。

【出处】《中国现代名中医医案精华》。

50. 经验方

【组成】北沙参15g，麦冬12g，五味子3g，熟地黄30g，盐知母9g，盐黄柏9g，牡丹皮12g，山茱萸9g，谷精草12g，天花粉18g，甘草3g。

【功效】养阴清热，扶正固本。

【主治】糖尿病性坏疽，证属阴虚燥热者。症见消渴已久，面黄浮肿，双目失明，口渴引饮，食量不多，肢体羸瘦，虚热心烦，腰痛腿酸，右脚五趾末端均有溃疡，左足二三趾及小趾部分干枯坏死。

【临床应用】每日1剂，水煎服。

【出处】《中国现代名中医医案精华》。

51. 经验方

【组成】黄芪15g，葛根、天花粉、乌梅、当归、川芎各10g，山药12g，玄参15g，丹参20g。

【功效】滋阴益气活血。

【主治】糖尿病性坏疽，证属阴虚内热，气虚血瘀者。症见双足趾发凉，下肢皮肤干燥色暗，皮温正常，脉滑数，血糖升高，尿糖阳性。

【临床应用】每日1剂，水煎服。

【出处】《中国糖尿病医案选》。

52. 经验方

【组成】桂枝50g，附子50g，紫丹参100g，忍冬藤100g，生黄芪100g，乳香24g，没药24g。

【功效】活血化瘀，温经散寒，消肿止痛，益气生肌。

【主治】糖尿病性趾端坏死。

【临床应用】水煎泡洗患足，可浸至膝部，每次30分钟，每晚1次，每剂药可用5天。每次浸泡前均应将药液和药渣煮沸。

【出处】《百病外治3000方》。

53. 四妙勇安汤加味

【组成】当归、金银花各60g，玄参90g，甘草30g，天花粉、知母各20g。

【功效】活血化瘀，滋阴清热解毒。

【主治】糖尿病合并右足趾坏疽，证属阴虚血瘀，热毒壅滞者。症见多食多饮多尿，消瘦，右足趾麻木疼痛，发黑，趾端有脓疮。

【临床应用】每日1剂，水煎服。

【出处】《中国糖尿病医案选》。

54. 自拟方

【组成】蒲公英、紫花地丁、金银花、连翘各15g，赤芍10g，丹参12g，防已10g，虎杖15g，土茯苓30g。

【功效】清热解毒，活血通络。

【主治】糖尿病性坏疽，证属气滞血瘀，热毒壅滞者。症见足趾破溃红肿，局部发黑，身热口干，舌瘦红少苔而干，脉弦细。

【临床应用】每日1剂，水煎服。

【出处】《中国糖尿病医案选》。

55. 活血通脉汤

【组成】当归、黄芪、川芎、牛膝各15g，地龙10g，丹参18g。

【功效】活血化瘀，通脉止痛。

【主治】糖尿病周围血管病，证属血瘀型。症见肢体凉麻疼痛，肢端有瘀斑、瘀点，肢端动脉搏动消失，舌红苔白，脉弦涩。

【临床应用】水煎服，日1剂。

【出处】《山东中医药大学学报》，2001，（4）：282。

56. 神妙汤

【组成】金银花、薏苡仁各30g，连翘、茯苓、牛膝、泽泻各10g，苍术、黄柏、桃仁红花、赤芍、当归各10g。

【功效】清热利湿，活血消肿。

【主治】糖尿病周围血管病，证属湿热型。症见肢体沉重乏力，肢端红肿疼痛或溃破，肢端动脉搏动消失，舌红，苔厚腻，脉滑数。

【临床应用】水煎服，每日1剂。

【出处】《山东中医药大学学报》，2001，（4）：282。

57. 四妙活血汤

【组成】金银花、蒲公英各30g，生地黄、玄参、紫花地丁、牛膝各15g，牡丹皮、赤芍、苍术、黄柏各12g，没药6g。

【功效】清热解毒，活血止痛。

【主治】糖尿病周围血管病，证属热毒型。症见肢体坏疽并发感染，局部红肿痛剧，肢体动脉搏动消失，舌红，苔黄燥或黑，脉洪数。

【临床应用】水煎服，每日1剂。

【出处】《山东中医药大学学报》，2001，（4）：282。

58. 经验方

【组成】熟地黄、丹参、鸡血藤各30g，牡丹皮、茯苓、山药、山茱萸、泽泻、当归、川芎各12g，附子、肉桂、仙灵脾各10g。

【功效】益肾健脾，活血散寒。

【主治】糖尿病周围血管病，证属脾肾阳虚型。症见肢体凉麻乏力，畏寒怕冷，腰膝酸软，胃纳减退，肢端动脉搏动减弱或消失，舌淡，苔白，脉沉细。

【临床应用】水煎服，日1剂。

【出处】《山东中医药大学学报》，2001，（4）：282。

59. 经验方

【组成】生黄芪30g，人参10g（先煎），生地黄10g，金银花30g，连翘10g，蒲公英20g，紫花地丁20g，天花粉20g，麦冬10g，川芎12g，当归6g，牛膝15g，白术10g，茯苓10g，陈皮10g。

【功效】益气养阴，活血解毒。

【主治】糖尿病坏疽。

【临床应用】水煎服，日1剂，分2次服。配合局部清创，治疗糖尿病坏疽42例，痊愈32例，显效6例，无效4例。

【出处】《天津中医》，2001，（4）：21。

60. 经验方

【组成】当归30g，丹参30g，赤芍30g，地龙20g，金银花20g，连翘30g，川牛膝15g，甘草3g。

【功效】清热解毒，活血通络。

【主治】糖尿病足坏疽。

【临床应用】水煎服，日1剂。感染较重者去当归加蒲公英，紫花地丁各30g，黄连10g，黄柏15g，栀子10g；干性坏疽加玄参30g，麦冬15g；疼痛较重者加延胡索10g，川楝子10g；大便干结者加大黄6g，生地黄30g。

【出处】《中医研究》，2001，（6）：39。

61. 经验方

【组成】玄参30g，忍冬藤30g，当归15g，毛冬青30g，桃仁20g，红花12g，生黄芪50g，穿山甲12g，牛膝12g，鸡血藤30g。

【功效】益气养阴，活血通络。

【主治】糖尿病足。

【临床应用】水煎服，每日1剂。阴虚明显加生脉散，疼痛明显加乳香、没药。每日1剂，水煎服。并应用云南灯盏花注射液40mL，加入0.9%生理盐水250mL中静脉滴注，每日1次。在应用西医对照组治疗方法的基础上，外敷自制止痛生肌膏。

【出处】《福建中医药》，2002，（1）：22。

62. 四妙勇安汤

【组成】金银花90g，玄参90g，当归30g，甘草15g。

【功效】清热解毒，活血通脉。

【主治】糖尿病足。

【临床应用】热毒内郁型加黄芩30g，蒲公英30g，水蛭20g，丹参60g；气血两虚型去金银花加党参50g，黄芪50g；阴寒型去金银花、玄参，加熟地黄30g，白芥子15g，肉桂20g。诸药水浸20分钟后，水煎服，每日1剂，分2次服用。治疗100例糖尿病足，治愈50例，好转42例，无效8例。

【出处】《中华综合医学杂志》，2001，(3)：262。

63. 经验方

【组成】金银花30g，玄参30g，当归18g，赤芍15g，地龙12g，丹参15g，鸡血藤18g，泽泻12g，牛膝18g，黄芪24g，何首乌15g，甘草9g。

【功效】清热解毒，活血通络。

【主治】糖尿病性肢端坏疽。

【临床应用】水煎服，日1剂，分2次口服。加减：热盛加蒲公英、连翘，肿甚加防己、赤小豆，脓出不畅加天花粉、白芷，阴虚火旺加生地黄、知母。同时静脉滴注复方丹参注射液，将复方丹参注射液20mL加入0.9%氯化钠注射液500mL中静滴，日1次，15次为1个疗程，休息3日，可继续第2个疗程。局部处理：干性坏疽仅作保护；湿性坏疽如脓肿形成即切开，八二丹药线引流；疮面肉芽新鲜用抗生素湿敷。治疗42例糖尿病足，临床治愈11例，显效17例，有效9例，无效5例。

【出处】《山东中医杂志》，2001，(1)：29。

64. 经验方

【组成】金银花30g，黄芪30g，牛膝15g，桃仁10g，川芎6g，当归10g，赤芍15g，牡丹皮9g，玄参15g，甘草3g。

【功效】益气活血。

【主治】糖尿病足。

【临床应用】水煎服，日1剂，气血亏虚加党参15g，白术15g；阴虚内热加生地黄15g，麦冬15g；热毒内盛加连翘15g，紫花地丁15g；血脉瘀阻加丹参15g，水蛭10g。治疗糖尿病足64例，显效率为62.5%，总有效率为87.5%。

【出处】《福建医药杂志》，2002，(1)：72。

65. 经验方

【组成】蒲公英、紫花地丁、山药、天花粉、生黄芪各30g，生薏苡仁15g，穿山甲、当归尾、赤芍各12g，三七10g，后期加鹿角霜15g。

【功效】清热活血，托里排脓。

【主治】糖尿病足。

【临床应用】每日1剂，水煎服。治疗结果：临床痊愈42例，占84%；好转8例，占16%。治疗时间18～155天，平均57天。

【出处】《新中医》，2000，32（10）：38。

66. 脉炎灵胶囊0号

【组成】黄柏、郁金各20g，苍术、当归、山慈菇、全蝎各15g，薏苡仁30g，水蛭50g，地龙、血竭、穿山甲各12g（研粉后装入0号胶囊，每粒药重0.3g）。

【功效】清热利湿，活血通脉。

【主治】糖尿病足。

【临床应用】1日服3次，每次10粒。治疗40例，23例治愈，13例好转，4例无效。

【出处】《浙江中医杂志》，2000，(9)：388。

67. 内托生肌散

【组成】生黄芪20g，生乳香10g，生没药10g，甘草6g，生白芍12g，天花粉20g，丹参10g。

【功效】益气养阴，活血通络。

【主治】糖尿病足。

【临床应用】疼痛较重者加蜈蚣3g，全蝎9g，延胡索12g；内热较重者加生地黄20g。水煎服，每日1剂，分3次服。治疗结果：治愈29例，占60%.4%；好转16例，占33.3%；无效3例，占6.3%；总有效率93.7%。

【出处】《广西中医药》，2000，23（4）：26–27。

68. 自拟方

【组成】金银花40g，蒲公英20g，野菊花10g，紫花地丁10g，玄参20g，赤芍20g，茜草20g，鸡血藤20g，黄芪20g，丹参20g，茯苓30g，白术10g，生地黄10g，石斛20g，天花粉20g，生甘草10g。

【功效】清热滋阴，益气活血。

【主治】消渴脱疽。症见肢端色黑坏死破溃，剧痛，夜不能眠，屈膝抱足，肢端潮红或暗红，汗毛脱落，肢体肌肉明显萎缩，患者大、中动脉搏动减弱或消失，严重者可伴口渴、便秘、溲赤、发热等全身症状。舌质暗红，舌苔黄厚，无苔、少苔或有裂纹，脉弦。

【临床应用】阴虚症状较甚者加北沙参；纳差、舌苔厚者加陈皮；痛甚者加川楝子、延胡索；下肢坏死者加牛膝；上肢坏死加川芎。水煎服，每日 1 剂，1 个月为 1 个疗程。结果：临床治愈 24 例，占 75%；好转 5 例，占 15.6%；无效 3 例，占 9.4%；总有效率为 90.6%。

【出处】《中国医药学报》，2000，15（1）：76。

69. 经验方

【组成】生地黄、赤芍、牡丹皮、萆薢、黄柏、泽泻、金银花、当归、玄参、蒲公英等。

【功效】清热解毒，和营利湿，凉血止痛。

【主治】糖尿病肢端坏疽急性感染期。

【临床应用】每日 1 剂，水煎分 2 次内服。

【出处】《中医杂志》，1999，40（2）：95。

70. 经验方

【组成】黄芪、当归、石斛、金银花、紫花地丁、蒲公英、鸡血藤、川芎、牛膝、皂角刺、党参、白术等。

【功效】益气养阴，和营通络，托毒祛腐。

【主治】糖尿病肢端坏疽感染控制期。

【临床应用】每日 1 剂，水煎分 2 次内服。

【出处】《中医杂志》，1999，40（2）：95。

71. 经验方

【组成】熟地黄、当归、白芍、川芎、桃仁、红花、党参、黄芪、茯苓、山茱萸、白术、陈皮等。

【功效】补气养血，活血通络，托疮生肌。

【主治】糖尿病肢端坏疽疮面愈合期。

【临床应用】每日 1 剂，水煎分 2 次内服。

【出处】《中医杂志》，1999，40（2）：95。

72. 经验方

【组成】忍冬藤 50g，紫花地丁 30g，当归 12g，红花 3g，黄芪 6g，山药 25g，玄参 20g，苍术 10g，川牛膝 15g。

【功效】清热解毒，通络活血，益气养阴。

【主治】糖尿病足，足部皮肤温度低，皮色暗红，肿胀疼痛或感觉迟钝，溃疡面深，严重者足趾坏死，行动困难，趺阳脉弱。

【临床应用】每日 1 剂，水煎服，45 天为 1 个疗程。局部红肿较重者加穿山甲珠 9g，川木瓜、丹参各 12g；疼痛者加制乳香、制没药各 9g；气虚甚者倍黄芪。

【出处】《四川中医》，1999，17（12）：30。

73. 经验方

【组成】黄芪 30g，党参 15g，山药 30g，熟地黄 15g，当归 15g，牛膝 30g，鸡血藤 30g，丹参 20g，水蛭 10g，益母草 30g，牡丹皮 12g，金银花 20g。

【功效】益气养阴，活血化瘀。

【主治】糖尿病足。

【临床应用】每日 1 剂，水煎服。阴虚火旺者加玄参 15g，知母 12g；阳虚者加附子 9g，桂枝 8g，白芥子 8g；热毒盛者加蒲公英 30g，紫花地丁 30g，黄柏 10g；瘀血重者加穿山甲 10g，地龙 20g，三七粉 6g（冲服）。

【出处】《山西中医》，1999，15（4）：22。

74. 经验方

【组成】黄芪、墨旱莲、土茯苓、龙葵、川芎、丹参、水蛭、皂角刺、路路通等。

【功效】益气养阴，活血通络。

【主治】糖尿病足。

【临床应用】每日 1 剂，水煎服。

【出处】《中国中西医结合外科杂志》，1999，5（1）：33。

75. 经验方

【组成】苍术、玄参、虎杖、黄柏、毛冬青、黄芪、泽泻。

【功效】清热利湿解毒。

【主治】糖尿病足。

【临床应用】水煎服，日 1 剂，分 2 次服。

【出处】《中国中西医结合外科杂志》，1999，5（2）：75。

76. 经验方

【组成】附子、肉桂各10g，泽泻、牡丹皮、大枣各15g，熟地黄、茯苓、木通、牛膝、川芎、当归、赤芍各20g，山药、丹参各25g。

【功效】养血活血。

【主治】糖尿病足。

【临床应用】每日1剂，连服10剂。

【出处】《吉林中医药》，1999，(4)：41。

77. 顾步汤

【组成】党参15g，黄芪20g，金银花15g，牛膝12g，石斛15g，薏苡仁20g。

【功效】益气养阴，生津除热，解毒消肿。

【主治】糖尿病足。

【临床应用】水煎服，日1剂，分2次口服，10天为1个疗程，坚持1～4个疗程。治疗28例，显效11例，有效15例，无效2列，总有效率为92.87%。瘀血明显者，加桃仁、红花、川芎、地龙等；气血亏虚者，加当归、白芍、何首乌、熟地黄、炙甘草；痰多湿盛者，加红曲、半夏、山楂、山药；热毒伤阴者，加沙参、玄参、蒲公英、紫花地丁。

【出处】《糖尿病（消渴病）中医诊治荟萃》。

78. 降糖通脉胶囊

【组成】太子参、天冬、麦冬、玄参、何首乌、葛根、丹参、水蛭、黄芪、知母、苍术。

【功效】益气养阴，活血通络。

【主治】糖尿病血管病变。

【临床应用】水煎服，日1剂。

【出处】《山东中医药大学学报》,1999,23(5)：357。

79. 经验方

【组成】党参12g，生黄芪15g，苍术9g，怀山药12g，玄参20g，麦冬12g，生地黄15g，覆盆子12g，天花粉12g，丹参30g，连翘10g，金银花20g。

【功效】益气养阴，清热通络。

【主治】糖尿病肢体动脉硬化闭塞症。

【临床应用】水煎服，日1剂。

【出处】《福建中医学院学报》，2000，10(1)：14。

80. 经验方

【组成】丹参30g，赤芍12g，山茱萸15g，熟地黄15g，牡丹皮6g，茯苓15g，泽泻10g，山药12g，覆盆子10g，连翘10g，蕲蛇15g。

【功效】凉血化瘀。

【主治】糖尿病肢体动脉硬化闭塞症。

【临床应用】水煎服，日1剂。

【出处】《福建中医学院学报》，2000，10(7)：14。

81. 经验方

【组成】玄参20g，丹参20g，鱼腥草12g，紫草根10g，赤芍10g，牡丹皮6g，金银花15g，甘草6g，穿山甲10g，皂角刺10g。

【功效】通络祛瘀，滋阴凉血。

【主治】糖尿病肢体动脉硬化闭塞症。

【临床应用】水煎服，日1剂。

【出处】《福建中医学院学报》，2000，10(1)：14。

82. 经验方

【组成】熟地黄、天花粉、地龙各30g，山药、桑白皮、当归、黄柏、僵蚕各20g，玄参18g，丹参25g，金银花25g，蒲公英30g，蜈蚣2条。

【功效】扶正祛瘀，清热解毒。

【主治】糖尿病坏疽。

【临床应用】水煎服，日1剂。

【出处】《河南中医》，1999，19(4)：44。

83. 经验方

【组成】桂枝10g，制川乌10g，黄芪20g，当归12g，赤芍15g，川芎12g，牛膝10g，鸡血藤30g，红花6g。

【功效】温经通络，益气活血。

【主治】糖尿病肢体动脉硬化闭塞症，证属脉络寒凝型。症见患肢发凉、麻木、酸胀或疼痛，间歇性跛行，患肢局部皮肤温度下降，皮肤颜色正常或苍白。大、中动脉搏动正常或减弱，口干，乏力，舌质淡暗，苔白，脉沉弦细。

【临床应用】水煎服，日1剂，分2次服。

【出处】《中国糖尿病防治特色》。

84. 经验方

【组成】当归 12g，赤芍 15g，川芎 15g，水蛭 10g，红花 10g，制乳香、制没药各 6g，桂枝 10g，络石藤 30g，炙黄芪 20g，太子参 15g。

【功效】活血止痛，温经通络。

【主治】糖尿病肢体动脉硬化闭塞症，证属脉络血瘀者。症见患肢发凉、麻木、酸胀较重，持续性疼痛，夜间加剧，间歇性跛行严重，皮肤呈紫绀色，或见紫褐斑，趾（指）甲增厚、变形，生长缓慢，汗毛稀少，或伴肌肉萎缩。大、中动脉搏动，减弱或触不清，口干、乏力，舌质紫暗或有瘀斑瘀点，苔白润，脉沉细型。

【临床应用】水煎服，日 1 剂，分 2 次服。

【出处】《中国糖尿病防治特色》。

85. 经验方

【组成】生地黄 20g，玄参 20g，石斛 12g，天花粉 30g，忍冬藤 30g，当归 12g，赤芍、白芍各 15g，牛膝 12g，泽兰 15g，红花 10g，地龙 10g，蜈蚣 3 条，制乳香、制没药各 6g。

【功效】滋阴清热，活血通络。

【主治】糖尿病肢体动脉硬化闭塞症，证属脉络瘀热者。症见患肢酸胀，麻木，烧灼疼痛，遇热痛甚，遇冷痛缓，夜间痛剧。皮肤呈紫红色，干燥、脱屑、光薄或皲裂，趾甲增厚，变形，汗毛稀少或脱落，肌肉萎缩，大、中动脉搏动减弱或触不清。口干多饮，舌质红苔黄，脉沉细数。

【临床应用】水煎服，日 1 剂。

【出处】《中国糖尿病防治特色》。

86. 经验方

【组成】忍冬藤 30g，紫花地丁 32g，蒲公英 30g，连翘 15g，当归 15g，玄参 20g，红花 6g，赤芍 15g，牛膝 15g，生甘草 6g，赤小豆 30g。

【功效】清热解毒，活血止痛。

【主治】糖尿病足合并感染。症见患部皮肤紫黑、溃破，脓水恶臭，腐肉不鲜，疼痛难忍，夜间痛甚；腐溃范围渐见增大，并深在筋骨，患部严重营养障碍；严重者可伴发热，口渴喜冷饮，大便秘结；大、中动脉搏动或弱或消失；舌质红绛，有裂纹，苔黄燥或黄腻，脉弦细或滑数。

【临床应用】水煎服，日 1 剂。

【出处】《中国糖尿病防治特色》。

87. 经验方

【组成】黄芪 30g，太子参 15g，当归 10g，白芍 15g，鹿角胶 10g，山药 15g，陈皮 10g，熟地黄 12g，炙甘草 6g，白术 10g，金银花 15g。

【功效】益气养血。

【主治】糖尿病坏疽日久，气血耗伤，创口久不愈合的患者。

【临床应用】水煎服，日 1 剂。

【出处】《中国糖尿病防治特色》。

88. 温经通络洗方

【组成】透骨草、伸筋草、艾叶、独活、桂枝各 15g，干姜、红花各 10g，花椒、附子各 10g，

【功效】温经通络。

【主治】糖尿病肢体动脉硬化闭塞症，证属脉络寒凝型。

【临床应用】水煎熏洗患处，每日 1～2 次。

【出处】《中国糖尿病防治特色》。

89. 活血化瘀方

【组成】透骨草、当归尾、牛膝、红花、赤芍、苏木、茜草各 15g，桂枝、乳香、没药各 10g。

【功效】活血化瘀。

【主治】糖尿病足，证属脉络瘀阻者。

【临床应用】水煎熏洗患处，每日 1～2 次。

【出处】《中国糖尿病防治特色》。

90. 活血止痛洗方

【组成】透骨草 30g，川楝子、当归尾、姜黄、威灵仙、川牛膝、羌活、白芷、苏木、五加皮、红花、土茯苓各 15g，川椒、乳香各 10g。

【功效】活血止痛。

【主治】糖尿病足。

【临床应用】水煎熏洗患处，每日 1～2 次。

【出处】《中国糖尿病防治特色》。

91. 清热解毒洗方

【组成】金银花、蒲公英、苦参各 30g，大

黄、黄柏、赤芍各15g，黄连、紫草各10g，硼砂3g（后下）。

【功效】清热解毒。

【主治】糖尿病坏疽合并感染者。

【临床应用】水煎外洗患处，每日1～2次。

【出处】《中国糖尿病防治特色》。

92. 足浴方

【组成】大黄30g，黄柏20g，黄芩20g，蛇床子10g，苦参15g，五倍子15g，路路通15g，防风15g，独活15g，王不留行15g，宽筋藤50g。

【功效】清热解毒，收湿敛疮，舒筋通络，祛风止痛。

【主治】糖尿病足。

【临床应用】煎水2000mL，水温35～37℃，每日泡洗患足，早晚各1次，每次30分钟。

【出处】《广西中医药》，2009，(3)：48。

93. 芪黄疽愈方

【组成】黄芪20g，黄精12g，鸡血藤15g，延胡索12g，红花12g，牛膝9g，鬼箭羽12g，土鳖虫9g，海藻12g。

【功效】补气养阴，活血通络。

【主治】糖尿病肢体动脉硬化闭塞症。

【临床应用】日1剂，水煎取汁400mL，分早晚2次口服。

【出处】《河北中医》，2016，(6)：853-855。

94. 芪蛭通脉饮

【组成】黄芪30g，生地黄30g，玉竹30g，当归15g，赤芍10g，川芎10g，地龙10g，葛根15g，海藻20g，生水蛭0.3g（冲服），大黄0.3g（冲服），莪术0.3g（冲服）。

【功效】益气活血，消痰化瘀。

【主治】糖尿病伴发下肢动脉病变。

【临床应用】水煎服，每日1剂。

【出处】《江苏中医药》，2006，(2)：36。

（六）糖尿病周围神经病变方

1. 自拟方

【组成】党参、黄芪、天花粉、白芍、桑枝、鸡血藤各30g，生地黄、熟地黄各15g，山茱萸、怀山药、木瓜、川芎、五味子各10g，麦冬12g，甘草6g。

【功效】益气健脾，滋养肝肾，活血通络。

【主治】糖尿病合并周围神经病变，证属气阴两虚，夹有瘀血者。症见全身乏力，畏寒肢冷，腰背、胸胁、少腹针刺样疼痛，大腿前侧及内侧疼痛，并放射至两足足蹰趾内侧，夜间有触电样剧痛，口干多尿，大便偏干，眠差，脉弦细。

【临床应用】每日1剂，水煎服。畏寒肢冷者加制附子、仙灵脾各15g，桂枝10g。

【出处】《新中医》，1986，(11)，36。

2. 自拟方

【组成】沙参9g，天花粉12g，麦冬12g，玉竹9g，枸杞子9g，生地黄9g，知母9g，黄芩6g，黄连3g，丹参12g，泽兰9g，鬼箭羽9g。

【功效】清热解毒，养阴通络。

【主治】2型糖尿病合并周围神经病变。

【临床应用】每日1剂，水煎服，治疗4～5个月。另加服指迷茯苓丸5g/日。治疗13例，获满意疗效。

【出处】《中西医结合杂志》，1987，(3)：143。

3. 自拟方

【组成】生地黄、熟地黄、地骨皮、知母、川楝子、寻骨风、忍冬藤、甘草、木瓜、沙参、白芍。

【功效】滋阴养血，舒筋活络。

【主治】糖尿病并发周围神经病变，证属肝肾阴虚，气滞血瘀。症见胁肋胀痛，或有刺痛，或隐痛不舒，四肢沉重，指趾麻痛，双下肢时作抽筋，口苦不思饮食，急躁易怒，夜寐多梦，舌质红少苔，脉弦细数。

【临床应用】每日1剂，水煎服。

【出处】《湖南中医学院学报》，1987，(2)：17。

4. 自拟方

【组成】黄芪、当归、熟地黄、白芍、忍冬藤、牛膝、丹参、鸡血藤、络石藤。

【功效】补气养血，舒筋通络。

【主治】糖尿病合并周围神经病变，属气血两虚，经脉痹阻。症见周身乏力，少气懒言，头晕目眩，心悸失眠。

【临床应用】每日1剂，水煎服。

【出处】《湖南中医学院学报》，1987，(2)：17。

5. 自拟方

【组成】生地黄30g，怀山药20g，天花粉、泽泻、茯苓、麦冬、牛膝各10g，菟丝子10g，肉桂3g。

【功效】滋肾活络，引火归元。

【主治】糖尿病并发末梢神经炎。

【临床应用】每日1剂，水煎服。同时配合附子5g，研粉，夜间敷两足底，晨起去之。

【出处】《四川中医》，1987，(4)：29。

6. 自拟方

【组成】黄芪、桑枝、白芍各15g，当归、生地黄、牛膝、山药、茯苓、地龙各10g，防风、桂枝、独活、炙甘草各5g。

【功效】益气通络，活血利湿。

【主治】糖尿病伴发末梢神经炎，下肢疼痛。

【临床应用】每日1剂，水煎服。

【出处】《北京中医》，1988，(6)：26。

7. 自拟方

【组成】蝮蛇肉、乌梢蛇、威灵仙、仙灵脾、党参、黄芪、苍术、防风、防己、地骨皮、天花粉、姜黄、生薏苡仁、乳香、没药、牛膝、川续断。

【功效】益气祛风，舒筋活络。

【主治】糖尿病并发下肢神经炎。

【临床应用】每日1剂，水煎服。先服上片，待症状改善后，若虚火上炎可改服“三地二桑汤”：生地黄、熟地黄、地骨皮、玄参、知母、怀山药、生黄芪、太子参、苍术、麦冬、五味子、桑寄生、桑枝。

【出处】《江苏中医杂志》，1988，(2)：10。

8. 自拟方

【组成】牛膝、车前子、干地黄、山茱萸、泽泻、茯苓、怀山药、牡丹皮、桂枝、附子。

【功效】温补肾阳，温经止痛。

【主治】糖尿病合并神经障碍。症见四肢麻木、疼痛、发冷或灼热等。

【临床应用】制丸服。

【出处】《新疆中医药》，1989，(4)：62。

9. 自拟方

【组成】黄芪30g，桂枝10g，怀山药、苍术各15g，地龙10g，白芍2g，玄参10g，甘草15g。

【功效】益气温经，活血降糖。

【主治】糖尿病并发周围神经病变。

【临床应用】每日1剂，水煎服。

【出处】《实用中医内科杂志》，1989，(3)：36。

10. 自拟方

【组成】透骨草30g，络石藤50g，生地黄50g，当归30g，羌活50g，威灵仙30g，豨莶草50g，红花25g，天花粉50g。

【功效】清热生津，散风祛湿，活血止痛。

【主治】糖尿病并发末梢神经炎。

【临床应用】每日1剂，水煎服。

【出处】《百病外治3000方》。

11. 自拟方

【组成】丹参、黄芪、威灵仙各30g，川芎、桃仁、白芷各12g，红花、赤芍、白芍、海桐皮各15g，细辛5g。

【功效】益气活血，通痹止痛。

【主治】糖尿病合并周围神经病变。

【临床应用】每日1剂，水煎服。治疗36例，显效8例，有效26例，无效2例，总有效率94.4%。

【出处】《四川中医》，1990，(11)：34。

12. 自拟方

【组成】丹参、黄芪、威灵仙各30g，川芎、桃仁、白芷各12g，红花10g，赤芍、白芍、海桐皮各15g，细辛5g。

【功效】益气养血，活血化瘀，通络止痛。

【主治】糖尿病并发周围神经病变。以肢端感觉和运动障碍为主，呈对称性麻木、疼痛，下肢痉挛等。

【临床应用】每日1剂，水煎服。连服1个月。病在上肢加桑枝、桂枝；病在下肢加川牛膝；肢体灼痛，苔黄腻者去黄芪，加苍术、黄柏。观察36例，显效8例（症状体征消失，功能恢复正常），有效26例（症状体征明显减轻，功能明显改善），无效2例。总有效率为94.44%。

【出处】《四川中医》，1990，（11）：34。

13. 补阴活血汤

【组成】麦冬12g，玄参12g，山茱萸12g，当归12g，川续断12g，阿胶12g（烊化），五味子12g，生地黄15g，怀山药15g，赤芍15g，天花粉30g，黄芪30g，丹参30g。

【功效】滋阴补肾，益气活血。

【主治】糖尿病并发周围神经病变，属气阴两虚者。症见多饮多食多尿，双下肢麻木伴蚁行感，肌肉乏力，膝反射减弱，舌淡红，脉细数。

【临床应用】治疗36例，基本治愈22例，明显好转9例，好转3例，无效2例。

【出处】《福建中医药》，1990，21（4）：37。

14. 自拟方

【组成】秦艽10g，丹参、鳖甲各15g，知母、地骨皮、银柴胡、当归、牛膝、茯苓、苍术各10g，玄参、怀山药、薏苡仁各30g。

【功效】养阴清火，润燥活络。

【主治】糖尿病并发周围神经病变。

【临床应用】每日1剂，水煎服。

【出处】《新中医》，1990，（9）：23。

15. 脊瓜饮

【组成】桑寄生10g，狗脊10g，木瓜10g，川牛膝10g，秦艽15g。

【功效】补益肝肾，祛风胜湿，散寒止痛。

【主治】糖尿病腰腿酸痛，属肝肾亏虚，风寒湿伤型者。症见腰腿酸痛，下肢沉重麻木、转筋怕冷，甚则出现虫爬、蚁走等感觉。

【临床应用】服用本方的同时配合基础治疗（包括饮食、药物及体育疗法）。重度患者可酌加蜈蚣，或全蝎或穿山甲片，以及皂角刺、鹿角、鹿茸等。疗效：共治疗40例。其中临床痊愈18例（45%），显效15例（37.5%），有效5例（12.5%），无效2例（5%），总有效率为95%。

【出处】《中医杂志》，1991，（6）：352。

16. 加味桃仁四物汤

【组成】当归20g，川芎10g，赤芍15g，生地黄30g，桃仁15g，红花15g，黄芪30g，党参30g，黄精50g，枸杞子20g。

【功效】活血化瘀，益气养阴。

【主治】糖尿病末梢神经炎。

【临床应用】烦渴多饮，多食易饥者加玉竹30g，黄连10g；五心烦热加地骨皮20g。本方治疗28例，痊愈15例，显效9例，好转3例，无效1例，总有效率96.4%。

【出处】《实用中医内科杂志》，1991，5（2）：25。

17. 自拟方

【组成】菟丝子15g，枸杞子、柴胡、当归、茯苓、白术、川楝子、姜黄、延胡索各10g，白芍15g，全蝎4g，荔枝核30g。

【功效】补肾疏肝，理气活血。

【主治】糖尿病周围神经病变，证属肾虚肝郁者。症见全身肌肉疼痛麻木，以胸背、胁肋以及大腿为重，痛甚时彻夜不眠，下肢发凉，心烦易怒，脉沉细。

【临床应用】每日1剂，水煎服。

【出处】《山西中医》，1991，（3）：24。

18. 自拟方

【组成】山茱萸、生地黄各15g，山药50g，黄芪30g，天花粉20g，乌梅、天冬各15g，当归、丹参各20g，钩藤、海风藤各15g，鸡血藤30g，络石藤15g，威灵仙15g。

【功效】益气养阴，活血通络。

【主治】糖尿病并发末梢神经炎，证属气阴两伤者。症见两目黯黑，口渴尿频，舌红少津，双小腿肌肉痿软，痛觉减弱。足踝痛觉消失，膝、跟腱反射减弱，脉细弱。

【临床应用】每日1剂，水煎服。药渣煎水浸泡双足，每次30分钟，每日1次。

【出处】《内蒙古中医药》，1991，（4）：25。

19. 自拟方

【组成】生黄芪 40g，生地黄 20g，生山药、丹参、桑枝、威灵仙、赤芍各 30g，桃仁、红花各 10g，地龙、肉桂各 6g，桂枝、穿山甲各 12g，龟甲胶（烊化）、鹿角胶（烊化）各 15g。

【功效】益气化瘀，养阴生津，温通经络，填精益髓。

【主治】糖尿病并发周围神经病变，证属气阴两虚，气滞血瘀者。症见双腿麻木，小腿酸困，足尖针刺样疼痛，手凉肢冷，多饮不饥，多尿，梦遗盗汗，脉沉细。

【临床应用】每日 1 剂，水煎服。

【出处】《陕西中医》，1991，（2）：77。

20. 黄芪桂枝八物汤

【组成】生黄芪 30～60g，桂枝 10～18g，甘草、丹参、怀山药、苍术各 15g，白芍、怀牛膝各 20g。

【功效】益气养阴，化湿活血。

【主治】糖尿病周围神经病变，证属气阴两虚，营卫失调，或兼湿瘀阻滞者。症见四肢酸胀麻木、疼痛，或肢体活动不灵，身体肥胖，舌苔薄白，舌淡胖，脉沉细。

【临床应用】共治疗 26 例，40～60 天后疗效优 6 例，良 18 例，中 2 例。远期疗效优 3 例，良 19 例，中 3 例，差 1 例。

【出处】《湖北中医杂志》，1991，13（2）：24–25。

21. 加味肾气汤

【组成】熟地黄 20g，山药、山茱萸各 15g，茯苓、泽泻、巴戟天各 10g，牡丹皮 15g，制附子 5g，肉桂 5g，黄精 30g，鹿茸粉 1g（冲服），川续断 15g，焦杜仲 15g。

【功效】温肾助阳，填精补髓。

【主治】糖尿病并发神经根炎（坐骨神经痛），证属肾阴肾阳两虚者。症见手足麻木，下肢疼痛，尿多，腰脊酸痛，阳痿，耳鸣，失眠，记忆力衰退，肌肉松弛，脉濡缓。

【临床应用】每日 2 剂，水煎服。

【出处】《北京中医》，1991，（6）：3。

22. 加味阳和汤

【组成】熟地黄 30g，鹿角胶 15g，姜炭 5g，肉桂 5g，制附子 10g，麻黄 5g，白芥子 5g。

【功效】育阴和阳，宣通阳气。

【主治】糖尿病合并周围神经炎，证属阴阳两虚，痰滞经络者。症见两足趾麻木，多尿，脉沉涩细，四肢肌肉张力降低。

【临床应用】每日 1 剂，水煎服。

【出处】《北京中医》，1991，（6）：3。

23. 自拟方

【组成】吉林参 6g（另包），黄芪 30g，当归、川芎、茯苓、桂枝各 10g，熟地黄、赤芍各 20g，白术 15g，薏苡仁 30g，甘草 10g。

【功效】益气养血，活血通络。

【主治】糖尿病并发神经根炎，证属气虚血瘀者。症见口渴尿多，半身麻木，无汗，手指及腓肠肌痉挛，四肢困乏，气促，头晕目眩，脉濡细而涩。

【临床应用】每日 1 剂，水煎服。

【出处】《北京中医》，1991，（6）：3。

24. 自拟方

【组成】苏木、郁金、生地黄、怀山药、党参、白术、菟丝子、山茱萸、牡丹皮、当归、佛手。

【功效】益气养阴，滋肾荣筋。

【主治】糖尿病合并周围神经病变。

【临床应用】每日 1 剂，水煎服。

【出处】《浙江中医杂志》，1991，（12）：542。

25. 自拟方

【组成】菟丝子 15g，枸杞子、当归、延胡索、桃仁、牛膝、白术、补骨脂各 10g，全蝎 4g，桂枝 6g，白芍 15g，荔枝核 30g。

【功效】补肾活血。

【主治】糖尿病周围神经病变，证属肾虚血瘀者。症见下肢疼痛麻木，双足发凉。

【临床应用】每日 1 剂，水煎服。

【出处】《山西中医》，1991，（3）：24。

26. 自拟方

【组成】生地黄、山药、郁金各 20g，苏木

6g，牡丹皮、当归各10g，川芎、金樱子、山茱萸、菟丝子各15g，蜈蚣1条。

【功效】补肾活血。

【主治】糖尿病合并末梢神经炎，证属肾虚血瘀者。症见四肢麻痹，肢端夜间灼痛，面赤，头晕头痛，脉弦细。

【临床应用】每日1剂，水煎服。

【出处】《浙江中医杂志》，1991，（7）：542。

27. 自拟方

【组成】党参15g，生石膏30g，麦冬、天花粉、阿胶、胡麻仁、玉竹各15g，桑叶、知母、牛膝各10g。

【功效】清热养阴，生津润燥。

【主治】糖尿病并发周围神经病变，证属肺肾阴虚，内热伤津者。症见口渴引饮，多尿多食，大便干燥，肌肤干裂，形体消瘦，两下肢痿软，生理反射迟钝。

【临床应用】每日1剂，水煎服。

【出处】《北京中医》，1991，（6）：3。

28. 自拟方

【组成】钩藤、海风藤、鸡血藤、络石藤、丹参、山茱萸、生地黄、怀山药、黄芪、天花粉、乌梅、天冬、当归、威灵仙。

【功效】益气养阴，活血通络。

【主治】糖尿病并发末梢神经炎。

【临床应用】每日1剂，水煎服。

【出处】《内蒙古中医药》，1991，（4）：25。

29. 自拟方

【组成】桃仁、红花、生地黄、沙参、天花粉、石斛、黄芪、葛根、当归、何首乌、赤芍、怀山药、甘草。

【功效】益气养阴，活血降糖。

【主治】糖尿病并发周围神经病变。

【临床应用】每日1剂，水煎服。

【出处】《陕西中医函授》，1991，（2）：15。

30. 自拟方

【组成】菟丝子、枸杞子、补骨脂、柴胡、白芍、当归、茯苓、白术、川楝子、全蝎、姜黄、延胡索、荔枝核、牛膝、桃仁。

【功效】补肾舒肝，理气活血。

【主治】糖尿病合并周围神经病变。

【临床应用】每日1剂，水煎服。

【出处】《山西中医》，1991，（3）：24。

31. 四藤一仙汤

【组成】鸡血藤、络石藤、海风藤、钩藤各15g，威灵仙10g。

【功效】活血化瘀，通经活络，舒筋止痛。

【主治】糖尿病合并周围神经病变。

【临床应用】每日1剂，水煎服。血尿糖高者合降糖基本方：黄芪、玄参、牡蛎、怀山药、苍术、丹参、葛根、党参、麦冬、五味子、茯苓、生地黄、熟地黄。

【出处】《中医杂志》，1991，（6）：12。

32. 自拟方

【组成】乌梢蛇15g，金银花、牛膝各30g，玄参、当归各15g，全蝎、赤芍各12g，蜈蚣2条，生甘草6g。

【功效】清热解毒，凉血通络，息风止痛。

【主治】糖尿病并发多发性神经炎。

【临床应用】每日1剂，水煎服。

【出处】《四川中医》，1992，（7）；30。

33. 自拟方

【组成】当归、丹参各20g，黄芪、鸡血藤、丝瓜络各30g，甲珠、大黄各10g。

【功效】益气活血，化瘀通脉。

【主治】糖尿病并发下肢痿软。

【临床应用】每日1剂，水煎服。

【出处】《四川中医》，1993，（9）：19。

34. 自拟方

【组成】生山药、沙参、知母、麦冬、天花粉、生地黄、玄参、苍术。

【功效】生津润燥，养阴营络。

【主治】糖尿病阴虚燥热合并神经病变者。

【临床应用】每日1剂，水煎服。四肢酸软乏力加太子参；头晕耳鸣加茯苓、决明子、枸杞子。

【出处】《辽宁中医杂志》，1993，（4）：5。

35 益气活血通络汤

【组成】黄芪50g，党参15g，鸡血藤30g，赤芍35g，当归15g，红花15g，桃仁15g，甘草10g，川芎10g，葛根15g，丹参15g。

【功效】益气养阴，活血通络。

【主治】糖尿病性末梢神经炎属气阴两虚兼血瘀者。症见不同程度的感觉障碍，或是手套、袜套样感觉，或痛觉过敏，下肢抽搐等，局部可见肱二头肌、肱三头肌、膝踝反射均减退或消失。

【临床应用】病在上肢加桂枝25g；病在下肢加牛膝25g，木瓜15g；痛觉过敏加地龙、秦艽各15g；舌紫黯有瘀斑加汉三七25g；下肢抽搐加木瓜25g，蜈蚣2条。本方治疗27例，显效9例，有效16例，无效2例。

【出处】《辽宁中医杂志》，1993，（3）：26。

36. 益气养阴活血汤

【组成】太子参10g，黄芪20g，山药20g，玄参20g，生地黄20g，丹参20g，黄连15g，麦冬15g，天花粉15g，山茱萸15g，知母15g，川芎15g，柴胡15g，三七5g（冲服）。

【功效】益气养阴，活血化瘀。

【主治】消渴合并末梢神经炎，属气阴两虚，瘀血内阻型。症见神疲乏力，动则气短自汗，口咽干燥，大便干，五心烦热，舌质红少苔，脉沉细数或弦细。胸闷刺疼，四肢麻木疼痛，口唇紫暗，舌暗，可有紫斑。

【临床应用】本治疗50例，缓解5例，显效12例，有效32例，无效1例，总有效率98%。

【出处】《中医函授通讯》，1993，（1）：28。

37. 加味桃红四物汤

【组成】当归、赤芍、川芎、桃仁、川牛膝、鸡血藤、桑寄生、生地黄。

【功效】养血补血，活血通络。

【主治】糖尿病并发神经病变属瘀血阻络者。

【临床应用】每日1剂，水煎服。肝郁加柴胡、枳壳；脾虚加鸡内金、苍术。

【出处】《辽宁中医杂志》，1993，（4）：5。

38. 自拟方

【组成】当归、海风藤、鸡血藤各15g，生地黄、熟地黄各30g，何首乌15g，山茱萸10g，麦冬15g，玉竹10g，玄参、丹参、泽兰各15g，川楝子6g，知母10g，天花粉30g。

【功效】滋补肝肾，荣筋活络。

【主治】糖尿病合并末梢神经炎。

【临床应用】每日1剂，水煎服。

【出处】《辽宁中医杂志》，1993，（8）：4。

39. 自拟方

【组成】黄芪、桂枝、赤芍、白芍、当归、细辛、附子、肉桂、桃仁、红花、狗脊、鸡血藤、木瓜。

【功效】益气温阳，活血通脉。

【主治】糖尿病并发神经病变阳气虚弱者。

【临床应用】每日1剂，水煎服。阴虚甚加地骨皮、知母、黄柏。

【出处】《辽宁中医杂志》，1993，（4）：5。

40. 自拟方

【组成】黄精、当归、赤芍、生地黄、熟地黄、枸杞子、何首乌、鸡内金、益母草、阿胶、鸡血藤。

【功效】补肝养血，活络强筋。

【主治】糖尿病并发神经病变血虚筋脉失养者。

【临床应用】每日1剂，水煎服。气虚加太子参；下肢拘挛加夏枯草；眠差加酸枣仁、远志。

【出处】《辽宁中医杂志》，1993，（4）：5。

41. 自拟方

【组成】制何首乌、乌梅肉、知母、牛膝各15g，生白芍、赤芍、鸡血藤、沙参各30g，怀山药20g，麦冬18g，牡丹皮10g，桑枝25g，桃仁12g，土鳖虫9g。

【功效】养肝舒筋，活络止痛。

【主治】糖尿病合并周围神经病变。

【临床应用】每日1剂，水煎服，3周为1个疗程。气虚加党参、黄芪、太子参；阳虚加肉桂、桂枝、附子、仙灵脾、沙苑子；疼痛剧烈、麻木、顽固日久不解者，属络脉痹塞，可酌加水蛭、全蝎、蜈蚣；患者自感患处灼热，兼见红肿或溃疡者加二妙散。治疗63例，总有效率为93.6%。

【出处】《河南中医》，1994，（1）：34。

42. 益气活血方

【组成】黄芪30g，党参12g，当归10g，赤芍

10g，川芎 10g，地龙 10g，桃仁 10g，红花 10g，苏木 10g，僵蚕 10g，生地黄 10g，熟地黄 10g，丹参 15g，枳实 6g。

【功效】益气养阴，活血通络。

【主治】糖尿病合并多发性神经炎，属气阴两虚，脉络瘀阻型。症见肢体麻木疼痛，口干欲饮，大便干结，腰酸腹胀，舌质紫暗，苔薄黄，脉结代。

【临床应用】本方治疗 8 例，临床治愈 3 例，显效 3 例，有效 2 例。

【出处】《安徽中医学院学报》，1994，13（3）：12。

43. 自拟方

【组成】黄芪、黄精、延胡索、丹参各 15g，生地黄、当归各 12g，女贞子、墨旱莲、牛膝、当归、赤芍、红花、伸筋草、威灵仙、木瓜各 10g。

【功效】益气养阴，舒筋活络。

【主治】糖尿病合并末梢神经炎。

【临床应用】每日 1 剂，水煎服。

【出处】《内蒙古中医药》，1994，（1）：18。

44. 自拟方

【组成】①内服方：黄芪 20g，桂枝 10g，当归 15g，白芍 15g，生地黄 20g，麦冬 15g，玄参 15g，黄连 6g，天花粉 20g，丹参 20g，泽兰 15g，红花 12g，僵蚕 12g，全蝎 5g。②外洗方：威灵仙 30g，豨莶草 30g，桂枝 15g，姜黄 15g，刘寄奴 15g，制川乌 15g，鸡血藤 15g。

【功效】益气和营，养阴活血，通络祛风。

【主治】糖尿病性周围神经病变，属阴虚燥热，血行瘀滞、风阻脉络。表现为肢端对称性麻木疼痛，蛇爬感，病情夜间甚于白天，下肢甚于上肢者。

【临床应用】外洗方煎汁 1500mL，用温热药液洗浴患肢，每次 15～30 分钟，每日 1 次，隔日 1 剂。

【出处】《内蒙古中医药》，1994，13（1）：5。

45. 降糖通脉饮

【组成】黄芪 15g，白术 12g，山药 10g，黄精 12g，葛根 20g，黄连 6g，枸杞子 10g，麦冬 12g，山茱萸 10g，天花粉 12g，茯苓 12g，人参 8g，丹参 20g，知母 12g，水蛭 10g，全蝎 10g，桃仁 10g，红花 10g。

【功效】健脾补肾，活血化瘀。

【主治】糖尿病并发末梢神经炎。症见四肢末梢对称性或不对称性麻木、疼痛，灼热感或怕冷，蚁爬感等症状者。

【临床应用】麻木重者加当归、党参；疼痛加三七、延胡索、鸡血藤、路路通；灼热蚁爬感者加赤芍、生地黄、牡丹皮；怕冷加附子、肉桂。可用外洗方：金银花、透骨草、川芎、桃仁、川椒、桑枝、地龙、土鳖虫。

【出处】《山东中医杂志》，1994，13（2）：88。

46. 凉血活血方

【组成】生地黄 25g，牡丹皮 12g，赤芍 15g，桃仁 10g，红花 10g，紫草 10g，玄参 15g，蒲公英 15g，连翘 15g。

【功效】凉血活血。

【主治】糖尿病周围神经病变，属邪热入营血，灼血伤络，而有灼热、虫行、针刺、瘙痒等异常感觉者。

【临床应用】大便燥结，加火麻仁、酒大黄；皮肤瘙痒加刺蒺藜、地肤子；血瘀明显加地龙、全蝎、水蛭，甚者加穿山甲、皂角刺、丝瓜络。

【出处】《河南中医》，1994，14（5）：298–299。

47. 益气通络汤

【组成】黄芪 30～60g，生地黄 15g，丹参 30g，当归 12g，木瓜 9g，牛膝 9g，鸡血藤 30g，穿山甲 9g，地龙 9g，蜈蚣 1～2 条，路路通 9g。

【功效】益气养阴，活血通络。

【主治】糖尿病周围神经病变，属气阴不足，脉络瘀滞型。症见肢端疼痛，麻木或灼热，针刺或肢端感觉异常等。

【临床应用】阴虚症状重者加山茱萸、麦冬、黄精；阴阳两虚或糖尿病稳定后期，加桂枝、附子（少量）；湿热型或伴足部溃疡者，加玄参、苍术、黄连。本方治疗 30 例，痊愈 13 例，显效 8 例，有效 7 例，无效 2 例，总有效率 93%。

【出处】《山东中医杂志》，1994，13（8）：341。

48. 加味四物汤

【组成】当归、熟地黄、白芍、川芎、鸡血藤、络石藤、忍冬藤、钩藤。

【功效】养血活血，舒筋通络。

【主治】糖尿病合并周围神经病变，肢体麻木或皮肤瘙痒者。

【临床应用】每日1剂，水煎服。

【出处】《甘肃中医》，1994，（2）：11。

49. 自拟方

【组成】黄芪20g，泽泻15g，白芥子15g，女贞子15g，知母10g，益母草30g，鸡血藤30g，玄参20g，怀山药30g，薏苡仁30g，车前子20g，苍术10g，大黄6g，生地黄15g，菊花10g。

【功效】益气养阴，活血祛湿。

【主治】老年性糖尿病合并周围神经病变。

【临床应用】每日1剂，水煎服。

【出处】《中医药信息》，1994，（1）：15。

50. 自拟方

【组成】当归、白芍、赤芍、桂枝、桑枝、细辛。

【功效】养血活血，温阳通络。

【主治】糖尿病并发周围神经病变者。

【临床应用】每日1剂，水煎服。

【出处】《成都中医学院学报》，1994，（4）:1。

51. 自拟方

【组成】当归、川芍、益母草、生地黄、玄参、大黄、桃仁、水蛭。

【功效】滋阴活血，化瘀降糖。

【主治】糖尿病合并神经病变。

【临床应用】每日1剂，水煎服。合并神经病变，证属肢麻疼痛，神经传导速度减慢，四末不温，加丹参、黄芪、威灵仙、川芎、白芷、红花、海桐皮、细辛；合并植物神经病变，多饮多食，便溏，脘腹时痛，舌暗瘀斑，脉缓无力，用黄芪、丹参、葛根、山药、苍术、木香。

【出处】《山西中医》，1994，（1）：5。

52. 加减补阳还五汤

【组成】生黄芪30g，黄精、地黄、麦冬、玄参、赤芍、当归各10g，地龙、牛膝、桃仁、鸡血藤各15g。

【功效】益气养阴，活血通络。

【主治】糖尿病周围神经病变，证属气虚瘀阻，络脉失养。症见双下肢刺痛麻木，以夜间为甚，神疲乏力，少气懒言，舌质紫暗，脉细涩。

【临床应用】共治疗16例，显效14例，有效1例，无效1例。

【出处】《湖北中医杂志》，1995，17（1）：15。

53. 糖神康

【组成】当归、川芎、赤芍、玄参各15g，丹参、黄芪、生地黄各30g，地龙、牛膝、桑寄生各12g。

【功效】益气活血通络。

【主治】糖尿病周围神经病变，证属气阴两伤，瘀血阻络者。症见下肢麻木、灼热、无力，疼痛夜间加剧，双侧膝、肘关节以下痛觉减退，或下肢皮肤营养障碍，膝反射、踝反射减退或消失，舌质暗苔薄白，脉涩。

【临床应用】治疗29例，可以明显改善临床症状，降低血黏度，促进微循环，调节血管神经功能。

【出处】《安徽中医学院学报》，1995，14（3）：21。

54. 糖神方

【组成】生地黄、牡丹皮、赤芍、桃仁、红花、紫草、玄参、蒲公英、连翘。

【功效】凉血活血，清热解毒。

【主治】糖尿病周围神经病变，证属阴虚血燥、热毒内蕴者。症见四肢有蚁行感，皮肤奇痒，有灼热、针刺、瘙痒感等。

【临床应用】大便燥结加火麻仁、酒大黄；皮肤瘙痒加刺蒺藜、地肤子；瘀血痹阻加地龙、全蝎、水蛭，甚则加穿山甲、皂角刺、丝瓜络等。

【出处】《北京中医》，1995，（3）：16。

55. 加味肾气丸

【组成】附子30g，桂枝、当归各12g，大枣、怀牛膝、地龙各10g，熟地黄、茯苓、鸡血藤、丹参各15g，牡丹皮10g，山药20g，泽泻10g。

【功效】补肾活血。

【主治】糖尿病周围神经炎证属肾虚血瘀者。

症见四肢麻木疼痛，感觉异常，腱反射异常，舌质淡或淡胖，或舌紫暗，舌下静脉青紫或怒张，脉沉细或细弦。

【临床应用】共治疗57例，显效12例，明显好转21例，好转15例，无效9例，总有效率达84.38%。

【出处】《云南中医中药杂志》，1995，16（3）：18–19。

56. 益气活血方

【组成】黄芪30g，党参20g，桃仁、红花、川芎各15g，当归、枸杞子各10g。

【功效】益气活血。

【主治】糖尿病周围神经病变，证属气虚血瘀，血不养筋者。症见四肢麻木、蚁行、灼热感，常呈袜子或手套样分布，舌质暗，苔薄，脉弦细涩。

【临床应用】共治疗20例，良好8例，较好10例，无效2例，总有效率90%。本方可明显改善患者症状，增快神经传导速度，降低全血黏度和血浆黏度，改善血液流速，减少红细胞聚集。

【出处】《山西中医》，1995，11（4）：11。

57. 末梢灵熏洗剂

【组成】延胡索25g，川芍20g，桂枝15g，桃仁、甘草各10g。

【功效】益气活血，通络止痛。

【主治】糖尿病末梢神经炎证属气虚血痹者。症见肢体麻木，感觉异常，甚则疼痛。

【临床应用】上药用沸水冲开，先熏后洗患肢。共治疗104例，临床治愈5例，显效81例，有效16例，无效2例，总有效率98.1%。

【出处】《中医药学报》，1995，（6）：14。

58. 活血化瘀汤

【组成】川芎12g，丹参、赤芍、葛根、麦冬、生地黄各10g，玄参12g，黄芪20g，红花5g。

【功效】活血化瘀。

【主治】糖尿病性周围神经病变。症见四肢感觉异常如疼痛、麻木、发凉、无力等，下肢腱反射减弱或消失，舌质紫暗，舌体有瘀斑瘀点，脉细涩者。

【临床应用】共治疗50例，显效32例，有效14例，无效4例，总有效率92%。

【出处】《安徽中医临床杂志》,1995,7（2）:1。

59. 益气活血汤

【组成】太子参、黄氏、丹参各20g，枸杞子、牛膝、杜仲、桑寄生、桑枝各15g，威灵仙10g。

【功效】益气养阴，活血通络。

【主治】糖尿病周围神经病变，证属气阴两虚，瘀血阻络者。症见肢体麻木疼痛，肢体发凉，皮肤有蚁行感，肌无力和萎缩，舌暗苔白，脉滑。

【临床应用】肢体痛甚加延胡索、姜黄；麻木甚加当归、鸡血藤；烦渴加知母、天花粉；血虚加白芍、熟地黄。共治疗30例，临床治愈13例，显效6例，有效8例，无效3例，总有效率90%。

【出处】《浙江中医杂志》，1995，（5）：203。

60. 益气养阴通络汤

【组成】黄芪25～45g，西洋参（或太子参）15～30g，路路通9～12g，生地黄12～24g，赤芍、当归、牛膝、木瓜、地龙各9～15g，鸡血藤、丹参各15～30g。

【功效】益气养阴，活血通脉。

【主治】糖尿病周围神经病变，证属气阴两虚夹有瘀血者。症见肢端麻木、灼热或疼痛等。

【临床应用】气虚加白术、黄精；阴虚加山药、山茱萸、枸杞子；疼痛加炮穿山甲、蜈蚣；肢端灼热加玄参、牡丹皮；阳虚寒凝加桂枝、附子；湿热重加苍术、蒲公英、黄连。共治疗32例，临床痊愈9例，显效16例，有效5例，无效2例，总有效率93.75%。

【出处】《浙江中医杂志》，1995，（3）：111。

61. 养血通络汤

【组成】黄芪30g，丹参30g，葛根、赤芍、鸡血藤各15g，当归、川芎、络石藤、钩藤、石楠藤、地龙各10g，蕲蛇5g，广木香3g。

【功效】益气固表，生津止渴，养血活血，祛瘀通络。

【主治】糖尿病周围神经病变，证属气血津液俱亏，血脉瘀阻者。

【临床应用】上肢疼痛麻木加桂枝10g，桑枝

15g；下肢疼痛麻木加川牛膝、木瓜各10g。共治疗34例，基本治愈14例，显效11例，好转8例，无效1例，总有效率达到97%。

【出处】《青海医药杂志》，1995，25（9）：24。

62. 自拟方

【组成】蕲蛇9g，太子参30g，全蝎4.5g（研末冲服），生黄芪、地骨皮、女贞子各30g，玉竹15g，黄精、生地黄各12g，知母、地龙各6g，僵蚕9g。

【功效】益气养阴，息风通络。

【主治】糖尿病并发周围神经病变气虚阴亏者。

【临床应用】每日1剂，水煎服。

【出处】《浙江中医杂志》，1995，（10）：442。

63. 自拟方

【组成】菝葜30g，僵蚕9g，川黄连3g，苍术15g，鹿衔草、地骨皮、土茯苓各30g，泽泻12g，葛根、蕲蛇各9g，地龙6g，全蝎4.5g（研粉分吞）。

【功效】清热化湿，息风通络。

【主治】糖尿病并发周围神经病变湿热互结，脉络不通者。

【临床应用】治疗71例，显效22例，有效40例，无效9例，总有效率为87.31%。每日1剂，水煎服。

【出处】《浙江中医杂志》，1995，（10）：442。

64. 自拟方

【组成】川芎、延胡索各15g，当归、没药各10g，鸡血藤、红花、赤芍、苏木各7.5g，三七、细辛各2.5g。

【功效】活血化瘀，舒筋止痛。

【主治】糖尿病并发周围神经病变。

【临床应用】上药制浓缩液，每毫升含生药2.5g，每日3次，每次服50mL，4周为1个疗程。治疗30例，对照组15例，用维生素B1，维生素B6，每日3次，每次服20mg。两组分别显效（疼痛完全消失，神经传导速度提高＞5m/s）15例、0例，有效14例、7列，无效1例、8例，总有效率分别为96.7%、46.7%。

【出处】《中国中西医结合杂志》，1995，（7）：434。

65. 自拟方

【组成】鸡血藤、豨莶草各20g，黄芪30g，泽兰25g，桑枝20g，麦冬25g，人参、地龙各10g，蜈蚣5g，细辛3g。

【功效】益气养阴，舒筋活络。

【主治】糖尿病性神经病变。

【临床应用】治疗52例，对照组10例，用复合维生素B治疗。结果：两组分别症状改善40.36%、16.83%，体征改善22.17%、11.30%，恶化2.89%、13.35%，无变化27.36%、50.05%。

【出处】《长春中医学院学报》，1995，（2）：21。

66. 益气养阴通脉汤

【组成】党参15g，黄芪15g，葛根15g，坤草15g，玄参12g，生地黄12g，乌梅12g，川芎12g，桃仁10g，丹参10g，水蛭10g，当归12g。

【功效】益气养阴通脉。

【主治】糖尿病周围神经病变。

【临床应用】加减：腰酸甚者加川续断、牛膝；疼痛重者加延胡索、芍药。本方治疗40例，痊愈26例，有效10例，无效4例，总有效率90%。

【出处】《安徽中医临床杂志》，1996，8（3）：110。

67. 加味补阳还五汤

【组成】黄芪50～100g，桃仁、红花、当归、赤芍、川芎、水蛭各10g，地龙15g。

【功效】益气活血通络。

【主治】糖尿病周围神经病变。症见四肢对称性疼痛，症状逐渐加重，至夜间不能睡眠，舌质暗红少苔，脉细涩。

【临床应用】阴虚明显加生脉饮；灼热刺痛加蜈蚣、片姜黄、黄柏；肢冷而痛加乳香、没药、桂枝；麻木或有蚁行感加鸡血藤、木瓜、乌梢蛇。共治疗20例，临床治愈5例，好转12例，无效3例。

【出处】《新中医》，1996，28（4）：51。

68. 益气养阴通脉汤

【组成】黄芪、党参、葛根、益母草各15g，玄参、生地黄、乌梅、当归、川芎各12g，桃仁、丹参、水蛭各10g。

【功效】益气养阴，活血通脉。

【主治】糖尿病周围神经病变，证属气阴两虚，络脉瘀阻，筋脉失养。症见双下肢麻木疼痛，时有蚁行感，舌质紫黯，脉细涩。

【临床应用】腰酸甚加川续断、牛膝；疼痛甚加延胡索、白芍。共治疗40例，临床痊愈26例，有效10例，无效4例，总有效率90%。

【出处】《新中医》，1996，28（5）：42-43。

69. 消渴痹痛汤

【组成】黄芪、鸡血藤各30g，生地黄20g，牛膝、赤芍、川芎、地龙、山茱萸各15g，当归、桃仁、三七各10g，桂枝6g。

【功效】益气养阴，活血通络。

【主治】糖尿病周围神经病变，证属气阴两虚夹瘀者。症见口渴多饮，多食多尿，形体消瘦，四肢末端对称性麻木、蚁行感、疼痛，夜间疼痛加剧，四肢末端对称性手套、袜套样感觉障碍，膝反射正常或减弱，舌质暗红，苔白，脉弦细或细涩。

【临床应用】共治疗26例，显效14例，有效10例，无效2例，总有效率为92.3%。

【出处】《新中医》，1996，28（12）：21-22。

70. 通脉活血汤

【组成】黄芪30～60g，当归12～15g，川芎15～20g，赤芍15～20g，丹参30g，红花、白术、白附子各10g，茯苓12～15g，蜈蚣3g，牛膝12g，细辛3～5g，甘草10g。

【功效】补气活血，化瘀止痛。

【主治】糖尿病周围神经病变证属气滞血瘀型。

【临床应用】共治疗30例，总有效率96.7%。

【出处】《河北中西医结合杂志》，1996，5（4）：107-108。

71. 补阳还五汤加味

【组成】生黄芪30～60g，桃仁、红花、牛膝、赤芍各10g，细辛5g，川芎、地龙、当归各15g。

【功效】活血化瘀，益气通络。

【主治】糖尿病周围神经病变证属经络瘀阻型。症见精神疲乏，形体消瘦，腰酸膝软，四肢欠温，肢体麻木疼痛，入夜尤甚，劳则加重，舌淡红少苔，舌边暗，脉细涩。

【临床应用】舌质暗有瘀斑加苏木、威灵仙各10g；苔腻加苍术10～30g；舌质淡重用生黄芪60g，加人参5g。共治疗38例，临床痊愈11例，显效20例，好转4例，无效3例，总有效率92%。

【出处】《河北中西医结合杂志》，1996，5（2）：52。

72. 加味鸡鸣散

【组成】槟榔、陈皮、木瓜、吴茱萸、桔梗、干姜、紫苏。

【功效】理气化湿通脉。

【主治】糖尿病末梢神经炎，证属寒湿内停，经脉不畅者。症见四肢末梢窜痛、麻木，以下肢为甚，伴下肢沉重无力、蚁行感，夜间阵发性剧痛，对冷过度敏感，甚者四肢末梢有手套或袜套样感觉，下肢沉重，时有抽搐，四肢远端皮温低于正常，肱二头肌、肱三头肌腱及膝腱反射减弱，深感觉减退。

【临床应用】病在上肢加桂枝；病在下肢加牛膝；湿热明显加金银花、当归、牡丹皮；血糖明显升高加山药、苍术、黄芪、玄参。共治疗20例，显效9例，有效10例，无效1例，总有效率95%。

【出处】《天津中医》，1996，13（5）：27。

73. 自拟方

【组成】黄芪、党参、葛根、益母草各15g，玄参、生地黄、乌梅、当归、川芎各12g，桃仁、丹参、水蛭各10g。

【功效】益气养阴，活血通脉。

【主治】糖尿病并发周围神经炎。

【临床应用】治疗40例。对照组30例，用维生素$B_1$20mg，每日3次口服；维生素B_{12}500ug，每日1次肌注。结果：两组分别痊愈26例、10例，有效10例、8例，无效4例、12例。总有效率分别为90%、59.9%。

【出处】《新中医》，1996，(5)：42。

74. 降糖通脉饮

【组成】黄芪30g，麦冬30g，天花粉30g，白术12g，葛根12g，枸杞子12g，知母12g，山药15g，黄精15g，山茱萸10g，黄连9g，水蛭9g，全蝎9g，桃仁9g，红花9g，丹参18g。

【功效】益气养阴，活血通脉。

【主治】糖尿病周围神经病变。

【临床应用】肢体麻木加党参、当归；疼痛加三七粉、延胡索、鸡血藤、路路通；灼热、蚁行者加赤芍、生地黄、牡丹皮；怕冷加附子、肉桂。上方水煎服，日1剂，2个月为1个疗程。共治疗30例，显效9例，有效17例，无效4例，总有效率86.67%。

【出处】《山东中医药大学学报》，1997，21(5)：364。

75. 凉血活络汤

【组成】玄参30g，赤芍15g，忍冬藤30g，牛膝15g，栀子、黄芩各10g，桑枝30g，丝瓜络15g。

【功效】凉血活络。

【主治】糖尿病周围神经病变，证属燥热蕴结，燔灼脉络者。表现为四肢远端感觉异常，手脚麻木，时有刺痛或灼痛，手足发热，伴头胀痛，烦躁少寐，舌红苔薄黄，脉滑数。

【临床应用】上肢麻痛去牛膝加姜黄；口渴多饮加石膏、知母、葛根、天花粉；麻甚者加黄芪、天麻；痛甚者加全蝎、蜈蚣。

【出处】《甘肃中医》，1997，10(2)：16。

76. 滋阴活络汤

【组成】生地黄20g，玄参20g，麦冬、沙参、怀牛膝各15g，天花粉、知母、地龙各10g，钩藤、鸡血藤、赤芍各15g。

【功效】滋阴活络。

【主治】糖尿病周围神经病变，证属阴虚火旺，络失滋养者。表现为形体消瘦，肌肤干燥，下肢痿软或感觉迟钝，四肢麻木或灼热刺痛，伴有五心烦热，口咽干燥，口渴以夜间为甚，头晕耳鸣或颧红盗汗，舌红少苔，脉细数。

【临床应用】水煎服，日1剂，分2次服。

【出处】《甘肃中医》，1997，10(2)：16。

77. 益气煦脉汤

【组成】黄芪30g，党参20g，当归15g，鸡血藤20g，川芎、白芍、牛膝各10g，山药30g，桃仁、红花各10g。

【功效】益气活络。

【主治】糖尿病周围神经病变，证属气虚筋弱，络脉失养者。表现为手足感觉障碍，或麻木疼痛，伴神疲体倦，四肢无力，面色苍白，纳呆便溏，舌淡苔薄白，脉弱无力。

【临床应用】下肢浮肿者加防己、桂枝、茯苓；下肢抽筋加伸筋草、木瓜、全蝎。

【出处】《甘肃中医》，1997，10(2)：16。

78. 养血濡脉汤

【组成】当归、白芍、何首乌、桑椹各15g，熟地黄、丹参各20g，鸡血藤30g，牛膝郁金各15g，川芎10g。

【功效】养血濡脉。

【主治】糖尿病周围神经病变，证属血虚脉空，络脉失养者。表现为肢体感觉迟钝或有蚁行感，常有麻木疼痛，伴消瘦，头晕目眩或视物昏花，心悸失眠，肌肉跳动，面色无华或爪甲不荣，舌淡苔薄白，脉细。

【临床应用】水煎服，日1剂。

【出处】《甘肃中医》，1997，10(2)：16。

79. 化痰通络汤

【组成】茯苓、苍术、僵蚕各15g，陈皮、地龙、红花各10g，薏苡仁30g，萆薢、郁金各15g，蜈蚣1条。

【功效】化痰通络。

【主治】糖尿病周围神经病变，证属痰湿蕴结，脉络阻滞者。表现为四肢重着，手足感觉异常或麻木，关节僵硬或疼痛，形体丰腴，头晕身重，口干口黏，胸闷脘痞，舌淡胖，苔白腻或滑，脉濡缓或细滑。

【临床应用】水煎服，每日1剂。

【出处】《甘肃中医》，1997，10(2)：16。

80. 温经活络汤

【组成】黄芪、山药各30g，桂枝20g，附子、续断、干姜、骨碎补、川芎、川乌各10g，党参15g，当归12g，甘草6g。

【功效】温经通络。

【主治】糖尿病周围神经病变，证属寒留经脉，络脉凝滞者。表现为四肢厥冷、麻木、重着、冷痛，痛处喜暖畏凉，伴面色无华，精神萎靡，形寒肢冷，困重乏力，小便清长，舌淡苔薄白，脉虚迟或沉细弱。

【临床应用】水煎服，每日1剂。

【出处】《甘肃中医》，1997，10（2）：16。

81. 糖末方

【组成】黄芪15g，山药15g，地黄10g，何首乌15g，丹参15g，赤芍10g，僵蚕12g，地龙12g。

【功效】益气养阴，补脾益肾，活血通络。

【主治】糖尿病末梢神经炎，证属气阴两伤，痰瘀阻络者。表现为手足麻木或疼痛部位固定，有针刺痛，肌肤甲错，女子月经紊乱，量少色黑，舌胖苔腻，舌质紫暗，有瘀点或瘀斑。

【临床应用】口渴多饮加沙参、麦冬；消谷善饥加石膏、知母；尿多加山茱萸、益智仁；肢冷畏寒加制附子、肉桂；纳差腹泻加党参、白术；高血脂加生山楂、决明子；血黏稠者加红花、参三七；阴虚内热配用六味地黄丸；脾肾阳虚合肾气丸、四君子汤；痰浊阻络合二陈汤。共治疗40例，治愈16例，显效22例，无效2例。

【出处】《黑龙江中医药》，1997，（3）：10–12。

82. 加味补阳还五汤

【组成】黄芪60～120g，当归、赤芍、川芎各15g，桃仁、红花、水蛭各10g，地龙20g。

【功效】益气通脉，活血化瘀。

【主治】糖尿病周围神经炎。症见口渴多饮，多食，多尿，初起以四肢麻木为主，继而出现四肢对称性疼痛，症状逐渐加重，舌质淡黯，脉细涩。

【临床应用】口渴多饮明显加玄参、生地黄、葛根、天花粉；多食易饥，大便燥结者加石膏、知母、天冬；多尿，腰酸无力者加山药、山茱萸、枸杞子、菟丝子；肢冷而痛，阳虚明显加仙灵脾、附子、桂枝；四肢麻木，有蚁行感加全蝎、蜈蚣、鸡血藤。共治疗17例，治愈3例，好转12例，无效2例。

【出处】《湖北中医杂志》，1997，19（2）：37。

83. 糖末汤

【组成】党参12g，黄芪30g，生地黄、丹参、玄参各20g，苍术、川芎、白芍、山药各15g，当归、鸡血藤、桂枝各10g。

【功效】补脾益气，活血化瘀。

【主治】糖尿病周围神经病变。

【临床应用】共治疗31例，显效13例，有效17例，无效1例，总有效率96.7%。本方可明显增快患者运动神经传导速度（MNCV）和感觉神经传导速度（SNCV）。

【出处】《新中医》，1997，29（6）：32。

84. 益气养阴活血汤

【组成】黄芪、葛根、山药、天花粉各30g，玄参15g，白术、茯苓、川芎各10g，牡丹皮、当归各6g。

【功效】健脾益气，养阴生津，活血化瘀。

【主治】糖尿病周围神经病变，证属气阴两虚，瘀血阻络者。

【临床应用】共治疗30例，显效15例，有效14例，无效1例，总有效率96.7%。可明显减轻麻木、疼痛等症状，改善患者的神经传导速度，肌电图示自发电位减少，小力收缩平均时限明显延长，多相电位明显增加，示神经有侧支的再生和修复。

【出处】《中医研究》，1997，10（3）：25–26。

85. 补气活血祛湿汤

【组成】黄芪60g，桂枝10g，白芍、鸡血藤各20g，丹参30g，威灵仙、党参、当归、豨莶草各12g，大枣3枚。

【功效】补气活血，祛风湿。

【主治】糖尿病周围神经炎证属气虚血瘀，风湿侵袭者。

【临床应用】用维生素B_1、B_{12}，共治疗30例，痊愈 8 例，有效 20 例，无效 2 例，总有效率为 95.8%。黄芪、党参、豨莶草、大枣等药含多种氨基酸、维生素和大量蛋白质；桂枝、丹参、当归、川芎均可扩张血管，改善微循环。

【出处】《中医药信息》，1997，（2）：25。

86. 活血通络汤

【组成】黄芪 12g，水蛭、桃仁、红花、当归、地龙各 10g，川芎、何首乌各 15g，僵蚕 6g，蜈蚣 2 条。

【功效】活血通络。

【主治】糖尿病周围神经病变证属瘀血阻滞者。症见口渴多饮，多食多尿，四肢手足麻痒、灼热、疼痛及痛过敏，浮肿出汗，膝腱反射减弱，舌质暗苔薄白，脉细涩。

【临床应用】共治疗 36 例，显效 15 例，有效 18 例，无效 3 例，总有效率 91.7%。可明显减轻临床症状，降低空腹血糖水平，增加足背静脉氧分压和血氧饱和度，降低足背静脉二氧化碳分压。

【出处】《中国中西医结合杂志》,1997,17(4):237。

87. 通脉活血汤

【组成】当归、川芎、赤芍、川牛膝、地龙、细辛、蜈蚣、桂枝。

【功效】活血养血，祛瘀通络。

【主治】糖尿病性周围神经病变。症见上肢或下肢麻木疼痛，夜间加重，有的起病急，突发肌无力，疼痛，肌肉萎缩，腱反射减弱或消失，神经传导速度减慢。

【临床应用】共治疗 30 例，1 个月后显效 18 例，有效 12 例，无效 0 例。本方可明显减轻麻木疼痛等临床症状，提高正中神经的传导速度，降低血黏度。

【出处】《哈尔滨医药》，1997，17（1）：58–59。

88. 益气温阳汤 I 号

【组成】生黄芪 30g，党参 20g，桂枝 10g，细辛 3g，薏苡仁 15g，鸡血藤 15g，当归 15g，白术 15g，厚朴 10g，威灵仙 15g，夜交藤 15g，甘草 10g。

【功效】健脾益气，温阳通络。

【主治】糖尿病末梢神经炎，证属气虚血瘀，经络不畅者。症见四末不温，麻木，口干，不欲饮，夜眠不安，大便干，舌黯红，苔白，脉细。

【临床应用】水煎服，每日 1 剂。

【出处】《山西中医》，1998，14（3）：27。

89. 自拟方

【组成】党参 20g，黄芪 15g，白术 10g，扁豆、熟地黄各 15g，当归 20g，川芎 15g，白芍 15g，络石藤 15g，地龙 5g。

【功效】健脾益气，养血通络。

【主治】糖尿病末梢神经炎。

【临床应用】每日 1 剂，水煎服。兼血瘀者加桃仁 5g，红花 5g，赤芍 15g；兼阳虚者加仙灵脾 15g；兼阴虚者加沙参 15g，麦冬 20g。

【出处】《糖尿病及其并发症的中医药研究进展》。

90. 自拟方

【组成】黄芪 30g，太子参 24g，鸡血藤 30g，当归 12g，山药 15g，丹参 30g，牛膝 12g。

【功效】补气养血，活血止痛。

【主治】糖尿病周围神经病变，证属气血两虚血瘀者。

【临床应用】每日 1 剂，水煎服。

【出处】《糖尿病及其并发症的中医药研究进展》。

91. 益气温阳汤 II 号

【组成】生黄芪 30g，山药 15g，茯苓 30g，苍术 15g，白术 15g，泽泻 15g，石菖蒲 15g，当归 15g，桃仁 10g，白豆蔻 15g，薏苡仁 15g，威灵仙 15g，柴胡 15g，炙甘草 10g。

【功效】健脾化湿，活血通络。

【主治】糖尿病末梢神经炎，证属脾肾阳虚，寒湿阻络。症见四肢麻木，足冷，足面青黑色，下肢浮肿，劳累后加重，乏力，大便干，舌淡，苔白腻，脉细滑。

【临床应用】每日 1 剂，水煎服。

【出处】《山西中医》，1998，14（3）：27。

92. 桃核承气汤

【组成】水蛭 5g，虻虫 2g，桃仁、大黄各

10g，桂枝 12g，甘草 15g。

【功效】活血化瘀。

【主治】糖尿病合并末梢神经炎，证属脉络瘀阻者。

【临床应用】每日 1 剂，水煎服。气虚者加黄芪 50g，太子参 20g；阴虚者加知母 30g，白芍 15g。

【出处】《糖尿病及其并发症的中医药研究进展》。

93. 自拟方

【组成】附子 6g，肉桂 4.5g，生地黄 15g，山茱萸 12g，茯苓、泽泻各 12g，山药 15g，牡丹皮 9g，鸡血藤 24g，桑寄生 24g，全蝎 9g。

【功效】温阳滋阴，补肾活血。

【主治】糖尿病周围神经病变，证属阴阳两虚血瘀者。

【临床应用】每日 1 剂，水煎服。

【出处】《糖尿病及其并发症的中医药研究进展》。

94. 自拟方

【组成】川芎 12g，玄参 12g，黄芪 20g，红花 5g，丹参 10g，生地黄 10g，赤芍 10g，葛根 10g，麦冬 10g。

【功效】活血化瘀止痛，益气养阴。

【主治】糖尿病周围神经病变。表现四肢麻木，疼痛，发凉，乏力，下肢腱反射减弱或消失。

【临床应用】本方加水 400mL，煎汁 200mL，早晚服，30 天为 1 个疗程。本方治疗 26 例，显效 18 例，有效 7 例，无效 1 例，总有效率 96.2%。

【出处】《安徽中医学院学报》，1998，17（3）：33。

95. 自拟方

【组成】黄芪 30g，白术 12g，山药 15g，葛根 12g，枸杞子 12g，黄精 15g，山茱萸 9g，麦冬、天花粉各 30g，黄连 9g，知母 12g，水蛭、全蝎、桃仁、红花各 9g，丹参 18g。

【功效】健脾益肾，活血化瘀。

【主治】糖尿病周围神经病变。

【临床应用】每日 1 剂，水煎服。肢体麻木重者，加党参 15g，当归 12g；疼痛者加三七粉 1.5～3g（冲服），延胡索 10g，鸡血藤 30g，路路通 12g；有灼热蚁行感者，加赤芍、生地黄各 12g，牡丹皮 6g；怕冷者加附子 9g，肉桂 6g。

【出处】《安徽中医学院学报》，1998，17（3）：33。

96. 六味地黄合芍药甘草汤

【组成】生地黄 15g，山药 15g，山茱萸 15g，泽泻 10g，牛膝 30g，茯苓 10g，牡丹皮 10g，白芍 30g～60g，木瓜 15g，桃仁 10g，当归 10g，甘草 15g，红花 10g。

【功效】补肝肾，缓急止痛。

【主治】糖尿病周围神经病变。症见自觉夜间小腿深部不适感，如沉重、酸胀、痒、麻木、针刺、蚁行感等，白天常消失，夜间发作于休息时。

【临床应用】本方水煎服，日 1 剂，10 天为 1 个疗程，同时配合控制血糖，静点刺五加注射液 60mL，加入生理盐水 500mL 中，日 1 次。共治疗 36 例，优者 24 例，良者 8 例，差者 4 例，总有效率 88.9%。

【出处】《辽宁中医杂志》，1998，25（1）：29。

97. 自拟方

【组成】黄芪 30g，生山药 15g，沙参 15g，知母 12g，天花粉 30g，白芍 24g，玄参 15g，黄精 15g，木瓜 15g，牛膝 15g，鸡血藤 30g。

【功效】益气养阴，活血通络。

【主治】糖尿病周围神经病变，证属气阴两虚血瘀者。

【临床应用】每日 1 剂，水煎服。

【出处】《糖尿病及其并发症的中医药研究进展》。

98. 血脉通洗剂

【组成】独活、红花、白芷、生附子、大黄、赤芍、没药、川芎、透骨草、川椒、艾叶、冰片等。

【功效】活血化瘀，祛风散寒，舒筋止痛。

【主治】糖尿病周围神经及血管病变。

【临床应用】使用时用 2500mL 沸水浸泡装有此药剂的药袋，待水温 40～50℃时浸泡脚，并同时轻轻揉搓，每次10～20分钟，每天2次。另外，将洗剂方中药粉碎，装入袜样药袋中，每天在室内穿戴不少于10小时。疗效：本组治疗80例，显效59例，有效13例，无效8例。

【出处】《中医杂志》，1998，39（4）：206。

99. 自拟方

【组成】黄芪30g，桂枝9g，白芍30g，鸡血藤24g，细辛4.5g，制附子9g，全蝎9g，丹参30g。

【功效】温阳散寒，活血通络。

【主治】糖尿病周围神经病变，证属寒凝血脉，瘀血阻络者。

【临床应用】每日1剂，水煎服。

【出处】《糖尿病及其并发症的中医药研究进展》。

100. 活络液

【组成】水蛭、桃仁、红花、当归、僵蚕各10g，何首乌30g，蜈蚣2条，黄芪60g，川芎、地龙各15g。

【功效】益气活血通络。

【主治】糖尿病周围神经病变，证属气血不足，络脉瘀阻者。

【临床应用】水煎服，每日1剂，分2次服。治疗63例糖尿病周围神经病变患者，临床症状改善，血浆黏度降低，神经传导速度提高。

【出处】《实用中医药杂志》，2001，（2）：30。

101. 经验方

【组成】黄芪30g，当归10g，熟地黄15g，川芎10g，白芍30g，牛膝15g，木瓜10g，女贞子15g，墨旱莲15g，丹参30g，王不留行30g，蝉衣10g，薏苡仁30g，甘草6g。

【功效】益气养血，补肾活血。

【主治】糖尿病周围神经病变，证属气血亏虚，肾虚血瘀者。

【临床应用】水煎服，日1剂，分2次服。临床配合针刺足三里、昆仑、委中、承山等穴，治疗30例糖尿病周围神经病变患者，获得较好疗效。

【出处】《山西中医学院学报》，2001，（2）：42。

102. 经验方

【组成】黄芪30g，生地黄20g，葛根20g，丹参30g，玄参30g，苍术15g，鸡血藤15g，川芎10g，木瓜10g，五加皮7g，当归12g。

【功效】益气养阴，活血通络。

【主治】糖尿病周围神经病变，证属气阴两虚，络脉瘀阻者。症见口干、乏力，腰膝酸软，双下肢麻木疼痛，舌胖暗，脉细涩。

【临床应用】水煎服，日1剂。临床加减：大便溏者生地黄易熟地黄，去当归；若血糖下降者加人参，阴虚显著者改为西洋参；饥饿者加玉竹；出现尿酮体加黄连、茯苓；皮肤瘙痒者加地肤子、白蒺藜；失眠者加酸枣仁、五味子、夏枯草；心慌者加远志；下肢无力酸软者加桑寄生、金毛狗脊；下肢冰凉者加用桂枝。

【出处】《陕西中医学院学报》，2002（3）：38。

103. 经验方

【组成】黄芪、太子参、生地黄、熟地黄、葛根、白芍、当归、川芎、路路通、丹参、怀牛膝。

【功效】益气养阴，活血通络。

【主治】糖尿病周围神经病变，证属气阴两虚，脉络瘀阻者。

【临床应用】水煎服，每日1剂，分2次服，配合丹参注射液静脉点滴，治疗26例糖尿病周围神经病变患者，显效8例，有效5例，无效3例。

【出处】《中医研究》，2001，（1）：50。

104. 通筋脉汤

【组成】黄芪30g，桂枝、白芍、水蛭各9g，当归12g，北细辛、炙川乌、炙草乌、三七粉各3g，鸡血藤15g，桃仁6g，生大黄1g。

【功效】益气活血通络。

【主治】糖尿病周围神经病变，证属气血不足，脉络瘀阻者。

【临床应用】水煎服，日1剂，治疗60例糖尿病周围神经病变患者，显效13例，有效16例，无效1例。

【出处】《中医学报》，2001，（6）：19。

105. 经验方

【组成】太子参15g，麦冬15g，五味子6g，柴胡10g，赤芍、白芍各15g，枳实15g，生甘草6g，地龙10g，苏木30g。

【功效】益气养阴，活血通络。

【主治】糖尿病周围神经病变，证属气阴两虚，络脉瘀阻者。

【临床应用】水煎服，日1剂，分2次服。临床加减：血瘀兼有热象者加丹参30g，牡丹皮10g，桑枝10g；血瘀兼有寒象者加川芎15g，红花10g，乳香10g，没药10g，桂枝6g，木瓜15g。治疗32例，显效8例，有效11例，无效13例。

【出处】《北京中医》，2001，（4）：54。

106. 黄芪桂枝五物汤加减方

【组成】黄芪60g，桂枝10g，白芍15g，当归15g，丹参30g，赤芍15g，川牛膝15g，益母草12g，薏苡仁24g，全蝎6g（研末冲服），炒地龙15g，甘草6g，生姜3片，大枣5枚。

【功效】益气养血，活血通络。

【主治】糖尿病周围神经病变，证属气阴两虚，络脉瘀阻者。

【临床应用】水煎服，每日1剂，分2次服。治疗20例，临床症状明显改善。其中有效17例，无效3例，总有效率85%。

【出处】《验方》。

107. 活络效灵丹加味

【组成】黄芪30g，当归30g，丹参30g，制乳香12g，制没药12g，水蛭6g

【功效】益气活血通络。

【主治】糖尿病周围神经病变证属气虚血瘀者。

【临床应用】水煎服，日1剂，分2次服，临床加减：肢端麻木重加鸡血藤30g；疼痛重加全蝎6g，蜈蚣3条；皮肤温度降低，有凉感加桂枝30g，制附子10g；行走困难加川续断30g，怀牛膝30g。临服用上方配合脉络宁静脉点滴，治疗50例糖尿病周围神经病变者，显效32例，好转18例。

【出处】《安徽中医临床杂志》，2001，（4）：245。

108. 经验方

【组成】黄芪30g，天花粉30g，女贞子15g，菟丝子15g，丹参15g，地龙15g，绞股蓝15g，川芎10g，桃仁10g，红花10g，牛膝10g，木瓜10g，白芍10g，海桐皮10g。

【功效】益气养阴，活血通络。

【主治】糖尿病周围神经病变，证属气阴两虚，络脉瘀阻者。

【临床应用】水煎服，日1剂。治疗糖尿病周围神经病变30例，症状明显改善。

【出处】《福建中医学院学报》，2002，（2）：1。

109. 经验方

【组成】党参、黄芪各15～30g，葛根、女贞子各15～20g，当归15g，川芎、地龙、水蛭各12g，海风藤20g，木瓜10g，生甘草6g。

【功效】益气养阴，活血通络。

【主治】糖尿病周围神经病变，证属气阴两虚，瘀血阻滞者。

【临床应用】水煎服，日1剂。上肢症状明显加桂枝10g，桑枝20g；下肢症状重加牛膝、杜仲。治疗120例，临床症状明显改善，神经传导速度提高。

【出处】《湖南中医药导报》，2001，（12）：592。

110. 经验方

【组成】黄芪30g，党参15g，生地黄15g，山药20g，丹参30g，川芎10g，葛根30g，威灵仙15g，鸡血藤30g。

【功效】益气活血。

【主治】糖尿病周围神经病变。

【临床应用】水煎服，日1剂。临床加减：下肢疼痛甚者加牛膝、苏木、刘寄奴；上肢疼痛加桑枝、姜黄；肢体麻木、蚁行感加炙僵蚕、独活、防风；灼痛者加牡丹皮、玄参；畏寒肢冷者加桂枝、细辛、白芍；肌肉萎缩者加白术、茯苓、补骨脂；瘀血重者加桃仁、红花。

【出处】《福建中医药》，2001，（4）：22。

111. 糖神康

【组成】松针、黄芪各15g，蚂蚁20g，川芎、白芍、甘草、牛膝、车前子、当归、党参、玄参、熟地黄、鸡血藤、延胡索、骨碎补各10g。

【功效】益气养阴，活血化瘀。

【主治】糖尿病周围神经病变。

【临床应用】水煎服，日1剂。治疗糖尿病周围神经病变40例，显效23例，有效14例，无效3例。

【出处】《陕西中医函授》，2001，（2）：9。

112. 益气活血方

【组成】黄芪60g，当归20g，红花10g，桃仁10g，赤芍15g，川芎10g，地龙20g，鸡血藤30g，莪术20g。

【功效】益气活血。

【主治】糖尿病周围神经病变。

【临床应用】水煎服，日1剂。临床加减：足趾冷痛加附子10g，肢体麻木如蚁行者加僵蚕10g，筋脉挛急者加刘寄奴15g。治疗糖尿病周围神经病变40例，显效17例，有效20例，无效3例。

【出处】《中医杂志》，2001，（7）：421。

113. 糖脉通汤

【组成】黄芪、红花各20g，沙参、黄精、生地黄各15g，五味子10g，丹参、刺五加各30g。

【功效】益气养阴活血。

【主治】糖尿病周围神经病变。

【临床应用】水煎服，日1剂。加减：肢端麻木甚者加当归20g，鸡血藤30g；冷痛明显加桂枝10g，细辛5g；气虚者重用黄芪40g。治疗35例糖尿病周围神经病变患者，显效18例，好转15例，无效2例。

【出处】《经验方》。

114. 经验方

【组成】透骨草30g，川乌15g，草乌15g，白芷15g，艾叶30g，红花15g，桂枝15g。

【功效】温经散寒，活血化瘀。

【主治】糖尿病周围神经病变证属寒凝血瘀者。症见肢体麻痛，双足畏寒，局部皮温低，舌质淡暗，脉细涩。

【临床应用】水煎外洗泡足，每次30分钟，每日2次。

【出处】《山东中医杂志》，2001，（1）：20。

115. 经验方

【组成】金银花30g，侧柏叶30g，生石膏30g，芒硝15g，冰片15g，红花15g。

【功效】清热活血。

【主治】糖尿病周围神经病变证属热壅血瘀者。症见肢体麻痛，双足畏热，局部皮温高，舌质红，苔黄腻，脉沉涩。

【临床应用】水煎外洗泡足，每次30分钟，每日2次。

【出处】《山东中医杂志》，2001，（1）：21。

116. 经验方

【组成】生地黄15g，全当归15g，川芎10g，白芍15g。

【功效】养血活血。

【主治】糖尿病周围神经病变。

【临床应用】水煎服，日1剂。临床加减：四肢乏力者，加黄芪40g；肢体麻木者，加白附子10g；足趾冷痛者，加肉桂4g；筋脉挛急者加减灵仙15g。治疗20例糖尿病周围神经病变患者，临床症状减轻，运动传导速度及感觉传导速度均提高。

【出处】《湖南中医杂志》，2002，（2）：17。

117. 益肾通络胶囊

【组成】鹿茸、人参、地龙各2份，黄芪、当归、水蛭各3份，丹参、山药各4份，蜈蚣、穿山甲各1份。

【功效】补肾活血通络。

【主治】糖尿病周围神经病变。

【临床应用】上药研末，制成胶囊，每次4粒，每日3次，治疗糖尿病周围神经病变66例，显效39例，有效23例，无效4例。

【出处】《湖北中医杂志》，2002，（6）：33。

118. 降糖除麻醒木饮

【组成】黄芪60～120g，丹参、天花粉、山药、枸杞子、葛根、生地黄各30g，黄连、水蛭各15g，鸡血藤30～60g。

【功效】益气养阴，活血通络。

【主治】糖尿病周围神经病变。

【临床应用】每日1剂，水煎服，10日为1个疗程。加减：气虚加人参；阴虚加附子；伴肢体疼痛加苍术、桂枝；血瘀者加红花、川芎；伴水肿加泽泻、白术；阴虚者加玉竹、黄精；伴眩晕者加天麻、菊花；伴血脂高者加山楂、何首乌；高血压者加钩藤、夏枯草；病在上肢加姜黄、桂枝；病在下肢加牛膝、木瓜。

【出处】《河北中医》，2001，（1）：31。

119. 健运汤

【组成】黄芪、地龙各20g，山药、麦冬各15g，人参、知母、当归、乳香、没药各10g，三棱、莪术各3g。

【功效】益气健脾，活血化瘀。

【主治】糖尿病周围神经病变。

【临床应用】水煎服，日1剂。临床加减：气虚明显重用黄芪；阳虚者加用女贞子、仙灵脾。治疗31例糖尿病周围神经病变患者，治愈11例，有效17例，无效3例。

【出处】《广西中医药》，2001，（2）：35。

120. 经验方

【组成】桃仁10g，红花10g，当归10g，附子10g，生黄芪20g，川芎10g，天麻10g，豨莶草15g。

【功效】活血化痰，祛风通络。

【主治】糖尿病周围神经病变。

【临床应用】水煎服，日1剂。治疗30例糖尿病周围神经病变患者，临床症状改善，神经传导速度明显提高。

【出处】《时珍国医国药》，2001，（10）：918。

121. 中药熏洗方

【组成】丹参30g，赤芍15g，地龙、红花、木瓜各10g，鸡血藤30g，水蛭10g，蜈蚣2条，全蝎6g，威灵仙、透骨草各30g，冰片6g。

【功效】活血通络。

【主治】糖尿病周围神经病变。

【临床应用】水煎服，日1剂。肢冷痛甚加桂枝、制草乌各10g；热痛甚者加忍冬藤、络石藤各30g；麻木蚁走感明显者加僵蚕10g。水煎后先用热气熏患处，待水温不烫时浸洗患处，每次熏洗时间不少于1小时，早晚各1次，疗程4周。治疗33例，显效23例，有效8例，无效2例。

【出处】《浙江中西医结合杂志》，2002，（3）：162。

122. 蛇毒水蛭合剂

【组成】五步蛇毒丸3g，水蛭5g，丹参20g，当归10g，川芎6g。

【功效】活血化瘀通络。

【主治】糖尿病性周围神经病变。

【临床应用】每日1剂，水煎服，分2次服，4周为1个疗程，共治疗2个疗程。治疗组显效12例，有效14例，无效6例，总有效率81.3%。

【出处】《湖南中医学院学报》，2000，20（4）：58。

123. 补阳还五汤加减

【组成】黄芪30g，当归尾12g，川芎10g，赤芍12g，桃仁10g，红花9g，地龙12g。

【功效】益气活血，化瘀阻络。

【主治】糖尿病性周围神经病变。

【临床应用】水煎服，每日1剂，分早晚2次服用。经2个疗程后，治疗组显效18例，有效17例，无效2例，有效率94.59%，显效率48.65%；对照组显效4例，有效7例，无效9例，有效率55.00%，显效20.00%。两组有效率比较，均有显著性差异（$P<0.05$）。

【出处】《中成药》，2000，22（12）：843–844。

124. 自拟方

【组成】生地黄、白芍、沙参、黄芪、鸡血藤各30g，山药、麦冬、党参、西红花各20g，知母、乳香、穿山甲、桂枝、牛膝各15g，牡丹皮、没药各10g。

【功效】滋阴益气祛瘀。

【主治】糖尿病周围神经病变。

【临床应用】水煎服，日2次，2周为1个疗程。轻者1个疗程，重者2~3个疗程。

【出处】《中医药信息》，2000，（2）：29。

125. 补阳还五汤加减

【组成】黄芪15g，当归12g，川芎10g，桃仁10g，红花10g，赤芍12g，地龙10g，生地黄

12g，丹参 20g，牛膝 12g，鸡血藤 12g，威灵仙 12g。

【功效】益气活血通络。

【主治】糖尿病合并周围神经病变。

【临床应用】水煎服，日 1 剂。畏寒肢冷加附子；脾虚加党参白术；有痰加白芥子；失眠加炒酸枣仁、女贞子。水煎服，日 1 剂。观察 35 例，痊愈 14 例，好转 17 例，无效 4 例，总有效率 88.6%。

【出处】《中医药信息》，2000，（6）：8。

126. 补阳还五汤合六味地黄汤

【组成】生黄芪 60g，当归 15g，赤芍 12g，红花 10g，川芎、地龙各 12g，丹参 30g，桃仁 10g，山药、山茱萸、熟地黄各 15g，泽泻 10g，牡丹皮 6g，茯苓 10g。

【功效】益气活血，化瘀补肾。

【主治】糖尿病末梢神经炎。

【临床应用】每日 1 剂，水煎，分 2 次服。肢体麻木甚者，上肢加桂枝，下肢加牛膝。对照组给予维生素 B 及镇痛药等对症治疗。20 天为 1 个疗程，观察 2 个疗程后评定疗效。30 例患者治疗 2 个疗程，显效 16 例，有效 11 例，无效 3 例，总有效率 90%。

【出处】《浙江中西医结合杂志》，2000，（11）：672。

127. 消糖通络汤

【组成】黄芪 30g，怀山药、苍术、玄参各 15g，五味子、白芥子各 6g，黄连 3g，鸡血藤、葛根、益母草各 12g，水蛭、当归各 10g。

【功效】益气养阴，化痰活血，舒筋活络。

【主治】糖尿病周围神经病变。

【临床应用】每日 1 剂，日 2 次，水煎服，2 周为 1 个疗程。现代医学研究证明，黄芪含有多种氨基酸、维生素、蛋白质等，能促进胰岛素再生及分泌功能，增加组织对胰岛素的敏感性；黄连含小檗碱，苍术含苍术甙，有降低血糖的作用；当归、鸡血藤、益母草均能扩张血管、改善微循环。诸药相伍，有利于提高神经细胞血气供给与营养，促进周围神经损伤修复，故可以解除糖尿病性周围神经病变的肢体麻木和疼痛。

【出处】《辽宁中医杂志》，2000，27（8）：357。

128. 麻痛汤

【组成】黄芪、山药、葛根、益母草、丹参各 30g，白芍 12g，木香、地龙各 10g，当归、川芎各 15g。

【功效】益气活血，通络止痛。

【主治】糖尿病性周围神经病变。

【临床应用】每日 1 剂，水煎分 3 次服，10 日为 1 个疗程。局部灼热感明显加鲜桑枝 30g；寒凉感明显加附子 6g，桂枝 10g。治疗 32 例，基本治愈 14 例，显效 10 例，好转 8 例，总有效率 100%。

【出处】《四川中医》，2000，18（9）16。

129. 血府逐瘀汤加减

【组成】柴胡 10g，枳壳 10g，桔梗 6g，生地黄 30g，牛膝 10g，丹参 30g，桃仁 10g，红花 10g，当归 10g，川芎 10g，生黄芪 30g。

【功效】调畅气机，益气活血通络。

【主治】糖尿病周围神经病变。

【临床应用】每日 1 剂，水煎分 2 次服。治疗 15 天后，60 例中显效 32 例，有效 24 例，无效 4 例，总有效率为 93.33%。

【出处】《广西中医药》，2000，23（6）：13。

130. 自拟方

【组成】生地黄 12g，熟地黄 12g，白芍 15g，白蒺藜 30g，钩藤 15g，菊花 10g，天麻 15g，葛根 15g，川芎 9g，丹参 30g。

【功效】滋肾养肝，息风通络。

【主治】糖尿病周围神经病变。临床表现：上肢或下肢麻木刺痛或灼痛，肢端感觉异常或蚁行感，分布如手套或袜套状，乏力困倦，口渴多尿，脉弦。体检：震动觉减退或消失，腱反射迟钝，肌电图检查均有不同程度的神经传导速度减慢，除外其他原因所致的周围神经病变。

【临床应用】水煎服，日 1 剂。

【出处】《贵阳医学院学报》，2000，25（3）：320。

131. 益气活血通络方

【组成】黄芪 30g，当归尾 15g，桃仁 9g，川芎 12g，红花 6g，牛膝 30g，地龙 9g，鸡血藤 30g，丹参 20g，黄连 12g。

【功效】益气活血通络。

【主治】糖尿病周围神经病变。

【临床应用】阴虚热盛者加玄参、葛根、地骨皮各 15g；气阴两虚者加党参 20g，生地黄 30g，山药 30g；阴阳两虚者加山茱萸 15g，枸杞子 12g，菟丝子 12g。水煎分 2 次服，每日 1 剂。治疗 4 周后观察临床症状、肌电图等变化以判断疗效。

【出处】《中国中医药信息杂志》,1999,6（11）:68。

132. 经验方

【组成】黄芪 30g，葛根 20g，水蛭 10g，细辛 6g，桂枝 10g。

【功效】益气活血温经。

【主治】糖尿病周围神经病变。

【临床应用】浓煎 150mL，每日 30mL，分 2 次服。

【出处】《天津中医》，1999，16（6）：1。

133. 经验方

【组成】黄芪 20g，生地黄 15g，当归 20g，怀山药 30g，山茱萸 20g，枸杞子 30g，桑寄生 15g，桂枝 10g，水蛭 5g，鸡血藤 30g，川芎 15g，白芍 30g，甘草 5g。同时，甲钴胺注射液 500ug 肌内注射，1 周 3 次。

【功效】补肾活血。

【主治】糖尿病周围神经病变。

【临床应用】阴虚易出汗者加女贞子、墨旱莲、天冬；阳虚畏寒肢冷者加仙茅、仙灵脾、肉桂；烦渴燥热者加生石膏、天花粉、石斛；经痛较剧者加延胡索、威灵仙。中药 2 周为 1 个疗程，连用 2 个疗程。

【出处】《天津中医》，1999，16（5）：9。

134. 经验方

【组成】紫苏叶 10g，槟榔 12g，陈皮 12g，木瓜 15g，吴茱萸 6g，桔梗 10g，薏苡仁 30g，怀牛膝 15g，生姜 10g。

【功效】宣壅逐湿，舒筋通络。

【主治】糖尿病周围神经病变。

【临床应用】全身乏力者加黄芪 30g；病在上肢者加桑枝 12g；瘀血明显者加莪术 10g，水蛭 10g，蜈蚣 2 条；湿郁化热者加当归 12g，黄柏 10g，玄参 12g，忍冬藤 30g。每日 1 剂，一般 2 周为 1 个疗程，连用 4 个疗程。

【出处】《中医研究》，1999，12（4）：14。

135. 经验方

【组成】大黄、桂枝、川芎、甘草各 6g，芒硝 15g，知母、连翘、防风、牛膝各 10g。

【功效】清胃泻火，宣肺通腑，活血化瘀，滋水润燥。

【主治】糖尿病周围神经病变湿热瘀滞型。

【临床应用】每日 1 剂，水煎服。2 周 1 个疗程，疗程之间休息 1 周，开始第 2 个疗程。

【出处】实用中医药杂志，1999，15（8）：29。

136. 经验方

【组成】生地黄、白芍各 15g，桃仁、当归、川芎、牛膝、丹参、延胡索、秦艽、地龙各 10g，红花、乳香、没药各 6g。

【功效】活血化瘀，通络止痛。

【主治】糖尿病并发周围神经病变。

【临床应用】水煎服，每日 1 剂。

【出处】《实用中医药杂志》，1999，15（2）：42。

137. 经验方

【组成】麦冬 20g，鲜白茅根 30g，天花粉、乌梅、知母、人参各 10g，石膏 25g，杏仁、桂枝各 6g。

【功效】甘寒润肺，清热生津，清胃滋肾，气阴双补。

【主治】糖尿病周围神经病变气阴两虚型。

【临床应用】每日 1 剂，水煎服。2 周为 1 个疗程，每疗程之间休息 1 周，再开始第 2 疗程。

【出处】《实用中医药杂志》，1999，15（8）：29。

138. 经验方

【组成】生黄芪、茯苓、丹参、葛根、鸡血

藤各30g，生地黄20g，泽泻、山茱萸、水蛭、红花各10g，川芎、威灵仙各15g，苍术25g。

【功效】滋阴活血，益气通络。

【主治】糖尿病性神经病变。

【临床应用】阴虚重者加墨旱莲20～30g，女贞子10～15g；血瘀重者加路路通10～20g；肾精气虚为主加菟丝子30g，肉苁蓉10g～20g；多汗者加浮小麦30g，五味子10～15g。水煎服汁300mL，分2次口服，日1剂，连用1个月为1个疗程。

【出处】《实用中医药杂志》，1999，15（5）：24。

139. 经验方

【组成】生黄芪30g，麦冬20g，生地黄20g，川黄连10g，当归10g，鸡血藤30g，川芎10g，地龙10g。

【功效】益气养阴生津，活血通络止痛。

【主治】糖尿病周围神经病变。

【临床应用】肢体麻木如蚁行感者加僵蚕10g；筋脉挛急者加刘寄奴12g；足趾冷痛者加细辛3～6g。每日1剂。

【出处】《中国中西医结合杂志》，1999，19（8）：469。

140. 经验方

【组成】黄芪30g，生地黄15g，天花粉30g，葛根30g，黄连5g，枸杞子30g，牡丹皮15g，苍术15g，黄柏15g，鸡血藤30g，白花蛇1条，全蝎15g，僵蚕15g，五灵脂15g。

【功效】益气养阴，活血通络。

【主治】糖尿病周围神经病变，手脚发麻、疼痛，感觉障碍等。

【临床应用】水煎服。

【出处】《四川中医》，1999，17（1）：2。

141. 自拟方

【组成】黄芪24g，怀山药、丹参各15g，白芍、当归、川芎各9g，葛根30g，水蛭0.3g（冲服）。

【功效】养阴益气活血。

【主治】糖尿病性周围神经病变。症见倦怠乏力，口干，头晕目眩，自汗，手足麻痛、灼热或冷痛，或蚁行感，呈套袜式分布，较重者可有肌肉萎缩或瘫痪。

【临床应用】水煎服，日1剂，分2次分服。

【出处】《四川中医》，1999，17（11）：20。

142. 自拟方

【组成】麻黄400g，细辛300g，桑枝500g，牛膝425g，赤芍750g，红花250g，三七450g，土鳖虫500g，当归350g，没药600g，人参400g，黄芪1000g，乳香750g，金银花250g。

【功效】疏肝调气，益气温阳，活血通络。

【主治】糖尿病性周围神经病变。

【临床应用】以上14味药，粉碎成细粉，进筛混匀，用水泛丸，干燥分装769袋，每袋含生药9g，冠名“麻痛丸”。在控制血糖的基础上，加用麻痛丸1袋（9g），每日1次，连用3个月。

【出处】《河北中医》，1999，21（5）：274。

143. 经验方

【组成】黄芪20g，当归12g，赤芍10g，地龙15g，川芎12g，桃仁5g，红花5g。

【功效】补气，活血，通络。

【主治】糖尿病周围神经病变。

【临床应用】每日1剂，水煎分2次口服，连用3周为1个疗程。症状恢复较慢者，可间隔1个月后再重复1个疗程。

【出处】《河北中医》，1999，21（4）：230。

144. 经验方

【组成】生地黄20g，山药30g，当归15g，鸡血藤30g，黄芪30g，葛根20g，木瓜10g。

【功效】降糖蠲痹。

【主治】糖尿病性周围神经病变。

【临床应用】发于上肢者加独活10g，秦艽10g；发于下肢者加牛膝15g，川续断15g。每日1剂，水煎400mL，每次服200mL，每日2次。30剂为1个疗程，连服2个疗程。

【出处】《中医药研究》，1999，15（6）：11。

145. 经验方

【组成】花椒、小辣椒、陈皮、桃仁、红花各10g，泡150mL白酒1周，外擦患处。

【功效】活血通络，散瘀止痛。

【主治】糖尿病周围神经病变。症见四肢末稍皮肤感觉障碍，有麻木、刺痛、发凉、烧灼痛、蚁行感等，严重者疼痛难忍，坐卧不安，夜不能寐。

【临床应用】外擦患处，早晚各1次，6天为1个疗程，停3天，再进行下一个疗程。

【出处】《中医药研究》，1999，15（5）：17。

146. 四物汤加味

【组成】桃仁12g，红花12g，当归12g，川芎20g，赤芍15g，生地黄15g，威灵仙30g，全蝎6g。

【功效】活血通络。

【主治】糖尿病周围神经病变。

【临床应用】病变以上肢为主加桑枝12g，桂枝10g；以下肢为主加木瓜12g，川牛膝15g；肢体麻木甚者，加乌梢蛇、蜈蚣各1条；疼痛强烈者，加乳香12g，没药12g；肢体冷痛者，加川乌9g，细辛3g；肢体灼痛者，加黄柏9g，牡丹皮12g；肢体无力甚者，加黄芪20g。每日1剂，水煎2次，得药液400mL，分3次服，3个月为1个疗程。

【出处】《中医药研究》，1999，15（2）：20。

147. 经验方

【组成】太子参15g，麦冬12g，五味子10g，生地黄12g，丹参20g，赤芍12g，牛膝12g，木瓜30g，狗脊15g，川续断10g，枸杞子10g，黄精15g。

【功效】益气养阴。

【主治】糖尿病周围神经病变气阴两虚型。

【临床应用】水煎服，日1剂。

【出处】《糖尿病（消渴病）中医诊治荟萃》。

148. 自拟方

【组成】熟地黄12g，山药12g，桑寄生10g，黄精12g，狗脊12g，川续断10g，丹参20g，川芎10g，乌药10g，䗪虫10g，地龙10g。

【功效】补益肝肾。

【主治】糖尿病周围神经病变肝肾阴虚型。

【临床应用】水煎服，日1剂。

【出处】《糖尿病（消渴病）中医诊治荟萃》。

159. 自拟方

【组成】党参15g，肉桂6g，制附子3g，生黄芪15g，地黄12g，牛膝12g，乌梢蛇8g，蜈蚣2条，地龙10g，䗪虫8g。

【功效】温补脾肾。

【主治】糖尿病周围神经病变脾肾阳虚型。

【临床应用】水煎服，日1剂。

【出处】《糖尿病（消渴病）中医诊治荟萃》。

150. 自拟方

【组成】人参10g，白术12g，当归12g，熟地黄12g，鹿角胶10g（烊化），龟甲胶10g，枸杞子12g，紫河车10g，牛膝12g，䗪虫、地龙各10g。

【功效】填精补髓。

【主治】糖尿病周围神经病变精亏髓少型。

【临床应用】水煎服，日1剂。

【出处】《糖尿病（消渴病）中医诊治荟萃》。

151. 活络止消丸

【组成】狗脊10g，川续断10g，木瓜15g，牛膝15g，丹参15g，川芎10g，水蛭3g，生甘草3g，鬼箭羽10g，蜈蚣2条，土鳖虫5g。

【功效】滋补肝肾，活血通络。

【主治】糖尿病周围神经病变。

【临床应用】每次1袋，每日2次。经治疗8周，早期70例患者中，显效30例，有效35例，无效5例，症状缓解率为92.6%；中期115例患者中，显效39例，有效59例，无效17例，症状缓解率为85.2%，晚期15例患者，有效4例，无效11例，症状缓解率为26.7%。总有效率为83.5%。治疗组与对照组两组治疗的有效率具有显著性差异。

【出处】《糖尿病（消渴病）中医诊治荟萃》。

152. 活血通脉汤

【组成】生黄芪12g，白术12g，苍术10g，葛根15g，丹参30g，黄连6g，水蛭10g，地龙10g，木瓜30g，白芍12g，山茱萸12g，桑寄生10g，五味子10g。

【功效】益气养阴，活血通络。

【主治】糖尿病周围神经病变。

【临床应用】水煎内服，日1剂，30天为

1个疗程。治疗152例，临床缓解23例，占15.1%；显效43例，占28.3%；好转74例，占48.7%；无效12例，占7.9%；总有效率92.1%。

【出处】《糖尿病（消渴病）中医诊治荟萃》。

153. 经验方

【组成】黄芪30g，山药20g，山茱萸15g，葛根20g，天花粉20g，麦冬20g，五味子10g，桂枝12g，细辛3g，水蛭9g，泽兰15g，地龙12g，川牛膝9g。

【功效】益气养阴，活血通络止痛。

【主治】糖尿病合并周围神经炎。

【临床应用】水煎服，日1剂。肢体麻木甚者，加天麻、鸡血藤；小腿抽搐者，加白芍、甘草、木瓜；足趾发凉甚者，加附子、肉桂。38例患者中，临床治愈27例（71%），显效8例（21%），无效3例（18%），总有效率92%。

【出处】《糖尿病（消渴病）中医诊治荟萃》。

154. 经验方

【组成】天花粉25g，黄连5g，生地黄10g，山茱萸25g，山药15g，麦冬15g，党参20g，川芎10g，红花10g，细辛3g，桂枝10g。

【功效】滋阴清热，活血化瘀。

【主治】糖尿病周围神经病变。

【临床应用】水煎服，日1剂。2个月为1个疗程，治疗38例，显效23例（16%），有效13例（34%），无效2例（5%）总有效率94.7%。

【出处】《糖尿病（消渴病）中医诊治荟萃》。

155. 自拟通脉饮

【组成】黄芪30g，黄精15g，葛根30g，天花粉15g，黄连10g，桃仁10g，红花10g，川芎10g，穿山甲15g，威灵仙10g，地龙15g，土鳖虫10g，白芥子10g，胆南星10g。

【功效】化痰逐瘀为主，辅以益气养阴。

【主治】糖尿病周围神经病变。

【临床应用】水煎服，每日1剂，分2～3次服用，疗程为2个月。治疗30例，治愈8例，占28.7%；好转20例，占66.7%；无效2例，占6.6%；总有效率为93.3%。

【出处】《糖尿病（消渴病）中医诊治荟萃》。

156. 活络效灵汤

【组成】当归、丹参、乳香、没药各10g，全蝎、地龙各10g，鸡血藤30g，麦冬10g，太子参30g，玄参15g。

【功效】活血化瘀。

【主治】糖尿病周围神经病变。

【临床应用】上药水煎服，每日1剂。上肢麻木疼痛者加佛手、片姜黄；下肢麻木加川牛膝；气虚甚加黄芪、人参；肝郁气滞加四逆散；肝阳上亢加生龙骨、生牡蛎、代赭石；腰膝酸痛加桑寄生、川续断、杜仲；失眠多梦加酸枣仁、夜交藤；大便干加火麻仁、大黄。

【出处】《糖尿病（消渴病）中医诊治荟萃》。

157. 川乌合剂

【组成】制川乌30～45g，黄芪30g，熟地黄24g，山药、茯苓、川牛膝各15g，泽泻、山茱萸、牡丹皮、桂枝各12g。

【功效】滋阴补肾，活血通络。

【主治】糖尿病周围神经病变。

【临床应用】上方先入制川乌，久煎2小时，然后入余药，煎煮半小时，熬汁，二煎煮沸半小时取汁，两煎混合，分2次温服。舌质暗红或有瘀斑，加桃仁12g，当归、赤芍各15g；便秘加肉苁蓉30g，生大黄6～9g；舌质胖大，苔薄白或白腻，气短易汗者加薏苡仁20g，苍术、白术各15g，佩兰12g；病久痛甚者加乌梢蛇15g，全蝎6g。44例门诊患者，经20天～2个月治疗，显效8例，有效24例，无效12例，有效率72.7%。治疗期间患者未出现明显毒副作用。

【出处】《糖尿病（消渴病）中医诊治荟萃》。

158. 三消除痹丸

【组成】太子参15g，生地黄12g，玄参12g，黄芪20g，葛根12g，伸筋草15g，木瓜30g，当归12g。

【功效】益气养阴。

【主治】糖尿病周围神经病变。

【临床应用】上方水煎浓缩制成丸剂，每丸含生药1g，每次10丸，每日3次。共治112例患者，显效81例，有效18例，无效13例，总有效率88%。

【出处】《糖尿病（消渴病）中医诊治荟萃》。

159. 益气祛瘀通脉汤

【组成】生黄芪 30g，山药 10g，玄参 10g，苍术 10g，当归 12g，赤芍 12g，红花 12g，桃仁 12g，牡丹皮 12g，鸡血藤 8g，干地龙 5g，苏木 6g，怀牛膝 9g，川续断 10g，木瓜 10g，秦艽 10g，三七 6g，水蛭粉 3g（装胶囊吞服）。

【功效】益气养阴，祛瘀通络。

【主治】应用于糖尿病性周围神经病变。

【临床应用】水煎服，日 1 剂，20 天为 1 个疗程。药理研究也证实，水蛭素能阻止凝血酶对纤维蛋白原的分解作用，阻碍血液凝固，全方重在益气祛瘀通络，扩张血管，使血流进一步通畅，改善局部供血供氧，加强了神经传导功能的恢复。共治疗 86 例，显效 41 例，有效 38 例，无效 7 例，总有效 79 例。

【出处】《江苏中医》，1999，20（3）：23。

160. 血府逐瘀汤加味

【组成】当归 10g，赤芍、白芍各 10g，川芎 8g，生地黄 30g，桃仁 10g，红花 10g，柴胡 30g，枳实 10g，桔梗 10g，炙甘草 8g，牛膝 30g，墨旱莲 30g，炒山栀子 10g。

【功效】活血化瘀，养阴清热。

【主治】糖尿病周围神经病变。

【临床应用】水煎服，日 1 剂。

【出处】《浙江中西医结合杂志》，1999，9（1）：32。

161. 鸡鸣散加味

【组成】紫苏叶 10g，槟榔 12g，陈皮 12g，木瓜 15g，吴茱萸 6g，桔梗 10g，薏苡仁 30g，怀牛膝 15g，生姜 10g。

【功效】化湿通络。

【主治】糖尿病周围神经病变。

【临床应用】乏力加黄芪 30g；病在上肢加桑枝 12g；瘀血明显加莪术 10g，水蛭 10g，蜈蚣 2 条；湿郁化热加黄柏 10g，玄参 12g，忍冬藤 30g。水煎服，日 1 剂。

【出处】《中国中医药信息杂志》，1999，6（10）：54。

162. 经验方

【组成】生地黄、熟地黄、白芍、沙参、地骨皮、麦冬、知母、川楝子、木瓜、寻骨风、忍冬藤。

【功效】养阴润燥，舒筋活络。

【主治】糖尿病阴虚燥热，合并末梢神经炎者。

【临床应用】水煎服，日 1 剂。

【出处】《湖南中医杂志》，1987，（2）17。

163. 经验方

【组成】黄芪 12g，人参 6g，茯苓 15g，五倍子 10g，生地黄 12g，天花粉 12g，赤芍 15g，丹参 30g，地龙 10g。

【功效】益气养阴，活血化瘀。

【主治】糖尿病末梢神经炎。

【临床应用】水煎服，日 1 剂。

【出处】《中国中医药信息杂志》，1999，6（10）：58。

164. 通络牵正汤

【组成】桃仁 10g，红花 10g，川芎 15g，当归 12g，丹参 30g，鸡血藤 30g，地龙 10g，白附子 10g，僵蚕 10g，全蝎 6g，胆南星 10g，半夏 10g，白芷 20g，甘草 6g。

【功效】祛痰浊，化瘀血，通经络。

【主治】糖尿病性颅神经麻痹。

【临床应用】水煎服，每日 1 剂。急性期加荆芥 10g，防风 10g；恢复期加黄芪 30g，熟地黄 10g。

【出处】《江苏中医药》，2008，（7）：51。

165. 温脉活血汤

【组成】制附子 10g，黄芪 30g，当归 15g，桂枝 15g，川芎 10g，鸡血藤 15g，红花 10g，地龙 10g，秦艽 6g，牛膝 6g，甘草 6g。

【功效】温补脾肾，活血通络。

【主治】糖尿病并发周围神经病变。

【临床应用】水煎服，每日 1 剂。急性期加荆芥 10g，防风 10g；恢复期加黄芪 30g，熟地黄 10g。

【出处】《江苏中医药》，2005，（6）：22。

166. 自拟方

【组成】黄芪 40g，人参 15g，当归 10g，白芍 15g，赤芍 15g，牛膝 15g，土鳖虫 12g，地龙 12g，乳香 10g，没药 10g，桃仁 15g，川芎 10g，桑枝 15g，细辛 3g，桂枝 6g。

【功效】益气温阳，活血通络。

【主治】糖尿病末梢神经炎。

【临床应用】水煎服，每日 1 剂。

【出处】《中医药学报》，2009，（3）：58。

167. 自拟方

【组成】黄芪 50g，党参 20g，仙灵脾 15g，地龙 10g，木瓜 20g，川芎 15g，水蛭 8g，乌梢蛇、赤芍各 15g，桃仁 10g，红花 15g，葛根、生地黄各 20g。

【功效】补气活血通络。

【主治】糖尿病周围神经病变。

【临床应用】水煎服，每日 1 剂。

【出处】《辽宁中医杂志》，2006，（4）：438。

168. 补气养阴化瘀汤

【组成】党参 15g，黄芪 30g，麦冬 15g，五味子 12g，当归 15g，川芎 12g，丹参 15g，牛膝 12g，桂枝 9g，甘草 6g。

【功效】补气养阴化瘀。

【主治】糖尿病周围神经病变证，属气阴两虚，血瘀脉络者。

【临床应用】水煎服，每日 1 剂。

【出处】《河北中医》，2014，（7）：979。

169. 补阳还五汤合增液汤

【组成】生黄芪 30g，当归尾 10g，川芎 10g，桃仁 10g，红花 10g，赤芍 20g，地龙 15g，玄参 30g，生地黄 30g，麦冬 10g。

【功效】益气养阴，活血通络。

【主治】糖尿病周围神经病变，证属气阴两虚，血瘀脉络者。

【临床应用】水冲服，每日 1 剂。足麻明显者加鸡血藤 30g，怀牛膝 15g；肢凉者加桂枝 9g；刺痛明显者加全蝎 3g，蜈蚣 2 条。

【出处】《中医学报》，2016，（7）：968。

170. 当归四逆汤

【组成】当归 20g，桂枝 10g，白芍 12g，细辛 3g，通草 10g，甘草 5g，大枣 10 枚，黄芪 30g，鸡血藤 15g，地龙 15g。

【功效】益气养血，温经散寒，活血化瘀，通络止痛。

【主治】糖尿病周围神经病变。

【临床应用】水煎服，每日 1 剂。

【出处】《福建中医药》，2014，（4）：15。

171. 独活桑寄生汤加减

【组成】桑寄生 30g，独活 10g，生地黄 20g，当归 10g，赤芍 10g，桑枝 30g，鸡血藤 30g，三棱 10g，莪术 10g，秦艽 15g，五加皮 15g，茯苓 15g，白术 10g，泽泻 10g，黄精 10g，生甘草 3g，三七粉 3g（冲服）。

【功效】益气养阴，活血通络。

【主治】糖尿病周围神经病变。

【临床应用】水煎服，每日 1 剂。肺胃热盛加生石膏、知母；气虚加炙黄芪、山药；阴虚加何首乌、玉竹、石斛、乌梅；脾肾阳虚加杜仲、川续断、肉桂；湿重加茵陈、车前子、苦参等；血瘀明显者加丹参、水蛭等。

【出处】《北京中医药》，2010，（7）：555。

172. 足浴方

【组成】透骨草 30g，川芎 30g，制没药 30g，鸡血藤 30g，桑枝 30g。

【功效】活血化瘀通络。

【主治】糖尿病周围神经病变。

【临床应用】浸泡、熏洗双足。

【出处】《广西中医药大学学报》，2016，（1）：34。

173. 自拟方

【组成】当归 12g，川芎 10g，生地黄 18g，赤芍 12g，桃仁 10g，红花 10g，水蛭 6g，白芥子 10g，茯苓 15g，法半夏 10g，陈皮 l0g，竹茹 10g，甘草 5g。

【功效】化痰通络。

【主治】糖尿病周围神经病变。

【临床应用】水煎服，每日 1 剂。

【出处】《上海中医药大学学报》，2007，（7）：35。

174. 足浴方

【组成】当归 12g，川芎 10g，生地黄 18g，赤芍 12g，桃仁 10g，红花 10g，水蛭 6g，白芥子 10g，茯苓 15g，法半夏 10g，陈皮 l0g，竹茹 10g，甘草 5g。

【功效】化瘀解毒。

【主治】糖尿病周围神经病变下肢感觉异常者。

【临床应用】日 1 剂，水煎服。

【出处】《上海中医药大学学报》，2007，（7）：35。

175. 艾灸方

【组成】足三里（双侧）、太溪（双侧）、三阴交（双侧）。

【功效】温煦通经，活血通络。

【主治】糖尿病周围神经病变。

【临床应用】传统温和艾灸法，每穴每次 30 分钟。

【出处】《光明中医》，2013，（1）：111。

176. 二陈汤合补阳还五汤

【组成】法半夏 15g，地龙 15g，陈皮 20g，茯苓 18g，延胡索 18g，黄芪 30g，丹参 30g，鸡血藤 30g，白芷 12g，白芥子 10g，甘草 10g，乳香 10g，没药 10g，水蛭 5g。

【功效】活血化瘀，豁痰通络。

【主治】糖尿病周围神经病变。

【临床应用】水煎服，每日 1 剂。

【出处】《光明中医》，2012，（2）：290。

177. 活血镇痛汤

【组成】丹参、葛根各 20g，川芎、牛膝各 15g，人参、西洋参、水蛭、三七、全蝎、地龙各 10g，蜈蚣 2 条。

【功效】益气养阴，化瘀通络除痹。

【主治】糖尿病周围神经病变。

【临床应用】水煎服，每日 1 剂。

【出处】《光明中医》，2008，（12）：1936。

178. 加味黄芪桂枝五物汤

【组成】生黄芪 30g，桂枝 10g，白芍 12g，生姜 10g，党参 10g，白术 10g，鸡血藤 30g，大枣 9g，地龙 10g，炙甘草 6g。

【功效】调和营卫，补气扶阳，活血通络。

【主治】糖尿病周围神经病变。

【临床应用】水煎服，每日 1 剂。

【出处】《光明中医》，2017，（9）：1301。

179. 足浴方

【组成】黄芪 100g，生地黄 60g，地龙 30g，苏木 30g，牛膝 50g，透骨草 30g，当归 40g，鸡血藤 60g，白芥子 30g，川芎 30g。

【功效】益气养阴，活血化瘀，搜痰祛湿。

【主治】糖尿病周围神经病变。

【临床应用】加水煎煮成 4000mL，待药水温度适宜后再浸泡双足，每次 30 分钟，每天 2 次，每天 1 剂。

【出处】《广西中医药》，2005，（2）：10。

180. 糖痹通方

【组成】黄芪 30g，桂枝 10g，赤芍 15g，白芍 15g，延胡索 15g，当归 10g，丹参 20g，鸡血藤 30g，地龙 10g，威灵仙 15g，伸筋草 15g，川牛膝 10g，麦冬 10g。

【功效】益气养血，化瘀通络，缓急止痛。

【主治】糖尿病周围神经病变。

【临床应用】水煎服，每日 1 剂。

【出处】《广西中医药》，2016，（6）：19。

181. 自拟通络荣筋汤

【组成】红花、赤芍、当归、川芎、牛膝各 12g，葛根、生地黄、玄参、山茱萸、地龙各 15g，苍术、地骨皮、枳壳各 10g，黄芪、鸡内金各 20g。

【功效】活血化瘀通脉络，滋阴荣筋，益气清热。

【主治】糖尿病周围神经病变。

【临床应用】水煎服，每日 1 剂。皮肤温度减低者加桂枝 12g。

【出处】《中医杂志》，2007，（3）：243。

182. 自拟通络养营汤

【组成】全蝎 3～6g，水蛭 6～12g，地龙 9～15g，川芎 6～15g，薏苡仁 15～30g，鸡血藤 15～30g，赤芍、白芍各 6～15g，牛膝 15～30g，当归 6～12g，葛根 12～30g。

【功效】清热利湿，活血养血通络。

【主治】糖尿病周围神经病变。

【临床应用】水煎服，每日 1 剂。气滞血瘀者加柴胡 6～12g，红花 6～12g，丹参 12～30g；气血亏虚者加桂枝 9～15g，黄芪 15～30g；湿热阻络者加黄柏 6～12g，泽泻 6～15g，刘寄奴 12～15g。

【出处】《北京中医》，2006，（2）：72。

183. 自拟益气养血通痹汤

【组成】黄芪 60g，桂枝 12g，当归 10g，赤芍 10g，鸡血藤 12g，地龙 6g，全蝎 3g，桃仁 6g，红花 6g，墨旱莲 10g，女贞子 10g，桑椹 8g，白鲜皮 12g。

【功效】益气养阴，活血通痹。

【主治】疗糖尿病性周围神经病变。

【临床应用】水煎服，每日 1 剂。

【出处】《福建中医药》，2012，（3）：39。

184. 芪桂通痹汤

【组成】生黄芪 30g，当归尾 10g，白芍 15g，川芎 8g，地龙 10g，桃仁 10g，红花 10g，桂枝 10g，鸡血藤 15g，怀牛膝 15g。

【功效】补气活血，化瘀通络。

【主治】糖尿病周围神经病变气虚血瘀证。

【临床应用】每日 2 剂，每剂水 400mL 煎至 200mL，温服，早晚各 1 剂。

【出处】《光明中医》，2017，（11）：1587–1589。

185. 三妙血府汤

【组成】苍术 6g，黄柏 6g，柴胡 10g，枳壳 6g，桔梗 10g，红花 10g，当归 10g，川芎 6g，生地黄 15g，甘草 6g，牛膝 15g，桃仁 10g，赤芍 10g。

【功效】清热燥湿，活血化瘀，滋阴。

【主治】糖尿病周围神经病变，阴虚燥热，痰湿瘀阻证。

【临床应用】每日 1 剂，水煎取 300mL，早晚分次温服。

【出处】《江苏中医药》，2013，（7）：32–33。

186. 芍药甘草汤

【组成】白芍 30g，地黄 20g，当归 20g，川芎 20g，桃仁 20g，木瓜 15g，牛膝 10g，炒枳壳 10g，黄精 10g，山药 10g，甘草 10g。

【功效】养阴生津，补血活血。

【主治】糖尿病周围神经病变，阴虚血瘀，络脉痹阻证。

【临床应用】五心烦热者，加地骨皮、胡黄连；情绪急躁、烦热、失眠者，加酸枣仁、夜交藤；心烦属心火上亢者，加黄连、黄芩、阿胶。水煎 400mL，每天早晚各 1 次，每次 200mL。

【出处】《福建中医药》，2014，（5）：14–16。

187. 糖痹外洗方

【组成】花椒 30g，制乳香 30g，制没药 30g，红花 30g，忍冬藤 30g，冰片 10g，鸡血藤 60g。

【功效】活血祛瘀。

【主治】糖尿病周围神经病变。

【临床应用】将上药方煎剂，容量约为 400mL，放入型号为 H–107A 的恒温足浴器，加温水 1500mL 左右，浸没双足，将温度恒定在 38～40℃，每次 20～30 分钟，每天 2 次，每次 1 剂。

【出处】《中医学报》，2014，（12）：1727–1728。

188. 糖脉通方

【组成】黄芪 20g，党参 12g，天花粉 12g，石斛 12g，地龙 10g，水蛭 3g，䗪虫 3g，全蝎 3g。

【功效】益气养阴，活血通脉。

【主治】糖尿病周围神经病变，气阴两虚，血脉瘀阻证。

【临床应用】每日 1 剂，水煎分 2 次口服。

【出处】《甘肃中医药大学学报》，2016，（3）：52–55。

189. 自拟方

【组成】干姜 20g，桂枝 20g，制附子 5g（先煎），炙甘草 20g，吴茱萸 10g，肉桂 10g。

【功效】补肺滋肾，健脾疏肝，活血化瘀。

【主治】糖尿病性周围神经疾病

【临床应用】若伴有四肢末端刺痛、麻木者，可用附子理中汤加当归四逆汤加减，药物组成为：党参 30g，桂枝 30g，炙甘草 10g，通草 10，大枣 10g，干姜 10g 等，水煎，每日 1 剂，早、中、晚分服，2 个月为 1 个疗程；若伴有四肢畏风、畏寒者，可用附子理中汤治疗，药物组成：制附子 5g（先煎），党参 20g，炙甘草 7g，白术 20g，当归 10g，桂枝 10g 等。水煎，每日 1 剂，早、中、晚分服。

【出处】《光明中医》，2016，（9）：1276–1277。

190. 自拟糖通饮

【组成】生地黄 15g，山药 15g，山茱萸 12g，黄芪 20g，地骨皮 12g，丹参 15g，桑叶 12g，牡丹皮 12g，茯苓 15g，泽泻 12g，决明子 15g。

【功效】益气养阴、通络止痛。

【主治】糖尿病周围神经病变气阴两虚夹瘀证。

【临床应用】每日 3 次，餐后 1 小时服用，每次 200mL。

【出处】《福建中医药》，2015，（4）：11–13。

191. 自拟渴痹通补汤

【组成】生黄芪 30g，生地黄 20g，山茱萸 12g，山药 18g，葛根 15g，丹参 15g，三七粉 6g（冲服），䗪虫 6g，地龙 12g，茯苓 15g，桂枝 6g，桑枝 6g。

【功效】益气养阴润燥，活血化瘀通络

【主治】糖尿病周围神经病变，气阴两虚，瘀阻脉络证。

【临床应用】用水 1000mL，浸泡 10 分钟后煎至 400mL，1 剂分 2 次煎服，1 天 1 剂。

【出处】《福建中医药》，2010，（2）：37。

192. 自拟经验方中药湿热敷

【组成】独活 35g，透骨草 35g，白芷 35g，秦艽 25g，蔓荆子 30g，没药 35g，川芎 30g，乳香 35g，红花 40g。

【功效】散寒祛瘀止痛。

【主治】2 型糖尿病下肢周围神经疼痛。

【临床应用】上药为散剂，用 150g 米醋拌均匀，一般湿度为手握后不易散开，放下后自动地散开为佳，把拌好的药装入缝好的布袋（大小 50cm × 65cm，布为纯棉布，药布袋的厚度为 2.5 ~ 3.5cm），放入锅内热蒸 30 ~ 40 分钟，待冷却至 50 ~ 60℃，将药袋置于下肢疼痛区域热敷（布袋每日加温，可连续应用 14 天），1 次 / 天，每次 20 分钟。

【出处】《光明中医》，2016，（1）：77–78。

193. 自拟芍药汤

【组成】白芍 50g，甘草 10g，当归 15g，鸡血藤 30g，桑枝 30g，地龙 10g，香附 10g，川牛膝 15g。

【功效】养血脉，通经络，止疼痛，除麻木。

【主治】糖尿病周围神经病变。

【临床应用】以上药物浓煎，制成 250mL/ 瓶，分 2 次服，每次 125mL。

【出处】《辽宁中医杂志》，2011，（3）：487–488。

194. 足浴 1 号

【组成】制附子 10g，川乌 10g，川椒 10g，路路通 15g，苏木 30g。

【功效】温经散寒，通络止通。

【主治】糖尿病周围神经病变。

【临床应用】浓煎制成 500mL/ 瓶，兑温水至足踝，浸泡 30 分钟，水温控制在不超过 40℃。1 次 / 天。

【出处】《辽宁中医杂志》，2011，（3）：487–488。

195. 足浴 2 号

【组成】黄柏 30g，苦参 30g，牡丹皮 15g，鸡血藤 30g，苏木 30g。

【功效】清热凉血，活络止痛。

【主治】糖尿病周围神经病变。

【临床应用】浓煎制成 500mL/ 瓶，兑温水至足踝，浸泡 30 分钟，水温控制在不超过 40℃。1 次 / 天。

【出处】《辽宁中医杂志》，2011，（3）：487–488。

196. 自拟方

【组成】黄芪 30g，桃仁 10g，红花 10g，当归 20g，川芎 20g，熟地黄 15g，赤芍 30g，郁金

15g，石菖蒲30g，白芥子15g，僵蚕15g，荔枝核30g，玄参20g，水蛭10g，水煎服。

【功效】补气养阴，活血通络。

【主治】糖尿病周围神经病变，以肢体麻木或兼感觉异常为主症，属痰瘀互结，气阴两虚，经脉失养型。

【临床应用】病变在上肢者加姜黄15g，桑枝30g；在下肢加牛膝20g，独活15g；阳气不足，畏寒肢冷或四肢欠温，甚则厥冷者宜加桂枝20g，细辛3g，制附子10g；伴有肢体烧灼感，面目红赤，情绪易激动者加知母、黄柏各10g，夏枯草15g；伴气虚神疲，语声低怯者加人参10g，白术30g；伴有局部感染生痈生疡者，应先积极控制感染，治疗疮疡宜用五味消毒饮化裁。

【出处】《中医杂志》，2006，47（11）：875。

197. 自拟方

【组成】黄芪30g，血竭3g（研末冲服），延胡索30g，川芎20g，制乳香、制没药各10g，白芥子10g，白芍30g，甘草10g，僵蚕15g，郁金15g，水蛭15g，全蝎6g。水煎服。

【功效】补气化瘀，豁痰通络止痛。

【主治】糖尿病周围神经病变。症见肢体疼痛，痛如针刺，或呈烧灼样痛、钝痛，疼痛多在夜间加重，少数患者疼痛剧烈，甚至持续数日不缓解，间断性缓解与加重。疼痛大多从下肢开始，多成向心性进展。

【临床应用】烦躁脉数者加栀子10g，石膏30g；有烧灼感者加知母10g，黄柏10g；疼痛夜间加重者，多阳气偏虚，经气失于温化，宜加桂枝10g，细辛3g；疼痛剧烈者加罂粟壳10g，蜈蚣2条；痛剧而烦躁者加炒酸枣仁30g，夜交藤30g，生龙骨、生牡蛎各30g；若寒凝痛剧，手足厥冷者，可加川乌10g，草乌10g；使用胰岛素的早期，可能诱发疼痛，多为肝阴不足，经脉失养，宜用一贯煎合金铃子散加白芍60g，甘草10g，延胡索止痛宜研粉冲服为佳。

【出处】《中医杂志》，2006，47（11）：875。

198. 自拟方

【组成】枸杞子30g，桑椹30g，龟甲10g，菟丝子15g，黄芪30g，白术30g，当归10g，党参30g，牛膝20g，雄蚕蛾10g。

【功效】补肾益气，化瘀通络。

【主治】糖尿病周围神经病变。以肢体痿软、肌肉萎缩为主要临床表现，患者多首先感觉局部无力，随之逐渐发现相应部位的肌肉萎缩，多数发生在下肢小腿部，常有行走、站立及上楼梯困难，伴钝痛或烧灼感。

【临床应用】无热象者可加桂枝20g，细辛3g；伴四肢发凉者加鹿茸0.5g，冲服；局部有烧灼感加黄柏10g，知母10g，赤芍30g；上眼睑下垂者治宜升提中气，可用补中益气汤加枸杞子30g，龟甲10g，川芎20g，当归20g。

【出处】《中医杂志》，2006，47（11）：875。

199. 自拟方

【组成】制何首乌30g，黄精20g，龟甲10g，枸杞子30g，益母草30g，当归15g，白术15g，党参20g，仙鹤草20g，黄芪30g，菟丝子20g，肉桂6g，金银花20g，蒲公英30g，瓜蒌10g。

【功效】补肾填精，益气养血，佐以生肌解毒。

【主治】糖尿病周围神经病变以局部溃烂，不红不肿不疼痛为主症，多发生在下肢，足部尤甚。临床上可毫无感觉。

【临床应用】有瘀血征象者加鸡血藤30g，丹参20g。外用生肌玉红膏加锡类散，或烧伤湿润膏加锡类散外敷。

【出处】《中医杂志》，2006，47（11）：875。

200. 补阳还五汤加味

【组成】黄芪30g，当归15g，川芎10g，红花10g，桃仁12g，赤芍20g，地龙15g，熟地黄30g，川牛膝30g，续断15g。

【功效】滋阴益肾，补气活血通络。

【主治】糖尿病周围神经病变，属气阴两虚，血瘀脉络证。主症见上肢或下肢麻木、疼痛、怕冷或冰冷，咽干口燥，倦怠乏力，次症见肌肤甲错口唇紫暗，面部瘀斑，多食易饥，口渴喜饮，气短懒言，五心烦热，心悸失眠，舌质黯淡或有瘀斑，舌下脉络青紫迂曲，脉沉细或弦涩。主症具备2项（上肢或下肢远端麻木、疼痛、怕冷或冰冷必备），次症具备2项以上者即可确诊。

【临床应用】每日 1 剂，水煎服。

【出处】《北京中医药》，2009，28（7）：541。

201. 补气活血通络汤

【组成】枸杞子 10g，山茱萸 10g，狗脊 15g，桑椹 10g，何首乌 10g，牛膝 12g，当归 12g，生地黄 15，黄芪 30，全蝎 6～10g，蜈蚣 1～2 条。

【功效】滋补肝肾，益气活血通络

【主治】糖尿病周围神经病变。以四肢末端麻木疼痛发凉无力深浅感觉减退，袜套感等症状。

【临床应用】每日 1 剂，水煎 2 次 400mL，分 2 次口服。肢体冷痛明显，舌体胖大，脉沉细者，加黑附子 10～20g，肉桂 6～10g，细辛 3～6g；肢体麻木明显者，加木瓜 10g，鸡血藤 30g，天麻 10g；兼有痰湿者，加半夏 10g，陈皮 10g，茯苓 10g。

【出处】《北京中医药》，2004，33（11）：850。

（七）糖尿病植物神经病变方

糖尿病神经源性膀胱方

1. 滋阴化瘀煎

【组成】人参 30g（另炖），葛根 30g，生山药 30g，泽泻 15g，川芎 9g，当归 9g，黄连 9g，茵陈 12g，苦参 6g，白术 6g，地榆 30g，五倍子 6g，麦冬 15g，生石膏 15g，革薢 20g，仙鹤草 30g，白茅根 20g，五味子 6g。

【功效】滋阴潜阳，通络化瘀。

【主治】糖尿病合并神经源膀胱，属肝肾阴虚，瘀血内阻型。症见膀胱充盈，皮肤粗糙，弹性差，两颧潮红，口唇紫黯，舌暗有齿痕，舌苔薄黄微腻，脉弦而滑者。

【临床应用】水煎服，日 1 剂。

【出处】《河北中医》，1987，（9）：22。

2. 经验方

【组成】生黄芪 15g，石菖蒲 6g，乌药 9g，怀山药 9g，越鞠丸 9g，绿萼梅 9g，玫瑰花 5g，枳实 9g。

【功效】益气理气，气化膀胱。

【主治】糖尿病合并神经源性膀胱。

【临床应用】每日 1 剂，水煎服。

【出处】《上海中医药杂志》，1980，（3）：8。

3. 经验方

【组成】生黄芪 15g，石菖蒲 6g，乌药 9g，山药 9g。

【功效】化湿开窍。

【主治】糖尿病神经源性膀胱，证属湿困肾窍，气化不行。症见消渴日久，排尿不畅。

【临床应用】每日 1 剂，水煎服。

【出处】《上海针灸杂志》，1983，（3）：8。

4. 五苓散

【组成】白术 10g，桂枝 6g，猪苓 12g，泽泻 12g，茯苓 12g。

【功效】通阳化气，利水。

【主治】糖尿病合并浮肿或残尿。

【临床应用】每日 1 剂，水煎服。

【出处】《陕西中医学院学报》，1987，（4）：66。

5. 经验方

【组成】附子、山茱萸、鸡内金、巴戟天、桂枝各 10g，怀山药 15g，当归、牛膝各 10g，熟地黄、玄参各 30g，菟丝子、补骨脂各 10g。

【功效】温肾壮阳，气化膀胱。

【主治】糖尿病合并尿潴留。症见面色㿠白无华，面浮肢肿，腰酸，下肢畏寒，排尿时有胀感，排尿无力，排尿时间长而余沥不尽者。

【临床应用】每日 1 剂，水煎服。治疗 19 例，轻中度患者 8 例，治疗前 B 超残余尿平均为 44.8mL，治疗后为 8.5mL，服药 5 剂后即尿意好转；11 例重度患者服药 15 天后开始有尿意感好转，治疗前平均残余尿为 229.9mL，治疗后为 60.5mL。

【出处】《辽宁中医杂志》，1991，（7）：33。

6. 知母地黄汤加减

【组成】桔梗、熟地黄、怀山药、知母、黄柏、山茱萸、茯苓、牡丹皮、泽泻。

【功效】清热宣肺，滋阴补肾。

【主治】糖尿病合并膀胱麻痹。

【临床应用】每日 1 剂，水煎服。

【出处】《四川中医》，1993，（5）：37。

7. 引火归元方

【组成】附子10g，山茱萸10g，鸡内金10g，巴戟天10g，桂枝10g，怀山药15g，当归10g，怀牛膝10g，熟地黄30g，玄参30g，菟丝子10g，补骨脂10g。

【功效】引火归原，温肾纳气。

【主治】糖尿病合并尿潴留属肾阳虚衰者。症见面色㿠白少华，面浮肢肿，腰痛，双下肢畏寒，排尿时有胀感，排尿无力，排尿时间长而沥病不尽，甚则尿失禁，男子阳痿等，舌淡或舌体胖，苔白，脉沉细。

【临床应用】治疗19例，5例治疗后膀胱残余尿消失，3例残余尿基本消失，11例残余尿明显减少。

【出处】《辽宁中医杂志》，1991，（7）33。

8. 益气通癃汤

【组成】附子、升麻各6g，党参、白术、当归、陈皮、柴胡、肉桂各10g，川芎、桃仁、车前子各15g，黄芪、丹参各30g。

【功效】益气升阳。

【主治】糖尿病性尿潴留。症见神疲气短乏力，腰膝酸软，舌质淡暗体胖，脉沉细。

【临床应用】阴虚加山茱萸、麦冬、黄精；腑气不通加大黄、枳实；有感染者加黄连、败酱草。共治疗30例，临床痊愈22例，好转8例。

【出处】《天津中医》，1995，12（5）：23。

9. 肾气丸加减

【组成】附子10～60g，肉桂10g，熟地黄、怀山药各30g，山茱萸15g，茯苓20g，泽泻10g，黄芪20～60g，菟丝子20g，桑螵蛸10～30g，巴戟天、覆盆子各15g。

【功效】温阳补肾。

【主治】糖尿病性尿失禁。

【临床应用】每日1剂，水煎服。

【出处】《糖尿病及其并发症的中医药研究进展》。

10. 肾气丸加减

【组成】附子10～60g，桂枝10g，熟地黄30g，山药20g，山茱萸15g，茯苓30g，泽泻15g，牡丹皮15g，车前子30g，怀牛膝20g，白术20g，猪苓30g，蒲黄15g，滑石15g，琥珀3g。

【功效】滋阴补肾。

【主治】糖尿病并发尿潴留。

【临床应用】每日1剂，水煎服。

【出处】《糖尿病及其并发症的中医药研究进展》。

11. 猪苓汤加减

【组成】猪苓10g，泽泻9g，白术、茯苓各10g，桂枝6g。

【功效】化气解表，渗湿利水。

【主治】糖尿病神经源性膀胱。

【临床应用】每日1剂，水煎服，分2次服，10天为1个疗程。有热象者加石膏、知母；气虚者加黄芪；阳虚者加桑螵蛸、益智仁、附子；湿重者加薏苡仁；腹胀者加枳壳、厚朴；血瘀者加桃仁、红花。

【出处】《糖尿病及其并发症的中医药研究进展》。

12. 外敷方

【组成】吴茱萸3份，肉桂6份，黄连3份。

【功效】温肾通阳，化气利尿。

【主治】糖尿病神经源性膀胱，证属肾阳虚衰，膀胱气化不利。

【临床应用】上药研细过120目筛，备用。葱青茎100g捣为泥，与上药混合物10g，及适量白酒而为糊，敷脐，外用纱布固定，上加暖水袋。

【出处】《中西结合实用临床急救》，1996，3（2）：88。

13. 经验方

【组成】党参、茯苓、炒白芍各15g，黄芪、川牛膝各20g，泽泻、猪苓、苍术、陈皮各10g，车前子、益母草各30g，女贞子18g，炙甘草、肉桂各6g。

【功效】益气健脾，补肾利尿。

【主治】糖尿病合并尿潴留患者。

【临床应用】水煎服，日1剂。同时配合针刺足三里、委阳、三阴交、阴陵泉、肾俞，留针30分，每日1次，20天为1个疗程。治疗20例糖尿病并发尿潴留患者，获得较好疗效。

【出处】《陕西中医》，2001，（10）：59。

14. 济生肾气汤

【组成】熟地黄 15g，山药 15g，山茱萸 15g，牡丹皮 10g，茯苓 15g，泽泻 10g，肉桂 10g，车前子 10g（包煎），川牛膝 12g。

【功效】温肾利水。

【主治】糖尿病神经源性膀胱证属肾气不足者。症见少腹胀满，小便排出无力或淋沥不畅，或尿失禁，腰膝酸软，四末不温，舌淡苔白，脉沉细。

【临床应用】水煎服，日 1 剂，分 2 次服。同时配合艾灸，取穴：肾俞、三焦俞、气海、关元、阳谷、委阳、水道，以艾条轮流悬灸，每穴灸 10 分钟，每日 1 次，15 日为 1 个疗程。

【出处】《中国针灸》，2001，（7）：397。

15. 补中益气汤加味

【组成】黄芪 30g，人参 15g，当归 15g，陈皮 10g，白术 10g，柴胡 10g，升麻 6g，茯苓 12g，桂枝 10g，猪苓 30g，泽泻 10g。

【功效】补中益气。

【主治】糠尿病神经源性膀胱证属中气不足者。症见少腹坠胀，时欲小便而不得出，神疲气短，食欲不振，舌淡苔白，脉沉细。

【临床应用】水煎服，日 1 剂，分 2 次服。同时配合艾灸，取穴：肾俞、三焦俞、气海、关元、阳谷、委阳、水道，以艾条轮流悬灸，每穴灸 10 分钟左右，每日 1 次，15 日为 1 个疗程。

【出处】《中国针灸》，2001，（7）：397。

16. 桂芪汤

【组成】肉桂 15g，黄芪 50g，炒白术、山药、芡实、益母草、仙茅、仙灵脾、石韦、牛膝各 30g，太子参、地龙、茯苓、水红花子各 12g。

【功效】健脾益气，温肾通阳，活血利水。

【主治】糖尿病神经源性膀胱。

【临床应用】水煎服，日 1 剂，60 天为 1 个疗程，治疗 40 例糖尿病神经源性膀胱患者，显效 10 例，好转 24 例，无效 6 例。

【出处】《四川中医》，2001，（1）：31。

17. 经验方

【组成】黄芪 30g，陈皮、当归各 10g，人参 9g，白术 12g，炙甘草 6g。

【功效】益气健脾。

【主治】糖尿病神经源性膀胱。

【临床应用】水煎服，日 1 剂。临床加减：兼阳虚加制附子 6g，桂枝 9g；兼腰酸加熟地黄 10g，枸杞子 12g；兼小便刺痛灼热加滑石 9g，栀子 10g。治疗 27 例糖尿病神经源性膀胱患者，显效 15 例，有效 10 例，无效 2 例。

【出处】《四川中医》，2001，（3）：42。

18. 抵当汤合五苓散加减

【组成】水蛭 3g（分 2 次吞服），大黄、桃仁、地龙、猪苓、白术、茯苓、泽泻各 10g，桂枝 6g。

【功效】活血行水。

【主治】糖尿病神经源性膀胱。

【临床应用】日 1 剂，水煎服。用药最少 5 剂，最多 50 剂，平均 19 剂。明显气虚者合春泽汤，并重用生黄芪；阳虚者合金匮肾气丸；阴虚者合六味地黄丸，兼内热者加知母、地骨皮；尿路感染明显加瞿麦、车前草、凤尾草等。

【出处】《中国中医急症》，2000，9（4）：155。

19. 自拟方

【组成】熟地黄 10g，山茱萸 10g，生黄芪 50g，桑寄生 15g，菟丝子 10g，益智仁 15g，芡实 10g，天冬 12g，麦冬 12g，天花粉 15g，茯苓 15g，猪苓 15g，牡丹皮 15g，丹参 15g，川牛膝 15g。

【功效】益气温阳，滋肾固摄。

【主治】糖尿病神经源性膀胱。

【临床应用】每日 1 剂，水煎分 2 次服。若有尿路感染，出现尿急、尿痛者，加萹蓄 10g，瞿麦 10g；便秘去芡实，加火麻仁 10g。

【出处】《中国中医药信息杂志》，1999，6（8）：70。

20. 经验方

【组成】黄芪 30g，生地黄 15g，熟地黄 30g，制何首乌 15g，天花粉 30g，牛膝 10g，葛根 15g，川芎 10g，细辛 5g。

【功效】补肾益气活血。

【主治】糖尿病神经源性膀胱。

【临床应用】每日1剂，水煎服。舌淡胖有齿痕者加桂枝6g，制附子6g；舌苔白腻者加砂仁6g，陈皮10g。

【出处】《中医杂志》，1999，40（2）：93。

21. 经验方

【组成】黄芪15g，人参10g，当归10g，陈皮10g，白术10g，升麻6g，柴胡10g，甘草6g，茯苓12g，桂枝10g，猪苓30g，泽泻10g。

【功效】补中益气。

【主治】糖尿病神经源性膀胱证属中气不足者。

【临床应用】水煎服，日1剂，分2次服。

【出处】《中国糖尿病防治特色》。

22. 经验方

【组成】熟地黄12g，川牛膝12g，山药15g，肉桂10g，牡丹皮10g，车前子10g，泽泻10g，附子6g，茯苓15g，山茱萸10g。

【功效】补肾化气利尿。

【主治】糖尿病神经源性膀胱证属肾气不足者。

【临床应用】水煎服，日1剂，分2次服。

【出处】《中国糖尿病防治特色》。

23. 经验方

【组成】黄柏10g，石韦30g，车前子12g，炒山栀子10g，王不留行15g，通草2g，大黄6g，甘草梢6g。

【功效】清利湿热，通利小便。

【主治】糖尿病神经源性膀胱证属下焦湿热者。

【临床应用】水煎服，日1剂，分2次服。

【出处】《中国糖尿病防治特色》。

24. 经验方

【组成】沉香粉3g（冲服），石韦30g，滑石15g，当归12g，白芍15g，甘草梢6g，冬葵子10g，王不留行12g。

【功效】疏利气机，通利小便。

【主治】糖尿病神经源性膀胱证属肝郁气滞者。

【临床应用】水煎服，日1剂，分2次服。

【出处】《中国糖尿病防治特色》。

25. 调气化瘀降浊颗粒

【组成】肉桂3g，沉香1g，橘核10g，荔枝核10g，益母草15g，泽兰10g，莪术10g，佩兰10g，萆薢10g，车前子15g，泽泻10g。

【功效】调气化瘀降浊。

【主治】糖尿病神经源性膀胱。

【临床应用】水冲服，每日1剂。

【出处】《江苏中医药》，2011，（4）：53。

26. 补中益气汤加减

【组成】党参12g，白术10g，当归12g，陈皮10g，黄芪15g，升麻6g，柴胡6g，乌药10g，小茴香6g，仙灵脾12g，杜仲12g，菟丝子12g。

【功效】升阳举陷，温化膀胱。

【主治】糖尿病神经源性膀胱。

【临床应用】水冲服，每日1剂。

【出处】《成都中医药大学学报》，2016，（1）：71。

27. 补阳还五汤加减

【组成】生黄芪60～120g，当归10g，赤芍10g，川芎10g，桃仁10g，红花10g，地龙10g。

【功效】益气活血。

【主治】糖尿病神经源性膀胱。

【临床应用】水冲服，每日1剂。尿量多而混浊者加五味子10g，桑螵蛸10g，益智仁10g；多饮易饥者加生石膏30g，生地黄10g；烦渴多饮者加天花粉30g，葛根30g；少腹胀满，上及两胁者，加川楝子10g，郁金10g；泄泻者去当归、桃仁，加滑石10g，诃子10g。

【出处】《光明中医》，2012，（6）：1154。

28. 艾灸合中药热敷

【组成】艾灸取穴：膀胱俞、肾俞、三焦俞、气海、关元、中极；中药热敷用药：小茴香、吴茱萸、没药、乳香、冰片。

【功效】温阳利水。

【主治】糖尿病神经源性膀胱。

【临床应用】艾灸：以艾灸盒进行悬灸，每穴15分钟，每日1次。中药热敷：将各中药粉碎成粉，以 5：3：2：1：1 配方混匀，临用时，取 24g 加入 40～50mL 白醋调成稠糊状，根据患者胖瘦程度，选择合适面积的纱布置于小腹，将制配的温阳利水方药糊敷上，再以 TDP 灯照射，每次 30 分钟，每日 2 次。

【出处】《光明中医》，2016，（12）：1808。

29. 枇杷清肺饮

【组成】黄芪 30g，党参 10g，升麻 10g，甘草 6g，桔梗 10g，白术 10g，车前子 10g，猪苓 10g，泽泻 10g，乌药 10g。

【功效】清热润燥。

【主治】糖尿病神经原性膀胱燥热伤肺型。

【临床应用】水煎服，日 1 剂，早晚分 2 次服用，1 月为 1 个疗程。

【出处】《中医药学报》，2009，（4）：88。

30. 枇杷清肺饮

【组成】黄芪 30g，党参 10g，升麻 10g，甘草 6g，桔梗 10g，白术 10g，车前子 10g，猪苓 10g，泽泻 10g，乌药 10g。

【功效】清热润燥。

【主治】糖尿病神经原性膀胱燥热伤肺型。

【临床应用】水煎服，日 1 剂，早晚分 2 次服用，1 月为 1 个疗程。

【出处】《中医药学报》，2009，（4）：88。

糖尿病性阳痿方

1. 降糖起痿合剂

【组成】生地黄、熟地黄各 20g，怀山药 15g，山茱萸 10g，当归 15g，丹参 15g，水蛭 6g，蜈蚣 10g，肉桂 3g，仙灵脾 15g，阳起石 20g（先煎），川牛膝 15g，葛根 10g。

【功效】温补脾肾，活血化瘀。

【主治】糖尿病阳痿。证属肾阳亏虚，瘀血阻滞者。

【临床应用】水煎服，日 1 剂，分 2 次服。治疗糖尿病阳痿患者 26 例，临床治愈 11 例，有效 9 例，无效 6 例。

【出处】《长春中医学院学报》，2001，（2）：26。

2. 雄起壮阳栓

【组成】仙灵脾 12g，丹参 12g，黑蚂蚁 9g，九香虫 6g，制蜈蚣 6g，罂粟壳 9g。

【功效】肾虚血瘀。

【主治】糖尿病阳痿患者。

【临床应用】将仙灵脾、丹参、罂粟壳经醇提取，将药渣与黑蚂蚁、九香虫、蜈蚣加水煎煮，过滤后取滤液，将二液混匀浓缩，加入赋形剂喷雾后取干粉，再入基质制成一枚栓剂。每日 1 粒栓剂，睡前纳入直肠内。治疗 30 例糖尿病阳痿患者，治愈 8 例，好转 15 例，总有效率 76.67%。

【出处】《经验方》。

3. 经验方

【组成】枸杞子、菟丝子、蛇床子、何首乌、熟地黄各 15g，五味子、仙灵脾、牛膝各 10g，丹参 24g。

【功效】益肾活血。

【主治】糖尿病性阳痿证属肾虚血瘀者。

【临床应用】水煎服，日 1 剂。临床加减：阳虚甚者酌加肉桂、仙茅；阴虚甚者酌加龟甲、鳖甲；阴虚火旺或夹湿热者酌加知母、焦黄柏、山栀子；兼气血两虚者酌加黄芪、当归、党参、龙眼肉；肝郁者酌加白芍、柴胡。

【出处】《四川中医》，2001，（3）：35。

4. 降糖起痿灵

【组成】鹿茸、海马、人参、菟丝子、金樱子、韭菜子、葛根、天花粉、丹参、黄连。

【功效】滋肾填精，温肾扶阳。

【主治】糖尿病性阳痿。

【临床应用】水煎服，日 1 剂，分 2 次服。治疗 30 例糖尿病性阳痿患者，获得较好疗效。

【出处】《河南中医》，2002，（1）：38。

5. 双补四物汤

【组成】黄芪 30g，山药 20g，苍术 12g，陈皮 10g，熟地黄 15g，枸杞子 12g，巴戟天 12g，当归 12g，丹参 15g，川芎 12g，赤芍 12g。

【功效】健脾补肾，活血化瘀。

【主治】糖尿病性阳痿。

【临床应用】伴阳虚者加仙灵脾 15g，菟丝子 12g；阴虚火旺者加黄柏 12g，生牡蛎 15g；肝气郁结加柴胡 12g，白芍 12g；湿热下注加车前子 15g，黄芩 12g，泽泻 10g。水煎服，每日 1 剂。

结果：治疗组25例中治愈5例（20%），显效8例（32%），有效9例（36%），无效3例（12%），总有效率为88%。现代药理研究表明，黄芪、山药、苍术、熟地黄、枸杞子有降血糖作用，丹参、川芎、赤芍、当归具有改善微循环、扩张毛细血管、保护内皮细胞、抗凝、抗血栓等作用。

【出处】《中国乡村医生杂志》，2000，（1）：33。

6. 活血起痿灵

【组成】叶底珠、王不留行、红花、三七、丹参、蜈蚣、斑蝥、蛇床子。

【功效】活血化瘀，通畅宗筋，温阳起痿。

【主治】糖尿病性阳痿。

【临床应用】共治疗47例，近期治愈37例，显效3例，有效2例，无效5例，总有效率达89.37%。

【出处】《辽宁中医杂志》，1996，23（3）：14。

7. 蚁蛭散

【组成】蚂蚁（60%），水蛭（10%），黄芪（10%），天花粉（10%），玄参（10%）。

【功效】补肾活血，调整阴阳。

【主治】糖尿病性阳痿。

【临床应用】共治疗36例，3个月后近期痊愈9例，显效11例，有效6例，无效10例，总有效率72.2%。可明显降低血糖水平，改善睾丸微循环，促进性腺发育，改善神经传导及缩短传导时间。

【出处】《山东中医杂志》，1997，16（5）：199-200。

8. 益肾活血汤

【组成】熟地黄20g，山药15g，山茱萸10g，肉桂3g（后下），附子6g（先煎），鹿角胶15g（烊化），炒当归10g，炙黄芪20g，丹参15g，川芎10g，炒白芍10g。

【功效】温肾填精，益气活血。

【主治】糖尿病性阳痿。

【临床应用】肾阳虚明显加巴戟天、仙灵脾各15g；血瘀明显或肢体麻木疼痛加红花8g，赤芍10g；腰酸痛者加川牛膝、怀牛膝各10g，炒杜仲10g；尿糖高者，倍用黄芪、山药。治疗16例，1个月为1个疗程，连用2个疗程，经随访半年以上，痊愈9例，好转4例，无效3例。

【出处】《浙江中医学院学报》，1997，21（5）：16。

9. 经验方

【组成】黄柏10g，薏苡仁30g，苍术10g，牛膝12g，穿山甲、刺猬皮各12g，泽泻12g，山茱萸10g，茯苓12g。

【功效】清利湿热，健脾补肾。

【主治】糖尿病性阳痿，证属脾肾两虚，湿热蕴结者。症见形体肥胖，身重困倦，双下肢酸软无力，多饮多尿不明显，苔厚腻微黄，脉沉缓。

【临床应用】每日1剂，水煎服。

【出处】《中国糖尿病医案选》。

10. 经验方

【组成】黄芪50g，五味子12g，山茱萸20g，附子9g，桑螵蛸12g，生龙骨、生牡蛎各30g，醋柴胡、醋白芍、白蒺藜各9g。

【功效】补肾壮阳，益气疏肝。

【主治】糖尿病性阳痿，证属阳虚气弱肝郁。症见口干，神疲乏力，胁胀不舒，阳痿，四肢不温，舌胖有齿痕，脉弦。

【临床应用】每日1剂，水煎服。

【出处】《糖尿病的中医治疗》。

11. 经验方

【组成】太子参15g，黄精30g，当归10g，柴胡10g，赤芍、白芍各15g，生地黄30g，山茱萸10g，刺猬皮10g，蜈蚣1条，狗脊12g。

【功效】益气养阴，疏肝通脉。

【主治】糖尿病性阳痿，证属肝肾两虚，气滞血瘀。症见情志抑郁，失眠多梦，腰酸乏力，口干，脉沉弦细。

【临床应用】每日1剂，水煎服。

【出处】《中国糖尿病医案选》。

12. 六味地黄汤合生脉散加减

【组成】生地黄、黄芪各40g，山药、丹参、葛根各30g，茯苓、泽泻、牡丹皮、人参、三七、牛膝各15g，山茱萸、五味子各25g，麦冬50g，水蛭10g。

【功效】补肾益气阴，活血化瘀通络。

【主治】糖尿病性阳痿。

【临床应用】水煎早晚各服200mL，日1剂。

【出处】《中医药学报》，1999，(3)：29。

13. 小柴胡汤加减

【组成】柴胡12g，黄芩15g，龙胆草9g，赤芍15g，当归15g，蜈蚣3g，土鳖虫9g，大黄9g。

【功效】清肝化瘀通络。

【主治】糖尿病性阳痿。

【临床应用】每日1剂，水煎2次，混匀等分，早晚温服，3周为1个疗程。

【出处】《中医药研究》，1999，15(5)：31。

14. 右归丸加减

【组成】鹿角胶10g，附子6g，肉桂6g，熟地黄12g，菟丝子10g，当归12g，杜仲10g，山药15g，山茱萸10g，枸杞子10g。

【功效】温补肾阳。

【主治】糖尿病性阳痿，证属肾阳不足者。症见阳痿阴冷，精薄精冷，头晕耳鸣，面色皖白，精神萎靡，腰膝酸软，畏寒肢冷，短气乏力，舌淡胖润，脉沉细。

【临床应用】水煎服，日1剂，分2次服。

【出处】《中国糖尿病防治特色》。

15. 归脾汤加减

【组成】黄芪15g，白术10g，茯神12g，龙眼肉12g，人参10g，木香10g，当归12g，远志20g，甘草6g，酸枣仁12g。

【功效】补益心脾。

【主治】糖尿病阳痿，证属心脾两虚者。症见阳痿不举，精神不振，心悸气短，乏力自汗，夜寐不安，面色不华，舌质淡，脉沉细。

【临床应用】水煎服，日1剂，分2次服。

【出处】《中国糖尿病防治特色》。

16. 经验方

【组成】柴胡10g，枳壳、枳实各10g，当归10g，白芍12g，蜈蚣2条，甘草6g，佛手12g，刺猬皮10g。

【功效】疏肝理气，兼以活血。

【主治】糖尿病性阳痿，证属肝郁气滞者。症见阳痿失用，情志抑郁或易激动，失眠多梦，腰膝酸软，舌暗苔白，脉沉细弦。

【临床应用】水煎服，日1剂，分2次服。

【出处】《中国糖尿病防治特色》。

17. 补肾活血汤

【组成】巴戟天15g，菟丝子20g，杜仲15g，海马3条，枸杞子15g，肉苁蓉25g，锁阳10g，黄芪30g，山药15g，白术12g，丹参15g，桃仁15g，当归10g，川芎10g，赤芍15g，红花12g，蜈蚣2条。

【功效】补肾活血。

【主治】糖尿病性阳痿。

【临床应用】水煎服，每日1剂。

【出处】《河北中医》，2011，(9)：1373。

18. 经验方

【组成】黄芪30g，党参30g，五味子6g，麦冬10g，知母10g，生地黄10g，何首乌10g，益母草10g，当归10g，仙灵脾15g，肉桂3g，蜈蚣2条，生麻黄3g。

【功效】益气养阴活血

【主治】2型糖尿病伴勃起功能障碍。

【临床应用】每日1剂，4周为1个疗程，连续治疗3个疗程。共治疗40例，显效13例，有效17例，无效10例。

【出处】《北京中医药》，2009，28(10)：793-794。

19. 起痿汤

【组成】熟地黄20g，山药15g，山茱萸10g，肉桂3g(后下)，附子6g(先煎)，鹿角胶15g(烊化)，炒当归10g，炙黄芪20g，丹参15g，川芎10g，炒白芍10g。

【功效】温肾填精、益气活血化瘀。

【主治】糖尿病性阳痿。

【临床应用】腰部酸困加桑寄生、炒杜仲；双下肢无力、膝软加怀牛膝、木瓜；失眠、多梦加酸枣仁、夜交藤、生龙骨、生牡蛎；形寒肢冷加干姜；气短、乏力、多汗加五味子；头昏胀闷加菊花、黄精、代赭石；阴囊潮湿加巴戟天、黄柏、苍术。水煎服，每日1剂。

【出处】《河北中医》，2011，(1)：85-86。

20. 四逆散加减

【组成】柴胡 15g，枳壳 15g，赤芍、白芍各 15g，当归 15g，生地黄 15g，桃仁 15g，红花 10g，蜈蚣 2 条。

【功效】疏肝理气，活血化瘀。

【主治】糖尿病性阳痿。

【临床应用】命门火衰，阳气虚甚，加仙灵脾 30g，巴戟天 15g，肉苁蓉 15g；少腹、睾丸胀痛，加荔枝核 15g，橘核 15g，乌药 15g；失眠多梦，记忆力减退，加生龙骨、生牡蛎各 30g，酸枣仁 15g，合欢皮 15g，远志 15g，石菖蒲 15g；会阴潮湿，加萆薢 30g，竹叶 12g，车前子 15g，石韦 15g；遗精者，加桑螵蛸 15g，莲须 15g。每日 1 剂，水煎服。

【出处】《中医杂志》，2007，（6）：492。

糖尿病性胃轻瘫方

1. 养胃汤

【组成】黄芪、山药各 20g，白术、沙参、麦冬各 15g，厚朴、枳壳各 6g。

【功效】益气养阴。

【主治】糖尿病性胃轻瘫证属气阴两虚者。

【临床应用】水煎服，日 1 剂，分 2 次服。治疗糖尿病性胃轻瘫 38 例，显效 21 例，有效 16 例，无效 1 例。

【出处】《中医药信息》，2001，（2）：33。

2. 补中益气汤

【组成】黄芪 30g，人参 10g，甘草 9g，当归 12g，陈皮 6g，升麻 3g，柴胡 6g。

【功效】补中益气。

【主治】糖尿病性胃轻瘫证属脾胃虚弱型。

【临床应用】水煎服，日 1 剂。

【出处】《陕西中医学院学报》，2001，（6）：15。

3. 加味乌药汤

【组成】乌药 6g，砂仁 6g，木香 10g，延胡索 10g，香附 12g，槟榔 10g，炙甘草 6g，生姜 3 片。

【功效】舒肝和胃。

【主治】糖尿病性胃轻瘫证属肝郁气滞型。

【临床应用】水煎服，日 1 剂。

【出处】《陕西中医学院学报》，2001，（6）：15。

4. 加味麦冬汤

【组成】麦冬 9g，半夏 12g，西洋参 15g，炙甘草 6g，扁豆 9g，薏苡仁 20g，陈皮 6g，生姜 6g，大枣 5 枚。

【功效】滋阴养胃，健脾化湿。

【主治】糖尿病性胃轻瘫。

【临床应用】水煎服，日 1 剂。呕吐甚加旋覆花 6g，代赭石 12g；便秘者加当归 12g，肉苁蓉 9g。10 天为 1 个疗程，治疗 36 例糖尿病性胃轻瘫患者，痊愈 11 例，有效 21 例，无效 4 例。

【出处】《验方》。

5. 燥湿和胃降逆汤

【组成】苍术 30g，陈皮 10g，砂仁 6g，半夏 9g，丹参 12g，代赭石 12g，鸡内金 6g，葛根 15g。

【功效】和胃降逆。

【主治】糖尿病性胃轻瘫。

【临床应用】水煎服，日 1 剂。气阴两虚型加党参 12g，黄芪 18g，天花粉 12g；虚寒型加吴茱萸 6g；阴虚内热型加川牛膝 9g，黄连 9g。

【出处】《河北中医》，2001，（5）：374。

6. 半夏泻心汤

【组成】黄连、黄芩、人参、甘草、半夏、干姜、大枣。

【功效】辛开苦降，调中和胃。

【主治】寒热错杂，脾胃不和，胃气上逆之糖尿病性胃轻瘫。症见胃脘痞满，呕逆肠鸣。

【临床应用】水煎服，日 1 剂。若水饮食滞所致胃脘痞满之胃轻瘫，则以生姜泻心汤主之；若为脾虚肠寒所致心下痞，下利甚，谷不化等症，则用甘草泻心汤主之。

【出处】《广州中医药大学学报》，2001，（4）：318。

7. 小柴胡汤

【组成】柴胡、黄芩、人参、甘草、半夏、生姜、大枣。

【功效】疏肝清热，和胃降逆。

【主治】胃虚胆郁，枢机不利之糖尿病性胃轻瘫。症见腹胀纳呆，胸胁苦满，脘闷心烦，喜呕。

【临床应用】水煎服，日1剂。若伴有大便干结者，可用大柴胡汤加减；若年老体虚大便不通者，可用柴胡加芒硝汤。

【出处】《广州中医药大学学报》，2001，(4)：318。

8. 旋复代赭汤

【组成】旋覆花、人参、生姜、代赭石、甘草、半夏、大枣。

【功效】和胃化痰，重镇降逆。

【主治】胃气虚弱，肝气犯胃之糖尿病性胃轻瘫。症见心下胃脘痞硬，嗳气频发，呕吐，噎膈反胃。

【临床应用】水煎服，日1剂。若患者兼有胃虚胆热，呕吐泛酸频繁，可合用温胆汤。

【出处】《广州中医药大学学报》，2001，(4)：318。

9. 消痞丸

【组成】西洋参、生黄芪、山药、白术、黄连、当归、赤芍、丹参、紫苏梗、藿梗、旋覆花、代赭石、杏仁、橘红、半夏、瓜蒌。

【功效】辛开苦降，调中和胃。

【主治】糖尿病性胃轻瘫。

【临床应用】制成浓缩水丸，每次6g，每日3次。治疗36例糖尿病性胃轻瘫患者，患者症状明显改善，胃排空功能明显恢复。

【出处】《河南中医药学刊》，2001，(1)：42。

10. 加减半夏泻心汤

【组成】太子参20g，黄连9g，黄芩15g，法半夏15g，干姜6g，山药20g，大枣15g，百合15g，乌药15g，炒苍术15g，砂仁6g，鸡内金15g，麦芽15g。

【功效】辛开苦降，调中和胃。

【主治】糖尿病性胃轻瘫。

【临床应用】水煎服，日1剂。治疗糖尿病性胃轻瘫50例，治愈（胃肠道症状完全消失，胃张力增强，胃蠕动次数2～3次/分，无潴留者）32例，占64%；显效（胃肠道症状完全消失，胃蠕动次数大于2次/分，胃排空时间小于3小时）9例，占18%；有效（胃肠道症状明显减轻，胃蠕动2次/分，胃排空时间大于3小时）7例，占14%；无效（胃肠症状无明显减轻，胃蠕动次数小于2次/分，胃排空时间大于3小时）2例，占4%。总有效率为96%。

【出处】《四川中医》，2001，(9)：35。

11. 经验方

【组成】党参15g，白术12g，茯苓15g，甘草6g，陈皮10g，砂仁6g，苍术10g，薏苡仁30g，半夏10g，白芍15g，木香10g，焦山楂、焦神曲各30g。

【功效】健脾和胃。

【主治】糖尿病性胃轻瘫。

【临床应用】水煎服，日1剂，分2次服。加减：虚寒者加黄芪30g，山药10g，干姜6g，以益气温中；湿困者加藿香10g，佩兰10g，厚朴5g，以芳香化湿；血瘀者加丹参30g，赤芍15g，或失笑散15g；气滞者加枳壳10g，佛手10g；食滞者加鸡内金6g，槟榔10g，以消食化滞。

【出处】《天津中医》，2001，(6)：35。

12. 导滞汤

【组成】黄芪30g，白术12g，枳壳6g，木香6g，茯苓15g。

【功效】导滞消胀，益气健脾。

【主治】糖尿病性胃轻瘫。症见脘胀腹满，疼痛厌食，便秘，苔厚腻，脉滑等。

【临床应用】寒秘严重加附子3g；食滞严重加厚朴6g；肝郁加柴胡5g。共治疗35例，2～4周后，总有效率84.2%，其中以恶心呕吐、厌食改善最为明显。

【出处】《天津中医》，1997，14(1)：13-14。

13. 加味大承气汤

【组成】大黄10g，芒硝、枳实、厚朴、黄连、槟榔、牵牛子、莪术各12g。

【功效】攻下逐瘀，行气除满。

【主治】糖尿病性胃潴留。症见餐后腹胀，恶心厌食及上腹不适症，胃部饱满，舌苔厚腻，脉弦滑者。

【临床应用】共治疗20例，2周为1个疗程，

18 例症状改善。本方可显著改善主要临床症状和减少尿糖，显著增高餐后胃电振幅和频率，即增强胃壁平滑肌的电活动。

【出处】《中国中西医结合杂志》，1997，17（10）：626-627。

14. 参苓白术散合香砂六君子汤

【组成】白扁豆 10g，太子参 15g，黄芪 12g，白术 10g，茯苓 10g，乌药 10g，砂仁 10g，木香 10g，陈皮 10g，枳壳 10g，半夏 10g，生姜 3 片，山药 10g。

【功效】健脾益气。

【主治】糖尿病性胃轻瘫。

【临床应用】每日 1 剂，水煎分 3 次服。伴腹中冷痛加附子、干姜、肉桂、吴茱萸；得食即吐加竹茹、紫苏梗、吴茱萸；口干渴加人参、乌梅；腹胀较甚加厚朴、香附、莱菔子。现代药理研究证明，中药健脾类药对胃肠运动有调整作用，消化吸收功能的改善与调整植物神经功能有关，而部分行气药（如：乌药、木香、枳壳）对胃肠平滑肌有兴奋作用。动物实验亦证明：陈皮、乌药等能促进消化液分泌，从而改善消化功能，生姜、肉桂、吴茱萸等对胃肠道有缓和刺激作用，能增强胃肠道张力和蠕动，而糖尿病性胃轻瘫患者多有脾胃虚弱、升降失常的情况，主要表现为胃肠平滑肌运动不正常。另外，方中黄芪、太子参、白术、山药、茯苓等兼有调整血糖的作用。

【出处】《辽宁中医学院学报》，2000，2（1）：32-33。

15. 振中愈瘫汤

【组成】炙黄芪 20g，生白术 15g，南沙参、北沙参各 15g，石斛 10g，天花粉 15g，熟大黄 3g，黄连 3g，厚朴 15g，枳壳 10g，大腹皮 15g，香橼皮 15g，沉香 3g（后下），降香 10g。

【功效】振中鼓胃，下气消胀。

【主治】糖尿病性胃轻瘫。症见不同程度的上腹饱胀，餐后加重，嗳气厌食，恶心或烧心，时有呕吐、腹胀，上腹略隆起。

【临床应用】共治疗 57 例，饱胀于 3 小时内消失者 49 例，6 小时内减轻者 8 例。显效 55 例，有效 2 例，有效率 100%。

【出处】《实用中医药杂志》，1997，（3）：14。

16. 舒胃汤

【组成】青皮、木香、枳实、槟榔、黄连、沙参、麦冬、石斛各 12g，沉香 6g，大黄 9g。

【功效】理气和理，养阴生津。

【主治】糖尿病性胃轻瘫。

【临床应用】饮食伤胃加莱菔子、焦山楂、焦麦芽、焦神曲各 15g，鸡内金、清半夏各 12g；肝气犯胃加柴胡、郁金、川楝子各 12g，吴茱萸 3g；胃阴不足加生地黄、天花粉各 15g，玄参 12g，白芍 9g；痰饮内停加半夏、竹茹、藿香、佩兰、紫苏梗、苍术各 12g，陈皮 15g；脾胃虚弱加太子参、白术各 15g，山药 24g，茯苓 12g，黄芪 20g。

【出处】《经验方》。

17. 自拟方

【组成】肉豆蔻、补骨脂、吴茱萸、肉桂、附子、荔枝核、仙茅、仙灵脾、鬼箭羽、丹参、红花。

【功效】补肾活血，温阳止泻。

【主治】糖尿病合并胃肠植物神经功能紊乱，阳虚血瘀型。

【临床应用】每日 1 剂，水煎服。治疗 40 例，治愈 8 例，显效 16 例，有效 14 例，无效 2 例。

【出处】《北京中医》，1992，（3）：45。

18. 参苓白术散加味

【组成】人参、茯苓、白术、怀山药、扁豆、莲子肉、薏苡仁、桔梗、鬼箭羽、丹参、红花。

【功效】益气活血，健脾止泻。

【主治】糖尿病并发胃肠植物神经功能紊乱，气虚血瘀型。

【临床应用】每日 1 剂，水煎服。

【出处】《北京中医》，1992，（3）：45。

19. 自拟方

【组成】防风、陈皮、白芍、白术、鬼箭羽、丹参、红花、柴胡。

【功效】理气活血，健脾止泻。

【主治】糖尿病并发胃肠植物神经功能紊乱，气滞血瘀型。

【临床应用】每日1剂，水煎服。

【出处】《北京中医》，1992，(3)：45。

20. 自拟方

【组成】党参、制半夏、枳实各10g，炒白术、茯苓、川石斛各15g，陈皮、木香各6g。

【功效】健脾和胃。

【主治】糖尿病性胃轻瘫。

【临床应用】便秘者加生地黄、火麻仁；便溏者加怀山药。每日1剂，分2次温服，半个月为1个疗程。

【出处】《实用中医药杂志》，1999，15(5)：18。

21. 经验方

【组成】黄芪30g，白术15g，山药15g，鸡内金10g，紫苏梗10g，莱菔子15g，大腹皮15g，丹参30g，牛膝10g。

【功效】益气养阴活血。

【主治】糖尿病性胃轻瘫。上腹饱胀，纳差，重症患者有恶心、呕吐，少部分患者可无临床症状。

【临床应用】肝胃不和加柴胡10g，枳实10g，香附15g，佛手10g；脾胃虚寒加炮姜10g，桂枝10g，附子6g，吴茱萸6g；瘀血阻络加蒲黄10g，降香10g，延胡索15g，大黄10g。每日1剂，分3次服，14日为1个疗程。

【出处】《中国中医药科技》，1999，6(2)：117。

22. 经验方

【组成】太子参15g，砂仁、竹茹各9g，川芎、天花粉、紫苏梗、鸡内金各10g，石斛、白术、沙参各12g，黄连、酒大黄各6g。

【功效】益气健脾，养阴和胃，行气活血。

【主治】糖尿病性胃轻瘫。胃脘饱胀，上腹不适，食欲低下，恶心呕吐。

【临床应用】胃脘胀甚者加厚朴；恶心呕吐甚者加姜半夏。

【出处】《新疆中医药》，1999，17(4)：24。

23. 旋覆代赭汤加减

【组成】旋覆花15g，太子参30g，代赭石15g，甘草4g，竹茹12g，法半夏10g，大枣4枚。

【功效】降逆止呕，益气和胃。

【主治】糖尿病性胃轻瘫。

【临床应用】食积不化，胃气不和加山楂、神曲、莱菔子；痰湿阻滞，气阻中焦加熟地黄、云茯苓、陈皮；肝气郁结、气机失和加柴胡、白芍、枳壳；脾胃虚弱，升举无力加黄芪、茯苓、葛根。每天1剂，水煎分2次口服，10天为1个疗程。

【出处】《现代中西医结合杂志》,1999,8(10):163。

24. 补中益气汤加味

【组成】黄芪15g，炙甘草5g，太子参20g，当归、白术各10g，橘皮、柴胡各6g，升麻3g。

【功效】补中益气。

【主治】糖尿病性胃轻瘫。

【临床应用】水煎服，日1剂，分2次服。呕吐明显加半夏；便秘加玄参、麦冬、生地黄。

【出处】《浙江中医杂志》，1999，34(11)：473。

25. 健脾降逆化瘀汤

【组成】党参20g，黄芪30g，生白术15g，茯苓10g，怀山药10g，徐长卿5g，木蝴蝶10g，半夏10g，陈皮5g，木香6g，丹参20g，鸡内金10g，山楂10g，砂仁6g(后下)，檀香10g，蜜甘草10g。

【功效】健脾降逆化瘀。

【主治】糖尿病性胃轻瘫。

【临床应用】水煎服，每日1剂。

【出处】《江苏中医药》，2013，(3)：36。

26. 养阴健脾方

【组成】太子参15g，沙参15g，玉竹15g，石斛15g，怀山药15g，白芍15g，白术10g，茯苓15g，谷芽15g，枳壳10g，砂仁6g，法半夏10g。

【功效】滋养胃阴，调和脾胃。

【主治】糖尿病性胃轻瘫。

【临床应用】水煎服，每日1剂。呕吐明显者，加竹茹、藿香；腹胀痛明显者，加佛手、陈皮；大便干结，去法半夏，加麦冬、生地黄；纳差者，加鸡内金、麦芽。

【出处】《江苏中医药》，2007，（6）：34。

27. 经验方

【组成】柴胡 10g，炒枳壳 10g，炒赤芍 15g，延胡索 15g，吴茱萸 6g，炒黄连 3g，郁金 12g，炒青皮 10g，制香附 15g，夜交藤 30g，大腹皮 15g，生麦芽 10g，沉香曲 15g，炙甘草 5g。

【功效】疏肝行气。

【主治】糖尿病性胃轻瘫证属肝郁气滞者。

【临床应用】水煎服，每日 1 剂。

【出处】《浙江中医学院学报》，2005，（3）：34。

28. 经验方

【组成】陈皮 10g，厚朴 10g，茯苓 20g，半夏 15g，炒黄连 5g，枳实 10g，炒槟榔 20g，砂仁 5g，木香 15g，焦山楂 30g，莱菔 20g，鸡内金 20g，炒竹茹 15g，藿香 10g。

【功效】消食化痰。

【主治】糖尿病性胃轻瘫证属食积痰阻者。

【临床应用】水煎服，每日 1 剂。

【出处】《浙江中医学院学报》，2005，（3）：34。

29. 经验方

【组成】生地黄 20g，百合 20g，石斛 12g，山药 30g，白扁豆 30g，生白芍 20g，炙甘草 5g，麦冬 15g，知母 10g，川牛膝 10g，制大黄 5g，炒栀子 10g，生白术 20g，旋覆花 15g。

【功效】养胃降逆。

【主治】糖尿病性胃轻瘫证属胃阴不足者。

【临床应用】水煎服，每日 1 剂。

【出处】《浙江中医学院学报》，2005，（3）：34。

30. 参术和胃丸

【组成】人参 60g，炒白术 50g，茯苓、炙甘草、莪术各 20g，黄连 12g，厚朴、炒枳实各 40g，法半夏 20g，紫苏叶 8g，丹参 20g。

【功效】健脾和胃。

【主治】糖尿病性胃轻瘫证属脾胃虚弱者。

【临床应用】水泛为丸，早晚温水送服，6g/次。

【出处】《河北中医药学报》，2016，（1）：20。

31. 柴芍六君汤

【组成】柴胡 10g，白芍 15g，陈皮 6g，半夏 12g，党参 30g，白术 10g，茯苓 10g，炙甘草 3g，生姜 10g，红枣 10g。

【功效】疏肝理气，健脾和胃。

【主治】糖尿病性胃轻瘫。

【临床应用】水煎服，每日 1 剂。泛酸症状严重者加海螵蛸 12g，煅牡蛎粉 30g；上腹部胀闷、嗳气甚者加神曲 10g，山楂 10g，鸡内金 10g，砂仁 10g（后下）；恶心呕吐痰涎者加白豆蔻 10g，苍术 10g，厚朴 10g，砂仁 10g（后下）。

【出处】《广西中医药》，2006，（3）：14。

32. 活力醒胃汤

【组成】生黄芪 30g，太子参 15g，北沙参 10g，麦冬 10g，玉竹 10g，天花粉 18g，生山药 20g，薏苡仁 10g，石斛 10g，枳壳 10g，焦山楂、焦麦芽、焦神曲各 15g。

【功效】醒胃健脾，补气养阴。

【主治】糖尿病性胃轻瘫。

【临床应用】水煎服，每日 1 剂。

【出处】《河北中医》，2008，（11）：1149。

33. 加味枳实消痞汤

【组成】党参 30g，枳实 15g，白术 30g，茯苓 10g，半夏 10g，厚朴 10g，丹参 30g，干姜 10g，川黄连 10g，麦芽 30g，神曲 30g，炙甘草 10g。

【功效】补脾益气活血，行气消痞除满。

【主治】糖尿病性胃轻瘫。

【临床应用】水煎服，每日 1 剂。

【出处】《北京中医药大学学报》，2010，（5）：354。

34. 自拟方

【组成】太子参 15g，麦冬 12g，玫瑰花 6g，炒苍术 9g，炒山药 15g，生地黄 15g，法半夏 9g，黄连 3g，大狼巴草 15g，厚朴花 6g。

【功效】健脾固本和胃。

【主治】糖尿病性胃轻瘫脾胃虚弱型。

【临床应用】水煎服，每日 1 剂。

【出处】《江苏中医药》，2013，（5）：30。

35. 自拟方

【组成】党参15g，炒白术10g，黄芪20g，制半夏10g，神曲10g，丹参20g，枳实10g，木香6g，柴胡9g，桃仁10g。

【功效】健脾和胃。

【主治】糖尿病性胃轻瘫。

【临床应用】水煎服，每日1剂。

【出处】《中医杂志》，2007，（9）：825。

36. 健脾疏肝和胃汤

【组成】党参12g，白术10g，茯苓15g，香橼10g，旋覆花10g，砂仁10g，沙参10g，生地黄10g，柴胡10g，白芍10g，地龙10g，甘草6g。

【功效】健脾疏肝和胃。

【主治】糖尿病性胃轻瘫。

【临床应用】水煎服，每日1剂。

【出处】《长春中医药大学学报》，2013，（4）：676。

37. 自拟方

【组成】姜半夏10g，茯苓15g，枳实10g，白术12g，竹茹10g，党参12g，白芍15g，陈皮10g，丹参15g，大枣12g，炙甘草6g。

【功效】健脾益气，理气和胃，消痞除满。

【主治】糖尿病性胃轻瘫。

【临床应用】水煎服，每日1剂。兼气虚者加黄芪15～30g；阴虚者加沙参10g，麦冬10g，石斛10g；兼肝郁者加佛手10g，香橼10g，青皮10g；便秘者加火麻仁10～15g，瓜蒌仁10～15g，郁李仁10～15g；食滞者加鸡内金10g，焦山楂、焦麦芽、焦神曲各10g；血瘀者加赤芍3～6g，川楝子3～6g，延胡索10～15g。

【出处】《辽宁中医杂志》，2008，（11）：1688。

38. 自拟方

【组成】柴胡9g，白芍12g，枳实6g，海螵蛸30g，厚朴10g，姜半夏6g，炒莱菔子9g，生甘草6g，党参12g，神曲15g，茯苓30g，白术45g。

【功效】调畅肝气，健脾和胃。

【主治】糖尿病性胃轻瘫。

【临床应用】水煎服，每日1剂。

【出处】《中医杂志》，2008，（6）：512。

39. 四君香佛汤

【组成】党参12g，白术10g，茯苓10g，山药20g，厚朴12g，陈皮6g，木香10g，柴胡6g，佛手12g，香橼12g，砂仁12g，甘草8g。

【功效】甘温益气，健脾养胃。

【主治】糖尿病性胃轻瘫。

【临床应用】水煎服，每日1剂。大便秘者，加大黄3g；上腹有灼烧感、反酸者，加海螵蛸15g，煅瓦楞子15g；伴上腹隐痛者，加延胡索12g。

【出处】《中医杂志》，2005，（9）：667。

40. 三参滋胃饮

【组成】沙参25g，苦参20g，丹参15g，石膏5g，生地黄、石斛、延胡索、川楝子各15g，葛根10g，莱菔子、白花蛇舌草各15g，乌梅10g，鸡血藤15g。

【功效】升脾降胃，滋阴润燥，活血化瘀，行气止痛，消胀除满。

【主治】糖尿病性胃轻瘫。

【临床应用】每日1剂，水煎取药汁200mL，分2次温服。

【出处】《辽宁中医杂志》，2005，（10）：1056。

41. 疏肝健脾方

【组成】柴胡12g，枳壳15g，黄芪20g，白术15g，茯苓15g，法半夏10g，生姜9g，白芍15g，佛手12g，陈皮15g，香附12g。

【功效】疏肝健脾，理气和胃。

【主治】糖尿病性胃轻瘫肝郁脾虚证。

【临床应用】气虚甚者加太子参，伴有口苦、咽干者加川楝子、龙胆草，伴有胃痛者加延胡索，口干渴者加葛根、麦冬。日1剂，水煎400mL分早晚口服。

【出处】《光明中医》，2016，（23）：3445-3446。

42. 疏肝健脾通络法

【组成】薏苡仁60g，葛根15g，枳实、白术、茯苓、桔梗、柴胡、白芍各10g，砂仁、木香、党参、丹参9g，半夏、吴茱萸、甘草各6g，蜈蚣3g（研末冲服）。

【功效】疏肝解郁，健脾通络。

【主治】糖尿病性胃轻瘫肝郁脾虚络阻证。

【临床应用】每天 1 剂，水煎取汁 200mL，分早晚 2 次，于餐前 30 分钟口服。

【出处】《中华中医药杂志》，2012，（6）：1715–1717。

43. 疏肝健脾和胃方

【组成】柴胡 10g，香附 10g，党参 15g，白术 10g，枳实 6g，藿香 10g，荷叶 15g，木香 5g，槟榔 10g，麦芽 15g，鸡内金 10g，焦山楂 10g。

【功效】疏肝理气，健脾和胃，补中益气。

【主治】糖尿病性胃轻瘫。

【临床应用】每剂煎药汁 600mL，分早晚各温服 300mL。

【出处】《光明中医》，2015，（12）：2592–2593。

44. 自拟理气消痞汤

【组成】香附 10g，木香 10g，陈皮 10g，大腹皮 10g，槟榔 10g，枳壳 10g，厚朴 9g，莱菔子 30g，川楝子 9g，延胡索 10g，白芍 15g，乌药 10g，薏苡仁 30g。

【功效】疏肝理气，健脾和胃，消胀除满，通络止痛。

【主治】糖尿病性胃轻瘫。

【临床应用】反酸加海螵蛸、左金丸；恶心、呕吐加二陈汤；呃逆嗳气加旋覆花、代赭石；胃脘胀满较甚加焦山楂、焦麦芽、焦神曲；疼痛重加乌药；阴虚加生地黄、沙参、麦冬；虚寒加炮姜、黄芪；热证明显加黄连、蒲公英；瘀阻不通加丹参、甘松。日 1 剂，水煎 500mL，早晚口服。

【出处】《湖北中医杂志》，2016，（8）：41–43。

45. 补气健脾汤

【组成】太子参 30g，黄芪 12g，党参 10g，白术 10g，当归 10g，柴胡 10g，升麻 6g，丹参 10g，全蝎 5g，甘草 10g。

【功效】补气健脾。

【主治】糖尿病性胃轻瘫痰脾胃虚弱型。

【临床应用】每日 1 剂，水煎，早晚次分服，每次 100mL。

【出处】《北京中医药》，2009，28（9）：730。

糖尿病性腹泻方

1. 经验方

【组成】人参 10g，茯苓 15g，炒白术 15g，藿香 12g，木香 6g，葛根 30g，生黄芪 30g，山药 30g。

【功效】益气健脾化湿。

【主治】糖尿病性腹泻，证属脾气虚弱，湿阻中焦者。

【临床应用】每日 1 剂，水煎服。分 2 次服。临床加减：湿盛者加苍术 15g，陈皮 10g，薏苡仁 30g，车前子 20g；腹胀肠鸣者加厚朴 10g；久泻不止者加金樱子 15g，芡实 10g；腹痛甚者加白芍 20g；热盛者加黄连 6g。

【出处】《山东中医杂志》，2001，（5）：358。

2. 经验方

【组成】补骨脂 12g，吴茱萸 5g，煨肉豆蔻 10g，五味子 6g，人参 10g，炒白术 20g。

【功效】温补脾肾，固肠止泻。

【主治】糖尿病性腹泻，证属脾肾阳虚者。

【临床应用】水煎服，日 1 剂，分 2 次服。临床加减：腰膝酸软者加菟丝子 15g，山茱萸 15g；腹痛腹胀者加枳壳 15g，木香 10g，诃子 10g。

【出处】《山东中医杂志》，2001，（5）：358。

3. 加减补中益气方

【组成】黄芪 20g，党参 20g，白术 10g，茯苓 10g，山药 30g，升麻 5g，柴胡 10g，陈皮 5g。

【功效】补中益气。

【主治】糖尿病性腹泻。

【临床应用】水煎服，每日 1 剂，30 天为 1 个疗程。加减：大便次数超过 6 次 / 日，加诃子肉 10g，炮姜炭 10g；腰酸者加补骨脂 10g，肉豆蔻 10g。治疗糖尿病性腹泻 34 例，临床痊愈 24 例，显效 9 例，无效 1 例。

【出处】《浙江中医学院学报》，2001，（1）：32。

4. 经验方

【组成】赤石脂 60g，干地黄、白术、炮附子、阿胶、党参、肉豆蔻各 10g，黄芩 6g。

【功效】温补脾肾。

【主治】糖尿病性腹泻。

【临床应用】水煎服，日1剂，2周为1个疗程。治疗21例糖尿病性腹泻患者，临床治愈15例，显效2例，有效2例。

【出处】《湖北中医杂志》，2002，(6)：43。

5. 经验方

【组成】白术粉20g。

【功效】益气健脾。

【主治】糖尿病并发肠病，证属脾气虚弱型。症见大便次数增多，每日20～30次，水样便，完谷不化。

【临床应用】水煎100mL，保留灌肠，每日1次。

【出处】《临床荟萃》，1991，(10)：475。

6. 真人养脏汤

【组成】人参5g（或党参30g），炒白术12g，肉桂12g，白芍12g，肉豆蔻15g，诃子15g，罂粟壳6g，广木香6g，炙甘草5g。

【功效】温阳固肾，健脾益气，固脱止泻。

【主治】糖尿病顽固性腹泻属脾肾阳虚者。症见便溏滑泄，完谷不化，或五更泻；泻下清水，腹痛喜温喜按，面色㿠白或萎黄，神疲畏寒，四肢发冷，中气不足；胸闷食少，小便清长，舌淡苔薄白，脉细迟。

【临床应用】加减：寒甚加附子12g，干姜10g；泻下清水，五更泻，腹部喜按者加巴戟天5g，补骨脂5g；久泻伴腹部刺痛加五灵脂12g，细辛6g。本方共治疗78例，完全控制61例，基本控制14例，无效3例，总有效率96.2%。本方用时，应中病即止。若腹泻好转，虚寒不明显者，补阳药应少用或不用，以免影响疗效。在腹泻停止后，必须进行善后处理，如用参苓白术散等进一步巩固。本方共治疗78例，完全控制61例，14例基本控制，3例无效，总有效率96.2%。

【出处】《浙江中医杂志》，1993，(9)：395。

7. 参苓白术散加味

【组成】党参、白术、茯苓、甘草、木香、砂仁、陈皮、半夏。

【功效】益气健脾，祛湿止泻。

【主治】糖尿病并发植物神经功能紊乱性肠病而致的腹泻。

【临床应用】每日1剂，水煎服。

【出处】《吉林中医药》，1989，(1)：23。

8. 六味地黄汤加味

【组成】熟地黄、黄芪、怀山药各30g，山茱萸、肉桂、附子、补骨脂各10g，泽泻、肉豆蔻、茯苓各20g，前胡、大枣、干姜、当归、五味子各15g，吴茱萸5g，罂粟壳30g，赤石脂、诃子各20g，红参10g。

【功效】补益肾气，固涩降糖。

【主治】糖尿病合并腹泻者。

【临床应用】每日1剂，水煎服。

【出处】《四川中医》，1990，(6)：32。

9. 柴胡疏肝散加减

【组成】柴胡12g，白芍15g，白术10g，防风6g，生黄芪30g，茯苓15g，乌梅6g，麦冬10g，陈皮8g，肉豆蔻3g。

【功效】疏肝健脾，益气养阴。

【主治】糖尿病合并腹泻者。

【临床应用】每日1剂，水煎服。

【出处】《山西中医》，1991，(2)：26。

10. 经验方

【组成】怀山药、炒白术、炒扁豆各15g，党参、芡实、薏苡仁、莲子肉各12g，黄连、泽泻、麦芽、桔梗、山楂、白豆蔻、藿香、茯苓、陈皮、砂仁各10g，甘草6g。

【功效】益气健脾，收敛止泻。

【主治】糖尿病合并泄泻脾虚者。

【临床应用】每日1剂，水煎服。滑泄不禁者加罂粟壳、诃子、赤石脂；脘腹冷痛者加附子、干姜、桂枝；气虚下陷者酌加黄芪、升麻；食滞不消者加葛根、玉竹。治疗21例，治愈15例（大便成形或呈软便，每日或隔日排便1次，进食蔬菜等副食品未出现不适），好转4例（大便成糊状或稀薄，但便次明显减少，进食少量蔬菜稍感不适），无效2例，总有效率85.71%。

【出处】《陕西中医》，1993，(7)：317。

11. 温肾健脾方

【组成】吴茱萸、补骨脂、肉豆蔻、附子、山药、五味子、黄芪、党参、诃子。

【功效】温肾健脾止泻。

【主治】消渴腹泻证属脾肾阳虚者。症见腹痛肠鸣泄泻，形寒肢冷，腰酸，多晨起泄泻，舌淡胖苔白，脉沉细。

【临床应用】本方治疗33例，显效18例（54.5%），有效11例（33.3%），无效4例（12.2%），总有效率为87.8%。据药理实验报告，5%～10%黄芪浸液使肠管紧张增加，蠕动变慢，抑制肠管过度蠕动，达到止泻之功。

【出处】《黑龙江中医药》，1994，（2）：14。

12. 加味四神丸

【组成】肉豆蔻、炒薏苡仁、山药、天花粉各15g，吴茱萸1.5g，补骨脂9g，枸杞子12g，麦冬6g。

【功效】温肾健脾止泻。

【主治】糖尿病并发顽固性腹泻。

【临床应用】共治疗8例，2周内均得到了控制。

【出处】《南京中医药大学学报》，1993，9（2）：59。

13. 健脾止泻汤

【组成】生黄芪、党参、茯苓、焦白术、炒山药、陈皮、生薏苡仁、炙甘草。

【功效】健脾补气，利湿止泻。

【主治】糖尿病性腹泻，证属脾气虚或脾肾阳虚者。症见病久，腹泻与便秘交替进行，每日数行或数十行，甚至大便失禁，无腹痛或轻微腹痛，腹泻多在食后或夜间发作，常与情绪波动、进食生冷油腻、寒袭脾胃及血糖控制不好有关。

【临床应用】湿盛加苍术、藿香、佩兰；热盛去生黄芪、党参，加马齿苋、白头翁、黄连；腹痛加白芍；腹胀满加厚朴、木香；阳虚加伏龙肝、干姜、附子；浮肿加泽泻、车前子、滑石等。

【出处】《中医杂志》，1995，36（8）：483。

14. 自拟方

【组成】黄芪、肉桂、陈皮、罂粟壳。

【功效】益气温肾，健脾固摄。

【主治】糖尿病合并腹泻。

【临床应用】每日1剂，水煎服。

【出处】《黑龙江中医药》，1994，（4）：14。

15. 熨脐方

【组成】肉桂、丁香、干姜、小茴香、五倍子各50g，樟脑1g，粗盐100g。

【功效】温肾健脾，止泻止痛。

【主治】糖尿病顽固性腹泻。

【临床应用】上药置入铁锅内加热至45℃，布包置于脐上外熨，日1次，每次1小时，7日为1个疗程。

【出处】《中国乡村医生》，1994，（3）：31。

16. 参苓白术散加减

【组成】黄芪、党参、茯苓、焦白术、炒山药、陈皮、生薏苡仁、炙甘草。

【功效】益气健脾，除湿止泻。

【主治】糖尿病合并腹泻，属脾虚湿盛者。

【临床应用】每日1剂，水煎服。湿盛者加苍术、藿香、佩兰；热盛去党参、黄芪，加马齿苋、白头翁、黄连；腹痛加白芍；腹胀满者加厚朴、木香；阳虚者加伏龙肝、干姜、附子；浮肿者加泽泻、车前子、滑石。

【出处】《中医杂志》，1995，（8）：31。

17. 固肾健脾汤

【组成】肉桂10g，附子10～20g，山茱萸15g，山药10g，太子参20g，黄芪20g，茯苓15～30g，白术15g，炙甘草10g，金樱子15g，芡实15g，巴戟天10g。

【功效】温阳益肾，健脾益气，固脱止泻。

【主治】糖尿病顽固性腹泻属脾肾阳虚者。症见便溏滑泻，完谷不化，或五更腹痛，泻下清水，伴面色㿠白或萎黄，神疲畏寒，气短乏力，小溲清长，舌淡苔白，脉沉迟或沉细。

【临床应用】泻下清水样，伴五更腹痛加补骨脂；久泻伴腹痛，舌瘀暗，脉涩加蒲黄、丹参；浮肿加车前子、泽泻。腹泻控制后，宜内服金匮肾气丸及人参健脾丸行进一步巩固疗效；若腹泻好转，临床上虚寒证已不明显，补肾阳药肉桂、附子等则宜慎用或不用，以免影响对原发性糖尿病的治疗。疗效：共治疗28例，临床控制20例（71.4%），好转6例（21.4%），无效2例（7.1%），总有效率92.9%。

【出处】《中医杂志》，1991，（6）：354。

18. 自拟方

【组成】黄芪、人参、白术、陈皮、升麻、柴胡、天花粉、干姜。

【功效】补中益气，健脾止泻。

【主治】糖尿病并发腹泻，脾虚不运者。

【临床应用】每日 1 剂，水煎服。

【出处】《中医杂志》，1996，(7)：400。

19. 健脾止泻方

【组成】黄芪 18g，党参 18g，焦白术 9g，炒山药 24g，茯苓 15g，薏苡仁 24g。

【功效】健脾益气，利湿止泻。

【主治】糖尿病性腹泻。

【临床应用】每日 1 剂。湿盛加藿香、佩兰各 12g；热盛加黄连 3g，白头翁 15g；腹痛加白芍 18g，甘草 6g；腹胀加厚朴 6g，陈皮、木香各 9g；虚寒加干姜、附子各 12g。共治疗 21 例，显效 12 例，有效 5 例，无效 4 例，总有效率 85.0%。

【出处】《中国中西医结合杂志》，1997，17(5)：260。

20. 七味白术散

【组成】党参 10g，白术 15g，茯苓 10g，木香 10g，藿香 10g，葛根 15g，甘草 3g，砂仁 5g(后下)。

【功效】益气健脾，化湿止泻。

【主治】糖尿病性腹泻。症见大便溏泻，或完谷不化，腹胀，食欲减退，精神不振，四肢欠温，舌苔淡白，脉细无力。

【临床应用】共治疗 29 例，近期治愈 19 例，有效 8 例，无效 2 例，总有效率 93.1%。湿盛加苍术、佩兰；伴腹痛加延胡索、白芍；腹胀加厚朴、枳实；浮肿加车前子、泽泻。

【出处】《实用中医药杂志》，1997，(3)：15。

21. 自拟方

【组成】党参 30g，黄芪 30g，白术 10g，茯苓 10g，山药 30g，巴戟天 10g，芡实 15g，桂枝 10g，附子 6g，山茱萸 15g，干姜 9g，甘草 6g。

【功效】益气健脾，固肾止泻。

【主治】糖尿病顽固性腹泻。

【临床应用】每日 1 剂，水煎两次，取汁 300mL，分 2 次温服。

【出处】《中国中医药科技》，1999，6(5)：345。

22. 自拟方

【组成】黄芪 18g，党参 18g，焦白术 9g，炒山药 24g，薏苡仁 24g。

【功效】益气健脾止泻。

【主治】糖尿病性腹泻。

【临床应用】若伴湿盛加藿香 15g，佩兰 12g；热盛者加川黄连 6g，白头翁 20g；腹痛者加白芍 18g，甘草 10g；腹胀加厚朴 9g，木香 9g；中焦虚寒者加干姜 10g，肉桂 8g。1 周为 1 个疗程。

【出处】《现代中西医结合杂志》,1999,8(12):2031。

23. 自拟健脾止渴方

【组成】党参 12g，山药 15g，炒白术 10g，苍术 10g，五味子 9g，葛根 15g，黄连 6g，茯苓 15g，陈皮 9g，防风 6g，丹参 15g，川芎 9g。

【功效】健脾止泻。

【主治】糖尿病性腹泻。

【临床应用】水煎服，每日 1 剂。加减：遇情志不畅加重，伴胸胁胀满，肠鸣腹泻者加柴胡 12g，白芍 12g；遇寒湿加重，伴身体困重者加藿香 10g，紫苏梗 10g；伴畏寒肢冷，或完谷不化者加补骨脂 10g，煨肉蔻 8g。

【出处】《河南医药信息》，1999，7(12)：45。

24. 葛根芩汤加味

【组成】葛根 10g，黄芩 10g，黄连 6g，甘草 6g，藿香 10g，佩兰 10g，薏苡仁 30g。

【功效】清热利湿止泻。

【主治】糖尿病性腹泻证属湿热中阻者。

【临床应用】水煎服，日 1 剂，分 2 次服。

【出处】《中国糖尿病防治特色》。

25. 痛泻要方加味

【组成】白术 15g，白芍 12g，陈皮 10g，防风 6g。

【功效】疏肝健脾止泻。

【主治】糖尿病性腹泻证属肝脾不和者。

【临床应用】每日 1 剂，水煎服。水煎服，日

1剂，分2次服。

【出处】《中国糖尿病防治特色》。

26. 参苓白术散加减

【组成】人参10g，白术15g，山药30g，茯苓15g，桔梗6g，砂仁10g，白扁豆15g，薏苡仁30g，莲子肉15g，陈皮10g。

【功效】健脾益气，利湿止泻。

【主治】糖尿病性腹泻证属脾虚湿盛者。

【临床应用】水煎服，日1剂，分2次服。

【出处】《中国糖尿病防治特色》。

27. 经验方

【组成】党参15g，干姜10g，白术15g，炙甘草6g，补骨脂10g，肉豆蔻15g，吴茱萸10g，五味子10g。

【功效】温补脾肾，固涩止泻。

【主治】糖尿病性腹泻证属脾肾阳虚者。

【临床应用】水煎服，日1剂，分2次服。

【出处】《中国糖尿病防治特色》。

28. 健脾固肠汤

【组成】炙黄芪20g，党参15g，苍术、白术各10g，茯苓10g，白扁豆10g，陈皮10g，莲子肉10g，砂仁6g，藿香6g，山药10g，薏苡仁10g，升麻10g，莪术10g，紫苏梗10g，炙甘草10g。

【功效】健脾化湿，活血化瘀。

【主治】糖尿病性腹泻。

【临床应用】水煎服，每日1剂。

【出处】《北京中医》，2007，(4)：224。

29. 健脾止泻饮

【组成】党参15g，黄芪20g，山药15g，苍术15g，炒白术10g，木香6g（后下），槟榔10g。

【功效】健脾益肾止泻。

【主治】糖尿病性腹泻。

【临床应用】水煎服，每日1剂。伴饮食欠佳加神曲15g，麦芽30g；伴胸闷、心悸加丹参10g，沉香5g（后下）；伴腰痛加杜仲15g，续断15g；伴腹胀加厚朴10g，陈皮6g。

【出处】《中医杂志》，2007，(1)：53。

30. 降糖止泻方

【组成】潞党参15g，怀山药30g，炒白术、石榴叶、补骨脂、肉豆蔻、诃子肉各10g，川黄连5g，生黄芪20g。

【功效】健脾益肾止泻。

【主治】糖尿病性腹泻。

【临床应用】水煎服，每日1剂。冠心病者加丹参10g，降香5g；肾功能不全者重用黄芪60g，加连皮茯苓30g；血脂高者加葛根10g，炒苍术10g；有肝损害者加炒白芍10g，生山楂20g。

【出处】《湖北中医杂志》，2007，(7)：37。

31. 芪术葛芡汤

【组成】生黄芪15g，炒白术12g，党参10g，炒山药15g，葛根15g，芡实12g，补骨脂12g，肉豆蔻10g，扁豆10g，丹参12g。

【功效】健脾补肾，涩肠止泻。

【主治】糖尿病性腹泻。

【临床应用】阳虚明显加干姜10g，附子6g；食欲欠佳加神曲15g，麦芽10g；腹胀明显加厚朴10g，木香10g；腹痛加白芍15g。每日1剂，水煎分2次温服。

【出处】《河北中医》，2008，(3)：278。

32. 加减八柱汤

【组成】党参15g，干姜6g，生姜3g，炒白术10g，甘草3g，制附子10g，茯苓15g，白豆蔻10g，诃子6g，乌梅10g，灯心草3g。

【功效】温补脾肾，涩肠止泻。

【主治】糖尿病性腹泻。症见糖尿病后顽固的无痛性腹泻水样便或大便失禁。

【临床应用】上药用水1.5升，煮500mL，分2次温服。

【出处】《光明中医》，2003，28（10）：2139。

33. 参苓白术散加减

【组成】党参15g，白术12g，黄芪24g，白扁豆15g，陈皮6g，山药20g，茯苓30g，薏苡仁30g，木香12g，砂仁3g，石榴叶10g，诃子10g。

【功效】益气健脾，渗湿止泻。

【主治】糖尿病性腹泻脾胃气虚型。

【临床应用】每日1剂，水煎分早晚2次服。

【出处】《河北中医》，2007，29（11）：1037。

34. 附子理中汤合四神丸加减

【组成】党参 15g，熟附子 10g，干姜 6g，白术 15g，茯苓 30g，补骨脂 12g，吴茱萸 6g，肉豆蔻 10g，黄芪 24g，炙甘草 6g，诃子 10g，石榴叶 12g。

【功效】温补脾肾，涩肠止泻。

【主治】糖尿病性腹泻脾肾阳虚型。

【临床应用】每日 1 剂，水煎分早晚 2 次服。

【出处】《河北中医》，2007，29（11）：1037。

糖尿病便秘方

1. 自拟方

【组成】生皂角刺、麝香膏。

【功效】消痰，通窍通便。

【主治】糖尿病合并便秘。

【临床应用】将生皂角刺研细末，每次取 3g，黄酒调敷填脐，外敷麝香膏。

【出处】《中医杂志》，1995，（7）：30。

2. 补精化瘀汤

【组成】枸杞子、黄芪各 30g，黄精、太子参各 20g，大枣、肉苁蓉各 15g，水蛭、桃仁各 10g，大黄 3 ~ 9g。

【功效】补精益气，化瘀通络，润肠通络。

【主治】糖尿病结肠功能紊乱。大便干结，7 日或 7 日以上不排便，便质干燥成条，排便时间延长（较正常长 15 分钟以上，或每次排便时间长于 30 分钟），排便不畅，肛门坠胀，或便意频繁，多于 2 次 / 分钟。

【临床应用】体质弱者加火麻仁 15g，去大黄；肢麻加当归、川芎、防风；发木加白芥子、僵蚕、郁金；疼痛加延胡索，血竭；病在下肢加牛膝，上肢加姜黄；痛甚加罂粟壳、火麻仁；烧灼感加黄柏、知母；蚁行感加当归、防风；肤痒加地肤子、蛇床子；吞咽不顺加天花粉、半夏；烧心加黄连、贝母；上腹饱胀加枳壳、山楂曲；恶心或呕吐加半夏；尿多加枳壳、乌药；尿有余沥或排出不畅加泽泻、麻黄；阳痿加菟丝子、仙灵脾；苔厚或腻加陈皮、苍术、厚朴、白豆蔻；气虚加西洋参或红参；阴虚加桑椹、女贞子、麦冬；阳虚加仙灵脾、仙茅、鹿茸。共治疗 74 例，临床治愈来愈 28 例，显效 7 例，有效 39 例。

【出处】《吉林中医药》，1996，（6）：23-25。

3. 增液汤合参苓白术散加味

【组成】生地黄、麦冬、玄参、天花粉、当归、何首乌、白术、茯苓、枳实、大黄。

【功效】养阴生津，润燥通便。

【主治】糖尿病合并便秘。

【临床应用】每日 1 剂，水煎服。

【出处】《黑龙江中医药》，1994，（4）：14。

4. 养阴润燥方

【组成】生地黄、麦冬、玄参、天花粉、当归、何首乌、大黄、枳实。

【功效】养阴生津，润燥通便。

【主治】消渴便秘者，属阴虚津伤。症见大便数日一行，口干咽燥，多饮，尿频而黄，舌口少苔，脉细数。

【临床应用】本方治疗 21 例，显效 12 例（57.1%），有效 7 例（33.3%），无效 2 例（9.6%），总有效率 90.4%。现代药理研究表明，方中当归其粗制浸膏对肠道平滑肌有兴奋作用，可增强肠道的蠕动，何首乌能促进肠管蠕动而有泻下作用。

【出处】《黑龙江中医药》，1994，（2）：15。

5. 自拟方

【组成】柴胡 10g，白芍 15g，生黄芪 30g，知母 15g，葛根 10g，怀山药 15g，生地黄 15g，枸杞子 12g，菊花 10g，生龙骨 15g，生牡蛎 15g，柏子仁 15g，当归 10g。

【功效】疏肝解郁，益气养阴，潜阳润肠。

【主治】糖尿病合并大便秘结。

【临床应用】每日 1 剂，水煎服。

【出处】《山西中医》，1991，（2）：26。

6. 经验方

【组成】黄芪、生地黄各 30g，太子参、黄精、枸杞子各 20g，枳实、肉苁蓉、桃仁各 10g，丹参、火麻仁各 15g。

【功效】益气养阴，化瘀通便。

【主治】糖尿病便秘。

【临床应用】水煎服，日 1 剂，分 2 次服。临床加减：舌苔厚腻加陈皮、苍术、厚朴、白豆蔻；阴虚明显加知母、玄参、桑椹、女贞子；阴血亏虚加何首乌、当归、山茱萸、麦冬；腹胀便秘较甚去火麻仁，加番泻叶 9g。

【出处】《新中医》，2001，（7）：29。

7. 消渴通便汤

【组成】黄芪、火麻仁、何首乌各 20g，肉苁蓉、郁李仁、生地黄、玉竹各 15g，白术 12g，桃仁 10g，陈皮、大黄各 6g。

【功效】润肠通便。

【主治】糖尿病便秘。

【临床应用】水煎服，日 1 剂。

【出处】《湖北中医杂志》，2001，（10）：28。

8. 麻子仁丸加减

【组成】麻仁 12g，白芍 12g，枳实 10g，大黄 10g，厚朴 10g，白蜜 10g，甘草 6g。

【功效】清热润肠。

【主治】糖尿病便秘证属胃肠实热者。

【临床应用】水煎服，日 1 剂，分 2 次服。

【出处】《中国糖尿病防治特色》。

9. 黄芪汤加减

【组成】黄芪 30g，陈皮 10g，麻仁 10g，白蜜 10g，生白术 30g。

【功效】补气健脾，润肠通便。

【主治】糖尿病便秘证属气虚便秘者。

【临床应用】水煎服，日 1 剂，分 2 次服。

【出处】《中国糖尿病防治特色》。

10. 润肠丸加减

【组成】当归 12g，生地黄 30g，麻仁 12g，桃仁 10g，枳壳 10g，瓜蒌仁 15g。

【功效】养血滋阴，润燥通便。

【主治】糖尿病便秘，证属血虚阴亏便秘者。

【临床应用】水煎服，日 1 剂，分 2 次服。

【出处】《中国糖尿病防治特色》。

11. 增液活血汤

【组成】生地黄 18g，玄参 30g，麦冬 12g，桃仁 15g，杏仁 10g，当归 10g，生大黄 9g（后下），桂枝 6g，芒硝粉 15g（冲服），鸡内金 6g。

【功效】滋阴增液，活血化瘀，通腑泄热。

【主治】糖尿病便秘。

【临床应用】水煎服，每日 1 剂。气虚明显者加黄芪 15g，党参 10g；内热盛者加天花粉 15g，生石膏 15g；血瘀明显者加丹参 20g，红花 10g；气滞明显者加枳实 10g，木香 7g，莱菔子 10g；不寐者加柏子仁 12g，远志 10g。

【出处】《江苏中医药》，2010，（6）：35。

12. 自拟方

【组成】黄芪 50g，黄精 30g，桑椹 30g，太子参 20g，天冬 30g，玉竹 30g，杏仁 10g，刺蒺藜 10g，熟大黄 10g。

【功效】补肺润肠。

【主治】糖尿病便秘。

【临床应用】水煎服，每日 1 剂。舌苔厚腻者加生山楂 10g；腹胀腹痛者加木香、延胡索各 10g；有瘀血者加桃仁 10g；体质强壮，便秘时间长者加芒硝 5g（用中药汁冲服，大便通立即止，不宜久用）。

【出处】《湖北中医杂志》，2010，（5）：53。

13. 自拟方

【组成】生白术 30g，紫菀 15g，肉苁蓉 15g，枳壳 10g，升麻 6g。

【功效】健脾助运，理肺通幽。

【主治】糖尿病便秘。

【临床应用】水煎服，每日 1 剂。阴虚血亏，内热肠燥，粪质坚硬难出者酌加生地黄、麦冬、何首乌、玄参、天花粉、大黄等；湿浊滞肠，粪质黏腻，屡排不尽者酌加苍术、厚朴、半夏、瓜蒌等；胸闷咳喘，肺失清肃明显者酌加麻黄、杏仁、桔梗等；血瘀者酌加当归、桃仁等。

【出处】《北京中医》，2005，（3）：159。

14. 补中益气汤

【组成】黄芪 15g，党参 12g，当归 12g，白术 10g，升麻 6g，柴胡 6g，陈皮 10g，炙甘草 6g，肉苁蓉 30g，枳壳 10g，厚朴 10g。

【功效】补中益气，升阳举陷，健脾通便。

【主治】糖尿病便秘。

【临床应用】水煎服，每日 1 剂。

【出处】《成都中医药大学学报》，2016，（1）：71。

15. 通腑增液方

【组成】黄连 5g，天花粉 12g，生地黄 12g，生大黄 5g，玄参 12g，麦冬 12g，玉竹 12g，知母 9g，芦根 12g。

【功效】通腑增液。

【主治】糖尿病便秘。

【临床应用】水煎服，每日 1 剂。烦渴引饮，气短乏力，苔黄燥，脉洪大加人参 9g，石膏 30g（先煎）；多食易饥加黄芩 12g，栀子 9g；皮肤疮疡加蒲公英 15g，紫花地丁 15g，紫草 15g。

【出处】《河北中医》，2015，（3）：385。

16. 自拟调理汤

【组成】黄芪 30g，太子参 20g，炒白术 15g，鸡内金 15g，焦山楂、焦麦芽、焦神曲各 15g，枳实 10g，佛手 10g，玄参 10g，香附 10g。

【功效】通腑增液。

【主治】糖尿病便秘。

【临床应用】水煎服，每日 1 剂。伴口渴引饮加沙参 15g，天花粉 15g，石斛 15g；伴嗳腐吞酸，胸胁苦闷加枳壳 10g，白芍 10g，柴胡 10g，黄芩 10g；伴四肢麻木，舌质暗，有瘀点或瘀斑加桃仁 10g，当归 20g，鸡血藤 20g，桑枝 10g；伴腰膝冷痛，水肿，畏寒肢冷加桂枝 10g，肉苁蓉 10g，仙灵脾 10g，菟丝子 20g。

【出处】《中医杂志》，2011，（14）：1238。

17. 桑螵蛸散

【组成】桑螵蛸、当归、肉苁蓉、枳壳、枳实各 10g，生地黄 15g，煅龟甲 20g。

【功效】固肾缩尿，润肠通便。

【主治】老年糖尿病便秘。

【临床应用】舌紫黯加桃仁、杏仁各 10g；疲倦乏力加白术 15g，炙黄芪 20g；腹胀明显加莱菔子 20g；寐差加远志、茯神各 10g。每日 1 剂，水煎取汁 300mL，分 2 次口服。

【出处】《河北中医》，2008，（5）：484–485。

18. 参苓白术散加减

【组成】党参 10g，黄芪 15g，茯苓 12g，白术 10g，陈皮 12g，当归 10g，火麻仁 15g，郁李仁 15g，杏仁 12g，生何首乌 12g。

【功效】益气健脾，养肺润肠。

【主治】糖尿病便秘气虚便秘型。

【临床应用】日 1 剂，分 2 次分服。

【出处】《光明中医》，2006，（8）：25–26。

19. 六味地黄汤合增液汤加减

【组成】生地黄 15g，山茱萸 12g，山药 12g，茯苓 10g，牡丹皮 15g，麦冬 15g，玄参 12g，当归 15g，白芍 15g，制何首乌 15g。

【功效】滋阴补肾，润肠通便。

【主治】糖尿病便秘阴虚便秘型。

【临床应用】日 1 剂，分 2 次分服。

【出处】《光明中医》，2006，（8）：25–26。

20. 桃仁承气汤合藿朴夏苓汤加减

【组成】桃仁 15g，赤芍 15g，炒莱菔子 15g，枳实 15g，大黄 15g（后下），藿香 8g，厚朴 8g，半夏 8g，茯苓 10g。

【功效】健运脾胃，芳香化浊，清利湿热。

【主治】糖尿病便秘湿热中阻型。

【临床应用】日 1 剂，分 2 次分服。

【出处】《光明中医》，2006，（8）：25–26。

21. 柴胡舒肝散加减

【组成】柴胡 10g，枳壳 10g，白芍 30g，川芎 10g，香附 10g，陈皮 12g，桔梗 10g，杏仁 10g，薤白 8g，火麻仁 15g，郁李仁 12g，甘草 6g。

【功效】疏肝理气，导滞通便。

【主治】糖尿病便秘肝郁脾虚型。

【临床应用】日 1 剂，分 2 次分服。

【出处】《光明中医》，2006，（8）：25–26。

22. 滋阴方

【组成】玄参 20g，生地黄 30g，麦冬 15g，黄芪 20g，墨旱莲 10g，女贞子 10g，南沙参 10g，白芍 10g。

【功效】益气养阴，润肠通便。

【主治】糖尿病便秘属气阴亏虚型。

【临床应用】日 1 剂，煎服，分早晚 2 次分服。

【出处】《黑龙江中医药》，2016，（4）：13。

糖尿病泌汗异常方

1. 经验方

【组成】当归、川芎、地龙、桃仁、红花、人参、麦冬、五味子各 10g，黄芪 60g。

【功效】益气养阴，活血通络。

【主治】糖尿病伴有多汗症。症见口干，乏力，头昏，多汗，舌胖暗，脉沉细。

【临床应用】水煎服，日 1 剂，分 2 次服。方中生脉散益气养阴，补阳还五汤益气活血通络。

【出处】《浙江中医杂志》，2001：472。

2. 当归六黄汤加味

【组成】当归 10g，生地黄 10g，熟地黄 10g，黄芩 10g，黄连 10g，黄柏 10g，黄芪 15g。

【功效】滋阴养血，固表止汗。

【主治】糖尿病汗证。

【临床应用】水煎服，每日 1 剂。大便秘结加大黄 3～5g；睡眠差加炒酸枣仁 30g、龙骨 15g，牡蛎 15g；汗出甚可加浮小麦 30g，山茱萸 15g；阴虚阳亢，潮热颊赤突出，加白芍 15g，龟甲 15g。

【出处】《河北中医》，2012，（1）：58。

3. 加味桂枝龙骨牡蛎汤

【组成】桂枝 6g，白芍 10g，煅龙骨 30g，煅牡蛎 30g，生黄芪 30g，生地黄 30g，龟甲 30g（先煎 2 小时），炒知母 20g，当归尾 10g，桃仁 10g，水蛭 3g，浮小麦 30g，五味子 6g，三七粉 2g（冲服），甘草 5g，生姜 3 片，大枣 6 枚。

【功效】益阴扶阳，调和营卫，固摄敛汗，活血化瘀。

【主治】糖尿病汗证。

【临床应用】水冲服，每日 1 剂。

【出处】《北京中医药》，2011，（3）：216。

4. 芪贞降糖颗粒

【组成】黄芪 30g，女贞子、山茱萸各 12g，生晒参 9g，五倍子 6g，黄连 5g。

【功效】益气养阴，生津润燥。

【主治】糖尿病自主神经病变，泌汗异常。

【临床应用】水冲服，每次 1 袋，每日 3 次。

【出处】《安徽中医药大学学报》，2014，（3）：19–21。

5. 经验方

【组成】生黄芪 20g，太子参 10g，生地黄 12g，熟地黄 12g，玄参 10g，杭白芍 15g，女贞子 12g，炒酸枣仁 15，柏子仁 10g，远志 6g，煅龙骨 15g，煅牡蛎 15g，桂枝 5g，麻黄根 6g，浮小麦 15g，仙茅 10g，丹参 20g，川续断 12g，杜仲 10g。

【功效】益气养阴敛汗，养心补肾。

【主治】糖尿病自主神经病变泌汗异常。证属气阴两虚，心肾不交。

【临床应用】水煎服，每日 1 剂。

【出处】《湖南中医杂志》，2016，（5）：130。

6. 经验方

【组成】当归 15g，黄芪 20g，黄连 10g，黄柏 15g，生地黄 15g，熟地黄 15g，知母 10g，炒酸枣仁 30g，夜交藤 30g，煅龙骨 30g，煅牡蛎 30g，浮小麦 15g，女贞子 15g，芦荟 6g。

【功效】清热泻火滋阴，益气固表。

【主治】糖尿病自主神经病变泌汗异常。证属气阴两虚，阴虚火旺。

【临床应用】水煎服，每日 1 剂。

【出处】《湖南中医杂志》，2016，（5）：130。

（八）糖尿病合并感染方

糖尿病合并化脓性皮肤感染方

1. 五味消渴饮加味

【组成】金银花 30g，连翘 15g，蒲公英 30g，野菊花 20g，紫花地丁 15g，天花粉 30g，赤芍 15g，牡丹皮 10g，生地黄 30g，当归 10g。

【功效】清热解毒。

【主治】糖尿病合并皮肤感染。症见疖疔痈初起，局部红肿，焮热疼痛，心烦口渴，便秘溲赤，或伴有恶寒发热，舌红，苔黄，脉滑数有力。

【临床应用】水煎服，日 1 剂，分 2 次服。

【出处】《中国糖尿病防治特色》。

2. 清热解毒利湿方

【组成】金银花 30g，蒲公英 30g，连翘 15g，黄芩10g，薏苡仁30g，赤芍15g，当归12g，赤茯苓15g，车前子15g，六一散15g（包煎）。

【功效】清热解毒利湿。

【主治】糖尿病合并皮肤感染，证属湿热内蕴者。症见疖毒疮疡初起，局部红肿，痛痒相兼，抓破脓水浸淫，心烦口渴，舌红苔黄腻，脉沉细。

【临床应用】水煎服，日1剂，分2次服。

【出处】《中国糖尿病防治特色》。

3. 解毒养阴汤

【组成】西洋参3～10g（另煎兑服），南沙参、北沙参各15～30g，石斛15～30g，玄参30g，佛手参15g，生黄芪15g，干生地黄15g，紫丹参15g，金银花30g，蒲公英30g，麦冬10g，玉竹15g。

【功效】解毒养阴，清热解毒。

【主治】糖尿病合并皮肤感染，证属阴虚邪恋者。症见局部疮形平坦，疮色紫暗，脓溃迟缓，溃后脓稀，带有血性脓水，乏力，口干口渴，形体消瘦，舌红少苔，脉细数。

【临床应用】水煎服，日1剂，分2次服。

【出处】《中国糖尿病防治特色》。

4. 养阴泻火汤

【组成】黄连、天花粉、红花、生大黄（后下）各10g，知母15g，生地黄20g，丹参30g。

【功效】清热养阴，泻火解毒。

【主治】糖尿病并发疮疡。

【临床应用】疮疡初期，局部未成脓，加金银花、蒲公英、菊花、赤芍、紫花地丁各10g；成脓期加用生黄芪、白芷、白术、党参各10g；收口期配用八珍汤口服。共治疗98例,94例痊愈，死亡4例。

【出处】《安徽中医学院学报》，1996，15（3）：20。

5. 经验方

【组成】人参、白术、茯苓、当归、川芎、陈皮各15g，甘草10g，白芍、生地黄、金银花、连翘各20g，石斛25g，黄芪50g。

【功效】益气养血，清热解毒。

【主治】糖尿病皮肤化脓性感染痈肿溃破期。

【临床应用】水煎服。

【出处】《中医药学报》，1999，（1）：25。

6. 解毒清营汤

【组成】金银花30g，连翘15g，蒲公英30g，生地黄15g，白茅根30g，生玳瑁10～15g，牡丹皮10g，赤芍15g，川黄连6g，绿豆衣15g，茜草根12g，生栀子10g，莲子心12g。

【功效】清营解毒，凉血护心。

【主治】糖尿病合并败血症，证属毒热炽盛，气营两燔者。症见高热烦渴，心烦不眠，时有谵语，大便干结，局部红肿热痛或溃后脓水淋漓，舌绛而干，脉细数。

【临床应用】水煎服，日1剂，分2次服。

【出处】《中国糖尿病防治特色》。

7. 解毒凉血汤

【组成】犀角粉3g，生地黄炭20g，金银花炭30g，莲子心15g，白茅根30g，天花粉30g，紫花地丁15g，生栀子10g，蚤休12g，川黄连10g，生石膏60g。

【功效】解毒凉血。

【主治】糖尿病合并败血症，证属毒热炽盛耗血动血。症见口渴烦热，身热夜甚，皮肤斑疹，斑色紫暗，神昏谵语，局部红肿，或溃后脓水淋漓，舌红绛少苔，脉细数。

【临床应用】水煎服，日1剂，分2次服。

【出处】《中国糖尿病防治特色》。

8. 普济消毒饮加减

【组成】金银花、马勃、黄芩、黄连、牛蒡子、玄参、桔梗、板蓝根、升麻、柴胡、连翘、僵蚕、大黄、丹参、当归、桃仁、红花、甘草、羚羊角。

【功效】清热解毒，活血化瘀。

【主治】糖尿病并发疖肿。

【临床应用】每日1剂，水煎服。

【出处】《中医杂志》，1987，（4）：19。

9. 经验方

【组成】当归、蒲公英、皂角刺、玄参、金银花、黄芪、乳香、没药、甘草。

【功效】清热解毒，活血化瘀。

【主治】糖尿病并发痈疽。

【临床应用】每日 1 剂，水煎服。

【出处】《中医杂志》，1992，（2）：15。

10. 经验方

【组成】紫花地丁、蒲公英各 30g，黄柏 10g，赤芍 12g，生地黄、熟地黄各 30g，何首乌 15g，山茱萸 10g，麦冬 15g，玉竹 10g，玄参、丹参、泽兰各 15g，川楝子 6g，知母 10g，天花粉 30g。

【功效】清热解毒，滋阴降糖。

【主治】糖尿病合并皮肤感染，痈疽。

【临床应用】每日 1 剂，水煎服。

【出处】《辽宁中医杂志》，1993，（8）：4。

11. 经验方

【组成】金银花、连翘、野菊花、蒲公英、天花粉各 30g，栀子、黄连、当归、白芷、赤芍、紫花地丁各 15g，生地黄 20g。

【功效】清热解毒，凉血活血。

【主治】糖尿病皮肤化脓性感染初期发热，口干舌燥，局部红肿，舌红苔黄，脉数。

【临床应用】脓肿已成加黄芪 30g，白芍、党参、桔梗、穿山甲、皂角刺各 15g；便秘加大黄 15g（后下）；口渴加石膏 30g；疼痛加乳香、没药各 10g。

【出处】《中医药学报》，1999，（1）：25。

12. 经验方

【组成】黄芪 30g，生山药 30g，天花粉 30g，玄参 30g，牡丹皮 15g，五味子 9g，枸杞子 30g，野菊花 15g，金银花 30g，桑叶 20g，蝉蜕 10g，郁金 12g，桑螵蛸 20g。

【功效】益气养阴，滋补肝肾。

【主治】糖尿病合并化脓性皮肤感染，证属气阴两虚，肝肾双亏，热毒内蕴者。症见疲乏无力，下肢沉困，两胁隐痛，视物昏花，背部、颈部、头部及上肢多处出现疖肿，小便频多，大便干燥，脉弦大。

【临床应用】每日 1 剂，水煎服。

【出处】《糖尿病的中医治疗》。

13. 经验方

【组成】生石膏 45g，知母 20g，玄参、黄芩、大黄、桔梗、连翘、苍术各 15g，蒲公英 30g，黄连、芒硝各 12g，甘草 3g。

【功效】清热解毒，荡涤阳明。

【主治】糖尿病合并发疖肿，证属肾阴耗损，温热内蕴，化毒生疖。症见口渴多饮，咽干口臭，尿频便干，烦躁失眠，颈后疖肿，红肿热痛，活动受限，身热如燔，脉弦数。

【临床应用】每日 1 剂，水煎服。

【出处】《中国糖尿病医案选》。

14. 经验方

【组成】黄连、黄芩、金银花、连翘、苍术、陈皮、竹茹、桔梗各 15g，蒲公英 20g，川续断 25g，山药、丹参、生地黄、天花粉各 30g，玄参 35g，生黄芪 45g。

【功效】清热解毒。

【主治】糖尿病合并疖肿，证属气阴两伤，毒热蕴积者。症见多尿多饮，口干口渴，消瘦乏力，颈后、背部疖肿，红肿热痛，恶寒发热，恶心欲吐，腰膝酸软，脉弦数。

【临床应用】每日 1 剂，水煎服。

【出处】《辽宁中医杂志》，1988，（6）：18。

15. 经验方

【组成】金银花、野菊花、紫花地丁、生地黄、天花粉各 30g，玄参 20g，七叶一枝花 15g，栀子、赤芍各 12g，黄连、乳香、没药各 6g，甘草 6g。

【功效】清热解毒，泻火凉血，养阴生津，行气活血。

【主治】糖尿病合并疖肿，证属热毒壅滞，血热津伤者。症见消渴日久，头面部疖肿反复发作，发热恶寒，脉洪数。

【临床应用】每日 1 剂，水煎服。

【出处】《四川中医》，1983，（5）：24。

16. 经验方

【组成】蒲公英、紫花地丁、野菊花、玄参、黄芩各 30g，牡丹皮 15g，黄连 10g。

【功效】清热解毒凉血。

【主治】糖尿病皮肤疖肿。

【临床应用】加水浓煎，用纱布浸药水，湿冷敷患处。

【出处】《中医专病专效方》。

17. 经验方

【组成】黄芪60g，丹参、生地黄、玄参、连翘、金银花、蒲公英、黄芩各30g，大黄12g（后下），黄连10g。

【功效】清热解毒，扶正祛邪。

【主治】糖尿病并发疖肿。

【临床应用】每日1剂，水煎服。高热不退者，加羚羊角粉2g冲服；恶心呕吐者加陈皮、半夏、竹茹各10g；胸脘痞闷者加藿香、佩兰各10g；饮食不化者加乌梅、鸡内金各10g；烦渴多饮者，加生石膏、知母、人参叶各12g。

【出处】《中医专病专效方》。

18. 经验方

【组成】生黄芪60g，党参30g，蒲公英30g，生白芍15g，天花粉30g，白芷9g，陈皮12g，川贝母15g，炒穿山甲9g，炒皂角刺9g，川芎6g，金银花30g，生地黄炭15g。

【功效】活血解毒消痈，益气养阴凉血。

【主治】糖尿病并发疖肿，证属毒热壅盛，气阴两伤。症见口渴欲饮，心烦气急，睡卧不安，纳食减少，颈后痈肿，红肿疼痛，转侧不利。

【临床应用】每日1剂，水煎3次服。

【出处】《赵炳南临床经验集》。

19. 经验方

【组成】黄芩、牛蒡子、桔梗、金银花、大黄、当归各15g，黄连、柴胡、僵蚕、桃仁、红花、羚羊角粉（冲服）各12g，玄参45g，板蓝根、连翘、丹参各30g，升麻10g，马勃9g（包煎），甘草6g。

【功效】清热解毒，荡涤阳明积热，兼以活血化瘀，消肿止痛。

【主治】糖尿病并发眼周急性化脓性蜂窝织炎，证属积热酿毒，气血阻滞。症见头部、面颊、眼睑及鼻周围均高度红肿，掣痛，烦躁不安，口渴纳呆，大便干结，舌质紫红，边有瘀斑，苔黄厚而腻，脉弦数。

【临床应用】每日1剂，水煎服。

【出处】《中医杂志》，1987，（4）：19。

20. 经验方

【组成】瓜蒌、薏苡仁、黄芪、甜瓜子、五味子、麦冬、地骨皮、茯苓、牡丹皮、党参、怀山药、丹参、金银花、芦根。

【功效】补气固津，解毒排脓。

【主治】糖尿病并发感染。

【临床应用】每日1剂，水煎服。

【出处】《浙江中医杂志》，1992，（2）：61。

21. 经验方

【组成】黄连、黄芩、蒲公英、金银花、连翘、玄参、苍术、生黄芪、怀山药、丹参、生地黄、天花粉。

【功效】清热解毒降糖。

【主治】糖尿病并发疖肿。

【临床应用】每日1剂，水煎服。肺胃火盛、烦渴多饮加生石膏、知母、人参；不断饮食加乌梅、鸡内金；胸脘痞闷，苔厚腻加藿香、佩兰；恶心呕吐加陈皮、竹茹、半夏；大便干结加大黄、芒硝；高热不退加羚羊角粉2g（冲服）。治疗13例，显效7例，有效5例，无效1例。

【出处】《辽宁中医杂志》，1988，（6）：18。

22. 经验方

【组成】黄芩10g，黄连15g，黄柏、川芎、当归、生地黄各10g，赤芍15g。

【功效】清热凉血。

【主治】糖尿病，燥热入血型。症见燥热，皮肤疖肿，后背痈肿，舌红脉弦。

【临床应用】痈毒甚者加连翘、金银花、蒲公英、紫花地丁、桔梗。每日1剂，水煎服。

【出处】《经验方》。

23. 经验方

【组成】蚤休30g，羌活、独活各9g，防风、荆芥、僵蚕、全蝎各6g，玄参、马勃、赤芍、紫草各12g，甘草3g。

【功效】清热凉血解毒。

【主治】糖尿病并发右颊部痈，证属疔疮走黄，风毒上犯清阳。症见面部浮肿胀痛，恶寒发热，肢体酸痛，小便灼热呈茶色，右唇角可见疔疮脓点，张口困难。

【临床应用】每日 1 剂，水煎服。

【出处】《福建中医药》，1986，（4）：29。

24. 经验方

【组成】金银花 10g，紫花地丁 20g，生黄芪 30g，生地黄、赤芍、天花粉、地骨皮、白芍、党参、白术、银柴胡、连翘、皂角刺各 10g，蒲公英 20g，生大黄 10g，生甘草 6g。

【功效】益气养阴，清热解毒。

【主治】糖尿病并发痈疽。

【临床应用】每日 1 剂，水煎服。配合痈疽部位上药“雄黄”（腰黄、冰片、蝉蜕、蜈蚣、全蝎、五倍子、穿山甲、麝香共研粉外用），每天换药 1 次。

【出处】《安徽中医学院学报》，1994，（2）：45。

25. 经验方

【组成】苍术 10g，黄柏 10g，牛膝 15g，萆薢 15g，白鲜皮 15g，地肤子 15g，生薏苡仁 20g，木通 5g，当归尾 10g，赤芍 12g，鬼箭羽 15g，防风 6g，苦参 15g，全蝎 5g，滑石 10g，牡丹皮 10g。

【功效】利湿清热，活血祛风。

【主治】糖尿病合并足部感染。

【临床应用】每日 1 剂，水煎服。

【出处】《中医杂志》，1995，（12）：26。

26. 经验方

【组成】金银花、连翘各 15g，皂角刺 10g，黄芪 30g，党参、白术各 15g，当归 10g，熟地黄 15g，赤芍、白芍各 12g，川芎、白芷、桔梗各 10g，鸡血藤 15g，砂仁、甘草各 6g。

【功效】益气养血，扶正托毒。

【主治】糖尿病合并疖肿痈疽，气血双虚者。

【临床应用】每日 1 剂，水煎服。

【出处】《中医杂志》，1995，（12）：26。

27. 经验方

【组成】半枝莲 10g，栝楼根 15g，金银花、连翘、野菊花、蒲公英、紫花地丁、紫背天葵、赤芍各 15g，牡丹皮、栀子各 10g，制乳香、制没药各 6g，当归、浙贝母、白芷各 10g，甘草 6g。

【功效】清热解毒，凉血化瘀。

【主治】糖尿病并发疖肿，痈疽。

【临床应用】每日 1 剂，水煎服。

【出处】《中医杂志》，1995，（12）：26。

28. 经验方

【组成】蒲公英 30g，紫花地丁 12g，金银花 20g，连翘 12g，黄芩 12g，黄连 3～6g，野菊花 15g，玄参 12g，赤芍、白芍各 12g。

【功效】清热解毒，降糖降酮。

【主治】糖尿病并发疖肿者。

【临床应用】每日 1 剂，水煎服。

【出处】《中医杂志》，1992，（4）：21。

29. 经验方

【组成】金银花、菊花、蒲公英、紫花地丁、玄参、当归、苍术、丹参、葛根、浙贝母、牡丹皮、赤芍、水蛭、黄柏、制乳香、制没药。

【功效】清热解毒，活血化瘀。

【主治】糖尿病并发皮肤感染、脉管炎者。

【临床应用】每日 1 剂，水煎服。

【出处】《云南中医杂志》，1994，（30）：1。

30. 五味消毒饮加味方

【组成】玄参、生地黄、蒲公英、野菊花、赤芍、紫花地丁、紫背天葵、金银花。

【功效】清热解毒，凉血化瘀。

【主治】糖尿病并发痈疽。

【临床应用】每日 1 剂，水煎服。

【出处】《新中医》，1990，（2）：41。

31. 经验方

【组成】黄芪 20g，生地黄 15g，金银花 10g，菊花 10g，紫花地丁 10g，紫背天葵 10g，荆芥 10g。

【功效】益气养阴，清热解毒。

【主治】糖尿病背痈。

【临床应用】水煎服，日 1 剂。加减：口渴加知母 10g，石斛 10g，天花粉 15g；血瘀加丹参 15g，乳香 10g，没药 10g。并配合局部清创，治疗糖尿病背痈 48 例，获得较好疗效。

【出处】《湖南中医杂志》，2001，（5）：42。

32. 经验方

【组成】败酱草 25g，金银花 25g，蒲公英 20g，紫花地丁 25g，冬瓜子 15g，野菊花 20g，大青叶 10g，牡丹皮 15g，板蓝根 10g，玄明粉 12g，大黄 8g，红花 12g。

【功效】清热解毒，泻火活血。

【主治】糖尿病并发痈疽。

【临床应用】每日 1 剂，水煎服。

【出处】《江苏中医杂志》，1987，（9）：13。

33. 清热解毒降糖方

【组成】牡丹皮、黄连各 15g，蒲公英 20g，连翘、金银花各 15g，玄参 26g，苍术 15g，生黄芪 50g，怀山药 25g，丹参、生地黄、天花粉各 30g。

【功效】清热解毒降糖。

【主治】糖尿病并发疖肿。

【临床应用】每日 1 剂，水煎服。治疗 20 例，显效 13 例，有效 5 例，无效 2 例。

【出处】《辽宁中医杂志》，1992，（3）：26。

34. 经验方

【组成】熟地黄 15g，山药 30g，山茱萸 10g，菟丝子 15g，续断 10g，五味子 10g，党参 15g，茯苓 15g，麦冬 15g，黄精 10g，甘草 15g，黄芪 15g，玄参 15g。

【功效】滋补肝肾，益气养阴。

【主治】糖尿病并发皮肤感染。

【临床应用】每日 1 剂，水煎服。

【出处】《陕西中医学院学报》，1989，（2）：21。

35. 经验方

【组成】天花粉、生地黄、玄参、连翘、麦冬各 15g，黄连 6g，竹叶 9g，金银花 30g，牡丹皮、白薇、地骨皮各 20g，苍术 12g。

【功效】清热解毒，泄热护阴。

【主治】糖尿病合并皮肤感染，证属阴虚血热者。症见心烦不眠，身热夜甚，渴不欲饮，发际、背部、下肢有多发性疖肿，脉弦数。

【临床应用】每日 1 剂，水煎服。

【出处】《糖尿病的中医治疗》。

36. 经验方

【组成】柴胡、白芍、当归、茯苓各 12g，薄荷 6g，黄芪、生山药、肉苁蓉、枸杞子、金银花、天花粉、益母草各 30g，菊花 15g，甘草 3g。

【功效】疏肝解郁，益气补肾，清热解毒。

【主治】糖尿病合并皮肤感染，证属肝郁化火蕴毒，气虚肾亏。症见烦躁易怒，疲乏无力，上肢疼痛，下肢浮肿，视物昏花，大便干燥，背部和头部有数十个疖肿，脉沉弦数。

【临床应用】每日 1 剂，水煎服。

【出处】《糖尿病的中医治疗》。

37. 经验方

【组成】川黄柏、怀牛膝、苍术、杜矾。

【功效】清热燥湿。

【主治】糖尿病性天疱疮。

【临床应用】局部外科常规清创后，首先以上药煎液泡洗患肢 5～10 分，用消毒纱布擦干，再以四黄液（川黄柏、黄芩、黄连、大黄组成）浸湿纱布，外敷较大的溃烂面，每日 3 次，对于全身散在性的疱疹，用四黄液浸湿棉签外搽，每日 3～4 次。

【出处】《浙江中西医结合杂志》，2001，（11）：717。

38. 自拟方

【组成】连翘 30g，生黄芪 40g，玄参 25g，天花粉 25g，山栀子 15g，黄芩 15g，生甘草 10g，忍冬藤 50g，丹参 20g，乳香 8g，没药 8g（后下）。

【功效】益气养阴，托毒生肌。

【主治】消渴合并疮疡者。症见多饮多尿多食，皮肤生疮疡，舌红少苔，或苔黄腻，脉滑数。

【临床应用】水煎服。

【出处】《中医杂志》，1986，（11）：816。

39. 经验方

【组成】茶叶 15g。

【功效】清热泻火。

【主治】糖尿病皮肤溃疡。

【临床应用】用开水 200mL 浸泡，茶水凉后待用。伤口有脓液时，用无菌注射器抽吸，尽量保持皮肤完好，勿清创。用茶水冲洗伤口，冲洗时用棉签边洗边按压，尽量把脓液腐肉洗去。清洗后用茶叶敷在创口处，再用无菌纱布包扎，3 小时后可解开纱布暴露创口。每日洗敷 1 次，重者每日洗敷 2 次。共治疗 26 例，糖尿病皮肤溃疡者全部愈合。

【出处】《广西中医药》，2001，（2）：16。

40. 中药降糖汤

【组成】生地黄、制黄精、知母、玄参、地骨皮、鬼箭羽各 10g，黄连 3g。

【功效】养阴清热。

【主治】糖尿病伴身肛周感染。

【临床应用】每天 1 剂，水煎取汁 600mL，分 3 次服，可酌情加用活血化瘀之品，如丹参、当归各 10g，桃仁 5g。可配合局部治疗，外洗方：金银花 30g，花椒、艾叶、苦参、黄柏、苍术、荆芥、防风各 10g。根据肿胀情况可酌情加用明矾 5g，大黄 20g，芒硝 30g，上药用纱布包好，加水 1000mL，煎沸 20 分钟，先熏后泡洗，每天 2 次。

【出处】《新中医》，2000，32（9）：42。

糖尿病合并泌尿系感染方

1. 解毒清肾汤

【组成】金银花 30g，连翘 30g，黄芩 10g，山栀子 10g，小蓟 30g，生地黄 20g，牡丹皮 10g，生蒲黄 10g，藕节 15g，石韦 30g，生大黄 10g。

【功效】清热解毒，凉血止血。

【主治】糖尿病合并泌尿系感染。症见发热恶寒，小腹胀痛，尿频急，血尿或脓尿，大便干结，腰疼，舌红苔黄，脉弦数。

【临床应用】水煎服，日 1 剂，分 2 次服。

【出处】《中国糖尿病防治特色》。

2. 加味四妙散

【组成】黄柏 10g，苍术 10g，薏苡仁 30g，牛膝 12g，厚朴 10g，木香 10g，石韦 30g，赤茯苓 30g，土茯苓 30g，生地榆 30g。

【功效】清利湿热。

【主治】糖尿病合并泌尿系感染。症见发热不重，尿频急痛，脘腹胀满，大便不爽，口干饮水不多，舌嫩红，苔黄厚腻，脉弦滑数。

【临床应用】水煎服，日 1 剂，分 2 次服。

【出处】《中国糖尿病防治特色》。

3. 疏郁清热汤

【组成】柴胡 15g，枳壳 10g，枳实 10g，山栀子 10g，石韦 30g，厚朴 8g，赤芍、白芍各 15g，香附 10g，乌药 10g，当归 10g。

【功效】疏郁清热。

【主治】糖尿病合并泌尿系感染。症见尿频急痛，胸胁苦满，小腹胀疼，二便不爽，口苦咽干，急躁易怒，或寒热往来，舌暗，脉弦。

【临床应用】水煎服，日 1 剂，分 2 次服。

【出处】《中国糖尿病防治特色》。

4. 养阴清肾汤

【组成】女贞子 15g，墨旱莲 15g，太子参 15g，玄参 20g，生地黄 20g，大蓟、小蓟各 30g，黄芩 10g，石韦 30g。

【功效】滋补肝肾，益气养阴。

【主治】糖尿病合并泌尿系感染。症见腰膝酸软，急躁易怒，头晕目眩，五心烦热，疲乏无力，遇劳则发，发作时可有尿频、尿急、尿热、尿痛，血压多偏高，舌暗红，苔白或苔黄，脉弦细数。

【临床应用】水煎服，日 1 剂，分 2 次服。

【出处】《中国糖尿病防治特色》。

5. 益气清肾汤

【组成】生黄芪 30g，党参 20g，当归 10g，川续断 15g，芡实 10g，金樱子 15g，生地榆 30g，土茯苓 30g，石韦 30g，牡丹皮 10g，赤芍 15g。

【功效】健脾益肾，活血清利。

【主治】糖尿病合并泌尿系感染。症见神疲乏力，腰膝酸软，畏寒肢冷，遇劳则发，小便淋沥不畅或有尿失禁，轻度浮肿，舌胖，苔白黏腻，脉沉细无力。

【临床应用】水煎服，日 1 剂，分 2 次服。

【出处】《中国糖尿病防治特色》。

6. 调补清肾汤

【组成】生地黄、熟地黄各 10g，枸杞子 10g，桂枝 10g，附子 6g，生地榆 30g，石韦 30g，土茯苓 30g，黄柏 10g，丹参 30g。

【功效】调补阴阳，兼以清热。

【主治】糖尿病合并泌尿系感染。症见怕冷，又怕热，腰膝酸痛，劳累后尿频急、热痛，舌胖，苔黄白相兼，脉沉细。

【临床应用】水煎服，日 1 剂，分 2 次服。

【出处】《中国糖尿病防治特色》。

7. 经验方

【组成】熟地黄、怀山药、山茱萸、茯苓、泽泻、牡丹皮、知母、黄柏、肉桂、萹蓄、瞿麦、石韦。

【功效】滋补肾阴，清热利尿。

【主治】糖尿病并发肾盂肾炎、淋证。

【临床应用】热毒盛加金银花、黄芩、四季青；水肿加猪苓、车前子。每日 1 剂，水煎服。

【出处】《辽宁中医杂志》，1986，（5）：19。

8. 经验方

【组成】桂枝、附子各 6g，生地黄、熟地黄、枸杞子各 10g，生地榆、石韦、土茯苓、丹参各 30g，黄柏 10g。

【功效】调补阴阳，佐以清热。

【主治】糖尿病合并泌尿系感染，证属阴阳两虚。症见怕冷又怕热，劳累后尿频急、热痛，腿酸腰疼。

【临床应用】每日 1 剂，水煎服。

【出处】《中国糖尿病医案选》。

9. 经验方

【组成】柴胡、当归、生白芍、苍术各 12g，玉竹、黄芪、玄参、生龙骨、生牡蛎、金银花、天花粉、防风、益母草、生滑石各 30g，山药 60g。

【功效】疏肝解郁，益气滋阴，清热利湿。

【主治】糖尿病合并泌尿系感染，证属肝郁化火，气阴两伤，湿热下注。症见口渴尿频，尿急尿痛，颜面虚浮，自汗，肝区疼痛，脉弦数。

【临床应用】每日 1 剂，水煎服。

【出处】《糖尿病的中医治疗》。

10. 经验方

【组成】生黄芪、党参各 20g，当归 10g，川续断、芡实、金樱子各 10g，生地榆、石韦、土茯苓各 30g，牡丹皮 10g，赤芍 15g。

【功效】益气补肾，活血清热。

【主治】糖尿病合并泌尿系感染，证属脾肾阳虚。症见腰膝酸软，神疲乏力，小便不畅，轻度浮肿，脉沉细无力。

【临床应用】每日 1 剂，水煎服。

【出处】《中国糖尿病医案选》。

11. 经验方

【组成】黄芪、金银花各 50g，五味子 9g，山茱萸、牡丹皮、生地黄、桑叶各 20g，知母、天花粉、生滑石、益母草各 30g，连翘 15g，鸡血藤 6g。

【功效】益气补肾，清热利湿。

【主治】糖尿病合并泌尿系感染，证属气虚肾亏，湿热下注。症见口渴，黏腻不爽，疲乏无力，视物不清，大便干燥，少腹拘急，小便不利而痛，脉弦大。

【临床应用】水煎服，每日 1 剂。

【出处】《糖尿病的中医治疗》。

12. 经验方

【组成】黄芩、山栀子、紫花地丁、车前草各 10g，土茯苓、生地榆、石韦各 30g，陈皮、半夏、柴胡各 10g，生大黄 8g（后下）。

【功效】清热化湿。

【主治】糖尿病合并泌尿系感染，证属湿热浊淋。症见腰胁胀疼，四肢沉重，尿浊或尿频，尿急、尿痛，舌苔黄腻。

【临床应用】每日 1 剂，水煎服。

【出处】《中国糖尿病医案选》。

13. 化瘀通淋汤

【组成】丹参 15g，川芎、当归各 12g，益母草、山药、天花粉各 15g，川牛膝 10g，石韦 10g，半枝莲 20g，牡丹皮、黄柏各 9g，生地黄 10g。

【功效】化瘀通淋。

【主治】糖尿病合并泌尿系感染。症见尿频、尿急、尿痛，尿常规检查白细胞＞ 5 个 / 高倍视野，或尿培养阳性。

【临床应用】尿频、尿痛，加瞿麦、忍冬藤、白茅根；少腹坠胀加川楝子、木香、乌药；发热加柴胡、知母、玄参；女性伴外阴瘙痒，加苦参、地肤子。共治疗 46 例，4 周为 1 个疗程，治愈 37 例，有效 5 例，无效 4 例，总有效率 87.5%。

【出处】《山东中医杂志》，1997，16（5）：210–211。

14. 经验方

【组成】小蓟、石韦、金银花、连翘各 30g，黄柏、黄芩、山栀子、牡丹皮、生蒲黄（包煎）、生大黄（后下）各10g，生地黄20g，藕节15g。

【功效】清热解毒，凉血止血。

【主治】糖尿病合并泌尿系感染，证属热毒伤肾。症见发热恶寒，汗出口渴，肾区疼痛拒按，尿频尿急尿痛。

【临床应用】每日1～2剂，水煎服。

【出处】《中国糖尿病医案选》。

15. 经验方

【组成】太子参、黄精、玄参各15g，生地黄、大蓟、小蓟各20g，石韦30g，生地榆30g，女贞子、墨旱莲各15g。

【功效】滋补肝肾，清热凉血。

【主治】糖尿病合并泌尿系感染，证属肝肾阳虚。症见腰膝酸软，头晕目眩，烦躁易怒，舌红苔黄，或尿频尿急热痛。

【临床应用】每日1剂，水煎服。

【出处】《中国糖尿病医案选》。

16. 经验方

【组成】知母、黄柏、琥珀、金银花、白茅根、黄芪、甘草。

【功效】清热解毒，益气利尿。

【主治】糖尿病并发尿道综合征者。

【临床应用】每日1剂，水煎服。

【出处】《湖南中医学院学报》，1993，（4）：28。

17. 经验方

【组成】黄芪50g，知母、天花粉、金毛狗脊、金银花、生滑石、益母草各30g，五味子9g，山茱萸、牡丹皮、生地黄各20g，连翘15g，鸡内金12g。

【功效】益气养阴，滋补肝肾，清热利湿。

【主治】糖尿病合并肾盂肾炎，证属气阴两伤，肝肾阴亏，湿热下注。症见口干口苦，纳呆便干，腰痛腿软，疲乏无力，下肢浮肿。

【临床应用】每日1剂，水煎服。

【出处】《糖尿病的中医治疗》。

18. 经验方

【组成】柴胡15g，枳壳、枳实、厚朴、橘核、荔枝核、香附、乌药各10g，沉香末3g（冲服），赤芍、白芍各15g，牡丹皮10g，石韦30g。

【功效】疏肝理气，活血清热。

【主治】糖尿病合并泌尿系感染，证属肝郁气滞者。症见口苦咽干，胸胁苦满，下腹坠胀，尿频，小便不畅，反复发作。

【临床应用】每日1剂，水煎服。

【出处】《中国糖尿病医案选》。

19. 经验方

【组成】猪苓、蒲公英、茯苓、泽泻、阿胶、滑石、生地黄、怀牛膝、石韦、竹叶。

【功效】滋阴清热，解毒利尿。

【主治】糖尿病事并尿路感染。症见形体消瘦，尿时频急刺痛，口渴思饮，眠差乏力，腰酸，舌质红少苔，脉细数或弦。

【临床应用】每日1剂，水煎服。

【出处】《云南中医杂志》，1994，（3）：1。

20. 经验方

【组成】柴胡、黄柏、蒲公英、紫花地丁、生地榆各15g，金银花、连翘、石韦、白茅根各30g，黄芩10g，生地黄20g，生大黄10g（后下）。

【功效】清热解毒，凉血止血。

【主治】糖尿病合并泌尿系感染，证属热毒血淋者。症见恶寒发热，尿频急热痛，血尿或脓尿，舌红苔黄。

【临床应用】每日1剂，水煎服。

【出处】《中国糖尿病医案选》。

21. 淋痛灵

【组成】丹参15g，当归12g，牡丹皮9g，益母草20g，赤芍、白芍各12g，川牛膝12g，小蓟12g，半枝莲20g，石韦10g，黄柏9g，生地黄12g，山药15g，天花粉15g。

【功效】活血化瘀，养阴清热，利尿通淋。

【主治】糖尿病合并泌尿系感染。

【临床应用】每日1剂，水煎服，分2次服用。2周为1个疗程。随症加减：尿频、尿急、尿痛明显者加瞿麦、白茅根；少腹坠胀者加川楝子、乌药、延胡索；发热者加柴胡、石膏、知母；伴咽喉肿痛者加玄参、射干、金银花；女性伴外阴瘙痒者加苦参、蛇床子、白癣皮。

【出处】《中成药》，2000，22（11）：777。

22. 经验方

【组成】柴胡 15g，白芍 20g，枳壳、枳实、厚朴、黄芩、山栀子各 10g，石韦 30g，车前草 15g，生大黄 8g（后下）。

【功效】疏郁清热，通利小便。

【主治】糖尿病合并泌尿系感染，证属郁热伤肾。症见胸胁苦满，口苦咽干，肾区疼痛拒按，尿频尿急尿痛。

【临床应用】每日 1 剂，水煎服。

【出处】《中国糖尿病医案选》。

23. 经验方

【组成】太子参、白术、泽泻各 15g，土茯苓、石韦、生地榆各 30g，丹参、益母草各 15g。

【功效】健脾益气，清利活血。

【主治】糖尿病合并泌尿系感染，证属脾虚湿阻者。症见尿频尿热，或尿失禁，纳少腹胀。

【临床应用】每日 1 剂，水煎服。

【出处】《中国糖尿病医案选》。

糖尿病合并口腔感染方

1. 经验方

【组成】龟甲胶、鹿角胶各 15g，生地黄 20g，穿山甲 12g，生黄芪 40g，怀山药、牡丹皮、桑枝、威灵仙、赤芍各 30g，桃仁、红花各 10g，地龙、肉桂各 6g，桂枝 12g，木瓜、牛膝各 15g。

【功效】益气养阴，温阳活血。

【主治】糖尿病并发舌炎者。

【临床应用】每日 1 剂，水煎服。

【出处】《陕西中医》，1991，（2）：77。

2. 清胃散加减

【组成】当归 10g，生地黄 30g，黄连 6g，牡丹皮 10g，升麻 6g，生石膏 30g，天花粉 30g。

【功效】清胃泻热。

【主治】糖尿病合并牙周病，证属胃热炽盛者。症见牙龈肿痛，牙齿喜冷恶热，或牙宣出血，或牙龈溃烂溢脓，或唇舌颊腮肿痛，口干舌燥，口气热臭，大便干结，舌红苔黄，脉沉数。

【临床应用】水煎服，日 1 剂，分 2 次服。

【出处】《中国糖尿病防治特色》。

3. 泻黄散加减

【组成】生石膏 30g，山栀子 9g，藿香 12g，防风 9g，生地黄 12g，黄连 9g，牡丹皮 8g，升麻 9g。

【功效】清热化湿，泻火解毒。

【主治】糖尿病合并口腔感染，证属心脾积热者。症见牙龈红肿疼痛，口舌表面溃烂疼痛，其色黄赤或赤烂如糜粥，口渴，口苦，口臭，小便短赤，舌红苔黄，脉数。

【临床应用】水煎服，日 1 剂，分 2 次服。

【出处】《中国糖尿病防治特色》。

4. 玉女煎加减

【组成】知母 12g，生石膏 30g，熟地黄 15g，山药 9g，山茱萸 9g，牡丹皮 9g，泽泻 9g，玄参 15g，麦冬 10g，牛膝 12g。

【功效】滋阴降火。

【主治】糖尿病合并牙周病，证属阴虚火旺者。症见牙龈虚浮肿胀，隐隐作痛，牙齿松动，甚至脱落，口舌糜烂色红，口燥咽干，头晕耳鸣，手足心热，腰膝酸软，舌红少苔，脉细数。

【临床应用】水煎服，日 1 剂，分 2 次服。

【出处】《中国糖尿病防治特色》。

5. 经验方

【组成】党参、白术各 15g，茯苓 20g，薏苡仁、怀山药各 30g，白扁豆、砂仁、莲子、陈皮各 10g，桔梗 6g，炙甘草 5g。

【功效】益气健脾，和胃渗湿。

【主治】糖尿病并发鹅口疮。

【临床应用】阴虚者党参易为太子参，加麦冬、石斛各 10g；湿浊甚者加苍术 15g；有湿郁化热之象者加黄连 15g，黄芩、苦参各 10g。每日 1 剂，水煎 2 次，共取汁 400mL，分早晚 2 次温服，1 周为 1 个疗程。

【出处】《四川中医》，1999，17（9）：19-20。

6. 加味知柏汤

【组成】熟地黄、山茱萸各 30g，山药 15g，泽泻、茯苓各 10g，牡丹皮 12g，知母 18g，黄柏、天花粉各 30g。

【功效】滋阴降火，益胃生津。

【主治】糖尿病合并顽固性口腔感染，证属阴虚火旺者。

【临床应用】共治疗 34 例，临床控制 22 例，显效 10 例，好转 1 例，无效 1 例。

【出处】《辽宁中医杂志》，1992，（7）：29。

7. 滋阴清热汤

【组成】生地黄、熟地黄、山茱萸各 20g，黄连、黄柏、知母各 15g，山药、麦冬、天花粉各 10g。

【功效】滋阴清热。

【主治】糖尿病并发顽固性口疮，属肾阴虚损，虚火上炎者。

【临床应用】内服上方的同时，外用吴茱萸末 3g，用陈醋调成糊状，每夜贴两足心，纱布敷盖，胶布固定，隔日 1 次。共治疗 45 例，临床痊愈 38 例，好转 6 例，无效 1 例，总有效率 97.77%。

【出处】《浙江中医杂志》，1994，29（1）：8。

8. 经验方

【组成】生地黄 30g，怀山药 12g，山茱萸 9g，茯苓 12g，牡丹皮 9g，天花粉 30g，黄芪 15g，制乳香、制没药各 3g，丹参 15g，鬼箭羽、金银花、土牛膝、蔷薇根各 12g。

【功效】益气养阴，解毒化瘀。

【主治】糖尿病并发口疮者。

【临床应用】每日 1 剂，水煎服。

【出处】《辽宁中医杂志》，1986，（5）：19。

9. 经验方

【组成】生石膏 30g，知母、牡丹皮、生大黄（后下）、葛根各 10g，生地黄 30g，黄连 6g，天花粉 30g，升麻 6g，牛膝 12g，枳实 10g。

【功效】清胃泻热。

【主治】糖尿病合并牙周炎，证属胃热炽盛者。症见牙齿松动，齿龈显露，溢脓或出血，口臭便干，多饮多尿，脉滑数。

【临床应用】每日 1 剂，水煎服。外用黄芩 15g，生甘草 10g，水煎漱口。

【出处】《中国糖尿病医案选》。

10. 经验方

【组成】牡丹皮 10g，生地黄、熟地黄（酒炒）各 12g，金石斛 10g，丹参 10g，生石膏 18g（先煎），鲜石斛 10g，栝楼根 12g，白蒺藜 10g，生黄芪 30g，瓜蒌仁 12g，沙蒺藜 10g，怀山药 60g，五味子 10g，绿豆衣 12g。

【功效】滋阴清热，凉血活血。

【主治】糖尿病合并牙周病，证属阴虚血热瘀阻者。症见消渴日久，形体消瘦，小便频多，口渴思饮，消谷善饥，牙龈时肿出血，甚至化脓，五心烦热，脉沉微。

【临床应用】每日 1 剂，水煎服。

【出处】《施今墨临床经验集》。

糖尿病合并呼吸道感染方

1. 经验方

【组成】金银花 15g，连翘 12g，芦根 15g，竹叶 9g，薄荷 9g，牛蒡子 9g，荆芥 9g，桑叶 9g，菊花 9g，桑白皮 15g，板蓝根 15g，黄芩 9g，炒杏仁 9g。

【功效】疏风清热。

【主治】糖尿病合并外感。症见恶寒，发热，咳嗽，痰白或黄，胸闷或胸痛，口干口渴，咽干咽痛，鼻塞，呼吸不利，头痛骨楚，舌边尖红，苔薄黄或薄白少津，脉浮数。

【临床应用】水煎服，日 1 剂，分 2 次服。

【出处】《中国糖尿病防治特色》。

2. 经验方

【组成】桑白皮 30g，黄芩 9g，黄连 9g，紫苏子 9g，瓜蒌 30g，贝母 9g，炒杏仁 9g，金银花 15g，鱼腥草 15g，地骨皮 9g，知母 12g，芦根 30g，桔梗 9g。

【功效】清肺化痰。

【主治】糖尿病合并肺部感染。症见发热汗出，或有寒战，口渴，咳嗽，胸痛，咳痰黄稠，喘急面红，烦热口干，或便秘溲赤，舌干苔黄，脉滑数。

【临床应用】水煎服，日 1 剂，分 2 次服。

【出处】《中国糖尿病防治特色》。

3. 经验方

【组成】沙参 15g，麦冬 15g，玉竹 9g，天花粉 30g，生地黄 12g，地骨皮 15g，三七粉 3g（冲服），百合 12g，川贝母 12g，炒杏仁 9g，侧柏炭 9g。

【功效】滋阴润肺。

【主治】干咳痰少，或痰中带血，或咯血，喘急胸痛，口干咽燥，午后潮热，两颧红赤，手足心热，失眠盗汗，形体消瘦，舌红少苔，脉细数。

【临床应用】水煎服，日 1 剂，分 2 次服。

【出处】《中国糖尿病防治特色》。

4. 经验方

【组成】生地黄、熟地黄、牡丹皮、茯苓、百合、山茱萸各 12g，山药 15g，玄参 10g，泽泻、麦冬、白芍、肉桂、当归、炮附子各 6g，川贝母、桔梗、甘草各 3g。

【功效】滋肾润肺，佐以温阳。

【主治】糖尿病合并肺结核，证属肺肾阴亏者。症见口渴多饮，尿多便干，无饥饿感，咳嗽咽干，脉弦弱。

【临床应用】每日 1 剂，水煎服。

【出处】《中医杂志》，1992，（1）：15。

5. 经验方

【组成】麦冬 60g（去心），瓜蒌实、知母、甘草、生地黄、人参、葛根、茯神各 30g。

【功效】益气养阴，生津止渴。

【主治】糖尿病合并肺结核者。

【临床应用】上药共为粗末，每次取 15g，水煎服。

【出处】《陕西中医学院学报》，1987，（4）：66。

6. 经验方

【组成】山药、天花粉、石斛、生地黄、天冬、麦冬、知母、黄柏、杏仁、款冬花、金樱子、覆盆子各 9g，糯稻根、桃仁各 15g，甘草 3g，桔梗 4.5g。

【功效】养阴生津，宣肺化痰，固涩敛汗。

【主治】糖尿病并发浸润性肺结核，证属虚火上炎，痰浊阻肺。症见口渴欲饮，多食善饥，尿多，咳嗽气急，痰多色白，大便秘结，视物模糊，盗汗乏力，脉弦细数。

【临床应用】每日 1 剂，水煎服。

【出处】《江苏中医》，1962，（4）：9。

7. 经验方

【组成】熟地黄 20g，山茱萸 10g，怀山药 30g，牡丹皮 6g，泽泻、茯苓各 10g，天花粉 30g，地骨皮 12g，龙骨 15g，牡蛎 30g，沙参 15g，知母 10g，麦冬 15g。

【功效】滋肾润肺，止咳降糖。

【主治】糖尿病合并肺结核者。

【临床应用】每日 1 剂，水煎服。

【出处】《江苏中医杂志》，1984，（6）：39。

8. 经验方

【组成】汤剂：炒酸枣仁 42g，枸杞子、鸡内金各 15g，生地黄 18g，牡丹皮、山栀子各 9g，菟丝子、生石膏各 24g，何首乌、天花粉、沙参、夏枯草、白及、橘络、白术各 12g。粉剂：白及 90g，沙参 45g，柿霜、冬虫夏草各 36g，三七 30g，西洋参 24g，琥珀 15g。

【功效】滋肾养阴，清肺润胃。

【主治】糖尿病合并肺结核，证属肺肾阴虚，胃经蕴热。症见口干口渴，多饮多尿，头晕头痛，烦躁易怒，失眠多梦，消瘦乏力，咳嗽，右肺下部有空洞，脉沉细。

【临床应用】汤剂：每日 1 剂，水煎服。粉剂：共研细粉，每次 4.5g，每日 2 次冲服。

【出处】《新中医》，1977，（5）：14。

9. 经验方

【组成】酸枣仁、枸杞子、生地黄、牡丹皮、菟丝子、何首乌、天花粉、石膏、沙参、夏枯草、白及、橘络、白术、鸡内金、栀子。

【功效】滋肾养阴，清润肺胃。

【主治】糖尿病并发肺结核者。

【临床应用】每日 1 剂，水煎服。

【出处】《新中医》，1977，（5）：14。

（九）糖尿病急性并发症方

1. 经验方

【组成】党参 10g，生石膏 30g，川黄连 6g，知母、玄参各 10g，生地黄 25g，天花粉 30g，麦冬 15g，石斛 10g。

【功效】润肺生津，兼清胃热。

【主治】糖尿病酮症酸中毒，证属肺热津伤者。症见口干烦渴，喜饮冷饮，小便频数，夜尿多，疲乏无力，面赤舌红，脉洪数。

【临床应用】每日 1 剂，水煎服。

【出处】《新中医》，1976，（3）：28。

2. 经验方

【组成】大黄、芒硝（冲服）各 10g，生石膏 30g，川黄连 6g，火麻仁 10g，天花粉 30g，甘草、知母各 10g。

【功效】清热生津，养阴润燥。

【主治】糖尿病酮症酸中毒，证属胃热炽盛。症见多饮多食，多尿，便秘，消瘦乏力，脉滑数有力。

【临床应用】每日 1 剂，水煎服。

【出处】《新中医》，1976，（3）：28。

3. 经验方

【组成】黄芩、黄连、黄柏、川芎、赤芍各 15g，生黄芪 40g，生地黄、怀山药各 30g，玄参 35g，苍术、山栀子、茯苓、当归各 20g，生牡蛎 50g，丹参 30g，红花、益母草各 15g。

【功效】清热解毒，益气养阴，活血化瘀。

【主治】糖尿病酮症酸中毒，证属血热兼瘀，气阴两伤。症见口干舌燥，饮水不多，消瘦乏力，心烦易怒，喜卧思睡，肢体疼痛，颈部多汗，脉弦数。

【临床应用】每日 1 剂，水煎服。

【出处】《辽宁中医杂志》，1987，（1）：18。

4. 经验方

【组成】厚朴、木香、陈皮、吴茱萸、草豆蔻、炒莱菔子、半夏各 10g，干姜、附子 6g，薏苡仁 30g。

【功效】温中燥湿，理气化滞。

【主治】糖尿病酮症酸中毒，证属寒湿内蕴，中焦湿阻。症见多饮多尿，尿如脂膏，神疲乏力，呼吸深快，呼气有烂苹果味，脉濡缓。

【临床应用】每日 1 剂，水煎服。

【出处】《陕西中医》，1987，（6）：66。

5. 自拟方

【组成】木香、吴茱萸、厚朴、干姜、陈皮、草豆蔻、莱菔子、半夏、附子、薏苡仁。

【功效】温中健脾，化湿降浊。

【主治】糖尿病酮症酸中毒。

【临床应用】每日 1 剂，水煎服。

【出处】《陕西中医》，1987，（6）：261。

6. 经验方

【组成】黄芩、黄连、黄柏、栀子、当归、芍药、地黄、川芎、黄芪、怀山药、玄参、苍术、茯苓、半夏。

【功效】清热解毒，降逆化浊。

【主治】糖尿病酮症酸中毒。

【临床应用】每日 1 剂，水煎服。伴头晕头痛加石决明、牡蛎、菊花、枸杞子；渴饮无度加天花粉、玉竹、生石膏、知母；恶心呕吐加陈皮、竹茹、佩兰；小便频数加五倍子、桑螵蛸、覆盆子；小便少加泽泻、车前子、肉桂；非蛋白氮增高加紫苏。

【出处】《辽宁中医杂志》，1987，（8）：17。

7. 自拟方

【组成】熟地黄、金银花、连翘、山茱萸各 15g，山药、生地黄各 30g，天花粉、泽泻、茯苓、玄参、苍术各 10g，麦冬、牡丹皮、葛根、知母各 20g。

【功效】滋阴补肾，生津止渴，清热解毒。

【主治】糖尿病酮症酸中毒，证属三消并见，肾阴亏虚，燥热偏盛。症见口干多饮，消谷善饥，饮一溲一，头晕耳鸣，腰酸无力，手足心热，自汗盗汗，脉细数。

【临床应用】每日 1 剂，水煎服。

【出处】《浙江中医杂志》，1988，（8）：384。

8. 经验方

【组成】熟地黄、连翘、山茱萸各 15g，怀山药、生地黄各 30g，天花粉、泽泻、茯苓、玄参、苍术各 10g，麦冬、牡丹皮、葛根、知母各 20g。

【功效】滋阴补肾，生津止渴，降糖降酮。

【主治】糖尿病酮症酸中毒。

【临床应用】每日 1 剂，水煎服。

【出处】《浙江中医杂志》，1988，（8）：384。

9. 降酮汤

【组成】生黄芪 40g，山药、生地黄各 30g，玄参 35g，苍术、栀子、当归、茯苓各 20g，黄芩、黄连、黄柏、川芎、赤芍各 15g，生牡蛎 50g。

【功效】清热和血，降浊化痰，益气养阴。

【主治】糖尿病酮症酸中毒。

【临床应用】头晕头痛加夏枯草、钩藤、生龙骨、菊花；视物模糊加青葙子、枸杞子、草决明、茺蔚子；渴饮无度加生石膏、知母、天花粉、海蛤粉；恶心呕吐加陈皮、半夏、竹茹、佩兰；小便频多加覆盆子、桑螵蛸、菟丝子、五倍子；尿中有蛋白加川续断、白花蛇舌草，重用黄芪；昏睡加石菖蒲、郁金、远志。共治疗 33 例，显效 22 例，有效 6 例，无效 5 例。

【出处】《吉林中医药》，1988，（4）：12。

10. 经验方

【组成】党参、五味子、麦冬、黄芪、鸡内金、沙参、怀山药、枸杞子、石斛、茯苓、甘草。

【功效】益气养阴，生津降酮。

【主治】糖尿病酮症酸中毒。症见头晕神疲，腹胀纳呆，恶心欲吐，不欲饮食，四肢无力，便溏，舌嫩红，脉虚数无力，血压高、血尿糖高、血尿酮高等。

【临床应用】每日 1 剂，水煎服。

【出处】《新中医》，1988，（12）：34。

11. 经验方

【组成】党参 20g，五味子、甘草各 6g，黄芪 30g，鸡内金 12g，北沙参、怀山药、麦冬、枸杞子、石斛、茯苓各 15g。

【功效】健脾益气养阴。

【主治】糖尿病酮症酸中毒，证属气阴两伤，脾气虚弱。症见头晕神疲，腹胀纳呆，恶心欲呕，不欲饮食，四肢无力，卧床不起，便稀，次数多，脉虚数无力。

【临床应用】每日 1 剂，水煎服。

【出处】《新中医》，1989，（6）：34。

12. 经验方

【组成】党参、天花粉各 20g，玉竹、枸杞子、麦冬、北沙参、怀山药各 15g，黄芪 30g，五味子 10g，甘草 6g。

【功效】健脾益气养阴。

【主治】糖尿病酮症酸中毒，证属气阴两伤，脾气虚弱。症见腹胀腹痛，恶心欲吐，不欲饮食，大便溏，日 10 余次。

【临床应用】每日 1 剂，水煎服。

【出处】《新中医》，1989，（3）：34。

13. 经验方

【组成】黄芩、黄连、黄柏、栀子、赤芍各 15g，当归 20g，生地黄 30g，生黄芪 40g，山药、玄参各 30g，苍术、茯苓各 20g，生牡蛎 50g，佩兰、竹茹各 10g。

【功效】清热解毒，豁痰开窍，益气养阴。

【主治】糖尿病酮症酸中毒，证属毒热入血，湿蒙清窍，气阴两虚。症见消渴已久，发热，极度口渴，不欲饮食，尿少，恶心呕吐，极度疲乏，卧床不起，昏睡不醒，脉滑细疾数。

【临床应用】每日 1 剂，水煎送服安宫牛黄丸 1 丸。

【出处】《中国医药学报》，1989，（2）：2。

14. 经验方

【组成】附子、桂枝、红参、生黄芪、怀山药、熟地黄、茯苓、丹参、金银花、苍术、泽泻、山茱萸。

【功效】温阳益气，活血解毒。

【主治】糖尿病酮症酸中毒。

【临床应用】每日 1 剂，水煎服。

【出处】《四川中医》，1990，（9）：35。

15. 白虎汤加减

【组成】丁香、石膏、知母、粳米、甘草。

【功效】清热生津，和胃降酮。

【主治】糖尿病酮症酸中毒。

【临床应用】每日 1 剂，水煎服。

【出处】《吉林中医药》，1993，（3）：222。

16. 消酮汤

【组成】黄连 6 ~ 10g，黄芩 9 ~ 12g，山栀子 9 ~ 12g，牡丹皮 9 ~ 12g，生地黄 15 ~ 30g，玄参 20 ~ 30g，天花粉 20 ~ 30g，苍术 10 ~ 15g，佩兰

9～12g，赤芍12～15g，茯苓15g，山药15g，泽泻9～12g，大黄6～9g，生黄芪30g。

【功效】清热解毒，益气养阴。

【主治】糖尿病酮症酸中毒。

【临床应用】恶心呕吐加半夏、竹茹、陈皮；头晕目眩加钩藤、菊花；渴饮无度加生石膏、玉竹、麦冬；小便频多加五味子、覆盆子、沙苑子。共治疗15例，显效11例，有效3例，无效1例。

【出处】《山东中医杂志》，1990，9（6）：14。

17. 经验方

【组成】生黄芪40g，泽泻30g，生地黄25g，赤芍、当归、栀子仁各20g，黄柏、黄芩各15g。

【功效】清热解毒，养血调血。

【主治】糖尿病酮症酸中毒。症见渴饮无度，小便多，恶心呕吐。

【临床应用】每日1剂，水煎服。头痛头晕者，加夏枯草、钩藤、菊花各12g，生石决明25g；胸闷刺痛者，加红花、丹参、山楂各10g；渴饮呕吐者，加陈皮、竹茹、旋覆花各8g，代赭石12g；小便频多者，加桑螵蛸、覆盆子各10g；疮疡疖肿者，加蒲公英、金银花、马齿苋、紫花地丁各10g。

【出处】《中医专病专效方》。

18. 健脾益肾解毒汤

【组成】太子参30g，玉竹30g，黄精30g，天花粉30g，葛根10g，生地黄20g，地骨皮20g，连翘15g，荷叶15g，生甘草3g。

【功效】益气养阴生津。

【主治】糖尿病酮症酸中毒。

【临床应用】加减：脾肾亏虚，湿热内蕴者，原方去生地黄，加黄芩10g、黄连5g；尿浊重加萆薢10g；腰痛重加桑寄生20g；肺脾肾虚型者，原方去荷叶，加炙黄芪30g，金樱子30g，山茱萸10g；脾虚胃热型去生地黄、地骨皮，加生石膏25g、知母7g；苔黄糙加熟大黄5g；便溏加山药12g。本方治疗60例，尿酮体消失56例，无效4例，有效率为93.4%。

【出处】《北京中医》，1992，（5）：23。

19. 经验方

【组成】黄连、半夏、陈皮各9g，竹茹、枳实各12g，熟大黄3～12g，黄芪30g，生姜3片，甘草3g。

【功效】益气健脾，清热化痰，降浊降糖。

【主治】糖尿病酮症酸中毒。

【临床应用】每日1剂，水煎空腹服，7～15日为1个疗程。乏力甚加西洋参或太子参、白术；头晕头痛加钩藤、白菊花、天麻、夏枯草；烦渴多饮加天花粉、生地黄、麦冬；视物模糊加枸杞子、决明子；尿频加桑螵蛸、金樱子、肉桂；疮疡肿毒加蒲公英、紫花地丁、金银花。治疗40例，显效（症状消失，血酮体、空腹血糖正常，尿糖及酮体阴性）69%，有效21%，无效10%，总有效率90%。

【出处】《山东中医学院学报》，1995，（4）：245。

20. 凉血解毒方

【组成】生地黄、太子参、石膏（先煎）各30g，水牛角50g（先煎），牡丹皮、山栀子、玄参、麦冬、佩兰、竹茹、金银花、黄芩各15g，川黄连10g。

【功效】清热凉血，化浊解毒。

【主治】糖尿病酮症酸中毒出现口渴多饮，头晕目眩，疲乏无力，恶心呕吐，形体消瘦，唇红而干，舌质红苔黄，脉滑数。

【临床应用】共治疗36例，显效26例，有效8例，无效2例。

【出处】《新中医》，1996，（10）：50。

21. 四逆生脉汤

【组成】肉桂、附子、干姜、西洋参、五味子、麦冬、生地黄、山茱萸、山药、石菖蒲、郁金。

【功效】益气固阳，救阴固脱。

【主治】糖尿病酮症酸中毒属阴阳衰竭型。症见口干唇暗，面色苍白，表情淡漠，汗出肢冷，呼吸深大或微弱，嗜睡或昏不知人，舌暗红，苔黄，脉细数。

【临床应用】每日1剂，水煎服。

【出处】《山东中医杂志》，1997，16（2）：84。

22. 加味黄连温胆汤

【组成】黄连、黄芩、枳实、陈皮、竹茹、

石菖蒲、茵陈、佩兰、苍术、玄参、泽泻、郁金、桃仁。

【功效】健脾化浊，清热解毒。

【主治】糖尿病酮症酸中毒属浊毒内蕴型。症见口干而黏，神疲困倦，食欲不振，或见恶心呕吐，腹部胀痛，头晕而痛，嗜睡及昏睡，舌暗红，苔白腻或黄腻，脉滑数。

【临床应用】每日1剂，水煎服。

【出处】《山东中医杂志》，1997，16（2）：84。

23. 消酮汤

【组成】黄芪、山药、生地黄、玄参、葛根、天花粉、黄芩、黄连、佩兰、茵陈、枳实、金银花、马齿苋、熟大黄。

【功效】益气养阴，清热化浊。

【主治】糖尿病酮症酸中毒早期阶段，表现为多饮多尿，身倦乏力，食欲不振，头晕头痛，无神志障碍，血酮、尿酮阳性，二氧化碳结合力正常。

【临床应用】每日1剂，水煎服。

【出处】《山东中医杂志》，1997，16（2）：84–85。

24. 黄连温胆汤加味

【组成】黄连、姜半夏、陈皮、竹茹、枳实各9g，茯苓、玄参、天花粉各15g，生地黄、山药、葛根、黄芪各30g。

【功效】清热化痰，益气养阴。

【主治】糖尿病酮症酸中毒。

【临床应用】腹痛腹泻者加砂仁6g；伴头晕、心悸者加麦冬15g，五味子12g，天麻9g；伴发热、咳嗽、胸闷喘憋者，加知母12g，瓜蒌15g，杏仁9g，生石膏30g；昏迷者加西洋参9g（鼻饲）；伴双下肢麻木刺痛者，可加川芎15g，鸡血藤、丹参、徐长卿各30g。每日1剂，水煎服。

【出处】《中医杂志》，2000，25（3）：112。

25. 白虎汤加减

【组成】生石膏30g（先煎），知母10g，生地黄15g，麦冬、太子参各10g，甘草6g，粳米15g，牛膝12g。

【功效】清泄肺胃，生津止渴。

【主治】糖尿病酮症酸中毒属于燥火亢盛型。症见烦渴引饮，渴饮无度，随饮随消，四肢倦怠，纳食泛恶，舌黯红，苔薄黄或黄腻，脉细数或滑数。

【临床应用】水煎服，日1剂。

【出处】《辽宁中医杂志》，2000，27（2）：49。

26. 增液承气汤合清胃汤加减

【组成】生大黄10g（后下），芒硝6g，枳实10g，生地黄15g，麦冬、玄参、藿香、半夏各10g，生石膏20g。

【功效】清热导滞，芳香化浊。

【主治】糖尿病酮症酸中毒浊毒中阻型。症见口燥唇焦，大渴引饮，渴饮无度，皮肤干瘪皱褶，精神萎靡，嗜睡，胸闷纳呆，恶心呕吐，口有秽臭，时有少腹疼痛如绞，大便秘结，舌红苔垢而燥，脉沉细。

【临床应用】水煎服，日1剂。

【出处】《辽宁中医杂志》，2000，27（2）：49。

27. 安宫牛黄丸合紫雪丹加减

【组成】牛黄0.5g，郁金、黄芩各10g，黄连、甘草各6g，玄参、山栀子、石菖蒲各10g，生石膏20g，水牛角30g。

【功效】芳香清窍，清营解毒。

【主治】糖尿病酮症酸中毒，浊毒闭窍型。症见口干微渴，心烦不寐，烦躁不安，或嗜睡，甚则昏迷不醒，呼吸深快，食欲不振，口臭呕吐，小便短赤，舌黯红而绛，苔黄腻而燥，脉细数。

【临床应用】水煎服，日1剂。

【出处】《辽宁中医杂志》，2000，27（2）：49。

28. 复脉汤合大定风珠加减

【组成】生地黄15g，白芍、麦冬各10g，炙甘草6g，牡蛎30g，鳖甲12g，阿胶10g（烊化），鸡子黄1枚。

【功效】滋阴清热，柔肝息风。

【主治】糖尿病酮症酸中毒，虚风内动型。症见神倦欲寐，耳聋失聪，眼花目暗，手足蠕动，甚则抽搐、惊厥，舌红绛少苔，脉虚细数。

【临床应用】水煎服，日1剂。

【出处】《辽宁中医杂志》，2000，27（2）：49。

29. 生脉饮合参附汤加减

【组成】人参10g，制附子6g，五味子、麦冬各10g。

【功效】益气养阴，回阳救脱。

【主治】糖尿病酮症酸中毒，阴脱阳亡型。症见面色苍白，自汗不止，四肢厥逆，呼吸低微，口干唇焦，肌肤干瘪，舌黯淡无津，脉微细欲绝。

【临床应用】水煎服，日1剂。

【出处】《辽宁中医杂志》，2000，27（2）：49。

30. 生脉散合增液汤加减

【组成】太子参15g，麦冬12g，五味子10g，生地黄30g，玄参30g，南沙参15g，石斛10g，生黄芪15g，知母10g，枳实10g，茯苓10g。

【功效】益气养阴，清热生津。

【主治】糖尿病酮症酸中毒气阴两伤型。

【临床应用】水煎服，日1剂。

【出处】《糖尿病（消渴病）中医诊治荟萃》。

31. 黄连解毒汤合增液汤加减

【组成】黄连6g，黄芩10g，山栀子6g，牡丹皮10g，生地黄10g，玄参20g，天花粉30g，苍术10g，佩兰10g，赤芍12g，酒大黄10g，枳实10g，茯苓12g，黄芪30g，山药15g。

【功效】清热和血，祛湿化浊。

【主治】糖尿病酮症酸中毒属燥热入血，血滞浊留型。

【临床应用】水煎服，日1剂。

【出处】《糖尿病（消渴病）中医诊治荟萃》。

32. 清宫汤加减

【组成】西洋参10g，犀角3g，生地黄30g，玄参15g，天冬10g，淡竹叶10g，黄连3g，五味子6g，丹参15g，石菖蒲10g，郁金10g。

【功效】清热开窍。

【主治】糖尿病酮症酸中毒属热闭清窍型。

【临床应用】水煎服，日1剂。

【出处】《糖尿病（消渴病）中医诊治荟萃》。

33. 四逆加人参汤加味

【组成】红参30g，附子10g，干姜6g，麦冬15g，五味子10g，山茱萸10g，生龙骨、生牡蛎各30g，炙甘草10g。

【功效】益气固脱。

【主治】糖尿病酮症酸中毒属阴竭阳脱型。

【临床应用】水煎服，日1剂。

【出处】《糖尿病（消渴病）中医诊治荟萃》。

34. 加减六君子汤

【组成】党参30g，白术15g，茯苓20g，陈皮、杏仁、竹茹各10g，姜半夏12g，桂枝8g。

【功效】健脾化湿，和胃降逆。

【主治】糖尿病乳酸性酸中毒，证属湿浊内生，胃气上逆者。

【临床应用】治疗1例，获效满意。

【出处】《实用中西医结合杂志》，1997，10（9）：827。

35. 藿香正气散合温胆汤加减

【组成】藿香12g，厚朴、姜半夏各10g，茯苓15g，枳壳、竹茹、陈皮、石菖蒲各10g。

【功效】芳香化浊，和胃降逆。

【主治】糖尿病乳酸性酸中毒，痰浊中阻型。主要表现为倦怠乏力，腹胀纳呆，神昏，嗜睡，舌苔白腻，脉濡滑。

【临床应用】水煎服，日1剂。恶心呕吐不止可加砂仁6g，旋覆花、代赭石各10g；便溏腹胀加炒白术10g，大腹皮15g。

【出处】《辽宁中医杂志》，2000，27（5）：193。

36. 参附汤合生脉散加味

【组成】人参10g（另煎兑入），炮附子12g，干姜10g，麦冬15g，五味子10g，炙甘草6g。

【功效】益气养阴，回阳固脱。

【主治】糖尿病乳酸性酸中毒，阴脱阳亡型。主要表现为面色苍白，大汗淋漓，目合口开，撒手遗尿，神识昏蒙，气短息微，四肢厥逆，舌淡苔腻，脉微欲绝。

【临床应用】水煎服，日1剂。大汗不止加生黄芪、龙骨（先煎）、牡蛎（先煎）各30g。

【出处】《辽宁中医杂志》，2000，27（5）：193。

37. 菖蒲郁金汤加减

【组成】鲜石菖蒲30g，川郁金、炒山栀子、竹叶、牡丹皮各10g，金银花30g，连翘15g，玉枢丹2片（化服）。

【功效】豁痰开窍，化浊醒脾。

【主治】糖尿病乳酸性酸中毒，痰浊蒙蔽型。主要表现为神志昏蒙，时清时愦，肢体困乏，继而神志不清，舌苔厚腻，脉濡滑。

【临床应用】水煎服，日1剂。痰热重加胆南星、川贝母各10g；热闭心窍加至宝丹以清心开窍；秽浊闭窍加苏合香丸，以加强芳香开窍之力。

【出处】《辽宁中医杂志》，2000，27（5）：193。

38. 增液汤加味

【组成】生地黄30g，麦冬12g，玄参30g，沙参15g，天花粉30g，葛根10g。

【功效】滋阴增液。

【主治】糖尿病高渗性昏迷属阴津亏损型。

【临床应用】水煎服，日1剂。

【出处】《糖尿病（消渴病）中医诊治荟萃》。

39. 清营汤加减

【组成】犀角粉2g（冲服），生地黄20g，玄参20g，麦冬10g，莲子心10g，黄连6g，丹参30g，金银花30g，连翘15g，酒大黄10g，赤芍15g。

【功效】清热凉血，醒神开窍。

【主治】糖尿病高渗性昏迷属热闭清窍型。

【临床应用】水煎服，日1剂。

【出处】《糖尿病（消渴病）中医诊治荟萃》。

40. 四逆加人参汤加味

【组成】红参15g，山茱萸10g，麦冬10g，五味子10g，附子10g，干姜10g，炙甘草6g。

【功效】回阳救逆。

【主治】糖尿病高渗性昏迷属阴竭阳脱型。

【临床应用】水煎服，日1剂。

【出处】《糖尿病（消渴病）中医诊治荟萃》。

41. 玉女煎加减

【组成】生地黄15g，生石膏30g，知母15g，川牛膝10g，麦冬30g，天花粉10g，山茱萸10g。

【功效】清胃泻火，养阴生津。

【主治】糖尿病酮症酸中毒属胃火炽盛者。

【临床应用】水煎服，每日1剂。大便干结者加用熟大黄3g；伴明显感染症状者加用金银花30g，大青叶10g。

【出处】《湖北中医杂志》，2006，（1）：25。

42. 生脉散加减

【组成】生黄芪30g，五味子10g，麦冬30g，太子参30g，葛根30g，玄参5g，山茱萸15g，山药15g。

【功效】益气养阴。

【主治】糖尿病酮症酸中毒属气阴两虚者。

【临床应用】水煎服，每日1剂。气虚较严重者改太子参为人参10g，同时加用黄连3g；纳呆较重者加砂仁6g。

【出处】《湖北中医杂志》，2006，（1）：25。

43. 连温胆汤加减

【组成】黄连6g，竹茹15g，半夏5g，陈皮15g，茯苓15g，荷叶10g，紫苏叶10g，熟大黄6g。

【功效】清热化痰，养心安神。

【主治】糖尿病酮症酸中毒属痰火旺盛者。

【临床应用】水煎服，每日1剂。口渴重加天花粉10g，知母10g；烦躁发热者加栀子5g，生石膏30g；大便干结者加用熟大黄6g，芦荟3g。

【出处】《湖北中医杂志》，2006，（1）：25。

（十）糖尿病高脂血症方

1. 海蛤糖脂宁

【组成】海蛤壳粉、黄精、何首乌各30g，地骨皮15g，淡海藻、葛根各10g。

【功效】益气阴，清郁热，消痰瘀。

【主治】糖尿病高脂血症。

【临床运用】共治疗75例，基本治愈3例，显效43例，有效23例，无效6例，总有效率达92.0%。阴虚热盛、郁热困脾加枸杞子、黄柏、茵陈；阴阳两虚、脾虚肝郁加金樱子、女贞子、鸡内金、合欢皮。

【出处】《中医杂志》，1996，37（12）：735。

2. 益气活血方

【组成】黄芪30g，草决明、当归各20g，赤芍、山楂、川芎、山栀子各15g，大黄9g，泽泻

12g，炙甘草 6g。

【功效】益气养阴，活血降浊。

【主治】糖尿病脂肪代谢紊乱，或有肢麻或肢痛，头晕胸闷，少气乏力，大便秘结等病症。

【临床应用】治疗 26 例，2 个月后获效满意。本方可降低患者总胆固醇、甘油三酯水平，升高高密度脂蛋白水平，降低全血黏度和血浆黏度。

【出处】《新中医》，1996，28（2）：22–23。

3. 扶正通脉饮

【组成】太子参 25g，生地黄 20g，生山药、葛根、赤芍各 15g，丹参 12g，郁金 10g。

【功效】滋阴活血补气。

【主治】糖尿病高脂血症属气阴两虚夹瘀证。

【临床运用】共治疗 56 例，获效满意。

【出处】《天津中医》，1995，12（6）：1

4. 益肾降糖消脂饮

【组成】生地黄 20g，枸杞子 20g，何首乌 15g，泽泻 12g，陈皮 10g，水蛭 10g，鬼箭羽 18g。

【功效】益肾填精，活血化痰。

【主治】2 型糖尿病伴高脂血症。症见形体肥胖，胸闷气短，眩晕健忘，口干口渴，腰膝酸软，面色皖白或黧黑，肢体麻痛，舌质淡红或紫暗，苔腻，脉沉细或细涩。共治疗 56 例，显效 38 例，有效 15 例，无效 3 例，总有效率 94%。本方可明显降低空腹及餐后血糖，减少 24 小时尿糖定量，降低糖基化血红蛋白水平，降低 TC、TG、AI 水平，升高 HDL–C 水平。

【出处】《实用中西医结合杂志》，1997，10（5）：462–463。

5. 通瘀灵片

【组成】生大黄 3 份，桃仁 2 份，水蛭 5 份。

【功效】祛瘀泄浊降脂。

【主治】糖尿病高脂血症属阴虚燥热夹瘀型者。

【临床运用】神疲乏力，少气懒言，加黄芪、太子参、黄精；舌红少津，口渴多饮或苔光剥，加生地黄、石斛、沙参、天花粉等；口干口苦，善食易饥，加黄连、知母、生石膏；头晕目眩，腰酸，多尿，加枸杞子、墨旱莲、女贞子、山茱萸；兼痰浊者加陈皮、姜半夏、白术；苔黄腻加黄芩、黄连、厚朴、竹茹；兼瘀血加重通瘀灵剂量。共治疗 50 例，显效 26 例，有效 14 例，无效 10 例，总有效率达 80%。可显著改善糖尿病高脂血症，临床和动物实验表明，本方在降血脂的同时，也影响糖代谢，多数患者血糖有不同程度的下降，特别是餐后 2 小时血糖下降，能够改善葡萄糖耐量。

【出处】《中医杂志》，1991，（12）：727。

6. 九味降脂汤

【组成】制何首乌 30g，女贞子 15g，枸杞子 15g，茵陈 12g，泽泻 30g，海藻 15g，桃仁 12g，水蛭 3g（研末吞服），葛根 30g。

【功效】益肾阴，豁痰浊，祛瘀滞。

【主治】2 型糖尿病伴高脂血症。

【临床应用】头晕头痛者加天麻 15g，钩藤 15g；胸闷心悸者加丹参 30g，郁金 15g；视物模糊者加密蒙花 10g，谷精草 2g。水煎服，日 1 剂，分 2 次服。

【出处】《上海中医药杂志》，1999，（12）：30。

7. 补肾活血汤

【组成】生地黄、熟地黄、丹参各 30g，山茱萸、枸杞子、益母草各 20g，地龙、水蛭各 15g。

【功效】补肾活血。

【主治】糖尿病高脂血症，证属肾虚血瘀者。

【临床应用】水煎服，日 1 剂，分 2 次服。临床加减：肾阴虚加玄参、牡丹皮、玉竹各 20g；肾阳虚加附子 15g，鹿角胶 20g。治疗 50 例 2 型糖尿病高脂血症患者，治疗后胆固醇、甘油三酯明显下降，全血黏度及血浆黏度明显下降。

【出处】经验方。

8. 活血降脂汤

【组成】三七、丹参、红花、川芎、牛膝、山楂、地龙、水蛭、枸杞子、茯苓、泽泻、葛根。

【功效】活血化瘀，祛痰利湿。

【主治】糖尿病高脂血症，证属痰瘀湿阻者。

【临床应用】水煎服，日 1 剂，分 2 次服。临床加减：①脾肾阳虚，痰浊痹阻型：主要表现为眩晕，胸脘满闷，面色虚浮。原方加海藻、昆布、石菖蒲、白术。②肝肾阴虚兼气滞血瘀型：主要表现为头晕头胀，胁满胀痛，善叹息。原方加柴胡、制何首乌、桑寄生、延胡索、川楝子。③肝郁血瘀型：主要表现为头胀痛，易恼怒，失眠多梦。原方加柴胡、姜黄、茵陈、血竭。④肾阴不足型：主要表现为腰膝酸软，形体消瘦，头晕耳鸣。原方加决明子、黄精、何首乌、鳖甲。

【出处】《中医药学刊》，2001，(5)：478。

9. 糖脂消胶囊

【组成】黄芪 30g，丹参、黄连各 15g，何首乌、泽泻、枸杞子、黄精、苍术、大黄各 10g。

【功效】益气养阴，化痰利湿。

【主治】糖尿病高脂血症。

【临床应用】制成胶囊，每 4 次，每日 3 次。治疗糖尿病高脂血症 51 例，显效 20 例，有效 28 例，无效 3 例。

【出处】《湖北中医杂志》，2001，(6)：19。

10. 消脂降糖丸

【组成】黄芪、葛根、苍术、白术、丹参、三七、山楂、大黄、冬虫夏草等。

【功效】脾虚血瘀。

【主治】2 型糖尿病伴高脂血症。

【临床应用】制成浓缩水丸，每次 6g，每日 3 次。治疗糖尿病肾高脂血症 37 例，有效 30 例，无效 13 例，总有效率 83.8%。

【出处】《河北中医》，2002，(2)：92。

11. 降糖活血调脂汤

【组成】西洋参 6g，白术 12g，黄精 15g，何首乌 30g，山楂 20g，泽泻 15g，银杏叶 15g，水蛭粉 3g。

【功效】益气养阴，活血化瘀，祛痰降浊。

【主治】糖尿病高脂血症。

【临床应用】水煎服，日 1 剂。治疗糖尿病高脂血症 52 例，显效 27 例，有效 21 例，无效 4 例。

【出处】《山东中医药大学》，2001，(6)：450。

12. 降糖克脂饮

【组成】黄芪、太子参、山药、白术、黄精、生地黄、枸杞子、葛根、丹参、山楂。

【功效】健脾补肾固本，兼以祛痰化浊。

【主治】糖尿病高脂血症。

【临床应用】每日 1 剂，水煎取汁 500mL，每毫升相当于 4g 生药。服法：每次 250mL，每日早晚各服 1 次。自观察之日起，要求患者控制饮食，2 个月为 1 个疗程，观察 1 个疗程。加减：口渴者加天花粉、玄参；湿热者加苍术、黄柏；头晕者加天麻、钩藤；痰瘀痹阻胸阳加瓜蒌、薤白；手足麻木加川芎、鸡血藤。治疗 68 例，显效 29 例，有效 27 例，无效 12 例，总有效率 82.35%。

【出处】《中草药》，2000，31(5)：368–369。

13. 自拟方

【组成】决明子 50g，制何首乌 20g，黄精、虎杖、山楂、昆布、泽泻各 15g，银杏叶、石菖蒲、当归各 10g，酒大黄 5g（后下），三七粉 3g（冲服）。

【功效】补肝益肾，豁痰化瘀。

【主治】糖尿病继发高酯血症。

【临床应用】加减：眩晕加杭菊花、白蒺藜、钩藤；腰膝酸软加杜仲、桑寄生、枸杞子；胸闷心悸，舌紫暗加郁金、丹参、瓜蒌皮、桂枝；痰多，苔厚腻加法半夏、陈胆南星、陈皮；食少便溏加太子参、苍术、白术、薏苡仁；食滞腹胀加麦芽、神曲、莱菔子；尿少色黄，夹湿热加茵陈、车前草；脾肾阳虚加杜仲、仙灵脾、菟丝子。每日 1 剂，水煎分 2 次服，1 月为 1 个疗程，连续治疗 2 个疗程后统计结果，服药期间停用其他影响血脂的药物。治疗 37 例，23 例显效，11 例有效，3 例无效，总有效率 91.89%。

【出处】《浙江中医杂志》，2000，35(1)：34。

14. 舒肝止消丸

【组成】柴胡 6g，赤芍 10g，白芍 10g，枳壳 6g，枳实 6g，炙甘草 3g，丹参 10g，水红花子 6g，桃仁 6g，红花 6g，熟大黄 6g，鬼箭羽 10g，夏枯草 10g。

【功效】疏肝解郁，活血通络。

【主治】用于治疗两胁胀满不适，情绪急躁，善太息，右上腹轻度隐痛或钝痛，舌暗或有瘀点，苔薄，脉弦者。临床治疗糖尿病合并脂肪肝取得较好疗效。

【临床应用】水煎服，日 1 剂。

【出处】《中国医刊》，2000，35，（3）：57。

15. 经验方

【组成】黄芪 30g，苍术 10g，山药 30g，玄参 20g，山茱萸 10g，仙灵脾 10g，桃仁 10g，黄精 30g，三七粉 3g（冲服），泽泻 15g，草决明 20g，大黄 10g。

【功效】健脾补肾活血。

【主治】糖尿病高脂血症。

【临床应用】上方水煎服，日 1 剂，分早晚服。治疗时配以西药降糖治疗。本方治疗 30 例，显效 10 例，有效 17 例，无效 3 例，总有效率 90.0%。

【出处】《山西中医》，1998，14（1）：18。

16. 经验方

【组成】生黄芪、生地黄、丹参、何首乌、山楂各 1.5 份，黄精、玄参、山药、葛根、苍术、枸杞子各 1 份。按比例研细末，水泛为丸，如绿豆大。

【功效】益气养阴，活血化浊。

【主治】糖尿病高脂血症。

【临床应用】每次餐前口服 10g，每日 3 次。4 周为 1 个疗程，连用 2 个疗程。

【出处】《皖南医学院学报》，1999，18（1）：70。

17. 经验方

【组成】决明子 500g。

【功效】清肝明目，泄热通腑。

【主治】糖尿病合并高血压、高脂血症，证属肝火上炎。症见两目干涩，视物不清，头晕失眠，口苦咽干，心烦口渴，便秘尿赤，舌红少苔，脉弦数。

【临床应用】上药炒黄，开水冲泡代茶饮，每次 10g，10 天为 1 个疗程。

【出处】《经验方》。

18. 经验方

【组成】山楂根 10g，茶树根 10g，玉米须 10g，荠菜花 10g。

【功效】降脂化浊。

【主治】糖尿病高脂血症，证属脂浊瘀阻。症见形体肥胖，头晕头胀，记忆力减退，心烦口渴。

【临床应用】将山楂根、茶树根制成粗末，玉米须切碎，加水 1000mL，水煎代茶饮，每日 1 剂。

【出处】《经验方》。

19. 经验方

【组成】山楂 10g，金银花 l0g，菊花 l0g。

【功效】清热平肝，化瘀降脂。

【主治】糖尿病合并高血压、高脂血症，证属气虚脂瘀。症见头晕目眩，心悸烦渴，失眠口苦。

【临床应用】每日 1 剂，水煎或开水冲泡代茶饮。

【出处】《经验方》。

20. 经验方

【组成】鲜山楂 200g，白酒 500g。

【功效】消食化瘀。

【主治】糖尿病高脂血症者，证属食积瘀滞。症见心烦口渴，心悸胸闷，脘腹胀满。

【临床应用】将山楂洗净，晾干，切成两瓣，去核，置白酒坛内，密封，每日振摇 1 次，30 天后即可。每次饮 10g，每日 2 次。

【出处】《经验方》。

21. 经验方

【组成】柴胡、白芍各 9g，黄芪 50g，五味子 12g，山茱萸 20g，桑螵蛸 15g，苍术 6g，玄参 15g，牡丹皮 15g，生地黄 15g，附子 12g，益母草 30g，生龙骨、生牡蛎各 30g。

【功效】益气滋阴补肾，疏肝解郁清热。

【主治】糖尿病高脂血症，证属气阴两虚，肝郁化火者。症见多饮多食多尿，消瘦乏力，手足麻木而胀，胁痛，夜间下肢肌肉痛，四肢困倦，脉沉弦。

【临床应用】每日 1 剂，水煎服。

【出处】《糖尿病的中医治疗》。

22. 经验方

【组成】黄芪 60g，知母 30g，天花粉 30g，生地黄 30g，蒸何首乌 30g，五味子 9g，山茱萸

20g，川贝母 9g（冲服），牡丹皮 20g，丹参 30g，蝉蜕 12g，生龙骨、生牡蛎各 30g，桑螵蛸 15g。

【功效】益气养阴，滋补肝肾，祛痰化瘀。

【主治】糖尿病高脂血症，证属气阴两伤，肝肾亏虚，痰浊内阻者。症见全身虚浮，动则汗出，失眠多梦，疲乏无力，头晕目眩，胸膈满闷，脉弦滑。

【临床应用】每日 1 剂，水煎服。

【出处】《糖尿病的中医治疗》。

23. 经验方

【组成】陈葫芦 15g，茶叶 3g。

【功效】利水消肿。

【主治】糖尿病合并水肿、高脂血症、肥胖，证属水湿停滞者。症见面浮肢肿，四肢无力，胸胁胀满，心烦口渴，头重头胀，尿赤尿涩。

【临床应用】将陈葫芦烘干研末，与茶叶用沸水冲泡代茶饮。每日 1 剂，10 天为 1 个疗程。

【出处】《验方》。

24. 经验方

【组成】陈皮 5g，干荷叶 60g，生山楂肉 10g，生薏苡仁 10g。

【功效】理气行水，降脂化浊。

【主治】糖尿病高脂血症，证属脾虚气滞，湿浊内生。症见头晕头重，胁肋胀满，心烦口渴。

【临床应用】上药烘干，研成细末，以沸水浸泡，频频饮之，10 天为 1 个疗程。

【出处】《验方》。

25. 经验方

【组成】黄芪 15g，红藤 15g，茵陈 15g，制大黄 4.5g，虎杖 7.5g，泽泻 15g，炙甘草 3g。

【功效】益气活血，降脂降糖。

【主治】2 型糖尿病高脂血症、血管病变者。

【临床应用】每日 1 剂，水煎服。3 个月为 1 个疗程。

【出处】《中医杂志》，1989，（6）：21。

26. 经验方

【组成】太子参 15g，麦冬、五味子（打）各 10g，丹参、石韦各 30g，何首乌 15g，山楂 30g，郁金 10g，牛膝 15g，虎杖、茵陈各 20g。

【功效】益气养阴，活血化浊。

【主治】糖尿病合并高脂血症，证属气阴两虚，瘀血内阻者。症见腰膝乏力，口干，舌胖色暗，脉弦滑。

【临床应用】每日 1 剂，水煎服。

【出处】《中国糖尿病医案选》。

27. 经验方

【组成】太子参、黄精各 15g，玄参 20g，苍术、柴胡、黄芩、枳壳、枳实各 10g，丹参 30g，虎杖 15g，茵陈 30g，酒大黄 10g，瓜蒌 15g，泽泻 10g，何首乌 15g，薏苡仁 30g，牛膝 12g，赤芍、白芍各 15g。

【功效】益气养阴，化痰活血。

【主治】糖尿病高脂血症，证属气阴两虚，痰瘀阻滞者。症见身倦乏力，四肢困重，时有胸闷口干，大便干结，口苦，头晕，脉沉缓。

【临床应用】每日 1 剂，水煎服。

【出处】《中国糖尿病医案选》。

28. 经验方

【组成】蒲公英、荷叶、连翘、槐米、山楂、决明子、何首乌、僵蚕。

【功效】清热化瘀，化浊降脂。

【主治】糖尿病高脂血症。

【临床应用】每日 1 剂。水煎服。

【出处】《浙江中医杂志》，1992，（6）：242。

29. 经验方

【组成】玉竹、葛根、益母草各 20g，麦冬、炒麦芽各 15g，枸杞子、桑叶、牡丹皮各 12g，桔梗、泽泻各 9g，丹参 18g。

【功效】益阴活血，降脂降糖。

【主治】糖尿病或糖尿病高脂血症。

【临床应用】每日 1 剂，水煎浓缩服。

【出处】《陕西中医》，1994，（7）：37。

30. 经验方

【组成】黄精、肉苁蓉、何首乌、金樱子、怀山药、赤芍、山楂、五味子、佛手。

【功效】补肾活血，降糖降脂。

【主治】糖尿病并发高脂血症者。

【临床应用】上药共为粉末，水泛为丸，每

日 3 次，每次服 6g，30 日为 1 个疗程。

【出处】《湖南中医杂志》，1987，（6）：8。

31. 经验方

【组成】仙灵脾、女贞子、黄芪、丹参、何首乌、菟丝子、枸杞子、黄芩、山楂。

【功效】益气活血，滋补肝肾，降脂降糖。

【主治】2 型糖尿病，肾虚血瘀，伴发高脂血症者。

【临床应用】上药制成药末，每片含生药 1g，每日 3 次，每次服 10 片，2 个月为 1 个疗程。

【出处】《中医杂志》，1995，（5）：31。

32. 经验方

【组成】黄芪、怀山药、苍术、茯苓、薏苡仁、半夏、陈皮、竹茹、枳壳、芸香草、泽泻、山楂。

【功效】健脾祛湿，化痰降浊。

【主治】糖尿病高脂血症。症见形体肥胖，头晕食少，神疲乏力，气短。舌体胖大苔白，脉滑。

【临床应用】每日 1 剂，水煎服。

【出处】《云南中医杂志》，1994，（3）：1。

33. 经验方

【组成】白术 9～12g，茯苓 15～20g，陈皮 9g，半夏 9g，苍术 9g～12g，泽泻 9g～15g。

【功效】燥湿化痰，降浊消脂。

【主治】糖尿病痰湿型或血脂高者。

【临床应用】每日 1 剂，水煎服，1 个月为 1 个疗程。脾虚明显者加黄芪、怀山药；合并冠心病者加瓜蒌、枳实、石菖蒲、丹参；血压高者加天麻、牛膝；胆囊炎者加茵陈、鸡内金；白内障加菊花、茺蔚子；视网膜出血者加三七、墨旱莲；末梢神经炎加木瓜、鸡血藤、土鳖虫；中风后遗症加黄芪、川芎、赤芍、胆南星；口干口渴加天花粉、玄参；多食易饥者加黄连、生地黄；尿频加覆盆子、益智仁。治疗 36 例，临床缓解 3 例。显效 11 例，有效 19 例，无效 3 例，总有效率为 91.7%。

【出处】《中国医药学报》，1994，（6）：29。

34. 葛根芩连汤合小陷胸汤

【组成】葛根 30g，黄芩 20g，黄连 30g，半夏 15g，全瓜蒌 20g，知母 30g，生山楂 20g，神曲 6g，炙甘草 5g，红花 10g，干姜 5g，苍术 30g，赤芍 20g。

【功效】清热涤痰。

【主治】糖尿病高脂血症。

【临床应用】水煎服，每日 1 剂。

【出处】《河北中医》，2016，（8）：1206。

35. 加味四逆散

【组成】柴胡 10g，白芍 10g，枳实 10g，甘草 10g，黄柏 10g，五味子 10g，茵陈 15g，郁金 10g，延胡索 10g，白术 10g，茯苓 12g，何首乌 15g，枸杞子 10g，决明子 12g。

【功效】疏肝理气解郁。

【主治】糖尿病脂肪肝肝损害。

【临床应用】水煎服，每日 1 剂。

【出处】《北京中医药》，2009，（7）：530。

36. 健脾化痰祛瘀汤

【组成】人参 10g，黄芪 30g，生地黄 30g，制何首乌 15g，茵陈 15g，黄连 10g，大黄 10g，丹参 30g，地龙 12g，鬼箭羽 15g，天花粉 18g，玄参 15g，苍术 12g。

【功效】健脾化痰祛瘀。

【主治】糖尿病高脂血症。

【临床应用】水煎服，每日 1 剂。

【出处】《吉林中医药》，2013，（5）：484。

37. 降黏调脂汤

【组成】黄芪 20g，山药 15g，女贞子 15g，何首乌 15g，葛根 20g，瓜蒌 15g，苍术 15g，薏苡仁 20g，川芎 10g，丹参 15g，泽兰 15g，山楂 20g。

【功效】健脾益肾，化痰祛瘀。

【主治】糖尿病高脂血症。

【临床应用】水煎服，每日 1 剂。

【出处】《吉林中医药》，2006，（2）：19。

38. 李氏清暑益气汤

【组成】黄芪 30g，党参 15g，麦冬 15g，五味子 9g，白术 10g，葛根 20g，泽泻 10g，苍术 12g，青皮 12g，陈皮 12g，黄柏 9g，升麻 6g。

【功效】健脾祛湿，益气升阳。

【主治】糖尿病高脂血症。

【临床应用】水煎服，每日1剂。大便溏者去黄柏，加白扁豆15g，山药15g；食少纳呆者加山楂15g，谷芽12g，麦芽12g。

【出处】《福建中医药》，2015，(4)：28。

(十一)糖尿病合并高血压方

1. 自拟方

【组成】生地黄、桑寄生、茯苓各15g，杜仲、山茱萸、远志、熟附子各10g，肉桂5g。

【功效】滋阴壮阳。

【主治】糖尿病并发高血压。

【临床应用】口服，每日1剂，心悸、气促加党参25～30g，五味子5g；浮肿加黄芪、防已各15g，白术10g；胸闷加半夏、陈皮、茯苓各10～15g，钩藤15g。服用15天为1个疗程。

【出处】《中医药信息》，2000，(3)：35。

2. 分消降浊汤

【组成】法半夏、茯苓、橘红、天麻、苍术、白术、厚朴花、薏苡仁、石菖蒲、远志、神曲。

【功效】健运分消，疏导降浊。

【主治】糖尿病合并高血压证属痰浊中阻。症见头目眩晕，头重如蒙，倦怠乏力，胸闷恶心，纳少肢麻，或有下肢浮肿，大便溏薄，时吐痰涎，可见血脂增高，舌质淡，苔浊腻或白厚而润，脉滑或弦滑。

【临床应用】水煎服，日1剂。

【出处】《江苏中医》，1993，(9)：42。

3. 益气养阴活血汤

【组成】生黄芪、太子参、生地黄、北沙参、石斛、刘寄奴、丹参、赤芍、桃仁、红花、益母草、代赭石、川牛膝。

【功效】益气养阴，活血化瘀。

【主治】糖尿病合并高血压证属瘀血阻络。症见眩晕头痛，胸闷不舒，心悸不宁，四肢麻木，或兼见健忘失眠，精神不振，面或唇色紫暗，舌质瘀暗或有瘀斑瘀点，脉弦涩或细涩。

【临床应用】水煎服，日1剂。

【出处】《江苏中医》，1993，(9)：42。

4. 滋阴潜阳

【组成】当归、生地黄、熟地黄、山茱萸、黄柏、知母、仙茅、仙灵脾、生牡蛎、磁石、代赭石、川牛膝。

【功效】滋阴助阳，潜阳降逆。

【主治】糖尿病合并高血压证属阴阳两虚。症见头痛眩晕，心悸耳鸣面色潮红，腰膝酸软，失眠多梦，筋惕肉瞤，舌淡红，苔薄白，脉弦细。

【临床运用】偏阴虚加玄参、麦冬、枸杞子、石斛；偏阳虚加肉桂、制巴戟天、鹿角霜、杜仲；小便清长，肢肿便溏加茯苓、桂枝、苍术、薏苡仁；面唇紫黯，舌有瘀斑，脉细涩加桂枝、丹参、郁金、川芎。

【出处】《江苏中医》，1993，(9)：43。

5. 经验方

【组成】罗布麻200g。

【功效】清热利尿。

【主治】糖尿病合并高血压者，证属肝火上炎。症见头晕目眩，头痛且胀，口苦咽干，心烦失眠，口渴多饮。

【临床应用】上药烘干研末，每次5g，开水冲服，每日2次，10天为1个疗程。

【出处】《验方》。

6. 经验方

【组成】菊花3g，槐花3g，绿茶5g。

【功效】疏风清热，清肝利胆。

【主治】糖尿病合并高血压，证属风热上扰，肝胆湿热者。症见头晕目眩，口干舌燥，胸胁胀满。

【临床应用】每日1剂，开水冲泡代茶饮。

【出处】《验方》。

7. 经验方

【组成】菊花5g，生山楂片15g，草决明15g。

【功效】疏风解毒，清肝降压。

【主治】糖尿病合并高血压者，证属肝阳上亢，肝火上炎。症见口干目涩，头晕心烦，大便干结，舌边尖红，脉细数。

【临床应用】每日1剂，水煎或开水冲泡代

茶饮。

【出处】《验方》。

8. 经验方

【组成】菊花30g，干地黄10g，当归10g，枸杞子20g，白酒500g。

【功效】清肝明目。

【主治】糖尿病合并高血压，证属肝血不足者。症见头晕目眩，口干舌燥，夜寐不宁，心悸多梦。

【临床应用】上药用纱布包裹，置白酒罐内，密封，每日振摇1次，浸泡10天即可，每次5g，每日2次。

【出处】《验方》。

9. 经验方

【组成】生黄芪、茯神10g，白蒺藜12g，山药24g，麦冬10g，白薇6g，枸杞子15g，五味子10g，牛膝15g，玄参15g，苍术6g，栝楼根6g，瓜蒌仁6g。

【功效】滋养肝肾，降火安神。

【主治】糖尿病并发高血压，证属肾阴亏损，相火为病。症见口渴多饮，乏力，头晕头痛，失眠，多尿，血压偏高。

【临床应用】鸡、鸭胰各1条，煮汤代水煎药，每日1剂。

【出处】《施今墨临床经验集》。

10. 经验方

【组成】紫河车、党参、淡肉苁蓉、何首乌、生地黄、火麻仁、晚蚕沙、白蒺藜、杭菊花、干石斛、白芍、白术各60g，五味子、绵黄芪、麦冬、天冬、郁李仁、谷精草、牛膝、磁朱丸、枳壳、白薇各30g。

【功效】滋阴潜阳。

【主治】糖尿病并发高血压，证属阴损及阳，阳亢于上。症见糖尿病已久，大便干结，血压增高。

【临床应用】上药共研细末，炼蜜为丸，每丸重10g，早晚各服1丸。

【出处】《施今墨临床经验集》。

11. 经验方

【组成】吴茱萸30g，川芎30g，白芷30g。

【功效】调理气血。

【主治】糖尿病合并高血压，证属气血失调。症见头晕目眩，心悸胸闷，口渴多饮。

【临床应用】上药共研细末，每次取15g，填入脐内，纱布覆盖，胶布固定，1日换药1次，10天为1个疗程。

【出处】《验方》。

12. 经验方

【组成】菊花末15g，粳米60g。

【功效】疏风清热，清肝明目。

【主治】糖尿病合并高血压，证属阳虚津亏，肝经风热。症见口干舌燥，头痛目赤，眩晕眼花，舌边尖红，脉弦细。

【临床应用】菊花晒干研末，待粳米注入，熬至半熟时加入，用大火熬至粥成。每日2次服食。

【出处】《验方》。

13. 自拟方

【组成】柴胡、枳壳、枳实、厚朴、木香各10g，陈皮、半夏、竹茹各10g，茯苓20g，天花粉30g，丝瓜络、葛根各10g，桂枝6g。

【功效】疏肝解郁，理气化痰。

【主治】糖尿病并发高血压，证属肝气郁滞，痰气互结者。症见胸胁胀满，口苦口干，渴而不欲饮，全身乏力，头晕心悸，下肢浮肿，善太息，脉沉弦滑。

【临床应用】每日1剂，水煎服。

【出处】《北京中医学院学报》，1987，(6)：27。

14. 经验方

【组成】参须5g，麦冬12g，牡蛎15g，牡丹皮10g，生地黄12g，山药15g，玄参12g，天花粉、葛根、钩藤、白蒺藜各12g，菊花10g。

【功效】益气养阴，平肝潜阳。

【主治】糖尿病并发高血压，证属气阴两虚，肝风内扰。症见头晕眼花，胸闷气短，神疲脚软，失眠多梦，消瘦纳少，尿多便干，舌淡有齿痕，脉弦细。

【临床应用】每日1剂，水煎服。

【出处】《疑难病症中医治验》。

15. 自拟方

【组成】黄芩、黄柏、当归各 10g，黄连、川芎各 6g，山栀子 4.5g，生地黄、白芍、生黄芪、苍术、玄参各 15g，山药 12g。

【功效】滋阴清热活血。

【主治】糖尿病合并高血压，证属燥热伤阴，血脉不和者。症见口干思饮，汗多尿多，头晕头痛，心前区闷痛，舌红唇暗，脉弦滑。

【临床应用】水煎服，每日 1 剂。

【出处】《新医学杂志》，1979，（5）：36。

16. 自拟方

【组成】何首乌 15g，枸杞子 12g，山茱萸 10g，生地黄 18g，天花粉 20g，杜仲 25g，槐角 10g，益智仁 10g，山药 18g，白芍 12g，泽泻 10g，陈皮 10g，白术 12g，柏子仁 10g，海藻 12g。

【功效】补肾养阴清肝。

【主治】糖尿病并发高血压，证属肾虚胃燥，肝阳上扰者。症见口干多饮，面色潮红，尿频量多，脉沉弦细。

【临床应用】每日 1 剂，水煎服。

【出处】《新中医》，1977，（5）：14。

17. 自拟方

【组成】黄芪、怀山药、玄参、葛根、丹参、珍珠母各 30g，生地黄、熟地黄、泽泻、杜仲各 20g，桑寄生、桑螵蛸各 15g。

【功效】益气养阴，活血潜阳。

【主治】糖尿病合并高血压。

【临床应用】每日 1 剂，水煎服。

【出处】《云南中医杂志》，1991，（3）：48。

18. 自拟方

【组成】磁石、生牡蛎、仙茅、仙灵脾、当归、生地黄、熟地黄、山茱萸、知母、黄柏、代赭石、川牛膝。

【功效】调理阴阳，镇潜降压。

【主治】糖尿病并发高血压，阴阳并损，虚阳上扰者。

【临床应用】每日 1 剂，水煎服。

【出处】《江苏中医杂志》，1993，（9）：41。

19. 自拟方

【组成】生地黄、熟地黄、玄参、枸杞子、女贞子、墨旱莲、菊花、钩藤、石决明、生牡蛎、川牛膝。

【功效】滋养肝肾，平肝潜阳。

【主治】糖尿病并发高血压，肝肾阴虚，肝阳上亢者。

【临床应用】每日 1 剂，水煎服。

【出处】《江苏中医杂志》，1993，（9）：41。

20. 自拟方

【组成】夏枯草、牡丹皮、山栀子、羚羊角粉、生地黄、石斛、钩藤、生牡蛎、石决明、制大黄、龟甲、代赭石、川牛膝。

【功效】清泻肝热，潜阳息风。

【主治】糖尿病并发高血压，木郁化火生风，风阳上扰者。

【临床应用】每日 1 剂，水煎服。

【出处】《江苏中医杂志》，1993，（9）：41。

21. 自拟方

【组成】何首乌、枸杞子、山茱萸、生地黄、天花粉、杜仲、槐角、益智仁、怀山药、白芍、泽泻、陈皮、白术、柏子仁、海藻。

【功效】滋补肝肾，降压降糖。

【主治】糖尿病合并高血压。症见头晕头胀，口干渴饮水多，面颊红，舌质红苔薄白，脉弦细者。

【临床应用】每日 1 剂，水煎服。

【出处】《新中医》，1977，（5）：14。

22. 自拟方

【组成】法半夏、茯苓、橘红、天麻、苍术、白术、厚朴花、薏苡仁、石菖蒲、远志、神曲。

【功效】化痰祛湿，化浊降压。

【主治】糖尿病并发高血压，属痰湿中阻，浊阴下降者。

【临床应用】每日 1 剂，水煎服。偏热者加黄芩、川黄连、竹茹；偏寒加砂仁、桂枝、草果仁；脾虚加生黄芪、太子参；血脂增高加草决明、制何首乌、泽泻、炒山楂。

【出处】《江苏中医杂志》，1993，（9）：41。

23. 自拟方

【组成】生黄芪、太子参、生地黄、北沙参、石斛、刘寄奴、丹参、赤芍、桃仁、红花、益母草、代赭石、川牛膝。

【功效】益气养阴，活血降压。

【主治】糖尿病并发高血压，气阴两虚，瘀血阻络者。

【临床应用】每日1剂，水煎服。

【出处】《江苏中医杂志》，1983，（9）：41。

24. 糖脉平

【组成】黄芪40g，生地黄15g，玄参20g，白芍15g，麦冬12g，龟甲胶12g，牛膝15g，羚羊角粉6g，葛根20g，黄连9g，夏枯草15g。

【功效】益气养阴，平肝潜阳。

【主治】糖尿病合并高血压者。

【临床应用】水煎服，日1剂。治疗糖尿病合并高血压者30例，获得较好疗效。

【出处】《甘肃中医》，2001，（1）：35。

25. 降糖Ⅰ号

【组成】生地黄、知母各20g，黄连、蛤蚧、人参须、鬼箭羽各10g，珍珠母6g，丹参15g。

【功效】滋阴清热，平肝潜阳。

【主治】糖尿病性高血压。症见眩晕头重，耳鸣，心烦不寐，腰膝酸软，舌红少津，苔薄白，脉弦滑或弦细数。

【临床运用】阴虚阳亢加夏枯草30g，茺蔚子15g，羚羊角粉0.6g；痰热瘀滞加全瓜蒌30g，天竺黄20g。共治疗36例，2个月后显效15例，有效18例，无效3例，总有效率91.67%。

【出处】《陕西中医》，1997：18（2）：50–51。

26. 天麻钩藤饮加减

【组成】天麻10g，钩藤10g，生石决明30g，川牛膝12g，桑寄生10g，杜仲10g，山栀子12g，黄芩10g，益母草10g，茯神10g，夜交藤12g。

【功效】平肝潜阳。

【主治】糖尿病合并高血压，证属肝火亢盛者。

【临床应用】水煎服，日1剂。肝火过盛者可加龙胆草、菊花、牡丹皮、栀子；大便秘结，可加用当归芦荟丸；口干加玄参，麦冬、天花粉。

【出处】《糖尿病（消渴病）中医诊治荟萃》。

27. 杞菊地黄汤加味

【组成】枸杞子12g，菊花12g，熟地黄12g，山茱萸12g，山药12g，泽泻10g，牡丹皮10g，茯苓10g。

【功效】育阴潜阳，凉肝息风。

【主治】糖尿病合并高血压，证属肝肾阴虚，肝阳上亢者。

【临床应用】水煎服，日1剂。根据病情可适当加用钩藤、石决明、生牡蛎、代赭石以凉肝息风。

【出处】《糖尿病（消渴病）中医诊治荟萃》。

28. 半夏白术天麻汤加减

【组成】半夏10g，白术12g，天麻10g，陈皮10g，茯苓12g，甘草6g，生姜3片，大枣2枚。

【功效】燥湿化痰，健脾和胃。

【主治】糖尿病合并高血压，证属痰浊中阻者。

【临床应用】水煎服，日1剂。眩晕较甚，呕吐频繁者加代赭石、竹茹、生姜以镇逆上呕；脘闷不食，可加白豆蔻、砂仁、焦山楂、焦麦芽、焦神曲等；偏热者可加黄芩、黄连、竹茹；偏寒加用砂仁、草果仁；耳鸣重听者，加石菖蒲、郁金、葱白通阳开窍。

【出处】《糖尿病（消渴病）中医诊治荟萃》。

29. 金匮肾气丸加减

【组成】桂枝6g，附子10g，熟地黄12g，山茱萸12g，山药10g，茯苓10g，牡丹皮12g，泽泻10g，枸杞子10g，菟丝子10g，鹿角胶10g。

【功效】滋阴助阳。

【主治】糖尿病合并高血压，证属阴阳两虚者。

【临床应用】水煎服，日1剂。眩晕较甚者，阴虚阳浮，上方中可加龙骨、牡蛎、珍珠母等介类药物以潜阳。

【出处】《糖尿病（消渴病）中医诊治荟萃》。

30. 镇肝息风汤加减

【组成】生赭石、怀牛膝、泽泻各30g，生龙骨、生牡蛎各15g，生白芍、天冬、玄参、葛根各15g，川楝子10g，黄芩10g，钩藤20g，天麻10g。

【功效】镇肝息风，平肝潜阳。

【主治】2型糖尿病伴高血压。

【临床应用】水煎服，日1剂，分2次服。

【出处】《医学研究通讯》，1999，28（6）：35。

31. 自拟升压汤

【组成】人参10g，麦冬40g，五味子15g，鹿角胶20g（烊化），龟甲20g，枸杞子20g，熟地黄20g，丹参30g，路路通20g，升麻10g，川芎30g，大枣10枚。

【功效】益气养阴，滋肾活血。

【主治】糖尿病性直立性低血压，气阴两虚，精血不足，髓海失养。症见眩晕神疲，面色苍白，短气自汗等。

【临床应用】本方水煎服，日1剂，2个月为1个疗程。期间每周量1次血压。本方治疗糖尿病体位直立性低血压患者31例，治愈16例，治愈率51.6%。

【出处】《湖南中医杂志》，1998，14（3）：47。

32. 龙胆草细辛双降方

【组成】龙胆草9g，细辛3g，薏苡仁15g，泽泻12g，白术30g，石菖蒲15g，泽兰9g，徐长卿9g，大黄5g，枳实15g，石见穿10g，王不留行10g。

【功效】清热利湿，健脾化痰，行气导滞，活血散瘀。

【主治】糖尿病并发高血压证属痰浊血瘀者。

【临床应用】水煎服，每日1剂。

【出处】《江苏中医药》，2011，（3）：38。

33. 天麻钩藤饮合增液汤

【组成】天麻15g，钩藤12g（后下），石决明15g（先煎），栀子10g，黄芩10g，茯神12g，夜交藤12g，益母草20g，丹参15g，牛膝18g，槐花12g，海藻12g，桑寄生15g，杜仲12g，生地黄12g，玄参12g，麦冬15g。

【功效】平肝潜阳。

【主治】糖尿病并发高血压证属肝阳上亢者。

【临床应用】水煎服，每日1剂。若出现高血压危象，可酌加代赭石、牡蛎、龙骨、磁石、羚羊角等以镇肝潜阳息风，或用镇肝息风汤加减；肝火偏盛者，可酌加龙胆草、菊花、夏枯草、牡丹皮，或加服龙胆草泻肝丸以清肝泻火；便秘，可加大黄、火麻仁，或加服当归龙荟丸以泻肝通俯；肝肾阴虚明显者，可酌加女贞子、枸杞子、白芍、何首乌等以加强滋养肝肾之力；血糖及血压得到控制后，可用杞菊地黄丸以善其后。

【出处】《长春中医药大学学报》，2007，（1）：37。

34. 半夏白术天麻汤合三仁汤

【组成】天麻20g，白术18g，苍术18g，厚朴10g，半夏12g，陈皮12g，茯苓15g，杏仁10g，白豆蔻8g（后下），薏苡仁25g，葛根15g，丹参15g，赤芍15g，益母草20g，泽泻10g。

【功效】祛风豁痰。

【主治】糖尿病并发高血压证属风痰上扰者。

【临床应用】水煎服，每日1剂。痰郁化热则加用黄连温胆汤加减；眩晕头痛较甚者加钩藤、刺蒺藜、僵蚕以加强平肝息风之力；呕吐频繁者加代赭石、竹茹；痰湿偏重者，可加藿香、佩兰等芳香化湿药，或用藿朴夏苓汤加减；耳鸣、重听者加郁金、石菖蒲、远志。症状控制后，以半夏白术天麻汤合香砂六君丸加减以善其后。

【出处】《长春中医药大学学报》，2007，（1）：37。

35. 血府逐瘀汤合生脉饮

【组成】桃仁15g，红花10g，当归12g，川芎10g，赤芍15g，柴胡10g，枳壳10g，牛膝20g，党参20g，苍术15g，玄参15g，生地黄15g，麦冬15g，五味子8g，葛根30g，丹参18g。

【功效】活血行气。

【主治】糖尿病并发高血压证属气滞血瘀者。

【临床应用】水煎服，每日1剂。若心胸痛甚者，可酌加陈香、延胡索、郁金、三七等以活血理气止痛；形体肥胖，痰多气短，胸闷重者，可加瓜蒌薤白半夏汤；痰热盛者，可酌加温胆汤。

【出处】《长春中医药大学学报》，2007，（1）：

37。

36. 生脉饮合增液汤

【组成】黄芪 30g，山药 20g，党参 20g，苍术 15g，玄参 15g，麦冬 15g，生地黄 12g，五味子 8g，陈皮 8g，葛根 20g，丹参 18g，牛膝 18g，珍珠母 15g（先煎），钩藤 12g（后下），炙甘草 8g。

【功效】益气养阴。

【主治】糖尿病并发高血压证属气阴两虚者。

【临床应用】水煎服，每日 1 剂。头晕较重加天麻、石决明；失眠者加酸枣仁、柏子仁、夜交藤、茯神；多食善饥，若偏热证则加白虎汤；多食善饥，若偏虚寒者则加黄芪建中汤；口渴甚者可加天花粉、玉竹、沙参等养阴药。

【出处】《长春中医药大学学报》，2007，（1）：38。

37. 杞菊地黄丸

【组成】枸杞子 15g，菊花 15g，熟地黄 24g，山茱萸 18g，山药 18g，白芍 15g，玄参 15g，牡丹皮 10g，茯苓 10g，泽泻 10g，杜仲 10g，桑寄生 15g，牛膝 30g，珍珠母 20g（先煎），钩藤 15g（后下）。

【功效】补肝益肾。

【主治】糖尿病并发高血压证属肝肾阴虚者。

【临床应用】水煎服，每日 1 剂。眩晕较甚可加龙骨、牡蛎、鳖甲、天麻、刺蒺藜等以平肝潜阳；遗精滑泄者，可加芡实、金樱子、桑螵蛸以固肾涩精；阴虚火旺可用知柏地黄丸加减；脾肾阳虚者加肉苁蓉、仙茅、仙灵脾以温补脾肾。

【出处】《长春中医药大学学报》，2007，（1）：38。

38 金匮肾气丸合二仙汤

【组成】熟附子 10g（先煎），肉桂 8g（后下），仙茅 15g，仙灵脾 15g，巴戟天 15g，熟地黄 24g，山茱萸 18g，山药 18g，茯苓 10g，泽泻 10g，牡丹皮 10g，金樱子 20g，芡实 20g，桑螵蛸 15g，当归 12g，丹参 20g，牛膝 30g，龙骨 20g（先煎），牡蛎 20g（先煎）。

【功效】补肝益肾。

【主治】糖尿病并发高血压证属命门火衰者。

【临床应用】水煎服，每日 1 剂。若肢体浮肿，小便不利者，可用济生肾气丸或真武汤加减；若兼年老体衰，便溏纳呆而见脾肾虚弱者，可加黄芪、党参、白术、扁豆等以益气健脾；虚喘者可酌加蛤蚧、胡桃肉等补肾壮阳，纳气平喘。

【出处】《长春中医药大学学报》，2007，（1）：38。

（十二）糖尿病合并肝胆病方

1. 经验方

【组成】柴胡、郁金、金钱草、海金砂、鸡内金、大黄、威灵仙。

【功效】清热利湿，疏肝利胆。

【主治】糖尿病合并胆囊炎、胆结石者。

【临床应用】每日 1 剂，水煎服。

【出处】《浙江中医杂志》，1992，（6）：242。

2. 经验方

【组成】黄芪 18g，怀山药 30g，苍术 12g，玄参 12g，人参 6g，知母、青皮、陈皮各 12g，石膏、牡蛎各 30g，茯苓 15g，乌梅 9g，沙参 15g。

【功效】益气养阴，健脾生津。

【主治】糖尿病合并急性肝炎。症见恶心呕吐，厌油腻，腹部发胀乏力，小便深黄者。

【临床应用】每日 1 剂，水煎服。

【出处】《山东中医杂志》，1994，（1）38。

3. 经验方

【组成】黄芪、太子参、怀山药、白术、白芍、当归、丹参、桃仁、红花、穿山甲、鳖甲、牡蛎。

【功效】益气养阴，活血化瘀。

【主治】糖尿病合并肝病，兼有瘀血或肝硬化者。

【临床应用】每日 1 剂，水煎服。

【出处】《浙江中医杂志》，1992，（6）：242。

4. 经验方

【组成】茵陈 30g，郁金 30g，楮实子 30g，虎杖 20g，石见穿 20g，蒲公英 30g，槟榔 10g，熟大黄 10g，丹参 20g，生白术 30g，益母草 120g。

【功效】清热利湿，活血降糖。

【主治】糖尿病并发急性重症肝炎。

【临床应用】每日1剂，水煎服。用益母草煎汤代水煎药。呕吐者加玉枢丹，出血时服紫雪丹。

【出处】《中医杂志》，1989，（12）：21。

5. 经验方

【组成】三七粉3g，黄芪、十灰丸各20g。

【功效】益气活血止血。

【主治】糖尿病合并上消化道出血。

【临床应用】每日1剂，水煎服。服上药后可配服：大黄炭10g，川黄连1.5g，牡丹皮炭、白及各10g，海螵蛸20g，地榆炭10g，黄芪20g，党参、当归各10g，三七粉3g。

【出处】《江苏中医杂志》，1991，（12）：17。

6. 经验方

【组成】党参、黄芪、茯苓、陈皮、苍术、玄参、知母、石膏、白芍、柴胡。

【功效】益气清热，疏肝和胃。

【主治】糖尿病并发急性肝炎。

【临床应用】每日1剂，水煎服。口渴加乌梅、山药。

【出处】《山东中医杂志》，1994，（1）：38。

7. 经验方

【组成】党参、黄芪、茯苓、胡芦巴各15g，炙鳖甲24g，甘遂6g，禹余粮12g（包煎），葶苈子6g，白术9g，红枣10个，琥珀（吞服）、沉香粉（吞服）各1.5g。

【功效】通阳温中，泻肺利水。

【主治】糖尿病合并肝硬化腹水，证属脾肾气虚，水湿潴留。

【临床应用】每日1剂，水煎服。

【出处】《江苏中医》，1964，（11）：39。

8. 经验方

【组成】茵陈30g，黄柏、生山栀子、青黛、赤芍、石斛、麦冬各10g，金银花、生地黄、天花粉、金钱草各20g，白茅根15g。

【功效】清热解毒，化湿养阴。

【主治】糖尿病合并慢性重型肝炎，证属湿热毒邪壅滞，肝肾脾胃阴亏者。

【临床应用】每日1剂，水煎服。

【出处】《中国糖尿病医案选》。

9. 经验方

【组成】当归、白芍、五味子、乌梅、木瓜、枸杞子、菟丝子。

【功效】养肝柔肝。

【主治】糖尿病合并肝病而阴血不足肝郁者。

【临床应用】每日1剂，水煎服。

【出处】《浙江中医杂志》，1992，（6）：242。

10. 经验方

【组成】生黄芪、玄参、丹参各30g，怀山药、麦冬、五味子各10g，苍术、生地黄、熟地黄、葛根、茯苓各15g，茵陈30g，土茯苓、板蓝根各15g。

【功效】益气养阴，清热利湿。

【主治】糖尿病合并肝炎者。

【临床应用】每日1剂，水煎服。黄疸加黄芩；肝脾肿大加合欢皮、白蒺藜各10g。

【出处】《中医杂志》，1991，（6）：12。

11. 经验方

【组成】虎杖、蒲公英、黄芩、鸡骨草、白花蛇舌草。

【功效】清热解毒。

【主治】糖尿病合并肝病热毒炽盛者。

【临床应用】每日1剂，水煎服。

【出处】《浙江中医杂志》，1992，（6）：242。

12. 经验方

【组成】生黄芪、天花粉、茵陈各30g，玄参24g，山药、苍术、丹参各15g，川芎、赤芍、白芍、桃仁、五灵脂、香附、枳壳、红花、没药、玉竹各9g。

【功效】活血化瘀，益气养阴。

【主治】糖尿病合并肝硬化腹水，证属气阴两伤，血瘀癥结者。

【临床应用】每日1剂，水煎服。

【出处】《新医药学杂志》，1987，（5）：8。

13. 经验方

【组成】黄芪、怀山药、牡丹皮、栀子、茯苓、柴胡、白术、当归、麦冬、五味子、生龙骨、生牡蛎。

【功效】疏肝健脾，益气养阴。

【主治】糖尿病合并慢性肝炎者。

【临床应用】每日 1 剂，水煎服。

【出处】《新中医》，1977，（6）：11。

14. 疏肝利胆方

【组成】柴胡 10g，枳壳、枳实各 10g，白芍 12g，香附 10g，川芎 10g，川楝子 10g，黄芩 10g，金钱草 30g，郁金 10g，延胡索 10g，木香 10g，青皮 10g。

【功效】疏肝利胆。

【主治】糖尿病合并胆道系统感染，右胁胀满疼痛，连及后背，疼痛每因情志变动而增减，胸闷不舒，嗳气频作，腹胀，口苦咽干，无明显寒热，无黄疸，舌苔薄白或薄黄，脉弦。

【临床应用】水煎服，日 1 剂，分 2 次服。

【出处】《中国糖尿病防治特色》。

15. 大柴胡汤加减

【组成】柴胡 10g，黄芩 10g，白芍 15g，枳壳、枳实各 10g，大黄 10g，芒硝 6g，茵陈 30g，炒栀子 10g，金钱草 30g，郁金 10g，虎杖 15g。

【功效】清热化湿，通腑利胆。

【主治】糖尿病合并胆道系统感染，右胁疼痛，痛引肩背，寒热往来，口苦咽干，烦躁易怒，厌食油腻，呕吐腹胀，大便秘结，尿少色黄，或兼有目黄身黄，舌苔黄腻，脉弦滑或弦数。

【临床应用】水煎服，日 1 剂，分 2 次服。

【出处】《中国糖尿病防治特色》。

16. 疏肝健脾方

【组成】党参 15g，白术 12g，茯苓 12g，陈皮 10g，半夏 10g，砂仁 10g，金钱草 30g，鸡内金 10g，郁金 10g，木香 10g，海金沙 12g。

【功效】疏肝健脾。

【主治】糖尿病合并慢性胆囊炎。症见右胁隐痛，胀满不舒，嗳气频作，腹胀纳呆，恶心呕吐，倦怠乏力，口苦黏腻，大便溏，苔腻，脉沉细无力。

【临床应用】水煎服，日 1 剂，分 2 次服。

【出处】《中国糖尿病防治特色》。

17. 一贯煎加味

【组成】生地黄 15g，枸杞子 15g，沙参 10g，麦冬 10g，当归 10g，白芍 10g，川楝子 10g，柴胡 20g，香橼 10g，佛手 10g，丹参 15g。

【功效】养阴柔肝。

【主治】糖尿病合并肝胆疾病。症见胁部隐痛，其痛绵绵不休，遇劳加剧，口干咽燥，心中烦热，头晕目眩，舌红少苔，脉弦细。

【临床应用】水煎服，日 1 剂，分 2 次服。

【出处】《中国糖尿病防治特色》。

18. 左归降糖清肝方

【组成】黄芪 18g，熟地黄 12g，山茱萸 12g，山药 12g，丹参 9g，郁金 9g，黄连 6g 等。

【功效】益气活血解毒。

【主治】糖尿病合并非酒精性脂肪肝。

【临床应用】每日 1 剂，分 2 次服用，早晚各 1 次。血糖达标后守上方制成丸剂，每次 10g，每日 2 次口服。

【出处】《中华中医药杂志》，2013，28（9）：2808。

19. 经验方

【组成】黄芪 30g，麦冬 20g，枸杞子 20g，当归 20g，山药 20g，桑白皮 30g，桑枝 30g，赤芍 15g，地龙 15g，山楂 15g，泽泻 15g。

【功效】益气养阴活血

【主治】2 型糖尿病合并脂肪肝。

【临床应用】每日 1 剂，水煎服。共治疗 46 例。

【出处】《中医杂志》，2011，52（9）：751-759。

（十三）糖尿病合并皮肤瘙痒方

1. 四物消风散

【组成】干生地黄 15g，当归 12g，赤芍、白芍各 9g，川芎 9g，何首乌 12g，荆芥 9g，防风 9g，白蒺藜 9g，白鲜皮 9g，紫草 9g，蝉衣 9g，地肤子 9g。

【功效】滋阴养血，润燥止痒。

【主治】糖尿病合并皮肤瘙痒症，证属阴血不足者。症见妇女阴部瘙痒，灼热作痒，愈抓愈甚，患部皮肤淡红干燥，有抓痕、血痂，心烦失眠，口燥咽干，月经量少，舌质干红，脉细数。

【临床应用】水煎服，日1剂，分2次服。

【出处】《中国糖尿病防治特色》。

2. 龙胆草泻肝汤加减

【组成】龙胆草9g，黄芩9g，炒山栀子9g，车前子15g（包煎），泽泻9g，柴胡9g，当归9g，生地黄12g，黄柏9g，苍术15g，苦参9g，蛇床子9g。

【功效】清利肝胆湿热。

【主治】糖尿病合并外阴瘙痒症，妇女阴部瘙痒，抓破后流黄水，患部皮肤肿胀，潮红糜烂，口苦，心烦，小便黄赤，带下黄臭，舌苔黄腻，脉濡数。

【临床应用】水煎服，日1剂，分2次服。

【出处】《中国糖尿病防治特色》。

3. 阴痒洗方

【组成】苦参30g，黄柏20g，花椒15g，百部15g，龙胆草15g，地肤子30g。

【功效】燥湿杀虫止痒。

【主治】糖尿病外阴瘙痒。

【临床应用】上方备齐，加水1500mL煎至1000mL，每晚熏洗1次。用外洗同时，控制血糖，本方治疗6例，均治愈。

【出处】《安徽中医临床杂志》，1998，10（1）：4。

4. 荆肤消痒汤

【组成】荆芥、地肤子各30g，黄柏、防风各20g，川椒15g。

【功效】清热利湿，祛风止痒。

【主治】糖尿病并发外阴瘙痒。

【临床应用】共治疗14例，7天1个疗程，治愈11例，好转2例，无效1例。

【出处】《中医函授通讯》，1997，16（4）：26。

5. 经验方

【组成】龙胆草、苍术、柴胡、当归、栀子、赤芍、红花、白鲜皮、地肤子、苦参、牡丹皮、生大黄、竹叶。

【功效】清热利湿，疏肝解毒。

【主治】糖尿病并发外阴瘙痒。

【临床应用】每日1剂，水煎服。

【出处】《中医杂志》，1995，（2）：26。

6. 经验方

【组成】黄芪50g，生地黄、玄参、熟地黄、生龙骨、生牡蛎各30g，山茱萸、牡丹皮各20g，五味子、紫草各12g，地肤子15g，当归、川芎、苍术、独活各9g。

【功效】益气养阴，滋补肝肾，活血祛风。

【主治】糖尿病合并顽固性皮肤瘙痒，证属气阴两伤，肝肾双亏，血瘀生风。症见多尿多食多饮，皮肤瘙痒难忍，下肢尤甚，疲乏无力。

【临床应用】每日1剂，水煎服。

【出处】《糖尿病的中医治疗》。

7. 经验方

【组成】黄芪50g，知母、天花粉、玄参、牡丹皮、生地黄、生龙骨、生牡蛎各30g，五叶子、地肤子、附子各12g，山茱萸20g，蝉蜕10g，鸡内金6g，肉桂3g。

【功效】益气养阴，滋补肝肾，兼化瘀血。

【主治】糖尿病合并皮肤瘙痒症，证属气阴两伤，肝肾不足兼有血瘀。症见口干口苦，小便频数，大便干燥，皮肤瘙痒难忍，阴部最甚，视物昏花，眩晕耳鸣，消瘦乏力，脉沉弦。

【临床应用】每日1剂，水煎服。

【出处】《糖尿病的中医治疗》。

8. 经验方

【组成】天花粉15g，粳米100g。

【功效】清热生津。

【主治】糖尿病热盛阴伤者。症见口干舌燥，烦渴多饮，皮肤发痒，易生疖痈。

【临床应用】药加水熬粥，早晚服用。

【出处】《验方》。

9. 经验方

【组成】薄荷200g，蝉衣200g。

【功效】清热透表。

【主治】糖尿病合并皮肤瘙痒者，证属热郁肌表。症见口渴多饮，皮肤干燥，瘙痒难忍，小便黄赤。

【临床应用】上药烘干研末，开水冲服，每次5g，每日2次，10天为1个疗程。

【出处】《验方》。

10. 经验方

【组成】炙黄芪300g，生甘草25g，炙甘草25g。

【功效】益气生津，清热解毒。

【主治】糖尿病合并皮肤瘙痒者，证属气阴亏虚，湿毒内蕴。症见神疲乏力，口苦咽干，皮肤易生疮疖，阴部多汗，瘙痒。

【临床应用】上药干燥研末，过80～100目筛。每次6g，每日2次，开水冲服。

【出处】《验方》。

11. 经验方

【组成】玉米须10g，蝉衣3个，蛇蜕1条。

【功效】健脾消肿，生津止渴。

【主治】糖尿病脾虚津伤者。症见面浮肢肿，口渴多饮，皮肤发痒，易生疖肿。

【临床应用】每日1剂，水煎分2次服，10天为1个疗程。

【出处】《验方》。

12. 经验方

【组成】黄芪、玄参、丹参各30g，山药、苍术、葛根各15g，生地黄、熟地黄、山栀子、知母、黄柏各15g，龙胆草10g。

【功效】益气养阴，兼清肝胆湿热。

【主治】糖尿病合并顽固性皮肤瘙痒，证属气阴两伤，肝经湿热。症见口渴多饮，外阴奇痒，尿频量多，体倦乏力，脉沉弦。

【临床应用】每日1剂，水煎服。

【出处】《新中医》，1986，（12）：9。

13. 经验方

【组成】桃仁10g（去皮尖），高粱米50g。

【功效】助阳散寒。

【主治】糖尿病合并皮肤瘙痒，证属风寒入络。症见面浮肢肿，心烦口渴，皮肤瘙痒。

【临床应用】上药研碎，共熬成粥，每日1剂，早晚服用。

【出处】《验方》。

14. 经验方

【组成】苍耳子10g，粳米50g。

【功效】散风除湿。

【主治】糖尿病合并皮肤瘙痒，证属风湿内扰。症见口干舌燥，头痛头胀，皮肤瘙痒。

【临床应用】先煎苍耳子，取煎液，加水适量，熬粳米成粥，每日1剂，早晚服用。

【出处】《验方》。

15. 经验方

【组成】黄芩、黄连、栀子、黄柏、当归、熟地黄、川芎、芍药、黄芪、怀山药、苍术、玄参。

【功效】清热解毒，益气养阴，活血化瘀。

【主治】糖尿病合并燥热身痒或疖肿频生者。

【临床应用】每日1剂，水煎服。尿糖不减，重用生地黄、五味子，或加天花粉、乌梅；血糖不降加人参白虎汤，重用石膏、知母；兼有高血压、冠心病或夜间口干，舌有生刺加夏枯草、葛根、丹参、山楂、石斛；心悸加石菖蒲、远志；失眠加酸枣仁、女贞子、何首乌、白蒺藜；皮肤瘙痒加地肤子、苦参；下身痒加知母、黄柏；便溏加芡实、莲子肉；阳痿、腰冷、形寒肢冷加巴戟天、补骨脂、仙灵脾、肉桂、附子。

【出处】《辽宁中医杂志》，1985，（2）：14。

16. 经验方

【组成】黄芪15g，当归10g，丹参30g，牡丹皮15g，赤芍30g，怀山药10g，玄参30g，芡实15g，桑白皮30g，防风3g，地骨皮30g，荆芥3g，白鲜皮10g，地肤子10g，白花蛇舌草30g。

【功效】益气活血，散风解毒。

【主治】糖尿病合并皮肤瘙痒。

【临床应用】每日1剂，水煎服。

【出处】《中医杂志》，1994，（11）：43。

17. 经验方

【组成】茯苓皮、苍术、紫草、当归、生地黄、何首乌、荆芥、防风、蝉蜕、僵蚕、白附子、刺蒺藜、钩藤、栀子、黄芩、蜈蚣。

【功效】健脾利湿，养血祛风。

【主治】糖尿病合并皮肤瘙痒症。

【临床应用】每日1剂，水煎服。服上方同时配用“止痒汤”：刺猬皮、蛇皮子、野菊花、苦参、紫草、紫花地丁、百部、地肤子、威灵仙，水煎外洗。

【出处】《中医杂志》，1995，（12）：26。

18. 经验方

【组成】生地黄、熟地黄各20g，枸杞子、山茱萸、天冬、麦冬各10g，天花粉30g，知母10g，怀山药30g。

【功效】滋养肝肾，生津止渴。

【主治】糖尿病阴虚失调，阴户瘙痒。

【临床应用】每日1剂，水煎服。

【出处】《江苏中医杂志》，1993，（3）：23。

19. 经验方

【组成】茶叶30g，绿豆散10g，苦参10g，甘草6g。

【功效】清热利湿。

【主治】糖尿病湿热内阻者。症见口苦咽干，头重头痛，尿黄量少，皮肤瘙痒。

【临床应用】将苦参、甘草烘干，研细末，同茶叶、绿豆粉沸水冲泡，代茶饮，每日1剂，10天为1个疗程。

【出处】《验方》。

20. 经验方

【组成】鲜芦根2枚竹茹5g，焦山楂9g，炒谷芽9g，橘红3g，霜桑叶6g。

【功效】清热利湿，清利头目。

【主治】糖尿病脾胃虚弱，湿热瘀阻。症见口干舌燥，皮肤瘙痒，小便黄赤。

【临床应用】每日1剂，水煎代茶饮，10天为1个疗程。

【出处】《验方》。

21. 经验方

【组成】熟地黄、生地黄、怀山药、玄参、泽兰、当归、川芎、五味子、天花粉、地肤子、蝉蜕。

【功效】滋阴养血，活血祛风。

【主治】糖尿病合并皮肤瘙痒症。

【临床应用】每日1剂，水煎服。

【出处】《四川中医》，1994，（3）：23。

22. 经验方

【组成】黄柏15g，土茯苓30g，芦荟15g，苦参30g，五味子10g，白矾15g，蒲公英30g。

【功效】清热解毒，燥湿止痒。

【主治】糖尿病合并真菌感染而致的外阴瘙痒。

【临床应用】加水500mL，煎至100mL，阴道灌洗，平卧位保留20～30分钟，可同时加用浸有药液的无菌纱布条，每晚1次，次晨取出，10～15次为1个疗程。

【出处】《中医外治杂志》，1999，8（6）：23。

23. 加味小陷胸汤

【组成】黄芩10g，黄连9g，清半夏10g，瓜蒌18g，葛根30g，天花粉12g，苦参12g，白蒺藜12g，当归12g，夜交藤15g，地肤子15g，乌梢蛇10g，丹参30g，地龙10g，蜂房9g。

【功效】清热泻火，养阴生津，祛痰通络，凉血解毒，养血祛风。

【主治】糖尿病并发皮肤瘙痒。

【临床应用】水煎服，每日1剂。

【出处】《光明中医》，2016，（3）：361。

24. 清心止痒汤

【组成】西洋参10g，生黄芪10g，丹参10g，全当归10g，白鲜皮19g，地肤子10g，蝉蜕6g，生地黄10g，赤芍10g，生甘草5g。

【功效】益气养血，宁心安神，祛湿解毒。

【主治】糖尿病并发皮肤瘙痒症。

【临床应用】1剂/日，水煎400mL，分2次早晚饭后温服。

【出处】《长春中医药大学学报》，2015，31（5）；994–995。

25. 解毒化湿汤

【组成】蛇床子10g，百部10g，白花蛇舌草10g，土茯苓30g，金银花30g，蒲公英15g，白鲜皮15g，地肤子15g，蝉蜕10g，生薏苡仁15g，芡实15g，山慈菇15g，野菊花10g，生甘草10g。

【功效】清热解毒，祛湿止痒。

【主治】糖尿病并发皮肤瘙痒。

【临床应用】1剂/日，水煎2000mL外洗。

【出处】《长春中医药大学学报》,2015,31(5)；994-995。

（十四）糖尿病合并抑郁症方

1. 疏肝理脾汤

【组成】柴胡10g，白芍20g，生黄芪20g，山药15g，茯苓10g，石菖蒲15g，香附12g，当归10g，远志10g，甘草6g，大枣15g。

【功效】疏肝解郁，补益心脾。

【主治】糖尿病合并抑郁症，肝气郁结，心脾两虚证。

【临床应用】每日1剂，分早晚2次口服。

【出处】《北京中医药》，2011，(5)：378-380。

2. 解郁散

【组成】柴胡15g，白芍10g，郁金15g，合欢皮15g，当归15g，茯苓10g，白术15g，龙骨20g（先煎），牡蛎20g（先煎）。

【功效】疏肝理气，解郁安神。

【主治】糖尿病伴发抑郁症。

【临床应用】水煎服，每日1剂。失眠多梦者，加酸枣仁20g，夜交藤15g；大便秘结者，加郁李仁15g，火麻仁15g；口苦心烦者，加牡丹皮10g，栀子10g。

【出处】《江苏中医药》，2014，(7)：39。

3. 加味升降散

【组成】僵蚕9g，蝉衣6g，片姜黄9g，制大黄10g，柴胡9g，郁金12g，川楝子9g，

香附9g，白术12g，茯苓12g，丹参12g，赤芍12g。

【功效】疏肝健脾，调畅气机，活血通络。

【主治】糖尿病合并抑郁症。

【临床应用】水煎服，每日1剂。

【出处】《辽宁中医杂志》，2011，(10)：2033。

4. 自拟方

【组成】当归30g，白芍20g，生地黄15g，制何首乌30g，枸杞子30g，酸枣仁30g，远志10g，五味子10g，茯神15g，生牡蛎30g。

【功效】滋阴养血，宁心安神

【主治】糖尿病性抑郁属阴虚火旺型。

【临床应用】阴虚甚者，加麦冬15g，天冬15g；热甚口苦，加黄连10g，龙胆草10g；不寐较重，加夜交藤15g，合欢皮15g；大便秘结，加郁李仁30g，火麻仁15g；心胸郁闷，情志不畅，加牡丹皮10g，焦栀子10g，佛手10g。上方加水浸泡，由煎煮机统一煎制200mL，每日1剂，分早晚2次口服。

【出处】《辽宁中医杂志》，2013，40（7）：1395。

5. 经验方

【组成】柴胡12g，白芍30g，枳壳15g，甘草6g，川芎12g，香附10g，陈皮10g，党参12g，桑叶15g，石菖蒲15g，郁金12g，远志10g，茯苓12g，茯神12g，煅龙骨、煅牡蛎各30g。

【功效】疏肝解郁，开窍安神。

【主治】消渴郁证。

【临床应用】水煎服，每日1剂。

【出处】《北京中医药》，2012，(7)：509-510：

（十五）糖尿病其他合并症方

1. 归脾汤合琥珀养心丹

【组成】黄芪20g，党参15g，白术15g，当归10g，茯苓12g，远志10g，炒酸枣仁30～60g，龙眼肉15g，木香6g，琥珀3g，龙齿15g，炙甘草6g。

【功效】补益心脾、安神求寐。

【主治】糖尿病并发失眠证属心脾不足者。

【临床应用】水煎服，每日1剂。气虚较重者，可加党参至20～30g，黄芪加量至30g，可并用太子参15g或西洋参10g；消化不良，腹胀纳差者，加焦山楂15g，焦麦芽15g，焦谷芽15g，鸡内金10g，枳壳10g，厚朴10g；便溏稀便者，加山药20g，扁豆10g，莲子肉10g，桂枝10g；失眠较重，心脾不足，脉虚软无力者，可加五味子10g，柏子仁15g，生牡蛎30g。

【出处】《光明中医》，2016，(21)：3142。

2. 天王补心丹

【组成】人参 10g，柏子仁 15g，酸枣仁 30g，天冬 10g，麦冬 15g，生地黄 15g，当归 12g，丹参 20g，玄参 15g，桔梗 10g，朱砂 1.5g（冲服），远志 10g，茯苓 15g，炙甘草 3g。

【功效】滋阴养血，交通心肾。

【主治】糖尿病并发失眠证属心肾不交者。

【临床应用】水煎服，每日 1 剂。若大便干结者，白芍加至 30g，火麻仁 15g，枳实 10g；若阴虚有热者，效法黄连阿胶汤意，加黄连 10g，阿胶 10g，黄柏 12g；若大便干结兼有鲜血者，加地榆 10g，生槐米 10g，黄芩 15g，瓜蒌 20g；若兼血虚者，加当归 10g，熟地黄 20g，墨旱莲 15g，女贞子 15g。

【出处】《光明中医》，2016，（21）：3142。

3. 逍遥散

【组成】当归 10g，白芍 15g，柴胡 12g，白术 10g，茯神 15g，酸枣仁 15g，夜交藤 15g，薄荷 10g，甘草 9g。

【功效】疏肝理气，调达情志。

【主治】糖尿病并发失眠证属肝气郁结者。

【临床应用】水煎服，每日 1 剂。肝郁化热，加牡丹皮 10g，栀子 10g，龙胆草 10g；腹胀便秘者，加桃仁 10g，当归 15g，枳实 10g，大黄 10g；头晕目眩者，加川芎 15g，天麻 10g，菊花 15g，钩藤 15g。

【出处】《光明中医》，2016，（21）：3143。

4. 竹茹温胆汤

【组成】清半夏 15g，茯苓 15g，陈皮 10g，枳实 10g，竹茹 10g，柴胡 15g，人参 10g，黄连 15g，桔梗 15g，麦冬 10g，香附 10g，甘草 6g。

【功效】泻胆涤痰，祛邪安神。

【主治】糖尿病并发失眠证属痰热上扰者。

【临床应用】水煎服，每日 1 剂。咳嗽痰黄加胆南星 6g，天竺黄 9g，黄芩 15g，金银花 30g；舌红起刺，心火上炎加牡丹皮 15g，炒栀子 10g；心悸、健忘不安加石菖蒲 15g，郁金 15g，生龙骨、生牡蛎各 30g。

【出处】《光明中医》，2016，（21）：3143。

5. 保和丸合枳术丸

【组成】清半夏 12g，陈皮 10g，茯苓 15g，枳壳 15g，白术 20g，炒莱菔子 15g，神曲 15g，山楂 15g，鸡内金 10g。

【功效】消食导滞。

【主治】糖尿病并发失眠证属胃中不和者。

【临床应用】水煎服，每日 1 剂。若气虚胀满，加四君子汤；若滞而化热，火热较重者，加黄连 15g，黄芩 15g，蒲公英 30g；若大便稀溏，加山药 20g，扁豆 10g，薏苡仁 30g，莲子肉 10g。

【出处】《光明中医》，2016，（21）：3143。

6. 桃红四物汤

【组成】生地黄 15g，白芍 15g，川芎 10g，当归 15g，桃仁 10g，红花 10g，琥珀粉 2g，地龙 10g，丹参 20g，炙甘草 3g。

【功效】活血化瘀，养血安神。

【主治】糖尿病并发失眠证属血分瘀阻者。

【临床应用】水煎服，每日 1 剂。若兼气滞，加柴胡 15g，枳实 10g，香附 10g，郁金 15g；若血脂过高，加泽泻 15g，白僵蚕 10g，草决明 30g，酒大黄 10g；若兼气阴两虚，加黄芪 20g，太子参 15g。

【出处】《光明中医》，2016，（21）：3143。

7. 参芪茯苓汤

【组成】人参 12g，黄芪 30g，茯苓 12g，当归 9g，白芍 10g，柴胡 15g，酸枣仁 30g，石菖蒲 15g，熟地黄 12g，枳实 12g，夜交藤 15g。

【功效】补益心脾，疏肝滋肾。

【主治】糖尿病伴神经衰弱者。

【临床应用】水煎服，每日 1 剂。多汗、易惊、倦怠者，加远志 9g、半夏 9g；胸闷、便秘者加半夏 15g，郁金 10g；头痛、头晕者，加白术 12g、川芎 10g。

【出处】《光明中医》，2016，（21）：3143。

8. 丹栀逍遥散

【组成】栀子 10g，牡丹皮 10g，柴胡 10g，白芍 15g，茯神 20g，当归 15g，赤芍 10g，炒白术 10g，酸枣仁 30g，黄连 10g，生地黄 15g，玄参 10g，郁金 15g，丹参 20g，甘草 10g。

【功效】清肝健脾，宁心安神。

【主治】糖尿病伴神经衰弱者。

【临床应用】水煎服，每日1剂。

【出处】《光明中医》，2016，（24）：3572。

9. 自拟方

【组成】葛根30g，丹参30g，川芎30g，熟地黄20g，山药20g，茯苓15g，牡丹皮10g，泽泻20g，山茱萸15g。

【功效】滋补肾阴，活血化瘀。

【主治】糖尿病伴耳聋，属气阴两虚、肺胃燥热、阴阳两虚、肾虚血瘀等型。①气阴两虚：不同程度的耳聋，身倦乏力，嗜卧，多食善饥，口渴多饮，心慌气短，自汗盗汗，易疲劳，舌红少苔，脉细数或虚数无力。②肺胃燥热：耳聋，烦渴多饮，多食易饥，大便秘结，尿黄，舌苔黄腻，脉洪数滑实。③阴阳两虚：不同程度的耳聋，形体消瘦，口干而渴，食少乏味，腰酸腿软，形寒肢冷，尿多而浊，舌苔淡白，脉沉细无力。④肾虚血瘀：耳鸣耳聋，腰膝酸软，头目眩晕，肢体麻木，舌质暗淡或有瘀点，脉细涩。

【临床应用】加减：气阴两虚加黄芪30g，沙参20g，麦冬20g，天花粉30g；肺胃燥热加石膏30g，知母15g，黄连10g，玄参20g；阴阳两虚加仙灵脾10g，熟附子10g，肉桂5g，枸杞子15g，巴戟天10g；肾虚血瘀加酒制大黄6g，三七6g(冲服)。疗效：本组治疗25例，痊愈4例，显效6例，进步3例，无效12例。

【出处】《中医杂志》，1998，39（6）：347。

10. 滋水荣木汤

【组成】熟地黄15g，何首乌10g，当归10g，白芍10g，续断30g，地骨皮10g，桑寄生10g，牛膝15g，知母10g，黄柏10g，珍珠母30g，生龙骨30g，生牡蛎30g。

【功效】补肝肾，益精血，强筋骨。

【主治】糖尿病并发骨密度降低。

【临床应用】上方水煎服，每日1剂，20天为1个疗程。本方治疗86例，治疗2疗程，与对照组（服用盖天力）比较，其骨线密度及骨面密度均有显著增高，而血糖、尿糖均有显著下降。

【出处】《山东中医药大学学报》，1998，22（1）：32。

11. 糖骨宁汤

【组成】熟地黄15g，山药30g，山茱萸15g，知母10g，茯苓15g，牛膝15g，枸杞子15g，黄芪30g，红花6g，桃仁10g，白芍15g，丹参15g，川续断15g，枳壳10g，当归15g，甘草6g。

【功效】滋补肾阴，理气活血。

【主治】糖尿病合并骨折（或骨质疏松）。

【临床应用】每日1剂，水煎服，早晚分服。气虚者加党参15g，并加重生黄芪至45g；湿热重者上方加薏苡仁15g，黄柏10g，苍术10g；疼痛甚者加蒲黄10g，延胡索15g。本方具有明显的降糖作用，可促进骨折愈合，补钙作用明显（血液中Ca^{2+}和Pi变化不大），具有明显的消肿止痛作用。

【出处】《甘肃中医》，1999，12（3）：15-16。

12. 芪薯糖骨汤

【组成】黄芪30g，山药30g，熟地黄20g，山茱萸10g，仙灵脾10g，肉苁蓉10g，骨碎补10g，补骨脂10g，鹿角胶10g，枸杞子10g，柴胡10g，郁金10g，桃仁10g，红花10g，当归10g，赤芍10g，丹参20g，延胡索10g，地龙10g，水蛭10g。

【功效】益气补肾，理气活血，通络止痛。

【主治】糖尿病合并骨质疏松症。

【临床应用】每日1剂，水煎取汁分服。

【出处】《黑龙江中医药》，2016，45（6）:6-7。

13. 三仁汤加减方

【组成】杏仁10g，薏苡仁30g，白豆蔻10g，滑石15g，竹叶10g，厚朴10g，通草10g，川牛膝15g，木瓜10g，忍冬藤30g，桑枝10g，秦艽10g。

【功效】清利湿热，舒筋活络。

【主治】糖尿病并发下肢综合征，中医辨证属湿热下注。

【临床应用】上方水煎，每日1剂，睡前2小时顿服。加减：湿热重者加苍术10g，黄柏10g；小腿挛急者加伸筋草30g，钩藤30g；有瘀血征象者加丹参30g，赤芍15g。10天为1个疗程，一般观察2个疗程，治疗期间行糖尿病饮食，原服用的降糖西药继服，停用其他药物。共治疗36

例，痊愈28例，有效5例，无效3例，总有效率91.67%。

【出处】《江苏中医》，1999，20（5）：17。

14. 经验方

【组成】天花粉30g，生地黄10g，山药30g，吴茱萸10g，黄连10g，知母10g，茯苓10g，丹参30g，菟丝子15g，木瓜20g，乳香8g，没药8g。

【功效】补肾阴，佐以活血化瘀。

【主治】糖尿病性类脂质渐进性坏死皮肤损害，舌红无苔，脉沉细而数，证属肾虚夹瘀血。

【临床应用】水煎服，每日1剂。

【出处】《中医杂志》，2001，42（4）：203。

15. 加味四物汤

【组成】当归12g，熟地黄15g，白芍10g，川芎12g，陈皮10g，白茯苓10g，人参6g，黄柏10g，桃仁6g，知母4g，萆薢10g，川牛膝10g，威灵仙10g。

【功效】补血滋阴，行气疏风，开郁通结。

【主治】糖尿病合并无症状性高尿酸血症。

【临床应用】水煎服，每日1剂。

【出处】《中医杂志》，2007，（6）：515。